ALLGEMEINE UND SPEZIELLE CHIRURGISCHE OPERATIONSLEHRE

BEGRÜNDET VON

MARTIN KIRSCHNER

ZWEITE AUFLAGE

HERAUSGEGEBEN VON

N. GULEKE UND R. ZENKER

ZEHNTER BAND

TEIL II

Springer-Verlag Berlin Heidelberg GmbH
1956

DIE OPERATIONEN AN DEN EXTREMITÄTEN

VON

WERNER WACHSMUTH

O. Ö. PROFESSOR DER CHIRURGIE
DIREKTOR DER CHIRURGISCHEN UNIVERSITÄTSKLINIK UND -POLIKLINIK WÜRZBURG

ZWEITER TEIL

DIE OPERATIONEN AN DER UNTEREN EXTREMITÄT

MIT 660 ZUM GRÖSSTEN TEIL FARBIGEN ABBILDUNGEN

Springer-Verlag Berlin Heidelberg GmbH
1956

ISBN 978-3-662-42853-5 ISBN 978-3-662-43136-8 (eBook)
DOI 10.1007/978-3-662-43136-8

Ursprünglich erschienen bei Springer-Verlag OHG. Berlin · Göttingen · Heidelberg 1956.
Softcover reprint of the hardcover 2nd edition 1956

Inhalt des zweiten Teiles.

II. Spezieller Teil.

Inhalt des ersten Teiles.

Übersicht über den Inhalt der einzelnen Bände der zweiten Auflage.

Erster Band.

Allgemeine Operationslehre. Von Professor Dr. M. KIRSCHNER, Heidelberg. Grundlegend neu bearbeitet von Professor Dr. G. HEGEMANN, Erlangen.

Zweiter Band.

Die Eingriffe am Gehirnschädel, Gehirn, an der Wirbelsäule und am Rückenmark. Von Professor Dr. N. GULEKE, Wiesbaden (früher Jena).

Dritter Band.

Vegetatives und peripheres Nervensystem. Von Professor Dr. R. ZENKER, Marburg a. d. Lahn, und Professor Dr. G. OKONEK, Göttingen.

Vierter Band.

Gesicht · Gesichtsschädel · Kiefer. Bearbeitet von Professor Dr. K.-E. HERLYN, Göttingen, Professor Dr. R. RITTER, Heidelberg, Dr. A. ROSENTHAL, Marburg a. d. Lahn, Professor Dr. E. WALSER, München, und Professor Dr. R. ZENKER, Marburg a. d. Lahn.

Fünfter Band.

Die oto-rhino-laryngologischen Operationen. Von Professor Dr. H. J. DENECKE, Heidelberg.

Die allgemein-chirurgischen Eingriffe am Halse. Unter teilweiser Benützung des Beitrages von O. KLEINSCHMIDT in der ersten Auflage neu bearbeitet von Professor Dr. N. GULEKE, Wiesbaden (früher Jena).

Sechster Band.

Brust und Brusthöhle. Von Professor Dr. A. BRUNNER, Zürich.

Siebenter Band. Teil I.

Die Eingriffe in der Bauchhöhle. Von Professor Dr. M. KIRSCHNER, Heidelberg. Neu bearbeitet von Professor Dr. R. ZENKER, Marburg a. d. Lahn.

Siebenter Band. Teil II.

Bauchbrüche. Von Professor Dr. M. KIRSCHNER, Heidelberg. Neu bearbeitet von Professor Dr. R. ZENKER, Marburg a. d. Lahn.

Achter Band.

Harnapparat und männliche Geschlechtsorgane. Von Professor Dr. L. LURZ, Mannheim.

Neunter Band.

Weibliche Geschlechtsorgane (Gynäkologische Eingriffe). Von Professor Dr. C. KAUFMANN, Köln-Lindenthal.

Zehnter Band. Teil I.

Die Operationen an den Extremitäten. Von Professor Dr. W. WACHSMUTH, Würzburg. Allgemeiner Teil und die Operationen an der oberen Extremität.

Zehnter Band. Teil II.

Die Operationen an den Extremitäten. Von Professor Dr. W. WACHSMUTH, Würzburg. Die Operationen an der unteren Extremität.

DIE OPERATIONEN
AN DER UNTEREN EXTREMITÄT

II. Spezieller Teil.

B. Untere Extremität.

Die operativen Aufgaben, die dem Chirurgen im Bereiche der unteren Extremität gestellt werden, ergeben sich weitgehend aus den Besonderheiten des anatomischen Aufbaues und der funktionellen Bestimmung. Hierin liegen gegenüber der oberen Extremität die wesentlichen Unterschiede, die sich auf Indikation, Durchführung und Zielsetzung der Operationen maßgeblich auswirken.

Graziler Knochenbau, ausgiebiges Spiel der Gelenke und eine nicht voluminöse, aber um so differenziertere Muskulatur verleihen dem *Arm* seine freie Beweglichkeit und machen die Hand zu dem feinen Tast- und Greiforgan, ja darüber hinaus zum Vermittler von Sprache und Individualität, wie sie ausschließlich dem vernunftbegabten Menschen eigentümlich sind.

Demgegenüber hat das *Bein* eine wesentlich primitivere Bestimmung. Es soll die Stütze des Rumpfes beim aufrechten Gang bilden. Für diesen Zweck ist es als feste Säule gebaut, die Gelenke sind in ihrem Bewegungsumfang auf das notwendige Maß beschränkt und durch feste Bänder gesichert, der umfangreiche Muskelmantel verstärkt die Stabilität des starken und solide gebauten Knochengerüstes.

Der Fuß hat bei weitem nicht die Bedeutung, die die Hand besitzt. Seine Aufgabe erschöpft sich darin, die stützende Grundfläche der Tragesäule zu sein. Während die ganze obere Extremität nur dazu dient, der unersetzlichen Hand die Erfüllung ihrer vielfachen Aufgaben zu ermöglichen, wird die untere Extremität bei dem heutigen Stande prothetischer Technik selbst durch den Verlust des Fußes in ihrer statischen Bestimmung nicht entscheidend bedroht.

Und trotzdem ist die Chirurgie des Fußes zu einem besonders wichtigen Gebiet geworden.

Das Bein ist die tragende Säule des Rumpfes. Veränderungen ihrer mechanischen Achse führen zu Veränderungen der statischen Verhältnisse und damit zu Fehlbelastungen mit ihrer oft deletären Auswirkung auf Knochen, Gelenke und Bänder. Die Erhaltung bzw. Wiederherstellung normaler anatomischer Bedingungen ist also für den Chirurgen von besonderer Wichtigkeit.

Aber auch ohne derartige Veränderungen der Konstruktionsachse kann es zum Zusammenbruch des statischen Gleichgewichtes kommen, nämlich durch eine Insuffizienz der tragenden Säule selbst. Und hier ist es meist der Fuß, der den erhöhten Ansprüchen nicht gewachsen ist und der dringend ärztliche, oft chirurgisch-orthopädische Hilfe verlangt. Die Belastungsbeschwerden des Fußes sind der Tribut, den der heutige Mensch der Zivilisation zu zahlen sich gezwungen sieht.

1. Die Schmerzbetäubung an der unteren Extremität.

Geringe Narkosetiefe, schnelles Erwachen, Steuerbarkeit und Ungefährlichkeit haben dazu geführt, daß sich Chirurgen und Orthopäden heutzutage auch bei den operativen Eingriffen an der unteren Extremität zunehmend der Allgemeinnarkose bedienen. Dabei ist die psychische Schonung des Kranken als ein besonderer Vorteil nicht zu übersehen, ja, seitdem die Angst vor der Narkosemaske, dem Erstickungsgefühl und dem postoperativen Erbrechen verschwunden ist, äußern sogar viele Kranke den Wunsch nach der Allgemeinnarkose. Wir selbst bevorzugen sie im klinischen Betrieb bei allen größeren Eingriffen, um so mehr als ihre Gefahren keineswegs die einer Lumbal- oder Periduralanaesthesie überwiegen.

Auf die Ausführungen über Allgemeinnarkose und örtliche Betäubung im Allgemeinen und im Speziellen Teil bei der oberen Extremität wird hier hingewiesen.

Trotzdem darf die Kunst der örtlichen Betäubung nicht in Vergessenheit geraten. Abgesehen davon, daß die allgemeinen oder lokalen Bedingungen oder der ausgesprochene Wunsch des Kranken den Chirurgen zur örtlichen Schmerzausschaltung zwingen können, ist es ihm oft aus rein äußeren Gründen, etwa Fehlen eines Gehilfen, Unmöglichkeit der postoperativen Beaufsichtigung oder räumliche Beengtheit, unmöglich, eine Narkose durchzuführen. Zudem ist für die zahlenmäßig überwiegenden kleineren Eingriffe die örtliche Betäubung völlig ausreichend.

Die anatomischen Verhältnisse bringen es mit sich, daß die Schmerzausschaltung am Bein wesentlich schwieriger ist als am Arm. Während man alle sensiblen Bahnen im Bereiche der oberen Extremität durch Injektion an einer Stelle des Plexus brachialis unterbrechen kann, ist dies an der unteren Extremität nicht möglich, da der Beckengürtel den Plexus lumbosacralis in einen dorsalen und ventralen Anteil teilt. Um also durch eine einzige Einspritzung die gesamte Schmerzempfindung am Bein auszuschalten ist es notwendig, bis in den Bereich der Wurzel hinaufzugehen, wobei die Anaesthesierung auch des gesunden Beines unvermeidlich wird.

a) Die lumbale Spinalanaesthesie (Abb. 1—4).

Als erster hat August Bier (1898) vor Eingriffen an der unteren Extremität Spinalanaesthesien im lumbalen Abschnitt ausgeführt, nachdem er zuvor die Wirkung im Selbstversuch erprobt hatte. Zuvor hatte Corning (1885) aus therapeutischen Gründen eine Cocainlösung zwischen 11. und 12. Brustwirbel injiziert und Anaesthesie an den unteren Extremitäten beobachtet. Die für die chirurgische Praxis sich ergebenden Konsequenzen hat er jedoch noch nicht erkannt. Auch Quincke, der die Lumbalpunktion einführte (1891), beschränkte sich auf die Entnahme von Liquor zu diagnostischen Zwecken.

Das Wesen der Spinalanaesthesie beruht darin, daß man in der Mittellinie zwischen 2 Dornfortsätzen durch das Foramen interlaminare den Wirbelkanal punktiert und eine anaesthesierende Lösung einspritzt. Diese vermischt sich mit dem Liquor cerebrospinalis und unterbricht die Leitung der verschiedenen Nervenfasern im subarachnoidalen Raum. Möglicherweise erfolgt auch eine Blockierung an den Spinalganglien, eine Einwirkung der Lösung auf das Rückenmark selbst ist jedoch nicht festzustellen.

Da die intradural gelegenen Nervenfasern scheidenlos sind, ist die Wirkung besonders intensiv.

Unmittelbar nach dem Einspritzen tritt als Folge der Wirkung auf die Vasoconstrictoren eine *Erhöhung der Hauttemperatur* auf, bei Männern gelegentlich eine leichtere Form des Priapismus. Es folgt nunmehr zunächst die Unterbrechung der *sensorischen* und anschließend der *motorischen* Nervenfasern. Das äußert sich darin, daß zunächst die oberflächliche Schmerz- und Druckempfindlichkeit erlischt, dann die motorische Innervation und schließlich die Tiefensensibilität.

Von großer klinischer Bedeutung ist die Wirkung der Spinalanaesthesie auf den Kreislauf. Durch die Lähmung der Vasoconstrictoren in umfangreichen

Körperregionen kommt es zu einem Blutdruckabfall um etwa ein Drittel. Die Indikationen für die Spinalanaestheise sind daher sehr sorgfältig zu stellen.

Indikaton. Für die Betäubung der unteren Extremität kommt nur die Lumbalanaesthesie in Frage. Ihre Wirkung auf den Kreislauf ist wesentlich geringer als die der hohen Spinalanaesthesie. Sie wird dadurch entsprechend ungefährlicher, führt aber doch nicht selten zu Nachbeschwerden vor allem in Form von Kopfschmerzen und Schwindelgefühl. Auch Infektionen des Liquorraumes kommen gelegentlich vor und es muß daher eindringlich darauf hingewiesen werden, daß der Eingriff *peinlichste Asepsis* fordert.

Wir selbst vermeiden schon seit Jahren die Lumbalanaesthesie bei Eingriffen an der unteren Extremität und haben sie zugunsten der Periduralanaesthesie aufgegeben.

Kontraindikationen. Es ist ein noch immer weit verbreiteter Irrtum, daß bei Versorgung schwerer Verletzungen an der unteren Extremität die Lumbalanaesthesie schonender sei als die Allgemeinnarkose. Das Gegenteil ist der Fall. Beim *Schock* oder starken *Eiweißverlust* ist sie infolge der stark verminderten zirkulierende Blutmenge sogar absolut kontraindiziert. Auch Erkrankungen des *Zentralnervensystems* und *Kreislaufkranke* sind von der Lumbalpunktion auszuschließen.

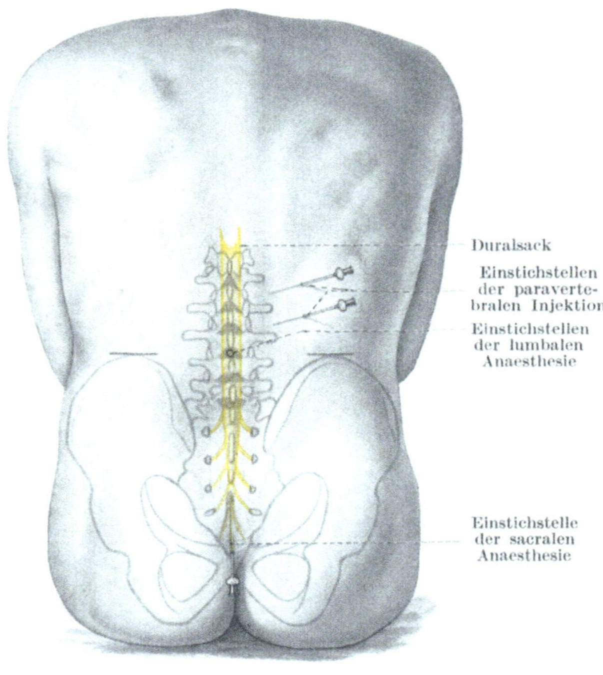

Abb. 1. *Einstichstellen der lumbalen, paravertebralen und sacralen Anaesthesie am sitzenden Kranken.*

Technik. Wir führen die Lumbalanaesthesie in der Regel *am sitzenden Kranken* durch, soweit dieser nicht kreislaufgeschädigt ist. Der Kranke wird quer auf den Operationstisch gesetzt, die Beine hängen seitlich herunter, der Kopf wird nach vorne gebeugt. Auf diese Weise wird die Wirbelsäule stark gekrümmt, so daß die Bögen der Lendenwirbelsäule möglichst weit klaffen. Dabei ist darauf zu achten, daß der Kranke gerade sitzt. Die Wirbelsäule darf nicht seitlich verbogen werden. Am besten hält sich der Kranke an einer vor ihm stehenden Hilfsperson selbst fest (Abb. 1).

Ist der Kranke kreislaufgefährdet oder kann die Wirbelsäule im Sitzen nicht gebogen werden, so nehmen wir den Eingriff in *Seitenlage* vor. Eine dem Arzt gegenüberstehende Hilfsperson versucht durch Umschlingen des Halses und der Kniegelenke des Kranken eine möglichst starke Kyphose der Wirbelsäule zu erzielen.

Die Haut muß sorgfältig und wiederholt desinfiziert werden, damit durch das Verschleppen eines Hautcylinders in den Duralsack keine Infektion ausgelöst wird. Auch darf die Nadel selbst beim Einstechen nicht mit den Fingern berührt werden.

Mit dem Jodstiel markiert man sich die Verbindungslinie zwischen den beiden Darmbeinkämmen. Sie schneidet den Dornfortsatz des 4. Lendenwirbels. Der Einstich erfolgt genau in der Mittellinie zwischen dem 3. und 4., notfalls zwischen dem 2. und 3. Lendenwirbel, keinesfalls höher. Die Nadel dringt sodann durch Haut und Unterhautfettgewebe, bis man einen geringen Widerstand fühlt. Es sind das Lig. supraspinale und die Ligg. interspinalia, die mit leichtem Druck durchstoßen werden. Die Nadelspitze liegt sodann vor dem Lig. flavum, das an seinem festen Widerstand zu erkennen ist. Durch vorsichtigen, aber kräftigen Druck wird die Nadel durch das Ligament durchgebohrt und liegt

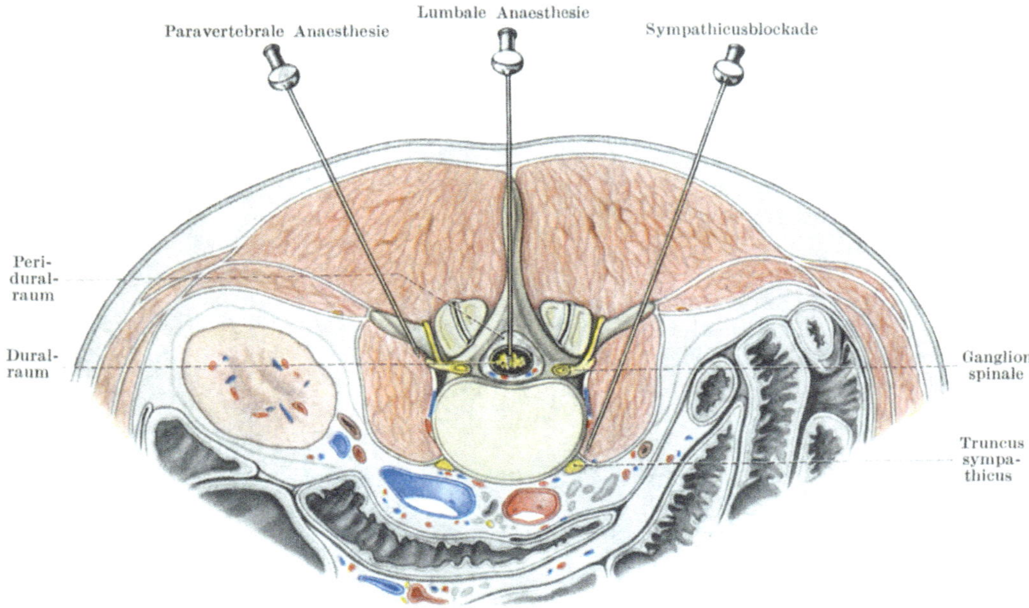

Abb. 2. *Schematische Darstellung der lumbalen und paravertebralen Anaesthesie sowie der Sympathicusblockade.* Anatomischer Querschnitt zwischen LWK 3 und 4 (nach anatomischem Präparat gezeichnet).

nun im periduralen Spalt. Nun wird die Nadelspitze vorsichtig um 0,2—1 cm vorgeschoben. Nach Überwindung eines leichten elastischen Widerstandes dringt die Nadelspitze in den Duraraum ein, der Mandrin wird aus der Nadel herausgezogen und gewartet bis Liquor abtropft. Kommt reines Blut oder sanguinolenter Liquor, so wartet man zunächst ab bis der Liquor klar wird. Bleiben die Tropfen blutig, so muß die Lage der Nadel verändert werden, gelegentlich genügt es, die Nadel nur zu drehen. Erscheint überhaupt kein Liquor, so ist man meist zu weit seitlich geraten, muß die Nadel etwas zurückziehen und nochmals genau in der Mittellinie vordringen (Abb. 2).

Tropft klarer Liquor ab, so saugt man zunächst mit der Spritze Liquor an, um das Mittel mit ihm zu mischen und dann langsam zu injizieren.

Als Anaesthesiemittel geben wir 5 cm³ 5%ige Novocainlösung, bei Kindern kann man die Menge entsprechend verringern. Auch verwenden wir gerne die Pantocain-Trockenampulle (10 mg), deren Inhalt mit 5 cm³ des angesaugten Liquors gemischt wird. Je nach Alter und Zustand des Patienten kann das Pantocain bis 20 mg erhöht werden.

Um die Dauer der Lumbalanaesthesie zu verlängern, ist es zweckmäßig, einen *Vasoconstrictor* zu geben. Der Zusatz von Adrenalin zum Novocain verlängert die Wirkung der Spinalanaesthesie um etwa 60%. Auch ist empfohlen worden, vor der Durchführung der Anaesthesie Ephedrin 25—50 mg intramuskulär in die tiefe Rückenmuskulatur zu injizieren.

Nach Beendigung der Injektion und Entfernen der Nadel lassen wir den Kranken noch etwa 10 min unter ständiger sorgfältiger Beobachtung in sitzender oder halb sitzender Stellung, um ein Aufsteigen der Anaesthesieflüssigkeit mit den ihm innewohnenden Gefahren zu verhindern. Erst dann wird der Kranke

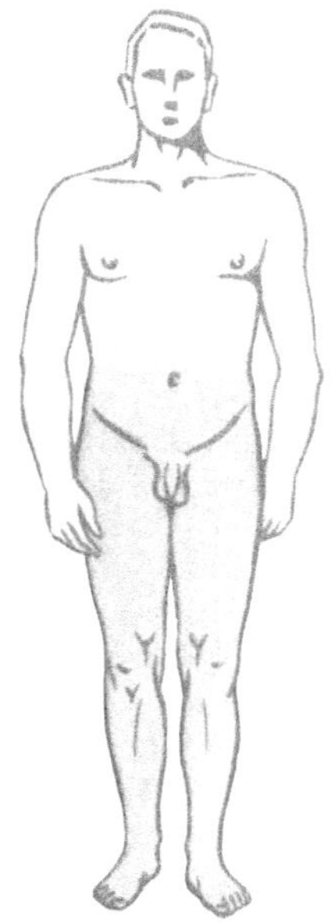

Abb. 3. *Anaesthetischer Bereich bei der Lumbalanaesthesie.* Ansicht von vorn.

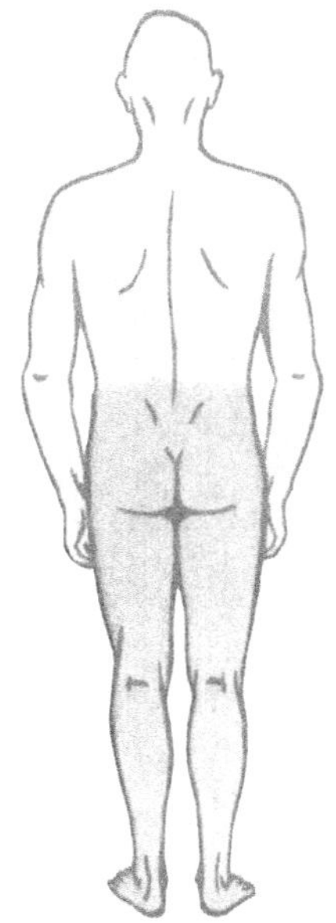

Abb. 4. *Anaesthetischer Bereich bei der Lumbalanaesthesie.* Ansicht von hinten.

vorsichtig auf den Rücken gelagert. Die meisten akuten Komplikationen treten innerhalb der ersten 10 min auf. Der anaesthetische Bereich geht aus den Abb. 3 und 4 hervor.

b) Die lumbale peridurale Anaesthesie (Abb. 5 und s. Abb. 1, 2).

Wie schon erwähnt, ziehen wir die Periduralanaesthesie der Spinalanaesthesie vor. *Wir halten sie für das beste Verfahren zur Schmerzausschaltung der unteren Extremität, falls die Allgemeinnarkose aus irgendwelchen Gründen nicht in Frage kommt.* Die Periduralanaesthesie ist wohl technisch etwas schwieriger durchzuführen, sie ist aber gegenüber der Lumbalanaesthesie weit ungefährlicher und kaum von Komplikationen bedroht.

Die ersten Untersuchungen gehen auf Cathelin (1901) zurück, der die Injektion durch den Hiatus sacralis ausführte. Nach einer sehr langsamen, etappenweisen Entwicklung wurde das Verfahren erst von Dogliotti (1931) durch seine sorgfältigen anatomischen Untersuchungen und den Ausbau einer brauchbaren Punktionstechnik für die moderne Chirurgie nutzbar gemacht.

Im Gegensatz zu der Spinalanaesthesie wird das Anaesthesiemittel nur in den Periduralraum gebracht (Abb. 5). Hier wirkt es auf die Spinalnerven ein, und zwar dort, wo sie nicht mehr von einer Durahülle umgeben sind. Dies ist erst distal von den Spinalganglien der Fall, also im kranialen Bereich der Wirbelsäule außerhalb und im caudalen innerhalb der Intervertebrallöcher. Dies bedeutet, daß man mit der Periduralanaesthesie eine bilaterale multiple Paravertebralanaesthesie erreicht (Chott). Demgegenüber tritt die Wirkung durch Diffusion infolge der Permeabilität der Rückenmarkshäute an Bedeutung zurück.

Indikation. Der Nachteil der lumbalen Periduralanaesthesie liegt unseres Erachtens ausschließlich in der nicht ganz einfachen Technik. Anfänger durchstoßen leicht die Dura und führen damit unbeabsichtigt eine Spinalanaesthesie aus. Auch tritt die Wirkung langsamer ein als bei der Lumbalanaesthesie. Bei einwandfreier Technik halten wir jedoch die peridurale Anaesthesie für die Schmerzausschaltung an der unteren Extremität für *das Verfahren der Wahl, insbesondere auch bei gefährdeten Kranken*, da sie weder nachteilige Wirkungen auf den Kreislauf, noch auf den Stoffwechsel hat. Es bestehen also praktisch *keine Kontraindikationen.*

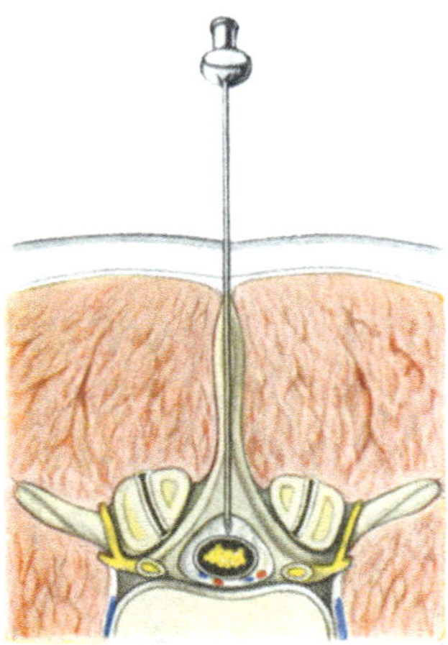

Abb. 5. *Schematische Darstellung der Periduralanaesthesie.* Anatomischer Querschnitt zwischen LWK 1 und 2. Die Nadelspitze liegt im Periduralraum.

Technik. Der Kranke sitzt wie bei der Lumbalanaesthesie (s. dort). Zur Schmerzausschaltung der unteren Extremität wählt man die Einstichstelle zwischen L_4 und L_5, also caudal der bei der Lumbalanaesthesie geschilderten Verbindungslinie der beiden Darmbeinkämme. Nach sorgfältiger Hautdesinfektion wird an der Einstichstelle zunächst eine Hautquaddel gesetzt und mit einer 0,5%igen Novocainlösung das subcutane Gewebe bis in die Tiefe zum Lig. flavum infiltriert.

Nun wird die übliche Lumbalpunktionskanüle durch die Haut und in schräger Richtung nach kranial unter dem Dornfortsatz des 4. Lendenwirbels durch das Lig. supraspinale bis zum Lig. flavum vorgeschoben. Liegt die Spitze auf diesem, was durch den deutlichen Widerstand zu erkennen ist, so entfernt man den Mandrin und setzt auf die Kanüle eine 5 cm³-Spritze auf, die mit physiologischer Kochsalzlösung gefüllt ist. Während nun die rechte Hand unter gleichzeitigem Drücken auf den Stempel die Nadel langsam in die Tiefe schiebt, sichert die linke Hand durch Abstützen des Spritzenansatzes gegen den Rücken des Kranken die Kanüle gegen ein plötzliches ruckartiges Vordringen in die Tiefe. Solange die Kanülenspitze noch vor dem Lig. flavum liegt, läßt sich die Kochsalzlösung nicht oder nur mit Mühe aus der Spritze herauspressen, ist das Ligament durchstoßen und befindet sich die Kanülenspitze im periduralen Raum, so gibt der Stempel unvermittelt nach, ein untrügliches Zeichen, daß die Nadelspitze an der gewünschten Stelle liegt. Man füllt nunmehr mit dem Rest der Kochsalzlösung den Periduralraum, wodurch man die Dura und die periduralen Venen von der Kanülenspitze abdrängt.

Dieses von Dogliotti angegebene Vorgehen wurde von ihm als „*Stempeldruckverfahren*“ bezeichnet.

Zur technischen Erleichterung kann man an die Nadel auch ein *Manometer* anschließen, das zur negativen Seite ausschlägt, sobald sich die Nadel in dem Periduralraum befindet. Auf diese Weise hat man stets eine genaue Kontrolle, was die Injektion wesentlich vereinfacht. Iglè hat einen Spezialkatheter angegeben, der aus Polyäthylen besteht und durch die Flügelkanüle eingeschoben wird. Ein Kolben steht unter der Einwirkung einer Druckfeder. Sobald das Lig. flavum langsam durchbohrt ist, wird selbsttätig durch den Federdruck die Kochsalzlösung entleert, während vorher, solange der Stempeldruck im derben Band lag, der Widerstand zu groß war.

BUCHHOLZ propagierte die *Dauerperiduralanaesthesie*. Er läßt den oben beschriebenen Katheter liegen, kann so ständig nachspritzen und die Anaesthesie dadurch steuerbar machen. Zeitlich erhält er eine unbegrenzte Wirkung und eine erhöhte Sicherheit. Wir selbst haben uns jedoch wegen der bestehenden Infektionsgefahr nicht zur Durchführung dieses Verfahrens entschließen können.

Zur Anaesthesie verwenden wir bis zu 15 cm^3 einer 3,3$^0/_{00}$ wäßrigen Pantocainlösung. Die volle Wirkung ist nach etwa $^1/_2$ Std erreicht.

c) Die sacrale Periduralanaesthesie (Abb. 6—10).

Die sacrale Periduralanaesthesie, kurz auch Sacralanaesthesie genannt, soll hier Erwähnung finden, obgleich sie vorwiegend bei urologischen und geburtshilflichen Eingriffen verwandt wird und für die Extremitätenchirurgie nur in seltenen Fällen in Frage kommt. Sie wurde von LÄWEN (1909) zum ersten Male beschrieben. Durch Einspritzen einer anaesthesierenden Flüssigkeit in den Sacralkanal wird die sog. *Reithosenanaesthesie* (s. Abb. 6, 7) erzielt.

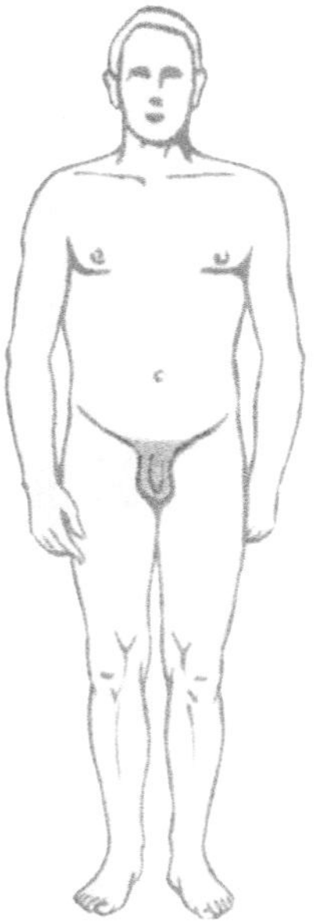

Abb. 6. *Reithosenanaesthesie bei sacraler periduraler Anaesthesie.* Ansicht von vorn.

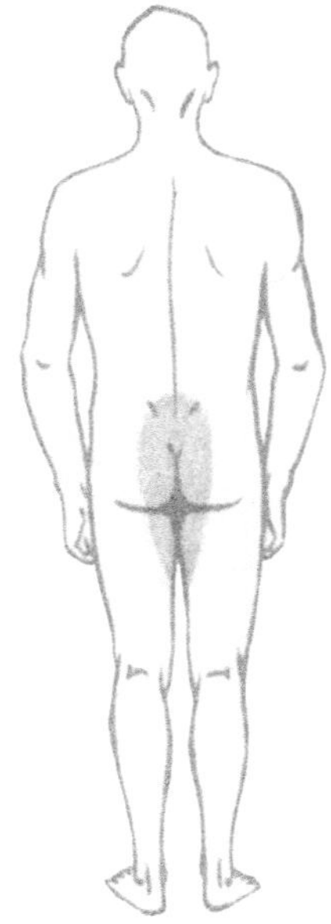

Abb. 7. *Reithosenanaesthesie bei sacraler periduraler Anaesthesie.* Ansicht von hinten.

Indikation. Soweit es sich um Operationen an den unteren Extremitäten handelt, kommt die Sacralanaesthesie zur Schmerzbetäubung lediglich für kleinere Eingriffe in den kranialen Abschnitten der Innenseite beider Oberschenkel in Frage. Therapeutisch kann sie bei der Ischialgie wertvolle Dienste leisten.

Technik. Wir führen die Sacralanaesthesie meist in *Knie-Ellenbogenlage* aus (s. Abb. 8). Ist diese aus irgendwelchen Gründen nicht möglich, so bringt man den Kranken in Seitenlage mit angezogenen Beinen. Den Hiatus sacralis lokalisiert man, indem man mit dem Zeigefinger der linken Hand genau in der

Mittellinie vom Steißbein nach kranial wandert, bis man etwa 5 cm oberhalb der Steißbeinspitze eine kleine Grube tastet, die dem Hiatus sacralis entspricht.

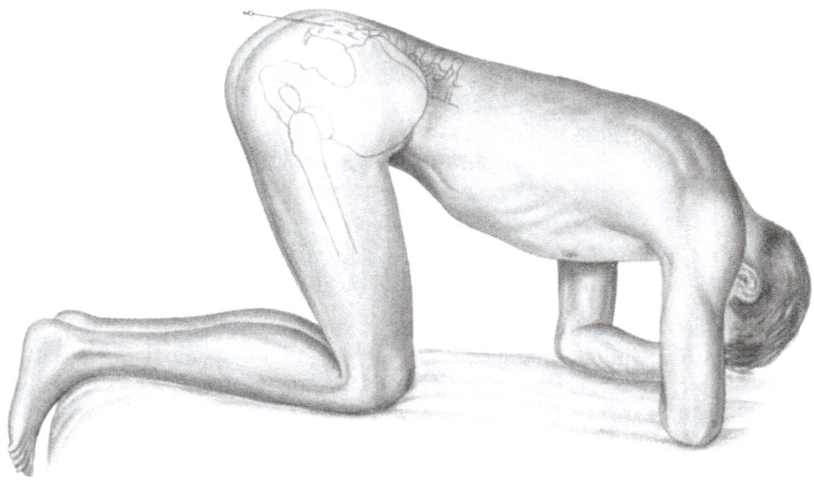

Abb. 8. *Sacralanaesthesie in Knie-Ellenbogenlage.* Eine 6—8 cm lange Nadel wird über dem Hiatus sacralis eingestochen und in einem Winkel von etwa 45° durch das Lig. sacrococcygeale hindurchgeführt. Stößt man auf knöchernen Widerstand, so wird die Nadel etwas zurückgezogen und die Spitze gesenkt. Parallel zur Oberfläche wird sie 2 cm vorgeschoben und das Anaesthesiedepot gespritzt.

Sie wird beiderseits von den Cornua sacralia begrenzt und liegt meist in der Höhe des oberen Randes der Interglutäalfalte.

Nunmehr wird die Haut desinfiziert und über der vorgesehenen Einstichstelle mit einer 0,5%igen Novocain-Adrenalinlösung anaesthetisch gemacht. Dann wird die etwa 6—8 cm lange Nadel über dem Hiatus sacralis eingestochen und in einem Winkel von etwa 45° durch das Lig. sacrococcygeale hindurchgeführt. Beim weiteren Vordringen stößt man auf die knöcherne Vorderwand des Sacralkanals, zieht die Nadel etwas zurück und senkt die Richtung der Nadel so, daß sie der Oberfläche etwa parallel liegt. Sie wird dann noch etwa 2—3 cm vorgeschoben (Abb. 9, 10).

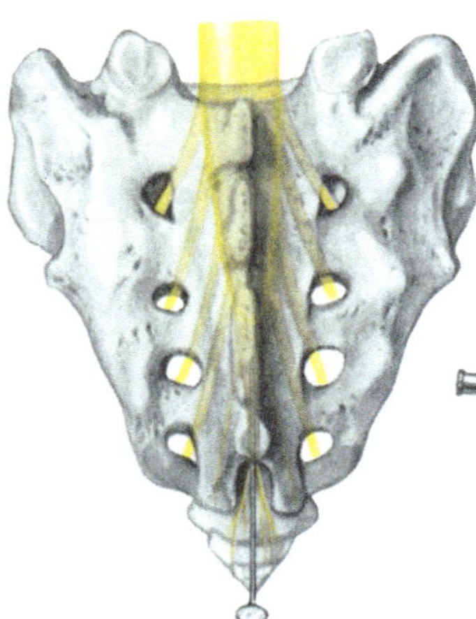

Abb. 9. *Sacralanaesthesie.* Die Abbildung zeigt die Lage der Nadel in der Aufsicht von hinten.

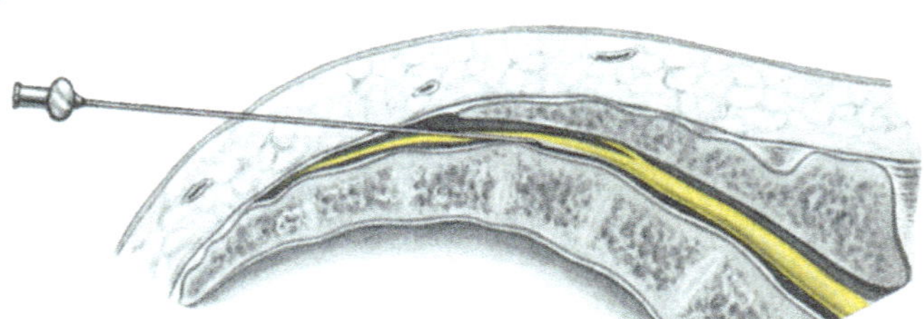

Abb. 10. *Sacralanaesthesie.* Die Abbildung zeigt die Lage der Nadel im Sacralkanal in Seitenansicht.

Als Anaesthesiemittel verwenden wir mit Vorliebe 20 cm³ einer 0,5—1%igen Novocainlösung, aber auch 2%iges Novocain oder 0,15—0,25%iges Pantocain haben wir mit Erfolg verwandt.

d) Die Leitungsunterbrechung peripherer Nerven.

Die bisher genannten Verfahren der Spinal- und Periduralanaesthesien sind *Leitungsanaesthesien* im weitesten Sinne. Im anatomischen Bereiche der unteren Extremität selbst ist es, im Gegensatz zum Arm, nicht möglich, von einer einzigen Einstichstelle aus die Sensibilität der ganzen Extremität aufzuheben, da der Plexus lumbosacralis in einen dorsalen und einen ventralen Anteil geteilt ist. Dorsal tritt der N. ischiadicus durch das Foramen ischiadicum, ventral erreicht der N. femoralis unterhalb des Leistenbandes und der N. obturatorius durch das Foramen obturatum die Beinregion. Will man daher die gesamten sensiblen und motorischen Bahnen des Plexus lumbosacralis ausschalten, so müßte man mehrere Blockaden an verschiedenen Stellen ausführen, am N. ischiadicus, am N. cutaneus femoralis lateralis und am N. obturatorius. Dieses Verfahren hat sich jedoch nicht einbürgern können, da es zu umständlich ist und man mit Versagern rechnen muß. Am ehesten kann man noch dem Vorgehen von HÄRTEL und KEPPLER folgen.

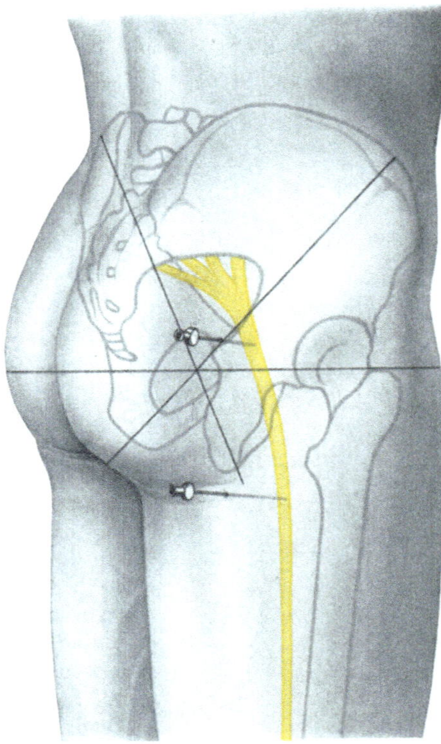

Abb. 11. *Die Leitungsunterbrechung des Plexus sacralis und des N. ischiadicus.* Zur Leitungsunterbrechung des Plexus sacralis werden nach HÄRTEL 3 Hilfslinien gezogen: Die *vertikale* Hilfslinie von der Spina ilica dorsalis cranialis zum Tuber ossis ischii (in der Abbildung ist diese Linie, da sie auf die Oberfläche gezeichnet ist, gegen das Skelet etwas verschoben); die *horizontale* Hilfslinie durch die Spitze des Trochanter major und die *schräge* Hilfslinie durch den Treffpunkt der beiden bis zum Tuberculum ilicum. Die Einstichstelle liegt an dem Schnittpunkt oder etwas mehr lateral, jedoch immer in der Richtung der 3. Hilfslinie. Zur Leitungsunterbrechung des N. ischiadicus wird eine Hilfslinie vom Tuber ossis ischii bis zum Trochanter gezogen. An der Grenze zwischen medialem und mittlerem Drittel geht man unter der Gesäßmuskulatur in die Tiefe ein. Sobald sich Paraesthesien einstellen, hat man den N. ischiadicus mit der Nadel erreicht.

Es könnte höchstens einmal in Frage kommen, wenn irgendwelche Maßnahmen im Bereiche der Wirbelsäule, etwa bei bestehendem Decubitus, nicht möglich sind. Als Verfahren der Wahl ist dieses Kombinationsverfahren nicht geeignet, da es weder die Spinal-, noch die Periduralanaesthesie an Sicherheit oder an Einfachheit der Durchführung erreicht. In der Regel wird man sich aber in solchen Fällen ausschließlich der Allgemeinnarkose bedienen.

α) Die Leitungsunterbrechung des Plexus sacralis (Abb. 11).

Indikation. Bei der Leitungsunterbrechung des Plexus sacralis blockiert man nicht nur den N. ischiadicus, sondern auch den N. cutaneus femoris dorsalis, einen selbständigen Ast des Plexus sacralis, sowie kleinere Nervenäste, die teils unmittelbar aus dem Plexus, teils aus dem N. cutaneus femoris dorsalis entstammen. Man erreicht durch die Injektion an typischer Stelle eine Anaesthesie der Rückseite des Oberschenkels und des caudalen Teiles des Gesäßes, des Unterschenkels und Fußes mit Ausnahme ihrer Innenseite. Zugleich wird die Hälfte von Penis, Scrotum und Damm anaesthetisch. Will man nur die entsprechende Anaesthesie im Bereiche des Unterschenkels und des Fußes erzielen, so genügt die Einspritzung des N. ischiadicus unterhalb der Gesäßfalte (s. unten).

Technik. Zur Festlegung der Einstichstelle benötigt man folgende, von HÄRTEL angegebene Hilfslinien: Der Kranke wird auf den Bauch gelagert und die Gesäßgegend durch ein untergeschobenes Kissen vorgewölbt. Seitlich des Kreuzbeines tastet man eine kleine Grube, die der ungefähren Lage des Foramen ischiadicum entspricht. Mit einem Jodstiel wird nun die *vertikale Hilfslinie* von der Spina ilica dorsalis cranialis bis zum Außenrand des Tuber ischii gezogen. Dann markiert man sich die *horizontale Hilfslinie*, die durch die Spitze des Trochanter major läuft. Schließlich zieht man eine dritte schräge Hilfslinie durch den Schnittpunkt der ersten und zweiten bis zum Tuberculum ilicum (Abb. 11).

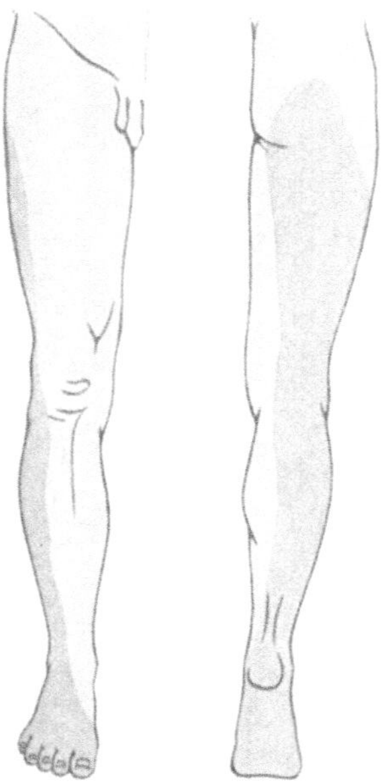

Abb. 12. *Autonomes Gebiet des N. ischiadicus.* Ansicht von vorn und hinten (nach v. LANZ-WACHSMUTH).

Diese von HÄRTEL angegebenen Hilfslinien können natürlich nur verhältnismäßig grobe Hinweislinien geben, da insbesondere bei muskulösen oder adipösen Kranken die Festlegung der Skeletpunkte nicht unerhebliche Fehlerquellen hat. Andererseits ist das Band des Plexus sacralis an dieser Stelle sehr breit, so daß empfohlen wird, mit der Nadel zu „wandern". Man sticht die Nadel entweder unmittelbar am Schnittpunkt der 3 Linien ein oder besser etwas lateral von ihm, wobei man sich aber stets an die Richtung der 3. Hilfslinie hält. Man tastet sich mit der Nadel am besten zunächst an den lateralen Rand des Foramen ischiadicum und legt nun eine Anzahl von Injektionsdepots im Verlauf der 3. Hilfslinie, mit denen man das breite Nervenband ausreichend blockiert. 20 bis 30 cm³ einer 2%igen Novocain-Suprareninlösung sind in der Regel ausreichend.

β) Die Leitungsunterbrechung des N. ischiadicus (s. Abb. 11, 12).

Indikation. Beabsichtigt man, nur im Bereiche des Unterschenkels und des Fußes zu operieren, so kann man auf den N. cutaneus femoris dorsalis verzichten und den N. ischiadicus weiter distal unterbrechen. Unterschenkel und Fuß, die mit Ausnahme ihrer Innenseite vom N. saphenus aus dem N. femoralis sensibel versorgt werden, werden anaesthetisch (Abb. 12).

Will man also Operationen am Fuß vornehmen, so genügt es, den N. ischiadicus zu unterbrechen und die Endäste des N. saphenus durch eine subcutane Infiltrationsblockade oberhalb des tibialen Malleolus zusätzlich auszuschalten.

Technik. Der Kranke liegt in Bauchlage, das Gesäß wird durch ein untergeschobenes Kissen etwas vorgewölbt. Mit dem Jodstiel wird eine Hilfslinie vom Tuber ossis ischii bis zum Trochanter gezogen, die gedrittelt wird. An der Grenze zwischen medialem und mittlerem Drittel geht man unmittelbar in der Gefäßfurche, also unter der Gesäßmuskulatur in die Tiefe ein, wobei sich sofort Paraesthesien einstellen, wenn der Nerv erreicht ist. Der N. cutaneus femoris dorsalis liegt in diesem Bereich schon wesentlich oberflächlicher, kann aber durch eine entsprechend ausgedehnte Durchtränkung der Region gleichfalls anaesthesiert werden (s. Abb. 11).

γ) Die Leitungsunterbrechung des N. obturatorius (Abb. 13).

Indikation. Die Leitungsunterbrechung des N. obturatorius zur Schmerzausschaltung gehört zu den Seltenheiten und auch dann handelt es sich wohl meist um therapeutische Injektionen bei Neuralgien. Der Nerv hat fast aus-

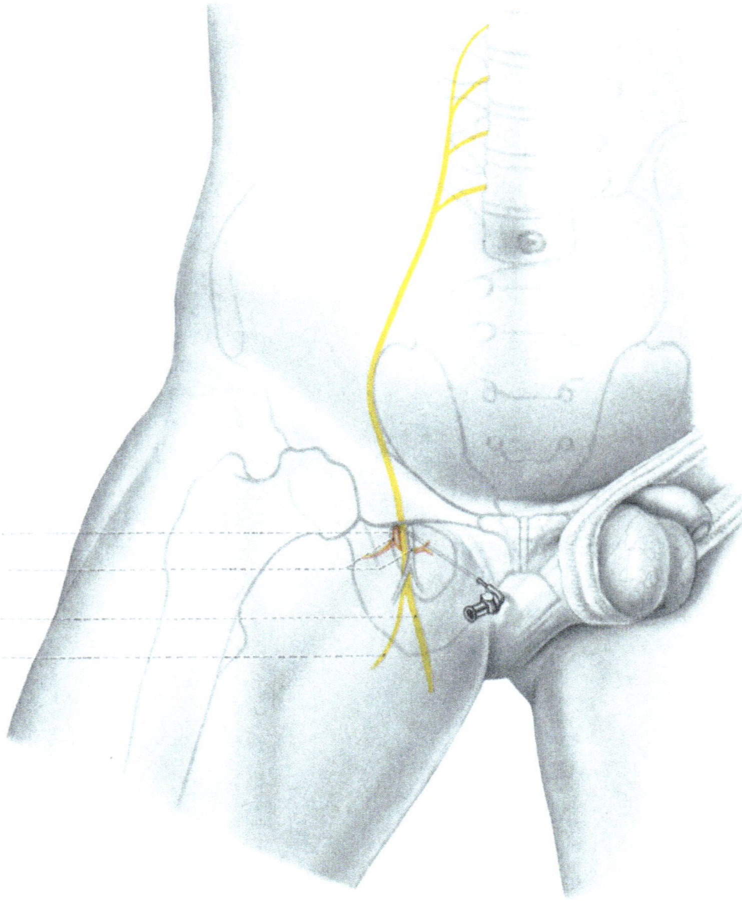

Abb. 13. *Leitungsunterbrechung des N. obturatorius.* Einstich daumenbreit unterhalb des Tuberculum pubicum. Die Nadel wird entlang und unter dem horizontalen Schambeinast nach lateral und kranial vorgeschoben, bis sie an der äußeren oberen Ecke des Foramen obturatum einen knöchernen Widerstand findet.

schließlich motorische Funktion. Der unbedeutende Ramus cutaneus nervi obturatorii, der die caudale Innenseite des Oberschenkels in einem kleinen Bereich versorgt, läßt sich leicht durch eine subcutane Blockade ausschalten und rechtfertigt wohl kaum die Unterbrechung des ganzen Nervenstammes.

Technik. Nach dem Vorschlage von Keppler erfolgt der Einstich daumenbreit unterhalb des Tuberculum pubicum. Die Nadel wird sodann entlang und unter dem horizontalen Schambeinaste in Richtung nach lateral und etwas oben vorgeschoben, bis sie an der äußeren oberen Ecke des Foramen obturatum einen Widerstand findet. Während des Vorgehens werden etwa 10 cm³ einer 2%igen Novocain-Adrenalinlösung eingespritzt (Abb. 13).

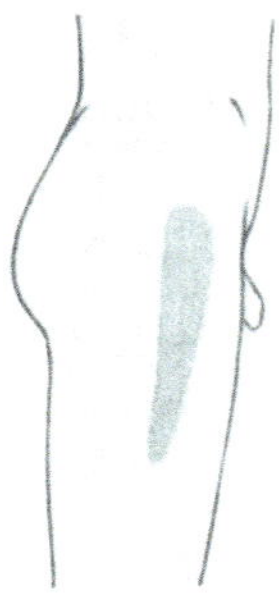

Abb. 14. *Autonomes Gebiet des N. cutaneus femoris lateralis* (nach v. LANZ-WACHSMUTH).

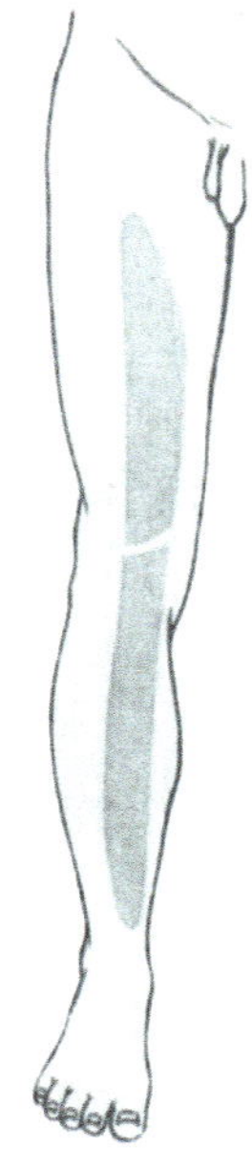

Abb. 15. *Autonomes Gebiet des N. femoralis* (nach v. LANZ-WACHSMUTH).

δ) Die Leitungsunterbrechung des N. cutaneus femoris lateralis (s. Abb. 14, 16).

Indikation. Die Ausschaltung dieses Nerven führt zur Anaesthesie im Bereiche der ganzen Außenseite des Oberschenkels (Abb. 14). Seine Unterbrechung kann etwa gemeinsam mit der Unterbrechung des N. femoralis (s. unten) nach dem Vorschlage von LÄWEN bei der Entnahme von ausgedehnten THIERSCH-Lappen und Fascienstreifen von Nutzen sein.

Technik. Der unter dem Leistenband zum Oberschenkel laufende Nerv wird von einem Einstich getroffen, der etwa fingerbreit caudal und medial der Spina ilica cranialis ventralis liegt. Ein kleines Depot der anaesthesierenden Flüssigkeit schaltet ihn hier mit Sicherheit aus.

ε) Die Leitungsunterbrechung des N. femoralis (Abb. 15, 16).

Indikation. Die Leitungsunterbrechung des N. femoralis hat praktische Bedeutung. Der Nerv versorgt die Streckseite des Oberschenkels und durch den aus ihm entspringenden N. saphenus die Innen- und Vorderseite des Unterschenkels und mit dessen Endästen auch die Innenseite des Fußes, in welcher Region er sich mit dem N. tibialis überdeckt (Abb. 15). Die Kombination der Blockade dieses Nerven mit der des N. cutaneus femoris lateralis hebt also praktisch die Sensibilität der ganzen Oberschenkelstreckseite auf. Ihn nur zur Blockade des N. saphenus zu unterbrechen, erscheint nicht berechtigt, da man diesen dann zweckmäßigerweise durch eine subcutane Barriere blockiert.

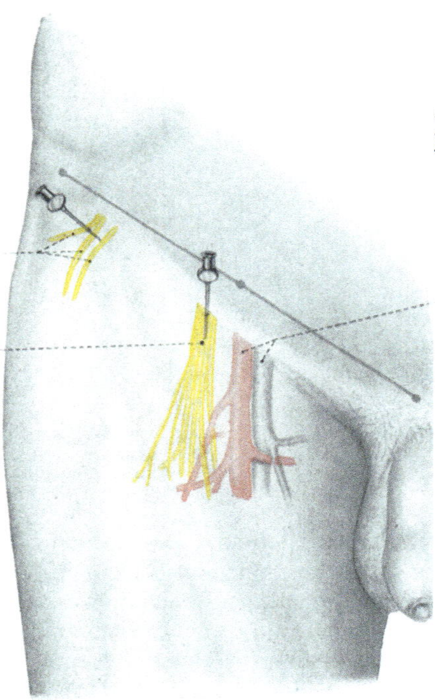

Abb. 16. *Leitungsunterbrechung des N. femoralis und des N. cutaneus femoris lateralis.* Zur Unterbrechung des N. femoralis wird die Nadel 2 Querfinger breit unterhalb des Leistenbandes lateral von der pulsierenden Arterie, zur Leitungsunterbrechung des N. cutaneus femoris lateralis wird die Nadel etwa fingerbreit caudal und medial der Spina ilica cranialis ventralis eingestochen.

Es muß aber ausdrücklich darauf hingewiesen werden, daß bei größeren Eingriffen mit Ausschaltung der Tiefensensibilität an Unterschenkel und Fuß außer der Unterbrechung des N. femoralis auch die des N. ischiadicus notwendig ist.

Technik. Man erreicht den Stamm des N. femoralis am besten etwa 2—3 Querfinger breit unterhalb des Leistenbandes. Hier liegt er schon oberflächlicher und etwas weiter getrennt von der Arterie, die man etwa $1^1/_2$ cm medial von der Einstichstelle pulsieren fühlt. Man geht mit der Nadel senkrecht durch die Haut und setzt ein Depot von 5—10 cm^3, nachdem man die Fascie durchbohrt hat (Abb. 16).

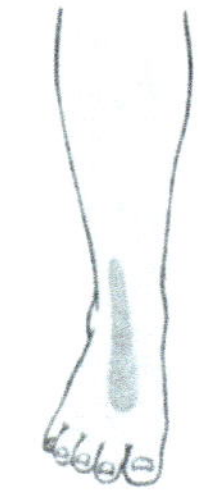

Abb. 17. *Autonomes Gebiet des N. fibularis* (nach v. LANZ-WACHSMUTH).

ζ) Die Leitungsunterbrechung des N. fibularis (Abb. 17, 18).

Indikation. Die Unterbrechung des N. fibularis an der typischen Stelle führt zu einer Aufhebung der Sensibilität im Bereiche des lateralen Unterschenkels und des Fußrückens (siehe Abb. 17).

Technik. Man tastet sich das Fibulaköpfchen, das der N. fiburalis dorsal und schraubenförmig umläuft und injiziert hier den oberflächlich liegenden Nerven ohne Schwierigkeiten mit einigen Kubikzentimetern des Anaesthesiemittels (Abb. 18).

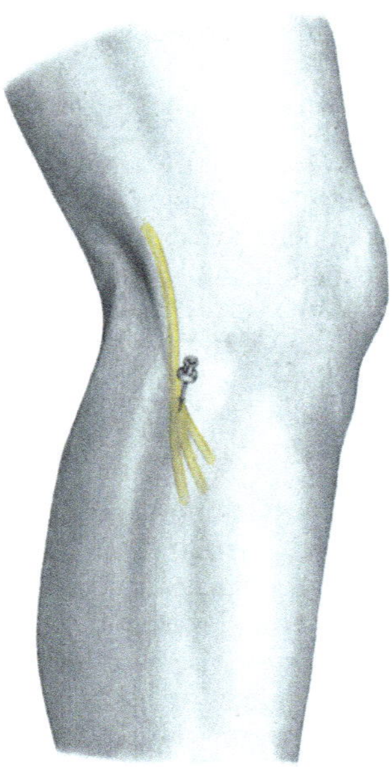

Abb. 18.

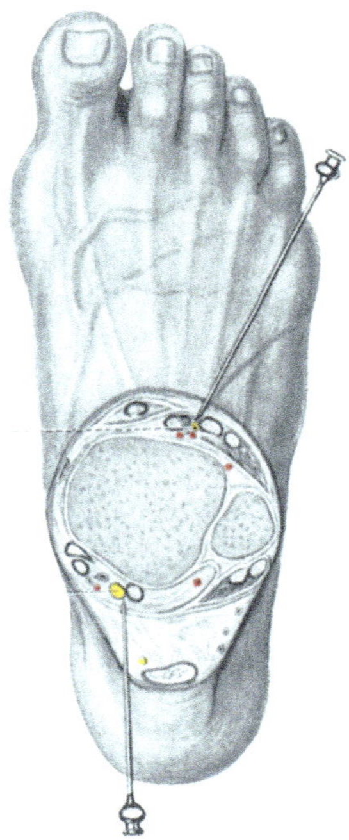

Abb. 19.

Abb. 18. *Leitungsunterbrechung des N. fibularis.* Man führt die Nadel dorsal vom Fibulaköpfchen in die Tiefe und trifft auf den oberflächlichen N. fibularis.

Abb. 19. *Leitungsunterbrechung des Fußes.* Zur Ausschaltung des N. tibialis sticht man hinter dem Malleolus tibialis 1 cm von der Achillessehne entfernt in waagerechter Richtung ein. Die Nadel wird bis zur Hinterfläche der Tibia vorgeschoben. Zur Unterbrechung des N. fibularis profundus wird das Gewebe am Fußrücken zwischen den Sehnen infiltriert. Zur völligen Leitungsunterbrechung muß man am Schluß noch ein Depot in das Fettgewebe unter der Achillessehne injizieren.

η) Die Leitungsunterbrechung des N. tibialis (Abb. 19).

Indikation. Die Unterbrechung des N. tibialis hebt die Schmerzempfindung im Bereiche des fibularen Malleolus, der Fußsohle, der Innenseite des Fersenbeines und inneren Malleolus und der Beugeseite des Unterschenkels auf. In diesen beiden letzten Gebieten ist der Nerv allerdings nicht autonom, sondern mit dem N. saphenus gemeinsam an der Sensibilität beteiligt.

Technik. Die Einstichstelle liegt hinter dem Malleolus tibialis etwa 1 cm vom Rande der Achillessehne entfernt. Die Nadel wird bei waagerechter Haltung genau von hinten nach vorne vorgeschoben, wobei man auf die Hinterfläche der Tibia trifft. Paraesthesien zeigen die richtige Lage der Nadel an. Ein Depot von 5—10 cm^3 einer 2%igen Novocain-Suprareninlösung wird injiziert (Abb. 19).

ϑ) Die Leitungsunterbrechung des Fußes (s. Abb. 19).

Indikation. Machen die Umstände den Verzicht auf allgemeine Betäubung bei eingreifenderen Operationen am Fuß notwendig, so läßt sich die Leitungsanaesthesie des gesamten Fußes verhältnismäßig leicht nach den Vorschlägen von Braun durchführen.

Technik. Zunächst unterbricht man den N. tibialis in der soeben beschriebenen Weise. Ist dieser ausgeschaltet, so infiltriert man das Unterhautzellgewebe des Unterschenkels, wodurch auch der N. saphenus blockiert wird. Durch Infiltrieren des zwischen den zum Fußrücken ziehenden Sehnen liegenden Gewebes wird der N. fibularis profundus unterbrochen. Zum Schluß infiltriert man noch das Fettgewebe unter der Achillessehne. Insgesamt werden zu diesem Verfahren etwa 50—80 cm^3 einer $^1/_2$%igen Novocain-Suprareninlösung gebraucht (s. Abb. 19).

ι) Die Leitungsunterbrechung bei Operationen an den Zehen.

Das Verfahren nach Oberst ist bei der oberen Extremität eingehend geschildert worden. Es findet sinngemäß auch bei den Operationen an den Zehen Anwendung. Durch Injektionen an der Zehenbasis oder zwischen den Metatarsalia, die vom Dorsum aus vorgenommen werden, kann man bei Eingriffen an den Zehen und an den Mittelfußknochen völlige Schmerzfreiheit erzielen. Dieses Verfahren eignet sich besonders bei Operationen des Hallux valgus und den übrigen Zehendeformitäten, der Entfernung eines Zehennagels usw.

e) Die Infiltrationsanaesthesie.

Über die verschiedenen Formen der Infiltrationsanaesthesie ist bereits im Allgemeinen Teil das Notwendige gesagt worden. Zur Vornahme kleinerer oberflächlicher Eingriffe ist sie in Form der Um- und Unterspritzung durchaus geeignet. Besondere Aufgaben hat sie auch an der unteren Extremität als ergänzendes Schmerzbetäubungsverfahren zu den verschiedenen Formen der Leitungsanaesthesie. Hier sind zahlreiche Kombinationen möglich, die bereits in dem vorhergehenden Abschnitt über die Leitungsanaesthesie erwähnt worden sind. Da bei der Infiltrationsanaesthesie in der Regel größere Mengen als zur gezielten Leitungsanaesthesie notwendig sind, verwenden wir grundsätzlich die $^1/_2$%ige Novocain-Suprareninlösung, um die Resorption toxischer Mengen auszuschalten.

f) Die paravertebrale Anaesthesie (s. Abb. 1 und 2).

Indikation. Das Verfahren der paravertebralen Anaesthesie gehört nicht zu den eigentlichen Methoden der Schmerzbetäubung. Es dient vielmehr der Ausschaltung des autonomen Systems. Wir führen die paravertebrale Anaesthesie, soweit es sich um die untere Extremität handelt, aus *therapeutischen* wie *diagnostischen* Gründen durch. Durch Blockierung der Rami communicantes und der Spinalganglien erzielt man eine Unterbrechung der visceralen Bahnen. Der lumbale Grenzstrang liegt unmittelbar an der Vorder- und Seitenfläche der Wirbelsäule und bildet dort vor den Sehnenbögen des M. psoas seine Ganglien. Links ist er teilweise von der Aorta, rechts von der V. cava caudalis überdeckt. Man führt die Leitungsunterbrechung hier am geeignetsten im Bereiche des 2. Ganglions, d. h. in Höhe des 2. Lendenwirbelkörpers durch. Infolge der Sympathicusausschaltung kommt es unter der paravertebralen Anaesthesie an den unteren Extremitäten zu einer Gefäßerweiterung. Man kann dieses Verfahren daher mit gutem Erfolg bei peripheren Gefäßspasmen und arteriellen Embolien durchführen. Bei der klinischen Untersuchung der Durchblutungsstörungen der unteren Extremitäten wird in jedem Falle eine paravertebrale Anaesthesie durchgeführt. Die Methode hilft nicht nur *differentialdiagnostisch* weiter — bei der Endangitis kann die Hauttemperatur ansteigen, eine schwere Arteriosklerose ist meist nicht zu beeinflussen —, sondern es lassen sich auch *prognostische* Schlüsse ziehen. Finden wir bei einer Endangitis obliterans nach Durchführung der paravertebralen Anaesthesie einen starken Anstieg der Hauttemperaturkurve, so kann man erwarten, daß nach Grenzstrangresektion oder periarterieller Sympathektomie ein wesentlicher Erfolg eintritt. Kausalgiforme Schmerzen der unteren Extremität sind durch die paravertebrale Anaesthesie ebenfalls günstig zu beeinflussen.

Technik. Der Patient sitzt quer auf dem Operationstisch, der Rücken ist leicht nach vorne gebeugt. 3—4 cm seitlich von den Processus spinosi wird in Höhe des 12. Brust- bis 1. Lendenwirbelkörpers mit einer 12 cm langen Nadel in einem Winkel von 30^0 eingestochen. Man schiebt die Nadel bis in eine Tiefe von etwa 5 cm vor. Dabei wird ständig das Anaestheticum in die Weichteile injiziert. Ist die Nadel tiefer als 5 cm eingedrungen, ohne daß man einen knöchernen Widerstand erreicht, so ist man in den retroperitonealen Raum gelangt und muß die Nadel wieder zurückziehen. Gewöhnlich wird man aber auf den Querfortsatz treffen. Fühlt man knöchernen Widerstand, so wird die Nadel leicht angehoben und an dem Querfortsatz vorbeigeführt. Dann wird die Nadel in einem Winkel von 30^0 zur Wirbelsäule geneigt, weitere 2 cm vorgeschoben und hier das Depot von 5 cm^3 einer 1%igen Novocainlösung gesetzt.

Zur Ausschaltung der lumbalen Ganglien in Höhe des 2. Lendenwirbelkörpers liegt die Einstichstelle vier Querfinger lateral von dem Processus spinosus. Eine 10 cm lange Nadel wird im Winkel von 30^0 gegen den 2. Lendenwirbelkörper vorgeschoben. Trifft man auf knöchernen Widerstand, so zieht man die Nadel ein wenig zurück und setzt ein Depot von 30 cm^3 einer 1%igen Novocainlösung ohne Adrenalinzusatz. Bei richtiger Lage des Depots gibt der Patient in kurzer Zeit ein Wärmegefühl im seitengleichen Bein an.

Gefahren der paravertebralen Anaesthesie. Bei der tiefen paravertebralen Anaesthesie, die ja allein für die untere Extremität in Betracht kommt, kann man versehentlich den Duralsack seitlich anstechen und das Betäubungsmittel intralumbal spritzen. In der Literatur wird bei 800 Anaesthesien dieser Art über fünf intralumbale Injektionen mit einem Todesfall berichtet. Auch besteht die Möglichkeit der intravasalen Injektion. Da die Gesamtmenge des Novocains bei diesem Verfahren sehr groß ist (etwa 200 cm^3), muß man mit der Möglichkeit einer sehr schnellen Resorption rechnen. Dadurch kann es zu toxischen Erscheinungen kommen.

Literatur.

BARRIE: Meningitis following spinal anaesthesia. Report on 11 cases. — BIER: Über Venenanaesthesie. Wien: Wilhelm Maudrich 1951. — BIER-BRAUN-KÜMMEL: Chirurgische Operationslehre, 6. Aufl., allg. Teil, Bd. 1. Leipzig: Johann Ambrosius Barth 1933. — BÖHLER: Die Technik der Knochenbruchbehandlung. Wien: Wilhelm Maudrich 1951. — BÖRNER: Lokalanaesthesie mit 1/2%iger Novokainsuprareninlösung und tödlicher Gewebsschädigung. Zbl. Chir. **1932**, 272. — BRAUN-LÄWEN: Die örtliche Betäubung. Leipzig: Johann Ambrosius Barth 1951. — BUCHHOLZ: Erfahrungen mit der extraduralen Spinalanaesthesie bei 230 operativen Eingriffen im Thoraxbereich. Chirurg **1951**, 229. — BÜCK: Novokaininfiltration des Sympathicus als Frühbehandlung der Erfrierungen der Gliedmaßen. Chirurg **1943**, 347. — BUMM: Zur Technik der hohen Lumbalanaesthesie. Chirurg **1935**, 675.

CATHELIN: Zit. nach PITHIUS. Conduction von SONTHWORTH and HINGSON, S. 670. Philadelphia, London u. Montreal: J. B. Lippincott Company 1942. — CORNING: Lehrbuch der topographischen Anatomie. Wiesbaden: J. F. Bergmann 1932.

DEMEL: Die regulierbare hohe Rückenmarksanaesthesie. Zbl. Chir. **1930**, 838. ~ Ein zweiter Todesfall der hohen Rückenmarksanaesthesie mit Spinokain. Zbl. Chir. **1931**, 1123. — DENNECKE: Die Periduralanaesthesie in der Chirurgie. Zbl. Chir. **1937**, 130. ~ Möglichkeiten zur segmentären Begrenzung der Periduralanaesthesie und ihre klinische Anzeige. Arch. klin. Chir. **189**, 452 (1937). — DOGLIOTTI: Eine neue Methode der regionären Anästhesie. Die peridurale segmentäre Anästhesie. Zbl. Chir. **1931**, 3141. — DONNAGGIO: Effetti degli anesthetici sulla fibra nervosa centralie periferiche e sulla cellule nervose. Sommarie. Giorn. ital. Anest. **3**, 325 (1937). ~ Ulteriori dati intorno al meccanisma d'azione degli anesthetici sulla fibra nervosa. Boll. Soc. ital. Biol. sper. **15**, 216 (1940). — DÜTTMANN: Die peridurale segmentäre Anaesthesie. Zbl. Chir. **1941**, 530.

FISCHER: Über Percain-Lumbalanästhesie. Chirurg **1942**, 301.

GERLACH: Experimenteller Beitrag zur Giftigkeit von Lokalanaesthetica bei der Blasen- und Harnröhrenbetäubung. Diss. Königsberg i. Pr. 1933. — GOEPEL: Die Periduralanästhesie in der Chirurgie. Chirurg **1943**, 134.

HAACK: Lokalanästhesie mit 1/2%iger Novocain-Suprareninlösung und tödliche Gewebsschädigung. Zbl. Chir. **1932**, 1231. — HÄRTEL: Die Lokalanaesthesie. Stuttgart: Ferdinand Enke 1916. — HÄRTEL u. KEPPLER: Erfahrungen über die KULENKAMPFFsche Anästhesie des Plexus brachialis. Arch. klin. Chir. **103**, 1 (1914). — HEINICKE: Adrenalinüberempfindlichkeit und Gewebsschädigung durch örtliche Betäubung. Zbl. Chir. **1932**, 2417. — HENSCHEN: Der interinguinale Querschnitt zur Operation des ein- und beidseitigen Leistenbruches. Zur Frage der Gewebsschäden nach Lokalanästhesie. Bruns' Beitr. **153**, 600 (1931). — HOFFMANN und KOCHMANN: Verminderung der Novocainkonzentration durch Kaliumsulfat bei der Lokalanaesthesie. Dtsch. med. Wschr. **1912**, 2264. — HUGHES: Spinalanaesthesie. A review of the time — diffusion method. Brit. med. J. **1939**, 1224.

IGLÉ u. REICHEN: Die Dauer-Periduralanaesthesie in der Geburtshilfe. Schweiz. med. Wschr. **1951**, 393.

JONES HOWARD: Spinalanalgesia — a new method and a new drug — percaine. Brit. J. Anaesth. **7**, 99 (1930).

KAPPIS: Die paravertebrale Einspritzung zur Schmerzbekämpfung. Fortschr. Ther. **7**, 43 (1931). — KIRCHBACH: Zehengangrän nach Lokalanaesthesie mit 1/4%iger Novocain-Suprareninlösung. Zbl. Chir. **1932**, 1057. — KIRSCHNER: Operationslehre, Bd. 1, allg. Teil. Berlin: Springer 1927. ~ Eine gürtelförmige, einstellbare und individuell dosierbare Spinalbetäubung. Chirurg **1931**, 633. ~ Die Hochdrucklokalanaesthesie. Berlin: Springer 1944. — KÜNSTER: Klinische Untersuchungen über die Äthernarkose und die hohe Lokalanaesthesie bei Oberbauchoperationen. Zbl. Chir. **1938**, 2832. — KULENKAMPFF: Zur Technik der Ganglioninjektion nach HÄRTEL und der Neurexhairese am For. infraorbit. Zbl. Chir. **1942**, 418. — KYRLE, POSHAKRISHNA: Bericht über die in der Schmerzausschaltung eingetretenen Todesfälle. Chirurg **1947**, 199.

LÄWEN: Lokalanaesthesie und transsakrale Anaesthesie. Zbl. Chir. **1933**, 930. — LERICHE FONTAINE: L'Anaesthésie du ganglion etoile. Sa technique, ses indications, ses resultats. Presse med. **1934 I**, 849.

MAKAI: Gewebstod nach Lokal- bzw. Leitungsanaesthesien. Zbl. Chir. **1933**, 2748. — MANDL: Die paravertebrale Injektion. Berlin: Springer 1926. — MATOLCSY: Die Therapie des Kollapses bei Lumbalanaesthesie. Chirurg **1943**, 345. — MOMBURG: Zu den Aufsätzen über „Gewebstod nach Lokal- bzw. Leitungsanaesthesien". Zbl. Chir. **1933**, 446. — MORITSCH: Die Schmerzbetäubung bei chirurgischen Eingriffen. Wien: Wilhelm Maudrich 1949. — MOSER: Die Praxis der modernen Narkose. Wien: Wilhelm Maudrich 1949.

NIKISCHIN: Ein Fall von symmetrischer Blasenbildung an der lateralen Seite des Fußes nach Lumbalanaesthesie. Zum Problem der Trophik. Zbl. Chir. **1942**, 1538.

PAYR: Anaesthesie für Oberbauchoperationen durch Pantocainfüllung der Bursa omentalis. Dtsch. Z. Chir. **234**, 130 (1931). — PHILIPPIDES: Ein vereinfachtes Verfahren der gürtelförmigen einstellbaren Spinalanaesthesie. Arch. klin. Chir. **189**, 445 (1937). ~ Die Blutdrucksenkung während der Spinalanaesthesie und ihre Verhütung. Chirurg **1938**, 217.

QUINCKE: Die Lumbalpunktion des Hydrocephalus. Berl. klin. Wschr. **1891**, 926.

ROSENTHAL: Experimentelle und klinische Untersuchungen über die Anwendung der örtlichen Betäubung im entzündeten Gewebe. Dtsch. Z. Chir. **250**, 325 (1938).

SCHAFFRANEK: Über Paravertebralanaesthesie und ihre Anwendung bei Harnleitersteinen. Bruns' Beitr. **168**, 638 (1936). — SCHMIDT: Pantokain. Schmerz **4**, 277 (1932). — SCHNEIDER: Kreislauf und Rückenmarksbetäubung. Arch. klin. Chir. **201**, 109 (1941). — SIEVERS: Über die Verwendung der Periduralanaesthesie beim Kinde, insbesondere für die Cystoskopie. Arch. klin. Chir. **185**, 359 (1936).

ULLIK: Ein Zielgerät zur Punktion des Ganglion Gasseri. Klin. Med. (Wien) **3**, 5153 (1948).

VARA-LOPEZ: Rückenmarksanaesthesie imKindesalter. Chirurg **1941**, 141.

WOLFSON, G.: Gewebsschädigung durch Lokalanaesthesie. Chirurg **1932**, 851. — WOODBRIDGE: Metycaine spinal anesthesia. Report of 1381 cases. Amer. J. Surg. **37**, 191 (1937).

2. Eingriffe an den Blutgefäßen der unteren Extremität.

a) Freilegung der Arterien.

α) Betrachtungen zum Kollateralkreislauf (Abb. 20).

Für die Entscheidung, ob bei der Verletzung eines großen Gefäßes die Naht notwendig wird oder eine Unterbindung vorgenommen werden kann, ist die Berücksichtigung des Kollateralkreislaufes von größter Bedeutung. Allerdings wurde bereits im Allgemeinen Teil darauf hingewiesen, daß das Schicksal der Extremität noch von zahlreichen anderen Umständen abhängig ist, so daß die Unterbindung des Gefäßes bei gleichzeitiger Betrachtung der gesamten Situation und nicht lediglich auf Grund normal anatomischer Überlegungen bestimmt werden kann. Quetschungen, Blutungen, Schwellungen können den anatomischen Kollateralkreislauf weitgehend außer Funktion setzen. *Letzten Endes wird also immer die Prüfung der verschiedenen Kollateralzeichen für die Entscheidung des Operateurs maßgebend sein.*

Tabelle 1. *Beinverlust nach Unterbindung großer Gefäßstämme.*

Ort der Unterbindung	Gangrän %
A. ilica communis	100
A. ilica interna	50
A. ilica externa	13,4
A. femoralis nach Abgang der Aa. circumflexae femoris und vor dem der A .profunda	21,8
A. femoralis	
proximales Drittel	10
distales Drittel	häufig
A. poplitea	100
A. tibialis anterior.	niemals
A. tibialis posterior	3,5

Es ist also keineswegs so, daß die Aussichten für die Erhaltung der Extremität desto günstiger sind, je weiter distal der Arterienstamm unterbunden wird, vielmehr sind in den arteriellen Hauptstamm eine Reihe von Kollateralsystemen eingeschaltet, die seine einzelnen Strecken verschiedenen Gesetzlichkeiten unterwerfen. Es ergeben sich auf diese Weise Strecken, innerhalb derer ohne oder nur mit geringer Gefahr unterbunden werden darf und solche, bei denen eine Unterbindung größte Gefahr für den distalen Gliedmaßenabschnitt bedeutet.

Diese auf Grund der normalen anatomischen Verhältnisse entwickelten, an sich theoretischen Überlegungen decken sich mit den statistisch unterlegten

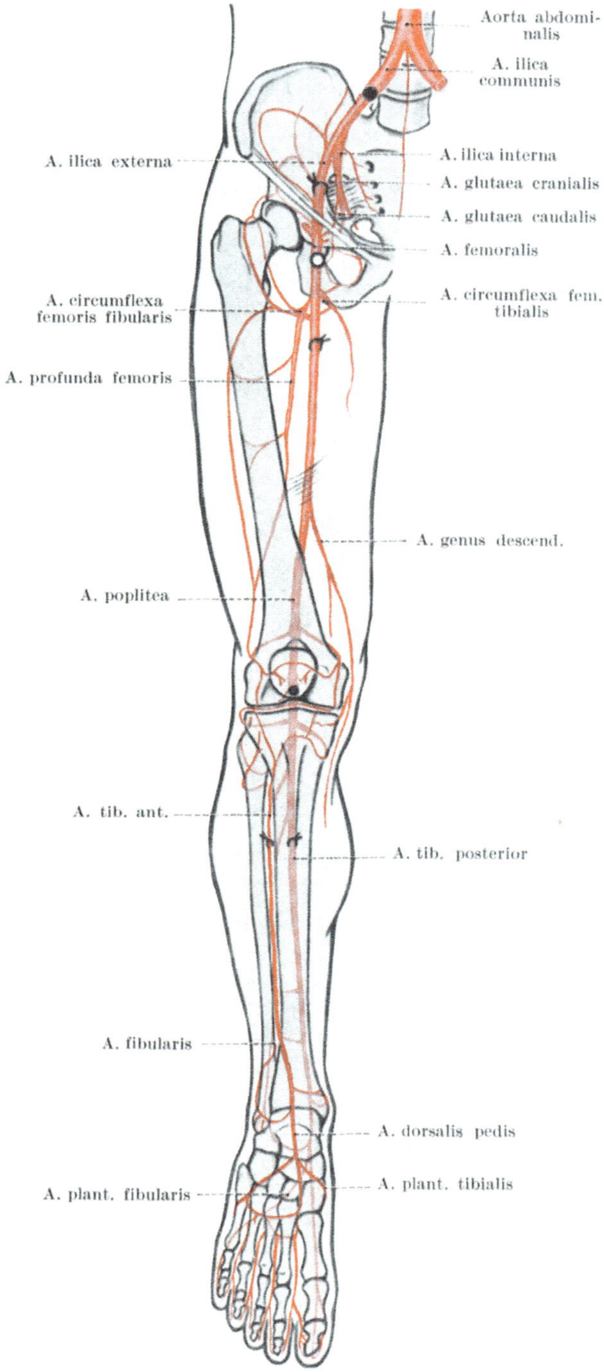

Abb. 20. *Arterienversorgung der unteren Extremität, Kollateralen und Unterbindungsmöglichkeiten* (nach v. Lanz-Wachsmuth). ŏ Kann ohne Gefahr unterbunden werden. o Nicht mit Sicherheit Kollateralkreislauf! ● Darf nicht unterbunden werden.

Erfahrungen, wie sie insbesondere in der Kriegschirurgie vieltausendfach gesammelt worden sind.

Als besonders eindrucksvolle Übersicht sei auf die zusammenstellende Arbeit von Heidrich hingewiesen, deren Ergebnisse in Tabelle 1 auszugsweise zusammengestellt sind.

In der Abb. 20 sind die Verhältnisse nochmals veranschaulicht. Es ergibt sich also folgendes Bild:

Unterbindungsstellen ohne größere Gefährdung: A. femoralis distal des Abganges der A. profunda femoris; A. tibialis anterior; A. tibialis posterior.

Unterbindungsstellen mit einer gewissen Gefährdung, daher sorgfältige Prüfung der Kollateralzeichen notwendig: A. ilica externa; A. femoralis; beide in der Strecke des Umgehungskreislaufes, an dem die Glutäalgefäße und die Aa. circumflexae des Darmbeines und des Oberschenkels beteiligt sind.

Unterbindungsstellen, die unter allen Umständen zu vermeiden sind. Hier ist in der Regel die sofortige Amputation vorzuziehen, falls das Gefäß nicht durch Naht erhalten werden kann: A. ilica communis; A. poplitea einschließlich des distalen Drittels der A. femoralis.

Drosselung großer Arterien. Falls nicht die sofortige Unterbindung einer Arterie aus vitaler Indikation angezeigt ist, so versucht man die kollateralen Bahnen durch langsamen Verschluß des Arterienrohres über längere Zeit zu entwickeln. Es ist hierfür die Drosselung der Arterie empfohlen worden, die man am zweckmäßigsten durch einen Fascienstreifen vornimmt. Das Verfahren findet wohl nur noch an der A. ilica externa Anwendung zur Vorbereitung der radikalen Entfernung von Beckentumoren. Durch diese vorbereitende Behandlung gelingt es, nach der später notwendigen Unterbindung der A. ilica communis, das Bein zu erhalten. Das Verfahren kann auch in besonderen Fällen bei der Behandlung von Aneurysmen angezeigt sein.

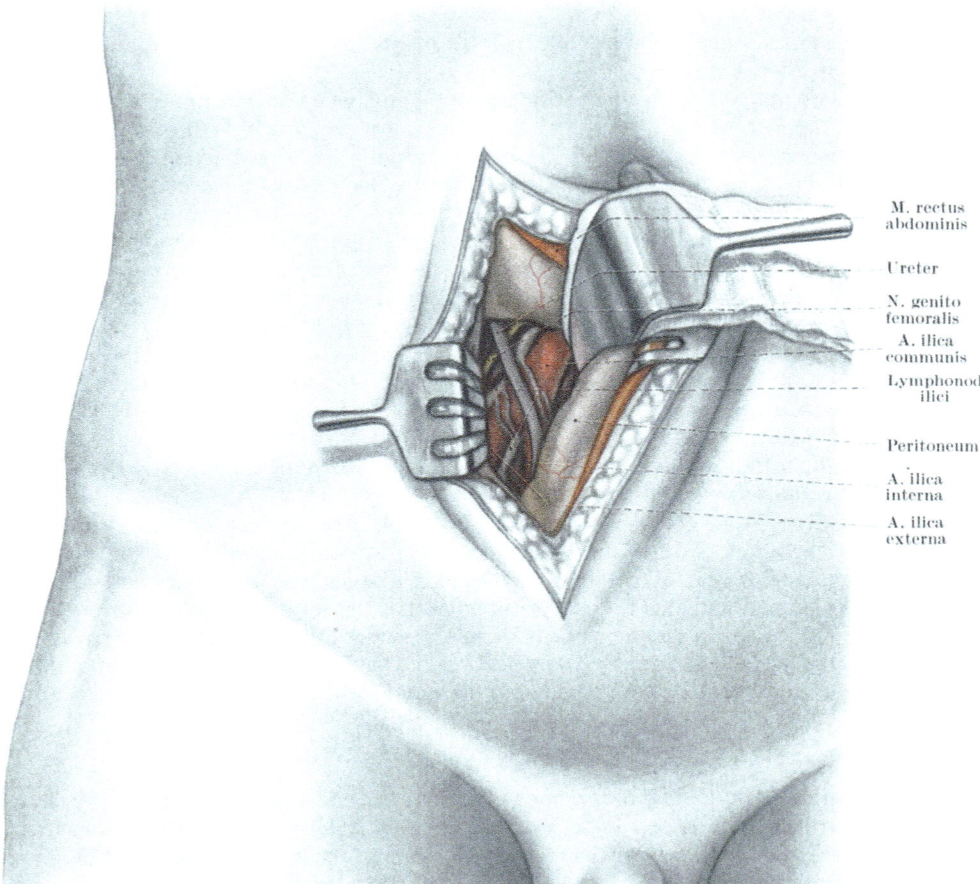

Abb. 21. *Freilegung der A. ilica communis.* Pararectalschnitt. Abschieben des Peritoneums nach medial. Man stellt die Kreuzungsstelle mit dem darüberziehenden Harnleiter dar.

Auf die Bedeutung der *Arteriographie* für die Erkennung von Vorhandensein und Leistungsfähigkeit der Kollateralbahnen wird noch einmal aufmerksam gemacht. Im übrigen wird auf den Allgemeinen Teil und den späteren einschlägigen Abschnitt verwiesen.

β) **Freilegung der A. ilica communis** (Abb. 21).

Indikation. Die Freilegung des Gefäßes erfolgt unter friedensmäßigen Verhältnissen meist zum Zwecke der Embolektomie. Verletzungen der Arterie sind in Friedenszeiten sehr viel seltener, während die Schußverletzungen des Krieges öfter zur Ligatur des Gefäßes gezwungen haben. Aus dem oben Gesagten geht hervor, daß die Unterbindung des Gefäßes praktisch dem Verlust der Extremität gleichzusetzen ist.

Technik. Die Durchtrennung der Weichteile kann man mit einem oberhalb und parallel des Leistenbandes verlaufenden Schnitt durchführen. Das Vorgehen entspricht dann der unten beschriebenen Freilegung der A. ilica externa, nur daß der Schnitt etwas länger angelegt wird, damit der Haken mit dem Peritonealsack bis oberhalb der Teilungsstelle in A. ilica externa und interna bequem hinaufgezogen werden kann.

Wir bevorzugen für die Freilegung des gemeinsamen Stammes einen pararectalen Schnitt, der den Vorteil hat, daß man ihn nach Wunsch verlängern und so den ganzen Verlauf der A. ilica communis bis zur Aortangabel und gegebenenfalls auch noch einen Teil der Aorta descendens freilegen kann. Der pararectale Schnitt durchtrennt die Weichteile bis auf das Peritoneum. Dieses wird mit Stieltupfern vorsichtig von lateral aus seiner Umgebung ausgelöst und abgedrängt, dann als uneröffneter Sack mit einem Haken nach medial verzogen. In der Tiefe erscheint dann das Gefäß, über dessen Teilungsstelle schräg von lateral kranial nach medial caudal der Ureter hinzieht (Abb. 21).

Auf der linken Seite liegt die Arterie lateral und vor der Vene, auf der rechten Seite verläuft sie in ganzer Ausdehnung vor der Vene, indem sie diese von medial nach lateral überkreuzt. Es ist ein Grundsatz, die KOCHER-Sonde stets so unter der Arterie durchzuführen, daß man nicht in Richtung auf die Vene vorgeht, d. h. also, daß man *sowohl auf der rechten als auf der linken Seite die* KOCHER-*Sonde von der rechten Körperseite aus unter die Arterie schiebt.*

Für eilige Fälle schwerer Blutung ist auch das *transperitoneale* Vorgehen empfohlen worden. Wenn auch die Zeitersparnis sicherlich nicht wesentlich ist, da das Abstoßen und Weghalten der Darmschlingen unzweifelhaft so viel Zeit benötigt als das Abdrängen des Peritonealsackes, so kann dieses Verfahren nach unseren Erfahrungen doch große Vorteile besitzen, wenn der retroperitoneale Raum mit frischen Blutmassen angefüllt ist, da schneller eine Übersicht zu gewinnen ist und die Aorta gegebenenfalls schneller abgeklemmt werden kann.

γ) Freilegung der A. ilica interna.

Indikation. Die Unterbindung des Gefäßes wird meist notwendig bei schweren Blutungen aus den Glutäalarterien, bei denen die Unterbindung der einzelnen Glutäalgefäße nicht möglich ist. Auch Blutungen nach Becken- oder gynäkologischen Operationen, Aneurysmen oder Tumoren der Blase, der Glutäal- und Sacralgegend können die Unterbindung notwendig machen. Der Kollateralkreislauf ist in jedem Falle ausreichend, so daß das Gefäß bedenkenlos unterbunden werden kann.

Technik. Sie gleicht dem soeben beschriebenen Vorgehen zur Freilegung der A. ilica communis. Man stellt diese zunächst dar und sucht sich dann weiter caudal die Teilungsstelle auf, die durch den quer über sie verlaufenden Ureter deutlich gekennzeichnet ist. Allerdings muß darauf hingewiesen werden, daß der Ureter gelegentlich fest am Peritonealsack hängen bleibt und daher mit diesem von der Teilungsstelle abgehoben wird. Beim Unterfahren des Gefäßes distal seiner Abgangsstelle ist auf die unmittelbar unter ihm liegende Vene Rücksicht zu nehmen.

Die *transperitoneale* Freilegung wird von einer unteren medianen Laparotomie aus vorgenommen. Der Dünndarm wird nach oben abgeschoben, das Bauchfell über dem Promotorium eröffnet und das Gefäß aufgesucht. Anhaltspunkt ist immer die Teilungsstelle der A. ilica communis. Auf der rechten Seite ist die transperitoneale Freilegung leichter als die oben beschriebene extraperitoneale, auf der linken Seite jedoch schwieriger wegen des Mesocolon sigmoideum. Ist das

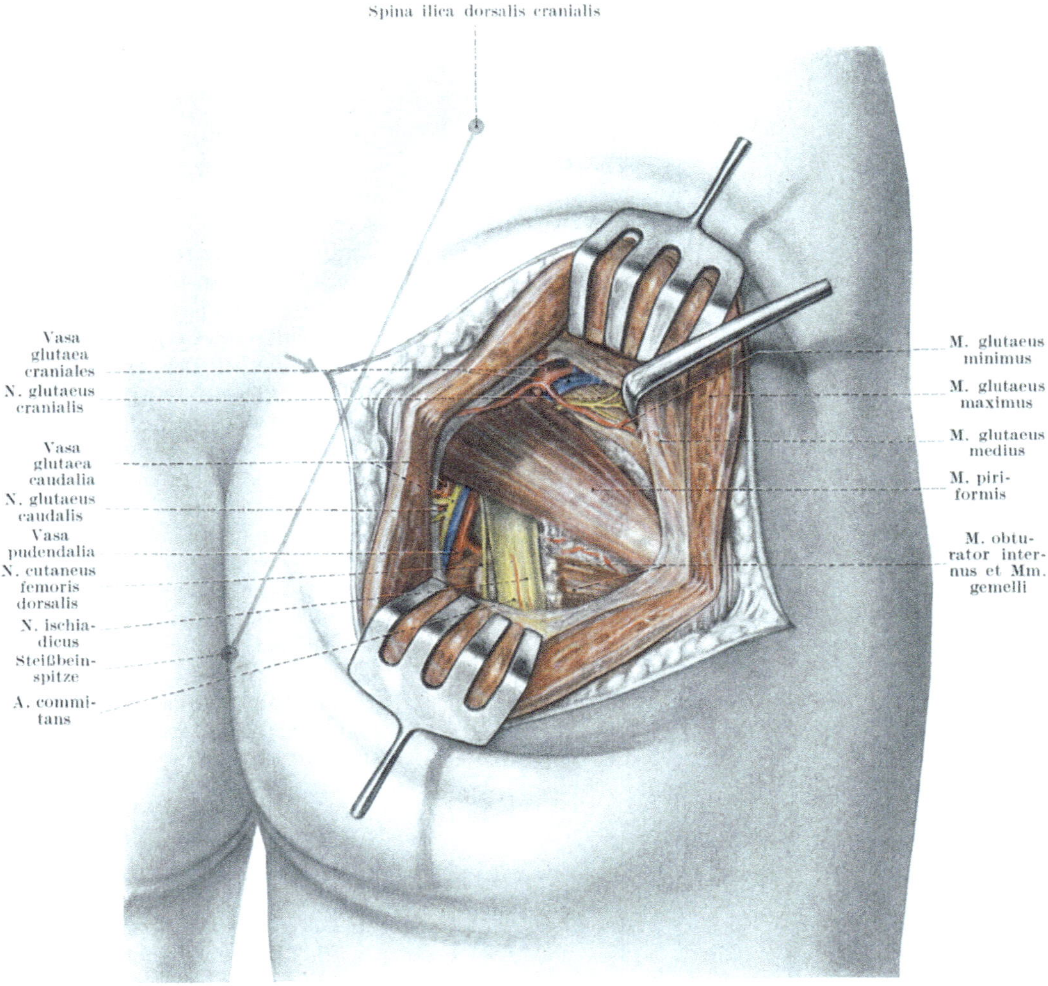

Abb. 22. *Freilegung der Aa. glutaeae cranialis und caudalis.* Hilfslinie von der Spina ilica dorsalis cranialis zur Steißbeinspitze. Hautschnitt von der Mitte dieser Linie in Richtung auf den Trochanter. Die Glutäalmuskulatur wird in Schnittrichtung incidiert und bis auf den M. piriformis stumpf auseinandergedrängt. Kranial von dem Muskel findet sich die A. glutaea cranialis und caudal von ihm, medial von dem großen N. ischiadicus die A. glutaea caudalis.

Mesocolon lang und gut beweglich, so kann man es auf der linken Seite hochschlagen, ist es jedoch kurz, so kann man gezwungen sein, durch die Blätter des Mesocolons hindurchzugehen, wobei man peinlich die Mesenterialgefäße vermeiden muß.

δ) Freilegung der Glutäalgefäße (Abb. 22—24).

Indikation. Blutungen aus den Glutäalarterien sind häufig sehr bedrohlich. Im Kriege haben wir zahlreiche Blutungen bei *Schußverletzungen* gesehen, im Frieden

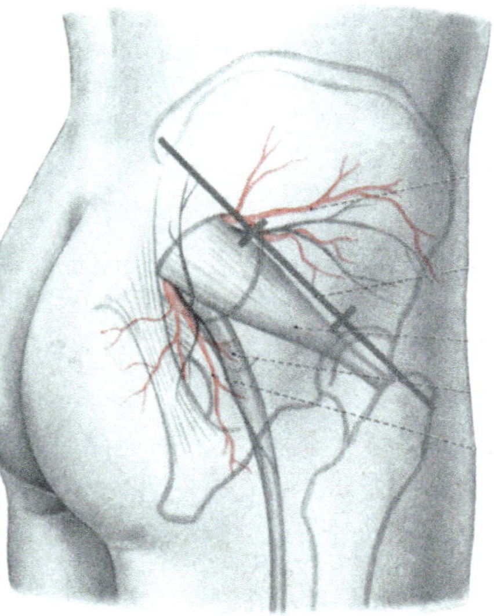

Abb. 23. *Spina-Trochanterlinie zur Bestimmung des Foramen suprapiriforme am Lebenden* (nach v. LANZ-WACHSMUTH).

sind es vorwiegend die *tiefen Glutäalabscesse* oder *Phlegmonen*, die durch Arrosion zur Blutung führen. In diesen Fällen ist die Unterbindung der A. ilica interna zweckmäßigerweise wohl die erste Maßnahme. Sie führt aber nach unseren Erfahrungen häufig nicht zum Stehen der Blutung, da das reichlich entwickelte Gefäßnetz für weiteren Zustrom sorgt, insbesondere bei entzündlichen Prozessen. Man kann also sehr wohl gezwungen sein, die technisch nicht einfache Unterbindung der Glutäalgefäße an der typischen Stelle, nämlich an ihrem Austritt aus dem Foramen piriforme, vorzunehmen. Die Schwierigkeit liegt weniger im Aufsuchen der anatomischen Lage als darin, daß der Stamm der oberen und unteren Glutäalarterie nach dem Austritt aus dem Becken sehr kurz und daher schwierig zu unterbinden ist. In jedem Falle ist bei lebensbedrohlichen Blutungen jedoch die Freilegung und der Versuch einer Unterbindung der höchst unsicheren Tamponade vorzuziehen (Abb. 22).

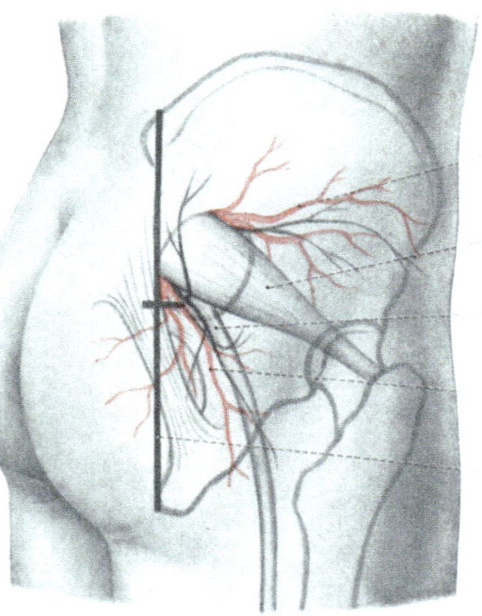

Abb. 24. *Spina-Tuberlinie zur Bestimmung des Foramen infrapiriforme am Lebenden* (nach v. LANZ-WACHSMUTH).

Unterbindung der A. glutaea cranialis. Die Arterie ist der stärkste Ast der A. ilica interna, der alle drei Gesäßmuskeln, mit Ausnahme der caudalen Züge des M. glutaeus maximus, versorgt. Sie verläßt das Becken durch das Foramen suprapiriforme.

Als Hilfslinie zieht man eine Verbindungslinie von der Spina ilica dorsalis caudalis zur Spitze des Trochanter major. Die Linie wird gedrittelt. Das Foramen suprapiriforme liegt unter dem Begrenzungspunkt zwischen medialem und mittlerem Drittel (Abb. 23). Der Hautschnitt entspricht den mittleren zwei Dritteln der Hilfslinie. Nach der Spaltung der oberflächlichen Fascie werden die Fasern des M. glutaeus maximus der Länge nach stumpf auseinandergedrängt. Im Grunde des Spaltes erscheint das subglutäale Bindegewebe, welches die Verzweigungen des Ramus superficialis der A. glutaeae cranialis führt. Der oberflächliche Arterienast leitet zum Dorsalrande des M. glutaeus medius, zur Abzweigungsstelle des Ramus profundus unter diesen Muskel hinein und in der

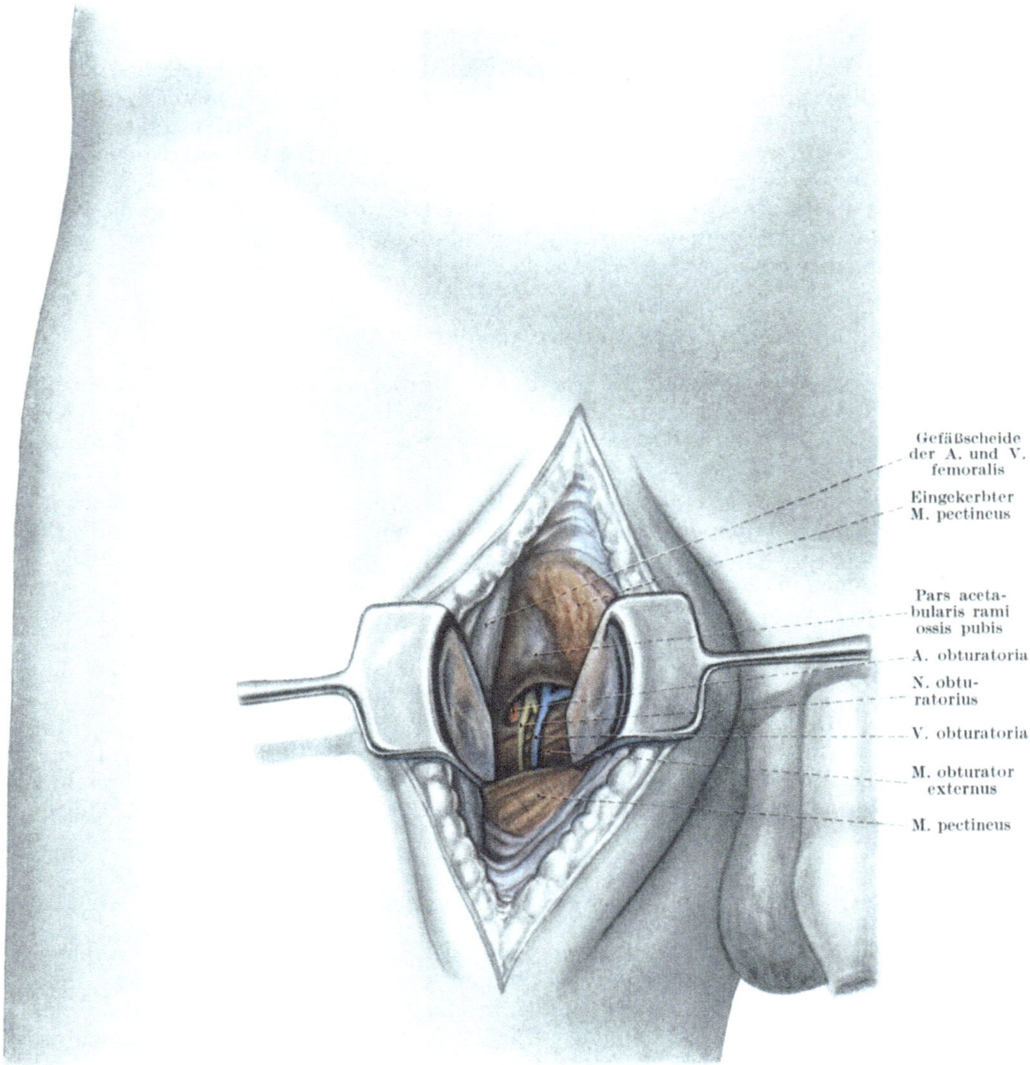

Abb. 25. *Freilegung der A. obturatoria.* Senkrechter Hautschnitt medial von der pulsierenden A. femoralis unterhalb des Leistenbandes etwa 8 cm nach distal. Spaltung der Fascia lata. Durchtrennung der Vasa pudendalia externa, Einkerbung des M. pectineus, der dann nach medial verzogen wird.

Tiefe zum oberen Rande des großen Sitzbeinausschnittes. Hier verbirgt sich der ganze Hauptstamm der A. glutaea cranialis in einem großen Venengeflecht (v. Lanz-Wachsmuth).

Unterbindung der A. glutaea caudalis. Die aus der A. ilica interna stammende Arterie verläßt das Becken durch das Foramen infrapiriforme und versorgt mit einem kräftigen Endast die caudalen zwei Drittel des M. glutaeus maximus. Sie hat schon vorher schwächere Äste an die tiefen Rollmuskeln und an die Hinterseite der Kapsel des Hüftgelenkes abgegeben.

Zu ihrer Freilegung bedient man sich einer Hilfslinie, die von der Spina ilica dorsalis cranialis zum Tuber ossis ischii gezogen wird. Unter ihrem Mittelpunkt kann man das Foramen infrapiriforme finden (Abb. 24).

Den Hautschnitt führt man durch diesen Punkt, und zwar parallel der für die Freilegung der A. glutaea cranialis benötigten Spina-Trochanterlinie. Auch hier werden die Muskelbündel des M. glutaeus maximus in Faserrichtung gespalten und auseinandergedrängt. Man trifft dann unterhalb des Muskels auf den N. ischiadicus, der unter dem M. piriformis bis zum lateralen Winkel des Foramen infrapiriforme verfolgt wird. Am medialen Winkel des Foramen infrapiriforme findet man unter dem N. glutaeus caudalis liegend die A. und V. pudendalis und lateral von ihm die Vasa pudendalia interna.

ε) **Freilegung der A. obturatoria** (Abb. 25).

Als Ast der A. ilica interna tritt die A. obturatoria durch den Canalis obturatorius aus dem Becken aus. *Innerhalb des Beckens* wird sie in gleicher Weise wie die A. ilica interna aufgesucht. Variationen in dem Verlaufe des Stammes und der Äste sind häufig (Corona mortis).

Im Oberschenkelbereich wird sie in folgender Weise freigelegt: Der Hautschnitt wird medial von der deutlich pulsierenden A. femoralis vom Leistenband etwa 6—8 cm hinuntergeführt. Die Fascia lata wird gespalten. Die quer verlaufenden Vasa pudendalia externa sind subcutan zu durchtrennen, die V. saphena magna wird unter einem Haken nach lateral verzogen. Der nun vorliegende M. pectineus wird entweder an seinem Ursprung durchtrennt oder nach Möglichkeit nur eingekerbt, was wir bevorzugen. Er wird sodann nach medial verzogen. Hat man ihn ganz abgelöst, so wird er zweckmäßig nach lateral verlagert. Man stößt sodann auf die quer gestreifte Fascie des M. obturator externus, die man spaltet. Nunmehr liegen der N. obturatorius und die Gefäße frei. Will man noch den Ramus profundus und die äußere Mündung des Canalis obturatorius selbst übersehen, so wird es notwendig, zusätzlich den M. obturatorius externus an seinem kranialen Rande einzukerben (Abb. 25).

ζ) **Freilegung der A. ilica externa** (Abb. 26).

Als Hilfslinie zieht man eine Gerade von der Spina ilica ventralis zur Symphyse Der Mittelpunkt gibt die Lage der A. ilica externa an. Der etwa 6 cm lange Hautschnitt zieht parallel und oberhalb des Leistenbandes von der Gegend der Spina bis über die Mitte der bezeichneten Hilfslinie. Oberflächliche Fascie, Aponeurose des M. obliquus abdominis externus und der M. obliquus abdominis internus werden durchtrennt, die Fascia transversalis gespalten. Das Peritoneum wird mit kleinen Stieltupfern vom Leistenband her ausgehülst und unter einem breiten Haken nach oben gezogen. Im medialen Wundwinkel erscheint nun das Gefäßbündel auf der Fascia ilica. Die Arterie und Vene umschließende Gefäßscheide wird eröffnet und die Arterie von *medial* unterfahren, nachdem man die Vene sorgfältig abgedrängt hat (Abb. 26).

Zu beachten sind in diesem Bereich die starken Vasa circumflexa ilium profunda, deren Unterbindung mit Rücksicht auf den Umgehungskreislauf zu vermeiden ist, und die A. epigastrica caudalis, deren Abgang ziemlich stark wechselt.

η) Freilegung der A. femoralis (Abb. 27—29).

Die A. femoralis wird in typischer Weise an drei Stellen freigelegt: unmittelbar caudal des Leistenbandes; an der Spitze des SCARPAschen Dreieckes, also im mittleren Oberschenkeldrittel und im Adductorenkanal, also im distalen Oberschenkeldrittel.

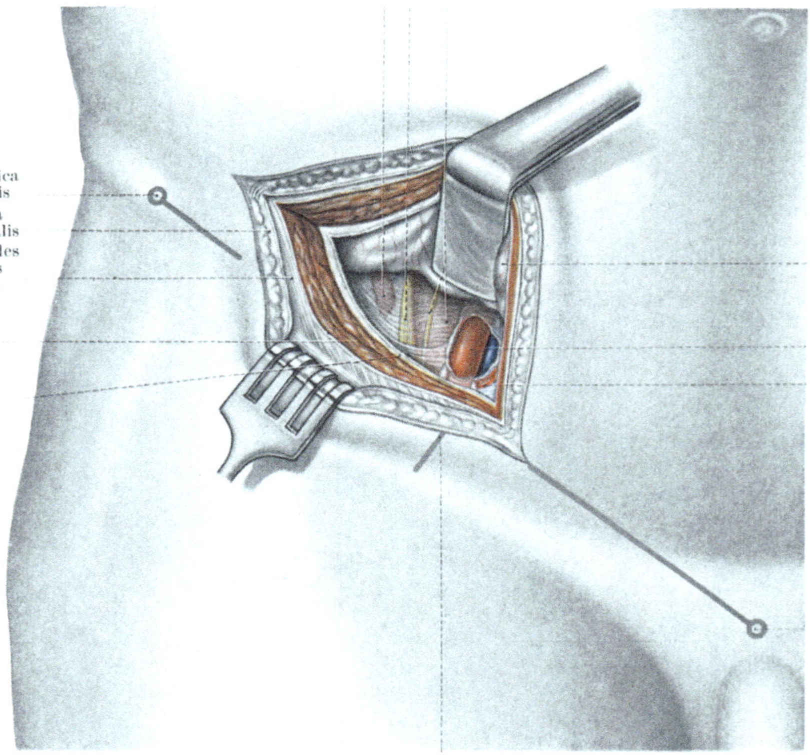

Abb. 26. *Freilegung der A. ilica externa.* Hilfslinie von der Spina ilica ventralis zur Symphyse. Der Hautschnitt zieht parallel zum Leistenband von der Spina ilica ventralis bis über die Mitte der Hilfslinie. Fascie und Bauchmuskulatur sind durchtrennt, das Peritoneum ausgehülst und nach medial abgeschoben. Im medialen Wundwinkel erscheint die kräftig pulsierende A. ilica externa.

Die drei Schnitte liegen in einer Verbindungslinie, die den Mittelpunkt des Leistenbandes mit dem Höhepunkt des tibialen Condylus verbindet.

Freilegung der A. femoralis in der Leistenbeuge (Abb. 28 und s. Abb. 27).

Der Hautschnitt beginnt in der Mitte des Leistenbandes und verläuft etwa 5 cm in der Längsachse des Beines. Bei mageren Kranken darf durch den Hautschnitt die dann oberflächlich gelegene Arterie nicht verletzt werden. Die Fascia lata wird in der Schnittrichtung durchtrennt, wodurch die Gefäßscheide freigelegt wird. Die A. femoralis liegt lateral von der Vene. Es ist darauf zu achten, daß der Schnitt nicht zu weit distal geführt wird, da sonst leicht der lateral der Arterie verlaufende N. saphenus durchtrennt werden kann. Nach Spaltung der Gefäßscheide werden Arterie und Vene vorsichtig voneinander isoliert. Das Unterfahren mit der KOCHER-Sonde erfolgt wieder von der Vene aus, also von medial her, damit sie keinesfalls verletzt wird (Abb. 28).

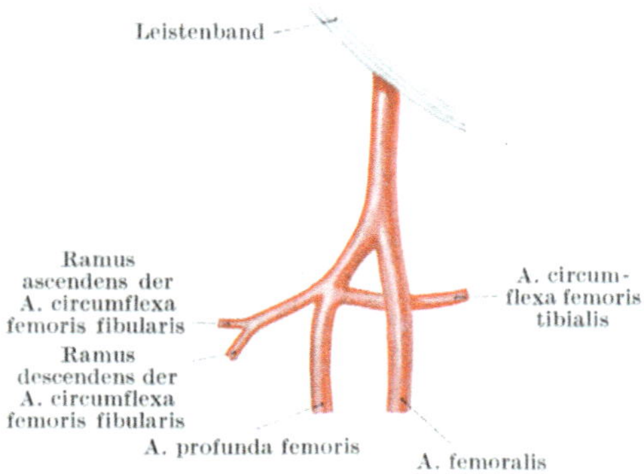

Abb. 27a. Die A. profunda femoris entspringt fibular aus der A. femoralis.

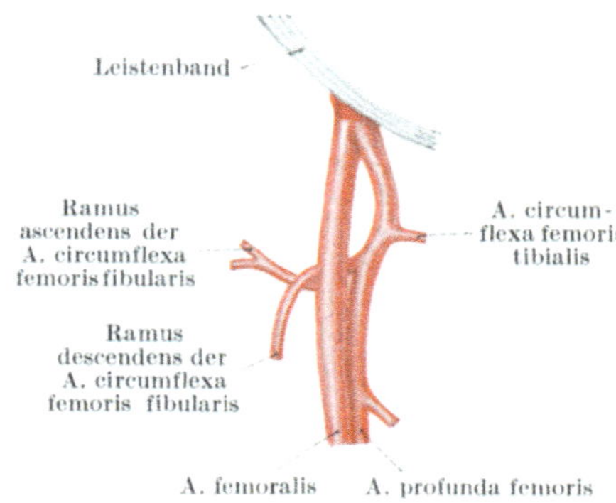

Abb. 27b. Der Truncus profundo-circumflexus perfectus entspringt hoch und begleitet die A. femoralis tibial.

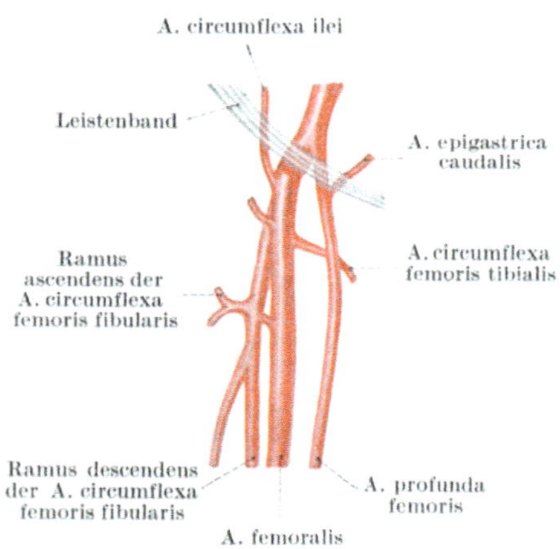

Abb. 27c. Die A. profunda femoris entspringt hoch und verläuft tibial von der A. femoralis, der Ramus descendens der A. circumflexa femoris fibularis verläuft fibular.

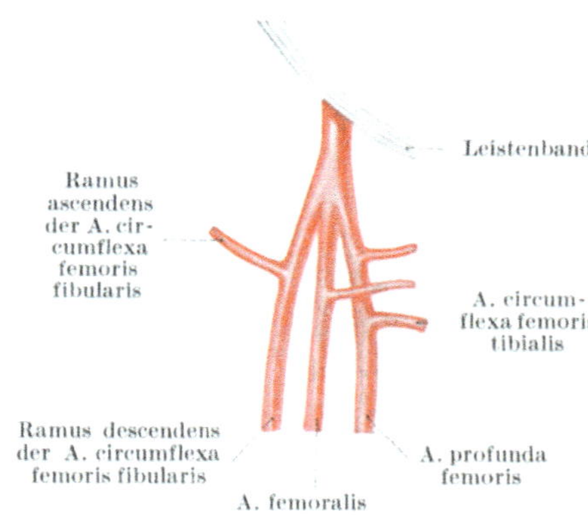

Abb. 27d. Verzweigung der Gefäße in der Leistenbeuge, sonst die gleichen Verhältnisse wie Abb. 27c.

Abb. 27a—d. *Parallele Arterienstämme der Leistenbeuge* (nach v. LANZ-WACHSMUTH).

Variationen dieser in der Regel einfachen und übersichtlichen anatomischen Verhältnisse können den Eingriff schwieriger gestalten. Von diesen ist die praktisch wichtigste das Vorliegen von parallelen Arterienstämmen, wie sie sich aus Abb. 27 ergibt. Findet man bei der typischen Freilegung mehrere Arterien von etwa dem gleichen Umfang, so empfiehlt es sich, die einzelnen Stämme abzudrücken und den peripheren Puls zu prüfen. Auf diese Weise läßt sich unschwer der Hauptstamm feststellen.

Erschwert wird der Eingriff bei chronisch entzündlichen Veränderungen der inguinalen Lymphknoten, die insbesondere mit der Vene stark verbacken sein können.

Freilegung der A. profunda femoris.

Die A. profunda femoris versorgt fast die gesamte Oberschenkelmuskulatur. Ihr Abgang liegt meist etwa 3—6 cm distal des Leistenbandes und gibt kurz darauf die beiden starken Aa. circumflexae femoris ab.

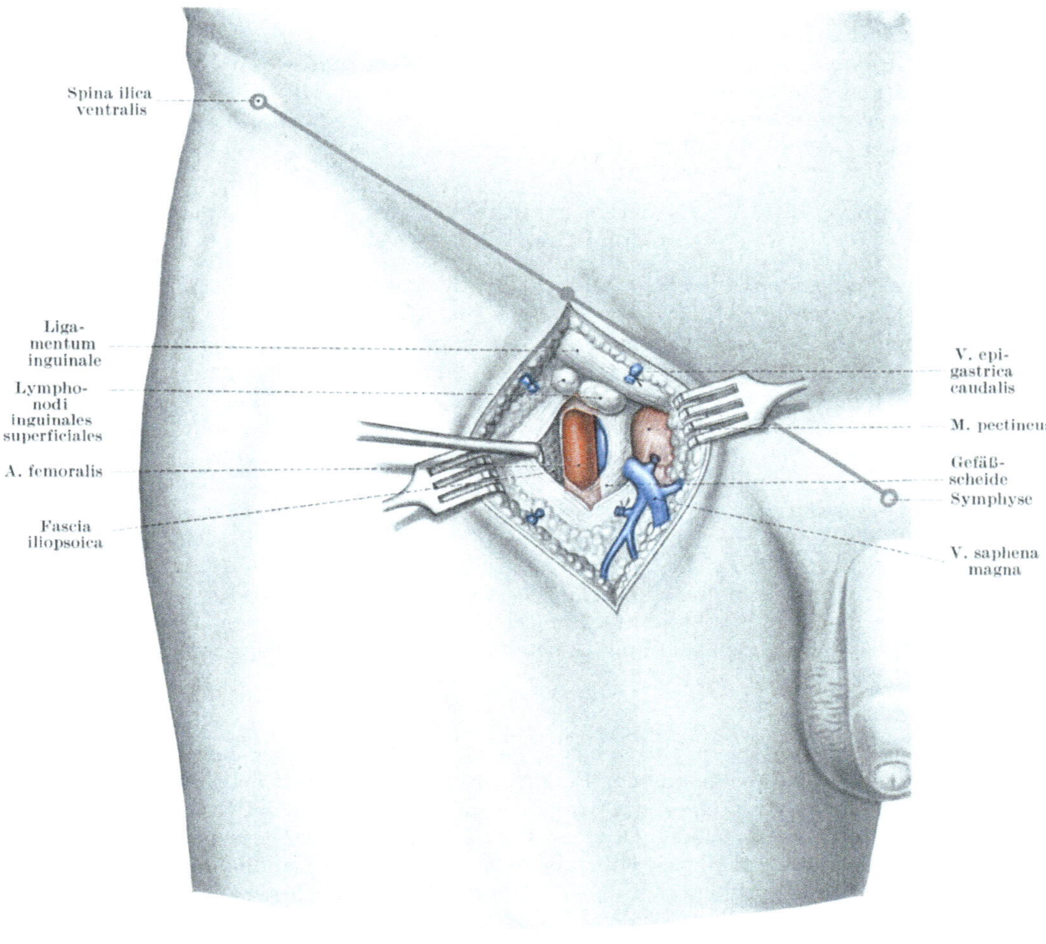

Abb. 28. *Freilegung der A. femoralis in der Leistenbeuge* (nach v. LANZ-WACHSMUTH). Senkrechter Hautschnitt in der Mitte des Leistenbandes. Durchtrennung der Fascia lata. Spaltung der Gefäßscheide. Die A. femoralis liegt lateral von der Vene.

Ihre Freilegung kann bei Blutungen im Bereiche des Oberschenkels sehr wichtig werden, da eine Unterbindung der A. femoralis oft nicht genügt, um Blutungen im Bereiche des Oberschenkels zu stillen. Da das Versorgungsgebiet der A. femoralis praktisch erst in Kniehöhe beginnt, soll man bei allen schweren Blutungen im Bereiche der Oberschenkelmuskulatur zunächst an die Unterbindung der A. profunda femoris denken.

Die Freilegung ist deshalb äußerst schwierig, weil Abgang, Verlauf und Astfolge außerordentlich variieren. Abgesehen von den bereits in Abb. 27 dargestellten Möglichkeiten gibt es noch zahlreiche weitere, die von v. LANZ-WACHSMUTH eingehend dargestellt worden sind, jedoch hier in einer Operationslehre nicht im einzelnen erwähnt werden können. Da die Arterie nicht selten nach medial statt nach lateral abgeht und etwa den gleichen Umfang wie die A. femoralis hat, sind Verwechslungen der Gefäße durchaus möglich.

Bei Blutungen im Bereiche der A. profunda femoris wird empfohlen, mit einem ausgedehnten, etwa 15 cm langen Schnitt die A. femoralis freizulegen und in Höhe des Leistenbandes sowie am unteren Wundwinkel mit Gefäßklemmen abzuklemmen. In der Regel läßt die Blutung dann nach, kommt aber wegen der starken Anastomosen noch keineswegs zum Stehen. Es wird jedoch möglich, die Anatomie darzustellen, den Abgang des Gefäßes und die Verletzungsstelle zu finden, so daß die Blutstillung hier erfolgen kann.

Freilegung der A. femoralis im SCARPAschen Dreieck im mittleren Oberschenkeldrittel (Abb. 29).

Die Freilegungsstelle liegt an der Grenze vom proximalen zum mittleren Drittel, und zwar an der Spitze des aus dem Lig. inguinale, dem M. sartorius und dem M. adductor magnus gebildeten Trigonum Scarpae. Der in der oben beschriebenen Hilfslinie liegende, etwa 5 cm lange Schnitt fällt mit dem *medialen* Rande des *M. sartorius* zusammen, der durch seine typische quere Verlaufsrichtung das Zurechtfinden erleichtert. Nach Durchtrennen des oberflächlichen Blattes der Fascia lata wird dieser Leitmuskel nach lateral verzogen. Damit dies ohne Schwierigkeiten geschehen kann, ist es zweckmäßig, den Eingriff in Entspannungsstellung des Muskels vorzunehmen, also in Abduktion und Außenrotation im Hüftgelenk, sowie Beugung im Kniegelenk. Man trifft dann unmittelbar auf den von dem tiefen Blatt der Fascia lata überdeckten Gefäßstrang. Die Fascie wird durchtrennt, die Gefäßscheide eröffnet. Die Arterie liegt lateral, die Vene medial und unter ihr. Lateral wird die Arterie vom N. saphenus begleitet, der wichtige sensible Funktionen hat und daher sorgfältig geschont werden muß (Abb. 29).

Freilegung der A. femoralis im Adductorenbereich (Abb. 29).

Die Unterbindung in diesem Bereich bedeutet stärkste Gefährdung für den Unterschenkel. Sie ist daher, wenn möglich, zu vermeiden. An der Grenze zwischen dem mittleren und distalen Drittel wird ein etwa 5 cm langer Hautschnitt im Verlaufe der oben erwähnten Hilfslinie über dem *lateralen* Rande des *M. sartorius* gemacht. Die im subcutanen Fett verlaufende V. saphena magna wird nach medial abgeschoben, der M. sartorius aus seinem Fascienbett herausgehoben und gleichfalls mit einem Haken nach medial gehalten. Es liegt nun das tiefe Blatt der Fascia lata vor, das man in ganzer Ausdehnung des Schnittes in Längsrichtung spaltet. Nun trifft man nicht, wie bei der Freilegung an der Spitze des SCARPAschen Dreiecks, auf den Gefäßstrang, sondern auf die derbe Membrana vasto adductoria, deren schräger Faserverlauf für sie charakteristisch ist. Auf ihr verlaufen der N. saphenus und die Vasa genus descendentia, medial und parallel zu ihnen wird sodann der Adductorenkanal eröffnet. Man trifft zunächst auf die Arterie. Unterhalb und etwas medial von ihr liegt die V. femoralis.

ϑ) **Freilegung der A. poplitea** (Abb. 30).

Die Unterbindung der A. poplitea bedeutet mit überwiegender Wahrscheinlichkeit das Absterben des Unterschenkels. Es soll daher unter allen Umständen

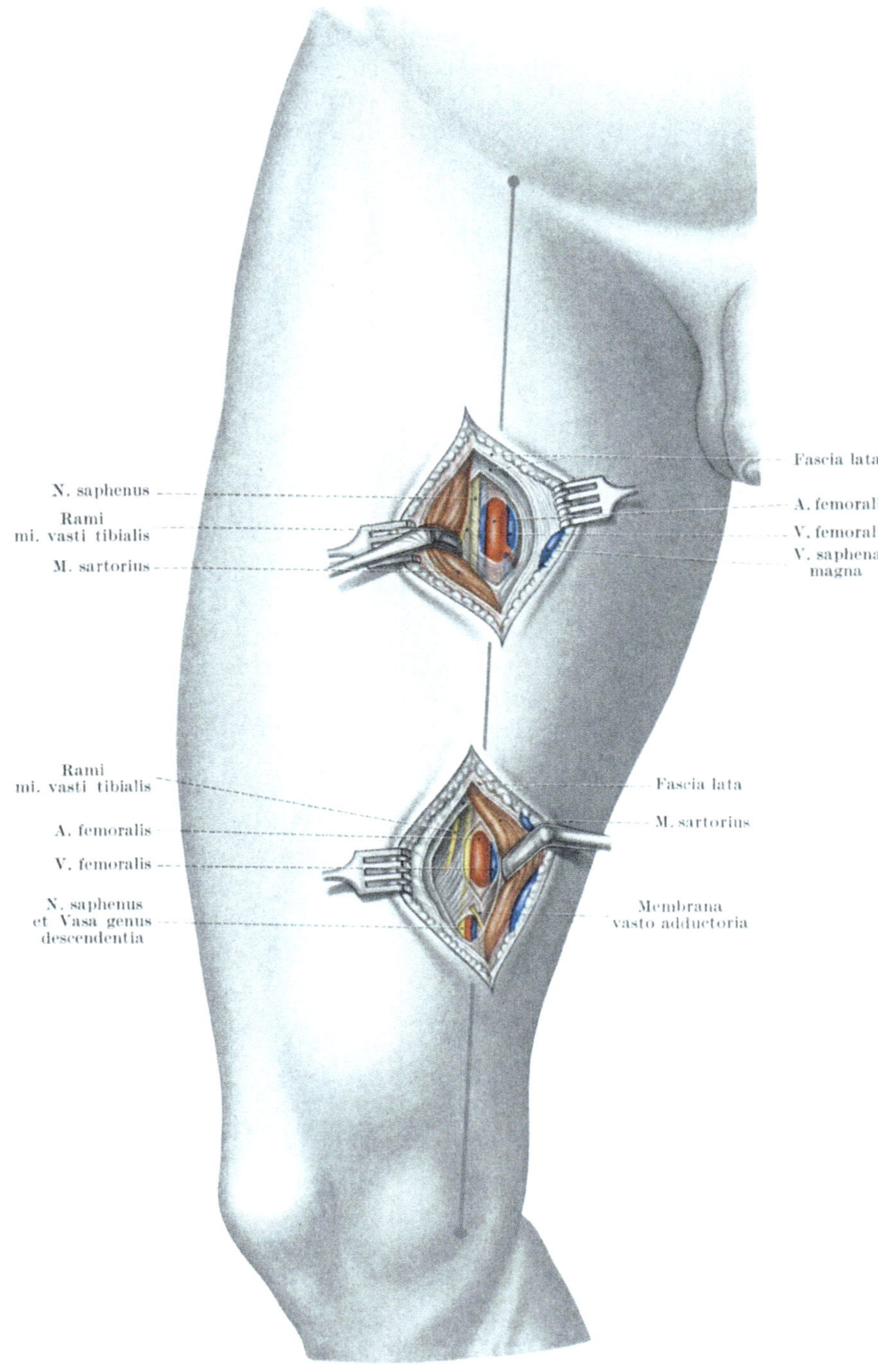

Abb. 29. *Freilegung der A. femoralis* (nach v. LANZ-WACHSMUTH). Hilfslinie von der Mitte des Leistenbandes zum inneren Condylus. *a) Im* SCARPA*schen Dreieck im mittleren Oberschenkeldrittel.* 5 cm langer Hautschnitt in Richtung dieser Linie am medialen Rand des M. sartorius. Durchtrennung der Fascia lata, der M. sartorius wird nach lateral verzogen. Zur Entspannung wird das Bein in Abduktions- und Außenrotationsstellung gelagert. Unter dem tiefen Blatt der Fascia lata erscheint die Gefäßscheide, die in Längsrichtung incidiert wird. *b) Im Adductorenbereich.* 5 cm langer Hautschnitt in der gleichen Hilfslinie am Übergang vom mittleren zum distalen Drittel des Oberschenkels. Der Schnitt liegt hier am lateralen Rande des M. sartorius. Die V. saphena und der M. sartorius werden nach medial verzogen. Spaltung des tiefen Blattes der Fascia lata und Eröffnung der Gefäßscheide unter der Membrana adductoria.

die Naht versucht werden. Dies gilt sowohl für Verletzungen, als auch für die gerade an dieser Stelle nicht seltenen Aneurysmen.

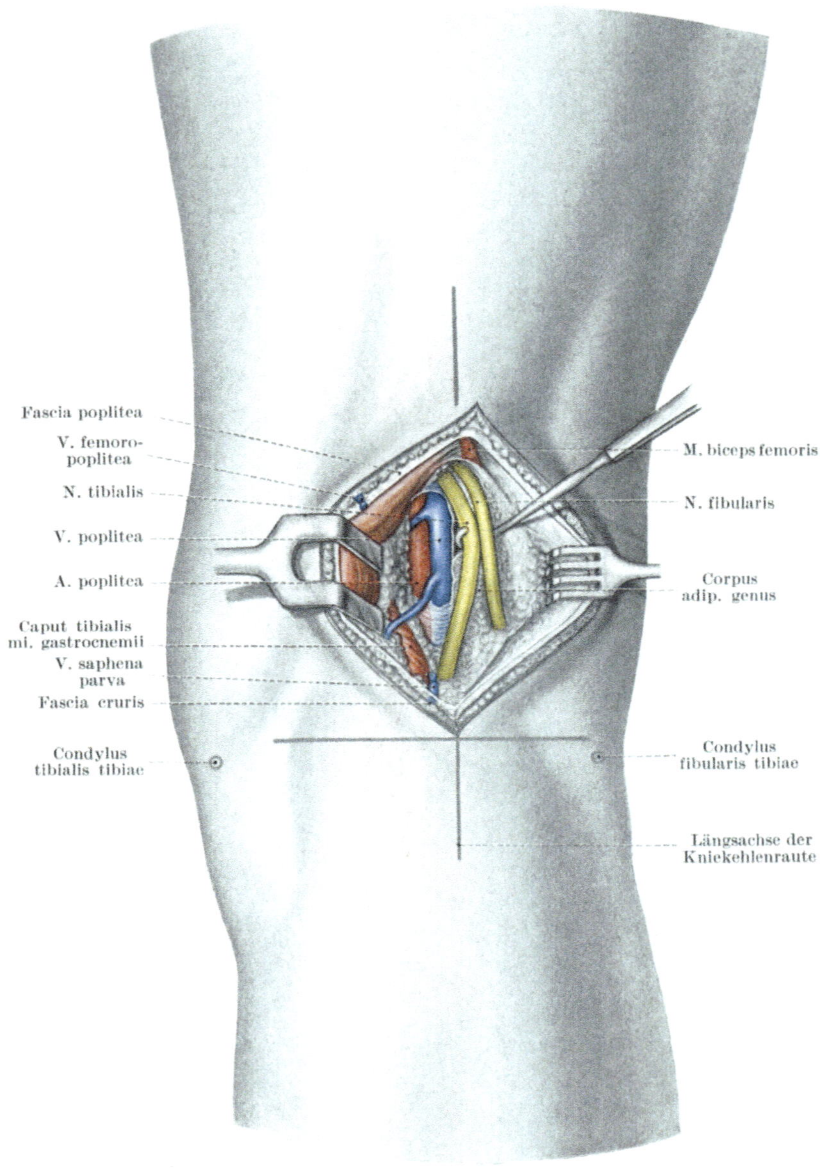

Abb. 30. *Freilegung der A. poplitea in der Kniekehle* (nach v. LANZ-WACHSMUTH). Bogenförmiger Hautschnitt in der Mittellinie der Kniekehle. Nach Durchtrennung des Unterhautfettgewebes wird die Fascia poplitea gespalten, der Fettkörper stumpf auseinandergedrängt. Es erscheint der N. tibialis, lateral von ihm N. fibularis. Etwas tiefer und weiter nach medial liegt die Gefäßscheide, die eröffnet wird.

Der ausreichend große Hautschnitt wird in der Mittellinie, und zwar leicht bogenförmig angelegt, so daß der untere Wundwinkel dem Gelenkspalt entspricht. Die bogenförmige Führung soll vor späteren Narbenkontrakturen schützen. Der

Bogen darf nicht zu stark gekrümmt sein, da andernfalls Hautnekrosen zu befürchten sind. Nach Durchtrennung der Haut, des Unterhautfettgewebes und der Fascia poplitea wird der mediale Rand des M. semimembranosus freigelegt. Der Fettkörper wird stumpf auseinandergedrängt. Zunächst trifft man auf den N. tibialis, lateral und etwas tiefer auf den bereits in die Richtung auf das Fibulaköpfchen abzweigenden N. fibularis. Beide werden nach lateral verzogen. Zwischen dem medialen Rande des M. semimembranosus und dem Nerven trifft man weiter in die Tiefe vordringend zunächst auf die derbe Gefäßscheide, in der oberflächlich die Vene, unter ihr die A. poplitea liegt (Abb. 30).

ι) **Freilegung der A. tibialis anterior** (Abb. 31).

Die Arterie wird im proximalen und distalen Drittel des Unterschenkels typisch freigelegt in einer Linie, die von der Mitte zwischen Tuberositas tibiae und Wadenbeinköpfchen zur Mitte zwischen den beiden Malleolen verläuft. Sie entspricht etwa dem fibularen Rande des als Leitmuskel dienenden M. tibialis anterior.

Freilegung der A. tibialis anterior im proximalen Drittel.

5 cm langer Schnitt in der beschriebenen Hilfslinie. Nach Spaltung der Fascie wird der *M. tibialis anterior* vom M. extensor digitorum longus getrennt und nach tibial verzogen. In der Tiefe liegt hier auf der Membrana interossea die von ihren Venen und dem fibular sie begleitenden N. fibularis profundus begleitete Arterie. Der N. fibularis profundus liegt dem Gefäßbündel auf der fibularen Seite unmittelbar an. Die Arterie kann hier leicht von ihren Begleitvenen getrennt und ohne Schaden unterbunden werden (Abb. 31).

Freilegung der A. tibialis anterior im distalen Drittel.

Der etwa 3—4 cm lange Hautschnitt verläuft in der Richtung der beschriebenen Hilfslinie etwa handbreit oberhalb des Sprunggelenkes. Wieder ist der M. tibialis anterior der Leitmuskel. Die Arterie liegt in dem Spalt zwischen der Sehne des M. tibialis anterior und der Sehne des M. extensor hallucis in der Tiefe auf der Membrana interossea. Nach Durchtrennung der Haut und des geringen subcutanen Fettes wird die Fascia cruris über diesem Spalt durchtrennt, worauf man zunächst auf den oberflächlich verlaufenden N. fibularis profundus trifft, der fibularwärts verzogen wird. Zieht man mit einem Haken die Sehne des Großzehenstreckers nach der fibularen Seite, so erreicht man die Arterie in geringer Tiefe ohne Schwierigkeiten.

ϰ) **Freilegung der A. tibialis posterior** (Abb. 32, 33).

Die Arterie wird im Wadenbereich etwa an der Grenze zwischen oberem und mittlerem Drittel und hinter dem inneren Knöchel typisch freigelegt.

Freilegung der A. tibialis posterior im Bereiche der Wade (Abb. 32).

Ein ausreichend großer, etwa 5 cm langer Hautschnitt verläuft am inneren Schienbeinrande vor dem tibialen Muskelrand des M. gastrocnemius. Die V. saphena magna und der N. saphenus, die hinter dem Schienbeinrand verlaufen, sind dabei zu schonen. Die oberflächliche Fascie wird gespalten und der tibiale Gastrocnemiuskopf mit einem stumpfen Haken zurückgehalten, so daß der M. soleus ausreichend sichtbar wird. Dieser wird senkrecht in der Längsrichtung

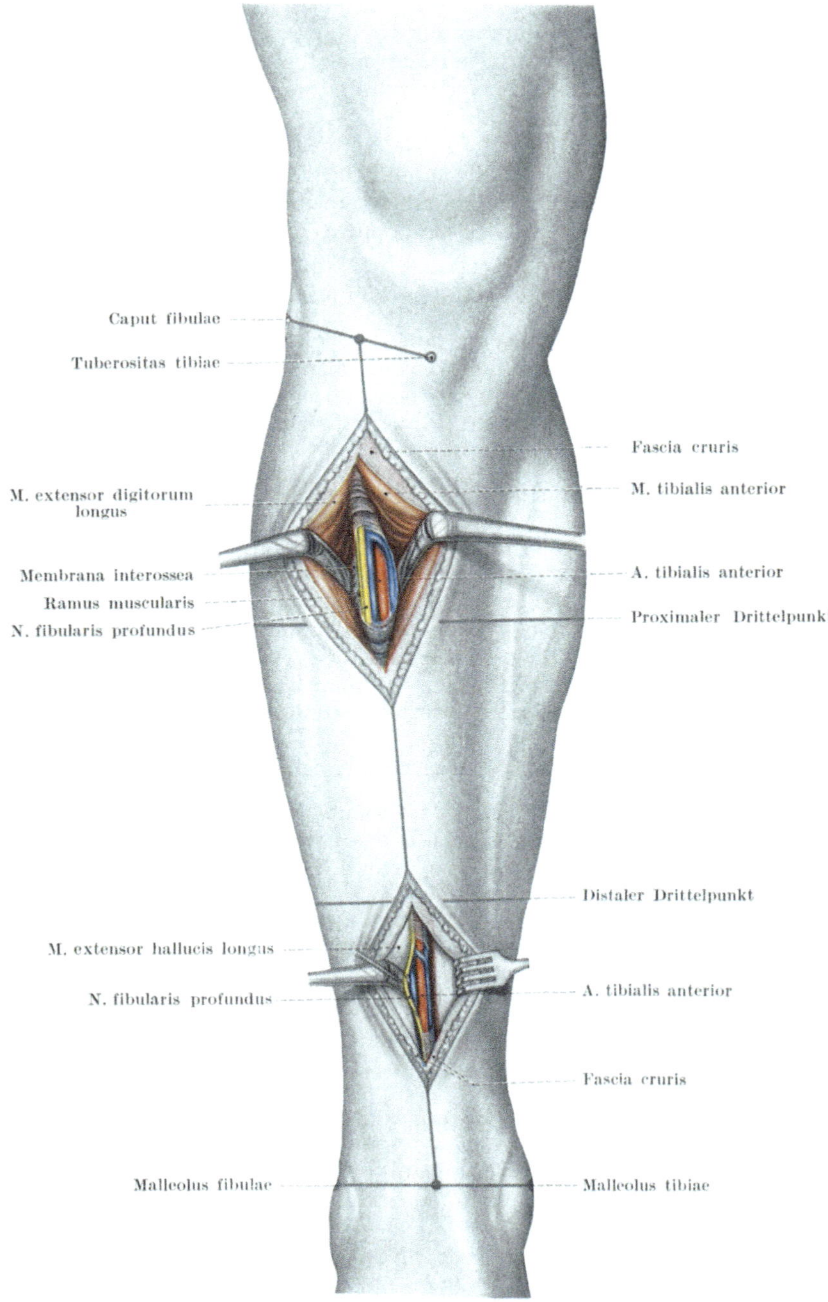

Abb. 31. *Freilegung der A. tibialis anterior* (nach v. LANZ-WACHSMUTH). Hilfslinie von der Mitte der Tuberositas tibiae zur Mitte zwischen beiden Malleolen. *a) Im proximalen Drittel des Unterschenkels.* 5 cm langer Hautschnitt, Spaltung der Fascie, Trennung des M. tibialis anterior vom M. extensor digitorum longus. Die beiden Muskeln werden auseinandergehalten und die Gefäßscheide gespalten. *b) Im distalen Drittel des Unterschenkels.* 5 cm langer Hautschnitt in der beschriebenen Hilfslinie handbreit oberhalb des Sprunggelenkes. Die Fascia cruris wird durchtrennt, der N. fibularis nach lateral verzogen, die Arterie liegt in dem Spalt zwischen der Sehne des M. tibialis anterior und der Sehne des M. extensor hallucis longus.

gespalten, wobei es wichtig ist, *nicht in der Richtung nach der Wade abzuweichen.* Das Erscheinen der Fascia cruris profunda gibt den Beweis, daß man sich nicht in das Muskelfleisch des M. soleus verloren hat. Ist die tiefe Fascie eindeutig dargestellt, so spaltet man sie in ganzer Ausdehnung des Schnittes, damit die

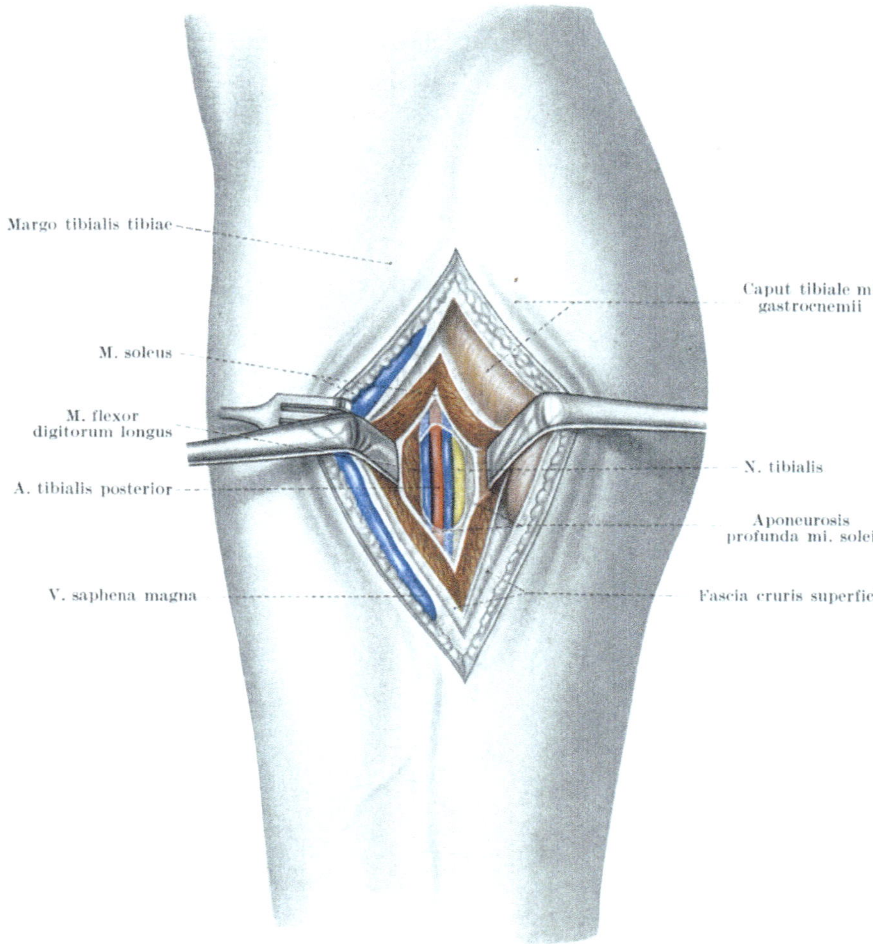

Abb. 32. *Freilegung der A. tibialis posterior* (nach v. LANZ-WACHSMUTH). 5 cm langer Hautschnitt am inneren Schienbeinrand vor dem tibialen Muskelrand des M. gastrocnemius. Spaltung der oberflächlichen Fascie, der tibiale Gastrocnemiuskopf wird zurückgehalten, der M. soleus in Längsrichtung gespalten. Eröffnen der tiefen Fascie, hier verlaufen die A. tibialis posterior mit den Begleitvenen und dem dorsal anliegenden N. tibialis.

für die Tiefe notwendige Übersicht gewährleistet ist. Unter der Fascie findet sich das Gefäßnervenbündel bestehend aus der von den Begleitvenen umgebenen Arterie und dem dorsal anliegenden N. tibialis (Abb. 32).

Freilegung der A. tibialis posterior hinter dem inneren Knöchel (Abb. 33).

Das Auffinden der Arterie ist hier sehr einfach, da die Arterie unter der zarten Haut leicht zu tasten ist. Der Gefäßnervenstrang verläuft hinter dem Malleolus tibialis. Es genügt ein kurzer, leicht bogenförmig hinter dem Malleolus verlaufender Hautschnitt. Die oberflächlichen Hautvenen müssen unterbunden werden. Das Lig. laciniatum wird in seiner oberflächlichen und tiefen Schicht durchtrennt. Man trifft sofort auf das Gefäßbündel, das ventral vom N. plantaris tibialis und dorsal vom N. tibialis begrenzt wird. Ventral von dem Gefäßnervenstrang, also zwischen ihm und dem Malleolus tibialis, verlaufen die Sehnen des M. tibialis posterior und des M. flexor digitorum longus (Abb. 33).

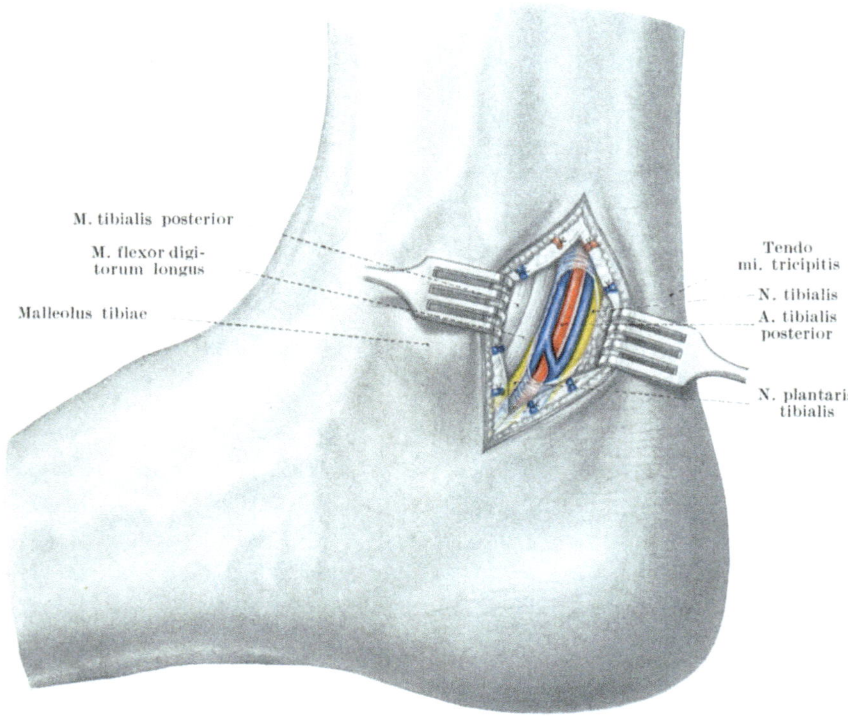

Abb. 33. *Freilegung der A. tibialis posterior hinter dem inneren Knöchel* (nach v. LANZ-WACHSMUTH). Kurzer bogenförmiger Hautschnitt hinter dem inneren Knöchel. Durchtrennung des Lig. laciniatum. Es erscheint sofort das Gefäßnervenbündel.

λ) **Freilegung der A. dorsalis pedis** (Abb. 34).

Der Verlauf des Gefäßnervenstranges wird hier durch eine Linie angezeigt, welche die Mitte zwischen den beiden Malleolen mit dem ersten Zwischenknochenraum verbindet. Zur Freilegung der Arterie wird ein etwa 3 cm langer Hautschnitt parallel und fibularwärts zur Sehne des Leitmuskels, des M. extensor hallucis longus angelegt. Im Unterhautfettgewebe wird der N. cutaneus dorsi pedis tibialis geschont (Abb. 34). Die oberflächliche Fascie wird zwischen der Sehne des langen und dem Muskelbauch des kurzen Großzehenstreckers gespalten. Es ist zweckmäßig, den Muskelbauch des letzteren fibularwärts zu verziehen. Nunmehr liegt der Gefäßnervenstrang vor. Der N. fibularis profundus kann sowohl tibial, als auch — und zwar meist — fibular der Arterie und der Begleitvenen verlaufen, und zwar dann, wenn er in der Knöchelgegend mit dem langen Großzehenstrecker zusammen das Gefäßbündel überkreuzt hat.

b) Verschiedene Eingriffe an den Beinvenen.

α) Punktion und Venae sectio.

Indikation. An der unteren Extremität vermeidet man möglichst das Punktieren und Freilegen der Venen, wie wir sie zur Blutentnahme, zur intravenösen

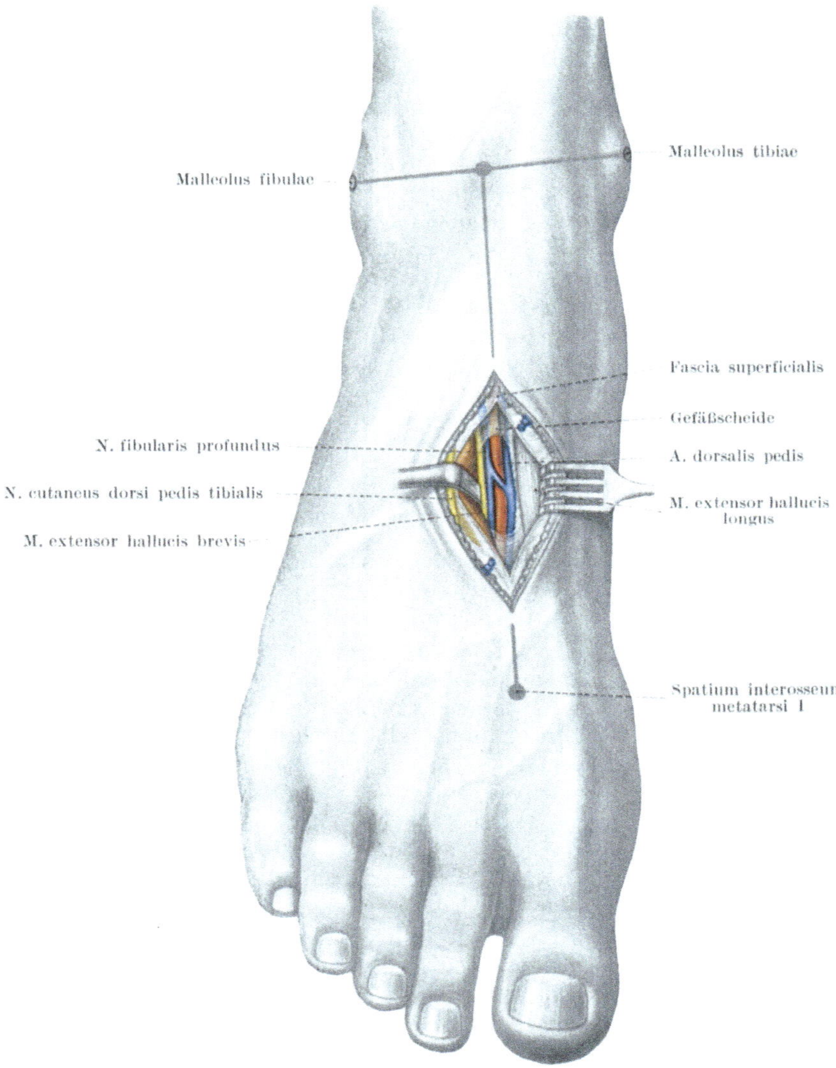

Abb. 34. *Freilegung der A. dorsalis pedis* (nach v. LANZ-WACHSMUTH). Hilfslinie von der Mitte zwischen beiden Knöcheln zum ersten Zwischenknochenraum. 3 cm langer Hautschnitt parallel und fibularwärts zur Sehne des M. extensor hallucis longus. Spaltung der Fascie, Verziehung des Muskelbauches nach fibular. Eröffnung der Gefäßscheide.

Injektion von Medikamenten und zu Infusionen an der oberen Extremität tagtäglich durchführen. Der Grund liegt darin, daß die oberflächlichen Beinvenen wesentlich stärker thrombosegefährdet sind und nicht nur die intravenöse Zufuhr von Medikamenten und die Dauerzufuhr von Kochsalz- oder Traubenzuckerlösungen in Form der Dauertropfinfusionen, sondern schon die einfache Verletzung der Gefäßwand durch die punktierende Nadel bei entsprechenden allgemeinen und lokalen Vorbedingungen leicht zur Thrombose führen können.

In den letzten Jahren hat es sich eingebürgert, zu Dauertropfinfusionen während großer Eingriffe eine der Venen des Fußrückens zu verwenden oder vor allem eine größere, vor dem inneren Knöchel verlaufende, zum Gebiet der V. saphena magna gehörende Vene zu verwenden. Der Grund liegt darin, daß spezielle Lagerungen, etwa die Seiten- oder Bauchlagerung, die übliche intravenöse Zufuhr in die V. cubitalis oder eine andere der Armvenen unmöglich machen. Auch wir bevorzugen, etwa bei den Lungenresektionen oder bei Eingriffen in der hinteren Schädelgrube, die Venae sectio im Bereiche des inneren Knöchels, achten aber sorgfältig darauf, daß die Infusion nach der Operation auf eine Armvene verlegt wird. Auch scheint uns die Auswahl der Kranken von besonderer Bedeutung. Besonders thrombosegefährdete Kranke, insbesondere ältere, adipöse oder mit Krampfadern behaftete, sind ebenso wie kachektische oder an einer Allgemeininfektion leidende Kranke von intravenösen Infusionen im Bereiche des Beines auszuschließen, wogegen man bei Jugendlichen und Kindern unbesorgt sein kann.

Die *Phlebographie* kann gelegentlich die Punktion einer distalen oberflächlichen Vene notwendig machen, soweit man sie direkt vornehmen muß und nicht die Erfassung der venösen Phase bei der Arteriographie eine ausreichende Darstellung des venösen Abflusses ermöglicht.

Die Technik ist im Allgemeinen Teil eingehend besprochen worden.

β) Unterbindung der V. femoralis.

Indikation. Die Unterbindung des Gefäßes ist angezeigt bei schweren eitrigen Thrombophlebitiden. Durch sie soll die Verschleppung eitriger Thromben und Bakterienhaufen in den großen Kreislauf verhindert werden.

Technik. Die Freilegung entspricht der bei der A. femoralis beschriebenen. Die Vene wird sorgfältig mit der KOCHER-Sonde unterfahren und doppelt ligiert. Es empfiehlt sich, das Gefäß zwischen den Ligaturen sodann zu durchtrennen, um ein Überspringen der Unterbindungsstelle durch die Infektion zu vermeiden.

Sonstige Behandlung der Thrombophlebitis und blanden Venenthrombose. Bei der *Thrombophlebitis* macht ROSENSTEIN einen etwa 6 cm langen Hautschnitt, der durch das Leistenband halbiert wird. Der obere verläuft dem Leistenband fast parallel, biegt dann leicht konvex in Richtung auf den Nabel um und endet über der A. femoralis. Nach unten verläuft er an der Ventralseite des Oberschenkels in etwa 5 cm Länge parallel zu den großen Gefäßen. Im Bereiche der oberen Schnittlinie wird nach Durchtrennung der Bauchmuskulatur das Bauchfell in üblicher Weise abgeschoben, so daß man die obere Grenze des Thrombus feststellen kann. Zentral vom Ende des Thrombus wird die Vene abgeklemmt, unterbunden und nun der ganze periphere Teil exstirpiert. Das Verfahren ist wohl kaum noch nachahmenswert, da ihm große Nachteile anhaften. Der gesamte venöse Rückfluß wird schwer geschädigt, zentral der Unterbindungsstelle können sich neue Thromben bilden und zudem kann sich die Thrombophlebitis auf Seitenäste ausdehnen, die durch die Operation nicht ausgeschaltet sind.

Bei den *blanden Venenthrombosen* sind planmäßige Thrombektomien bisher nur von BAZY und in Deutschland von KULENKAMPFF, FRÜND und LÄWEN durchgeführt worden. Die Technik der einzelnen Autoren weicht etwas voneinander ab. LÄWEN verfolgt die Venen bis zum oberen Ende des Thrombus und zieht die Thromben unter vorübergehender Drosselung der V. ilica externa von einem

Schnitte aus der V. femoralis heraus. Die Indikation zu diesem Eingriff wird von LÄWEN folgendermaßen festgelegt:

1. Beim Auftreten eines zweiten Lungeninfarktes, weil mit der Möglichkeit weiterer Infarkte zu rechnen ist;
2. bei einmaligem, sehr schwerem Lungeninfarkt, der das Leben bedroht, aber zunächst überstanden wird;
3. bei akuter, massiver Venenthrombose und gleichzeitig bestehendem Arteriospasmus, in diesem Falle jedoch möglichst frühzeitig;
4. bei thrombotischem Verschluß der Becken- und Beinvenen mit erheblichen peripheren Stauungen und Ödemen, ohne daß ein Lungeninfarkt aufgetreten wäre.

Unseres Erachtens haben alle diese Verfahren durch die moderne antibiotische und chemotherapeutische Behandlung weitgehend an praktischer Bedeutung verloren. Auch die Behandlung mit den heute gebräuchlichen gerinnungshemmenden Mitteln hat das klinische Bild so stark verändert, daß ausgedehnte operative Eingriffe der soeben beschriebenen Art wohl nur noch selten notwendig werden.

γ) Behandlung der Krampfadern (Abb. 35—40).

Betrachtung der anatomisch-physiologischen Verhältnisse.

Im Venensystem der unteren Extremität herrschen besondere Verhältnisse, deren Kenntnis für die Erklärung der Venenerkrankungen unerläßlich ist. In fast allen Venen der unteren Extremität herrscht ein positiver Druck. Dieser ist bedingt durch den über das Capillargebiet hinaus wirksamen arteriellen Druck, durch die arterio-venöse Koppelung der tiefen Venen und durch Druck- und Saugwirkungen des Bewegungsapparates. Von besonderer klinischer Wichtigkeit ist die von v. LANZ anatomisch nachgewiesene arterio-venöse Koppelung. Durch eine äußere Ringschicht werden die Arterie und die beiden Begleitvenen zusammengehalten, durch eine innere Verschränkungsschicht werden die drei Gefäße so eng miteinander verbunden, daß sich die Volumenschwankungen der einzelnen Arterienabschnitte auf die Begleitvenen unmittelbar auswirken. Da die Venenklappen den Rückfluß des venösen Blutes verhindern, wirkt sich die Pulswelle gleichzeitig als ein wesentliches Mittel zur Druckförderung und zum Rücktransport des venösen Blutes aus.

Sind durch Erweiterung der oberflächlichen Venen die Venenklappen schlußunfähig geworden, so wird das Blut durch die Pulswelle nicht mehr zentralwärts befördert, sondern sackt nach distal ab und strömt durch die venösen Tiefenverbindungen wieder in die tiefen Venen zurück, um wieder einen gewissen Abschnitt hinaufbefördert zu werden und dann über die varicös erweiterten Hautvenen erneut zurückzufließen. Es entsteht so ein „*Privatkreislauf*“ (MAGNUS) verbrauchten Blutes. Der aus ihm folgende Mangel an arteriellem Blut wirkt sich in Form von Ernährungsstörungen der Haut und der Geschwürsbildung aus.

Die Therapie hat zur Aufgabe, in irgendeiner Form den *Privatkreislauf zu unterbrechen.* Dies geschieht allein durch Verödung oder Beseitigung der varicös erweiterten oberflächlichen Venen. Diese Therapie kann nur Vorteile haben, da sie die örtlichen, der Hautversorgung dienenden Gefäße nicht beeinträchtigt.

Die Injektionsbehandlung.

Ziel der Injektionsbehandlung ist die Zerstörung des Endothels der Venen durch eine hypertone Lösung und damit die Verödung der Gefäße. Wir verwenden gewöhnlich Fertigpräparate, wie z. B. Varicocid, es können aber auch 20—30%ige Traubenzuckerlösung oder 12—15%ige Kochsalzlösung verwandt werden.

Kirschner führte jedesmal vor der Einspritzbehandlung die Unterbindung der V. saphena aus. Dies ist unseres Erachtens unnötig und wird auch keineswegs mehr allgemein geübt.

Technik. Am besten wird die Injektion am *hängenden Bein* ausgeführt. Der Kranke sitzt quer auf dem Tisch, der Operateur vor ihm. Das Bein wird hochgehalten und ausgestrichen, dann mit einer Binde leicht gestaut, jedoch ist dies nicht unbedingt erforderlich. Die Haut wird sorgfältig gesäubert und desinfiziert. Mit einer 2- oder 5 cm³-Rekordspritze mit nicht zu dünner Kanüle werden die Knoten punktiert. Nun saugt man an und spritzt, falls venöses Blut in der Spritze erscheint, 1—2 cm³ des Verödungsmittels in den Knoten. Die Flüssigkeit ist langsam zu injizieren. Tritt eine Schwellung in der Umgebung auf, so ist paravenös gespritzt worden und die Injektion ist sofort zu unterbrechen, da sonst Hautnekrosen auftreten können. Hat man etwa 2 cm³ in das Venenlumen injiziert, so wird die Nadel herausgezogen und der Knoten kurz mit einem sterilen Mulltupfer komprimiert. Es folgt das gleiche Vorgehen am nächsten Knoten. So können in einer Sitzung mehrere Varixknoten ausgeschaltet werden, wobei man sich allerdings nach dem Umfang der Knoten richtet. Bei sehr ausgedehnten Knoten wird die zweite Sitzung nach 8—10 Tagen wiederholt (Abb. 35).

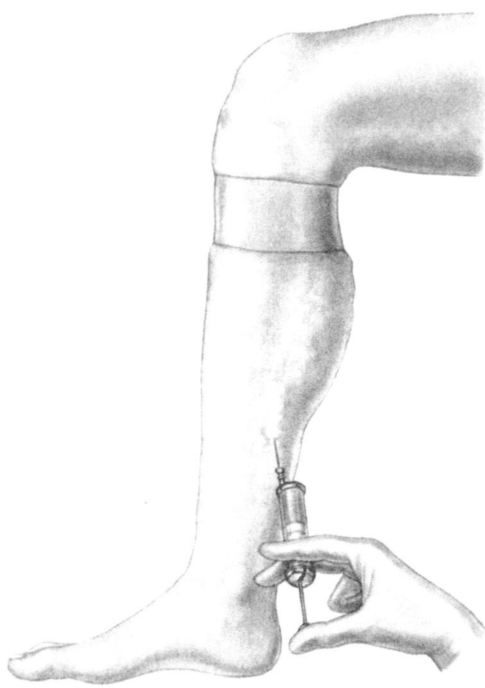

Abb. 35. *Injektionsbehandlung der Krampfadern.* Beim sitzenden Patienten wird das hängende Bein gestaut, die Nadel in einen Knoten eingestochen, Blut aspiriert und 2—5 cm³ Varicocid injiziert.

Ein anderes, von uns gleichfalls geübtes Verfahren wird am *liegenden* Kranken durchgeführt. Das Bein wird hochgehoben und ausgestrichen. Haben sich die Venen entleert, so injiziert man am leicht erhobenen Bein in die blutleer gewordenen Knoten. Die Wirkung des Mittels ist intensiver, da es nicht durch Venenblut verdünnt wird (Abb. 36).

Gelingt es infolge der Zartheit der Venen nicht, in das blutleere Lumen mit der Kanüle einzudringen, wie das gelegentlich vorkommt, so kann man auch den vorgesehenen Abschnitt des Beines mit je einer Blutleerebinde proximal und distal umschnüren (Abb. 37). Zwischen ihnen sind die Krampfadern strotzend gefüllt und es gelingt dann leicht, das Lumen zu treffen. Liegt die Kanülenspitze sicher in der Krampfader, so kann man durch Aspirieren einen Teil des Blutes entleeren und die Verödungsflüssigkeit dann nachspritzen.

Wir bevorzugen verhältnismäßig stumpfe, in einem Winkel von 45° abgeschliffene Kanülen, bei deren Gebrauch man nicht in Gefahr gerät, die gegenseitige Venenwand zu durchstoßen.

Die Kombination von Injektionsbehandlung und Saphenaligatur.

Wir führen heute in der Regel die Kombination von Injektionsbehandlung und Saphenaligatur durch, da sie gegenüber der reinen Injektionsbehandlung

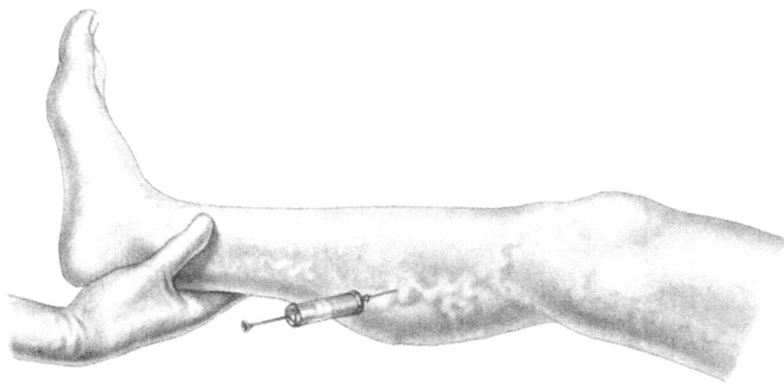

Abb. 36. *Injektionsbehandlung der Krampfadern.* Am liegenden Patienten wird die Extremität leicht angehoben. Keine Blutleere. Punktion eines varicösen Knotens, Injektion von Varicocid.

den großen Vorteil hat, daß man in einer einmaligen Sitzung das gesamte venöse System der Saphena veröden kann und die für den Kranken lästigen Wiederholungen in Wegfall kommen. Außerdem ist dieses Kombinationsverfahren nach unserer Meinung rezidivsicher.

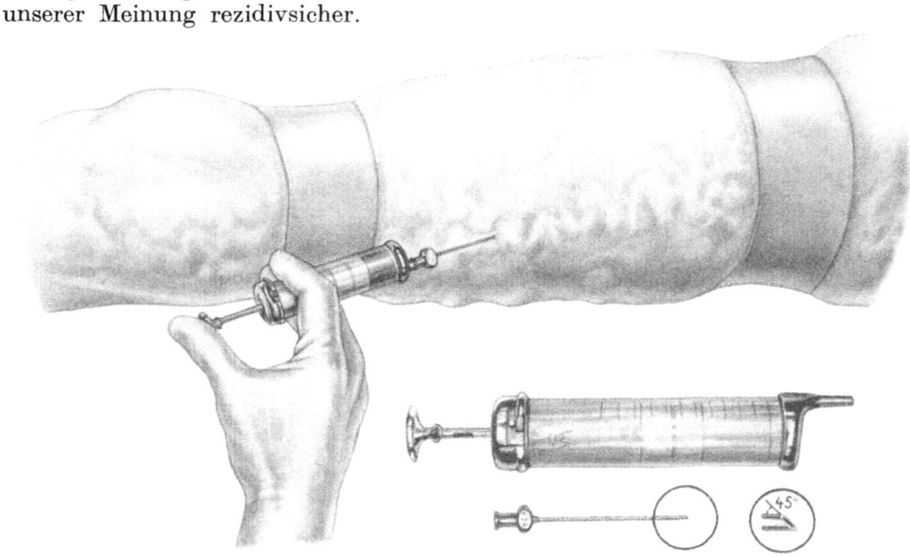

Abb. 37. *Injektionsbehandlung der Krampfadern.* Es werden zwei Staubinden angelegt, die Venenknoten mit einer stumpf geschliffenen Kanüle (45°) punktiert und das Verödungsmittel injiziert.

Technik. Das Bein wird zweckmäßig leicht abduziert und außenrotiert gehalten. In örtlicher Betäubung legt man einen etwa 3 cm langen Querschnitt etwa drei Querfinger unterhalb und parallel dem Leistenband (Abb. 38). Nach Durchtrennung von Haut und Unterhautfettgewebe findet man die oberflächlich auf der Fascie verlaufende Vene an der Stelle, wo sie in die Tiefe zur V. femoralis zieht. Etwa vorhandene Nebenäste werden unterbunden, dann die Vene mit einer Hohlsonde unterfahren, zentral unterbunden, peripher mit einer Klemme gefaßt und dazwischen durchtrennt. In das distale Lumen injizieren wir nun entweder 5 cm^3 des Varicocid langsam oder wir führen einen Ureterenkatheter von 7 oder 8 Charr. zunächst in die Saphena ein, der sich unschwer bis in die Gegend des inneren Knöchels vorschieben läßt. Unter langsamem Herausziehen des Katheters werden dann im ganzen 5 cm^3 in den Katheter gespritzt. *Dieses letztere Verfahren scheint uns das sicherste und erfolgreichste zu sein.* Nachdem die

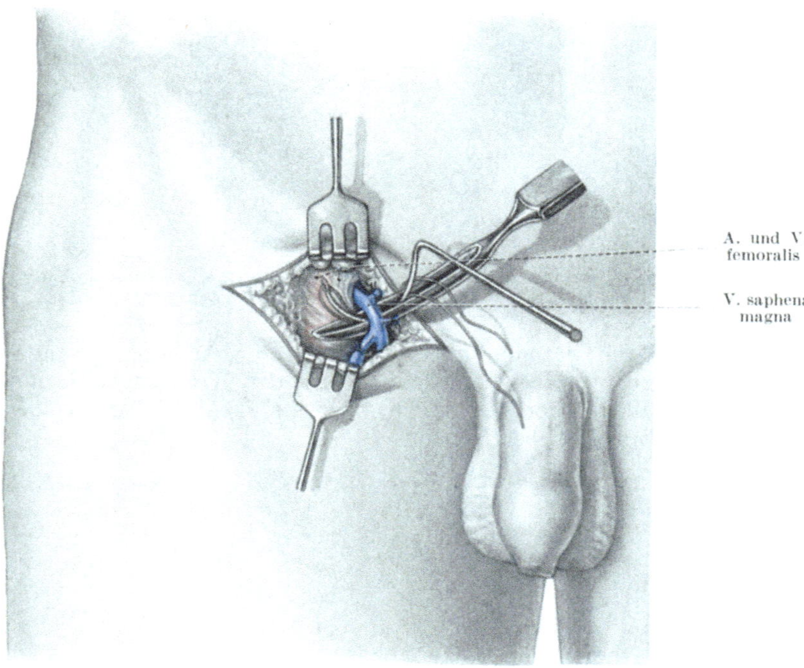

Abb. 38. *Freilegung und Unterbindung der V. saphena magna.* 3 cm langer, querer Hautschnitt drei Querfinger unterhalb des Leistenbandes, die Seitenäste sind unterbunden, die Vene mit einer KOCHER-Rinne unterfahren, sie wird mit der DECHAMPS-Nadel umschlungen und unterbunden.

Vene auf die eine oder andere Weise mit der Verödungsflüssigkeit angefüllt ist, wird sie sorgfältig unterbunden (Abb. 39).

Die einfache Unterbindung der V. saphena magna zur Krampfaderbehandlung, wie sie von TRENDELENBURG angegeben worden ist, erscheint uns nicht ausreichend und den geschilderten Verfahren keineswegs gleichwertig.

Die subcutane Entfernung von Krampfadern.

Handelt es sich um einen einzelnen varicösen Strang ohne größere Knotenbildung, so entfernen wir ihn gerne auf subcutanem Wege (Abb. 40).

Technik. Von einigen kleinen Querschnitten aus wird die Vene subcutan mit der Schere herauspräpariert, wobei man nach Möglichkeit die Seitenäste unterbindet, um das spätere Nachsickern zu vermeiden. Der Eingriff läßt sich bequem und schnell in Blutleere durchführen. Er geht auf das klassische Verfahren von BABCOCK zurück, demgegenüber er unseres Erachtens den Vorteil hat, daß die Seitenäste wenigstens zum Teil unter Sicht des Auges unterbunden werden können.

Das früher allgemein gebräuchliche Verfahren von BABCOCK ist heute gegenüber den bisher geschilderten Verfahren an Bedeutung zurückgetreten. Es hat, wie gesagt, den Nachteil, daß man beim Herausziehen des Hauptstammes unvermeidlich sämtliche Seitenäste abreißt und es daher immer zu postoperativen subcutanen Blutansammlungen kommt.

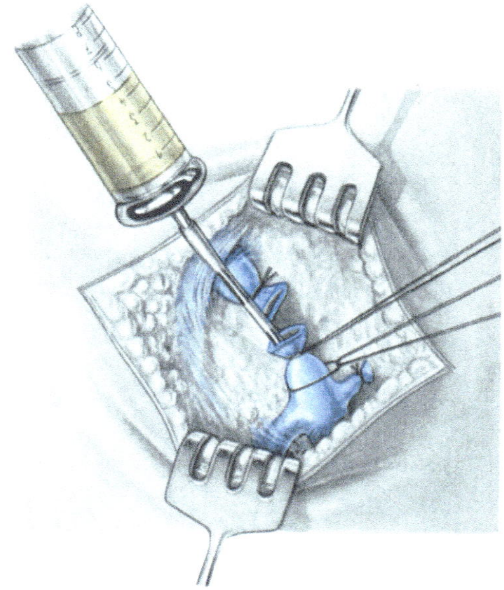

Abb. 39. *Injektionsbehandlung und Unterbindung der V. saphena.* Die V. saphena magna ist in typischer Weise freigelegt, zentral unterbunden, distal liegen zwei Unterbindungsfäden, es ist ein Katheter eingeführt, durch den das Verödungsmittel injiziert wird.

Technik. Es gelingt mit diesem Verfahren, von zwei oder drei kleineren Hautschnitten aus einen längeren, varicös erweiterten Venenstrang zu entfernen. Man verwendet hierzu die von BABCOCK angegebene, etwa 1 m lange, schmiegsame Sonde aus ausgeglühtem Kupferdraht, an deren beiden Enden sich je eine Kugel befindet, von denen die eine einen Durchmesser von 1 cm hat, die andere wesentlich kleiner ist. In Blutleere wird von einem etwa handbreit unterhalb des Leistenbandes angelegten, 3 cm langen Querschnitt aus die V. saphena magna freigelegt, zentral unterbunden, jedoch nicht durchtrennt, sondern peripher von der Unterbindung mit dem Messer eröffnet. In diese Öffnung wird die Sonde mit der kleineren Kugel eingeführt. Sie wird nach Möglichkeit bis zum inneren Knöchel vorgeschoben. Häufig bleibt sie zunächst hängen, doch gelingt es meist

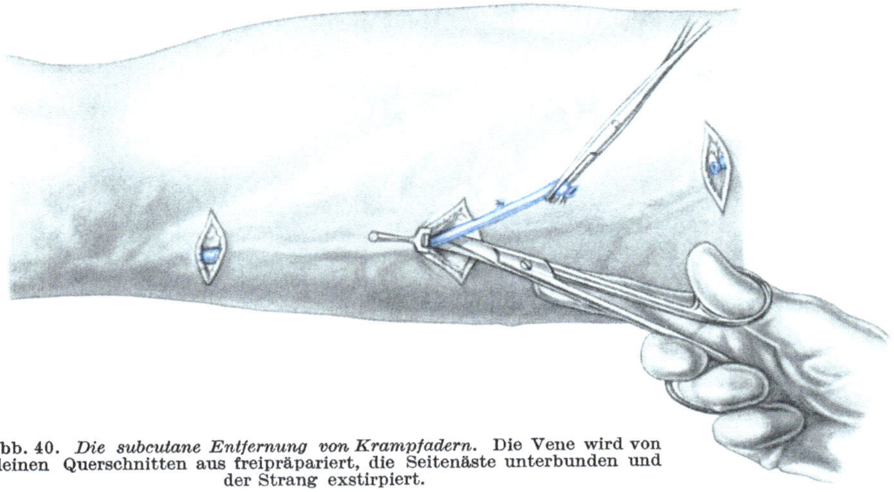

Abb. 40. *Die subcutane Entfernung von Krampfadern.* Die Vene wird von kleinen Querschnitten aus freipräpariert, die Seitenäste unterbunden und der Strang exstirpiert.

nach wiederholten Versuchen. Nun wird über der tastbaren Kugel oberhalb des inneren Knöchels ein 2 cm langer, querer Hautschnitt angelegt, die Vene

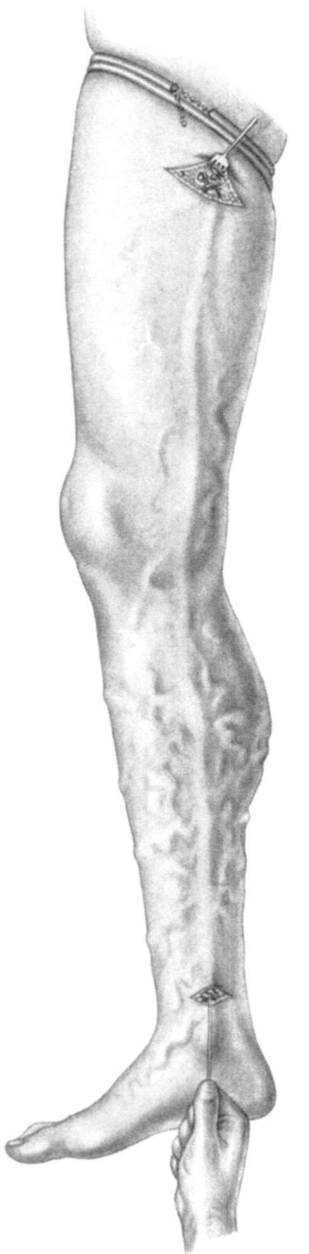

Abb. 41. *Die subcutane Entfernung von Krampfadern nach* BABCOCK. Typische Freilegung der V. saphena magna. Sie wird zentral unterbunden, in das distale Lumen die Sonde nach BABCOCK eingeführt, Hautschnitt über dem inneren Knöchel. Hier wird die Vene distal unterbunden, die Sonde von zentral nach distal durchgeführt, zentral mit der Vene fest umknotet. Nun wird die Sonde nach distal herausgezogen.

dargestellt, distal unterbunden und zwischen Unterbindung und Sondenende durchtrennt. Die Kugel zieht man dann aus der Öffnung etwas weiter heraus. Nun wird in der oberen Wunde die Vene distal von der Kugel mit einer Ligatur fest umwunden, so daß der Hals des Sondenknopfes fest an die Vene fixiert ist. Zwischen beiden Unterbindungen, also zentralwärts vom Sondenknopf, wird die V. saphena anschließend durchtrennt. Jetzt wird die Sonde aus der unteren Wunde kräftig herausgezogen, wobei der obere Sondenknopf das Gefäß von sämtlichen Seitenästen abreißt. Ist die Vene völlig aus dem Bein herausgerissen, werden die beiden Hautwunden vernäht, die Blutleere entfernt und ein Druckverband angelegt. Das Bein muß für einige Zeit hochgelagert werden.

Die offene Entfernung von Krampfadern (Abb. 42).

Die Beseitigung eines *umschriebenen Krampfaderconvolutes* kann auch durch offene Exstirpation vorgenommen werden, ein Verfahren, das man sonst bei Krampfadern nicht mehr anwendet.

Technik. Der Eingriff wird am zweckmäßigsten in Blutleere vorgenommen. Längsschnitt über der Mitte des varicösen Knäuels. Mit der Schere wird das ganze Convolut herauspräpariert, die zu- und abführenden Venen werden sorgfältig unterbunden. Kompressionsverband nach Abnehmen der Blutleerebinde und peinliche Blutstillung (Abb. 42).

Weitere operative Verfahren der Krampfaderbehandlung.

Mit den bisher geschilderten sind die heute allgemein üblichen Verfahren erschöpft. Zwei weitere sollen kurz Erwähnung finden, die nicht nur historisches Interesse haben, sondern immerhin noch von manchen Chirurgen geübt werden.

Die percutane Umstechung (Abb. 43) ist von KURZWICK, SCHEDE und KOCHER empfohlen worden. Zunächst wird die V. saphena unterbunden, dann lagert man den Kranken so, daß das Bein vom Operationstisch herabhängt. Nach sorgfältiger Hautdesinfektion werden alle sichtbaren Venenstränge, -pakete und -knoten mit einer dünnen, halbkreisförmigen Nadel durch die Haut umstochen. Die einzelnen Fäden werden über der Haut festgeknüpft. Man umsticht auch die Seitenäste der Krampfaderconvolute, so daß auf diese Weise bei hochgradiger Krampfaderbildung an einem Bein 100—200 Umstechungen durchgeführt werden. Seide ist dem Catgut vorzuziehen. Die Fäden werden am 5. Tage in der üblichen Weise wieder entfernt. KIRSCHNER sah neben ausgezeichneten Erfolgen schwerste Rückfälle in kürzester Zeit. Wir selbst haben das Verfahren nie geübt und können daher kein eigenes Urteil abgeben.

Die ring- oder schraubenförmige Durchtrennung der Haut und des Unterhautzellgewebes (Abb. 44). Das Verfahren wurde von RINDFLEISCH angegeben. Die ring- oder schraubenförmig verlaufenden Schnitte durchtrennen die Haut, das

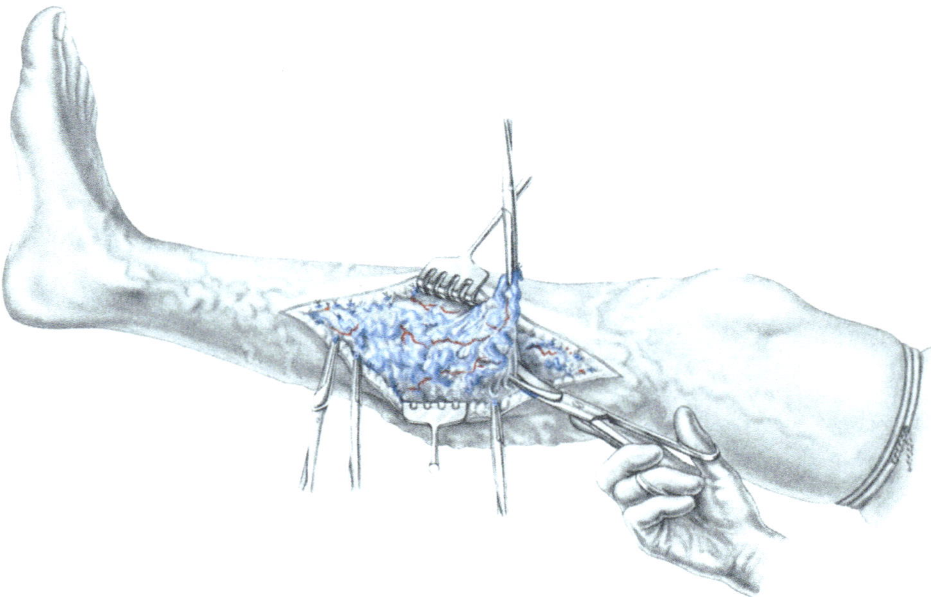

Abb. 42. *Die offene Entfernung von Krampfadern.* In Blutleere ausgedehnter Längsschnitt über dem Krampfaderconvolut. Sämtliche zu- und abführenden Venen werden unterbunden und das Convolut mit der Schere herauspräpariert.

Unterhautzellgewebe und die oberflächliche Muskelfascie. Sämtliche Gefäße in diesem Bereiche werden durchschnitten, mit einer Klemme gefaßt, hervorgezogen und möglichst weit vom Schnitt unterbunden. Die Wunde wird nicht primär vernäht, sondern mit Gaze tamponiert, so daß sie per granulationem heilen kann. Durch diese Schnitte werden alle Venen des Unterhautzellgewebes verödet, durch das entstehende Narbengewebe wird eine Neubildung verhindert und infolge der Spaltung der Muskelfascie kann der Hauptstamm des Unterhautzellgewebes in das tiefere muskuläre Stromgebiet abfließen.

Der Schraubenschnitt von RINDFLEISCH verläuft von der Knie- bis zur Knöchelgegend. Die einzelnen Schnittlinien liegen dabei etwa 10 cm auseinander. Besteht ein Ulcus cruris, so werden die Schnitte oberhalb und unterhalb des Geschwürs gelegt. *Der Nachteil dieses Verfahrens besteht in dem sehr langen Krankenlager, der hohen Infektionsmöglichkeit und der Gefahr schwerer Lymphstauungen. Das Verfahren findet bei uns keine Anwendung. Wir halten es für nicht empfehlenswert.*

Eine größere Anzahl weiterer Verfahren hat heute nur noch geschichtliches Interesse, wie etwa die Verlagerung der Einmündung der V. saphena von DELBET. Sie stellen nur Modifikationen der geschilderten Verfahren, zum Teil mit besonderen Instrumenten, dar.

c) Eingriffe bei Aneurysma.

Aneurysmen sind an der unteren Extremität sehr viel häufiger als an der oberen. Bei längerem Bestehen entwickelt sich in der Regel ein gut ausgebildeter Umgehungskreislauf, so daß auch in den normalerweise gefährdeten Abschnitten (s. S. 18) mit ausreichenden kollateralen Zeichen zu rechnen ist.

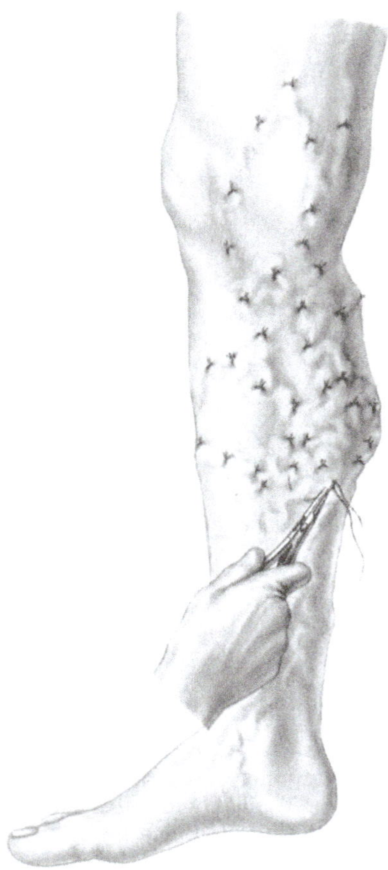

Abb. 43. *Die percutane Umstechung von Krampfadern.* Nach Hautdesinfektion Umstechung der Venen mit einer halbkreisförmigen Nadel. Die einzelnen Fäden werden über der Haut fest verknotet.

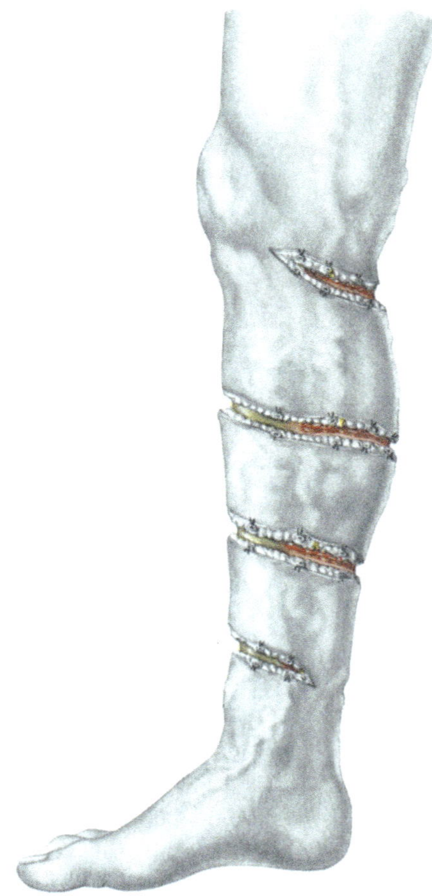

Abb. 44. *Die ring- oder schraubenförmige Durchtrennung der Haut und des Unterhautzellgewebes bei Krampfadern.* Im Abstand von 10 cm werden die Haut, das Unterhautzellgewebe und die oberflächliche Fascie durch schraubenförmig verlaufende Schnitte durchtrennt, die Gefäße ligiert und die Wunde mit Gaze tamponiert. Das Verfahren ist nicht empfehlenswert.

Vor jedem operativen Eingriff, der die Beseitigung eines Aneurysma oder einer arterio-venösen Fistel zum Ziele hat, ist jedoch die Arteriographie und während der Operation die Prüfung der Kollateralzeichen absolut unerläßlich.

Allgemeine und spezielle Indikation sowie Technik der operativen Behandlung der Aneurysmen sind im Allgemeinen Teil, 1. Teilband S. 96, eingehend beschrieben worden.

d) Eingriffe bei der arteriellen Embolie.

Arterielle Embolien, die unmittelbar aus dem Herzen stammen oder aus dem großen Kreislauf durch ein offenes Foramen ovale in das linke Herz gelangen, bleiben mit Vorliebe im Bereiche der unteren Extremität hängen. Die Prädilektionsstellen sind aus der Abb. 111 im Allgemeinen Teil, S. 93, ersichtlich.

Die Emboli haben die Neigung, gerade an den Gefahrenpunkten hängen zu bleiben, insbesondere dort, wo sich das Hauptgefäß gabelt, so daß neben der Verstopfung des Hauptgefäßes zugleich der für den Umgehungskreislauf wichtige Nebenstamm verlegt wird.

Indikation. Wir vertreten den Standpunkt, daß bei einer arteriellen Embolie der unteren Extremität mit eindeutiger, schwerer Ernährungsstörung keine Zeit mit unsicheren konservativen Maßnahmen, über die im Allgemeinen Teil berichtet wurde, zu verlieren ist, sondern daß der Sitz des Embolus durch die Arteriographie sofort festgestellt und die Embolektomie angeschlossen werden soll. Nur in leichteren Fällen, ohne Blockierung des Hauptstammes, machen wir zunächst den Versuch mit gefäßerweiternden Mitteln (Eupaverin nach dem Vorschlag von Denk — 8mal 2 cm³ intravenös in kurzen Abständen — und Liquemin 20000 E). Bei vollständigem hohem Verschluß und bei Verschluß der A. poplitea haben wir jedoch Bedenken, uns auf diese konservativen Maßnahmen zu beschränken, da ihr Erfolg zumindest zweifelhaft ist. *Keinesfalls warten wir länger als 2 Stunden ab.*

Die Technik ist im Allgemeinen Teil eingehend beschrieben worden (s. dort S. 94, Abb. 112). Die jeweilige Freilegung der Gefäße an typischer Stelle wurde oben geschildert.

e) Operative Behandlung der peripheren Durchblutungsstörungen.

Die chirurgische Behandlung peripherer Durchblutungsstörungen ist nur dann sinnvoll, wenn spastische Veränderungen der Gefäße vorliegen oder zumindest bei einer organischen Veränderung eine zusätzliche spastische Komponente besteht. *Chirurgische Maßnahmen bei rein organisch obliterierten Gefäßen sind aussichtslos und daher zu unterlassen.*

Für den Chirurgen ergibt sich daher zunächst die Aufgabe, durch entsprechende diagnostische Vorgehen den Charakter der Durchblutungsstörung festzustellen.

Schon die *Arteriographie* gibt weitgehende Aufschlüsse, Verengerung des Gefäßlumens und Veränderungen der Gefäßwand lassen sich eindeutig nachweisen. Durch die unentbehrlichen Serienaufnahmen können diagnostische Fehler vermieden werden, etwa die Vortäuschung eines Stops durch einen Spasmus. Gute Dienste leistet auch die Oszillometrie und -graphie, auf die wir bei der Auswahl der Fälle nicht verzichten können.

Weiterhin ist diagnostisch notwendig die *temporäre Blockierung der sympathischen Bahnen.* Unter Zugrundelegung der Ergebnisse ist dann in geeigneten Fällen ein therapeutisches Vorgehen durch Eingriffe zur endgültigen Ausschaltung des sympathischen Systems zu wählen.

Die erstaunlichen Differenzen, die sich bezüglich der Heilungsziffern aus dem Schrifttum ergeben, sind nur dadurch zu erklären, daß das der Berechnung zugrunde liegende Krankengut offenbar sehr verschieden gewesen ist. Berücksichtigt man *sämtliche* Fälle von Endangitis obliterans, bei deren Mehrzahl bereits mittlere oder grobe morphologische Gefäßveränderungen vorlagen und die spastische Komponente relativ gering war, so sind die Operationserfolge nicht befriedigend. Operiert man nur die Kranken, bei denen die angiospastischen Zustände im Vordergrund stehen und die morphologischen Veränderungen erst im Beginn der Entwicklung sind, so vor allem die jugendlichen Angiospastiker, so sind die Heilerfolge natürlich wesentlich besser. Wir selbst stellen die Indikation verhältnismäßig weit, wenn wir uns durch vorherige eingehende Untersuchung und Testung von dem Vorliegen spastischer Zustände überzeugt haben. Es gelingt dann auch noch in schweren Fällen, die Kranken wenigstens über Monate, zum Teil einige Jahre, von ihren Beschwerden zu heilen, ihnen zumindest ihr äußerst schmerzvolles Dasein zu erleichtern und den Zeitpunkt der Amputation hinauszuschieben.

α) Diagnostische Maßnahmen.

Auf die *Arteriographie* bzw. *Aortographie* als wesentlichstes diagnostisches Verfahren ist bereits hingewiesen worden. Die Beschreibung der Technik findet sich im Allgemeinen Teil. Die *oszillometrische Untersuchungsmethodik* kann in dieser Operationslehre nur erwähnt werden.

Die Novocaininfiltration. Das Novocain besitzt eine gefäßerweiternde Wirkung. Zudem lähmt es befristet die Erregbarkeit und Leitfähigkeit aller Nervenbahnen. Wischnewski hat die schleichende Novocaininfiltration, die auch als „Futteralanaesthesie" bezeichnet wird, angegeben. Auf den Oberschenkelknochen wird in der Gegend, in welcher der Gefäßstamm den Adductorenschlitz durchläuft, ein Depot von 200 cm^3 einer $^1/_2$%igen Novocainlösung gesetzt. Dieses Depot bewirkt nicht nur eine lokale Anaesthesie, sondern übt auch eine Fernwirkung auf die Gesamtheit des sympathischen Systems aus, dessen Erregungszustand und pathologische Abläufe beeinflußt werden.

Tritt nach dieser Infiltration eine deutliche Erhöhung der Hauttemperatur im Bereiche des Unterschenkels auf, so kann man daraus auf den herabgesetzten Sympathicotonus im Sinne einer Gefäßdilatation schließen.

Die Paravertebral- und Lumbalanaesthesie liefern uns zuverlässige diagnostische Ergebnisse. Ihre Technik ist andernorts beschrieben worden. Zahlreiche Autoren verlangen eine nach Wirksamwerden der Anaesthesie nachweisbare Erhöhung der Hauttemperatur um mindestens 2—3^0 zur Indikationsstellung einer lumbalen Grenzstrangresektion.

β) Therapeutische Eingriffe.

Haben die diagnostischen Untersuchungen einen gesteigerten Sympathicotonus ergeben, so wird die Indikation zur Sympathicusausschaltung in der einen oder anderen Form gestellt.

Die Arterienresektion (Abb. 45).

Das von Leriche (1922) empfohlene Verfahren hat sich uns gerade auch bei fortgeschrittenen Fällen wiederholt bewährt. Es kann allein oder gemeinsam mit der lumbalen Grenzstrangresektion empfohlen werden.

Bei der Arterienresektion bzw. Arteriektomie wird ein mehr oder weniger langes Stück des erkrankten Hauptstammes entfernt. Man beseitigt damit die Ursache eines vasoconstrictorischen Dauerreizes, der zu Störungen im gesamten vegetativen System führen kann und auch konsensuell zu Gefäßspasmen des anderen Beines Veranlassung gibt. Nach Leriches Auffassung wird durch die Arterienresektion nur ein krankhafter Reflexablauf in der Peripherie unterbrochen (Block).

Allgemein beobachtete und auch von uns bestätigte Erfahrungen zeigen, daß die Wirkung der Resektion auch dann eindrucksvoll sein kann, wenn nicht nur die resezierte Stelle erkrankt war, sondern der ganze Arterienstamm bereits erhebliche krankhafte Veränderungen aufwies.

Technik. Freilegung der A. femoralis. Wir empfehlen, eine Arterienstrecke zu wählen, deren Obliteration zuvor angiographisch festgestellt worden ist. Die

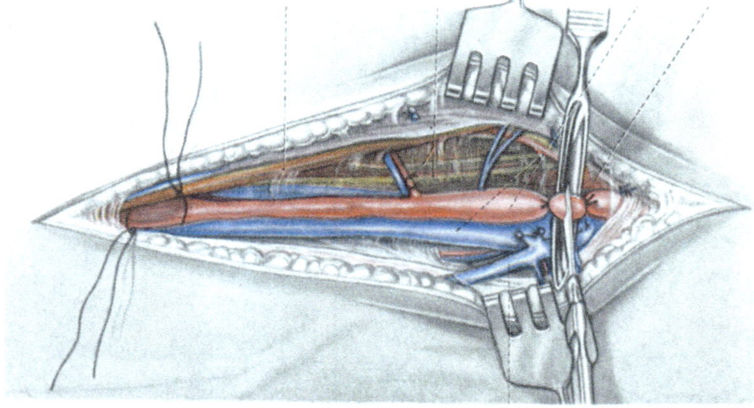

Abb. 45. *Resektion der A. femoralis.* Ausgedehnte Freilegung an typischer Stelle. Doppelte Ligatur zentral und peripher, Unterbindung kleiner Seitenäste und Exstirpation des erkrankten Abschnittes

Arterie wird proximal und distal doppelt ligiert, durchtrennt und nach Unterbindung ihrer Seitenäste entfernt (Abb. 45).

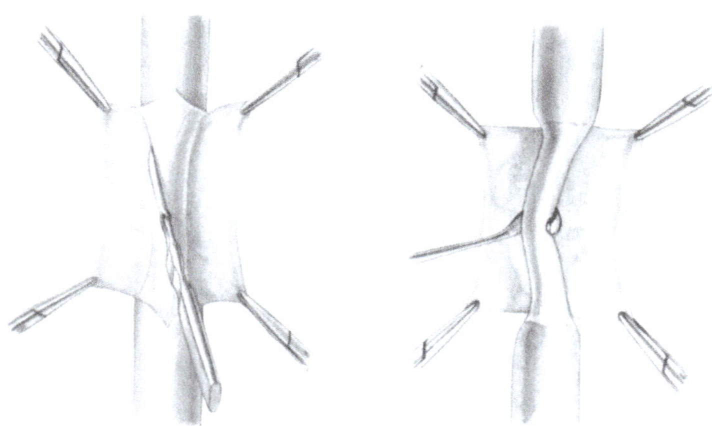

a b

Abb. 46 a u. b. *Periarterielle Sympathektomie.* a Nach Eröffnung der Gefäßscheide wird die Tunica adventitia längs gespalten und vorsichtig mit einem Messerchen von der Gefäßwand abgelöst. b Die Adventitia wird auch von der Rückseite völlig entfernt, das Gefäß mit einem Häkchen unterfahren und angehoben.

Periarterielle Sympathektomie (Abb. 46a und b).

Die Entfernung des periarteriellen Sympathicusgeflechtes zur Beseitigung der Vasoconstriction wurde zuerst von Jabulay (1899) angegeben. Das Verfahren wurde dann von Leriche (1936) in die Behandlung der peripheren Durchblutungsstörungen eingeführt. Es wird heute in diesen Fällen nicht mehr als ausreichend betrachtet, um so mehr, als es technisch keineswegs möglich ist, eine wirkliche sympathische Denervierung durchzuführen. Die sog. periarterielle Sympathektomie ist daher ganz allgemein zugunsten der lumbalen Eingriffe verlassen

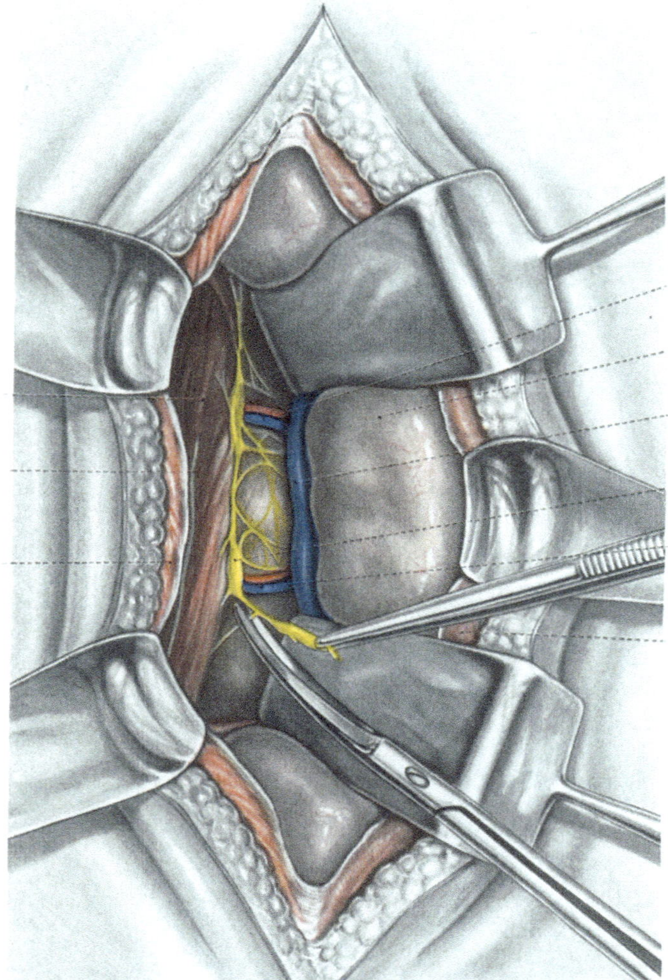

Abb. 47. *Lumbale Sympathektomie.* Zugang von rechts. Pararectalschnitt, Abschieben des Peritoneums nach medial. Zur besseren Übersicht ist auf dieser Seite die V. cava vorsichtig zurückzuhalten. Der Grenzstrang ist gefaßt und wird mit der Schere freipräpariert, ohne die querverlaufenden Vv. lumbales zu verletzen. Resektion der Ganglien 2—4.

worden. Gelegentlich wird sie noch für akute posttraumatische Durchblutungsstörungen reflektorisch-spastischer Art empfohlen.

Technik. Die A. femoralis wird im oberen Drittel auf etwa 8—10 cm Länge freigelegt. Nach Eröffnung der Gefäßscheide wird die Tunica adventitia längs gespalten und vorsichtig von der Gefäßwand abgelöst. Um die Adventitia auch an der Rückseite vollständig entfernen zu können, ist es zweckmäßig, das Gefäß zu mobilisieren und mit einem Häkchen oder Streifchen zu unterfahren, so daß das Gefäßrohr angehoben werden kann. Auf vollständige Entfernung der Adventitia ist besonderer Wert zu legen, die Media muß überall ohne Auflagerungen

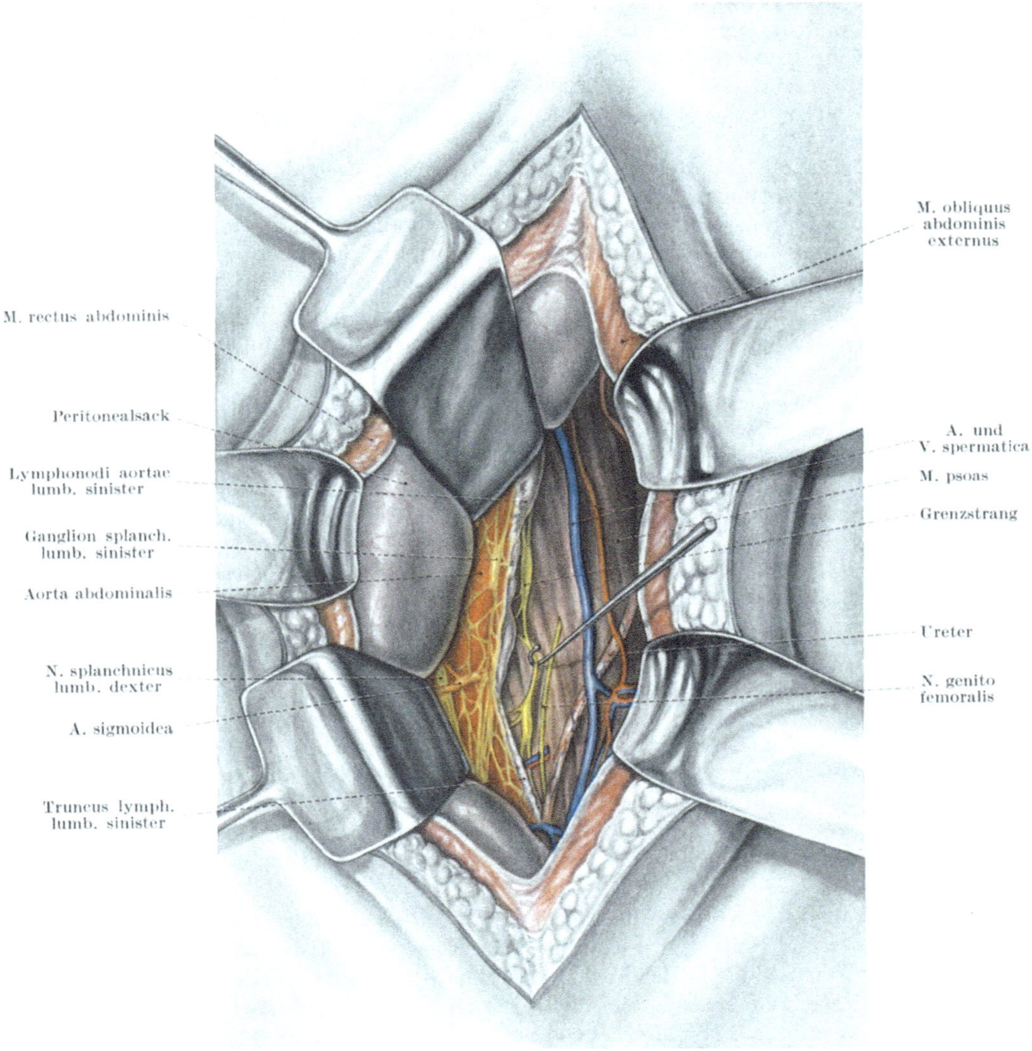

Abb. 48. *Lumbale Sympathektomie.* Zugang von links. Pararectalschnitt, Abschieben des Peritoneums nach medial. Die Ganglien liegen hier unmittelbar neben und etwas hinter der Aorta. Das erste sichtbare Ganglion ist mit einem Häkchen hochgehoben, nun wird der Grenzstrang mit einer Schere entfernt.

sein. Um sich zu vergewissern, daß auch alle Reste entfernt sind, spült man die Wunde mit Kochsalzlösung. In der Flüssigkeit flottierende Gewebsreste können so festgestellt und entfernt werden (Abb. 46a und b).

Geringe Abwandlungen der Technik sind in großer Anzahl beschrieben worden, ohne etwas Wesentliches an dem Verfahren zu ändern. Wenn mittels feinster Kanüle die Adventitia ringsherum mit Kochsalzlösung infiltriert wird, soll die

Ablösung leichter gelingen. Empfohlen wird auch, das Gefäß am Ende des Eingriffes noch mit 96%igem Alkohol zu betupfen.

Im Anschluß an die Operation kommt es beim noch elastischen Gefäß als Ausdruck einer örtlichen Gefäßreaktion zunächst zu einer starken taillenartigen Verengerung. Ist das Gefäß bereits morphologisch stark verändert und zum starren Rohr geworden, so bleibt diese Reaktion aus.

Lumbale Sympathektomie (Abb. 47 und 48).

Das Verfahren der Resektion des lumbalen Grenzstranges ist bei den peripheren Durchblutungsstörungen heute das *Verfahren der Wahl.* Durch die Entfernung des Grenzstranges wird die Übertragung krankhafter Reizleitungen verhindert und es werden durch die Entfernung der nachweisbar krankhaft veränderten Ganglien zugleich die Reizherde beseitigt.

Das operative Ziel muß also die Resektion des Grenzstranges und zugleich die Entfernung der erkrankten Ganglien sein. Die Durchtrennung der postganglionären Fasern, der Rami communicantes, ist keineswegs ausreichend.

Technik. Die *retroperitoneale Freilegung* wird ganz allgemein bevorzugt. Auch wir gehen auf diese Weise vor. Als Schnitt ist ein seitlicher *Flankenschnitt* wie zur Ureterfreilegung angegeben worden. Er hat den Nachteil, daß die Bauchmuskulatur scharf durchtrennt werden muß. Demgegenüber hat der von RIEDER empfohlene *paramediane Schnitt* den Vorteil, daß die Muskulatur bei Sicherheit gegen Hernien nicht verletzt wird. Der Nachteil des RIEDERschen Vorgehens liegt darin, daß die Auslösung des Peritoneums gelegentlich Schwierigkeiten macht.

Wir verwenden seit langem den *Pararectalschnitt.* Von einem Schnitt, der oberhalb des Nabels beginnt und bis fast zur Symphyse reicht, wird über dem lateralen Rectusrand die Haut und das subcutane Fett durchtrennt. Die laterale Rectusscheide wird etwas medial vom Rectusrand eröffnet, dieser sodann nach medial gehalten und die hintere Rectusscheide vorsichtig in ganzer Ausdehnung des Schnittes gespalten, um eine Eröffnung des Bauchfells zu vermeiden. Nun läßt sich der Peritonealsack teils mit der Hand, teils mit Stieltupfern im ganzen aushülsen, wobei man zweckmäßig von unten beginnt. Das Peritoneum wird dann unter einen tiefen Bauchhaken genommen und nach medial herübergehalten.

Wegen der *anatomischen Verschiedenheit der beiden Seiten* ist das weitere Vorgehen rechts und links nun unterschiedlich. Der Grenzstrang verläuft zu beiden Seiten der Wirbelsäule in der Furche zwischen dem medialen Rande des M. psoas und dem lateralen Rande der Wirbelkörper. Auf der *rechten Seite* liegt der Grenzstrang hinter der V. cava caudalis, *links* hinter und neben der Aorta abdominalis.

Bei der *Freilegung auf der rechten Seite* ist es daher notwendig, die V. cava vorsichtig zurückzuhalten, um den Grenzstrang übersehen zu können. Das nächste der 4—5 Ganglien wird mit einem Häkchen angehakt und hochgezogen. Hierdurch wird der Grenzstrang mitsamt den Rami communicantes angespannt. Dabei ist sorgfältig darauf zu achten, daß man die zur V. cava führenden kleinen *Vv. lumbales* nicht zerreißt, die quer *teils unter, teils über dem Grenzstrang* verlaufen. Will man den lumbalen Grenzstrang mit seinen 4 Ganglien daher im ganzen resezieren, so muß man ihn zum Teil unter den Venen hindurchziehen oder die feinen Venen zuvor ligieren, was wir jedoch vermeiden. Blutungen aus den Venen können eine lästige Komplikation des an sich unschweren Eingriffes bilden.

Leichter ist die *Freilegung auf der linken Seite*, auf der man den Grenzstrang mit den Ganglien unmittelbar neben und etwas hinter der Aorta findet. Die Aorta wird zweckmäßig etwas nach medial verschoben, so daß die Hälfte der Wirbelkörper gut zu übersehen ist. Der in der Furche zwischen dem medialen Psoasrand und dem medialen Rand der Wirbelkörper liegende Grenzstrang kann von Lymphknoten verdeckt sein, die gegebenenfalls entfernt werden müssen. Auch hier wird das erste sichtbare Ganglion angehakt und der Grenzstrang mittels einer Schere aus seinen Verbindungen gelöst. Das letzte Ganglion findet sich unter der V. ilica communis. Es läßt sich mit der Schere leicht entfernen.

Die Entfernung des lumbalen Grenzstranges mit den Lumbalganglien 2—5 ist auf diese Weise ohne größere Schwierigkeiten möglich (Abb. 47, 48).

Der *transperitoneale* Weg (DIETZ, K. H. BAUER) hat den Vorteil, daß man *bei Doppelseitigkeit* beide lumbale Grenzstränge in einer Sitzung resezieren kann. Es wird der Bauch mit einem etwa 15 cm langen Schnitt, der etwa handbreit oberhalb des Nabels beginnt und bis zur Symphyse zieht, eröffnet. Linkerseits durchtrennt man das hintere Bauchfell an der Außenseite des Colon descendens und des Sigma, rechterseits läßt sich der retroperitoneale Raum sowohl nach Spaltung des Peritoneum an der Außenseite des Colon descendens und des Coecum erreichen, wie auch durch eine Spaltung des Peritoneums neben der Aorta.

Literatur.

BABCOCK: Varicenoperation. J. Amer. Med. Assoc. **1910**, 1632. — BAUER, K. H.: Begutachtung von Gefäßschäden. Med. Klin. **1937**, 1359. — BAZY: Étude critique sur l'artériographie. Bull. Soc. chir. Paris **61**, 18 (1931). — BERNHARD: Die Resektion der A. femoralis bei Durchblutungsstörungen. Chirurg **1948**, 193. — BIER-BRAUN-KÜMMEL: Chirurgische Operationslehre, Bd. 1 u. 5. Leipzig: Johann Ambrosius Barth 1933. — BLOCK: Die Durchblutungsstörungen der Gliedmaßen. Berlin: W. de Gruyter & Co. 1951.

DELBET: Traitement des varices par l'anastomose sapheno-femorale. Bull. med. **1906**, 99. — DENK: Zur Behandlung der arteriellen Embolie. Wien. med. Wschr. **1942**, 61. — DIETZ: Lumbale Sympathektomie. J. de Chir. **37**, 161 (1931).

FRÜND: Thrombektomie als Prophylaxe gegen Lungenembolie. Zbl. Chir. **1937**, 1202.

HASSELBECK: Die Endangitis obliterans. Leipzig: Johann Ambrosius Barth 1939. — HEIDRICH: Über Ursache und Häufigkeit der Nekrosen bei Ligatur großer Gefäße. Bruns' Beitr. **124**, 607 (1928).

JABULAY: Lyon. méd. **1895**. Zit. nach HASSELBECK.

KIRSCHNER: Operationslehre, Allg. Teil. Berlin: Springer 1927. — KIRSCHNER-NORDMANN: Die Chirurgie, Bd. 2, Teil 2. Berlin: Urban & Schwarzenberg 1930. — KLEINSCHMIDT: Operative Chirurgie, 3. Aufl. Berlin: Springer 1948. — KOCHER: Die percutane Venenumstechung. Dtsch. Z. Chir. **138**, 113 (1916). — KULENKAMPFF: Die Thrombektomien bei Saphenathrombose. Zbl. Chir. **1937**, 2514. ~ Über Ausräumung der Thromben bei Saphenathrombose. Bruns' Beitr. **165**, 75 (1937). — KURZWICK: Die percutane Venenumstechung. Bruns' Beitr. **142**, 76 (1911).

LÄWEN: Die Indikationsstellung der blanden Venenthrombose. Zbl. Chir. **1938**, 1089. — LANZ-WACHSMUTH, v.: Praktische Anatomie, Teil „Bein". Berlin: Springer 1935. — LERICHE: Beitrag zur Behandlung der chronischen Arteriitis obliterans. Zbl. Chir. **1939**, 1377. — LINSER: Moderne Therapie der Varicen. Stuttgart: Ferdinand Enke 1939.

MAGNUS: Der varicöse Symptomenkomplex. Med. Klin. **1934**, 1481.

RIEDER: Ausschaltung der die Extremitäten versorgenden sympathischen Fasern. Arch. klin. Chir. **158**, 366 (1950). — RINDFLEISCH: Operative Behandlung der Varicen. Arch. klin. Chir. **86**, 143 (1908). — ROSENSTEIN: Ein Fall von mit Erfolg behandelter fortschreitender Thrombophlebitis. Dtsch. med. Wschr. **1915**, 1071.

SCHEDE: Varicenbehandlung. Berl. klin. Wschr. **1877**, 1. — SIMON: Operationslehre. Jena: Gustav Fischer 1948.

TRENDELENBURG: Venenthrombose und Lungenembolie. Verh. dtsch. Ges. Chir. **37**, 2 (1908).

WOLFF: Über Ursache und Häufigkeit der Nekrose bei Ligatur großer Gefäße. Bruns' Beitr. **58**, 762 (1908).

3. Eingriffe an den Lymphgefäßen der unteren Extremität (Abb. 50).

a) Eingriffe an den Lymphknoten der Kniekehle.

Die Lymphknoten der Kniekehle filtern als *erste Station* die drei Lymphbahnen, welche die großen Gefäße des Unterschenkels begleiten. Entsprechend den mit ihnen verlaufenden Arterien unterscheidet man sie in die Vasa lymphacea tibialia dorsalia, fibularia und tibialia ventralia. Die Lymphonodi poplitei setzen sich aus einer *oberflächlichen* und einer *tiefen* Gruppe zusammen.

Die *oberflächliche Gruppe* besteht aus einem bis zwei Lymphknoten, die etwa in der Mitte der Bindegewebskammer der Kniekehle etwa eingelagert sind, wo die V. saphena parva im Bogen in die Tiefe zur V. poplitea zieht. Eine Vergrößerung dieser Lymphknoten ist wegen ihrer oberflächlichen Lage durch Palpation nachzuweisen. Lymphknotenabscesse wölben die Haut in der Mitte der Kniekehle vor. Diese Lymphonodi poplitei superficiales nehmen die Hautlymphe des Unterschenkels auf.

Die *Lymphonodi poplitei profundi* filtern die im Zuge der Gefäße aus den tiefen Schichten des Unterschenkels abströmende Lymphe. Meist sind zwei bis drei tiefe Lymphknoten vorhanden, die entlang dem Gefäßbündel unmittelbar über der Gelenkkapsel und am Planum popliteum liegen. Eitrige Erkrankungen der tiefen Lymphknoten führen zur Entspannungsstellung des Kniegelenkes und können differentialdiagnostisch Schwierigkeiten gegenüber Gelenkerkrankungen verursachen. Die unmittelbare Nachbarschaft zur Gelenkkapsel bedeutet zudem eine erhebliche Gefahr für das Gelenk.

Sowohl von der tiefen als auch von der oberflächlichen Gruppe fließt die Lymphe durch tiefe Lymphbahnen entlang den Oberschenkelgefäßen durch den Adductorenschlitz zur Leistenbeuge, wo die Lymphe erneut durch die Lymphonodi subinguinales profundi als *zweiter Station* gefiltert wird.

Indikation. Von den Lymphknoten ausgehende Abscedierungen oder Phlegmonen sind relativ selten und dementsprechend ist auch die Notwendigkeit chirurgischen Vorgehens nicht sehr häufig gegeben. Bei Druckschmerzhaftigkeit, Rötung und zunehmender Beugekontraktur wird man heutzutage unter absoluter Ruhigstellung sich auf ein entsprechendes konservatives Vorgehen beschränken. Führt dies nicht zum Zurückgehen der lokalen und allgemeinen Erscheinungen und kommt es zur Absceßentwicklung, so soll allerdings mit der Eröffnung nicht gewartet werden bis die lymphogene Infektion des Gelenkes oder der unmittelbare Durchbruch durch die Kapsel den Zustand plötzlich verschlimmert. Daß die Beseitigung des Infektionsherdes im Kapselgebiet, also im Bereiche der oberflächlichen oder tiefen Schichten des Unterschenkels, die erste Maßnahme sein muß, braucht wohl kaum nochmals Erwähnung zu finden. Hierauf ist im Allgemeinen Teil besonders hingewiesen worden (s. dort S. 111).

Technik. Der Kranke wird in Bauchlage gebracht, das Knie leicht gebeugt gehalten. Man wählt dieselbe Schnittführung wie zur Freilegung der Kniekehlengefäße, also einen leicht gebogenen Längsschnitt durch die Mitte der Fossa poplitea in Höhe des Gelenkspaltes (s. Abb. 30). Nach Spaltung der Fascia poplitea trifft man unmittelbar auf die oberflächlichen Lymphknoten, die man bei Absceßbildung incidiert. Liegt ein Absceß der tiefen Lymphknoten vor, so muß in typischer Weise zunächst der N. tibialis aufgesucht und nach fibular gehalten werden. Unter ihm und etwas weiter medial verläuft die Vene. In ihrem Verlauf sind die Lymphonodi poplitei profundi zu finden, die entweder in toto zu exstirpieren oder zu incidieren sind. Macht eine tiefe Absceßeröffnung eine Drainage notwendig, so sei ausdrücklich vor der Verwendung von halbstarren Gummirohren gewarnt, die Gefäße und Nerven durch Druck schädigen können. Es ist zweckmäßiger, die Drainage durch Gummilaschen vorzunehmen.

b) Eingriffe an den Lymphknoten der Leistenbeuge (Abb. 49).

Die Lymphknoten der Leistenbeuge verteilen sich auf mehrere Gruppen, die teilweise über, teilweise unter der Fascia lata liegen und dementsprechend als oberflächliche oder tiefe Lymphknoten bezeichnet werden. Sie variieren nach Zahl und Größe erheblich.

Die subinguinalen oberflächlichen Lymphknoten liegen entlang der V. saphena magna und filtern die Lymphe des Beines. Die inguinalen Lymphknoten ordnen sich etwas distal und entlang dem Leistenband. Sie nehmen die von den caudalen Abschnitten der Bauchdecken, von den oberflächlichen Schichten des Dammes, des Afters und der Schamgegend einströmende Lymphe auf (Abb. 135, Allgemeiner Teil, S. 114).

Von diesen oberflächlichen inguinalen Lymphknoten strömt die Lymphe durch die Fossa ovalis hindurch zu den tiefen Knoten, die zugleich als zweite Station für die tiefen Lymphbahnen des Beines eingeschaltet sind. Sie ordnen sich kettenförmig entlang der V. femoralis an und begleiten sie durch die Lacuna vasorum in den retroperitonealen Raum. Der gerade in der Gefäßpforte liegende einzelne Lymphknoten, der ROSENMÜLLERsche Lymphknoten,

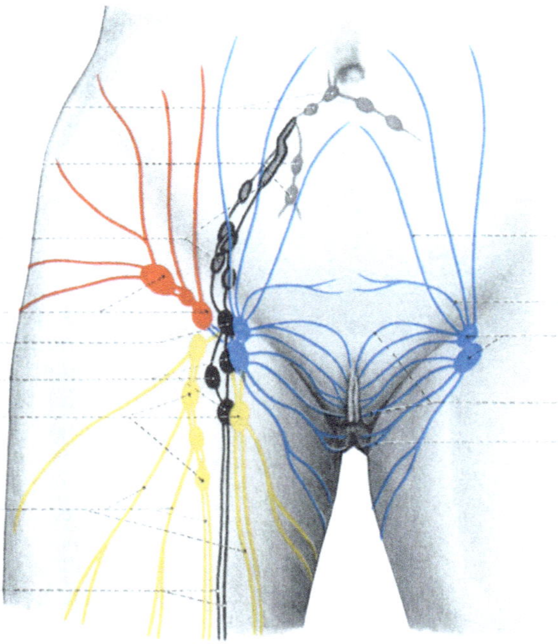

Abb. 49. *Oberflächliche und tiefe Leistenlymphknoten mit ihren Einzugsgebieten* (nach v. LANZ-WACHSMUTH).

ist von besonderer klinischer Wichtigkeit, weil er einerseits alle Krankheitserreger des freien Beines filtern muß und daher besonders häufig erkrankt, andererseits das Septum femorale, ein Bezirk verminderter Widerstandsfähigkeit in der Gefäßpforte, nur ungenügend deckt (v. LANZ-WACHSMUTH).

Die Ketten der tiefen inguinalen Lymphknoten setzen sich als Lymphonodi ilici entlang der V. ilica externa in den retroperitonealen Raum fort. Infektionen finden so ihren Weg ungehindert auf dem Lymphwege vom Bein zum Rumpf (Abb. 134, Allgemeiner Teil, S. 113).

Indikation. Die akute Lymphadenitis der Leistenbeuge gibt Veranlassung, in den verschiedenen Quellgebieten nach dem ursächlichen entzündlichen Prozeß zu suchen. Aus dem oben Gesagten geht hervor, daß man die sorgfältige Untersuchung nicht nur auf den Bereich des freien Beines beschränken darf, sondern daß auch die übrigen Einzugsgebiete mit eingeschlossen werden müssen, also etwa Wunden, Rhagaden, Ekzeme oder Eiterungen der Analgegend, entzündliche Vorgänge im Bereiche des Rectums oder der Beckenknochen und der Genitalregion. Die Abb. 50 gibt die notwendigen Anhaltspunkte. Ein spontanes Abheilen einer akuten Lymphadenitis kann man natürlich nur dann erwarten, wenn die periphere Ursache beseitigt wird.

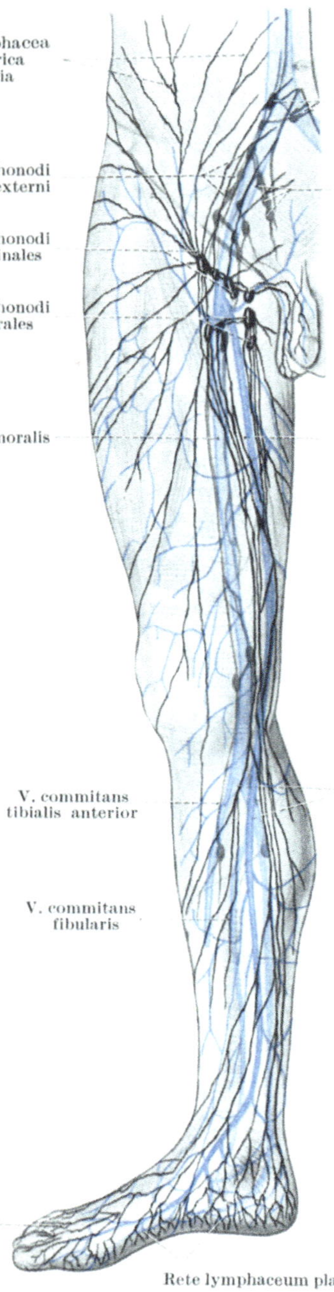

Abb. 50. *Lymphogener und venöser Abfluß des Beines* (nach v. LANZ-WACHSMUTH).

Unter diesen Voraussetzungen ist zunächst eine konservative Therapie angezeigt. Kommt es zur eitrigen Einschmelzung, so wird eine *ausreichende Absceßeröffnung* notwendig. Besteht eine chronisch eitrige Lymphadenitis, die als derb entzündlicher Tumor, oft durchsetzt mit kleinen Abscessen, in Erscheinung tritt, so kann die *radikale Ausräumung* der Leistenknoten erforderlich werden.

α) Eröffnung des Leistenknotenabscesses.

Technik. Der Eingriff wird in Allgemeinnarkose vorgenommen. Etwa 10 cm langer Hautschnitt in der Längsachse des Oberschenkels über dem fluktuierenden Absceß. Der Längsschnitt vermeidet die unnötige Durchtrennung von Lymphgefäßen, die zur Vermeidung späterer Stauungszustände soweit wie irgend möglich zu schonen sind. Wir verwenden mit Vorliebe das *elektrische Messer*, um einer weiteren Verschleppung der Infektion vorzubeugen. Auf die oberflächlichen Knoten trifft man bereits im subcutanen Gewebe an der Einmündungsstelle der V. saphena magna. Handelt es sich um einen *tiefen* Absceß, so muß die Fascia lata breit in der Längsrichtung gespalten werden. Es ist ratsam, zunächst die Femoralgefäße in ihrer Gefäßscheide freizulegen, um diese vor einer Verletzung in dem meist sehr unübersichtlichen Gebiete zu schützen. An den durch einen Haken gesicherten Gefäßen entlang wird sodann mit einer Kornzange in die Tiefe gegangen und der Absceß eröffnet. Nekrotische Gewebsfetzen sollen sogleich mitentfernt werden, um den Heilungsverlauf abzukürzen. Die Drainage des tiefen Lymphknotenabscesses erfolgt am zweckmäßigsten mit Gummilaschen oder Gazestreifen. Von Gummirohren ist mit Rücksicht auf die Nähe der großen Gefäße abzusehen.

β) Radikale Ausräumung der entzündlichen inguinalen Leistenknoten.

Technik. In Allgemeinnarkose wird ein mindestens 10 cm langer Schnitt vom Leistenband in der Längsachse des Oberschenkels parallel zu den Gefäßen geführt. Auch hier empfiehlt sich, das elektrische Messer zu verwenden, außer selbstredend in der Gegend der großen Gefäße, wo man mit dem Skalpell oder der Schere vorgeht. Sind — wie meist — die oberflächlichen Lymphknoten mit in den Tumor einbezogen, so wird die Fascia lata am Rande der Fossa ovalis in ganzer Ausdehnung des Schnittes und bis zum Leistenband herauf gespalten. Wieder stellt man sich zunächst einwandfrei A. und V. femoralis dar, wobei man den Tumor gelegentlich scharf von den Gefäßwänden trennen muß. Alles weitere Präparieren geschieht immer in Richtung von den Gefäßen weg. Es muß erstrebt werden, den entzündlichen Tumor in toto zu exstirpieren. Sind auch die benachbarten, retroperitoneal gelegenen, iliacalen Lymphknoten in den Tumor mit einbezogen, so kann es notwendig werden, zusätzlich den retroperitonealen Raum freizulegen, wie dies unten für die radikale Ausräumung der neoplastisch veränderten Lymphknoten eingehend beschrieben wird (s. S. 58ff., Abb. 53—55).

Die radikale Ausräumung eines entzündlichen Lymphknotentumors ist immer eine verantwortungsvolle und schwierige Operation, deren Indikation eng begrenzt bleiben muß. Es sind daher alle konservativen Maßnahmen zur Verkleinerung des Tumors völlig zu erschöpfen.

γ) Eingriffe bei den lymphogenen, retroperitonealen Phlegmonen und Lymphknotenabscessen (Abb. 51, 52).

Indikation. Die retroperitonealen Phlegmonen und Lymphknotenabscesse werden lymphogen durch aufsteigende Infektionen hervorgerufen, wobei allerdings die Einzugsgebiete vom äußeren Genitale, vom Damm und vor allem aus dem Bereiche des Hüftgelenkes größte Bedeutung haben. Auch hier ist zunächst der Primärherd zu sanieren (Abb. 51).

Technik. Der Eingriff erfolgt in Allgemeinnarkose. Bei *Phlegmonen*, die sich erfahrungsgemäß im retroperitonealen Raum ungehemmt und schnell ausdehnen, reicht die Schnittführung, wie sie bei der radikalen Ausräumung neoplastischer Lymphknoten weiter unten geschildert wird (s. S. 58ff., Abb. 53—55), nicht aus. Man zieht daher einen ausgedehnten Flankenschnitt vor (Abb. 52), der die Aufklappung des ganzen retroperitonealen Raumes und damit die notwendige Übersicht ermöglicht. Der Flankenschnitt durchtrennt die Bauchmuskulatur einschließlich der Fascia transversalis, das Peritoneum wird nach lateral stumpf ausgelöst und mit einem Haken nach medial verzogen. Das Vorgehen entspricht also dem bei der Ureterfreilegung üblichen. Der retroperitoneale Raum wird ausreichend drainiert, die Wunde in der notwendigen Ausdehnung offen gelassen.

Nur bei den noch umschriebenen Drüsenabscessen der Lymphonodi ilici kann die Freilegung und Absceßincision von einem kranial und parallel dem Leistenband geführten Schnitt ausreichend durchgeführt werden.

δ) Eingriffe bei tuberkulösen Lymphomen der Leistenbeuge.

Indikation. Die Tuberkulose der Lymphknoten ist selten und stammt dann meist von den weiblichen Genitalien oder tuberkulösen Fisteln der Analregion. Gelegentlich beobachten wir sie auch einmal bei einer spezifischen Erkrankung der Knochen oder Gelenke des Beines, jedoch erweisen sich die Lymphknoten selbst dann häufig als nur unspezifisch erkrankt.

Vergrößerte Lymphknoten bei Tuberkulose in einem der Einzugsgebiete sind keineswegs ein Anlaß zu chirurgischem Vorgehen. Außer der chemotherapeutischen

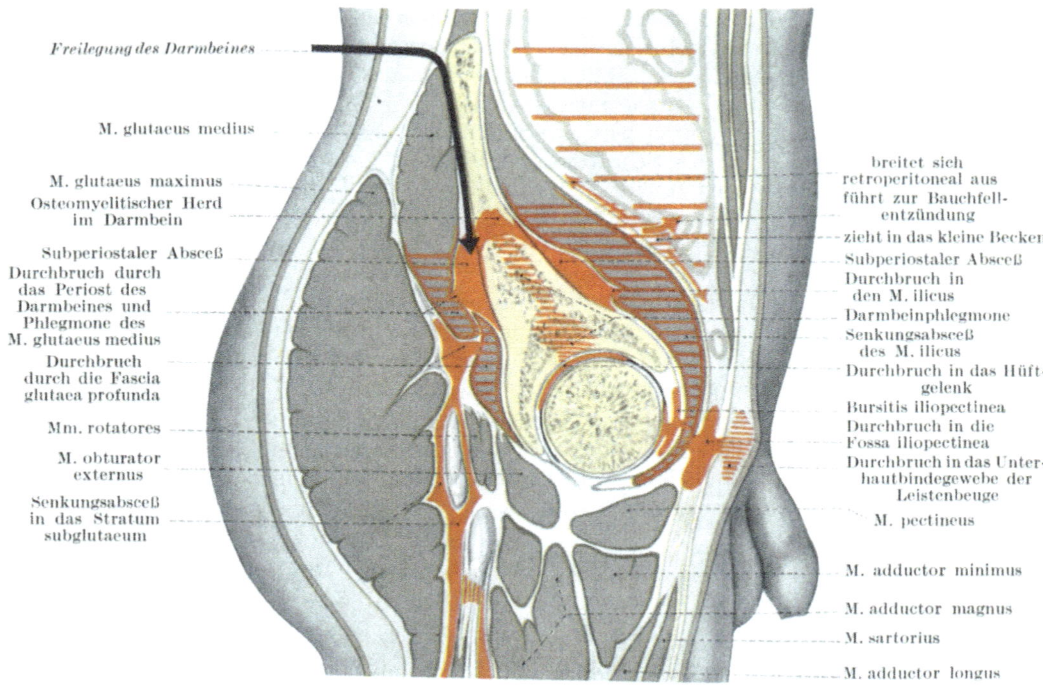

Abb. 51. *Ausbreitungswege von Eiterungen des Darmbeins.* Sagittalschnitt durch das rechte Hüftgelenk (nach v. LANZ-WACHSMUTH).

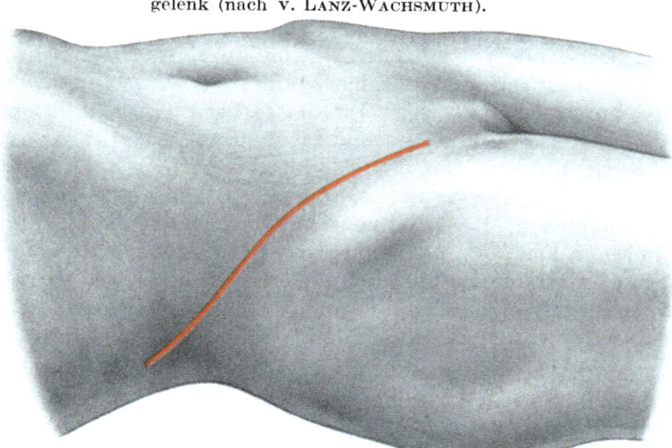

Abb. 52. *Ausgedehnter Flankenschnitt, der die Aufklappung des ganzen retroperitonealen Raumes ermöglicht.*

oder chirurgischen Behandlung des Herdes kommen höchstens konservative Maßnahmen, wie Bestrahlung, in Frage. Ein chirurgisches Vorgehen ist lediglich angezeigt bei eingeschmolzenen Lymphomen oder bei fistelnden spezifischen Konglomerattumoren. Bei den ersteren beschränken wir uns auf die im Allgemeinen

Teil beschriebenen Punktionen und Auffüllung mit einem Tuberculostaticum. Handelt es sich um einen einzelnen Knoten, so kommt auch die *Exstirpation mit nachfolgendem primärem Wundverschluß* in Frage. Bei mischinfizierten Lymphknoten ist die vorübergehende Spaltung, Drainage und Spülung des Operationsgebietes mit Tuberculostatica oder Streptomycin angezeigt.

Die chronisch fistelnden tuberkulösen Konglomerattumoren bedürfen der radikalen chirurgischen Therapie soweit sie auf konservative Maßnahmen, insbesondere die Röntgenbestrahlung, nicht ansprechen, was immerhin zu den Seltenheiten gehört.

Die Technik entspricht der im nächsten Abschnitt bei den neoplastischen Lymphknoten geschilderten.

ε) Eingriffe bei malignen Lymphknotengeschwülsten der Leistenbeuge (s. Abb. 53—55).

Indikation. Die Einzugsgebiete bei der Verschleppung von Geschwulstzellen sind noch ausgedehnter als bei den entzündlichen Erkrankungen. Zu freiem Bein, äußerem Genitale und Analregion treten hier noch retrograd über die Vasa lymphatica ilica der Mastdarm und gleichfalls retrograd die vordere Bauchwand und die Brust hinzu. Die sog. retrograde inguinale Invasion des Brustkrebses ist nicht ganz selten.

Die Probeexcision.

Die Indikation zur *Probeexcision*, d. h. zur probeweisen Entfernung eines einzelnen abgegrenzten Knotens, wird schon aus diagnostischen Gründen sehr häufig gestellt. Das Ergebnis der feingeweblichen Untersuchung erlaubt weitgehende Schlüsse nicht nur auf den Grad der Malignität, sondern auch auf den vielleicht noch verborgenen Sitz des Primärtumors. So sind etwa große Lymphknotenmetastasen in der Leistenbeuge besonders charakteristisch bei noch kleinen und lokal unverdächtigen Analcarcinomen, die man zunächst als Rhagade angesprochen hat.

Therapeutisch kann nur die zuverlässige radikale Ausräumung angestrebt werden. Ob sie angezeigt ist, hängt allerdings von zahlreichen Erwägungen ab. Bei einem bereits inoperablen Anal- und Rectumcarcinom wird man selbstverständlich auch den inguinalen Eingriff unterlassen und sich auf eine Bestrahlung beschränken. Kann man jedoch mit Aussicht auf Erfolg noch den Primärtumor beseitigen, so wird man auch die radikale Ausräumung der regionären Lymphknoten in Erwägung ziehen müssen. Besonders häufig wird die doppelseitige Ausräumung beim Peniscarcinom erforderlich, wo man das chirurgische Vorgehen mit der Bestrahlungstherapie kombiniert.

Befindet sich der Primärtumor im Beinbereich, so wird man noch über die lokale Ausräumung der Leistenbeuge hinaus, auch die zuführenden Lymphbahnen und die in sie eingestreuten Lymphknoten entfernen. Dieser Aufgabe dient auch das unten geschilderte, von Daseler, Anson und Reimann empfohlene Verfahren.

Technik. Zur histologischen Untersuchung genügt es, einen kleinen Knoten zu entfernen. Man sucht daher zunächst einen isolierten, möglichst oberflächlichen Knoten aus. Der Eingriff kann in lokaler Um- und Unterspritzung stattfinden, jedoch ist es zweckmäßig, sich vor der Umspritzung durch eine Quaddel oder mit dem Jodstiel die genaue Lage zu markieren, um späteres Suchen in der infiltrierten Umgebung zu vermeiden. Der Längsschnitt wird unmittelbar über dem

Knoten geführt, der nun mit der Schere isoliert wird. Keinesfalls soll dieser mit einem scharfen Instrument gefaßt und vorgezogen werden, um ein Zerreißen und damit das Verstreuen von Tumorgewebe in der Wundhöhle zu verhüten. Wert ist auch darauf zu legen, den Knoten im ganzen zu entfernen. Hängt er

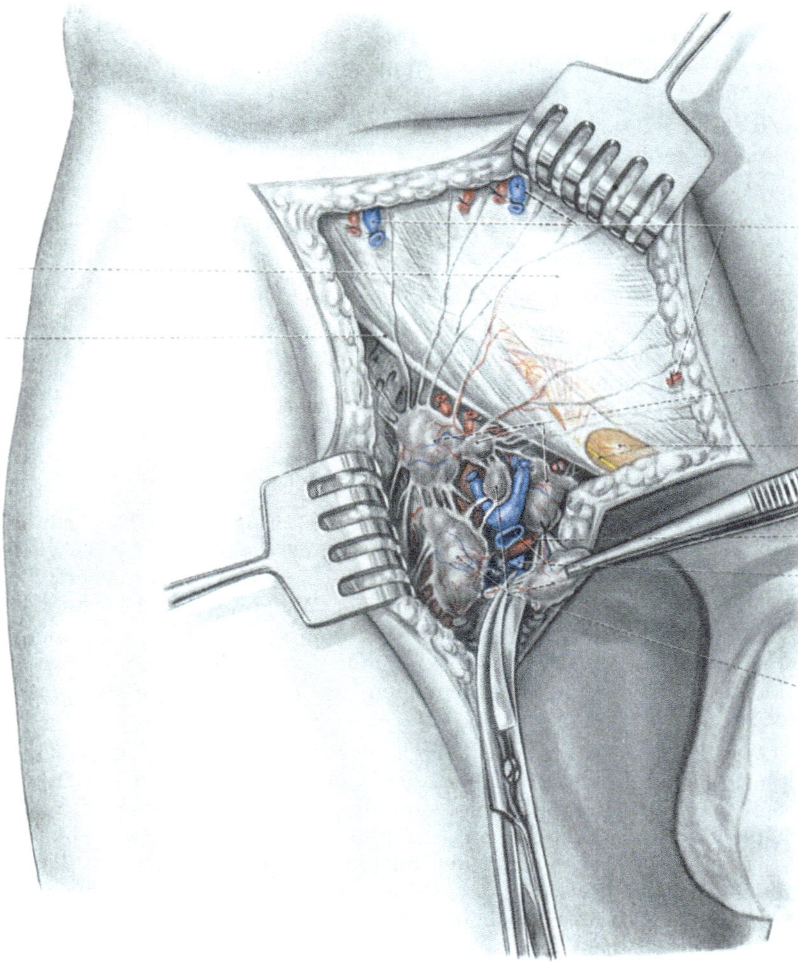

Abb. 53. *Die radikale Ausräumung der inguinalen Lymphknoten.* Leistenschrägschnitt, der T-förmig zum Oberschenkel verlängert wird. Nach Durchtrennung des Unterhautfettgewebes werden oberflächliche Venen und Arterien unterbunden und durchtrennt, die Lymphonodi inguinales superficiales und Lymphonodi femorales werden freipräpariert, dargestellt und mit der Schere exstirpiert.

noch mit der Umgebung an einer Stelle zusammen, so empfehlen wir den Gebrauch des elektrischen Messers zur Auslösung, um die Lymphspalten zu veröden und eine Verschleppung zu verhindern.

Die radikale Ausräumung der Lymphknoten in der Leistenbeuge.

Technik. Das Verfahren der radikalen Ausräumung ist von Most und Kotzulla angegeben worden. Ausgedehnter Schnitt quer zum Leistenband und parallel zur A. femoralis, Aufsetzen eines Sprengelschen T-Schnittes parallel und oberhalb zum Leistenband, Aufklappen der Lappen in Türflügelform und Abpräparieren der Hautflügel. Darstellung der erkrankten oberflächlichen Lymphknoten und Exstirpation derselben. Nun wird die Oberschenkelfascie breit gespalten, wieder

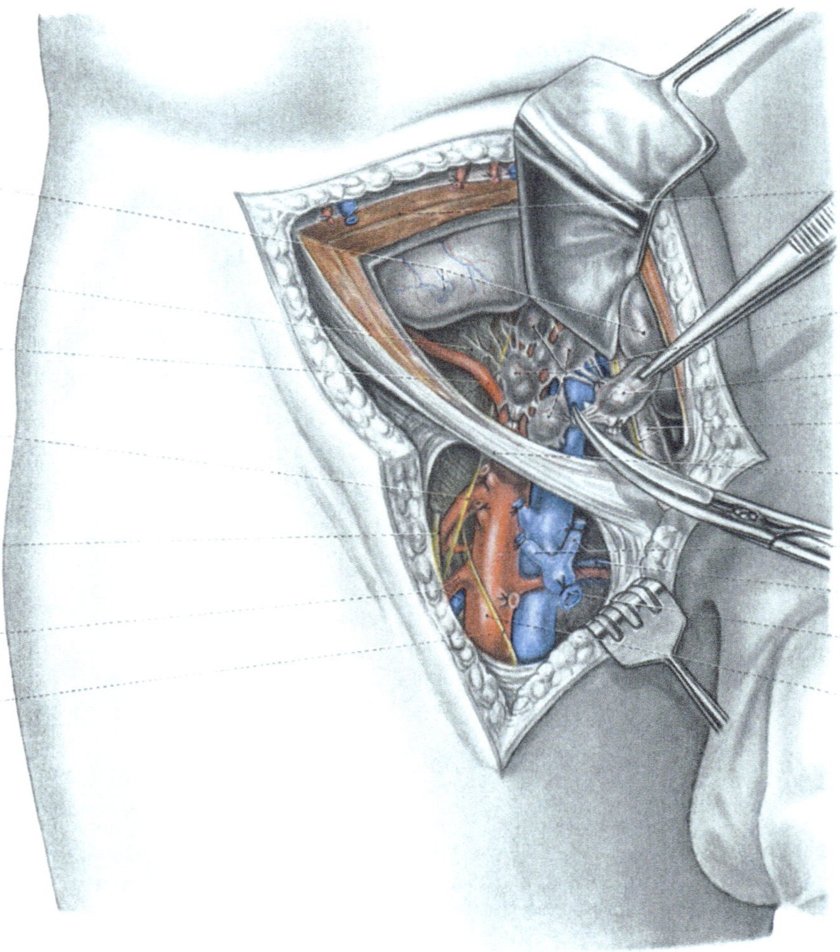

Abb. 54. *Die radikale Ausräumung der inguinalen und ilicalen Lymphknoten.* Die Bauchmuskulatur ist durchtrennt, das Peritoneum wird mit einem großen stumpfen Haken nach medial und kranial abgeschoben. Die Lni. ilici externi werden mit der Schere exstirpiert.

werden zunächst die großen Gefäße dargestellt. *Stets nach Darstellung der Gefäße von diesen wegpräparieren!* Die tiefen Lymphknotengruppen werden dargestellt und exstirpiert. Stellen sich auch die ilicalen Knoten als erkrankt heraus, so wird das Peritoneum in dem erforderlichen Umfang kranial verzogen und es werden die erkrankten Lymphknoten sorfältig aus der Umgebung der Ilicalgefäße herausgelöst. Machen es die Verhältnisse notwendig, so kann das Leistenband temporär quer durchtrennt werden, wodurch nun der ganze Gefäßverlauf weit offen vor Augen liegt. Ist es notwendig, in den Bereich der A. und V. ilica interna vorzudringen, so kann man auch das Leistenband temporär vom Beckenkamm abtrennen (Lennander). Die Übersicht wird dann durch Beckenhochlagerung erleichtert.

Die radikale Ausräumung der Lymphbahnen von Oberschenkel und Leistenbeuge (s. Abb. 53—55).

Technik. Das Verfahren ist bei primärem Tumor im Beinbereich geeignet und von Daseler, Anson und Reimann empfohlen worden. Großer, nach lateral

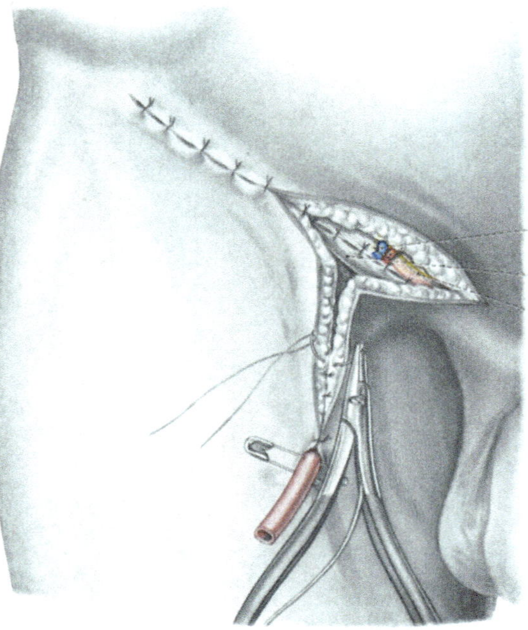

Abb. 55. *Die radikale Ausräumung der inguinalen Lymphknoten.* Schichtweiser Wundverschluß.

konvexer Schnitt in Längsrichtung des Oberschenkels, der etwa zwei Querfinger oberhalb des Leistenbandes beginnt und in Höhe des Adductorenkanals endet. Der Hautlappen wird von der Unterlage gelöst und zurückgeschlagen. Die oberflächlichen und tiefen Fascien werden zusammen mit den oberflächlichen Lymphknoten und der V. saphena magna en bloc trapezförmig exstirpiert. Eröffnung der Gefäßscheide der Femoralgefäße und Ausräumung des perivasalen Fett- und Bindegewebes zusammen mit den tiefen Lymphknoten bis zum Lig. inguinale. Sodann Spaltung der Externusaponeurose in Faserrichtung vom subcutanen Leistenring bis zu einem zwei Querfinger lateral vom inneren Leistenring liegenden Punkt. Ausräumung der Beckenlymphknoten nach Abschieben des Peritonealsackes in typischer, schon oben beschriebener Weise. Sind die großen Hautlappen in ihrer Ernährung bedroht, so werden sie abgetragen und der Wundverschluß durch gestielte Hautlappen erreicht.

c) Eingriffe bei Erkrankungen der Lymphbahnen.

Meist sind oberflächliche Verletzungen oder banale Eiterungen im Bereiche der Zehen oder der Ferse (infizierte Blasen!) die Ursache der Entzündung der Lymphgefäße. Im Gegensatz zur oberen Extremität, wo die Finger gewissen

Einzugsbahnen zugeordnet werden können, ist eine solche Gliederung im Bereiche des Fußes nicht möglich, da hier ein eng zusammengedrängtes und reich verzweigtes Lymphcapillarnetz vorliegt. Der *tibiale Lymphstrom* beginnt am Schienbeinknöchel und begleitet die Bahnen der V. saphena magna. Er umgeht die erste Filterstation der Fossa poplitea und mündet direkt in die oberflächlichen Lymphknoten der Leistenbeuge. Der *fibulare Lymphstrom* mit seinem schwächeren Quellgebiet beginnt am Wadenbeinknöchel und folgt dem Verlauf der V. saphena parva, senkt sich in die Fossa poplitea und durchläuft teilweise den Filter der Lymphonodi poplitei. Ein anderer Teil zieht schräg hinüber zu den der V. saphena magna folgenden Bahnen. Somit gelangt also der größte Teil des fibularen und tibialen Lymphstromes ungefiltert dem Verlauf der V. saphena magna entlang in die Leistenbeuge.

Akute Lymphangitiden geben zum chirurgischen Vorgehen in der Regel keinen Anlaß. Durch Ruhigstellung, feuchte Verbände, antibiotische bzw. chemotherapeutische Therapie nach Ausschaltung des Primärherdes klingen die akuten Entzündungen schnell ab. Nur im Falle der Einschmelzung, also bei der Bildung lymphangitischer Phlegmonen, wird die ausreichende Spaltung notwendig.

Die Technik ist im Allgemeinen Teil beschrieben worden.

d) Eingriffe bei Lymphstauung (Elephantiasis).

Die Indikation und Technik der operativen Eingriffe bei Elephantiasis sind im Allgemeinen Teil behandelt worden. Auf den dortigen Abschnitt wird verwiesen.

Literatur.

BARTELS: Das Lymphgefäßsystem. Jena: Gustav Fischer 1909. — BIER-BRAUN-KÜMMEL: Chirurgische Operationslehre, Bd. I. Leipzig: Johann Ambrosius Barth 1933. — BLOCKER: Surgical treatment of elephantiasis of the lower extremities. Plast. Reconstr. Surg. **4**, 407 (1949). — BÜRGSTEIN: Elephantiasis und Papillombildung. Dtsch. Z. Chir. **1942**, 369.

CAMPBELL, GLASS and MUSSELMAN: The surgical treatment of massive lymphedema of the lower extremities. Surgery **30**, 763 (1951). — CONDOLÉON: Krankheitsgeschehen und Behandlung der Elephantiasis. Arch. ital. Chir. **51**. — COOK and MOORE: Milroy's disease. J. Amer. Assoc. **147**, 650 (1951). — CORNING: Lehrbuch der topographischen Anatomie. München: J. F. Bergmann 1949.

DASELER, ANSON and REIMANN: Radical excision of the inguinal and iliac lymph glands. A study based upon 450 anatomical dissections and upon supportive clinical observations. Surg. etc. **87**, 679 (1948).

KLEINSCHMIDT: Operative Chirurgie. Heidelberg-Berlin: Springer 1948. — KOTZULLA: Zur Chirurgie der tiefen Beckendrüsen. Dtsch. Z. Chir. **119**. 65 (1912).

LANZ-WACHSMUTH, v.: Praktische Anatomie, Bd. „Bein". Berlin: Springer 1935. — LENNANDER: Über Ausräumung der Lymphdrüsen in der Leiste und längs der Vasa iliaca und der Vasa obturatoria in einer Operation. Zbl. Chir. **1899**, 37.

MACHMULL and WEEDER: Congenital lymphedema. Case report with results of surgical correction. Plast. Reconstr. Surg. **5**, 157 (1950). — MAKORNER: Indurated leg and leg ulcers. A clinical study of their etiology and treatment. Surg. etc. **88**, 115 (1949). — MOST: Chirurgie der Lymphgefäße und der Lymphdrüsen. Stuttgart: Ferdinand Enke 1917.

OCHSNER and MURRAY: Progressive lymphedema associated with recurrent erysipeloid infections. Surg. etc. **8**, 383 (1940).

POTH, BARNES and ROSS: A new operative treatment for elephantiasis. Surg. etc. **84**, 642 (1947). — PRATT: Surgical correction of lymphedema. With observations on use of electric dermatome. J. Amer. Med. Assoc. **147**, 1121 (1951).

RITTER: Notfallchirurgie. Stuttgart: Ferdinand Enke 1940.

SCHÖRCHER: Septische Chirurgie. Leipzig: Johann Ambrosius Barth 1938.

TANDLER: Topographische Anatomie. Dringliche Operationen. Berlin: Springer 1923. — THOREK: Modern Surg. Technic, Bd. I u. II. Philadelphia, London u. Montreal: J. B. Lippincott Company 1944.

VACHTEL: Über den Lymphkreislauf nach Exstirpation von Lymphknoten. Chirurgija **3**, 16 (1949) (russ.).

4. Eingriffe an den Nerven der unteren Extremität.

Mit Rücksicht auf Bd. III dieser Operationslehre, der sich eingehend mit der Chirurgie des peripheren Nervensystems befaßt, beschränken wir uns in dem vorliegenden Teil im wesentlichen auf die typischen Freilegungen. Die notwendigen Grundlagen für die Operationen an den peripheren Nerven finden sich im Allgemeinen Teil, die Ersatzoperationen bei Lähmungen im Speziellen Teil.

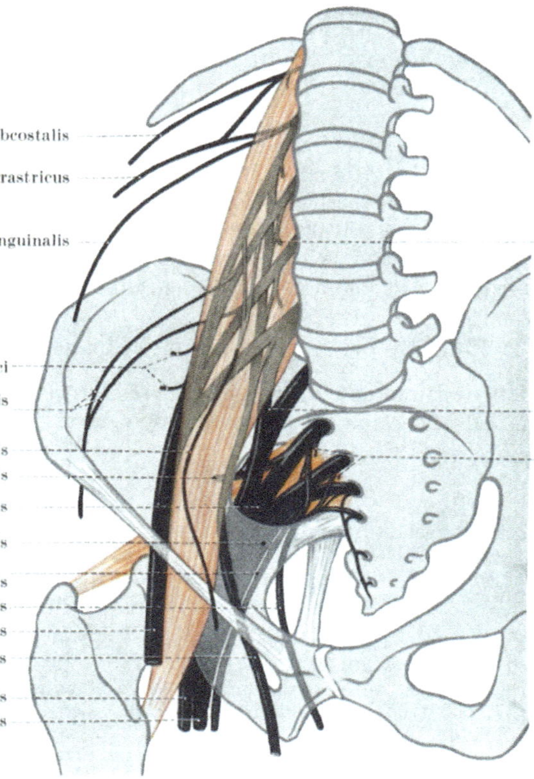

Abb. 56. *Anatomische Übersicht über den Plexus lumbosacralis mit seinen Ästen* (nach v. LANZ-WACHSMUTH).

Allgemeine anatomische Vorbemerkungen.

Die peripheren Nerven des Beines stammen aus dem Plexus lumbosacralis (L_2—L_5 und S_1—S_3), aus dem die ganze untere Extremität mitsamt dem Beckengürtel motorisch und sensibel versorgt wird. Zudem enthält er die sympathischen Fasern für die glatte Gefäß- und Hautmuskulatur sowie für die Schweißdrüsen des Beines. Außerdem geben alle an der Versorgung des Beines beteiligten Nervensegmente durch ihre Rami communicantes Verbindungsfasern zum Grenzstrang ab (v. LANZ-WACHSMUTH).

Eine anatomische Übersicht über den Plexus lumbosacralis und die peripheren Nervenbahnen der unteren Extremität vermitteln die Abb. 56 und 57.

a) Freilegung des N. femoralis im Trigonum femorale.

Indikation. Bei Lähmungen des N. femoralis kann das Bein im Kniegelenk nicht mehr aktiv gestreckt werden. Infolge der Lähmung des M. quadriceps

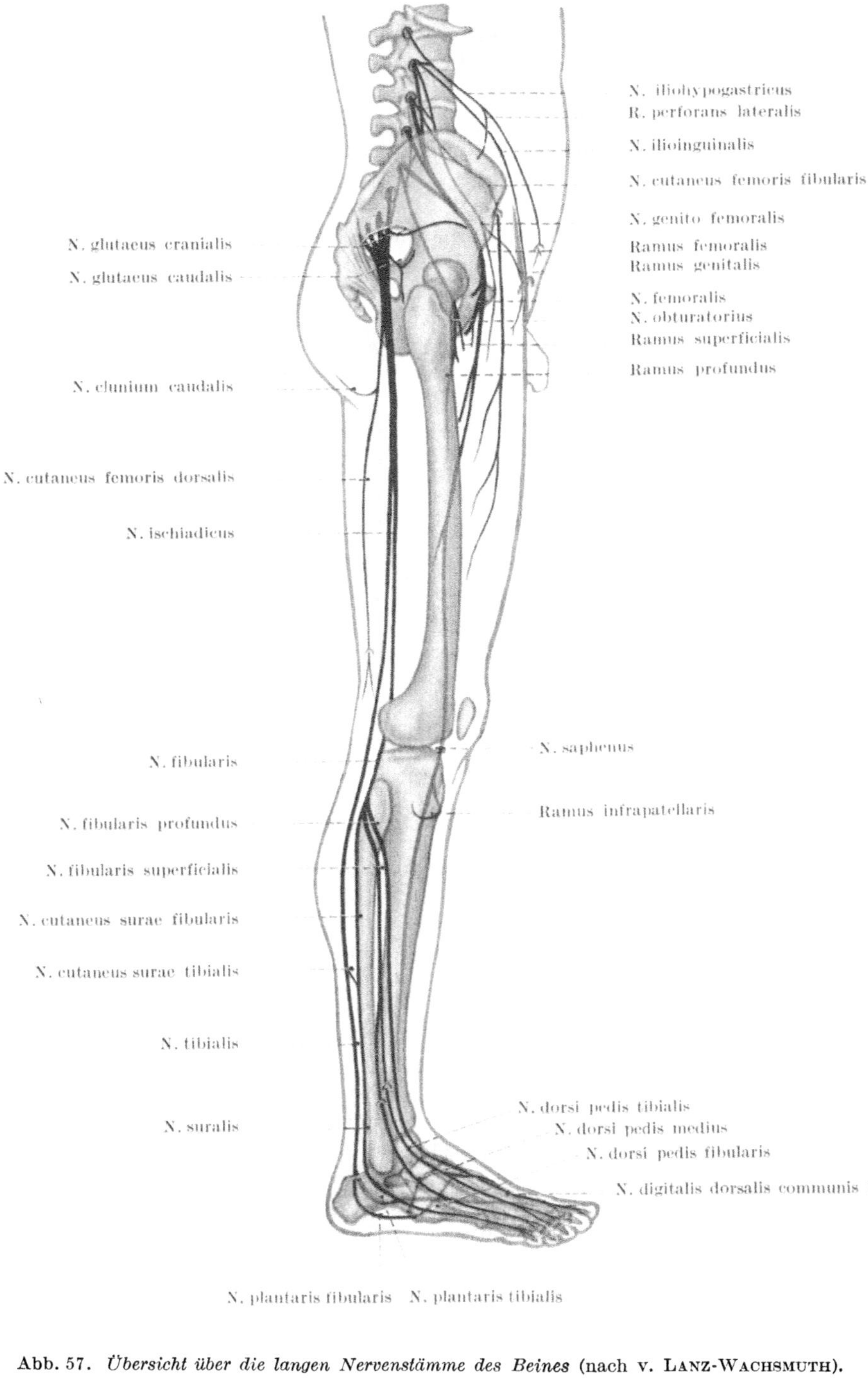

Abb. 57. *Übersicht über die langen Nervenstämme des Beines* (nach v. LANZ-WACHSMUTH).

fehlt der Patellarsehnenreflex. Die Beugung des Hüftgelenkes ist abgeschwächt, jedoch nicht aufgehoben, da auch die Adductoren eine beugende Wirkung haben.

Bei dieser höchst wichtigen Funktion soll man bei Verletzung des Nerven den Versuch einer Naht unternehmen, die in diesem Bereiche technisch noch gut durchführbar ist.

Technik. Gleiche Schnittführung wie zur Freilegung des A. femoralis (s. Abb. 28, S. 27). 5 cm langer Längsschnitt, unterhalb der Mitte des Leistenbandes beginnend. Im subcutanen Fettgewebe wird die A. epigastrica superficialis unterbunden, danach die Fascia lata gespalten. Der Nerv liegt dicht unterhalb dieser Fascie und wird durch das Lig. iliopectineum von den medial liegenden Gefäßen getrennt.

Soll der Nerv etwas weiter distal freigelegt werden, so ist der Hautschnitt etwas weiter lateral zu führen als der zur Freilegung der Arterie übliche. Nach Spaltung der Fascia lata findet man den Nerven hier medial vom M. sartorius in einer Loge, die vom Innenrande des M. iliopsoas und der A. femoralis gebildet wird.

Weiter distal den Versuch einer Nervennaht noch zu unternehmen, erscheint wegen der Feinheit der Nervenäste nicht mehr aussichtsreich.

b) Freilegung des N. saphenus.

Indikation. Die Naht des N. saphenus ist technisch mit Erfolg nicht mehr durchführbar. Die Indikation zur Freilegung beschränkt sich also auf Fälle von Erkrankungen des Nerven oder Neuralgien in seinem Versorgungsgebiet.

Technik. Da der Nerv dem Stamme der A. femoralis folgt, ist er bei den typischen Gefäßfreilegungen leicht aufzufinden. Oberhalb des Kniegelenkes findet man ihn zwischen dem hinteren Rande des M. sartorius und dem vorderen Rande des M. gracilis. Am Unterschenkel ist der N. saphenus unter der V. saphena magna über der medialen Schienbeinfläche zu finden.

c) Freilegung des N. obturatorius.

Indikation. Die Naht des N. obturatorius ist schwierig und nicht aussichtsreich. Freigelegt wird der N. obturatorius zum Zwecke seiner Durchtrennung bei der Behandlung der spastischen Adduktionskontraktur, und zwar außerhalb des Beckens (Lauenstein, Lorenz, Borchard, Stoffel) oder innerhalb desselben (Henschen, Selig).

Freilegung des Nerven innerhalb des Beckens. Dieser Weg ist als Seligsche Operation (1914) zur Behandlung der Adduktionskontraktur bekannt geworden. Da die Resektion gewöhnlich doppelseitig durchgeführt werden muß, ist ein unterer Mittelschnitt, der vom Nabel bis zur Symphyse reicht, am zweckmäßigsten. Nach Durchtrennung von Haut, Fettgewebe und Fascie wird die Blase zurückgeschoben und extraperitoneal stumpf links und rechts auf die Schambeinäste vorgegangen. Selig hatte zuerst empfohlen, von einem Pararectalschnitt vorzugehen und das Peritoneum nach medial abzudrängen. Henschen und Läwen gehen von einem oberhalb und parallel des Leistenbandes geführten Schnitt aus, wie er zur Freilegung der A. ilica externa beschrieben wurde. Diese Schnittführung ergibt wohl den besten Überblick und ist daher die günstigste (s. Abb. 26, S. 25).

Freilegung des Nerven außerhalb des Beckens. Etwa 5 cm langer Längsschnitt, der in der Mitte des Leistenbandes beginnt. Durchtrennung des Unterhautfettgewebes und der Fascia lata. Die V. saphena magna wird nach lateral verzogen, die Fascia pectinea medial von der V. femoralis gespalten. Der M. pectineus wird teilweise an seinem Ursprung abgetrennt und stark nach medial verzogen. Man trifft nun auf die Fascie des M. obturator externus, die gespalten wird. Nun tastet man in der Tiefe den Canalis obturatorius, in dem der Nerv lateral von den Vasa obturatoria zu finden ist.

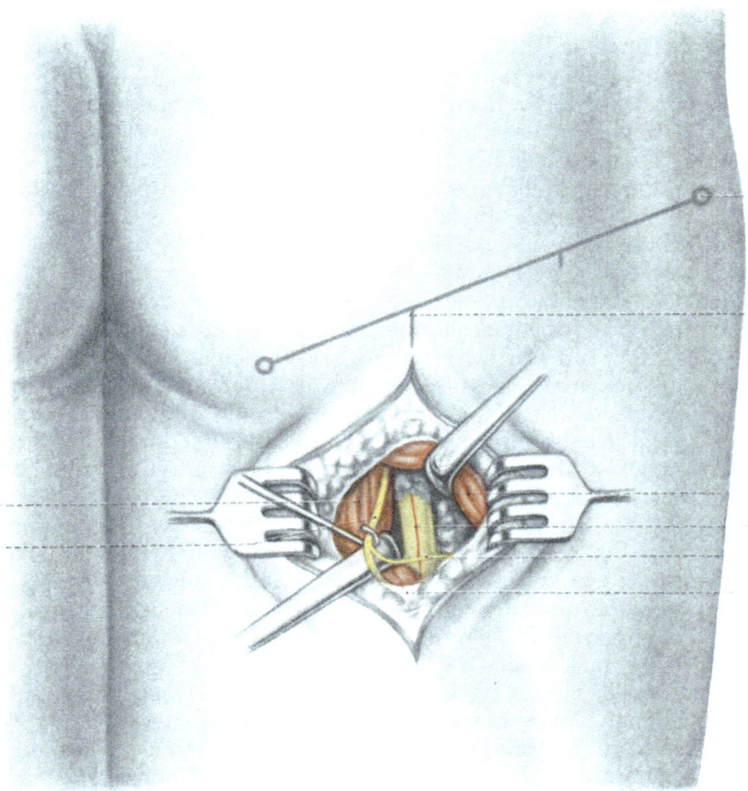

Abb. 58. *Freilegung des N. ischiadicus unterhalb der Gesäßfalte.* Hilfslinie vom Trochanter zum Tuber ossis ischii. 10 cm langer Hautschnitt vom Schnittpunkt des mittleren und medialen Drittels dieser Hilfslinie. Der M. glutaeus maximus wird mit einem Haken nach oben gezogen, der lange Bicepskopf wird nach medial gehalten. Unter dem lockeren Bindegewebe trifft man in der Tiefe auf den starken N. ischiadicus.

Stoffel legt den Anfang des Hautschnittes in einer Ausdehnung von 8 cm Länge an das Tuberculum pubicum. Nach Spaltung der Fascie wird der M. adductor magnus nach medial und die Mm. pectineus und adductor brevis nach lateral verzogen. Er dringt sodann stumpf zwischen diesen Muskelbäuchen in die Tiefe, wobei man auf einige Äste des Ramus superficialis des Nerven trifft, die man proximal verfolgt. So gelangt man sicher zum Canalis obturatorius. Der Ramus profundus durchbohrt häufig den M. obturator externus.

d) Freilegung des N. ischiadicus (Abb. 58).

Indikation. Die Freilegung des N. ischiadicus wird bei der überragenden funktionellen Bedeutung dieses Nerven verhältnismäßig häufig notwendig. Der Nerv versorgt *motorisch* die gesamte Beugemuskulatur des Oberschenkels und alle Muskeln des Unterschenkels und des Fußes. Mit Ausnahme eines schmalen Streifens am Schienbein und am inneren Knöchel versorgt er *sensibel* auch die ganze Haut des Unterschenkels und des Fußes. Als breiter, abgeplatteter Strang verläßt er die Beckenhöhle durch das Foramen infrapiriforme. Zwischen dem großen Rollhügel und dem Sitzbeinhöcker zieht er auf den Außenrollern distalwärts, wobei er vom M. glutaeus maximus überdeckt ist. Am Oberschenkel verläuft er neben dem M. adductor magnus und wird vom langen Bicepskopf überkreuzt. In der Kniekehlenraute teilt er sich in den N. fibularis communis und den N. tibialis. Man kann den Nerven bis zu seinem Stamm in einen lateralen Fibularisanteil und einen medialen Tibialisanteil aufspalten. Die Teilung ist durch die A. comitans nervi ischiadici gekennzeichnet. Er teilt sich in 15% aller Fälle proximal von der Kniekehle. Bei der „hohen Teilung" tritt der N. tibialis durch das Foramen infrapiriforme aus, der N. fibularis communis durchsetzt die Masse des M. piriformis.

Technik der hohen Freilegung. Die Schnittführung haben wir bei der Freilegung der Glutäalgefäße beschrieben (s. Abb. 22, S. 21). Guleke löst den M. glutaeus maximus durch Bogenschnitt von seinem Sehnenansatz am Trochanter major ab und klappt ihn zurück. König hat empfohlen, die breite Sehnenplatte des Muskels am Darmbein zu durchtrennen und den großen Muskellappen nach abwärts zu schlagen. Empfehlenswert ist auch die Methode Iselins, der die Sehne des M. glutaeus maximus hinter dem Trochanter major durchtrennt und von hier aus den Muskel sowohl nach oben wie nach unten mobilisiert.

Technik der Freilegung unterhalb der Gesäßfalte. Zur Freilegung verwendet man eine Hilfslinie, die vom Trochanter zum Tuber ossis ischii verläuft und gedrittelt wird. Vom Schnittpunkt des mittleren und medialen Drittels führt man einen etwa 10 cm langen Hautschnitt in der Längsachse des Beines. Die Fascie wird gespalten und der untere Rand des M. glutaeus maximus mit einem Haken nach oben gezogen. Der zu Gesicht kommende laterale Rand des langen Bicepskopfes wird nach medial gehalten. Es ist dabei darauf zu achten, daß man den hier aus der Tiefe zur Oberfläche verlaufenden N. cutaneus dorsalis nicht verletzt. Geht man durch das lockere Bindegewebe weiter in die Tiefe vor, so trifft man hier auf den breiten Stamm des N. ischiadicus, der hier über den Mm. adductor minimus und adductor magnus verläuft. Weiter distal verschwindet er unter dem langen Bicepskopf und tritt hier in der Mitte des Oberschenkels zwischen den M. biceps und den M. semimembranosus (Abb. 58).

e) Freilegung des N. tibialis.

Indikation. Der Nerv versorgt *motorisch* den größten Teil der Beuger des Oberschenkels, die Beugemuskulatur des Unterschenkels und alle Muskeln der Fußsohle. Sensibel versorgt er einen medialen Streifen an der Wade und die ganze Fußsohle. Lähmung des N. tibialis bedingt daher erhebliche Ausfälle. Am Fuße ist die Plantarflexion der Zehen und des Fußes nicht mehr möglich, ebenso das Spreizen und Schließen der Zehen. Infolge der Lähmung der Mm. interossei bildet sich eine Krallenstellung der Zehen aus. Die Kranken können sich nicht mehr auf die Zehen stellen. Infolge einer Kontraktur der antagonistischen Streckmuskulatur kommt es zum *Hackenfuß*.

Bei der bedeutenden Funktion des Nerven ist bei Verletzungen der Versuch der Nervennaht angezeigt, ehe man sich zu plastischen Ersatzoperationen entschließt.

Technik der Freilegung des Nerven in der Kniekehle. Das Vorgehen entspricht dem zur Freilegung der Gefäße (s. Abb. 30, S. 30). Mittlerer Längsschnitt zwischen den Kondylen in 6—8 cm Länge. Die V. saphena parva wird beiseite gehalten, die Fascia poplitea gespalten. Der N. tibialis verläuft in dem Fettgewebe der Kniekehlenraute über der Gefäßscheide.

Technik der Freilegung des Nerven im oberen Drittel des Unterschenkels (s. Abb. 32, S. 33). Zur Freilegung wird das Kniegelenk gebeugt und der Unterschenkel auswärts rotiert. Der etwa 5 cm lange Hautschnitt beginnt 1 cm medial von der Tibiakante und verläuft in Richtung auf den Mittelpunkt zwischen tibialem Knöchel und Achillessehne. Die V. saphena magna und der N. saphenus sollen geschont werden. Nach Spaltung der Fascia cruris superficialis wird der tibiale Gastrocnemiuskopf fibularwärts verschoben. Der M. soleus wird bis auf die Fascia cruris profunda gespalten, die Fascie durchtrennt und durch Auseinanderhalten der beiden Teile des M. soleus der Gefäßnervenstrang freigelegt. Der N. tibialis liegt in der tiefen Beugerloge fibularwärts von der Arterie.

Heile durchtrennt den M. gastrocnemius an seinem medialen sehnigen Ansatz und den M. soleus an seinem breiten Ansatz an der Tibia. Er erhält hierdurch ein sehr übersichtliches Operationsfeld.

Technik der Freilegung des Nerven in der Knöchelgegend (s. Abb. 33, S. 34). Halbbogenförmiger Hautschnitt daumenbreit hinter dem tibialen Knöchel. Nach Durchtrennung des Unterhautfettgewebes wird das Lig. laciniatum gespalten. In dem nun erscheinenden Canalis malleolaris finden sich die tiefen Beugesehen, die Gefäße in ihrer Gefäßscheide und der N. tibialis. Der Nerv liegt am weitesten dorsal, also dem Calcaneus zu, die Arterie liegt vor ihm. Heile durchtrennt auch bei dieser Freilegung den medialen Ansatz des M. gastrocnemius und klappt den Muskel zurück.

f) Freilegung des N. fibularis.

Indikation. Von der Teilungsstelle bis zum Wadenbeinköpfchen begleitet der Nerv den langen Bicepskopf. Er liegt unmittelbar unter der Haut, umzieht das Wadenbeinköpfchen und teilt sich in den oberflächlichen und tiefen Ast. Der N. fibularis superficialis innerviert *motorisch* die Wadenbeinmuskeln und *sensibel* den Fußrücken. Der N. fibularis profundus tritt durch das Septum intermusculare und innerviert die Streckmuskulatur des Unterschenkels. Er zieht dann weiter auf der Membrana interossea zur *motorischen* Innervation des Fußrückens. *Sensibel* versorgt er hier die Haut des ersten Zwischenzehenraumes. Bei Lähmungen des N. fibularis ist der äußere Fußrand gesenkt, der Fuß hängt schlaff herab. Hierdurch entsteht der charakteristische Steppergang oder *Hahnentritt*. Eingeschränkt sind zudem die Dorsalflexion des Fußes und der Zehen, die Ab- und Adduktion des Fußes. Infolge der Kontraktur der Wadenmuskulatur kommt es zur Bildung eines *Spitzfußes*. Freilegung und Versuch einer Naht des Nerven ist bei seiner großen funktionellen Bedeutung angezeigt.

Freilegung des N. fibularis communis am Wadenbeinköpfchen. Bogenförmiger Hautschnitt dorsal des Capitulum fibulae. Nach Spaltung der Fascie findet man hier ohne Schwierigkeiten den sehr oberflächlich verlaufenden, medial von der Bicepssehne liegenden Nerven.

Freilegung des N. fibularis profundus im oberen Unterschenkeldrittel. Etwa 10 cm langer Hautschnitt am fibularen Rande des deutlich tastbaren M. tibialis anterior. Zwischen diesem und dem M. extensor digitorum longus dringt man in die Tiefe, bis man auf den Gefäßnervenstrang stößt, der hier auf der Membrana interossea verläuft. Der N. fibularis profundus liegt hier fibularwärts der Arterie.

Freilegung des N. fibularis profundus im unteren Unterschenkeldrittel. Der Hautschnitt wird etwa daumenbreit lateral von der Tibiakante gelegt. Nach Spaltung der Fascia cruris trifft man auf die Sehne des M. tibialis anterior.

Stumpf dringt man zwischen dieser Sehne und der Sehne des M. extensor hallucis longus in die Tiefe. Der Nerv findet sich hier vor der gemeinsamen Gefäßscheide von A. und V. tibialis anterior.

g) Entspannungsstellungen.

Nach allen operativen Eingriffen an den peripheren Nerven soll die Extremität in die Lage gebracht werden, die dem Nerven die größtmögliche Entspannung gewährleistet. Hierauf wurde im Allgemeinen Teil bereits hingewiesen. Am Bein haben die Entspannungsstellungen nicht die gleiche große Bedeutung wie am Arm. Immerhin hat STOFFEL darauf aufmerksam gemacht, daß man zur Entspannung folgende Stellungen wählen soll:

Für den N. ischiadicus in der Gesäßgegend Streckstellung; für die Nn. ischiadicus, fibularis und tibialis am Oberschenkel Streckstellung des Kniegelenkes; für den N. femoralis Beugestellung des Kniegelenkes.

h) Eingriffe bei verschiedenen Schmerzzuständen im Bereiche der unteren Extremität.

Die Kausalgie wird im Bereiche der unteren Extremität meist nach Verletzungen des N. ischiadicus und des N. tibialis beobachtet. Sie kommt keineswegs nur nach Amputationen vor, sondern es genügt bereits eine partielle Nervenverletzung. Sie ist klinisch gekennzeichnet durch den brennenden Schmerz *(Thermalgie)* und die Sucht des Kranken nach feuchtkühlen Umschlägen, die seine Schmerzen lindern *(Hygromanie)*. Wenn die Pathogenese bisher auch noch nicht völlig geklärt ist, so nimmt man doch heute an, daß die Kausalgie ein vasomotorisch-trophisches Syndrom darstellt, welches durch eine spezielle sympathische Reaktion anläßlich einer Nervenverletzung zum Ausbruch kommt (LERICHE). Sie ist also als eine exzessive Äußerung einer posttraumatischen vasomotorischen Reaktion aufzufassen. Die psychische Alteration ist ein Folgezustand dieses unerträglichen Leidens, aber nicht seine Ursache (MANDL).

Die *Therapie* der Kausalgie ist keineswegs immer erfolgreich. In erster Linie kommt die *Sympathicusblockade* (Abb. 1 und 2, S. 3 und 4) in Frage. In zahlreichen Fällen sind Heilerfolge beobachtet worden. Führt die Sympathicusblockade nicht zum Ziel, so dient sie jedenfalls als Test für spätere Eingriffe am lumbalen Grenzstrang (SPURLING, WHITE, PHILIPPIDES u. a.). SHUMAKER und Mitarbeiter berichten sogar über dramatische Besserungen des Schmerzzustandes durch die „chemische Blockade".

Auch die Erfolge der *lumbalen Grenzstrangresektion* sind zweifelhaft. Von einigen Autoren wird allerdings über sehr gute Erfolge berichtet (FUCHS, GOODMAN, MESSINGER und WHITE, MAYFIELD und DEVINE u. a.). ULLMER und MAYFIELD berichteten über 75 Fälle, von denen 72 mit einer ausgedehnten Sympathektomie vom 11. Thorakalsegment bis zu den tiefen Lumbalsegment behandelt worden waren, alle mit ausgezeichnetem Erfolg. Die Sympathicusblockade war als Test vorausgeschickt worden, therapeutisch aber unwirksam gewesen. Gegenüber diesen zum Teil hervorragenden, meist amerikanischen Ergebnissen, sind die von deutschen Chirurgen veröffentlichten Erfolgziffern wesentlich ungünstiger (VOSSSCHULTE, HOPPE). Die Technik der lumbalen Grenzstrangresektion ist auf S. 48, 49, Abb. 47 und 48 dargestellt.

Der Phantomschmerz ist nicht selten mit der Kausalgie kombiniert. Er kommt allerdings nur nach Amputationen vor. Der Kranke behält die Sensation des amputierten Gliedabschnittes, wobei das *Phantomgefühl* in den *Phantomschmerz* übergehen kann. Er empfindet die verschiedenen Stellungen des verlorenen Gliedabschnittes, wobei es häufig zur Vorstellung von Verkrampfungen kommt, die lebhafte Schmerzen auslösen. Das Vorkommen des Phantomschmerzes ist keineswegs an einen irgendwie fehlerhaften Amputationsstumpf gebunden und wird auch durchaus nicht etwa lokal durch ein Amputationsneurom ausgelöst. Auslösend für Phantomgefühl und Phantomschmerz sind vielmehr die phantombildenden Mechanismen (PÖTZL), der *cerebrale Mechanismus* (erfolgreiche Excision in der hinteren Zentralwindung), *spinaler Mechanismus* (Plexusschmerz), *peripherer Mechanismus* (Novocaininfiltration im Stumpfbereich) und *sympathischer Mechanismus* (Sympathicusblockade und Grenzstrangresektion). Diese Mechanismen können isoliert oder kombiniert vorkommen.

Die *Therapie*, die keineswegs immer erfolgreich ist, richtet sich nach dem angenommenen „Mechanismus". Es sind je nach Lage des Falles empfohlen worden: *Die Stirnhirninfiltration, die bilaterale frontale Lobotomie und vor allem die Sympathicusblockade, die Grenzstrangresektion* L_3 *und* L_4 und eine *kombinierte homolaterale Hinterwurzel- und kontralaterale Vorderseitenstrangdurchtrennung.*

Bei schmerzhaften Gehstörungen hat RIECHERT in neuester Zeit Behandlungsvorschläge gemacht. Nach Schußverletzungen des N. ischiadicus finden sich häufig Fußsohlenschmerzen. RIECHERT hält orthopädische Maßnahmen für angezeigt. Bei motorischen Lähmungen soll in jedem Falle die Nervennaht ausgeführt werden. Die Fußsohlenschmerzen sind durch Ausschaltung der Nn. plantaris fibularis und tibialis zu bessern. Beide entstammen dem N. tibialis und sind daher leicht hinter dem tibialen Malleolus an typischer Stelle gemeinsam zu blockieren oder freizulegen. Lediglich die sensible Innervation des fibularen Fußsohlenrandes stammt aus dem N. suralis.

Die SUDECKsche Knochendystrophie ist als eine reflektorische Dystrophie der Extremitäten anzusehen, wie sie sich nicht nur nach Traumen, sondern auch nach lokalen Infektionen, übertriebener passiver Übungstherapie und nach Verletzungen oder unzweckmäßiger Immobilisierung der Extremitäten (MANDL) einstellen kann. Der Zustand wird hervorgerufen durch schwere vasomotorische Dysregulationsstörungen und bedarf einer sehr sorgfältigen Beobachtung und Behandlung.

Therapie. Die konservativen Maßnahmen, von denen die Ausschaltung jeglicher Reize wichtigstes Erfordernis ist, können hier nicht besprochen werden.

In progredienten Fällen verspricht die Unterbrechung des Reflexbogens durch die *Sympathicusblockade* in Höhe von L_1—L_4 oft den ersten sichtbaren Erfolg. Sie kann, gelegentlich unter Wiederholung, in Verbindung mit einer zweckmäßigen konservativen Therapie zum Stillstand und zur langsamen Heilung führen. Zahlreiche Autoren äußerten sich in jüngster Zeit befriedigt. Auch wir selbst können auf Grund unserer Erfahrungen die paravertebrale Sympathicusblockade empfehlen. Allerdings soll man mit diesem Eingriff nicht zu lange warten, sondern ihn möglichst im Stadium 1 oder spätestens im Stadium 2 vornehmen. Im Stadium 3, in dem es bereits zur irreversiblen Atrophie gekommen ist, hilft erfahrungsgemäß weder die Sympathicusblockade noch die Sympathicusresektion.

Literatur.

BORCHARD: Prinzipielles zur Chirurgie der peripheren Nerven. Bruns' Beitr. **91**, 634 (1918). ~ Zur Kenntnis des Neurinoms. Bruns' Beitr. **138**, 1 (1927).

FUCHS: Über Krankheitszeichen, chirurgische Behandlung und Wesen der Kausalgie. Wien. klin. Wschr. **1940**, 632.

GOODMAN, MESSINGER and WHITE: Die lumbale Grenzstrangresektion, Technik und Ergebnisse. Ann. Surg. **124**, 204 (1946). — GULEKE: Zur Klinik des Neurinoms. Arch. klin. Chir. **142**, 478 (1926).

HEILE: Verletzungen peripherer Nerven. Verh. der mittelrhein. Chir.-Tagg. in Heidelberg, 1916. Bruns' Beitr. **98**, H. 5. ~ Zur operativen Freilegung der verletzten peripheren Nerven Bruns' Beitr. **108**, 82. — HENSCHEN: Organobiotherapeutische und palliativ-chirurgische Hilfen bei der multiplen Sklerose. Schweiz. med. Wschr. **1947**, 91. ~ Resektion des N. obturatorius vor seinem Eintritt in den Canalis obturatorius zur Beseitigung der spastischen Adduktorenkontractur. Zbl. Chir. **51**, 1947 (1913). — HOPPE: Verh. dtsch. Ges. für Chirurgie. Langenbecks Arch. u. Dtsch. Z. Chir. **270**, 154 (1951).

ISELIN: Desinsertion der Muskeln zur Freilegung der großen Nervenstämme an Schulter und Hüfte. Bruns' Beitr. **107**, 76 (1917).

KÖNIG, FRITZ: Die Freilegung des N. ischiadicus in seinem obersten Teil. Zbl. Chir. **52**, 1023 (1916).

LÄWEN: Über die periarterielle Sympathektomie bei Extremitätentuberkulose. Münch. med. Wschr. **1924**, 191. ~ Weitere Beiträge zur Sacralanästhesie und zur Paravertebralanästhesie für diagnostische und operative Zwecke. Münch. med. Wschr. **1925**, 1149. — v. LANZ-WACHSMUTH: Praktische Anatomie, Teil „Bein und Statik". Berlin: Springer 1935. — LAUENSTEIN: Über Proteine des peripheren Nerven. Pflügers Arch. **255**, 46—57 (1952). ~ Die Resektion des N. obturatorius zur Beseitigung der Adduktorenkontraktur aus zentraler Ursache. Zbl. Chir. **11**, 217 (1892). — LERICHE: La chirurgie de la douleur. Paris: Masson & Cie. 1950. ~ Quelques faits pour servir à l'étude d'experimentale de la douleur. Presse méd. **1938**, 625. ~ Étude critique des mecanismes de la douleur chez les amputés. J. de Chir. **66**, 5 (1950). — LORENZ: Nervenverletzungen und deren Behandlung. Bruns' Beitr. **100**, 248 (1916).

MANDL: Blockade und Chirurgie des Sympathicus. Wien: Springer 1953. — MAYFIELD and DEVINE: Die lumbale Sympathektomie. Surg. etc. 8, 631 (1945).

PHILIPPIDES: Das Wesen und die Behandlung der Kausalgie. Chirurg **1942**, 481. ~ Die Behandlung der Kausalgie durch Alkoholisation des Sympathicus. Münch. med. Wschr. **1942**, 539. — PÖTZL: Über den Phantomschmerz. Wien. med. Wschr. **1950**, 564.

RIECHERT: Der heutige Stand der Indikationsstellung in der Sympathicuschirurgie. Dtsch. med. Wschr. **1947**, 672.

SELIG: Tenotomie oder Nervenoperationen bei Spasmen an den unteren Extremitäten. Münch. med. Wschr. **1913**, 866. — SHUMAKER: The rôle of sympathetic interruption in treatment. Surg. etc. **86**, 76 (1948). — SPURLING: Die temporäre Sympathicusblockade. Arch. of Neur. **23**, 784 (1930). — STOFFEL: Über Nervenverpflanzungen bei schlaffen Lähmungen. Münch. med. Wschr. **1910**, 416. ~ Über die Behandlung verletzter Nerven im Kriege. Münch. med. Wschr. **1915**, 201. ~ Anwendungsgebiet und Leistungsfähigkeit der Nervenoperationen. Dtsch. med. Wschr. **1915**, 42. ~ Münch. med. Wschr. **1916**, 6; **1919**, 257.

ULLMER and MAYFIELD: Bericht über 72 Grenzstrangresektionen. Surg. etc. **83**, 789 (1946).

VOSSSCHULTE: Grundlagen der Schmerzbetäubung nach Sympathicusausschaltung. München: Urban & Schwarzenberg 1949. ~ Anatomische Untersuchungen über die Regeneration des Grenzstranges nach Sympathektomie beim Menschen. Langenbecks Arch. u. Dtsch. Z. Chir. **263**, 106 (1949). ~ Pathogenese und Behandlung chronischer Schmerzzustände. Langenbecks Arch. u. Dtsch. Z. Chir. **270**, 144 (1951).

WHITE and SMITHWICK: Anatomic nervous system. New York: MacMillan, Comp. 1946.

5. Eingriffe an der Hüfte.

Anatomisch-physiologische Vorbemerkungen.

Trotz ihrer entwicklungsgeschichtlichen Verwandtschaft weist die Hüfte gegenüber der Schulter wesentliche Unterschiede auf, die sich aus ihrer funktionellen Beanspruchung ergeben. Die freie Beweglichkeit des *Armes* wird nur dadurch ermöglicht, daß die Schulter lediglich durch das schwache Bindeglied des Schlüsselbein-Brustbeingelenkes mit dem Rumpfe verbunden ist und hierdurch eine fast vollständige Unabhängigkeit ihres Bewegungsspieles erhalten hat. So ist die Schulter unzweifelhaft anatomisch und funktionell als ein Teil der oberen Extremität anzusehen. Demgegenüber hat das *Bein* die ihm ursprünglich zugehörende Hüfte weitgehend an den Stamm abgegeben, mit dem es im Iliosacralgelenk unbeweglich fest verbunden ist, um durch erhöhte Stabilität seiner funktionellen Aufgabe als tragende Säule gerecht zu werden. Man kann also die Hüfte mit guten Gründen sowohl dem Stamm als auch der unteren Extremität zuteilen, wobei die *Regio subinguinalis* und die *Regio obturatoria* wie das *Hüftgelenk* selbst zweifellos anatomisch zum Bein gehören, während über die Zugehörigkeit der *Regio glutaea* immerhin Zweifel bestehen können. Vom chirurgischen Standpunkt betrachtet ist auch sie unbedingt der unteren Extremität hinzuzurechnen, da sie mit ihren Muskeln, Gefäßen und Nerven durchweg nur eine Durchgangsregion zum Beine darstellt. Immerhin werden in dieser Operationslehre der unteren Extremität die Eingriffe an der Hüfte nur insoweit dargestellt, als sie für diese und die statischen Verhältnisse von Bedeutung sind.

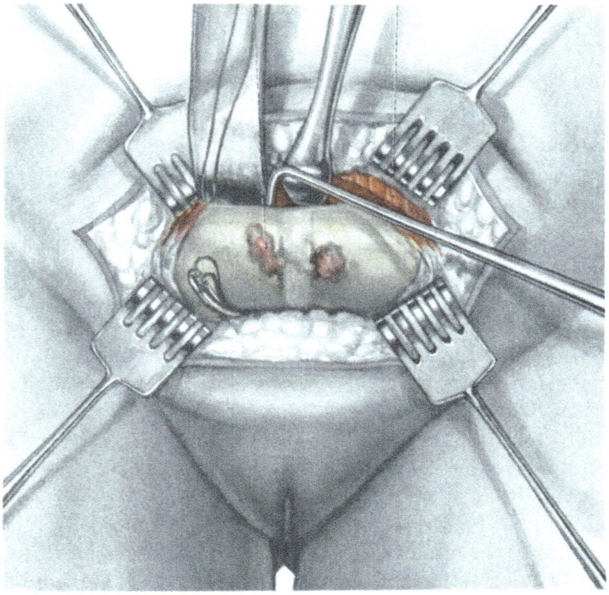

Abb. 59. *Freilegung und Resektion der Symphyse.* 8 cm langer Querschnitt über der Symphyse. Abtrennung der Muskelansätze, der Mm. recti und pyramidales. Unterfahren mit einer DECHAMPS-Nadel und Durchtrennung mit einer GIGLI-Säge.

a) Eingriffe am Knochen.

α) Freilegung und Resektion der Symphyse (Abb. 59).

Die Indikation stellen wir mit Zurückhaltung. Durch die Resektion wird das Gefüge des knöchernen Beckens gefährdet. Man wird also, wenn möglich, die lokale Ausräumung des erkrankten Knochenherdes vorziehen und sich zur Resektion nur in den dringendsten Fällen entschließen. Man kann zu einem derartigen radikalen Vorgehen durch isolierte, gutartige und maligne Tumoren veranlaßt werden, insbesondere aber sind es die Knochentuberkulose und die Osteomyelitis, die eine Resektion gelegentlich unumgänglich machen. Neben dem Darmbein und dem Kreuzbein ist die Symphyse im Bereiche des Beckens am häufigsten von der Osteomyelitis befallen.

Technik. Querschnitt über der Symphyse. Die Ansätze der Mm. recti und pyramidales werden abgetrennt. Nach Incision des Periostes wird dieses mit dem Raspatorium und Elevatorium nach beiden Seiten abgeschoben. Der erkrankte Knochen wird mit der LUERschen Zange abgetragen. Bei der Osteomyelitis vermeidet man den Meißel, um eine Verschleppung zu verhüten. Sodann wird die Symphyse mit einer großen DECHAMPS-Nadel unterfahren und beidseits mit der GIGLI-Säge durchtrennt (Abb. 59). Wundverschluß mit ausreichender Drainage. Auf diese Weise lassen sich lokalisierte osteomyelitische oder tuberkulöse Erkrankungen radikal beseitigen.

Die radikale Entfernung ausgedehnter Knochentumoren macht eine Erweiterung des Eingriffes notwendig. Der über der Symphyse liegende Querschnitt wird nach beiden Seiten verlängert, Blase und Peritoneum werden nach kranial abgeschoben. Die Vasa cruralia und den Samenstrang zieht man beidseits mit einem Haken nach außen. Notfalls kann man die Hoden während des Eingriffes temporär aus dem Scrotum luxieren (NIEHAUS). Die Ansätze des M. pectineus werden abgelöst und die erkrankten Teile der Symphyse mit der GIGLI-Säge herausgesägt.

Nach Resektion des vorderen Beckenringes sind Ausfallserscheinungen selten, die Gefahr der Hernienbildung ist jedoch groß.

β) Freilegung und Teilresektion des Darmbeines (Abb. 60).

Indikation. Siehe unter α).

Technik der Freilegung. Der Kranke wird auf der gesunden Seite gelagert. Der über dem Darmbeinkamm verlaufende Schnitt beginnt an der Spina ilica ventralis cranialis und führt möglichst weit nach hinten. Nach Durchtrennung von Haut und subcutanem Fett wird auf diese Weise der Darmbeinkamm in der notwendigen Ausdehnung freigelegt. Der Ursprung des M. glutaeus maximus wird durch einen dem Darmbein entlang führenden Schnitt ausgelöst und zugleich das Periost durchtrennt. Man hebt dann den Muskel-Periostlappen von der Unterlage mit breiten Haken ab und gelangt hierdurch unmittelbar subperiostal an den Krankheitsherd. Es ist auch möglich, nur die Muskulatur zu durchtrennen und von der Darmbeinschaufel abzuheben. Dann muß das Periost über dem Krankheitsherd selbst incidiert werden. Welche Art des Vorgehens man wählt, hängt von den vorgefundenen Verhältnissen ab. Das subperiostale Vorgehen ist immer dann angezeigt, wenn der Krankheitsherd im lateral caudalen Bezirk, also caudal der Linea glutaea cranialis liegt, da man bei diesem Vorgehen den M. glutaeus minumus mit abhebt und daher durch ihn nicht gestört wird. Sequester werden entfernt, der Knochen in der notwendigen Ausdehnung mit einer kräftigen LUERschen Zange abgetragen.

Reicht der Schnitt zu der erforderlichen Übersicht nicht aus, so kann man einen zusätzlichen Winkelschnitt von der Spina ilica ventralis zum Trochanter führen. Hierdurch wird der Weichteillappen vergrößert und beweglicher. In der Regel ist allerdings diese Erweiterung der Operation nicht notwendig.

Ist man, um radikal zu operieren, gezwungen, Teile des Darmbeinkammes zu entfernen, so werden mit einem starken Resektionsmesser die Ansätze der Bauchmuskulatur an der Crista ilii abgetrennt, das Periost eingeschnitten, von der Innen- und Außenfläche der Darmbeinschaufel abgehoben, worauf die subperiostale Teilresektion ohne Verletzung des Peritoneums in dem notwendigen Umfange mit dem Luer oder mit Hammer und Meißel vorgenommen werden kann. Blutungen aus dem Knochen stillt man durch Verhämmern, Einschlagen von Schusternägeln, Anpressen von Muskelstückchen, Fibrospum oder durch Elektrokoagulation. Für ausreichende Drainage muß gesorgt werden, wenn erforderlich durch breite Gegenincision am tiefsten Punkt (Abb. 60). Der Haut-Muskellappen wird an seinem Ursprung wieder durch Naht befestigt. Bei eitrigen Erkrankungen drainiert man zusätzlich den dorsalen Wundwinkel.

Außerdem hat ALBEE ein weiteres Verfahren angegeben, bei dem der Knochenspan in das Iliosacralgelenk eingelagert wird. Man dringt hierbei direkt durch die Bänder, die zum Kreuzbein ziehen, auf das Gelenk vor. Mit Hammer und Meißel werden der knorpelige Gelenküberzug und die darunterliegende Corticalis entfernt. Sodann wird eine Rinne von 7×2 cm gebildet und ein frei transplan-

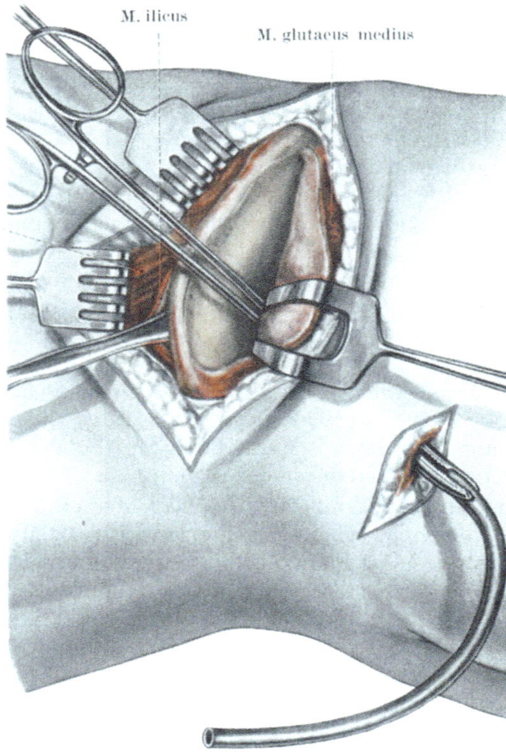

Abb. 60. *Freilegung des Darmbeines.* Schnitt von der Spina ilica ventralis möglichst weit nach hinten. Durchtrennung von Haut und Unterhautfettgewebe. Ablösen des M. glutaeus maximus, Durchtrennung des Periostes, Zurückschlagen des Muskel-Periostlappens. Bei Eiterungen Gegenincision am tiefsten Punkt.

tierter Span eingefügt. Eine weitere Befestigung ist nicht erforderlich. Weichteil- und Hautnaht. Sechs Wochen Bettruhe.

Weitere Verfahren der Arthrodese sind angegeben worden von RICHARD und MATHIEU. Das Vorgehen ist aus den Abb. 61 und 62 ersichtlich.

γ) Freilegung und Teilresektion des Iliosacralgelenkes

Indikation. Bei *tuberkulösen* Erkrankungen des Gelenkes wird man zunächst alle Möglichkeiten der konservativen Therapie ausschöpfen. Führen diese nicht zur Ausheilung des Herdes, so ist die operative Ausräumung anzuraten. *Osteomyelitische* Herde mit Sequesterbildung verlangen Freilegung und Sanierung. In der Regel reichen lokale Maßnahmen aus, notfalls muß man eine Teilresektion des angrenzenden Knochens durchführen.

Technik. Der Kranke wird auf dem Bauche gelagert. Der gerade Hautschnitt führt von der Darmbeinhöhe zwischen den Dornfortsätzen und der Spina ilica dorsalis cranialis bis in die Gegend des Foramen ischiadicum majus. Zur besseren Übersicht kann man ihn kranial bogenförmig bis zur Crista ossis ilii verlängern. Der M. glutaeus maximus wird an seinem Ursprung vom Knochen abgetrennt und das Periost abgelöst. Man arbeitet sich nun subperiostal bis an den Krankheitsherd heran, den man an der Rauhigkeit der Oberfläche sogleich erkennt. Der Herd wird mit der LUERschen Zange und dem scharfen Löffel saniert, etwa vorhandene Sequester werden entfernt, gegebenenfalls eine Teilresektion vorgenommen.

Technik der ausgedehnten Teilresektion. Zur Entfernung von Tumoren genügt die bisher angegebene Schnittführung häufig nicht. Hier sind zur radikalen Entfernung wesentlich ausgedehntere Teile zu resezieren. Der Zugang muß entsprechend größer sein.

Der üblicherweise an der Spina ilica ventralis beginnende Beckenrandschnitt kann nach vorn bis zum Tuberculum pubicum und nach hinten bis zur Spina ilica dorsalis cranialis verlängert werden. Nach Ablösung von Muskulatur und Periost nach beiden Seiten wird das so freigelegte Darmbein in der erforderlichen Ausdehnung mit der GIGLI-Säge durchtrennt oder mit einem breiten Meißel durchschlagen. Auf diese Weise können Teile der Beckenschaufel in einer Ausdehnung von der Spina ossis ischii bis zur Symphyse entfernt werden. Trotz exaktester Blutstillung der zahlreichen Knochengefäße (s. oben) ist eine Drainage für 2mal 24 Std zur Vermeidung eines sonst unausbleiblichen Hämatoms dringend erforderlich. Die Bauch- und Glutäalmuskulatur werden zum Abschluß der Operation miteinander durch Naht vereinigt.

Trepanation des Darmbeines bei intrapelvinen Verletzungen. Nach Verletzungen der Beckeneingeweide mit nachfolgenden Beckenphlegmonen, wie wir sie nach Schußverletzungen im Kriege nicht selten gesehen haben, läßt sich die Ableitung nach dorsal nur durch das Darmbein ermöglichen. PRIBRAM hat für diese Fälle folgendes Vorgehen empfohlen: Längsschnitt von der Höhe des Darmbeinkammes in Richtung auf den Trochanter, scharfe Längsdurchtrennung der Glutäalmuskulatur in der Faserrichtung. Mit breiten, stumpfen Haken werden die Weichteile auseinandergehalten. In der Mitte der Darmbeinschaufel wird der Knochen mit einem Meißel trepaniert und die entstandene Öffnung mit der LUERschen Zange erweitert. Im Beckenbindegewebe vorhandene Phlegmonen und Abscesse werden mit der Kornzange breit eröffnet und nach außen abdrainiert.

Wir selbst haben uns dieses Verfahrens im Kriege einige Male mit Erfolg bedient. Es stellt die einzige Möglichkeit einer Ableitung schwerer intrapelviner Eiterungen dar.

b) Eingriffe an den Gelenken.

α) Die Arthrodese des Iliosacralgelenkes (Abb. 61 und 62).

Die Indikation zu diesem Eingriff wird heute sicher nur sehr selten gestellt, seitdem man die Tuberkulose mit Ruhigstellung und chemotherapeutischen oder antibiotischen Mitteln behandelt. Angezeigt kann die Arthrodese wohl nur in besonders schmerzhaften Fällen von Lockerung eines arthrotisch veränderten Gelenkes sein.

Technik nach SMITH-PETERSEN. Der Hautschnitt zieht bogenförmig längs der hinteren zwei Drittel des Darmbeinkammes, biegt dann nach unten um und verläuft parallel zur Wirbelsäule, um im Verlaufe der Fasern des M. glutaeus maximus zu enden. Der Weichteillappen wird bis auf das Periost abgelöst und nach außen umgeschlagen. In einer Ausdehnung von 2,5 × 4 cm wird nun im medialen Wundwinkel ein schräges Fenster von oben außen vom Darmbein nach innen unten gegen das Kreuzbein mit Hammer und Meißel herausgeschlagen. Man stößt dann in der Tiefe auf die gelenkige Verbindung des Kreuzbeines. Das Sacroilicalgelenk findet man 2,5 cm oberhalb des Foramen ischiadicum majus und 2,5 cm unter der Spina ilica dorsalis cranialis. Hier wird der Gelenkknorpel mit der LUERschen Zange entfernt und das Kreuzbein gut angefrischt. Hierdurch wird das Bett zur Aufnahme der zuvor entnommenen Knochenplatte gebildet. Diese wird nunmehr caudal ihrer Entnahmestelle fest in das Bett eingefügt. Eine festere Verankerung soll noch dadurch erzielt werden können, wenn man den Knochenrand des Fensters zusätzlich einbricht. Weichteilnaht, 3 Wochen Bettruhe ohne besonderen Verband.

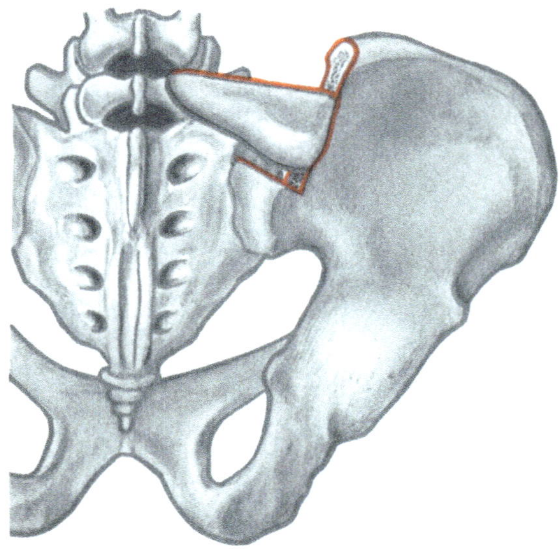

Abb. 61. *Extraartikuläre Arthrodese des Iliosacralgelenkes nach* MATHIEU. Ein breiter Knochenkeil ist aus dem Os ilium entnommen, er wird nach unten geklappt und über dem Iliosacralgelenk verankert.

Technik nach GAENSLEN. Der *Vorteil* der Operation liegt darin, daß der Zugang ohne Durchtrennung von Gelenkbändern erfolgt. Er ist übersichtlich, die Blutung gering.

Seitenlagerung des Patienten. Bogenförmiger Hautschnitt über die Spina ilica dorsalis sranialis bis zur Spina ilica dorcalis caudalis. Der Weichteillappen wird zurückgeschlagen und somit der Knochen freigelegt. Der hintere Anteil des Ilium wird tangential mit einem breiten, flachen Meißel bis in eine Tiefe von 6,5 cm gespalten. Man meißelt am besten gegen die Spina ilica ventralis zu und bricht den äußeren Lappen nach außen um. Falls dies nicht gelingt, bricht man zuerst ein 4 cm breites Stück ab, dann den Rest. Um das Sacroilicalgelenk darzustellen, wird in gerader Linie 5 cm von der Spina ilica dorsalis caudalis gegen die Spina ilica ventralis ein Meißel senkrecht in das stehengebliebene Darmbein eingeschlagen. Von dieser Meißellinie wird senkrecht nach oben eine 4 cm lange Rinne geschlagen, die beiden Endpunkte werden miteinander verbunden. Diese

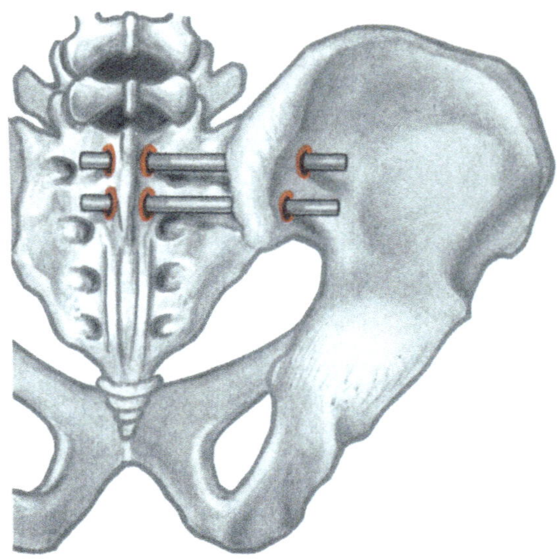

Abb. 62. *Extraartikuläre Arthrodese des Iliosacralgelenkes nach* RICHARD. Die Arthrodese wird durch zwei Knochenbolzen erzielt, die zwischen das Gelenk und Kreuzbein gelagert sind.

Knochenfläche entfernt man mit dem Hohlmeißel in einem Stück. Die abfallenden gesunden Knochenstückchen dienen zur späteren Füllung des Defektes. Der Knorpel des Gelenkes wird sorgfältig mit der LUERschen Zange entfernt. Nach völliger Anfrischung füllt man den entstandenen Hohlraum mit den Knochenstückchen aus. Nun schlägt man den Knochenlappen zurück und fixiert ihn mit Einzelnähten am Darmbein. Fascien-, Hautnähte, Verband, Ruhigstellung in Gips für 10—12 Monate.

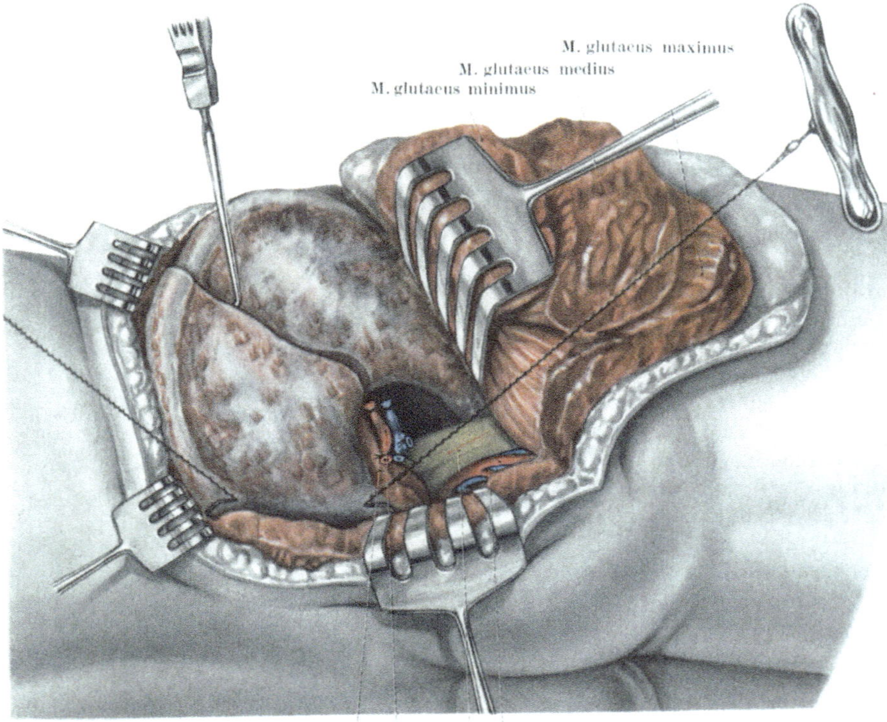

Abb. 63. *Resektion des Iliosacralgelenkes nach* BARDENHEUER. Das Periost wird von der Außenfläche des Darmbeines bis zur Incisura ischiadica abgehoben. An der Innenseite wird es mit dem Raspatorium abgelöst. Mit einer GIGLI-Säge durchtrennt man das Darmbein vom Foramen ischiadicum majus aus. Die gelenkige Verbindung zum Sacrum durchtrennt man mit dem Meißel oder, wie im Bild, mit einer Säge.

Technik nach ALBEE. Großer, bogenförmiger Schnitt über Darm- und Kreuzbein. Man durchtrennt den Dornfortsatz des ersten Sacralwirbels und die Weichteile im rechten Winkel zur Längsachse der Wirbelsäule. Die obere Hälfte bleibt als Verbindung zur Wirbelsäule bestehen. Die distale Hälfte wird nach unten umgebrochen. Nun spaltet man das Periost des Kreuzbeines an der Stelle, an der der Span eingesetzt werden soll und schiebt es in großer Ausdehnung mit dem Raspatorium ab. Der Knochen wird breit angefrischt, im medialen Rand der Darmbeinschaufel ein Spalt durch Einschlagen eines Meißels hergestellt. Diese Meißelhöhle liegt in gleicher Ebene wie das vorbereitete Bett im Kreuzbein und dient zur Aufnahme des frei transplantierten Tibiaspanes. Der Span wird hier fest eingetrieben, kleinere Knochenspäne werden über ihn gelagert. Bänder-, Weichteilnaht, Hautnaht, Ruhigstellung für 6 Wochen.

β) Die Resektion des Iliosacralgelenkes (Abb. 63—65).

Indikation. Heute wird man sich nur noch bei chronischen osteomyelitischen Prozessen zu einer Resektion des Gelenkes entschließen, nachdem die Indikation wegen Tuberkulose praktisch in Wegfall gekommen ist.

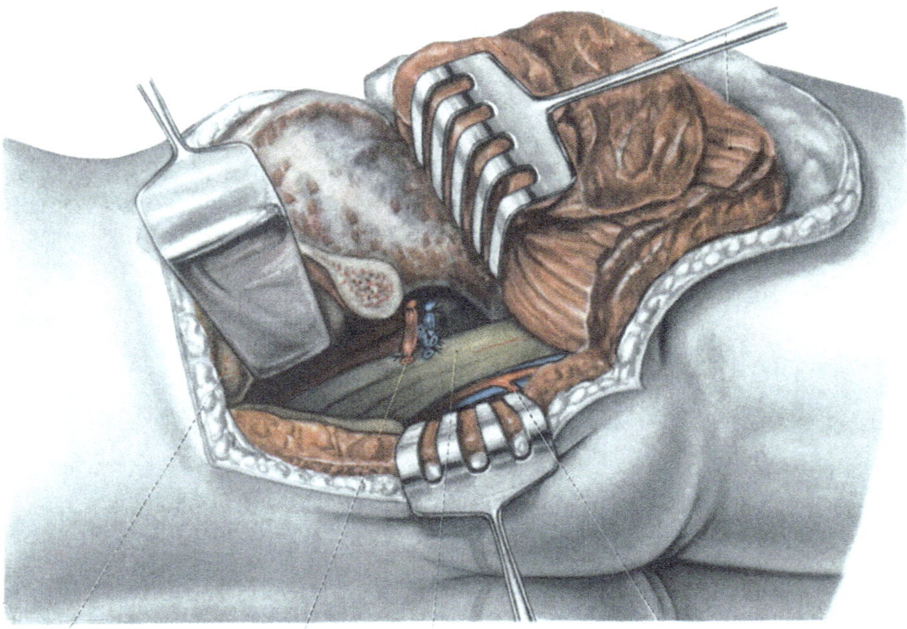

Abb. 64. *Resektion des Iliosacralgelenkes nach* BARDENHEUER. Die gelenkigen Anteile des Kreuzbeines sind mit dem Meißel entfernt, die Vasa glutaeae cranialia unterbunden. Nun wird der große Muskellappen zurückgeschlagen, die Wunde nach Drainage schichtweise verschlossen.

Technik nach Bardenheuer. Der große Hautschnitt beginnt an der Spina ilica ventralis und verläuft über die Crista ossis ilii nach dorsal bis zu den Processus spinosi und zieht dann senkrecht nach unten bis zum Steißbein (Abb. 65). Das Periost wird von der Außenfläche des Darmbeines bis zur Incisura ischiadica major abgehoben, auch an der Innenseite wird es mit dem Raspatorium abgelöst. Am oberen Rande des Darmbeines bildet man nun eine Kerbe, in die man die Gigli-Säge hineinlegt, nachdem man sie durch das Foramen ischiadicum majus hindurchgeführt hat. Man vermeidet dadurch das Abrutschen. Die gelenkige Verbindung zum Os sacrum durchtrennt man am besten mit dem Meißel. Mit der Säge oder mit dem Meißel entfernt man sodann die gelenkigen Anteile des Kreuzbeines. Wundverschluß, Drainage, Ruhigstellung in Gips (Abb. 63 und 64).

γ) Die Hemipelvektomie (Amputatio sive exarticulatio interilio abdominalis) (Abb. 66—70).

Indikation. Der Eingriff wurde erstmals von BILLROTH (1889) und sodann mit Erfolg von GIRARD (1898) ausgeführt. Die Gefahren des Eingriffes liegen vor allem in dem schweren Operationsschock und der Blutung. Durch große fortlaufende Blut- und Plasmainfusionen kann man heute diesen Gefahren besser begegnen. Trotzdem ist die Indikation zu diesem heroischen Eingriff mit größter

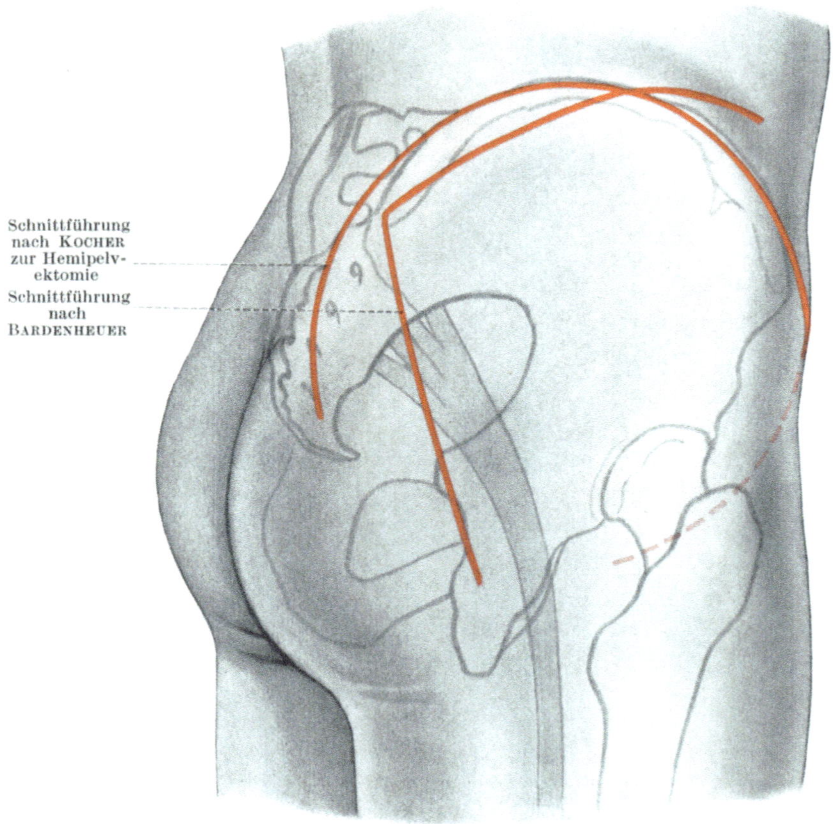

Abb. 65. *Schnittführung zur Hemipelvektomie und Resektion des Iliosacralgelenkes.*

Zurückhaltung zu stellen, auch wenn über radikal und glücklich operierte Fälle heute in zunehmendem Maße berichtet wird. TAYLOR (1950) hat über 50 Hemipelvektomien berichtet mit 9 Todesfällen. HELLNER hat kürzlich (1953) die Technik von RAVITCH auf Grund eigener Anschauung warm empfohlen.

Gerechtfertigt kann der Eingriff nur bei ausgedehnten Beckensarkomen oder Oberschenkelsarkomen sein, die auf die Beckenschaufel übergreifen. Voraussetzung ist der gute Allgemeinzustand des Kranken und die noch nicht nachweisbare Metastasierung. Alle anderen Indikationen, insbesondere die früher bei Becken- und Hüftgelenktuberkulose vertretene, haben heute keine Berechtigung mehr.

Allgemeine technische Hinweise. Zur Vermeidung der unmittelbaren Operationsgefahren kann man den Eingriff *zweizeitig* ausführen. In der ersten Sitzung wird nur die Exartikulation im Hüftgelenk, in der zweiten die Amputation des

Beckens vorgenommen. Aus statischen Gründen ist es zweckmäßig, das Sacroiliacalgelenk stehen zu lassen und 2 cm lateral von ihm die Beckenschaufel zu durchtrennen, ebenso wie man die Bandverbindung beider Schambeinäste möglichst nicht lösen soll, sondern besser 1 cm lateral von der Symphyse den Knochen durchtrennt. Auch die Sitzbeinhöcker sollen nach Möglichkeit belassen werden (Abb. 66).

Zur Herabsetzung des Operationsrisikos wird von vielen Chirurgen die primäre Unterbindung der A. ilica communis empfohlen. KOCHER hat die Arterie nur vorübergehend mit einer weichen Klemme ausgeschaltet, BARDENHEUER hat die Aa. ilica externa und interna gesondert unterbunden. Zur weiteren Blutersparung wurde von KOCHER empfohlen, nach Unterbindung der Arterie für einen Rückfluß des Blutes durch Anheben des Beines zu sorgen und die Vene dann erst einige Minuten später zu ligieren. Zur Vermeidung des Schockes empfiehlt es sich, die großen Nervenstämme vor ihrer Durchtrennung mit Novocain zu infiltrieren. Die Weichteillappen sollen nicht zu groß gehalten werden, um Ernährungsstörungen mit Randnekrosen zu verhindern.

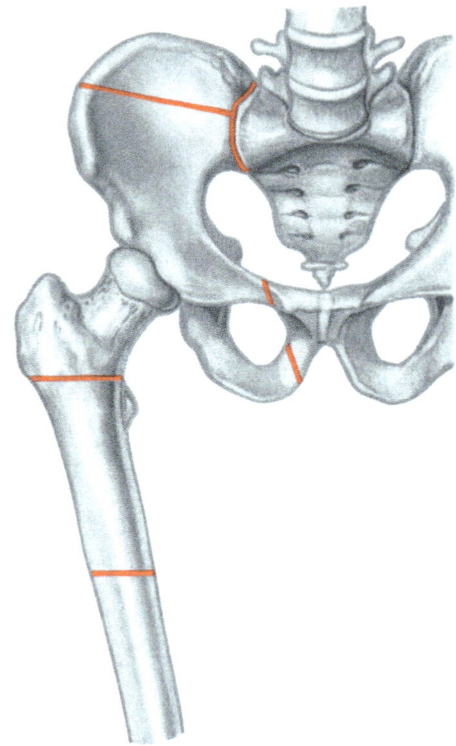

Abb. 66. *Resektionslinie zur Hemipelvektomie.*

Verfahren nach KOCHER. Der Eingriff beginnt mit der typischen Freilegung der A. ilica communis (s. S. 19, Abb. 21). Dieses Gefäß wird mit einer HOEPFNER-Klemme oder mit einem dünnen Gummischlauch abgeklemmt, dann wird das Bein einige Minuten hoch gehoben, um unnötigen Blutverlust zu vermeiden, und sodann die Vene unterbunden. Man benutzt diesen retroperitonealen Eingriff zugleich, um sich so weit wie möglich über den Umfang der Geschwulst und damit über die Ausdehnung der Operation zu unterrichten.

Wie zur Freilegung der Glutäalgefäße (s. S. 21, Abb. 22—24) wird ein Schrägschnitt über den M. glutaeus maximus geführt. Der Schnitt wird nach unten bis über den Trochanter hinaus verlängert. Die Fasern des M. glutaeus maximus werden dann stumpf auseinandergedrängt und es werden so der M. glutaeus medius und der obere Rand des Foramen ischiadicum freigelegt. In seinem sehnigen Anteil wird der M. piriformis scharf durchtrennt. Ehe man den N. ischiadicus durchschneidet, wird er mit einer 1%igen Novocainlösung ausreichend infiltriert. Weiter medial verläuft der N. cutaneus femoris dorsalis, der gleichfalls nach vorheriger Novocaininfiltration durchtrennt wird. Unter dem zurückgeschlagenen M. piriformis findet man noch weiter medial die A. pudenda interna. Den N. pudendus sucht man medial und dorsal von ihr auf der Rückfläche der Spina ischiadica. An dieser Stelle oder etwas lateral von dem Nerven durchtrennt man die Spina ischiadica mit dem Meißel. Man verfolgt und durchtrennt die nun freiliegenden Mm. gemelli, das Lig. sacrotuberosum und mit dem Meißel den absteigenden Sitzbeinast oberhalb seines Ansatzes am Sitzbeinhöcker. Das Tuber ischii bleibt so erhalten.

Jetzt wird der vordere mit dem hinteren Weichteilschnitt verbunden. Die Mm. glutaeus medius und minimus werden dort durchtrennt, wo auch die Beckenschaufel reseziert werden soll. In gleicher Weise werden von ventral her oberhalb der Crista ilii die Bauchwandmuskeln bis zu der an der Beckenschaufel in Aussicht genommenen Durchtrennungsstelle durchschnitten. Nach der nun folgenden Durchtrennung des M. iliopsoas liegt die Innenseite des Beckens völlig frei. Die Nn. femoralis und cutaneus femoris lateralis werden durchtrennt. Nun kann man je nach der Ausdehnung des Tumors die Beckenschaufel in der Articulatio sacroiliaca oder besser von der Incisura ischiadica major in Richtung auf den Beckenrand durchsägen. Zur Bildung eines inneren Lappens werden die Weichteile mit dem medialen Ende des zur Freilegung der A. ilica communis angelegten Leistenschnittes in der Längsachse des Oberschenkels durchtrennt und so die beiden Schambeinäste und die Femoralgefäße freigelegt. Diese werden unterhalb des Abganges der A. profunda femoris unterbunden, damit die Aa. circumflexae femoris zur Ernährung des Weichteillappens erhalten bleiben. Mit der GIGLI-Säge durchtrennt man nun in der Symphysenfuge oder besser 1 cm lateral von ihr den horizontalen Schambeinast. Nach Durchtrennung der Mm. obturator externus und internus in Höhe des Foramen obturatum hängt das Becken nur noch an dem M. levator ani. Am Eingang zum kleinen Becken wird die Beckenfascie mit dem Periost bis zum horizontalen Schambeinast mit dem Messer durchschnitten. Nun verbindet man die beiden Endpunkte des vorderen und hinteren Weichteilschnittes, indem man den Hautschnitt zwei Handbreit unterhalb des Perineums um den Oberschenkel zieht. Zuletzt müssen die Adductoren und die unterhalb des Tuber ischii ansetzenden Muskeln durchschnitten werden. Die temporäre Abklemmung der A. ilica communis wird nunmehr aufgehoben. Sämtliche blutenden Gefäße werden sorgfältig gefaßt und unterbunden. Die Naht der Weichteile, Drainage, Hautnaht und Verband beschließen den Eingriff.

Das Verfahren ist verschiedentlich abgewandelt worden. BIER und KULENKAMPFF unterbinden die A. ilica communis nicht, sondern operieren in MOMBURGscher Blutleere, ein Verfahren das heute sicher überholt ist.

PAGENSTECHER durchtrennt zuerst das Schambein, dann die Beckenfascie und die Beckenschaufel. SALITSCHEFF bildet nach der Unterbindung der A. ilica communis nur ganz kurze hintere und innere Lappen. Er konnte trotz radikaler, sehr ausgedehnter Amputation einen vollen Erfolg erzielen und führt dies auf die exakte Blutstillung und die geschickte Lappenbildung zurück.

Das KOCHERsche Verfahren, große Lappen bei Erhaltung der A. ilica communis zu bilden, scheint uns aber zur Vermeidung von Wundrandnekrosen und damit der Infektion der großen Wundhöhle sicherer.

Verfahren von BARDENHEUER und RAVITCH. Das heute übliche Verfahren geht in seinen wesentlichen Teilen auf BARDENHEUER zurück. Diese von ihm wegen Tuberkulose mehrfach erfolgreich durchgeführte Operation ist wiederholt modifiziert worden, ohne das Grundprinzip zu ändern. HELLNER hat sich kürzlich auf Grund der Erfahrungen an zwei eigenen Fällen lebhaft für die Modifikation von RAVITCH eingesetzt.

Die Operation beginnt mit der präliminaren *Unterbindung der Gefäße*, wobei BARDENHEUER die Aa. ilicae externa und interna gesondert unterbindet, RAVITCH nur die A. ilica externa ligiert, während er die A. ilica interna mit Rücksicht auf die wichtige Versorgung der zu erhaltenden Glutäalmuskulatur nur vorübergehend drosselt. Sodann erfolgt die *Loslösung des Darmbeines an der ventralen Seite*, d. h. die Ablösung des M. ilicus und Durchtrennung der Schambeinäste etwa 1 cm neben der Symphyse. Hierbei ist der Unterschied zwischen beiden Verfahren der, daß BARDENHEUER die beiden Schambeinäste getrennt durchsägt, während RAVITCH neben der Symphyse die gemeinsame Durchtrennung vornimmt. Anschließend wird die *Ablösung des Beckens* von der Glutäalmuskulatur durchgeführt und das Darmbein im Iliosacralgelenk oder so weit lateral von ihm, wie es die Größe des Tumors ermöglicht, mit der GIGLI-Säge durchsägt. Zum Schluß wird nur noch die Verbindung zum Perineum hergestellt und damit die Abtrennung von Bein und Beckenhälfte vom Körper vollzogen.

BARDENHEUER hat sich den Eingriff dadurch erleichtert, daß er zunächst nach präliminarer Gefäßunterbindung die Exartikulation des Oberschenkels in der Hüfte unter gleichzeitiger Lappenbildung vornahm. Es folgte dann die Auslösung der Beckenhälfte in der beschriebenen Weise.

Die Technik nach RAVITCH schildern wir nunmehr im einzelnen, wobei wir der Beschreibung HELLNERs weitgehend folgen (Abb. 67—70).

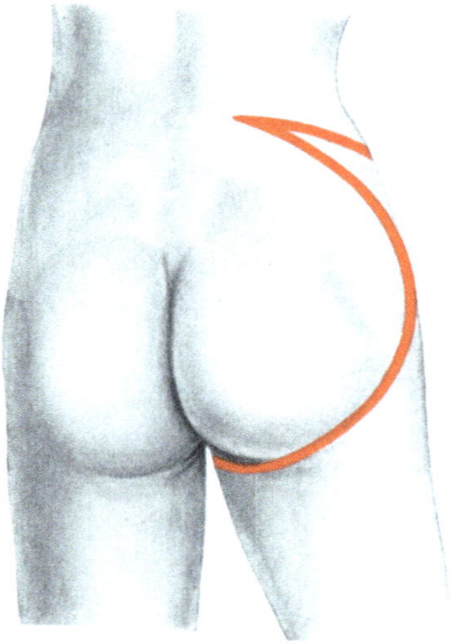

Abb. 67.

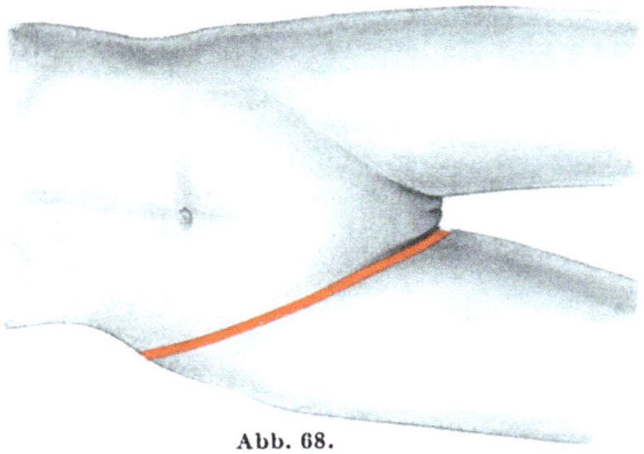

Abb. 68.

Abb. 67 u. 68. *Hemipelvektomie nach* RAVITCH. Der Hautschnitt zieht von der Spina ilica ventralis zur Symphyse. Von hier verläuft er längs des Beckenkammes zur Dorsalseite und umkreist bogenförmig die ganze Gesäßbacke.

Der Eingriff darf nur nach entsprechend sorgfältiger Vorbereitung vorgenommen werden. Der Kranke wird auf die gesunde Seite gelagert, und zwar schräg, so daß das abgespreizte Bein und Becken frei schweben. Die Blase wird entleert und ein Dauerkatheter angelegt.

Der *erste Akt* der Operation wird *von vorn* ausgeführt. Hautschnitt von der Symphyse zur Spina ilica ventralis, von hier längs des Beckenkammes weiterziehend. Das Lig. inguinale wird lateral und medial ausgelöst. Die Mm. rectus und pyramidalis werden in ihrem sehnigen Anteil durchtrennt, die epigastrischen Gefäße unterbunden. Sodann wird das Peritoneum in typischer Weise nach oben abgeschoben und mit breit umwickelten Haken zurückgehalten. RAVITCH unterbindet nur die A. ilica externa und die gleichnamige Vene. Er vermeidet jedoch im Gegensatz zu BARDENHEUER peinlich die Unterbindung der A. ilica interna, die er mit einer weichen Klemme nur temporär drosselt. Warum er sie so sorgfältig schont, ist uns nicht ganz klar, da im Verlaufe der Operation die Glutaealgefäße ja doch beim Austritt aus dem Foramen piriforme unterbunden werden müssen. Nun wird in seinem mittleren Abschnitt der M. ilicus durchtrennt und der N. femoralis nach vorheriger Novocaininfiltration hinter dem M. ilicus ebenfalls durchschnitten. Es folgt die Durchtrennung der Symphyse mit der GIGLI-Säge, nachdem man vorher die Weichteile mit einem Raspatorium abgeschoben hat. Dabei darf die Urethra nicht verletzt werden. Blutet es aus dem retropubischen Venenplexus, so wird Fibrinschaum aufgelegt.

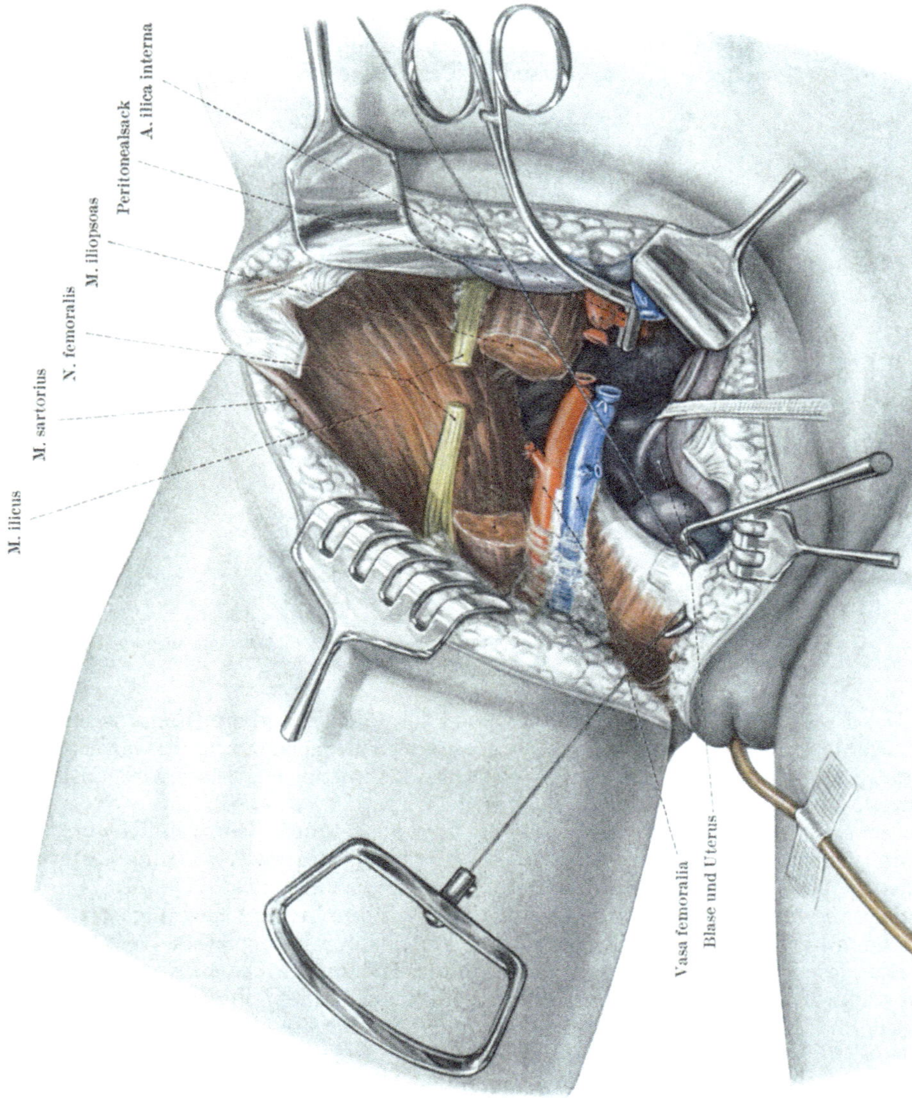

Abb. 69. *Hemipelvektomie nach* RAVITCH. Das Ligamentum inguinale ist lateral und medial ausgelöst, der N. femoralis und der M. psoas sind durchtrennt. Doppelt ligiert und unterbunden sind die A. und V. ilica externa. Die A. ilica interna ist mit einer Klemme gefaßt, temporär gedrosselt. Die Symphyse wird mit der GIGLI-Säge durchtrennt.

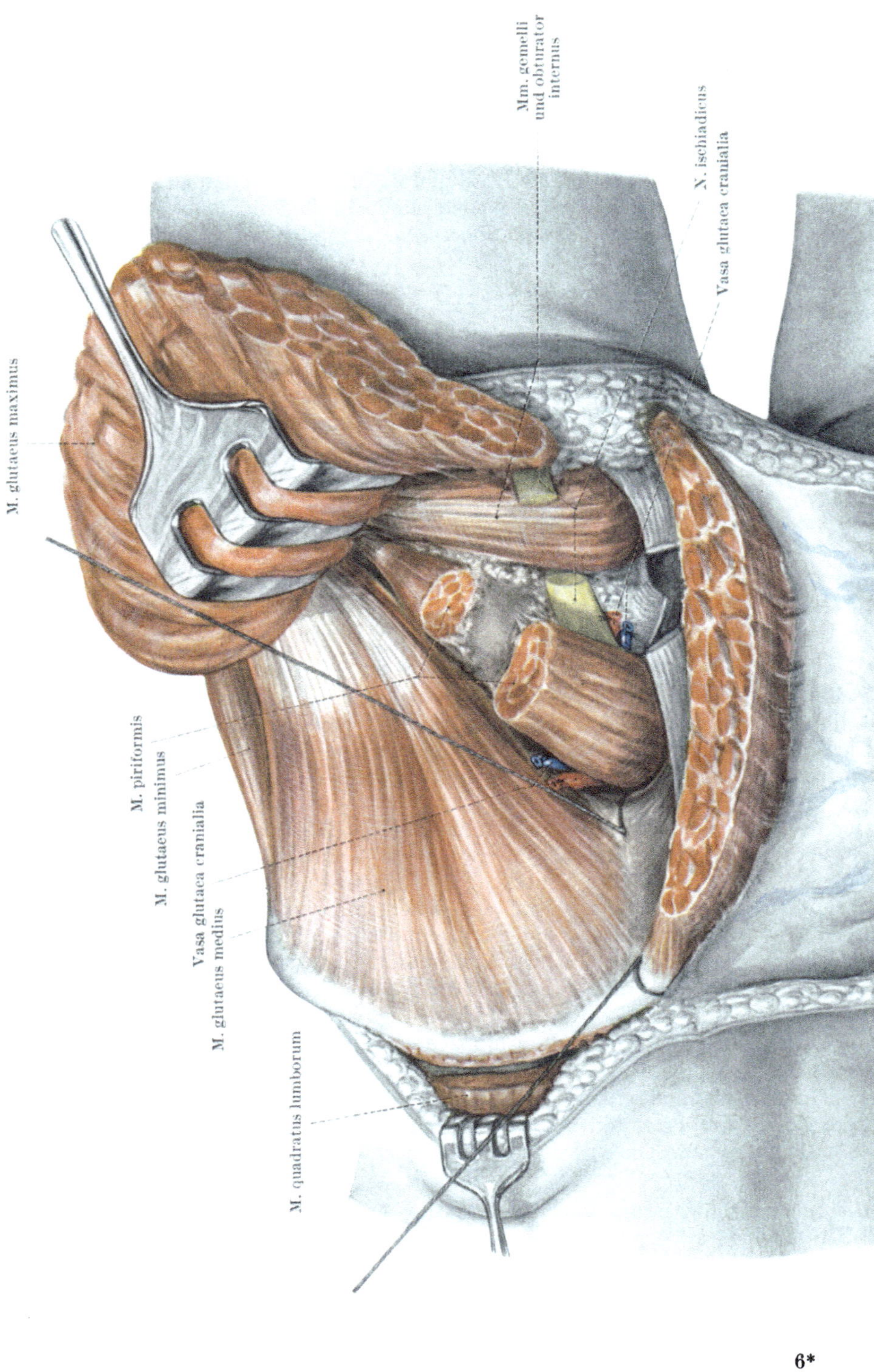

Abb. 70. *Hemipelvektomie nach* Ravitch. Der M. glutaeus maximus ist an seinem medialen Ansatz durchtrennt. Die Vasa glutaea cranialia und die Vasa pudendalia sind unterbunden, der M. piriformis und der N. ischiadicus sind durchschnitten. Von der Beckenschaufel wird der M. quadratus lumborum abgelöst. Der Knochen wird 2 cm lateral vom Sacroilicalgelenk mit der Gigli-Säge durchtrennt. Die Ligg. sacrotuberale und sacrospinale sind durchschnitten.

Der *zweite Akt* der Operation wird von *dorsal* durchgeführt, *wobei der Kranke nicht umgelagert werden muß*. Der Schnitt umkreist bogenförmig die ganze Gesäßbacke. Am Scham- und Sitzbein trifft er wieder auf den vorderen Schnitt. Durchtrennung von Haut und Unterhautfettgewebe. Der große Haut-Fettlappen wird stumpf nach medial abgeschoben. An seinem medialen Ansatz wird der M. glutaeus maximus durchtrennt. Wenn man den Muskel nach vorn oben umklappt, kann man das Foramen piriforme mit dem M. piriformis darstellen. Im Foramen supra- und infrapiriforme werden die Aa. glutaeae cranialis und caudalis und die Vasa pudendalia interna unterbunden. Der Muskelbauch des M. piriformis wird durchschnitten, die Nervenstämme des N. ischiadicus, N. glutaeus caudalis und des N. cutaneus femoris dorsalis werden nach vorheriger ausreichender Novocaininfiltration durchtrennt. Es folgt die Durchtrennung der Ligg. sacrotuberale und sacrospinale. Von der Beckenschaufel wird der M. quadratus lumborum abgelöst.

Nun durchsägt man mit einer GIGLI-Säge im Sacroiliacalgelenk oder, wenn dies die Ausdehnung des Tumors erlaubt, 2 cm lateral von ihm das Darmbein. Dann wird das Bein gesenkt und stark abduziert. Die letzten sich anspannenden Mm. levator ani und ischiocavernosus werden durchtrennt, wodurch sich Beckenhälfte und Bein vom Rumpf lösen. Der große Hautlappen wird nach medial zurückgeschlagen, in den oberen und unteren Wundwinkel werden ausreichende Drains eingelegt, um eine Ansammlung von Blut in der großen Wundhöhle zu verhüten. Subcutan- und Hautnähte, Verband. Der Dauerkatheter bleibt 6 Tage liegen.

c) Eingriffe an den Nerven.

α) Intrapelvine extraperitoneale Durchtrennung des N. obturatorius (Abb. 71—74).

Indikation. Die Durchtrennung des N. obturatorius ist bei Spasmen der Adductorenmuskulatur angezeigt. Bei Kindern und Jugendlichen ist es gleichgültig, ob man die Tenotomie der Adductoren oder die Nervenresektion ausführt. Bei Erwachsenen sollte man jedoch der Tenotomie den Vorzug geben, da häufig bei zentralen Nervenerkrankungen nach der Obturatoriusresektion Adductorenspasmen auftreten können. STOFFEL empfiehlt die Resektion in dem Aufzweigungsgebiet innerhalb der Adductoren, doch wird heute allgemein die Resektion nach dem Vorschlag von SELIG intrapelvin extraperitoneal ausgeführt.

Technik. Der Rectusrandschnitt bietet den günstigsten Zugangsweg. Man kann jedoch auch in der Mittellinie oder, wenn man in einer Sitzung doppelseitig resezieren will, von einem Pfannenstielquerschnitt eingehen. Wir empfehlen den Rectusrandschnitt und verlängern ihn nach caudal fast bis zum Leistenband. Nach Durchtrennung der Rectusscheide und der Bauchmuskulatur werden Peritoneum und Blase mit einem Stieltupfer nach medial abgeschoben und dann mit großen Haken zur Seite gehalten. Den N. obturatorius findet man dicht vor der Linea innominata und verfolgt ihn bis zum Foramen obturatum. Hier wird der Nerv stumpf von seinen Begleitgefäßen befreit, mit zwei Nervenhäkchen gefaßt und auf einer Strecke von 2 cm reseziert (Abb. 71—74).

β) Die intrapelvine extraperitoneale Resektion des N. obturatorius und die teilweise Resektion des N. femoralis, kombiniert mit einer Schrägdurchtrennung des M. iliopsoas.

Indikation. Der Eingriff ist indiziert bei schweren spastischen Zuständen nach Rückenmarksverletzungen, bei denen schon vergeblich die Chordotomie oder die

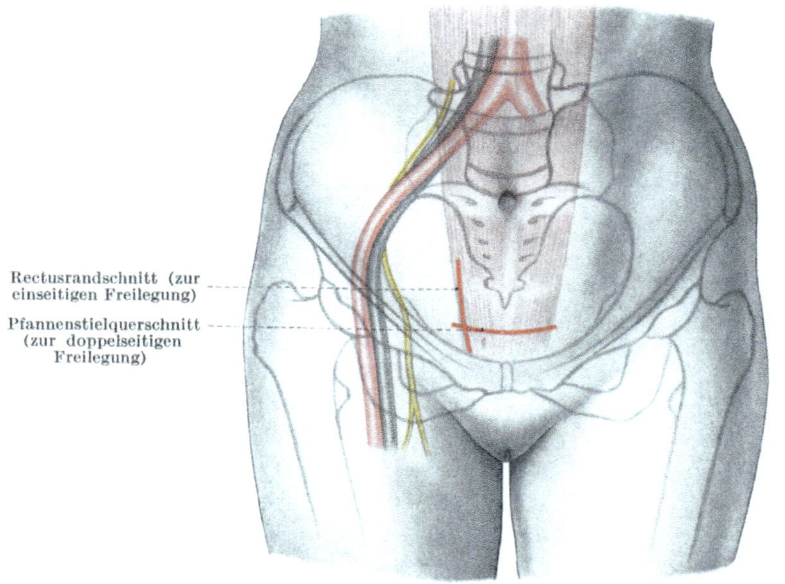

Abb. 71. *Schnittführung zur Resektion des N. obturatorius.*

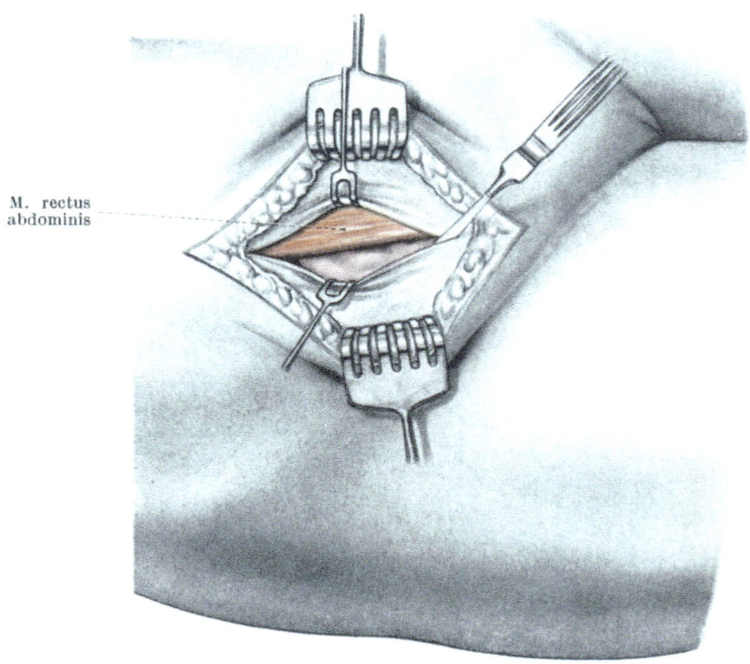

Abb. 72. ***Resektion des N. obturatorius.*** **1. Akt. Rectusrandschnitt, die vordere Rectusscheide ist eröffnet.**

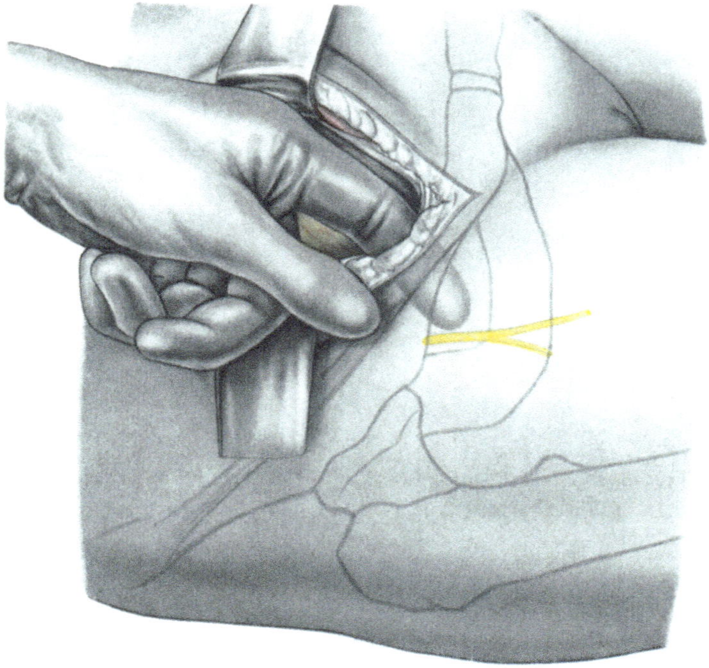

Abb. 73. *Resektion des N. obturatorius.* 2. Akt. Nach Abschieben des Peritoneums nach kranial tastet man mit dem Zeigefinger von innen das Foramen obturatorium und sucht so den Nerven auf.

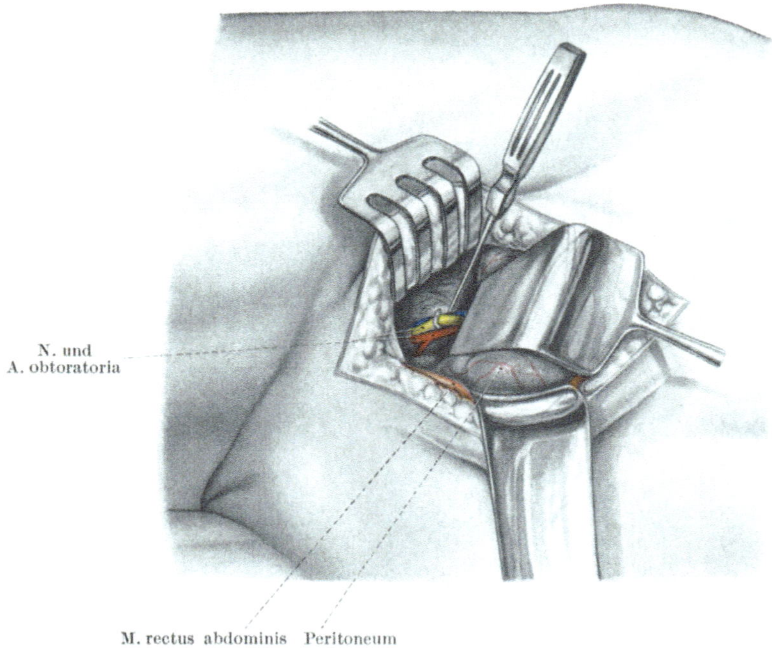

Abb. 74. *Resektion des N. obturatorius.* 3. Akt. Das Peritoneum wird mit einem Spatelhaken beiseitegehalten, der N. obturatorius ist mit einem Häkchen gefaßt und leicht hervorgezogen. Er kann so ohne Schwierigkeiten reseziert werden.

FÖRSTERsche Operation versucht wurden. In einer Sitzung kann man im kleinen Becken die drei Eingriffe vornehmen und erspart so dem Kranken wiederholte Operationen.

Technik. Hautschnitt und weiteres Vorgehen wie bei der Resektion des N. obturatorius (s. oben). Nachdem das Peritoneum nach medial abgeschoben ist, wird zunächst der N. obturatorius reseziert. Nun wird der am lateralen Rande des M. iliopsoas verlaufende N. femoralis stumpf freipräpariert. Der Nerv wird elektrisch gereizt und so der Ast für den M. sartorius festgestellt. Dieser wird mit einer KOCHER-Sonde unterfahren und in einer Ausdehnung von 2 cm rese-

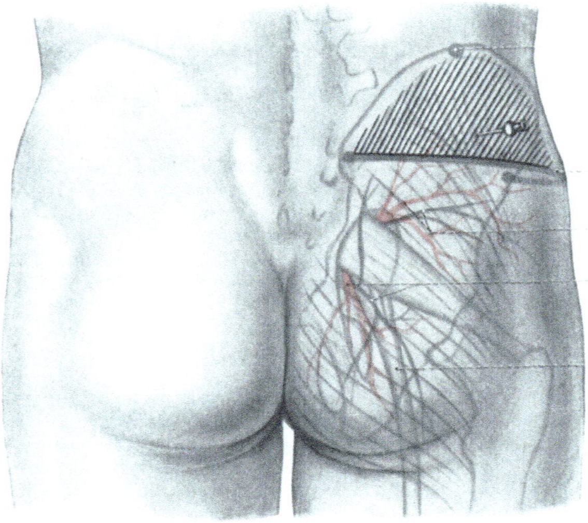

Abb. 75. *Feld zur Einspritzung in die Gesäßmuskulatur.* Sämtliche Injektionen sollen stets innerhalb des oberen, äußeren Quadranten nahe der kranialen Begrenzung des Gesäßes vorgenommen werden. Die Verbindungslinie zwischen der Spina ilica dorsalis cranialis und Spina ilica ventralis soll man nach distal nicht überschreiten.

ziert. Abschließend wird zum Ausgleich der Beugekontraktur des Hüftgelenkes der M. iliopsoas auf einer KOCHER-Sonde schräg von oben außen nach innen unten durchtrennt.

d) Intramuskuläre Einspritzungen in der Gesäßgegend (Abb. 75).

Indikation. Wegen seiner außerordentlichen Häufigkeit soll dieser Eingriff an den Weichteilen des Beckengürtels hier gesondert besprochen werden. Die Gesäßgegend wird mit Vorliebe wegen ihrer mächtigen Muskelmassen für intramuskuläre Einspritzungen gewählt. Hier können auch tiefere intramuskuläre Depots gesetzt werden als an anderen Körperstellen. Die Erfahrung beweist aber immer wieder, daß durch mangelnde Berücksichtigung der anatomischen Verhältnisse, also der in der Tiefe verlaufenden Gefäße und Nerven, erhebliche Schädigungen gesetzt werden können. Insbesondere ist der N. ischiadicus bei unsachgemäßer Einspritzung gefährdet. Man soll stets bedenken, daß seine Lähmung nicht nur durch Injektion in den Nerven selbst, sondern nach Art des Medikamentes bereits bei Applikation in näherer oder selbst größerer Entfernung des Stammes verursacht werden kann. Auch Injektionen, die zu weit medial nach dem Kreuzbein zu liegen, führen gelegentlich zu Nekrosen und zum Decubitus.

Technik. Intramuskuläre Einspritzungen sollen stets innerhalb des oberen äußeren Quadranten, nahe der kranialen Begrenzung des Gesäßes, vorgenommen werden. Die Verbindungslinie zwischen der Spina ilica dorsalis cranialis und Spina ilica ventralis soll man nach distal nicht überschreiten. Im Bereiche dieses Quadranten besteht keinerlei Gefahr einer Schädigung von Gefäßen oder Nerven (Abb. 75).

Literatur.

ALBEE: Reconstruction and plastic operation. J. Med. Assoc. **18**, 1345 (1925). — ALLEN: Orthopedic and reconstructive surgery. Philadelphia: Saunders 1921.

BARDENHEUER: Ein Operationsverfahren bei ausgedehnter Beckencaries. Zbl. Chir. **1897**, 149. ~ Über die Resektion der Synchondrosis sacroiliaca wegen Tuberkulose. Zbl. Chir. **1899**, 1329. — BIER: Zur Blutleere an der unteren Körperhälfte nach MOMBURG. Dtsch. med. Wschr. **1909**, 45.

ERLACHER: Die Technik des orthopädischen Eingriffs. Wien: Springer 1928.

FÖRSTER: Aussprache zur Behandlung der Adduktorenspasmen. Verh. dtsch. orthop. Ges. **16**, 48 (1921).

GAENSLEN: Sacro-iliac arthrodesis. Indications. Author's technic and endresults. J. Amer. Med. Assoc. **89**, 24, 2031 (1927). Ref. in Z.org. Chir. **41**, 878 (1928).

HELLNER: Zur Technik der Hemipelvektomie. Chirurg **4**, 169 (1953).

KLEINSCHMIDT: Operative Chirurgie. Berlin: Springer 1948. — KOCHER: Chirurgische Operationslehre. Jena: Gustav Fischer 1907. — KULENKAMPFF: Über Resektion einer Beckenhälfte und Exarticulatio interilio-abdominalis. Bruns' Beitr. **68**, 768 (1910).

LANGE, M.: Orthopädisch-chirurgische Operationslehre. München: J. F. Bergmann 1951. — LUDLOFF: Ischiadicusoperationen. Zbl. Chir. **50**, 19.

PAGENSTECHER: Über die Exarticulatio interilio-abdominalis in Blutleere nach MOMBURG. Arch. klin. Chir. **90**, 160 (1909). — PRIBRAM: Die operative Behandlung der Bauchschüsse im Spätstadium. Wien. klin. Wschr. **1917**, 1.

RAVITCH: Hint-quarter amputation. Surgery (St. Louis) **26**, 199 (1949). — RITTER: Notfallchirurgie. Stuttgart: Ferdinand Enke 1940.

SALITSCHEFF: Exarticulatio interilio-abdominalis. Arch. klin. Chir. **60**, 57 (1900). — SELIG: Tenotomie oder Nervenoperationen bei Spasmen an der unteren Extremität. Münch. med. Wschr. **1913**. ~ Die intrapelvine extraperitoneale Resektion des N. obturatorius und anatomische Studien über die Topographie dieses Nerven. Arch. klin. Chir. **103**, 994 (1914). ~ Zur extraperitonealen Resektion des N. obturatorius bei Spasmen der Adduktoren. Z. angew. Anat. **1**, H. 2, 97 (1914). ~ Aussprache zur Behandlung der Adduktorenspasmen. Verh. dtsch. orthop. Ges. **15**, 479 (1920). ~ Surgical approach to obturator foramen. J. Bone Surg. **16**, 950 (1934). — SMITH-PETERSEN: Sacrocoxitis. J. Bone Surg. 8, 1 (1924). — STOFFEL: Die spastischen Lähmungen. Verh. dtsch. orthop. Ges. **26**, 177 (1931).

TAYLOR: Diskussionsbemerkung zur Hemipelvektomie. Chirurgenkongreß 1950. Langenbecks Arch. u. Dtsch. Z. Chir. **267**, 21 (1951).

6. Eingriffe am Hüftgelenk.

Allgemeine anatomisch-physiologische Vorbemerkungen (Abb. 76).

Das Zusammenspiel von drei Kugelgelenken im Bereiche des *Schultergürtels* bringt es mit sich, daß der Ausfall des Schultergelenkes durch die beiden anderen Gelenke weitgehend ausgeglichen werden kann. Allerdings erschöpft sich hiermit die funktionelle Kompensation. Gerade umgekehrt liegen die Verhältnisse am *Hüftgelenk*. Die knöchernen Teile des Beckengürtels können nicht nennenswert gegeneinander verschoben werden, daher obliegt die Durchführung der Bewegungen des Beines gegenüber dem Stamm ausschließlich dem Hüftgelenk. Der notwendige funktionelle Ausgleich wird hier nicht durch die „Schulter" des Beines geschaffen, sondern durch die Lendenwirbelsäule und das gegenseitige Hüftgelenk, die zu entsprechenden Hilfsstellungen und -bewegungen veranlaßt werden. Bei der *Wahl der günstigsten Versteifungsstellung* soll daher dieser Hilfsmechanismus stets Berücksichtigung finden (Abb. 76).

Das Hüftgelenk ist ein „*Nußgelenk*“. Kopf und Pfanne sind eng ineinandergepaßt wie die Nuß in die Schale. Gegenüber den mechanisch hergestellten Nußgelenken hat das Hüftgelenk eine wesentlich freiere Beweglichkeit, da die Pfanne in ihrem Umfange kleiner und daher nicht geeignet ist, den Kopf in seiner Lage festzuhalten. Beide Gelenkteile werden vielmehr ausschließlich durch den atmosphärischen Luftdruck aneinandergehalten, wobei das Labrum glenoidale als Ventil wirkt. Zum Auslösen des Gelenkkopfes genügt es also nicht, den Kapsel-

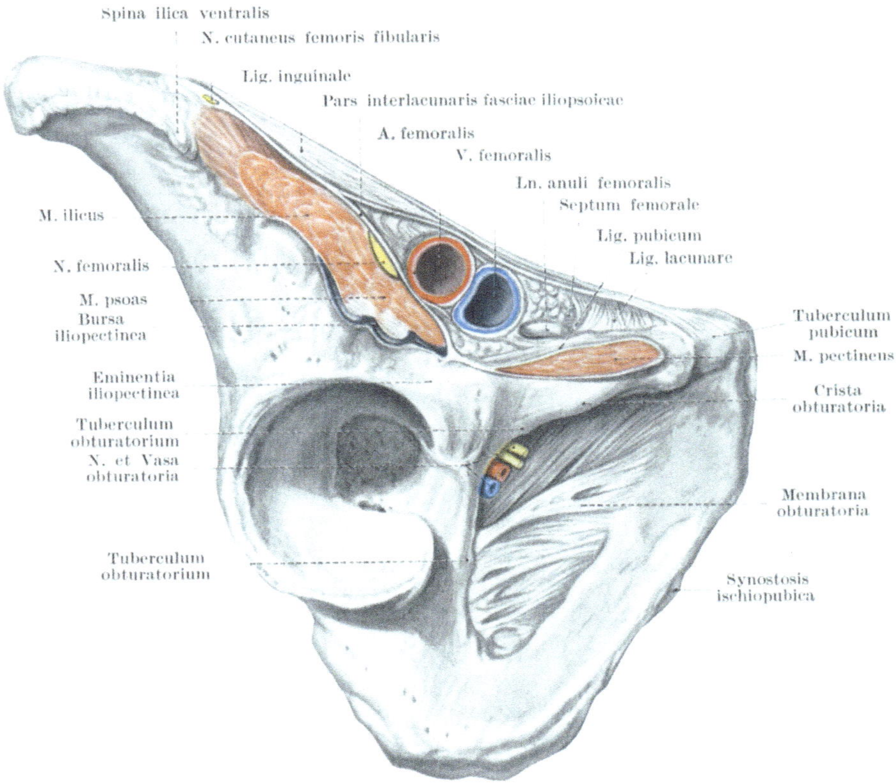

Abb. 76. *Gefäß- und Muskelpforte unter dem Leistenband* (nach v. LANZ-WACHSMUTH).

und Bandapparat zu durchtrennen, vielmehr muß man die Gelenklippe einkerben, um Luft einströmen zu lassen. Erst dann lösen sich die Gelenkteile voneinander.

Seit den klassischen Versuchen der Gebrüder WEBER wissen wir, daß der auf die Pfannenfläche des Hüftgelenkes wirkende Druck dem Gewichte der unteren Extremität gleich ist, daß das Bein also beim Gehen wie „ein Pendel ohne Reibung“ schwingt. Dieses Gleichgewicht verändert sich erst bei pathologischen Veränderungen.

Für den Chirurgen ist ferner von besonderer Bedeutung, daß das Hüftgelenk im Gegensatz zum Schultergelenk von dicken Weichteilpolstern umgeben ist, die sowohl der *Diagnostik* als auch dem *operativen Vorgehen* weit mehr Schwierigkeiten entgegenstellen. Zudem führt die enge Lagebeziehung eines der kraftvollsten Hüftmuskeln, des M. iliopsoas, zum retroperitonealen Raum bei intra- oder retroperitonealen Entzündungsvorgängen häufig zu *schmerzhaften Beugekontrakturen* des gesunden Hüftgelenkes, so daß die Differentialdiagnostik gelegentlich sehr erschwert sein kann.

a) Eingriffe am Hüftgelenk selbst.

α) Punktion des Hüftgelenkes.

Die Indikation zur Punktion des Hüftgelenkes wird nach den üblichen Gesichtspunkten gestellt. Die Punktion wird also entweder als *diagnostisches* Verfahren zur Entnahme von Flüssigkeit aus dem Gelenkinnern oder als *therapeutische* Maßnahme zur Instillation von Medikamenten vorgenommen.

Der *diagnostischen* Hüftgelenkpunktion kommt eine besondere Bedeutung zu. Im Gegensatz zu den übrigen Gelenken des Körpers ist das Hüftgelenk von so

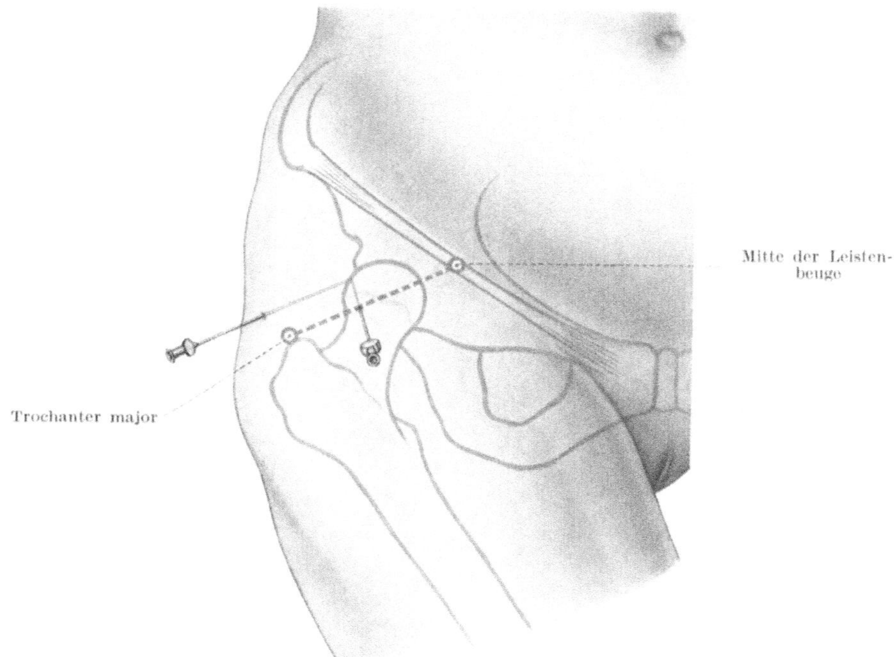

Abb. 77. *Punktion des Hüftgelenkes von ventral.*

starken Weichteilmassen umgeben, daß die Diagnostik der Gelenkinfektion sehr erschwert ist. Weder der Nachweis eines Gelenkergusses, noch einer Gelenkinfektion ist durch klinische Untersuchungsmethoden, jedenfalls in den Frühstadien, mit Sicherheit zu führen. Schmerzhafte Kontrakturstellungen können durch entzündliche Prozesse der Nachbarschaft verursacht sein. So bleibt häufig der einzige sichere Weg zum Nachweis und zur näheren Bestimmung der Erkrankung des Gelenkes selbst die frühzeitige diagnostische Punktion.

Daß auch die *therapeutische* Punktion seit Beginn der chemotherapeutischen und antibiotischen Ära erheblich an Bedeutung zugenommen hat, braucht nicht besonders betont zu werden.

Die Punktion des Hüftgelenkes kann von ventral und von lateral erfolgen.

Punktion von ventral (Abb. 77).

Zur Orientierung zieht man sich eine Hilfslinie, die von der Spitze des großen Trochanter bis zur Mitte des Leistenbandes verläuft. Die Einstichstelle liegt in der Mitte dieser Linie und damit unmittelbar am Außenrande des M. sartorius. Sie liegt zugleich lateral des N. femoralis, die Nadel wird etwa senkrecht durch Haut und subcutanes Fett in die Tiefe geführt. Gelegentlich tastet man hier das Tuberculum ilicum und die von ihm entspringende Rectussehne. Die Nadelspitze liegt dann etwas zu weit kranial und muß um ein Geringes gesenkt werden. Sie dringt dann durch den M. ilicus hindurch und trifft auf den Spalt der Bursa iliopectinea. Hier ist es zweckmäßig, zunächst einmal anzusaugen, um festzustellen, ob es sich vielleicht nur um eine eitrige Entzündung des Schleimbeutels handelt. Ist dies nicht der Fall, so führt man unter leichtem Druck die Nadel

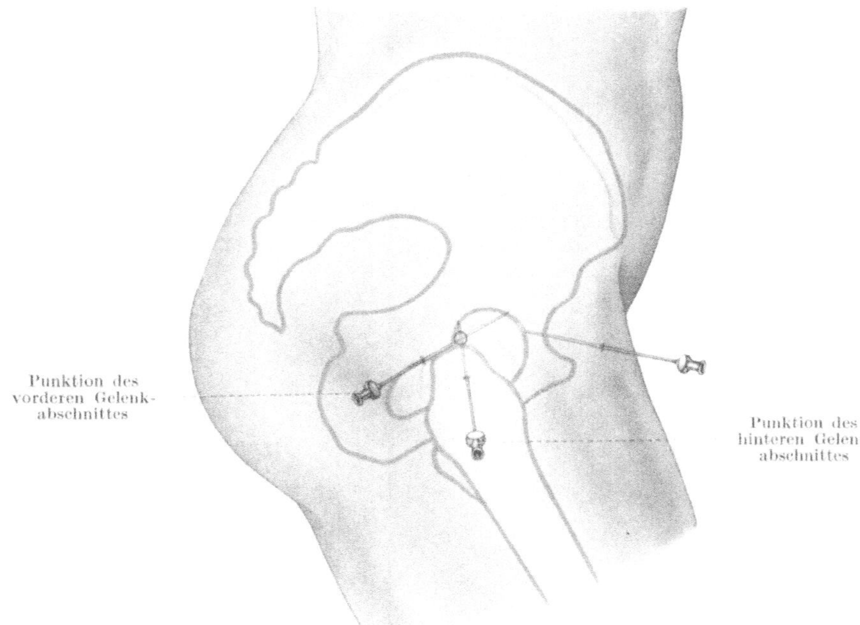

Abb. 78. *Punktion des Hüftgelenkes von lateral.*

durch das derbe Lig. iliofemorale bis in das Gelenk. Durch diese bequeme Art des Vorgehens wird allerdings nur der ventrale Kapselabschnitt erreicht (Abb. 77).

Punktion von lateral (Abb. 78).

Will man die lateralen und die dorsalen Kapselabschnitte erreichen, so wählt man zweckmäßig die laterale Einstichstelle. Durch starke Adduktion wird die Spitze des großen Trochanter gesenkt, zugleich werden die Mm. glutaeus medius und minimus angespannt. Die Trochanterspitze liegt nun in der Höhe des lateralen und des dorsalen Kapselansatzes. Man wählt die Einstichstelle unmittelbar über der Trochanterspitze und kann nun je nach Wunsch rein frontal in den lateralen oder mehr dorsal in den dorsalen Kapselabschnitt eindringen (Abb. 78).

β) Drainage des Hüftgelenkes.

Indikation. Wie alle Gelenkdrainagen ist heute auch das Indikationsgebiet der Hüftgelenkdrainage stark eingeschränkt worden. Insbesondere am Hüftgelenk vermeidet man Drainagen, die bei diesem unzugänglichen Gelenke nicht den ausreichenden Eiterabfluß sichern und zudem durch das Hinzutreten einer Sekundärinfektion die Prognose für das Gelenk verschlechtern. Bereits während des zweiten Weltkrieges hat man sich, ohne noch die antibiotischen und chemotherapeutischen Mittel zu besitzen, auf Grund schlechter Erfahrungen nicht mit Drainagen aufgehalten, sondern sich zunehmend der frühzeitigen Resektion zugewandt.

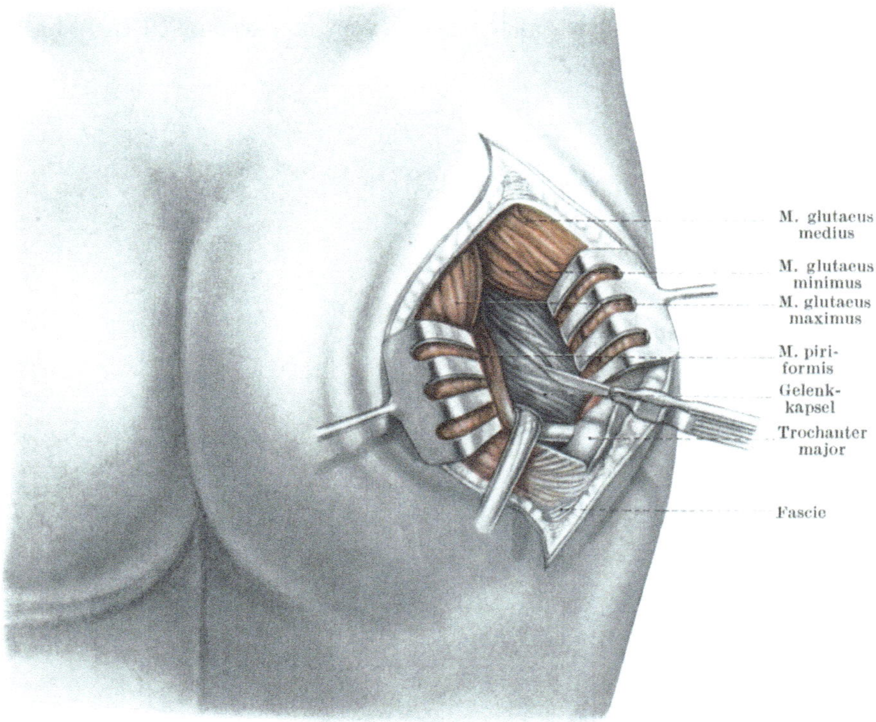

Abb. 79. *Drainage des Hüftgelenkes von dorsal.* Der große Gesäßmuskel ist in seiner Faserrichtung auseinandergespalten, mit dem hinteren Rand des M. glutaeus medius wird er unter einen Haken genommen. Nachdem man den M. piriformis nach dorsal verzogen hat, trifft man auf die Gelenkkapsel, die in Längsrichtung eröffnet wird.

Wenn man sich schon in einem Ausnahmefalle zu einer vorübergehenden Drainage entschließt, so soll jedenfalls *niemals allein die ventrale Drainage* gewählt werden, da sie keinerlei Abflußmöglichkeiten bietet und sich unvermeidlich ein Eitersee ansammelt. In der Regel genügt die dorsale Drainage, man kann diese jedoch auch zum Zwecke des Durchspülens mit der ventralen kombinieren.

Drainage von dorsal (Abb. 79).

Der Hautschnitt zieht entsprechend dem Faserverlauf des M. glutaeus maximus bis zum Trochanter major. Der große Gesäßmuskel wird in seiner Faserrichtung getrennt und auseinandergehalten. Der hintere Rand des M. glutaeus medius wird gleichfalls auf den Haken genommen und nach ventral verzogen. In der Tiefe trifft man nun auf den M. piriformis, der nach dorsal gehalten wird, so daß der dorsale Kapselbereich freiliegt. Die Kapsel kann nun durchtrennt und damit das Gelenk eröffnet werden. Wird ein größerer Zugang notwendig, so kann man auch den M. piriformis durchtrennen.

Wir haben schon darauf hingewiesen, daß am Hüftgelenk der Kontakt zwischen den beiden Gelenkkörpern außerordentlich eng ist. Im Falle eines Gelenkempyems wird daher durch die Drainage allein nicht ausreichend Abfluß geschaffen. Wir haben daher während des Krieges häufig das von LÄWEN insbesondere für das Kniegelenk empfohlene Verfahren der partiellen Resektion

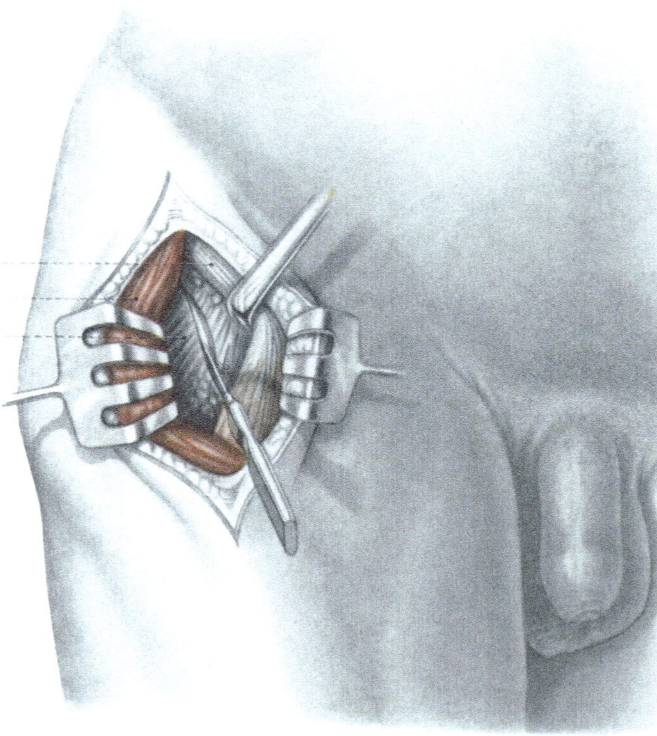

Abb. 80. *Drainage des Hüftgelenkes von ventral.* Der Hautschnitt beginnt etwas medial und caudal von der Spina ilica ventralis und führt in der Oberschenkelachse nach distal. Der M. sartorius wird nach lateral und der M. rectus nach medial verzogen. Unter dem Fettgewebe stößt man auf das Lig. iliofemorale und die Gelenkkapsel, die mit einem Skalpell in ihrem lateralen Bereich eröffnet wird.

mit bestem Erfolg angewandt. Es wird mit einem Meißel ein kleiner Teil der caudalen Kopfkappe abgeschlagen und so dem Abfluß ein breiter Weg geöffnet (Abb. 79).

Drainage von ventral (Abb. 80).

Sie kommt nur zusätzlich zur dorsalen Drainage in Frage. Der Hautschnitt beginnt etwas medial und caudal von der Spina ilica ventralis und führt etwa 10 cm in der Oberschenkelachse nach distal. Manche Autoren verziehen nunmehr den M. sartorius nach medial, wir bevorzugen das Vorgehen von KLAPP, der nach Spaltung der Fascia lata den medialen Rand des M. sartorius freilegt und diesen Muskel stark nach lateral verzieht. Nun wird die Sehne des M. rectus stark nach medial, der in gleicher Ebene liegende M. tensor fasciae latae nach lateral verzogen. Das nunmehr vorliegende Fettgewebe wird unter sorgfältiger

Blutstillung durchtrennt und man erreicht, etwas nach medial vordringend, das Lig. iliofemorale mit der darunter liegenden Gelenkkapsel, die mit einem Skalpell in ihrem lateralen Bereich eröffnet wird (Abb. 80).

γ) Die Arthrotomie des Hüftgelenkes.

Indikation. Die Arthrotomie des Hüftgelenkes dient vor allem der Entfernung von freien Körpern oder Fremdkörpern. Hier ist die Entfernung von Fragmenten nach Trümmerbrüchen des Oberschenkelkopfes besonders zu erwähnen.

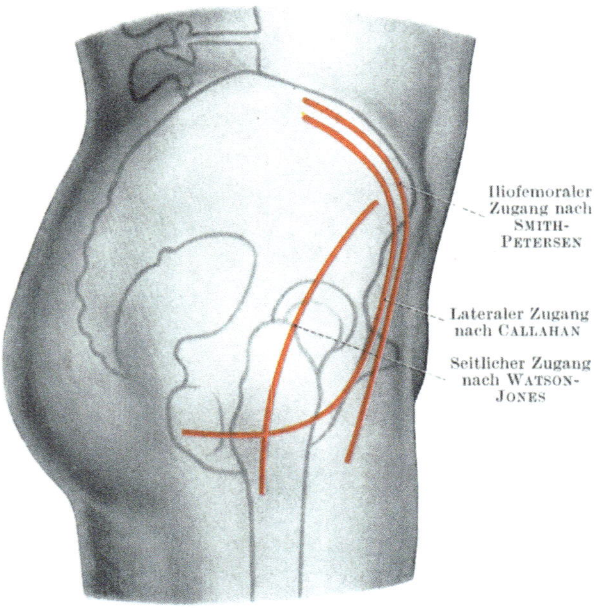

Abb. 81. *Hautschnitte zur Eröffnung des Hüftgelenkes.*

Die laterale Arthrotomie (Abb. 81—85).

Indikation. Genügt nicht eine kleinere Arthrotomie, sondern ist ein Überblick über das ganze Hüftgelenk notwendig, so bedarf man eines breiten Zuganges. Dieser ist am besten von lateral zu gewinnen. Wir verwenden mit Vorliebe den von LEXER empfohlenen seitlichen Schnitt, der einfach durchzuführen ist und einen ausgezeichneten Überblick über das ganze Gelenk gibt. Erweist sich nach der Besichtigung des Gelenkes ein weiterer Eingriff, etwa eine Resektion oder Plastik, als notwendig, so kann man die Operation, gegebenenfalls unter geringer Erweiterung der Schnittführung, bequem auf diese Weise beenden (Abb. 81, 82).

Außer diesem in Deutschland gebräuchlichen sind noch einige andere wertvolle Verfahren mit seitlichem Zugang zu schildern.

Technik nach LEXER u. a. Das Verfahren, das in mehr oder weniger abgewandelter Form auch von anderen Chirurgen, wie OLLIER, v. MIKULICZ und PAYR angegeben wurde, ist von LEXER noch einmal zusammenhängend dargestellt worden.

Großer, bogenförmiger Weichteilschnitt, der dorsal und caudal der Spina ilica ventralis beginnt und unter dem Trochanter major herumführt. Der Tractus iliotibialis wird quer durchtrennt und der M. glutaeus maximus in seinem dorsalen Anteil in der Faserrichtung eingeschnitten, wodurch die Bildung des Weichteillappens vorbereitet wird. Nunmehr wird der Trochanter major mit einem breiten Meißel mit seinen Muskelansätzen tangential und etwas schräg nach oben abgeschlagen und nach oben gehalten. Dieser große Lappen enthält die Trochanterspitze mit den Ansätzen der Mm. tensor fasciae latae, des M. glutaeus medius und M. glutaeus minimus. Man blickt nun auf den Schenkelhals und kann ihm entlang vorgehend die Kapsel erreichen und eröffnen.

Für die einfache Aufklappung genügt dieses Vorgehen vollständig. Es ist dann in der Regel nicht notwendig, die Außenrotatoren, wie etwa den M. piriformis oder den M. quadratus femoris, zu durchtrennen.

Wird es erforderlich, zur ausreichenden Übersicht den Kopf zu luxieren, so kerbt man nach Eröffnung der Kapsel die Gelenklippe ein, um die Auslösung zu erleichtern.

Zur Beendigung der Operation werden Kapsel und Bandapparat wieder sorgfältig vernäht, der Trochanter mit Nagel oder Schraube und mit Periostnähten an seiner Abschlagstelle fixiert, die durchtrennte Muskulatur und der Tractus iliotibialis durch Nähte wieder vereinigt und für längstens 2mal 24 Std eine Gummilasche oder ein Gummirohr eingelegt. Die Ruhigstellung erfolgt im Abduktionsgipsverband, je nach Art des Eingriffes für mindestens 3 Wochen.

Dieses Vorgehen wird auch für die größeren Eingriffe am Hüftgelenk selbst gewählt und noch einmal im Zusammenhang bei der Arthroplastik geschildert.

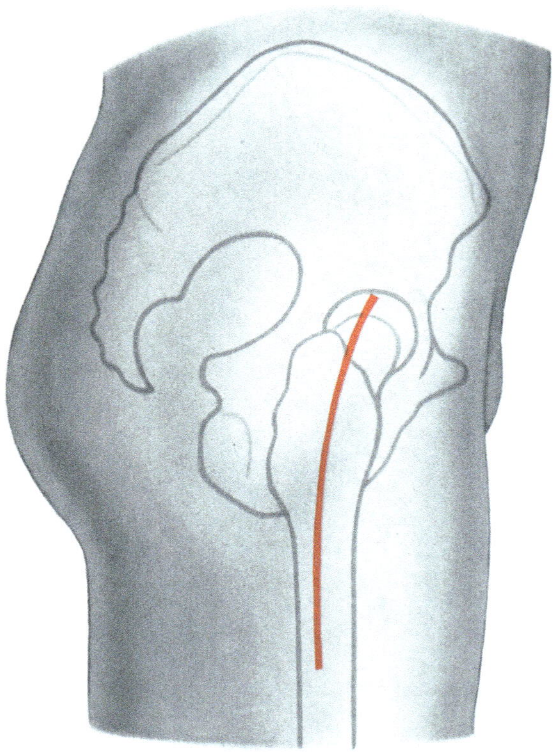

Abb. 82. *Seitliche Eröffnung des Hüftgelenkes, gleichzeitig Zugang zum proximalen Femurende.*

Technik nach CALLAHAN. Das Verfahren wurde anatomisch von CALLAHAN entwickelt und gemeinsam mit CUBBINS und SCUDERI bei der Behandlung der Oberschenkelhalsfrakturen empfohlen.

Der Schnitt beginnt etwas distal der Spina ilica ventralis und erstreckt sich caudal bis etwa handbreit unterhalb des Trochanter, den er dorsalwärts in Form eines Hockeyschlägers umläuft. Der Zwischenraum zwischen dem vorderen Rande des M. tensor fasciae latae und dem M. sartorius wird dargestellt und nach oben und unten erweitert. Die Fascia lata wird im distalen Wundbereich quer durchtrennt. Der M. tensor fasciae latae und der M. glutaeus medius werden mit einem Haken nach dorsal verzogen, der M. rectus femoris nach medial, die Äste der Vasa circumflexa femoris fibularia werden unterbunden und durchtrennt. Die Unterbindung dieser Gefäße und von zwei oder drei arteriellen Ästen ermöglicht eine fast blutleere Annäherung an das Gelenk. Werden der M. ilicus und der laterale Anteil des M. rectus femoris nach medial verzogen, so wird das Hüftgelenk sichtbar (Abb. 83).

Technik nach WATSON-JONES. WATSON-JONES führt einen Schnitt, der etwas unterhalb und seitlich von der Spina ilica ventralis beginnt und in einem leichten, nach dorsal konvexen Bogen über den Trochanter major und dann noch etwas weiter in der Längsachse des Femurschaftes verläuft. Wiederum sucht man sich die Grenze zwischen M. glutaeus medius und M. tensor fasciae latae auf, um zwischen beiden in die Tiefe zu gehen. Nach Spaltung des M. glutaeus minimus in der Faserrichtung wird die darunter liegende Kapsel an ihrer oberen ventralen Seite der Länge nach eingeschnitten. Mitunter muß der M. vastus lateralis an seiner Ursprungsstelle etwas eingekerbt oder in der Längsrichtung gespalten werden.

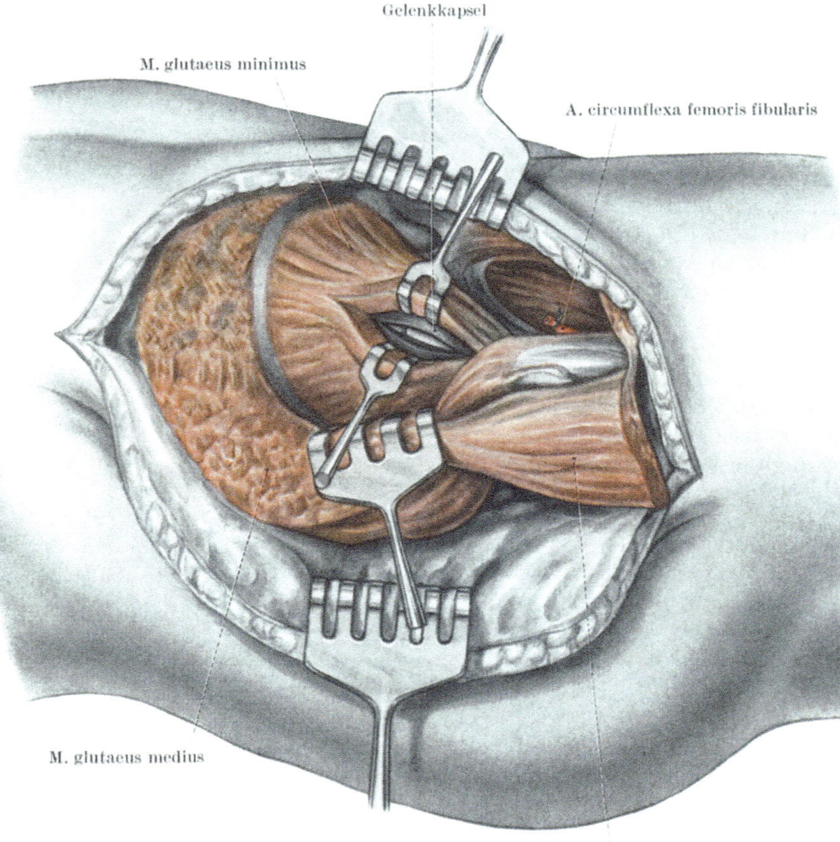

Abb. 83. *Laterale Eröffnung des Hüftgelenkes nach* CALLAHAN. Man geht zwischen dem vorderen Rande des M. tensor fasciae latae und dem M. sartorius in die Tiefe. Der M. tensor fasciae latae und der M. glutaeus medius werden nach dorsal, der M. rectus femoris nach medial verzogen. Unterbindung der Vasa circumflexa femoris fibularia. Nach Verziehung des M. ilicus und des M. rectus femoris nach medial wird die Kapsel des Hüftgelenkes sichtbar.

Ist eine noch größere Übersicht erwünscht, so kann der vordere Teil des Ansatzes des M. glutaeus medius vom Trochanter abgelöst werden oder man kann die vordere obere Spitze des Trochanter temporär und im Zusammenhang mit den ansetzenden Muskeln zurückschlagen (Abb. 84).

Technik nach SMITH-PETERSEN. Das Verfahren des vorderen seitlichen Zuganges basiert auf den früheren Arbeiten von v. LANGENBECK und KOCHER. Der Schnitt beginnt am vorderen Drittel des Darmbeinkammes, verläuft zur Spina ilica ventralis und zieht dann in einem Winkel noch 15—20 cm distal zum Oberschenkel. Bedarf man eines noch ausgedehnteren Zuganges, so kann der Schnitt auch noch weiter dorsalwärts über den Darmbeinkamm geführt werden. Die oberflächliche und tiefe Fascie werden gespalten und die Ursprünge des M. tensor fasciae latae und des M. glutaeus medius vom Darmbeinkamm abgelöst. Mit einem Elevatorium wird nun das Periost vom Knochen abgehoben und gemeinsam mit den Muskelansätzen des M. glutaeus medius und M. glutaeus minimus vom Darmbein abgetrennt. Indem man den M. tensor fasciae latae nach

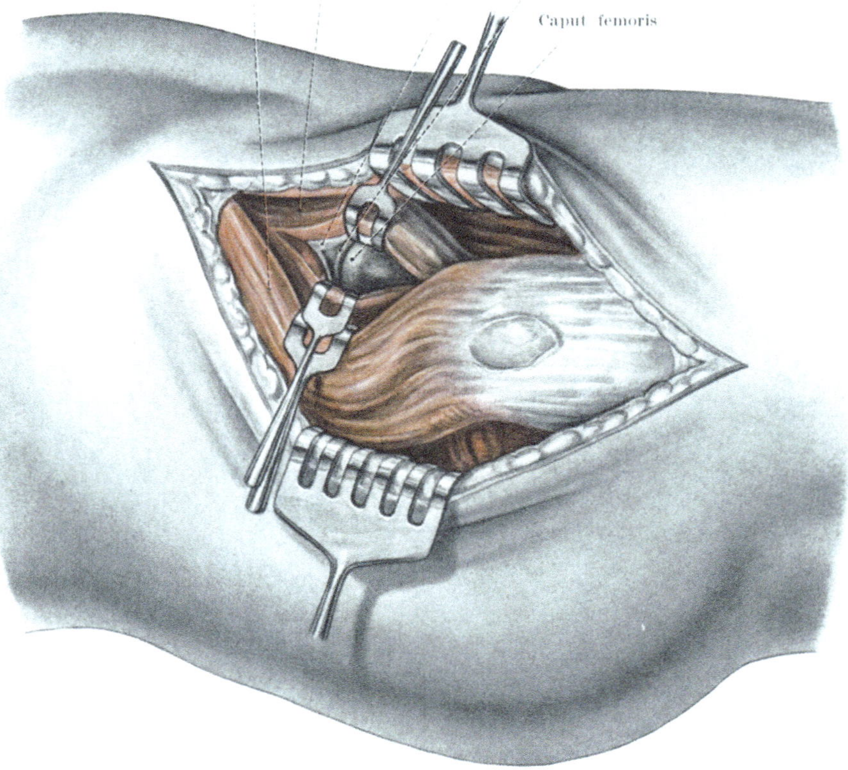

Abb. 84. *Seitliche Eröffnung des Hüftgelenkes nach* WATSON-JONES. Man geht zwischen dem M. glutaeus medius und dem M. tensor fasciae latae in die Tiefe. Nach Spaltung des M. glutaeus minimus in der Faserrichtung wird die darunterliegende Gelenkkapsel an der ventralen Seite incidiert.

dorsal und die Mm. sartorius und rectus femoris nach medial verzieht, arbeitet man sich in die Tiefe. Der aufsteigende Ast der A. circumflexa femoris fibularis, dem man etwa 5 cm caudal vom Hüftgelenk begegnet, soll unterbunden werden. Etwa 2—3 cm unterhalb der Spina ilica ventralis verläuft der N. cutaneus femoris lateralis über den M. sartorius. Er wird auf die mediale Seite gehalten und geschont. Die Kapsel wird quer incidiert, so daß der Oberschenkelkopf und der obere Rand der Pfanne frei liegen. Stellt sich eine temporäre Luxation des Kopfes als notwendig heraus, so wird mit einem gekrümmten Messer das Lig. teres durchtrennt, so daß nunmehr ein freier Zugang zu allen Teilen des Gelenkes besteht (Abb. 85).

Das Originalverfahren ist mehrfach modifiziert worden. So empfiehlt M. LANGE, die subperiostale Ablösung der Gesäßmuskulatur an ihrem knöchernen Ursprung durch die Z-förmige Durchtrennung zu ersetzen. Die Muskeln können auch etwa 1—2 cm von ihrem Ursprung entfernt durchtrennt werden, so daß die spätere Muskelnaht sich ohne Schwierigkeiten durchführen läßt.

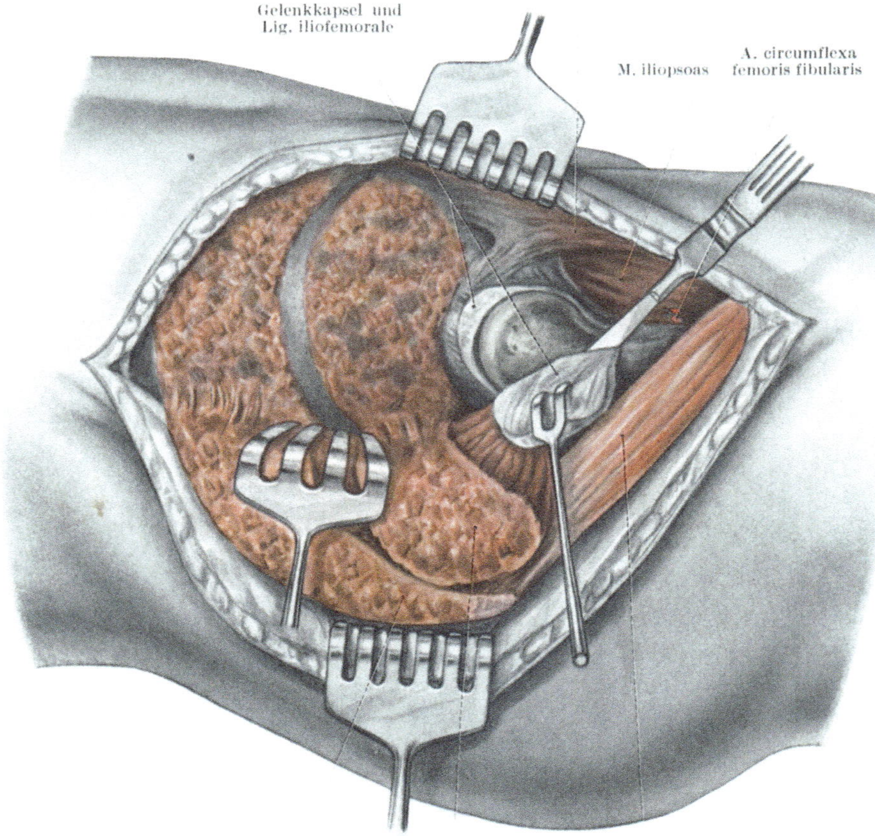

Abb. 85. *Die seitliche Eröffnung des Hüftgelenkes nach* SMITH-PETERSEN. Spaltung der oberflächlichen und tiefen Fascie, Ablösung der Ursprünge des M. tensor fasciae latae und M. glutaeus medius. Der M. tensor fasciae latae wird nach dorsal, die Mm. sartorius und rectus femoris nach medial verzogen. Unterbindung des aufsteigenden Astes der A. circumflexa fibularis. Nach medial wird der N. cutaneus femoris lateralis gehalten und nun die Gelenkkapsel quer incidiert.

Die dorsale Arthrotomie (Abb. 86—88).

Die Technik nach Osborne fußt auf den Verfahren von Kocher und von v. Langenbeck. Wir folgen hier im wesentlichen der Beschreibung Campbells. Der Hautschnitt beginnt etwa 6 cm unterhalb und lateral der Spina ilica dorsalis cranialis und zieht lateral und distal parallel zu den Fasern des M. glutaeus maximus zur hinteren Begrenzung des Trochanter major, dann am hinteren Rande des Trochanter noch etwa 7 cm weiter distal. Die Fasern des M. glutaeus maximus werden in der Richtung des Hautschnittes gespalten. Der Übergang des M. glutaeus maximus in die Fascia lata wird auf einer Strecke von etwa 7 cm gespalten, entsprechend dem vertikalen Schenkel des Hautschnittes. Die Hüfte wird nach einwärts rotiert, die Sehnen der Mm. piriformis, gemelli und obturator internus werden nahe an ihren Ansatzstellen am Trochanter abgetrennt und die Muskelbäuche, die den N. ischiadicus schützen, nach medial zurückgehalten. Nunmehr kommt die Gelenkkapsel in Sicht und sie kann der Länge nach incidiert werden, so daß der dorsale Teil des Schenkelhalses und der hintere Rand der Pfanne sichtbar werden (Abb. 86—88).

Ist ein weiterer Überblick erforderlich, so müssen der M. glutaeus medius nach oben und der M. quadratus femoris nach unten auseinandergezogen werden.

δ) Die Resektion des Hüftgelenkes (Abb. 89—92).

Indikation. Noch im zweiten Weltkriege war bei Hüftgelenkeiterungen die frühzeitige Resektion das Verfahren der Wahl. Nur durch sie ließen sich diese

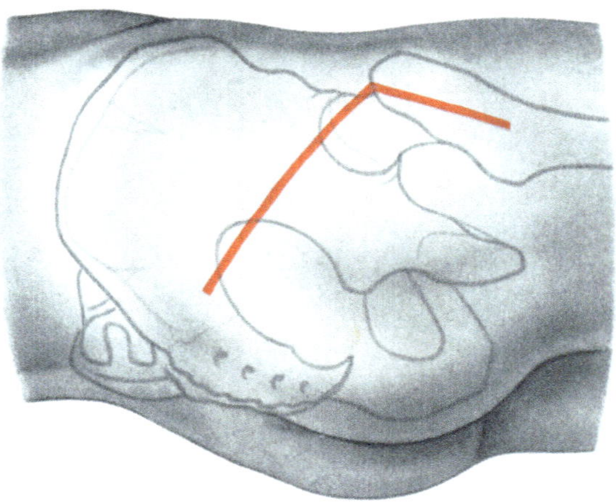

Abb. 86. *Hautschnitt zur Eröffnung des Hüftgelenkes von dorsal nach* OSBORNE. 1. Akt.

schwersten und stets lebensbedrohlichen Zustände beseitigen. Seit Beginn der chemotherapeutischen und antibiotischen Ära wird man, wie bereits oben erwähnt, bei jeder Infektion des Hüftgelenkes zunächst den Versuch einer allgemeinen und lokalen chemotherapeutischen oder antibiotischen Behandlung machen, wobei absolute Ruhigstellung des Hüftgelenkes durch einen Beckengipsverband mit Gipshose der gesunden Seite unerläßlich ist.

Diese konservative Therapie wird durchgeführt nach vorheriger diagnostischer Punktion (s. dort) und Entnahme von Eiter zum bakteriologischen Test. Es folgt dann die Instillation des als wirksam festgestellten Mittels.

Auf diese Weise gelingt es heute in der Regel, der Gelenkinfektion Herr zu werden und große operative Eingriffe zu verhüten. Das gleiche gilt für die spezifischen Erkrankungen, bei denen heute die konservative Therapie gleichfalls im Vordergrund steht.

Gelingt es durch die konservative Therapie infolge Resistenz der Erreger nicht, die Gelenkinfektion medikamentös zu beherrschen und droht die Allgemeininfektion, so dürfte in der Regel die Indikation zur frühzeitigen Resektion gegeben sein. Sie allein ist imstande, dem Eiter ausreichend Abfluß zu verschaffen, den Herd zu sanieren und damit die unmittelbar drohende Lebensgefahr zu beseitigen.

Von den drei klassischen Verfahren eignen sich der hintere Zugang von KOCHER und der seitliche Zugang von OLLIER zur breiten und übersichtlichen Freilegung des Gelenkes, während der vordere Zugang von Barker, Lücke, Schede und Hueter nur für die partielle Resektion, insbesondere zur Entfernung von Kapsel- und Knochenteilen des vorderen Gelenkabschnittes zu empfehlen ist. Zur Gelenkresektion eignen sich je nach Lage des Falles natürlich auch die breiteren Zugänge, die wir im Kapitel „Arthrotomie" beschrieben haben.

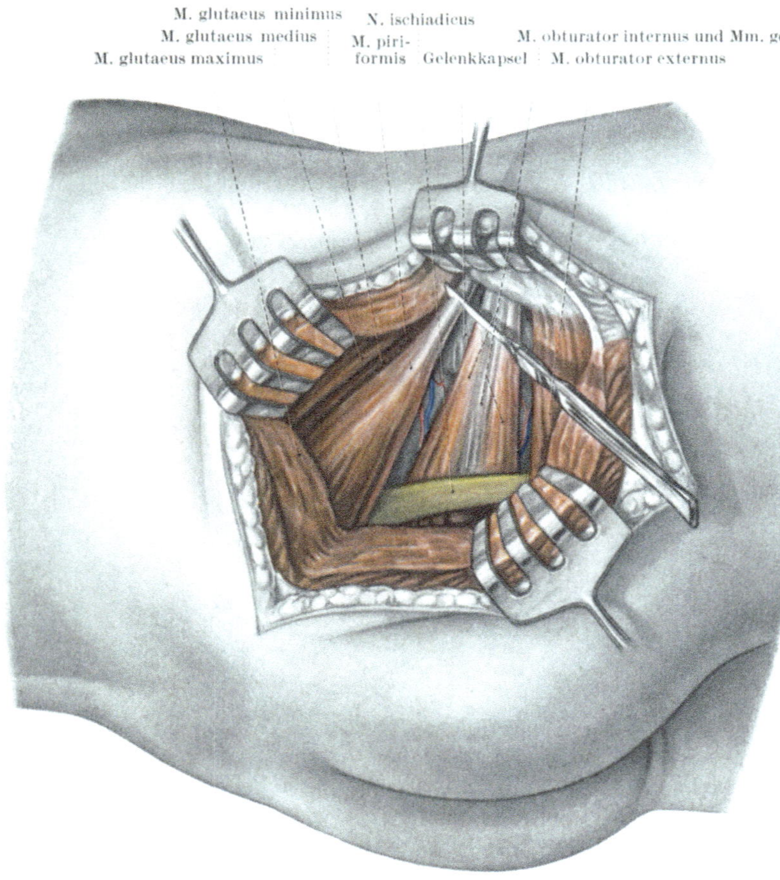

Abb. 87. *Dorsale Arthrotomie des Hüftgelenkes nach* Osborne. 2. Akt. In Richtung des Hautschnittes werden die Fasern des M. glutaeus maximus gespalten. Die Sehnen der Mm. piriformis, gemelli und obturator internus werden am Trochanter abgetrennt.

Technik nach Kocher. Das Vorgehen Kochers stellt eine Vervollkommnung des Verfahrens von v. Langenbeck dar, gibt aber bei größerer Schonung einen besseren Überblick.

Winkel- bzw. Bogenschnitt an der Basis der Hinterfläche des Trochanter major beginnend, von da zur hinteren Trochanterspitze aufwärts und winkelig abbiegend in der Richtung der Faserung des M. glutaeus maximus schräg auf- und medialwärts durch Haut und oft reichliches Fettgewebe. An der Basis des Trochanter major müssen gelegentlich größere Äste der A. circumflexa femoris fibularis unterbunden werden. Die dicke Fascie des M. glutaeus maximus wird gespalten, wodurch das Periost und der die Trochanterspitze in ganzer Breite deckende Ansatz des M. glutaeus medius freigelegt und das Abheben des M. glutaeus maximus erleichtert wird. Der Schnitt wird nun in der Faserrichtung des M. glutaeus maximus unter Trennung seiner Fasern nach kranial und dorsal verlängert, wobei im oberen Winkel wieder einige größere Gefäße versorgt werden müssen. Man dringt nun durch die darunter liegende dünne Fettschicht, um

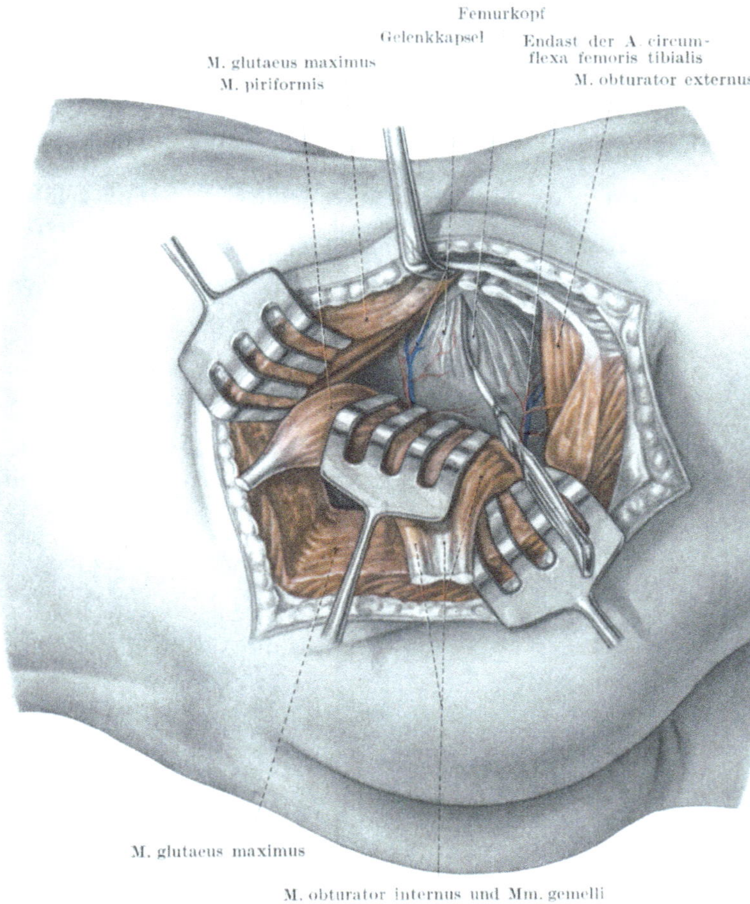

Abb. 88. *Dorsale Arthrotomie des Hüftgelenkes nach* Osborne. 3. Akt. Die am Trochanter abgetrennten Muskeln werden nach medial zurückgeschlagen, sie schützen so den N. ischiadicus. Es kommt die Gelenkkapsel in Sicht, sie wird der Länge nach gespalten. Ist ein größerer Zugang erforderlich, so müssen zusätzlich der M. glutaeus medius nach oben und der M. quadratus femoris nach unten auseinandergezogen werden.

am caudalen Rande des M. glutaeus medius in den Spalt zwischen diesem und dem M. glutaeus minimus einerseits und der Sehne des M. piriformis andererseits zu gelangen. Nun wird die breite Sehne des M. glutaeus medius und darunter die Sehne des M. glutaeus minimus mit Längsschnitten des Knochenmessers bis zur Linea intertrochanterica von Außenfläche und oberem Umfang des Trochanter major nach vorn abgehoben. Hier löst man unter Beugestellung und Auswärtsrotation des Oberschenkels auch den Ansatz des Lig. iliofemorale ab. Nunmehr wird entlang dem oberen Rande der Sehne des M. piriformis die Kapsel gespalten und bei gebeugtem und einwärts rotiertem Oberschenkel der Ansatz der schlanken Piriformissehne in der Fossa trochanterica samt Periost dicht am

Knochen losgelöst. Sodann werden die sämtlichen Außenkreisler im Zusammenhang mit dem Periost oder einer dünnen oberflächlichen Knochenschicht rückwärts abgehoben, nämlich von ventral beginnend die Sehne des M. obturator internus mit den Mm. gemelli und der M. obturator externus. So wird auch die periostale Bedeckung der Innenfläche des Trochanter und der Rückfläche dieses Knochenteiles im Zusammenhange nach hinten abgeschoben.

Auf diese Weise hat man die vom N. glutaeus cranialis versorgten Muskeln, nämlich die Mm. glutaei medius und minimus, nach ventral kranial gegen den M. tensor fasciae latae hinverlagert, welcher dieselbe Nervenversorgung hat und für die spätere Abduktion des Oberschenkels von besonderer Wichtigkeit ist, während die übrigen Muskeln, Mm. glutaeus maximus und obturatorii, welche vom N. glutaeus caudalis vorwiegend versorgt werden, nach hinten im Zusammenhang bleiben. Der M. piriformis wird von einem Ast des N. glutaeus cranialis oder caudalis versorgt, da dieser Ast jedoch sehr früh abzweigt, droht ihm nicht die Gefahr der Verletzung.

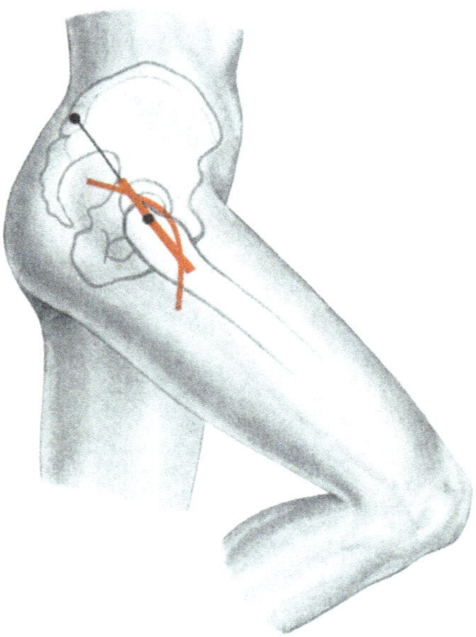

Abb. 89. *Hüftgelenkresektion nach* KOCHER, *modifiziert nach* KÖNIG. 1. Akt. Entweder bogenförmiger Hautschnitt nach KÖNIG oder senkrecht über den Trochanter verlaufender Schnitt nach KOCHER.

Auf diese Weise gelingt es, Oberschenkelkopf, Schenkelhals und, soweit nötig, Trochanter völlig aus ihrer Umgebung zu isolieren und es bleibt nur noch übrig, einige Äste der A. circumflexa femoris tibialis, welche quer über die Kapsel des Oberschenkelhalses verläuft, und gegebenenfalls die A. circumflexa femoris fibularis dort, wo sie an der Basis des Trochanter major unter dem M. vastus fibularis durchtritt und sich um den Oberschenkelknochen herumwindet, zu unterbinden. Die Gelenkkapsel kann nunmehr leicht eröffnet werden, das Labrum glenoidale wird eingeschnitten, das Lig. teres läßt sich durch einen Schnitt von hinten unten bei stark abduziertem, einwärts rotiertem und flektiertem Oberschenkel durchtrennen und der Kopf auf diese Weise nach hinten luxieren, so daß die Pfanne vor Augen liegt. Es kann nun die Resektion in der erforderlichen Ausdehnung vorgenommen werden.

Für die Nachbehandlung empfiehlt sich Ruhigstellung im Gipsverband mit gleichzeitiger Knochenextension. Da man ja in der Regel keine Versteifung, sondern ein bewegliches Gelenk erzielen will, muß durch eine derartige Extension dem unmittelbaren Kontakt der beiden angefrischten Knochenteile entgegengewirkt werden. Bei vorliegender Hüftgelenkeiterung erlaubt nur die Extensionsbehandlung ausreichende Entfaltung und Entleerung des Gelenkes.

Nach Abheilung hängt das weitere Vorgehen ausschließlich von der Lage des Einzelfalles, insbesondere von dem Umfang des entstandenen Knochendefektes ab. Erst nach Abschluß der Heilung wird man also in der Regel entscheiden können, ob die verbleibende Hüftgelenkfunktion ausreichend ist oder ob man durch einen weiteren Eingriff im Sinne einer Hüftgelenkplastik oder einer Arthrodese die Funktion bessern oder gänzlich beseitigen soll.

Technik nach Ollier. Das Vorgehen entspricht genau dem bei der seitlichen Aufklappung (s. S. 95, Abb. 82). Der Scheitelpunkt des nach caudal konvexen Bogenschnittes liegt einige Zentimeter unterhalb der Trochanterspitze. Diese wird abgemeißelt und der Trochantermit seinen Muskelansätzen nach oben zurückgeschlagen.

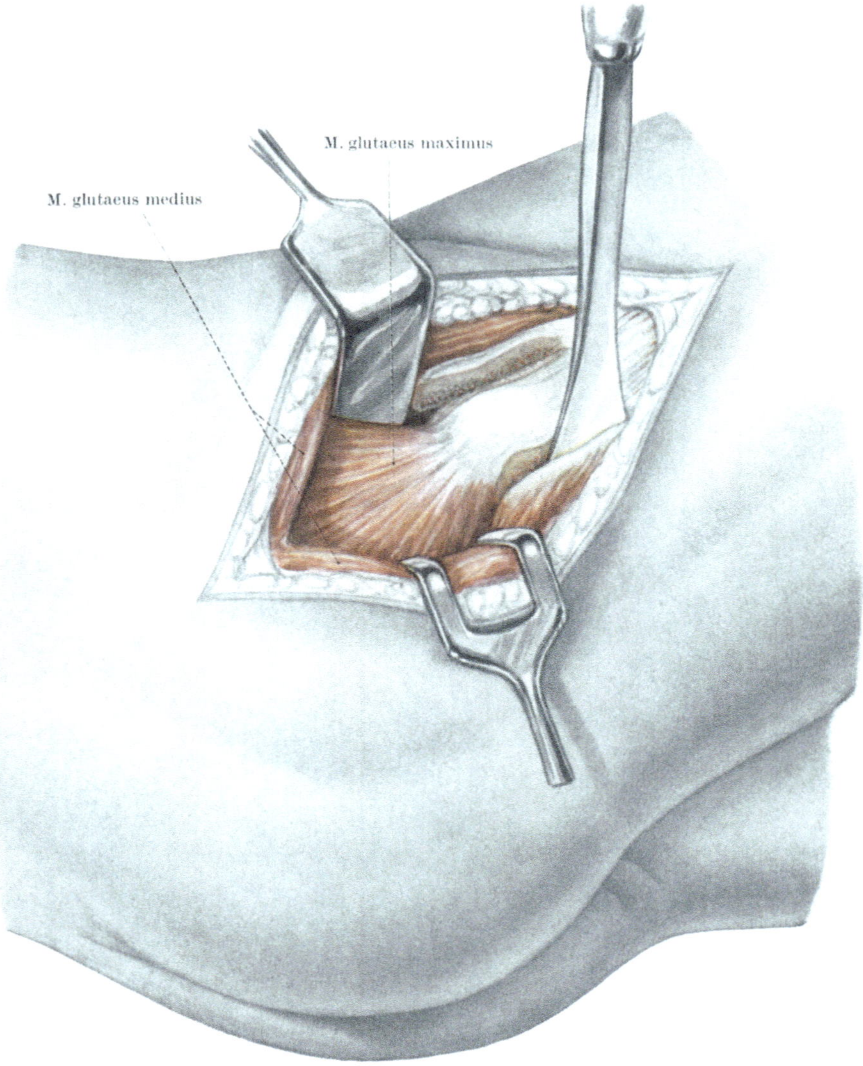

Abb. 90. *Hüftgelenkresektion nach* Kocher, *modifiziert nach* König. 2. Akt. Die Fascie ist gespalten der M. glutaeus maximus wird auseinandergedrängt und die Trochanterspitze subperiostal freigelegt.

Hierzu hat Franz König eine Modifikation angegeben (Abb. 89) in dem Sinne, daß er statt eines gemeinsamen Knochen-Weichteillappen durch Abmeißeln der vorderen und hinteren Trochanterfläche je einen vorderen und einen hinteren Lappen bildet.

Werden der oder die Lappen nun nach kranial verzogen, so liegt der Schenkelhals frei. Die Kapsel kann eröffnet werden, die Gelenklippe kerbt man ein, um durch Einströmen von Luft den Kopf aus der Pfanne leicht zu lösen. Das Lig. teres wird von hinten unten durch Adduktion, Flektion und Innenrotation des Oberschenkels dargestellt und durchtrennt. Läßt sich der Kopf nicht aus der Pfanne luxieren, da die Weichteile noch spannen, so kann man den proximalen Femurschaft noch periostal von seinen Muskelansätzen befreien. Die Abtrennung

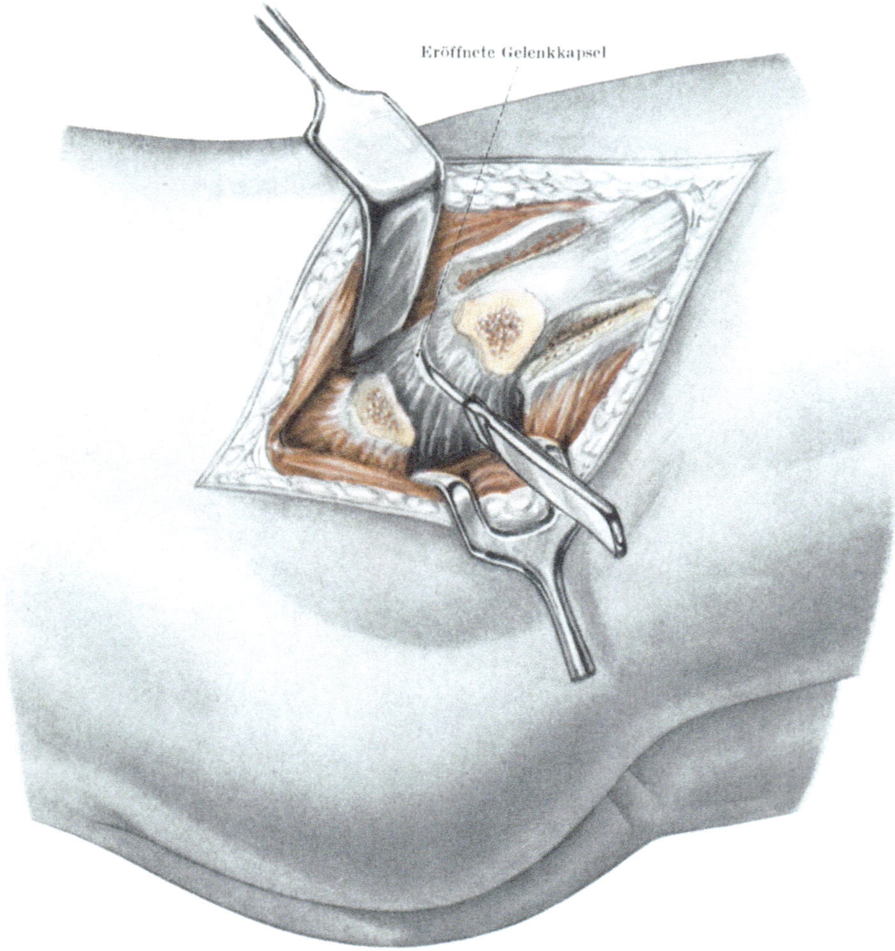

Abb. 91. *Hüftgelenkresektion nach* Kocher, *modifiziert nach* König. 3. Akt. Der Trochanter ist abgemeißelt und die Gelenkkapsel wird mit einem bogenförmigen Schnitt eröffnet.

des Periostes erfolgt in diesen Fällen in typischer Weise durch längs gerichtete Schnitte mit dem Knochenmesser.

Nach durchgeführter Resektion wird die Trochanterspitze oder — falls nach König operiert wurde — werden die beiden vom vorderen und hinteren Trochanter abgeschlagenen corticalen Knochenscheiben wieder durch Schraube oder Nagel an ihrer Entnahmestelle fixiert und durch Periostnähte vereinigt.

Technik nach Hueter. Der vordere Zugang wurde von Barker, Lücke, Roser, Schede entwickelt und von Hueter durch Zufügung eines vorderen Schrägschnittes erweitert. Das Verfahren eignet sich vor allem zu Eingriffen im vorderen Gelenkabschnitt. Der Schnitt beginnt etwas caudal und medial der Spina ilica ventralis und führt etwa 10—15 cm schräg am medialen Rande des M. sartorius entlang zur Schaftachse des Oberschenkels. Der mediale Rand der Mm. sartorius

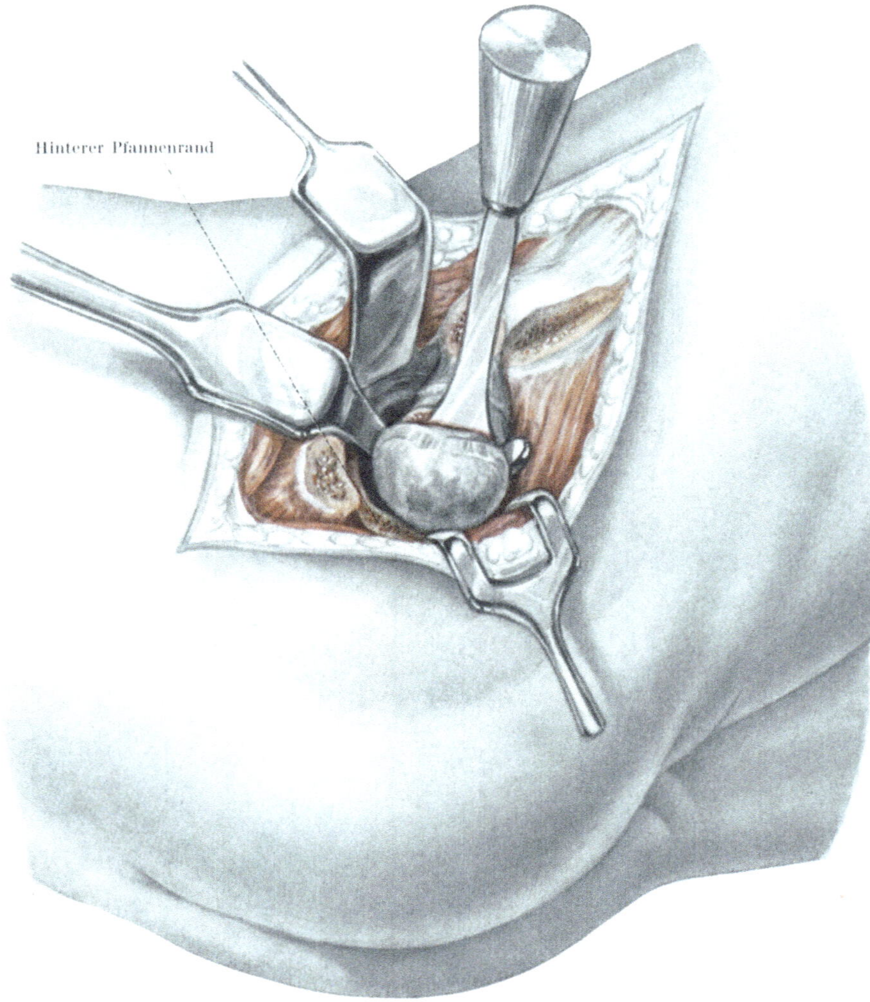

Abb. 92. *Hüftgelenkresektion nach* KOCHER, *modifiziert nach* KÖNIG. 4. Akt. Durch Drehbewegungen des Beines wird der Kopf aus der Pfanne luxiert. Die Pfanne ist bereits angefrischt und der Kopf wird mit einem Meißel abgetragen.

und rectus femoris wird freigelegt, beide Muskeln werden nach lateral verzogen. Durch lockeres Fettgewebe gelangt man nun auf den lateralen Rand des M. ilicus. Dieser wird nach medial verzogen. Zwischen diesen beiden nach medial und lateral eingesetzten Haken gelangt man unmittelbar auf das Lig. iliofemorale. Der Bandapparat und die Kapsel werden gespalten, der Kopf nach Durchtrennung des Lig. teres aus der Pfanne herausgehebelt und die Resektion in dem erforderlichen Umfange durchgeführt.

Dieser Zugang ähnelt also sehr dem bei der vorderen Arthrotomie (s. S. 93) üblichen. Zur Resektion bei Gelenkeiterungen und bei ausgedehnteren Zerstörungen des Gelenkes eignet er sich nicht.

Bezüglich der Weiterbehandlung der Resektionen (Hüftgelenkplastik, Arthrodese) siehe unter den entsprechenden Abschnitten.

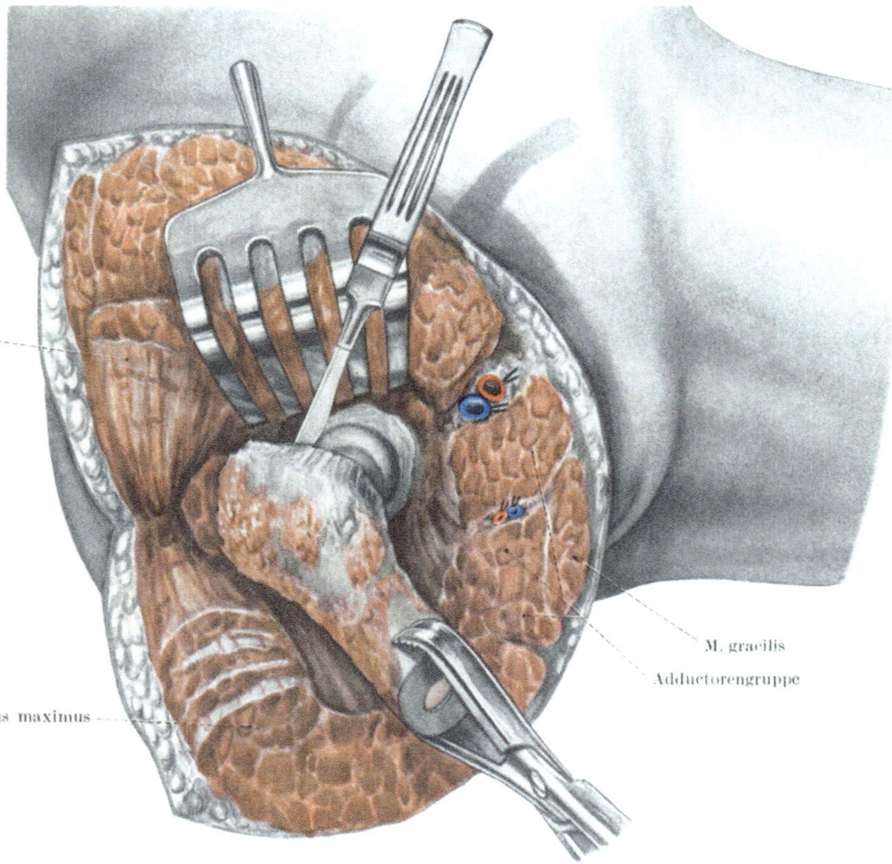

Abb. 93. *Das Amputations-Exartikulationsverfahren.* 1. Akt. Der Knochenstumpf ist mit einer Faßzange gefaßt, die Muskulatur wird mit dem Resektionsmesser abgelöst. Die Kapsel wird unter rotierenden Bewegungen des Knochens quer durchtrennt. Nach Durchschneidung des Lig. teres kann der Kopf aus der Pfanne ausgelöst werden.

ε) Die Exartikulation im Hüftgelenk (Abb. 93—98).

Indikation. Exartikulationen im Hüftgelenk berauben den Stumpf jeglichen knöchernen Haltes. Derartige Stümpfe sind für die Prothesenführung unbrauchbar. Ist die Erhaltung eines kurzen Muskellappens der Oberschenkelmuskulatur noch möglich, so wird wenigstens der Sitz der Prothese erleichtert.

Unter diesen Umständen wird man selbst eine hohe Oberschenkelamputation immer einer Exartikulation vorziehen und von dieser nur dann Gebrauch machen, wenn die radikale Entfernung eines Tumors sie unbedingt verlangt. Entzündliche Erkrankungen sind kein Gebiet der Exartikulation. Hier ist es richtiger, gegebenenfalls ausgedehnt zu resezieren und die Überbrückung des Defektes einer späteren plastischen Operation zu überlassen.

Die Art des operativen Vorgehens hängt grundlegend von der Frage ab, ob die Ausdehnung des Tumors es gestattet, die Weichteile ganz oder teilweise zu belassen und hierdurch den oben angedeuteten Vorteil der Erhaltung eines

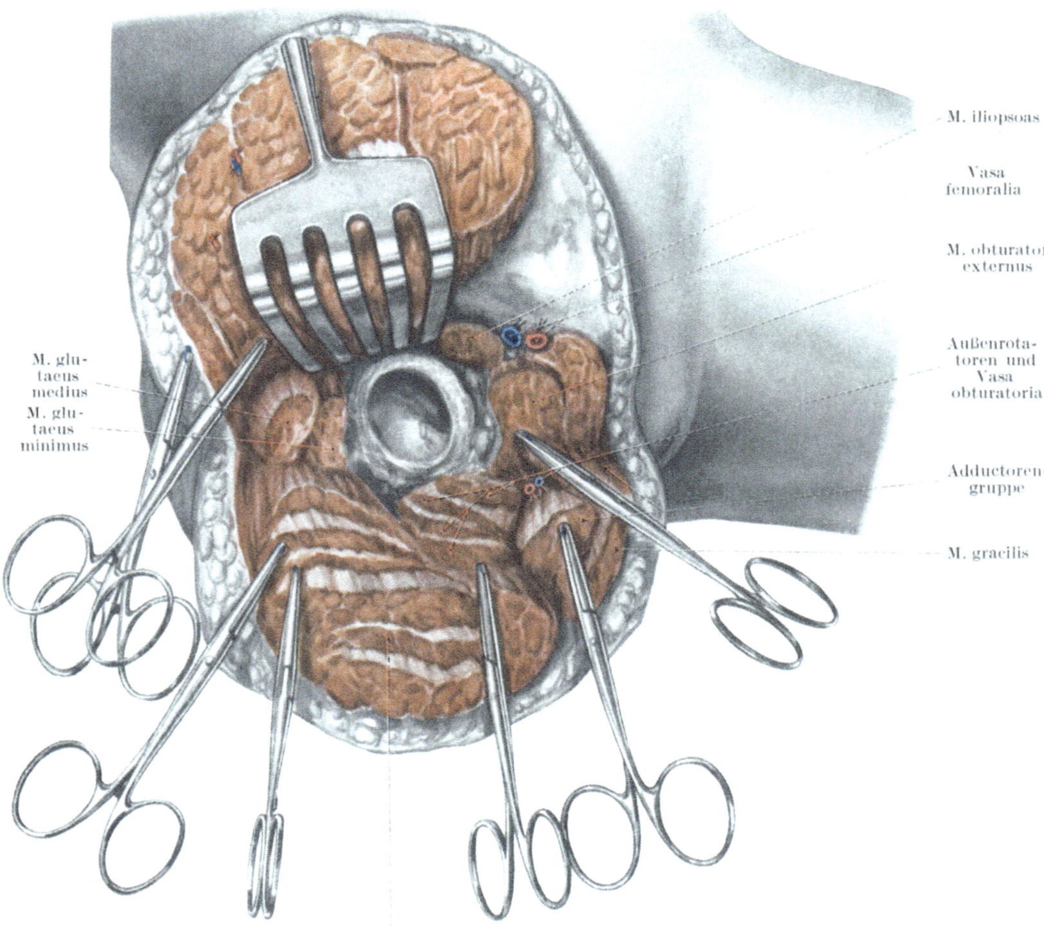

Abb. 94. *Das Amputations-Exartikulationsverfahren.* 2. Akt. Hohe Oberschenkelabsetzung durch einzeitigen Zirkelschnitt. Die Gefäße sind zum Teil gefaßt, zum Teil ligiert, der Knochen durchtrennt. Nun wird lateral ein über den Trochanter nach oben ziehender Schnitt senkrecht auf die Schnittfläche gesetzt.

Muskelstumpfes zu gewinnen. Es ist dann das Standardverfahren der Resektions-Amputationsmethode, wie sie von JORDAN zuerst angegeben, später von KOCHER modifiziert wurde, möglich, ein Verfahren, das wir sinngemäß als *Amputations-Exartikulationsverfahren* bezeichnen möchten.

Sind jedoch auch die Weichteile befallen, so ist dieses Vorgehen nicht mehr möglich und das *Durchstichverfahren* zu wählen. Bei ausgedehnten Tumoren bleibt nur die von BECK und VERNEUILLE angegebene, von ROSE ausgearbeitete *Exstirpationsmethode* als letzte operative Maßnahme übrig.

Technik des Amputations-Exartikulationsverfahrens. Es handelt sich um eine Kombination von hoher Amputation mit anschließender Exartikulation des Restknochens. Je nach den hier zur Verfügung stehenden Weichteilen kann man verschieden vorgehen.

Das einfachste Verfahren ist die hohe Absetzung des Oberschenkels durch einzeitigen Zirkelschnitt. Die Blutleere wird vorübergehend durch digitale Kompression von seiten des Assistenten vorgenommen. Nach Durchtrennung des Weichteilmantels und des Knochens in gleicher Ebene und sorgfältiger Blutstillung, wobei die Femoralgefäße sofort mit Klemmen gefaßt werden, um jeden Blutverlust zu vermeiden, wird lateral ein über den Trochanter nach oben ziehender Schnitt senkrecht auf die Schnittfläche gesetzt und die Muskulatur

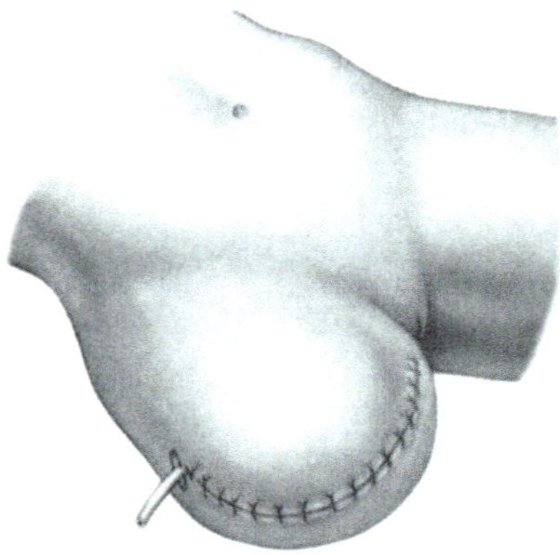

Abb. 95. *Das Amputations-Exartikulationsverfahren.* Hautnaht und Drainage nach Abschluß des Amputations-Exartikulationsverfahrens.

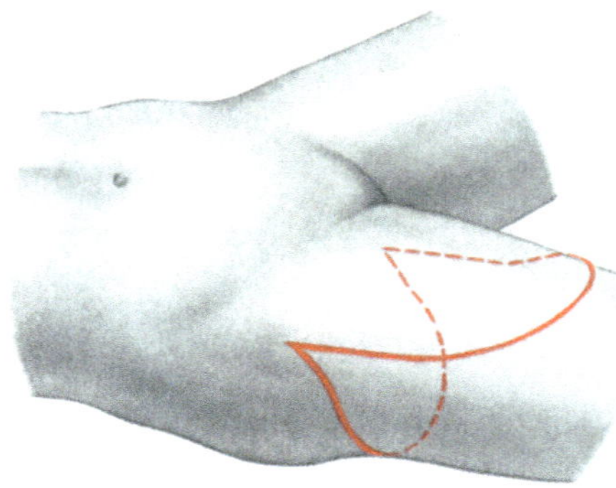

Abb. 96. *Schnittführung bei der Durchstichmethode zur Oberschenkelexartikulation.*

in seinem Bereich durchtrennt. Nun faßt man den Knochenstumpf mit einer Faßzange und löst ihn subperiostal durch längs gerichtete Schnitte mit dem Resektionsmesser von seinen Ansätzen ab. Die Kapsel wird unter rotierenden Bewegungen des Knochens quer durchtrennt, die Gelenklippe eingekerbt und der Kopf aus der Pfanne nach Durchtrennung des Lig. teres ausgelöst. Es wird drainiert, um die Ansammlung eines postoperativen Blutergusses in der großen Wundhöhle zu vermeiden. Die Beuge- und Streckmuskulatur wird sorgfältig vernäht, nachdem nochmals alle Blutpunkte mit Klemmen gefaßt und unterbunden worden sind (Abb. 93—95).

Das Durchstichverfahren hat seine Vorteile, wenn die Weichteile teilweise erkrankt sind. Je nach der Lage des Falles kann man wie üblich einen großen Vorderlappen bilden oder in Ausnahmefällen bei Erkrankungen der vorderen Weichteile einen großen dorsalen Lappen, der zur Deckung des Defektes dann nach vorne geschlagen wird. Auch dieser Eingriff beginnt mit der digitalen Kompression der Femoralgefäße. Es wird sodann das Amputationsmesser ventral des Knochens einige Zentimeter distal vom Leistenband eingestochen und mit sägenden Schnitten zur Bildung eines ventralen Lappens durch die Streckseite des Oberschenkels hindurchgeführt. Die großen Gefäße werden sofort versorgt. Sodann führt man das Messer dorsal des Knochens an der Lappenbasis durch den Oberschenkel hindurch und durchschneidet die Weichteile der Beugeseite senkrecht zur Achse. Durch kreisende Bewegungen des Beines lassen sich dann Schenkelhals und -kopf subperiostal auslösen und der Kopf aus der Gelenkpfanne luxieren. Die Entfernung des unversehrten Knochens aus der Pfanne gelingt allerdings nur nach vorherigem Einkerben des Labrum glenoidale und Durchtrennung des Lig. teres.

Sind die ventralen Weichteile erkrankt und müssen daher entfernt werden, so beginnt man den Eingriff mit der Bildung eines entsprechend großen Lappens auf der Beugeseite und durchtrennt dann die ventralen Weichteile so weit wie notwendig proximal. Der dorsale Weichteillappen muß jedenfalls groß genug sein, um den ventralen Defekt zu decken (Abb. 96—98).

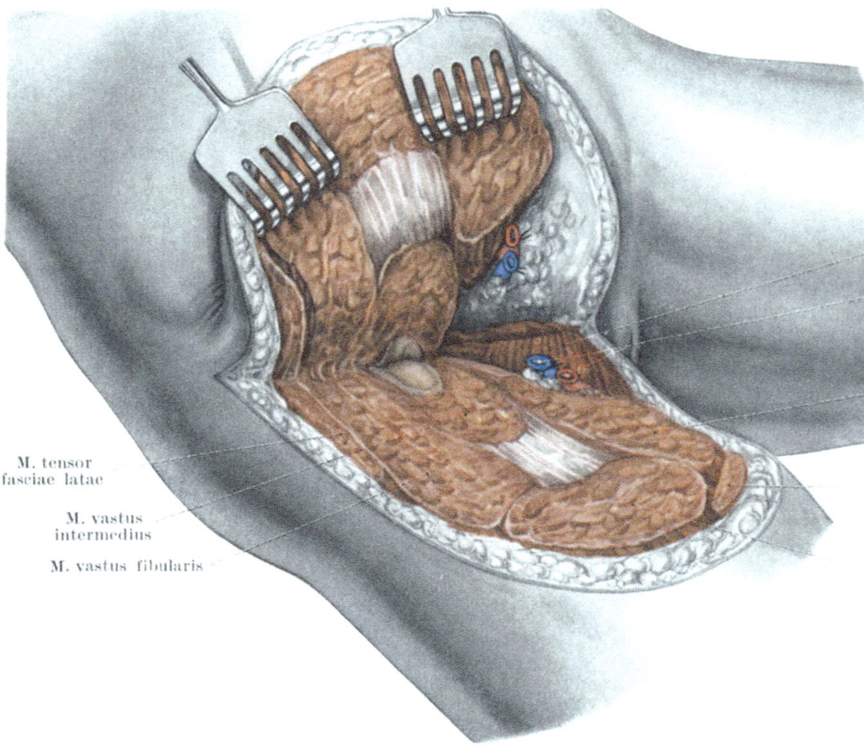

Abb. 97. *Durchstichverfahren zur Oberschenkelexartikulation.* 1. Akt. Der ventrale Lappen ist gebildet, die großen Gefäße sind versorgt.

Das Exstirpationsverfahren geht auf Larrey zurück und wurde dann in verschiedenen Variationen von Cooper, Verneuille, Beck und Rose angewandt. Das Prinzip besteht darin, das ganze Hüftgelenk mit seinen umgebenden Weichteilen wie einen Tumor in toto zu exstirpieren. Insbesondere die ventral liegenden, mit den Leistenknoten in Verbindung stehenden malignen Tumoren, die sich bis in die Gegend des Hüftgelenkes erstrecken, eignen sich für dieses Verfahren, so weit die Operabilität noch aussichtsreich ist und man sich auf Grund der dubiösen Prognose nicht auf eine Bestrahlungsbehandlung beschränken muß.

Eine besondere Technik dieses Verfahrens zu beschreiben, ist nicht möglich, da das operative Vorgehen ganz allein von den jeweiligen Verhältnissen vorgeschrieben wird. Als Hautschnitt wählt man entweder einen hohen Zirkelschnitt oder einen Rakettschnitt mit großem dorsalem Lappen. Von einem auf die Schenkelgefäße gelegten Längsschnitt aus legt man die Femoralgefäße frei und unterbindet sie. Dann geht man in genügendem Abstand von dem Tumor durch die einzelnen Schichten durch, wobei man auf die A. obturatoria, auf die Aa. glutaeae cranialis und caudalis und die A. pudendalis achten muß. Sie werden dargestellt und vor ihrer Durchtrennung unterbunden.

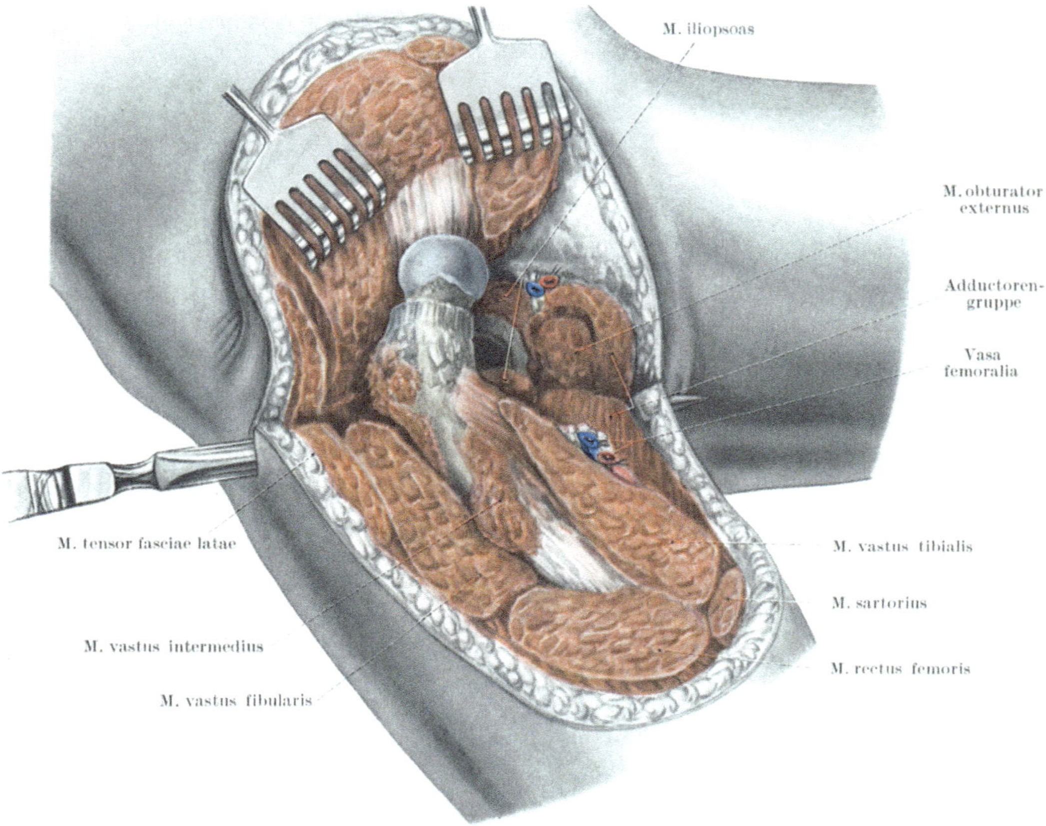

Abb. 98. *Durchstichverfahren zur Oberschenkelexartikulation.* 2. Akt. Das Messer wird dorsal des Knochens an der Lappenbasis durch den Oberschenkel geführt und durchschneidet die Beugeseite des Oberschenkels. Durch kreisende Bewegungen läßt sich der Kopf nach vorheriger Incision des Kapselapparates leicht luxieren.

b) Eingriffe zur Beseitigung, Beschränkung und Wiederherstellung der Gelenkbeweglichkeit.

α) Arthrodese des Hüftgelenkes.

Indikation. Die operative Versteifung des Hüftgelenkes ist immer ein folgenschwerer Eingriff, dessen Berechtigung in jedem einzelnen Falle sehr sorgfältig und mit größter Kritik erwogen werden muß. Abgesehen von der Größe des Eingriffes bringt die Versteifung neben den erwünschten Vorteilen auch unvermeidliche Nachteile mit sich, die auf das tägliche Leben des Kranken einen erheblichen Einfluß haben und daher mit ihm vor der Operation eingehend besprochen werden müssen.

Die Arthrodese, selbst in günstigster Stellung, bedeutet, daß der Kranke nicht mehr ungehindert sitzen kann. Jugendliche können diesen Nachteil noch durch eine vermehrte Biegung der Wirbelsäule ausgleichen, während dies bei älteren Menschen gar nicht oder nur noch wenig möglich ist. Ein Kranker mit einem künstlich versteiften Hüftgelenk wird daher immer auf der Stuhlkante hängen, was für ihn um so lästiger ist, als er als Hüftleidender sowieso vorwiegend zu einer sitzenden Beschäftigung neigt. Daß man eine Hüftgelenkarthrodese nicht doppelseitig ausführen darf, ist eine Selbstverständlichkeit, auf die wohl kaum hingewiesen zu werden braucht.

Aus dem Gesagten geht hervor, daß die *Indikation zur Arthrodese mit größter Zurückhaltung gestellt* werden muß. Es bleiben heute eigentlich nur ausgesuchte Fälle von Lähmungen der Hüftmuskulatur, Gelenkverletzungen und der schmerzhaften Arthrosis deformans übrig, die für die *intraartikuläre* Versteifung in ihrer verschiedenen Form geeignet sind.

Die zweite Gruppe umfaßt die abgeheilten spezifischen, tuberkulösen Hüftgelenkerkrankungen, bei denen die Arthrodese, und zwar nur die *extraartikuläre*, angezeigt ist.

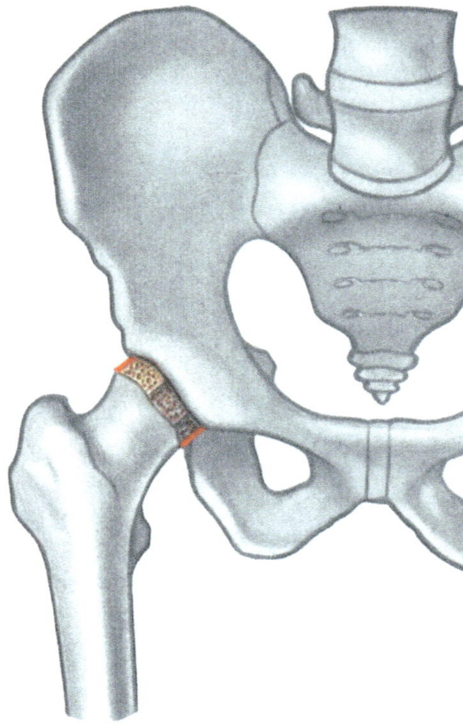

Abb. 99. *Anfrischungsarthrodese des Hüftgelenkes*, schematische Darstellung. Kopf und Pfanne werden mit einem Meißel würfelförmig angefrischt und ineinandergestaucht.

Günstigste Versteifungsstellung. Zur Versteifung des Hüftgelenkes wählt man eine *leichte Abduktionsstellung von etwa 175°*. Wir vermeiden peinlich eine stärkere Abduktion, wie man sie heutzutage immer wieder bei Hüftgelenkgipsen beobachten kann. Versteifungen in stärkerer Abduktion erschweren den Gang erheblich und führen zu einer relativen Verkürzung der gesunden Seite, die durch Sohlenunterlage ausgeglichen werden muß. Die unvermeidliche Schräghaltung des Beckens führt durch die kompensatorische Skoliose der Lendenwirbelsäule und die ständige Fehlbelastung der Gelenke zu den bekannten chronischen Schmerzzuständen.

Eine leichte *Beugestellung von etwa 160°* ist der völligen Streckstellung vorzuziehen, da sie das Sitzen erleichtert.

Intraartikuläre Arthrodese.

Indikation. Es ist heute auch bei den Orthopäden noch umstritten, ob die Indikation zur Arthrodese bei den schweren Hüftmuskellähmungen gerechtfertigt ist, wie wir sie nach der Kinderlähmung sehen. Befürwortern gegenüber wurde von anderer Seite auch eingewandt, daß man insbesondere bei Kindern und Jugendlichen von dem Eingriff absehen soll, bis sie selbst in der Lage sind, dessen Folgen zu übersehen und die Entscheidung mitzubestimmen. Wenn irgendwie möglich, wird man jedenfalls bei diesen Fällen auf eine Arthrodese verzichten und sich gegebenenfalls bei Vorliegen eines Schlottergelenkes mit bewegungseinschränkenden Maßnahmen, also irgendeiner Form der Arthrorise (Pfannendachplastik, Spananlagerung usw.) begnügen.

Bei den chronisch deformierenden Gelenkentzündungen älterer Leute fällt einem die Entscheidung meist leichter. Man kann mit diesen eingehend das Für und Wider besprechen, wobei sich die Kranken mit sehr schmerzhaften Reizzuständen meist leicht zu einer Versteifung, die ihnen das Ende ihrer Schmerzen bringt, entschließen.

Die intraartikuläre Arthrodese kann man entweder durch *Anfrischung der Gelenkflächen*, durch eine *Verriegelung mittels eines Knochenspanes* oder durch eine *Bolzung oder Nagelung* oder eine *Kombination dieser Maßnahmen* durchführen.

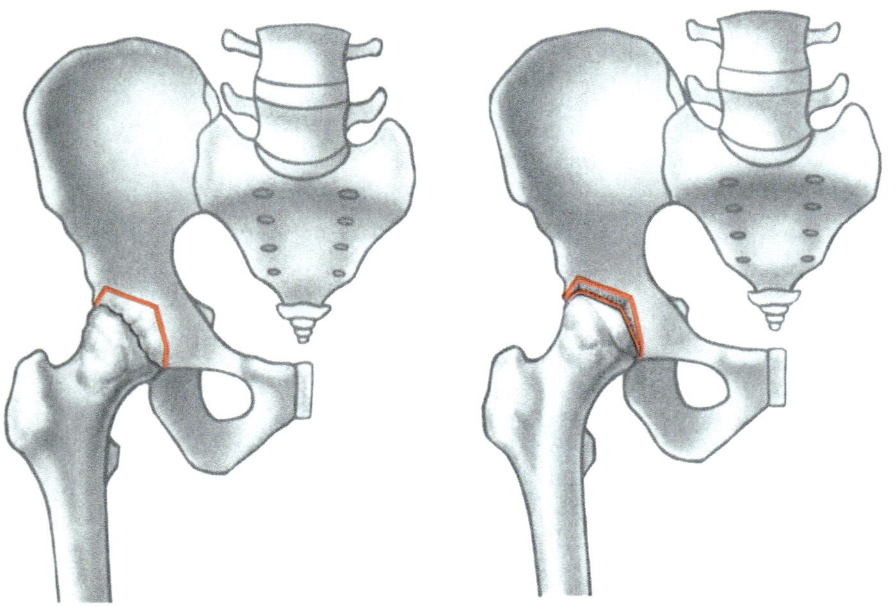

a b

Abb. 100a u. b. *Intraartikuläre Arthrodese des Hüftgelenkes.* Die Gelenkteile werden angefrischt, würfelförmig zugerichtet und der Kopf danach genau in die Gelenkpfanne eingepaßt.

Arthrodese durch Anfrischung der Gelenkflächen (Abb. 99—101a–c).

Technik. Das Gelenk wird in typischer Weise freigelegt. Wir selbst bevorzugen den Ollierschen Bogenschnitt und das Vorgehen von Lexer, das bei der Arthroplastik eingehend beschrieben wird (s. Abb. 120—123). Der Trochanter wird abgemeißelt, der Knochen-Weichteillappen nach oben zurückgeschlagen und Schenkelhals und Gelenk hierdurch freigelegt. In besonderen Fällen erweist sich die Durchtrennung der Mm. piriformis, obturator internus und gemelli zur Mobilisierung des Gelenkkopfes als notwendig. Der luxierte Kopf wird nun mit einem Meißel würfelförmig angefrischt, dann wird mit der Pfanne entsprechend verfahren, so daß die frischen Knochenflächen von Kopf und Pfanne eng aneinander angepaßt sind. Beide Gelenkteile werden ineinandergestaucht, Bänder und Muskulatur wieder vernäht und das Bein im Beckengipsverband so lange ruhiggestellt, bis eine belastungsfähige Ankylose erzielt ist (Abb. 99).

Macht die Erkrankung, z. B. eine hochgradige Arthrosis deformans, etwa die Fortnahme eines Teiles der Pfanne und des Kopfes notwendig, so gibt man

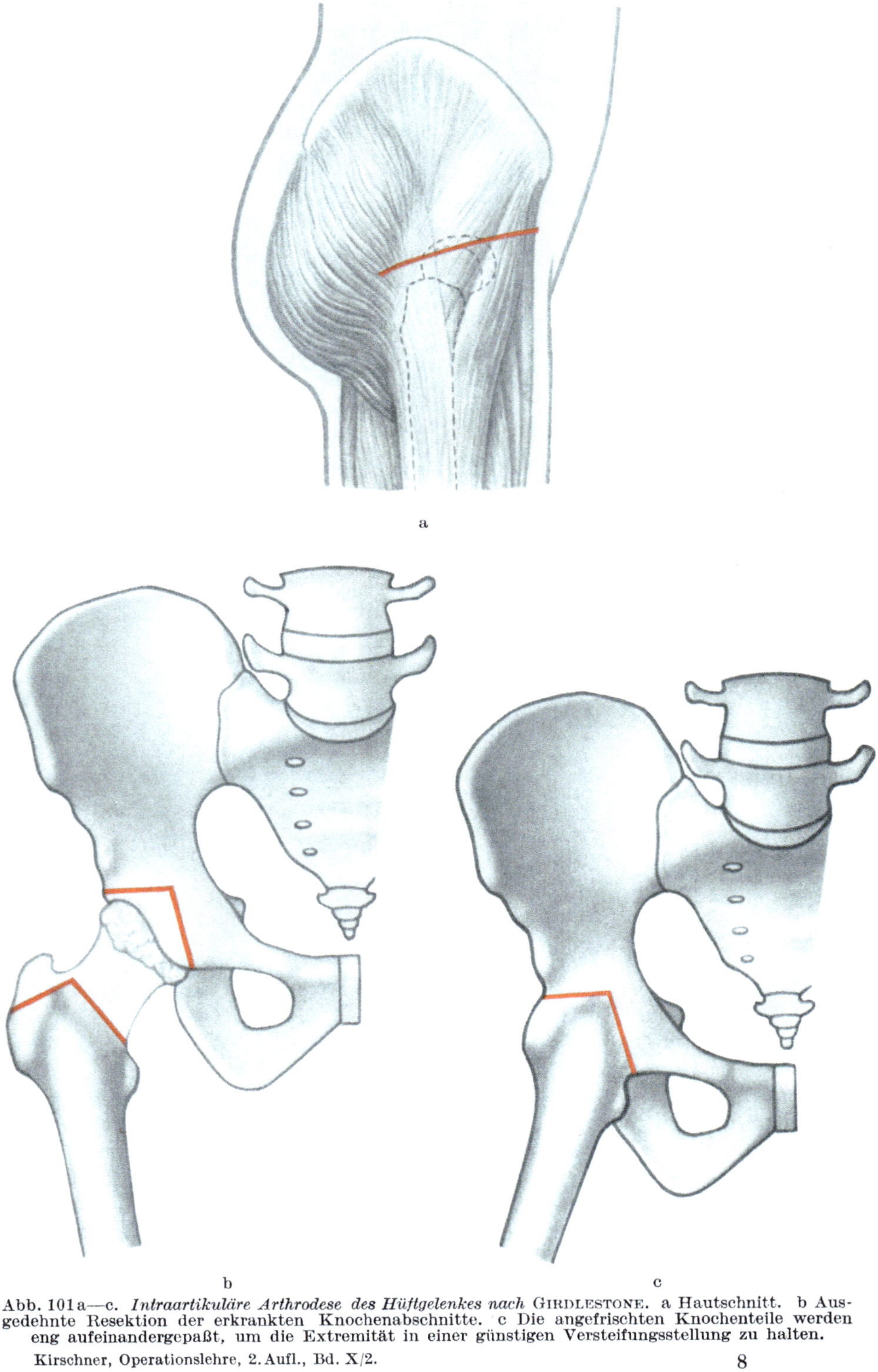

Abb. 101 a—c. *Intraartikuläre Arthrodese des Hüftgelenkes nach* GIRDLESTONE. a Hautschnitt. b Ausgedehnte Resektion der erkrankten Knochenabschnitte. c Die angefrischten Knochenteile werden eng aufeinandergepaßt, um die Extremität in einer günstigen Versteifungsstellung zu halten.

der Pfanne wiederum eine würfelartige Form, in die der Kopf möglichst genau nach entsprechender Zurichtung eingepaßt wird (Abb. 100a und b). Bei noch ausgedehnteren Substanzverlusten nach Resektionen sind, wie es GIRDLESTONE empfohlen hat, wenn die Größe des Defektes nicht andere Maßnahmen erfordert und eine Ankylose erzielt werden soll, das proximale und das distale Knochenende so anzufrischen, daß die Flächen eng aneinandergepaßt das Bein in der günstigsten Versteifungsstellung halten (Abb. 101a—c).

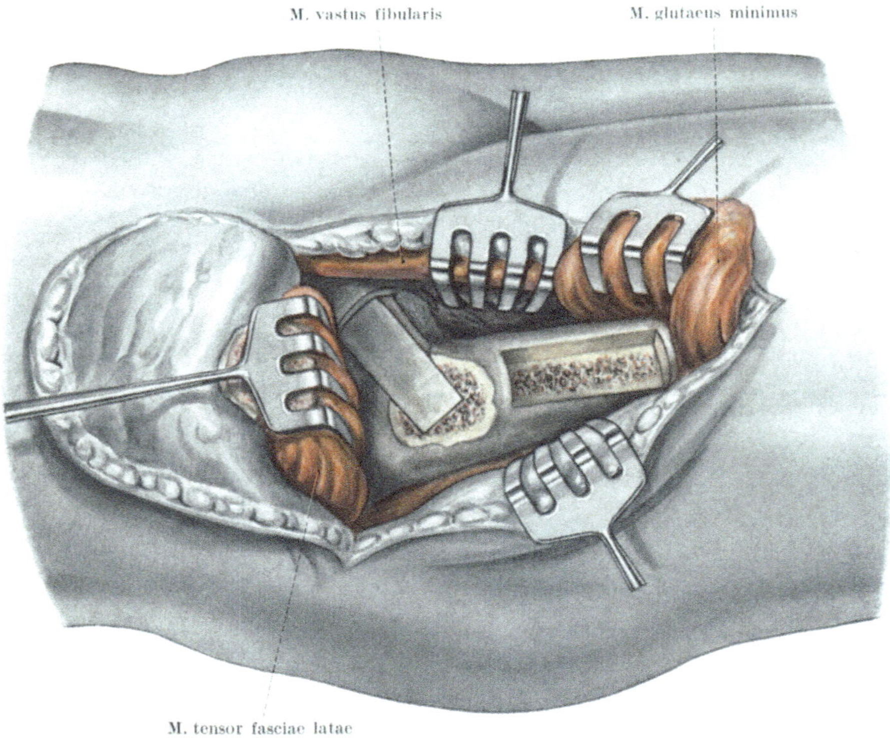

Abb. 102. *Arthrodese des Hüftgelenkes durch intraartikuläre Verriegelung.* Es wird eine Knochenrinne in Trochanter, Schenkelhals, Schenkelkopf und Pfanne geschlagen. Aus dem Femur wird ein Knochenspan entnommen und dieser so fest in der Rinne verkeilt, daß der Span Trochantermassiv und Pfanne knöchern fest verbindet.

Arthrodese durch intraartikuläre Verriegelung (Abb. 102—105).

Zur intraartikulären Verriegelung, die man mit besonders gutem Erfolg bei den chronischen Reizzuständen des Hüftgelenkes vornimmt, wird der als Riegel dienende Knochenspan in der Regel aus der unmittelbaren Nachbarschaft entnommen. Hier bietet sich geradezu der subtrochantere Teil des Femur an.

Technik. Das Gelenk wird mit einem verkleinerten OLLIER-LEXERschen Bogenschnitt freigelegt, der Trochanter abgemeißelt und der Knochen-Weichteillappen zurückgeschlagen. Nun wird eine Knochenrinne in Trochanter, Schenkelhals, Schenkelkopf und Pfanne geschlagen, nachdem das Bein zuvor in die endgültige Versteifungsstellung gebracht worden ist. Nach Bestimmung der Maße der Rinne, meißelt man aus dem Femur einen genau entsprechenden Knochenspan, den man in der Rinne verkeilt, so daß der Span Trochantermassiv und Pfanne knöchern fest verbindet (Abb. 102).

Bei einem anderen Vorgehen wird ein schräger Längsschnitt über den Trochanter geführt. Der M. glutaeus medius wird so weit eingekerbt, daß man ihn genügend weit mit dem M. glutaeus maximus zusammen nach dorsal verziehen kann. Der M. vastus fibularis wird, falls notwendig, vom Trochanter abgelöst, die Kapsel sodann in der Längsrichtung eröffnet. Nun wird intraartikulär in den medialen Schenkelhals, Kopf und Pfannenrand ein für die Aufnahme des

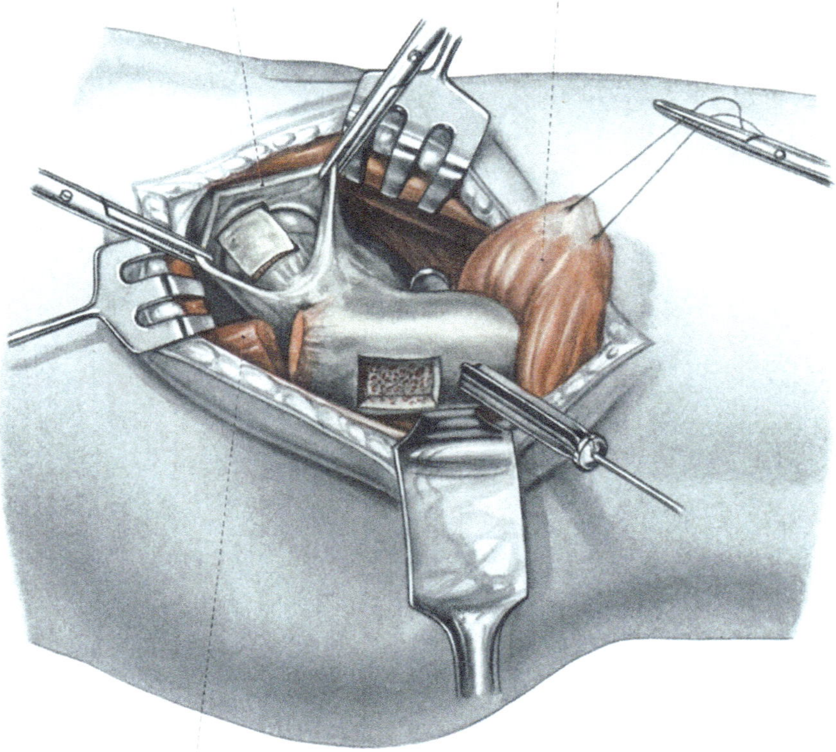

Abb. 103. *Arthrodese des Hüftgelenkes durch intraartikuläre Verriegelung.* Schrägschnitt über dem Trochanter. Einkerben des M. glutaeus medius. Verziehen des M. glutaeus maximus nach dorsal, Eröffnung der Gelenkkapsel. Ausmeißeln eines Bettes in dem medialen Schenkelhals, Kopf und Pfannenrand. Der Span wird aus dem subtrochanteren Femuranteil entnommen und an der neuen Stelle verkeilt.

Spanes bestimmtes Bett herausgemeißelt. Den Span entnimmt man in entsprechender Größe aus dem subtrochanteren Femuranteil und verkeilt ihn an der neuen Stelle. Dann wird die Kapsel wieder geschlossen, der M. vastus fibularis wieder an seinem Ansatz fixiert, der eingekerbte M. glutaeus medius wieder vernäht (Abb. 103).

Dieses Verfahren läßt sich zweckmäßig mit einer Nagelung kombinieren.

Interessant ist auch das von Hibbs empfohlene Vorgehen der Trochanterverlagerung. Nach typischer Freilegung durch einen Längsschnitt und temporäre Abtrennung des M. vastus fibularis wird eine Knochenrinne aus dem Femur geschlagen, die nach kranial in die Basis des Trochanter übergeht. Der Trochanter wird im Zusammenhang mit dem entnommenen Knochenriegel abgemeißelt und um etwa 120° gedreht. Das Ende des Knochenriegels wird in eine Nute eingekeilt, die vorher in dem oberen Pfannenrand gebildet worden ist. Der so gedrehte Trochanter wird zweckmäßigerweise an seinem Drehpunkte durch einen Nagel auf der Unterlage fixiert (Abb. 104, 105).

Arthrodese durch Bolzung.

Die Arthrodese durch Bolzung kann allein oder gemeinsam mit der Anfrischung und Verriegelung vorgenommen werden. Man darf annehmen, daß

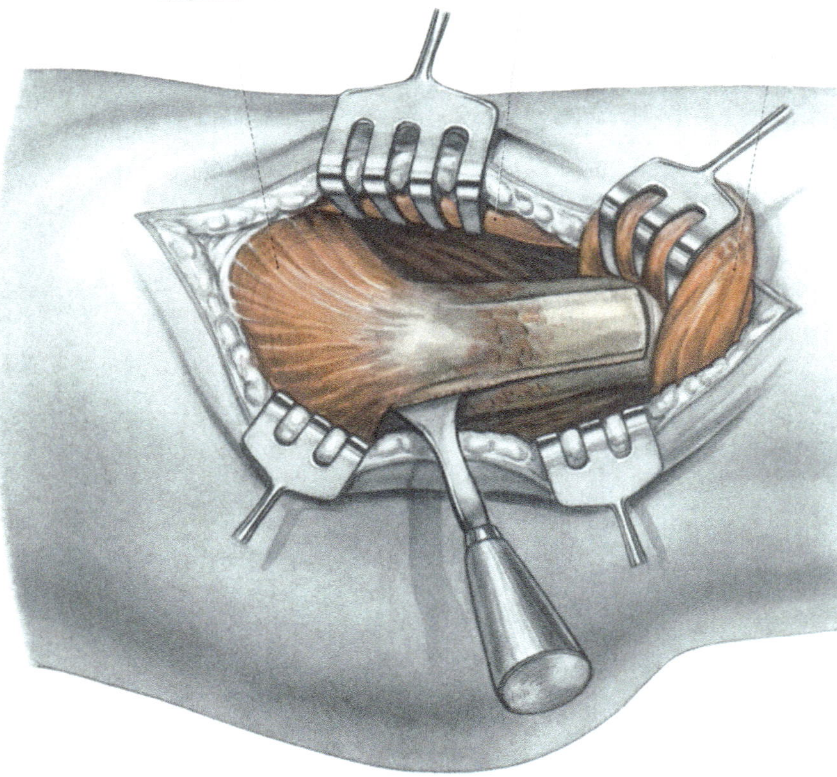

Abb. 104. *Intraartikuläre Arthrodese des Hüftgelenkes durch Spanverriegelung nach* Hibbs. 1. Akt. Freilegung durch seitlichen Längsschnitt, temporäre Abtrennung des M. vastus fibularis, Einschlagen einer Knochenrinne in den Femur, die nach kranial in die Basis des Trochanter übergehen.

die alleinige Bolzung ohne Anfrischung vor allem dann befriedigende Resultate gibt, wenn durch die Erkrankung bereits der Knorpel erheblich geschädigt ist und Knochenflächen aufeinanderliegen, deren Ankylosierung bei entsprechender Fixation nun nichts mehr im Wege steht. Wir haben in einer Anzahl von Fällen bei schwerer Arthrosis deformans allein mit diesem Verfahren Versteifung und Beschwerdefreiheit erzielt.

Die Bolzung des Schenkelhalses erfolgt nur durch den *Schenkelhalsnagel.* Die Technik der Nagelung wird bei der Behandlung der Schenkelhalsbrüche und -pseudarthrosen eingehend besprochen. Dort ist auch darauf hingewiesen, daß bei der Pseudarthrosenbehandlung die Doppelnagelung, also die Verwendung von zwei durch den Kopf in den Pfannenboden eingeschlagenen Schenkelhalsnägeln besonders zweckmäßig ist. Die Verwendung eines Knochenspanes allein ist seit den guten Erfolgen mit der Nagelung an Bedeutung zurückgegangen. Dagegen wird auch heute noch die gemeinsame Bolzung mit Nagel und Tibiaspan von manchen Seiten empfohlen.

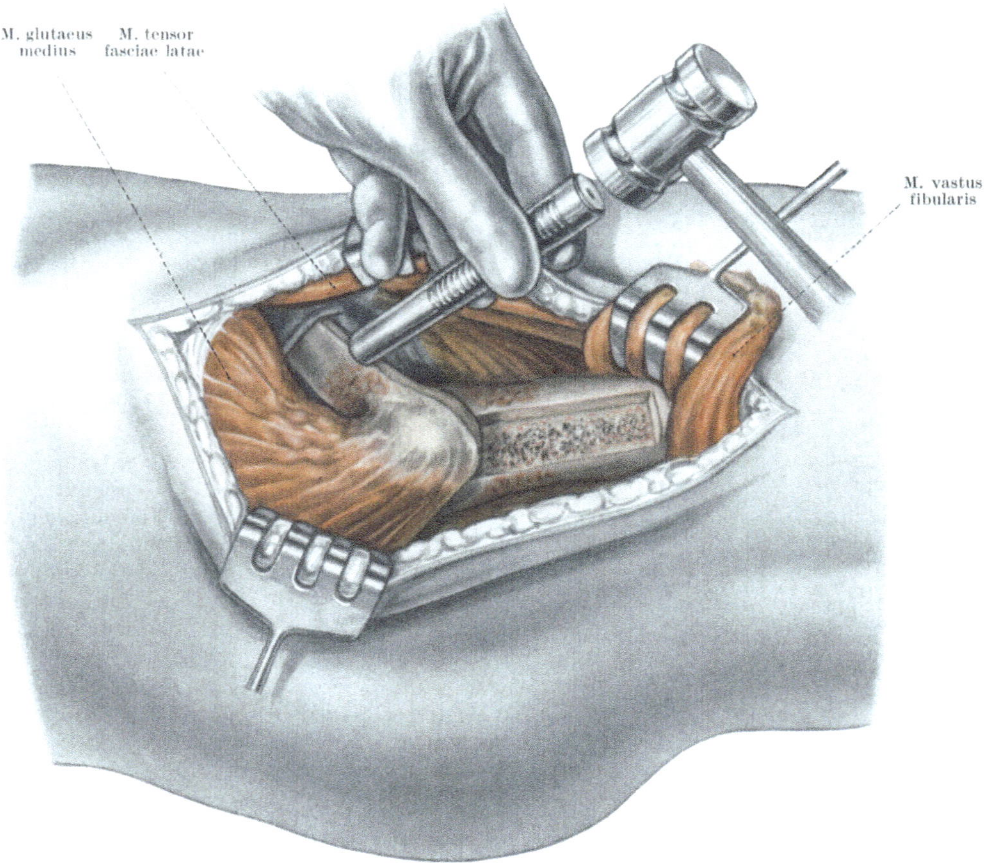

Abb. 105. *Intraartikuläre Arthrodese des Hüftgelenkes durch Spanverriegelung nach* HIBBS. 2. Akt. Der Trochanter wird im Zusammenhang mit dem entnommenen Knochenriegel abgemeißelt und um 120° gedreht. Das Ende des Knochenwinkels wird in die Nute eingekeilt, die vorher in dem oberen Pfannenrand gebildet worden ist.

Kombination von Anfrischung und Verriegelung.

Die reine Anfrischungsarthrodese gibt häufig keine zuverlässigen Ergebnisse, insbesondere dauert die knöcherne Heilung bis zur völligen Belastungsfähigkeit unverhältnismäßig lange Zeit. Man ist daher heute ziemlich allgemein zu dem kombinierten Verfahren übergegangen, indem man die *Anfrischung mit der Verriegelung oder der Bolzung gemeinsam* vornimmt.

Technik. Nachdem die Anfrischung der Gelenkflächen in der oben beschriebenen Weise erfolgt ist und die würfelförmig zugerichteten Gelenkflächen ineinander verkeilt worden sind, fügt man entweder einen extraartikulären Tibiaspan zwischen oberen Pfannenrand und Trochanter ein oder man verkeilt die

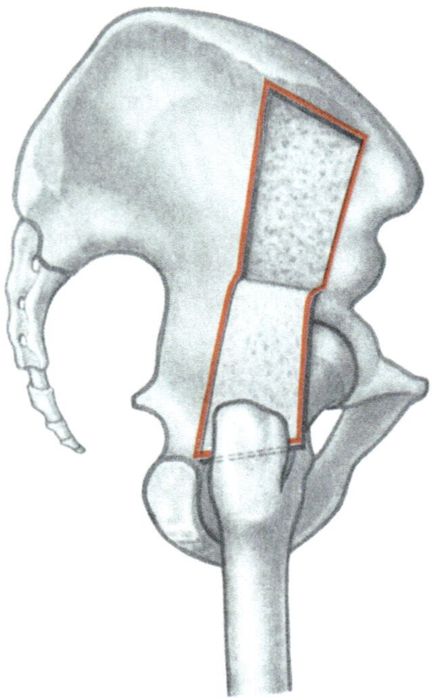

Abb. 106. *Arthrodese des Hüftgelenkes durch direkte Vereinigung parartikulärer Knochenteile nach* MATHIEU-WILLMOTH. Ein breiter Periostknochenspan wird aus dem vorderen Teil des Os ilium herausgeschlagen. Er soll die ganze Corticalis und einen Teil der Spongiosa enthalten. Der Span wird an seiner caudalen Basis so umgebrochen, daß er an einer Periostbrücke hängt. Er wird in eine in den großen Trochanter gemeißelte Kerbe fest verkeilt.

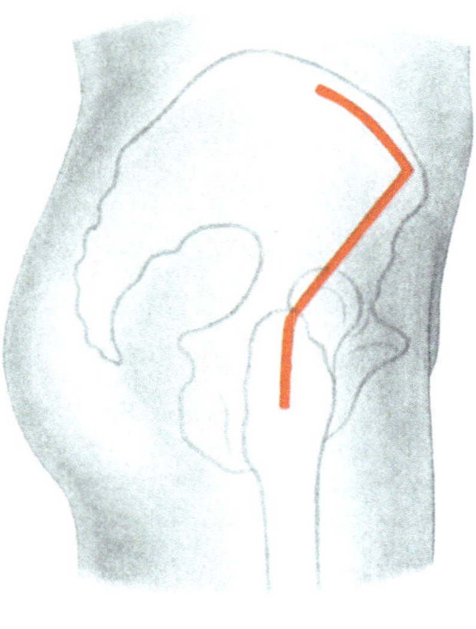

Abb. 107. *Extraartikuläre Arthrodese des Hüftgelenkes nach* MATHIEU-WILLMOTH. 1. Akt. Hautschnitt.

abgemeißelte Trochanterspitze nach dem Vorschlage von HIBBS (s. Abb. 104 und 105) zwischen Kopf und Pfannendach. Die zusätzliche Bolzung durch einen oder zwei Schenkelhalsnägel gibt einen absolut zuverlässigen Halt.

Extraartikuläre Arthrodese.

Indikation. Die extraartikuläre Versteifung kommt nur bei der tuberkulösen Hüftgelenkentzündung in Frage, jedoch beschränkt man die Operation auf Erwachsene und wartet den richtigen Zeitpunkt ab. Nicht geeignet sind die noch floriden Gelenkerkrankungen mit fortschreitender Destruktion des Gelenkes. Vielmehr soll die Hüftgelenktuberkulose klinisch und röntgenologisch zum Stillstand gekommen sein. Andererseits braucht nicht gewartet zu werden, bis die Erkrankung völlig ausgeheilt ist.

Besonders erfolgreich ist die extraartikuläre Arthrodese bei den ausgedehnten Defektpseudarthrosen, die als Folgen einer schweren tuberkulösen Hüftgelenkentzündung vielfach zu finden sind. Hier kann durch direkte Abstützung oder indirekte Überbrückung das Hüftgelenk wieder belastungsfähig gemacht werden.

Wir unterscheiden zwei Formen der extraartikulären Arthrodese, die Verfahren mit *direkter Vereinigung parartikulärer Knochenteile* und die Verfahren mit *Überbrückung durch freie Knochenspäne.*

Verfahren mit direkter Vereinigung parartikulärer Knochenteile (Abb. 106—109).

Technik. Als Typ dieser Operation sei das Verfahren von MATHIEU und WILLMOTH erwähnt.

Der Hautschnitt beginnt an der Crista ilica, zieht bogenförmig bis zur Spina ilica ventralis, von hier verläuft er schräg nach dorsal auf den Trochanter major zu, um hier wieder nach ventral abzubiegen und in der Achse des Oberschenkels auszulaufen. Die Mm. glutaei maximus und medius werden an ihren Ursprüngen vom Darmbeinkamm soweit wie notwendig abgelöst, ihr vorderer Rand mobilisiert und der so entstandene Muskellappen türflügelartig nach dorsal umgeschlagen und unter einen Haken genommen. Auch der Ursprung des M. glutaeus minimus wird, soweit notwendig, vom Knochen abgelöst, um das Darmbein in der notwendigen Ausdehnung zur Entnahme des Spanes freizumachen. Nun wird ein

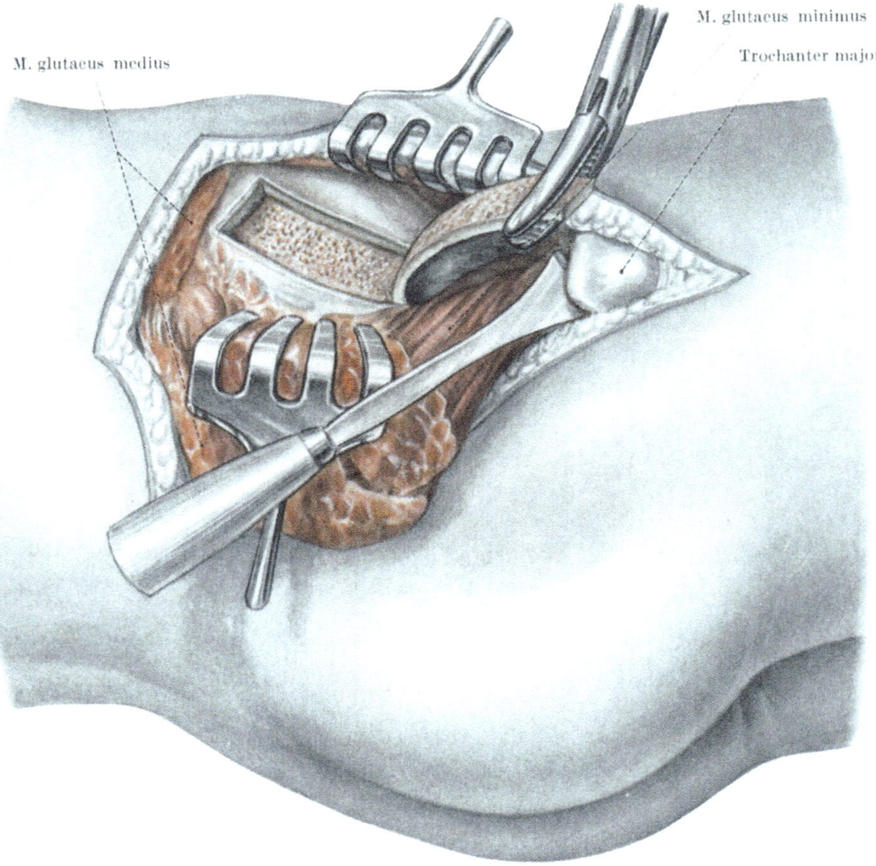

Abb. 108. *Extraartikuläre Arthrodese des Hüftgelenkes nach* MATHIEU-WILLMOTH. 2. Akt. Die Mm. glutaeus medius und maximus sind von ihren Ursprüngen abgelöst, der breite Muskellappen wird nach dorsal geschlagen. Zur Spanentnahme ist auch der M. glutaeus minimus, soweit notwendig, vom Knochen abgelöst. Es wird ein breiter Periostknochenspan aus dem vorderen Keil des Os ilium gebildet. In den Trochanter major wird zur Spanaufnahme eine Kerbe gemeißelt.

breiter Periostknochenspan aus dem vorderen Teil des Os ilium herausgeschlagen, der die ganze Corticalis und einen Teil der Spongiosa enthält. An seiner caudalen Basis wird der Knochenspan umgebrochen, so daß er noch an seiner Periostbrücke hängt und seine Ernährung nicht gefährdet ist. Sodann wird in den großen Trochanter eine Kerbe gemeißelt, in die der nach unten geschlagene Knochenspan fest verkeilt wird. Die Muskulatur wird durch Nähte wieder in ihrer üblichen Lage fixiert (Abb. 106—109).

Verfahren mit Überbrückung durch freie Knochenspäne (Abb. 111—117).

Die extraartikuläre Verwendung von Knochenspänen ist das übliche Verfahren der extraartikulären Arthrodese. Man nimmt die Knochenspäne möglichst aus der Umgebung (Abb. 111).

Das Verfahren von HENDERSON unterscheidet sich nur insofern von dem soeben geschilderten von MATHIEU und WILLMOTH, als die Knochenplatte aus dem Darmbein vollständig entnommen und zwischen einer Nute des Darmbeines und einer Kerbe im Trochanter neu eingekeilt wird. Die Knochenplatte wird also hier als freies Transplantat verwandt (Abb. 112).

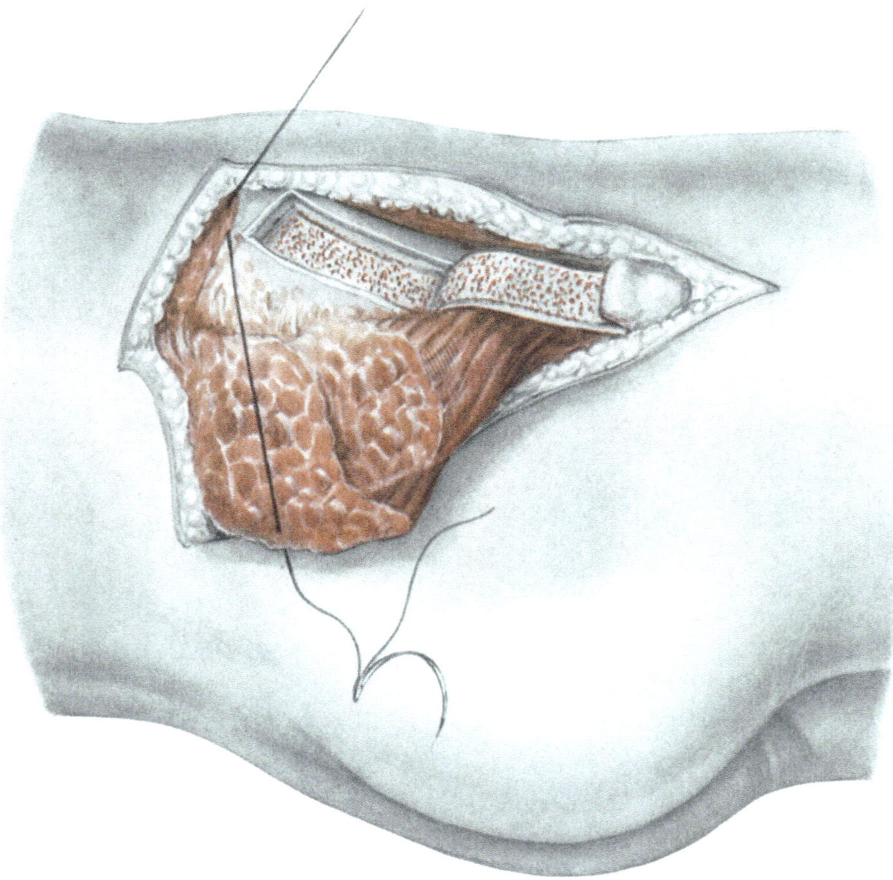

Abb. 109. *Extraartikuläre Arthrodese des Hüftgelenkes nach* MATHIEU-WILLMOTH. 3. Akt. Der Knochenspan wird an seiner caudalen Basis umgebrochen, so daß er noch an seiner Periostbrücke verbleibt. Er wird in eine Kerbe des großen Trochanter fest verkeilt.

SCHUMM entnimmt aus dem Femur einen Span, den er subperiostal in die Darmbeinschaufel und distal in das Trochantermassiv verkeilt (Abb. 113).

Von GHORMLEY wird die Spina ilica ventralis mit einem Teil der angrenzenden Darmbeinschaufel abgeschlagen und in eine Rinne eingepaßt, die vom Trochantermassiv über den Schenkelhals und Schenkelkopf bis über den oberen Pfannenrand verläuft (Abb. 114).

Die Verpflanzung von freien Knochenspänen aus dem Schienbein ist von ALBEE empfohlen worden. Auch hier werden die beiden Späne zwischen dem Darmbein und dem Trochantermassiv verkeilt (Abb. 115).

Die technische Durchführung eines solchen oder ähnlichen Vorgehens ist einfach. Von einem über den Trochanter verlaufenden Längsschnitt wird nach

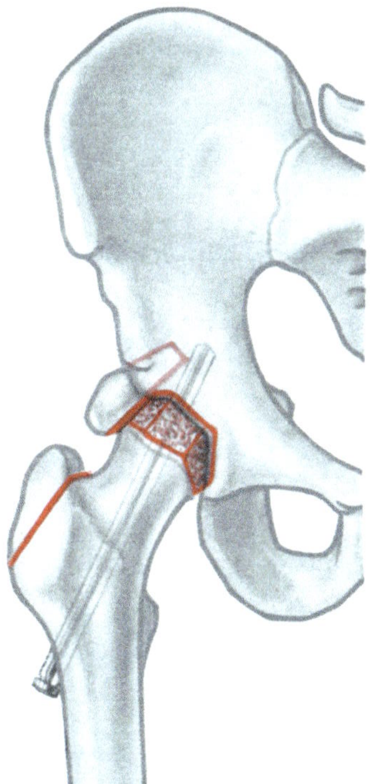

Abb. 110. *Arthrodese des Hüftgelenkes.* Verfahren mit direkter Vereinigung parartikulärer Knochenteile. Es wird ein Knochenstück aus dem Trochanter entnommen und am oberen Pfannendach eingeschlagen. Der Halt wird zusätzlich durch einen Dreikantlamellennagel gewährleistet.

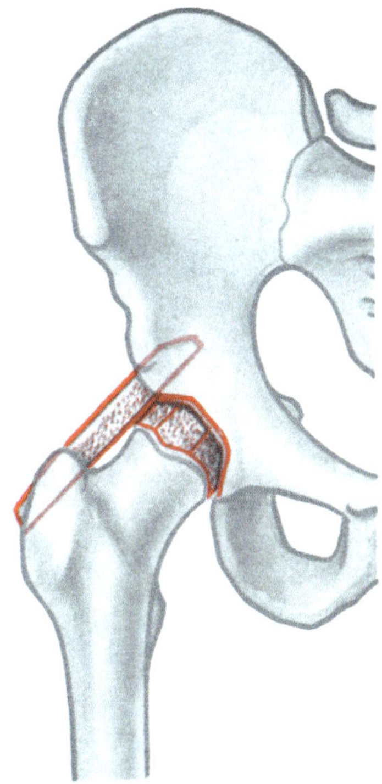

Abb. 111. *Arthrodese des Hüftgelenkes durch freie Knochentransplantation.* Anfrischungsarthrodese und Verriegelung durch einen frei transplantierten Tibiaspan, der in das Trochantermassiv und den oberen Pfannenrand eingelassen wurde.

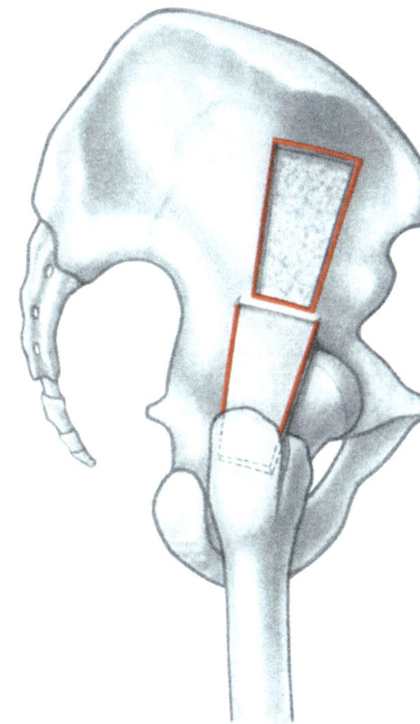

Abb. 112. *Arthrodese des Hüftgelenkes durch freie Knochenspäne. Verfahren nach* HENDERSON. Es wird eine Knochenplatte aus dem Darmbein entnommen und zwischen einer Nute des Darmbeines und einer Kerbe im Trochanter fest verkeilt.

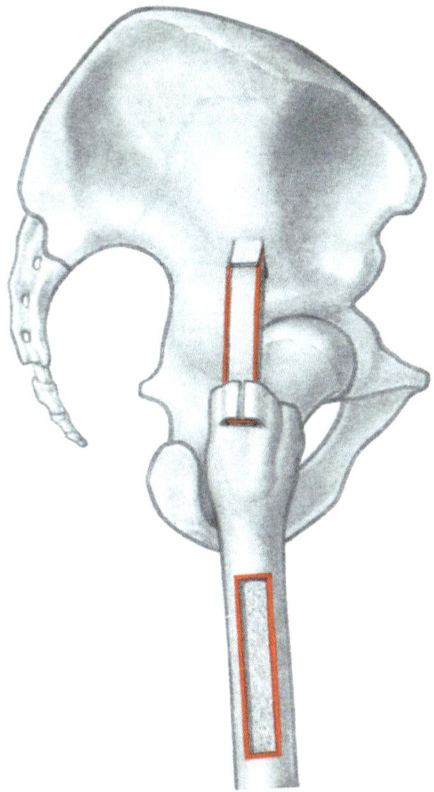

Abb. 113. *Arthrodese des Hüftgelenkes durch freie Knochenspäne. Verfahren nach* SCHUMM. Ein aus dem Femur entnommener Span wird subperiostal in die Darmbeinschaufel und distal in das Trochantermassiv verkeilt.

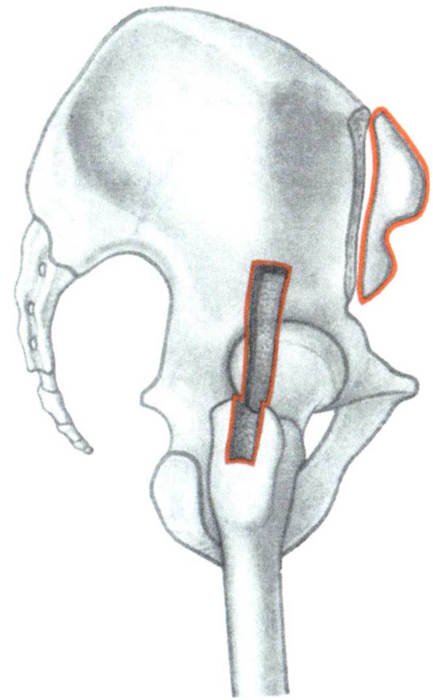

Abb. 114. *Arthrodese des Hüftgelenkes durch freie Knochenspäne. Verfahren nach* GHORMLEY. Die Spina ilica ventralis wird mit einem Teil der Darmbeinschaufel abgeschlagen und in eine Rinne gefügt, die vom Trochantermassiv über den Schenkelhals und Schenkelkopf zum oberen Pfannenrand verläuft.

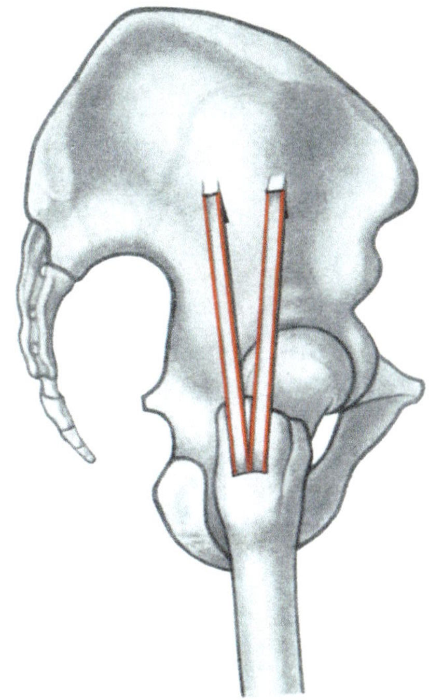

Abb. 115. *Arthrodese des Hüftgelenkes durch freie Knochenspäne. Verfahren nach* ALBEE. Es werden zwei frei transplantierte Späne zwischen dem Darmbein und dem Trochantermassiv verkeilt.

Spaltung der Fascie der M. glutaeus medius freigelegt und in der Faserrichtung durchtrennt. Beide Muskelteile werden auseinandergehalten, so daß man sich die Darmbeinschaufel ausreichend darstellen kann. In diese schlägt man mit einem flachen oder Hohlmeißel eine tiefe Kerbe, die als Widerhalt für den Span dienen soll. Sodann schlägt man eine corticale Scheibe vom Trochanter ab. Ein aus der Tibia in typischer Weise entnommener, ausreichend dicker Span wird

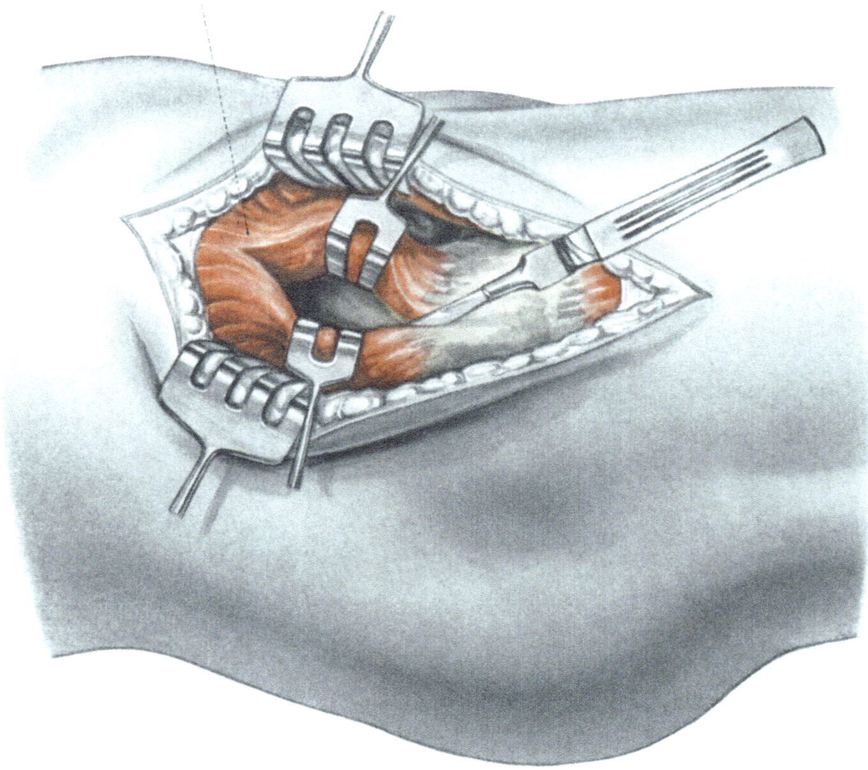

Abb. 116. *Arthrodese des Hüftgelenkes durch frei transplantierten Tibiaspan.* 1. Akt. Längsschnitt über dem Trochanter, Spaltung der Fascie, Durchtrennung des M. glutaeus medius in seiner Faserrichtung.

nun in die Kerbe der Darmbeinschaufel eingestaucht und mit der Knochenwunde des Trochanter durch Nähte fest vereinigt (Abb. 116—118).

β) Die Arthrorise des Hüftgelenkes.

Indikation. Das Hüftgelenk ist wie das Schultergelenk kein Feld für die Arthrorise. Liegt die Erklärung hierfür beim Schultergelenk darin, daß dessen ungewöhnlicher Bewegungsumfang durch operative Sperrmaßnahmen kaum eingeschränkt werden kann, so bedarf das Hüftgelenk infolge der außerordentlich festen und engen Beziehung von Pfanne und Kopf zueinander kaum derartiger bewegungseinschränkender Operationen. Vielleicht lassen sich die *Pfannendachplastiken* in diesem Sinne als in das Gebiet der Arthrorise gehörig betrachten. Sie werden im Zusammenhang bei der angeborenen Hüftgelenkverrenkung besprochen. Im übrigen wird man sich bei einem pathologisch beweglichen Hüftgelenk wegen seiner statischen Beanspruchung im allgemeinen nicht auf eine unzulängliche Arthrorise beschränken, sondern die Arthrodese vorziehen.

Technik. Siehe bei Pfannendachplastik auf S. 150ff., Abb. 156—158.

γ) Arthroplastik des Hüftgelenkes.

Indikation. Während die Aussichten für die operative Mobilisierung eines versteiften Schultergelenkes ungünstig sind, wird nach Arthroplastik des Hüft-

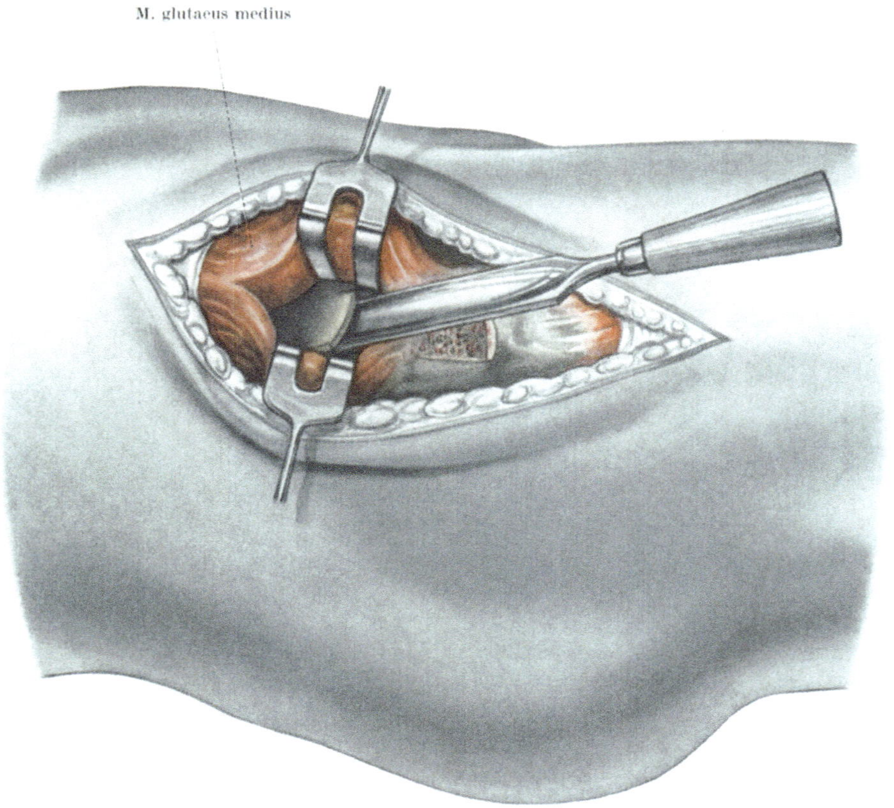

Abb. 117. *Arthrodese des Hüftgelenkes durch frei transplantierten Tibiaspan.* 2. Akt. Die Fasern des M. glutaeus medius werden auseinandergehalten, in die Darmbeinschaufel eine tiefe Kerbe eingeschlagen, Abschlagen einer corticalen Scheibe vom Trochantermassiv.

gelenkes über verhältnismäßig gute Erfolge berichtet. Die guten Ergebnisse erreichen nicht ganz den Durchschnitt der Kniegelenk- und Ellenbogenplastiken, können aber doch noch mit 60—70% angegeben werden. Die statistischen Angaben entsprechen sich hierin ziemlich genau. Bürkle de la Camp (1949) sah nach 76 Hüftgelenkplastiken 40 gute, 31 befriedigende und 5 ungenügende Resultate.

Dieser relativ hohe Prozentsatz guter Heilungen ist nur zu erreichen, *wenn die Indikation eng begrenzt wird.* Schon Lexer hebt hervor, daß alle willensschwachen und in ihrem Ernährungszustand heruntergekommenen Kranken auszuschließen seien, da die Nachbehandlung ganz wesentlich eine aktive Beteiligung der Operierten verlange und große Anforderungen an seine Energie stelle.

Ungeeignet für die Hüftgelenkplastik sind Gelenkversteifungen nach chronischem Gelenkrheumatismus und Gelenktuberkulose. Dagegen sind *Ankylosen nach pyogenen Gelenkmetastasen und traumatisch entstandene Ankylosen* für die Arthroplastik erfahrungsgemäß sehr geeignet.

Voraussetzung jeder operativen Mobilisierung ist der ausreichende Zustand der Muskulatur und der übrigen Weichteile (Narbenverhältnisse!) und die Vornahme des Eingriffes unter aseptischen Verhältnissen. Wird wider Erwarten eine schlummernde Infektion erweckt bzw. eröffnet man während dieses operativen Vorgehens unvermutet kleine Restabscesse, so soll man den Eingriff sofort abbrechen.

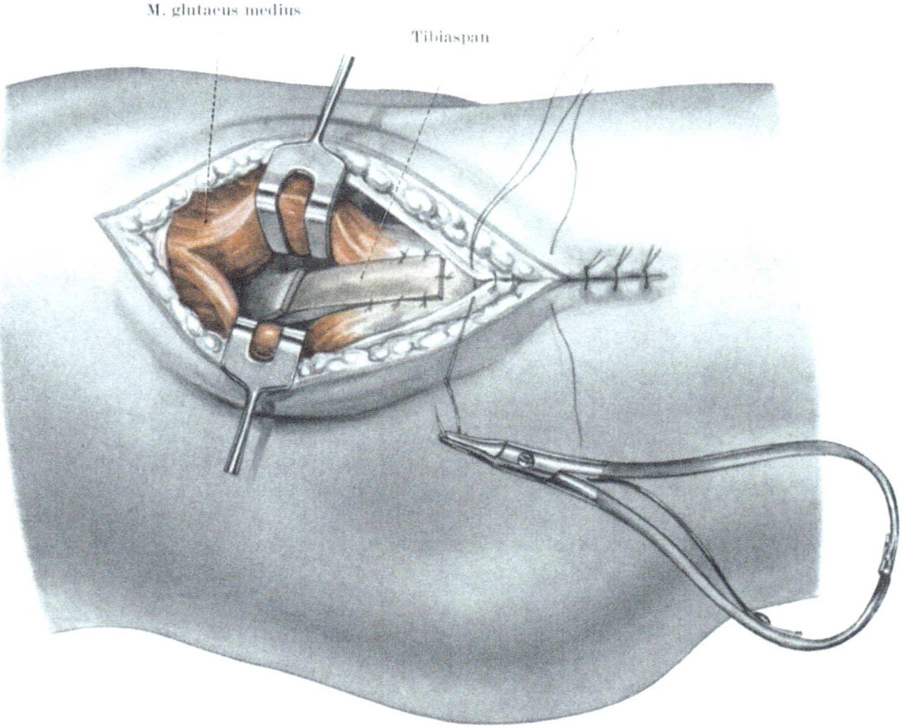

Abb. 118. *Arthrodese des Hüftgelenkes durch frei transplantierten Tibiaspan.* 3. Akt. Der aus der Tibia entnommene Span wird in die Kerbe der Darmbeinschaufel eingestaucht und mit der Knochenwunde des Trochanter durch Nähte vereinigt.

Die Aussichten auf Einheilung des interponierten Fett- oder Fett-Fascienlappens werden durch eine neu auftretende Infektion zunichte gemacht.

Freilegung des Hüftgelenkes zur Arthroplastik.

Zur Freilegung des Hüftgelenkes zum Zwecke einer blutigen Mobilisierung empfehlen sich besonders zwei Verfahren, das von OLLIER stammende, von LEXER ausgearbeitete Verfahren des *seitlichen* Zuganges und das *vordere seitliche* Verfahren von SMITH-PETERSEN.

Technik nach OLLIER-LEXER. Das Vorgehen wurde schon im Abschnitt „Arthrotomie" (S. 94, Abb. 81) eingehend geschildert. Von einem bogenförmigen, seitlichen Schnitt, dessen Scheiten einige Zentimeter unterhalb des Trochanter liegt, wird der Muskellappen mitsamt der schräg nach oben abgemeißelten

Trochanterspitze kranialwärts zurückgeschlagen und hierdurch der Schenkelhals und das Gelenk übersichtlich dargestellt. Der Schnitt gibt einen sehr guten Überblick und wird von uns für ausgedehnte Eingriffe am Hüftgelenk seit Jahren bevorzugt.

Technik nach SMITH-PETERSEN. Auch dieser Schnitt wurde bereits im Abschnitt „Arthrotomie (S. 98, Abb. 85) eingehend geschildert. Er eignet sich ebenfalls hervorragend für die Arthroplastik. Der Schnitt verläuft entlang dem ventralen Drittel der Crista ilii bis zur Spina ilica ventralis, biegt dann nach unten ab und führt entlang dem medialen Rande des M. tensor fasciae latae bis etwa 5 cm unterhalb der Höhe des kleinen Trochanter. Nach Durchtrennung der Fascie dringt man zwischen den medialen Rand des M. tensor fasciae latae und dem lateralen Rande des M. sartorius in die Tiefe vor. Der M. glutaeus medius und minimus, sowie der M. tensor fasciae latae werden am Darmbeinkamm subperiostal, soweit erforderlich, abgelöst und zurückgeschlagen. Man

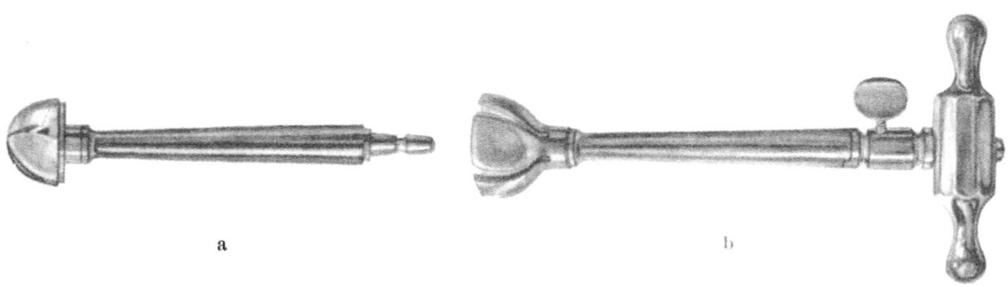

Abb. 119a u. b. *Kugelfräse für Pfanne und Kopf zum Neuformen des Hüftgelenkes nach* MURPHY.

kann auch den M. tensor fasciae latae temporär Z-förmig durchtrennen. Wenn man nun den so entstandenen Muskellappen nach dorsal, den über das Gelenk verlaufenden M. ilicus mit dem M. rectus femoris zusammen nach medial verzieht, so erhält man eine ausreichende Freilegung des Gelenkes. Der N. femoralis soll aufgesucht werden, um ihn vor einer Verletzung zu behüten.

Gelenkneubildung durch körpereigenes Material (Abb. 119—125).

Technik. Ist das Gelenk auf die eine oder andere Weise freigelegt, so wird zunächst die Gelenklippe eingekerbt, um die atmosphärische Bindung zwischen Pfanne und Kopf zu beseitigen (s. oben). Mit mehreren Hohlmeißeln geht man nun entlang dem Labrum glenoidale zwischen Pfanne und Kopf vor, um beide Teile voneinander zu lösen. Da man es in der Regel mit atrophischen Knochen zu tun hat, soll diese Auslösung sehr vorsichtig und unter leichtem Abheben der eingeführten Hohlmeißel vor sich gehen, damit keinesfalls wertvolle Teile des Kopfes oder Halses durch Fraktur verlorengehen. Am besten arbeitet man sich von mehreren Seiten gleichzeitig unter leichtem Abheben der Meißel gegen die Pfannenmitte vor. Sich anspannende Stränge sollen mit dem Messer oder der Schere durchtrennt werden, damit sie nicht Teile des Kopfes bei der Auslösung herausreißen.

Läßt sich der Kopf aus der Pfanne heraushebeln, so wird der Schenkelhals mit einem Gazestreifen umschlungen und unter Zug und gleichzeitigen rotierenden Bewegungen des Oberschenkels der Rest der schwieligen Verwachsungen exstirpiert. Alle bewegungshemmenden Narbenstränge müssen durchtrennt und entfernt werden.

Es beginnt der Akt der Neuformung des Gelenkes. Wir selbst verwenden mit bestem Erfolg die Kugelfräse von MURPHY (Abb. 119a und b), deren Gebrauch

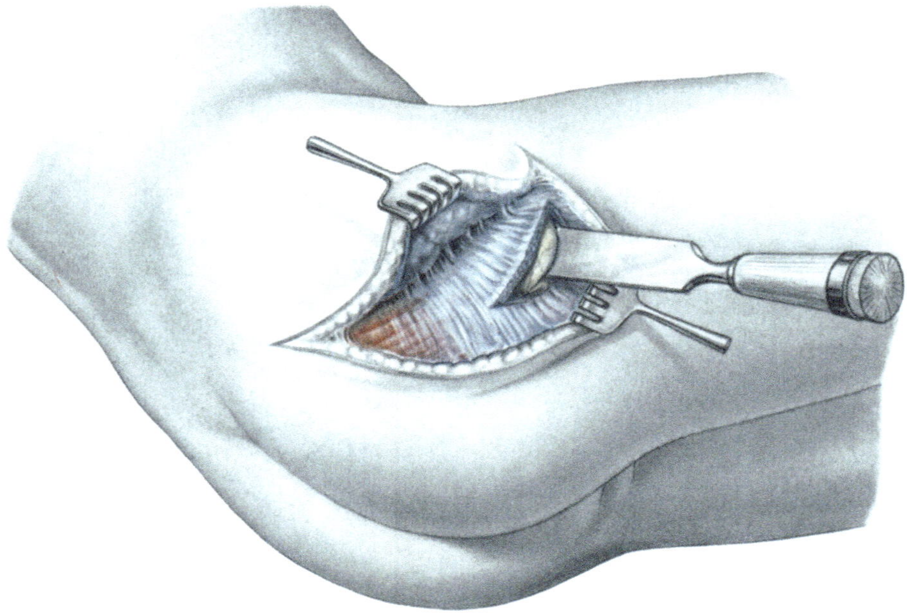

Abb. 120. *Arthroplastik des Hüftgelenkes nach* LEXER. 1. Akt. Hautschnitt mit typischer Abmeißelung des Trochanter major.

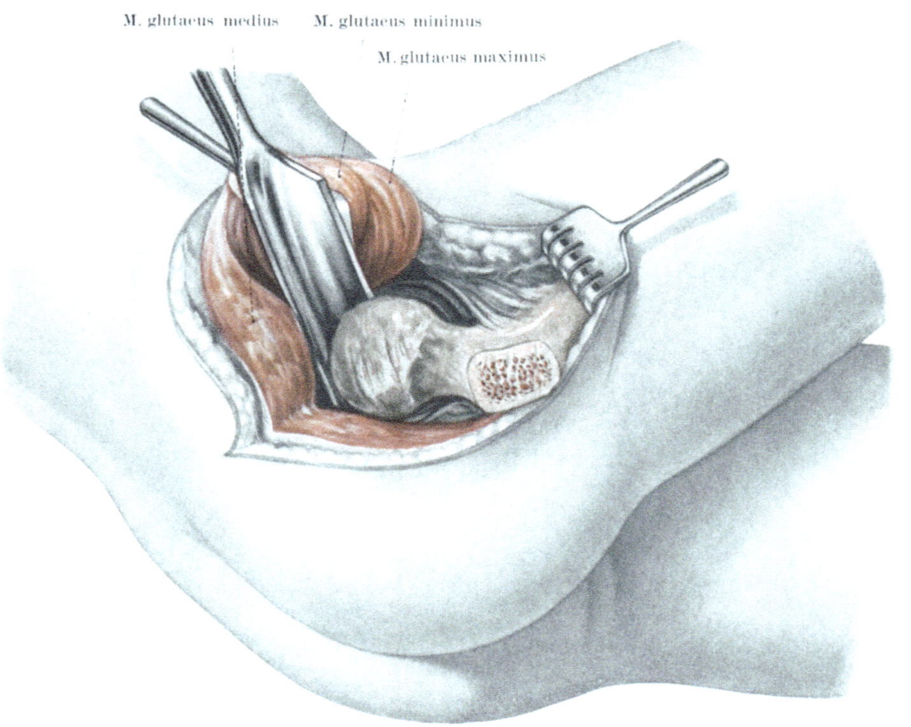

Abb. 121. *Arthroplastik des Hüftgelenkes nach* LEXER. 2. Akt. Die Glutäalmuskulatur ist nach kranial geschlagen und der Kopf wird mit einem Löffel aus der Pfanne luxiert.

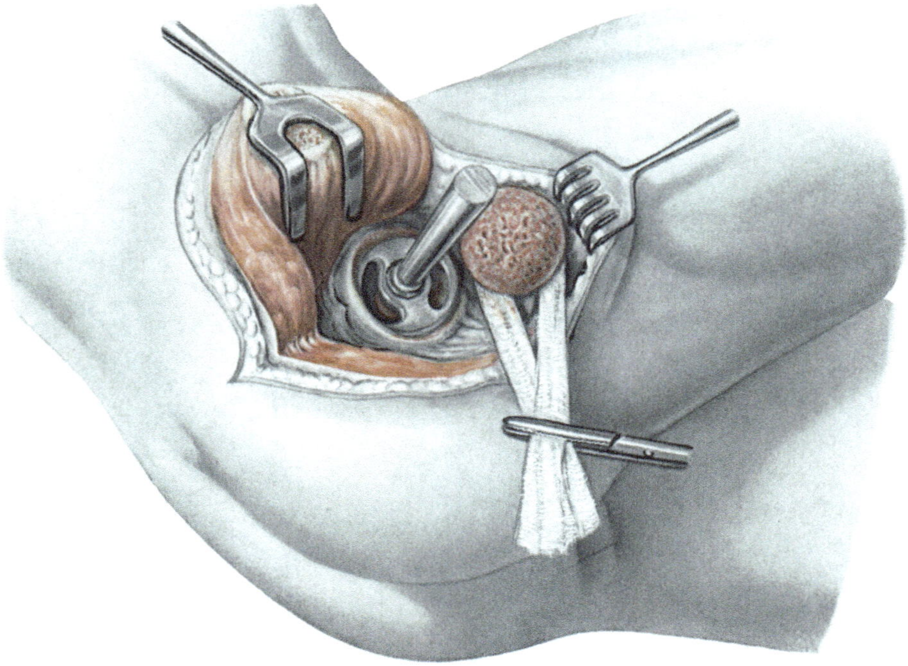

Abb. 122. *Arthroplastik des Hüftgelenkes nach* Lexer. 3. Akt. Die Pfanne wird mit der Murphyschen Fräse angefrischt, der Gelenkkopf ist bereits zugerichtet.

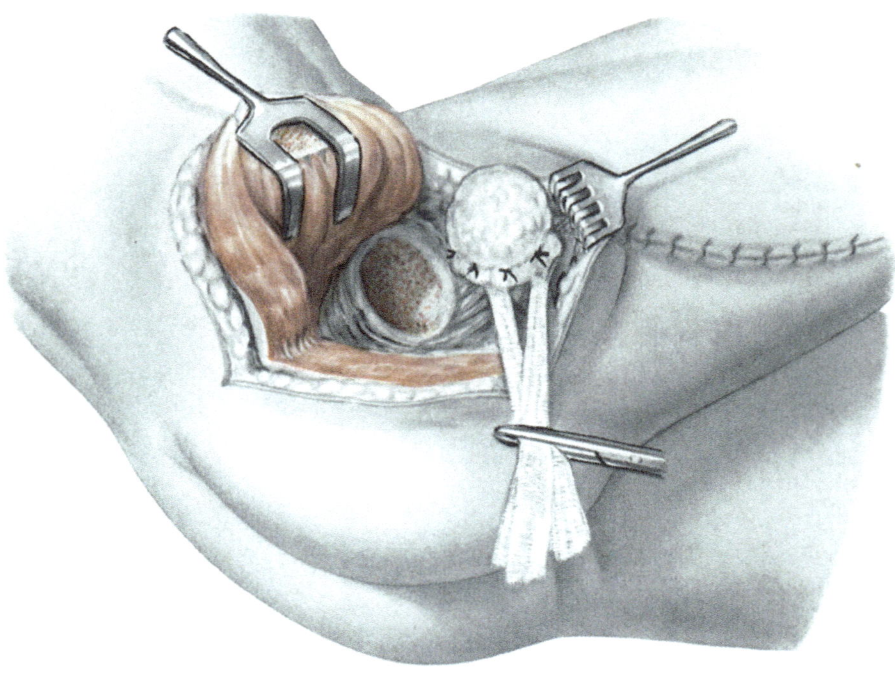

Abb. 123. *Arthroplastik des Hüftgelenkes nach* Lexer. 4. Akt. Der Gelenkkopf ist mit einem Fascien-Fettlappen, der aus dem Oberschenkel entnommen wird, überzogen. Dieser Lappen ist durch Einzelnähte subperiostal befestigt und wird nun in die vorgerichtete Pfanne zurückverlagert. Danach schichtweiser Wundverschluß und Annageln des Trochanter.

eine zuverlässige Anpassung der beiden Gelenkteile aneinander gewährleistet, jedoch ist auch jedes andere Vorgehen, wie mit Hammer und Meißel oder mit besonderen Hohlraspeln, möglich.

Nunmehr wird ein Fettlappen (Lexer, Abb. 120—123) oder ein Fascienstreifen (Payr, Abb. 124, 125) entnommen, über dem Kopf ausgebreitet und am

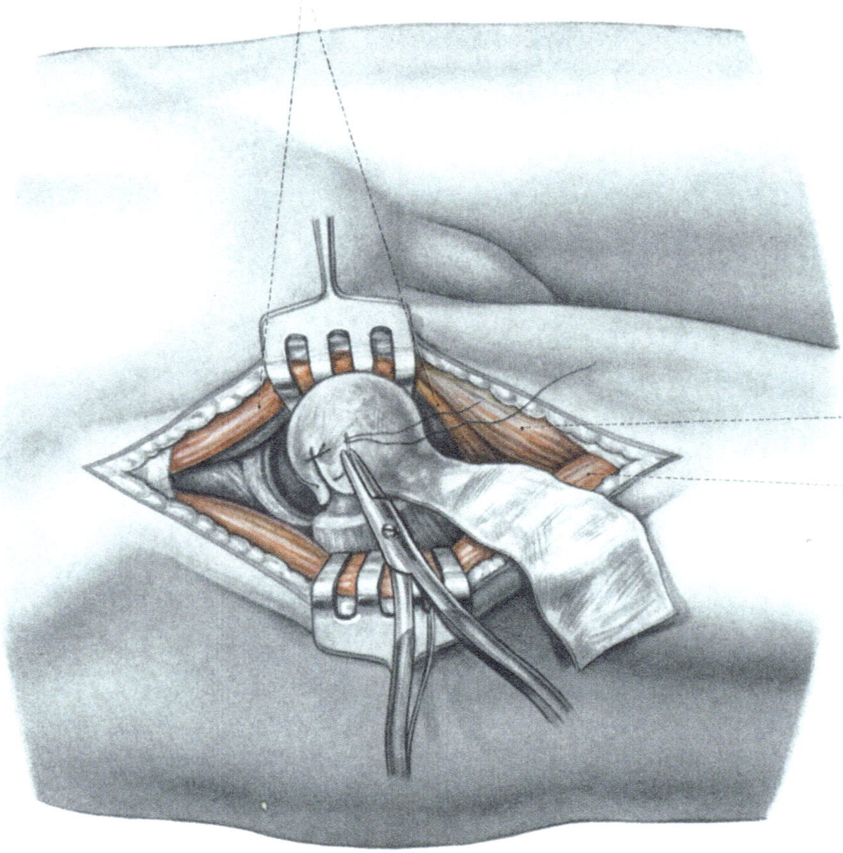

Abb. 124. *Arthroplastik des Hüftgelenkes durch körpereigenes Material nach* Payr. 1. Akt. Nach Luxieren des Kopfes und Anfrischung wird ein breiter Fascienstreifen über den Kopf gebreitet und mit Einzelnähten hier und am Hals befestigt.

Halse fixiert. Ob man der Fett- oder der Fascieninterposition den Vorzug gibt, ist weitgehend von der Vorliebe des Operateurs abhängig und sicherlich nicht entscheidend. Eine gewisse Rolle spielt bei der Wahl, ob man ohne Setzen einer neuen Wunde aus dem Wundbereich sich das notwendige Material beschaffen kann. Dies ist beim Hüftgelenk sowohl für Fett, als auch für Fascie der Fall.

Die Zwischenlagerung in zwei Schichten, wie sie vielfach durchgeführt wird, ist sicher nicht notwendig. Campbell benützt einen großen Fascienlappen, mit dem er den Kopf wie auch die Pfanne umkleidet. Es genügt jedoch, nur den Kopf oder die Pfanne mit dem Interpositum zu umkleiden.

Als Nachbehandlung führen wir, wie es LEXER empfohlen hat, zur Entlastung des Transplantates eine Extensionsbehandlung durch. Diese wird heute allerdings von manchen Autoren nicht mehr für notwendig gehalten. Man fixiert jedenfalls mit einem Beckenringgipsverband mit oder auch ohne Drahtzug für 3—4 Wochen, sodann wird eine Belastung vorsichtig mit aktiven und dann

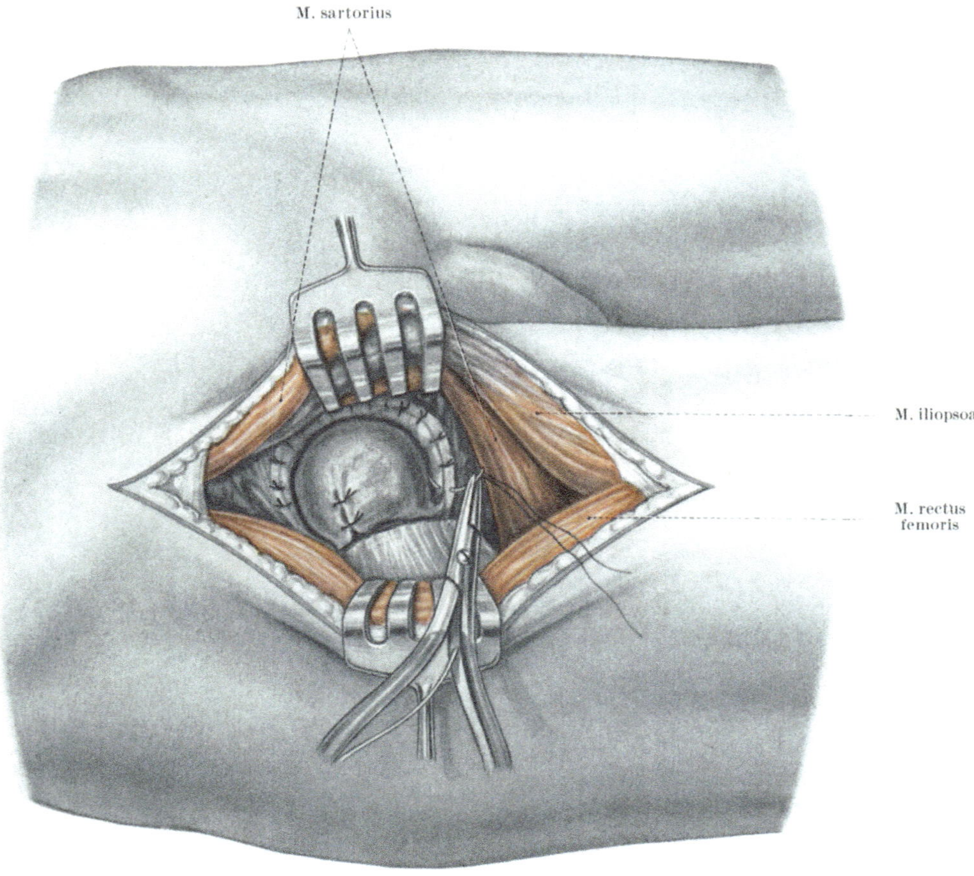

Abb. 125. *Arthroplastik des Hüftgelenkes durch körpereigenes Material nach* PAYR. 2. Akt. Die Plastik ist beendet, der Kopf reponiert, die Kapsel wird wieder vernäht.

passiven Bewegungsübungen am Hüftgelenk begonnen. Vorsichtige Belastung soll erst nach etwa 2—3 Monaten erlaubt werden.

Gelenkneubildung durch körperfremdes Material.

Der Gedanke, durch Verwendung von Oberschenkelköpfen aus körperfremdem Material die Erfolgsaussichten der Hüftgelenkplastiken zu bessern und das Risiko der Operation herabzusetzen, war sehr verlockend. Gerade bei dem statisch stark belasteten Hüftgelenk kommt es ja vor allem darauf an, die Bewegung des Kopfes gegen die Pfanne möglichst reibungslos zu gestalten.

Das zunächst vorwiegend in den USA und Frankreich durchgeführte Verfahren gewann bald viele Anhänger. Die Hoffnungen auf Dauererfolge wurden jedoch in vielen Fällen enttäuscht und heute hat sich im großen und ganzen gegenüber der Verwendung von Gelenkteilen aus körperfremdem Material gerade am Hüftgelenk eine *sehr zurückhaltende* Einstellung durchgesetzt. Die ganze Frage wird heute noch sehr diskutiert und ist keinesfalls als abgeschlossen zu betrachten. Bei Einseitigkeit ist in jedem Fall die Arthrodese vorzuziehen, bei Doppelseitigkeit wird auf der einen Seite die Arthrodese, auf der anderen die Endoprothese empfohlen (WITT).

Die heutige Zurückhaltung bezieht sich in erster Linie auf die Metallprothesen. Hier ist es vor allem das Vitallium, das in großem Umfange verwandt worden

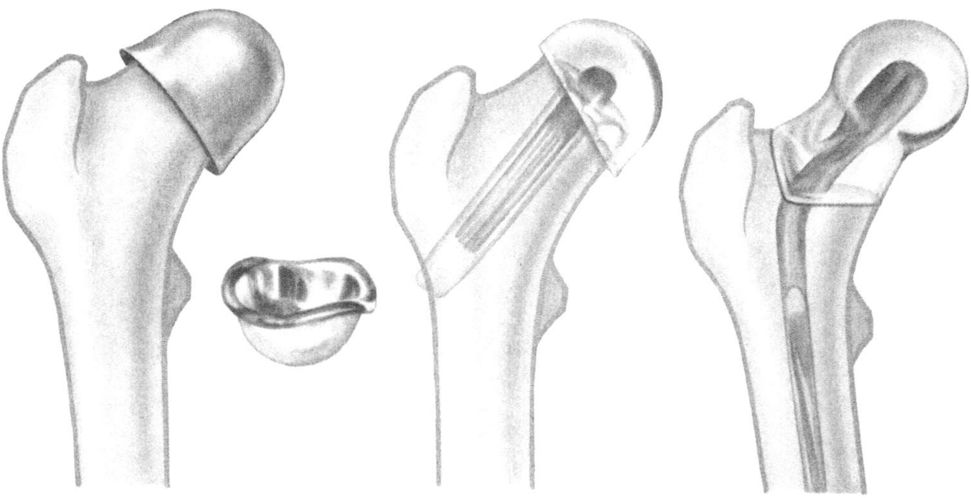

a b c

Abb. 126 a—c. *Endoprothesen zur Arthroplastik des Hüftgelenkes.* a Vitallium-Cup nach SMITH-PETERSEN. Hüftkappe nach MAATZ. b JUDET-Ossacryl-Prothese. c Kopf-Halsprothese nach GOSSET-MERLÉ D'AUBIGNÉ.

ist. Die unvermeidliche Reaktion der Umgebung auf den Fremdkörper, Reizzustände und zahlreiche Nachoperationen lassen, trotz mancher bewunderswerter Erfolge, die allgemeine Kritik berechtigt erscheinen.

Über die Versuche mit Prothesen aus Plexigum sind die Akten gleichfalls noch nicht geschlossen. Sie werden offensichtlich reaktionsloser vertragen, ein endgültiges Urteil wird sich jedoch erst in einem Jahrzehnt abgeben lassen.

JUDET hat den Ersatz des Oberschenkelkopfes durch eine kopfähnliche Prothese empfohlen, deren Stiel in die Markhöhle des Schenkelhalses eingesetzt wird (Endoprothese). Die Prothese wird aus einem plexigumähnlichen Kunststoff, dem Acryl, hergestellt. Auch dieses Verfahren ist zunächst bestrickend, es mehren sich jedoch die Angaben, nach denen die spätere Entfernung der Endoprothese wieder dringend notwendig war.

Bei einer eingehenden Diskussion auf dem Deutschen Chirurgenkongreß 1956 (REIMERS, WITT, WATERMAN, NEFF u. a.) ergab sich, daß die durchschnittliche Zahl der Mißerfolge zur Zeit bei 25% liegt. Von Ermüdungsbrüchen bleiben weder Metall noch Kunststoffe verschont. Nach heutiger Ansicht liegt das Problem weniger in der Art des Materials als in der Formgebung der Prothese. Von der JUDETschen Prothese abweichende Formen [Kopf- (Abb. 126), Halsprothese usw.] werden gesucht, die den statischen Bedingungen besser Rechnung tragen sollen.

Zusammenfassend kann gesagt werden, daß trotz intensiver Arbeit und mancher Erfolge die Verwendung körperfremder Gelenkteile am Hüftgelenk noch keineswegs ein gesichertes Verfahren darstellt, dessen Erprobung den Händen weniger Berufener vorbehalten bleiben sollte.

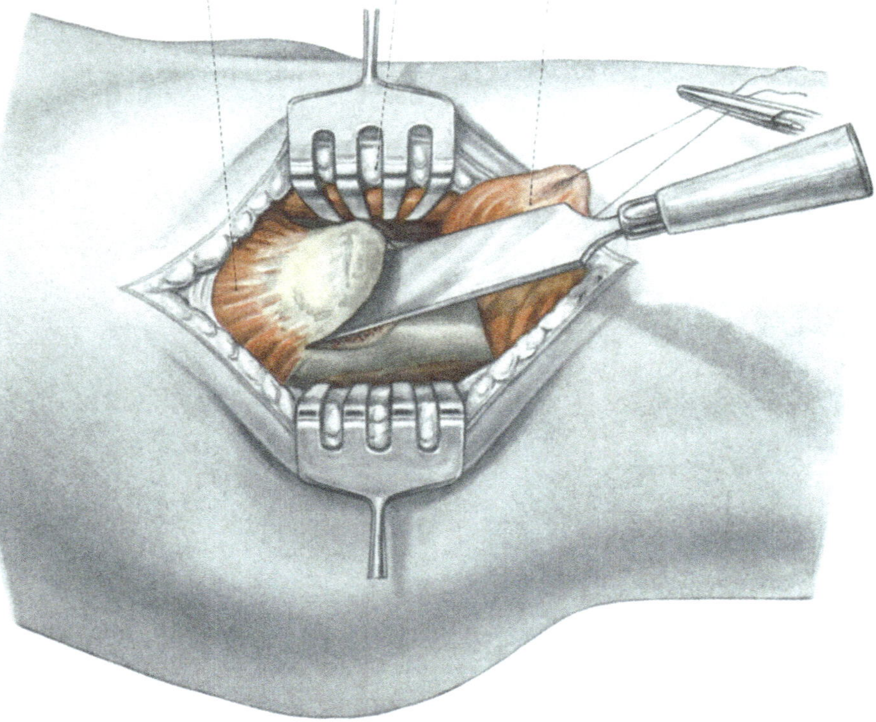

Abb. 127. *Verlagerung des Trochanter major.* 1. Akt. Längsschnitt über dem Trochanter major, Spaltung der Fascia lata, Ablösung des M. vastus fibularis vom Trochanter, der Muskel wird nach unten umgeschlagen. Abtrennung des Trochanter mit einem Meißel. Der Zusammenhang mit den einzelnen Gesäßmuskeln soll bestehenbleiben.

c) Eingriffe bei Erkrankungen und Funktionsstörungen der Weichteile des Hüftgelenkes.

α) Eingriffe bei Insuffizienz der pelveotrochanteren Muskeln und zugleich Behandlung der Coxa vara.

Die Coxa vara führt zu einer erheblichen Funktionsstörung, und zwar aus zweierlei Gründen: Einmal wird der Umfang der Gelenkbeweglichkeit durch den Hochstand des Trochanter aus rein mechanischen Gründen mehr oder weniger stark gemindert, zum anderen führt der Trochanterhochstand zu einer Verkürzung der Distanz zwischen den Ursprüngen und dem Ansatz der Gesäßmuskulatur und infolgedessen zu einer relativen Muskelinsuffizienz. In deren Folge kann das Bein bei Belastung des anderen Beines nicht mehr horizontal gehalten werden, sondern sinkt nach der gesunden Seite zu ab (positives TRENDELENBURGsches Phänomen): Das Hinken des Kranken ist unausbleiblich.

Will man also diese Folgen der Coxa vara operativ beseitigen, so muß man zur Verbesserung der Gelenkbeweglichkeit den Schenkelhalswinkel vergrößern, zur Beseitigung des Hinkens den Becken-Trochanterabstand erweitern. Aus diesen Überlegungen ergeben sich zwanglos die im folgenden aufgeführten Ope-

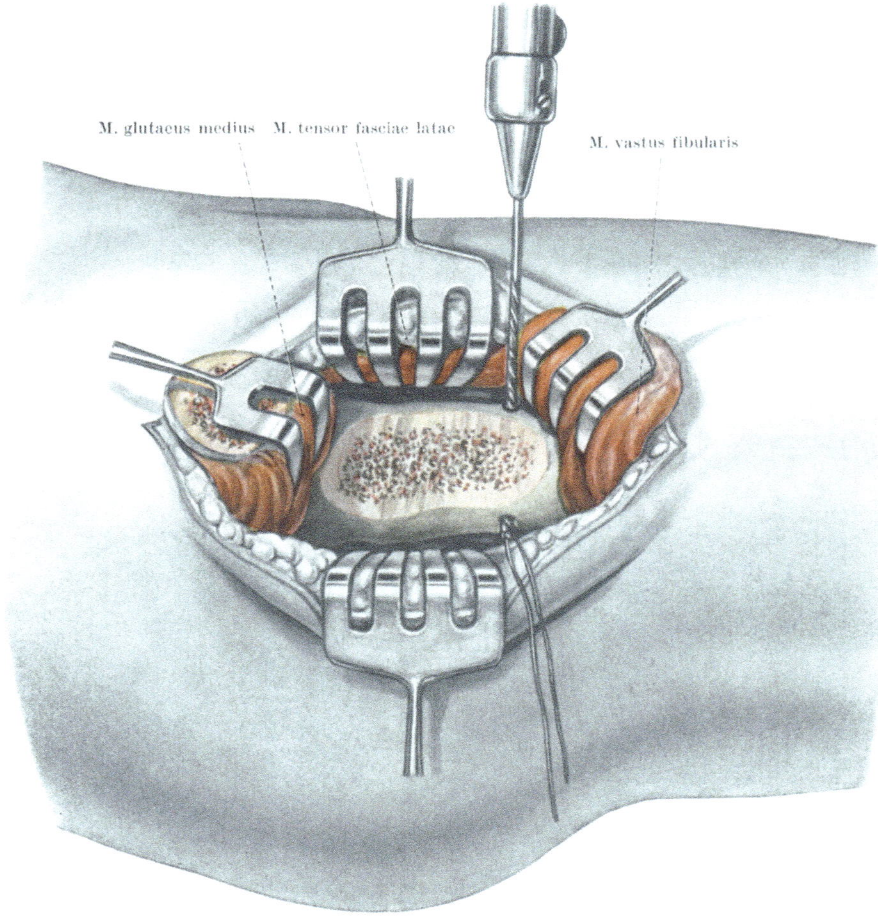

Abb. 128. *Verlagerung des Trochanter major.* 2. Akt. Subtrochanter wird der Oberschenkel mit einem flachen Meißel an der Stelle angefrischt, an der der Trochanter neu fixiert werden soll. Zur Aufnahme der Drahtnaht wird ein Kanal gebohrt.

rationsverfahren, die je nach Lage des Falles entweder allein oder kombiniert anzuwenden sind.

Die Indikation ist sehr sorgfältig und begrenzt zu stellen. Bei Kindern (nicht vor dem vierten Lebensjahr!) und Jugendlichen kommt wohl nur die subtrochantere Osteotomie in Frage, gegebenenfalls mit Verlagerung des Trochanter major. Hohmann ist auf Grund von Nachuntersuchungen seiner Klinik sehr zurückhaltend mit dem operativen Vorgehen. Die Spätergebnisse der konservativ behandelten Fälle waren immer besser als die der operierten. Auch Pauwels weist auf die Gefahr einer sekundären Verbiegung des Schenkelhalses auch nach einer erfolgreichen Aufrichtungsosteotomie hin.

Verlagerung des Trochanter major (Abb. 127—132).

Die Operation soll die Funktion der kleinen Gesäßmuskeln wiederherstellen und damit das Hinken beseitigen. Es wird aber darauf hingewiesen, daß dieser Eingriff häufig hierzu nicht ausreichend ist. Außerdem wird die Gelenkbeweglichkeit nicht gebessert. So wird das Verfahren im allgemeinen nur *in Kombination mit einer Osteotomie* angewandt.

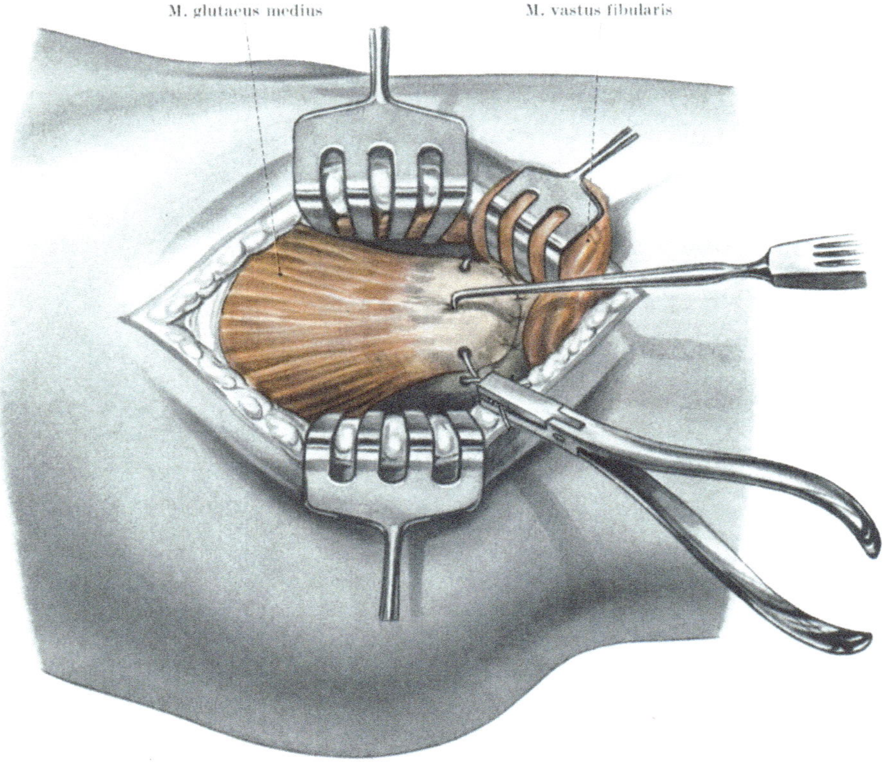

Abb. 129. *Verlagerung des Trochanter major.* 3. Akt. Der abgeschlagene Trochanter wird an der neuen Ansatzstelle mit einer Drahtnaht fixiert.

Technik. Über dem Trochanter major wird ein Längsschnitt ausgeführt, die Fascia lata gespalten, der M. vastus tibialis vom Trochanter abgelöst und nach unten geschlagen. Nun wird der Trochanter mit dem Meißel abgeschlagen, wobei er im Zusammenhang mit den einzelnen Gesäßmuskeln bleiben soll. Mit dem flachen Meißel wird subtrochanter der Oberschenkelschaft angefrischt, und zwar an der Stelle, an der der Trochanter neu fixiert werden soll. Der abgeschlagene Trochanter wird hier mit Nagel, Schraube oder mit einer Knochennaht am Femur befestigt. Besteht eine Kontraktur der Gesäßmuskulatur, die die Tieferlagerung des Trochanter verhindert, so können die Muskeln Z-förmig eingekerbt werden. Der nach unten geschlagene M. vastus fibularis wird zum Schluß auf den M. glutaeus medius aufgesteppt. Ruhigstellung im Beckengipsverband in Entlastungsstellung (Abduktion und Auswärtsrotation) für etwa 4 Wochen (Abb. 129 bis 132).

Osteotomie (Abb. 133—142).

Die *intraartikuläre* Osteotomie des Schenkelhalses zur Korrektur von Fehlstellungen desselben, insbesondere bei Epiphysenlösungen und -verschiebungen, wird vor allem noch von amerikanischen Autoren empfohlen (WAGNER und DONOVAN). Das operative Vorgehen ist aus den Abb. 133—137 ersichtlich.

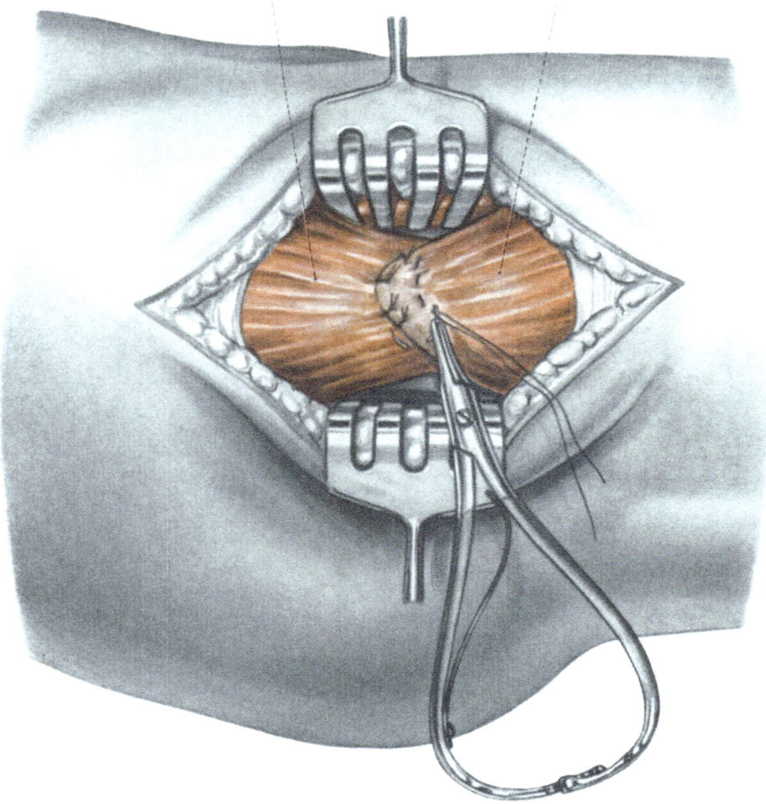

Abb. 130. *Verlagerung des Trochanter major.* 4. Akt. Der M. vastus fibularis wird mit Einzelnähten auf den M. glutaeus medius aufgesteppt.

Bei uns werden heute im allgemeinen die *extraartikulären subtrochanteren* Osteotomien bevorzugt, da sie bei geringerem Risiko gute Erfolge zeitigen. Die Osteotomien werden entweder durch das Trochantermassiv oder subtrochanter ausgeführt. Die verschiedenen Verfahren sind aus den Abb. 138—140 und 142 ersichtlich.

Technik. Wir greifen aus den zahlreichen Modifikationen der subtrochanteren Osteotomien das Verfahren von M. LANGE heraus.

Der Schnitt verläuft bogenförmig an der Außenseite des Oberschenkels vom Trochanter major abwärts. Die Fascia lata wird gespalten, der M. vastus fibularis an seinem Ursprung abgelöst und nach unten zurückgeschlagen, so daß der Knochen nunmehr zur Osteotomie freiliegt. Das Periost wird längs gespalten und subperiostal eine KOCHER-Sonde zum Aufsuchen der Abgangsstelle des Schenkelhalses am Trochanter minor eingeführt. An dieser Stelle wird von beiden

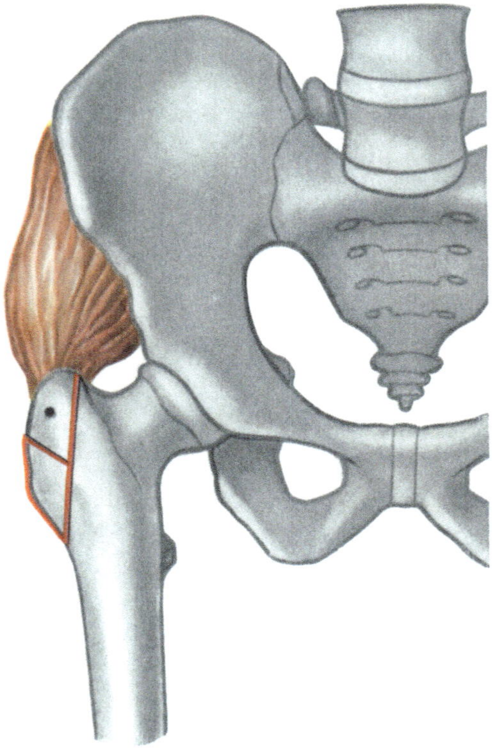

Abb. 131. *Trochanterverlagerung.* Schematische Darstellung.

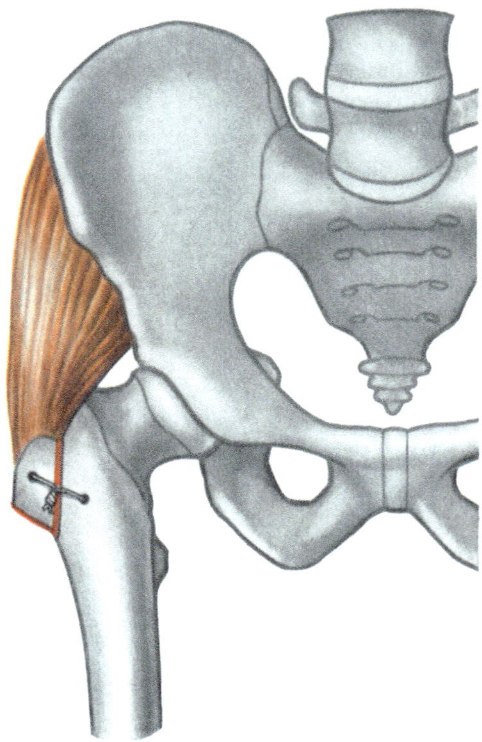

Abb. 132. *Trochanterverlagerung.* Schematische Darstellung. Der Trochanter ist an seinem Ansatzpunkt mit einer Drahtnaht fixiert.

Seiten ein großer Knochenhebel unter den Femur geschoben. Der Knochen wird nun vorsichtig mit schmalen Meißeln lineär bis auf die innere Corticalis durchtrennt, diese bleibt zunächst noch erhalten. Dann wird aus der Mitte der distalen Trennfläche ein trapezförmiges Knochenstück herausgenommen. Um die laterale Corticaliswand des peripheren Bruchstückes später gut zu verzahnen, schlägt man eine schräg liegende Nute aus der lateralen Corticaliswand heraus. Sind beide Teile des Femur in dieser Weise vorbereitet, so wird mit einem Meißel die innere Corticalis durchschlagen und damit die Trennung vollständig herbeigeführt.

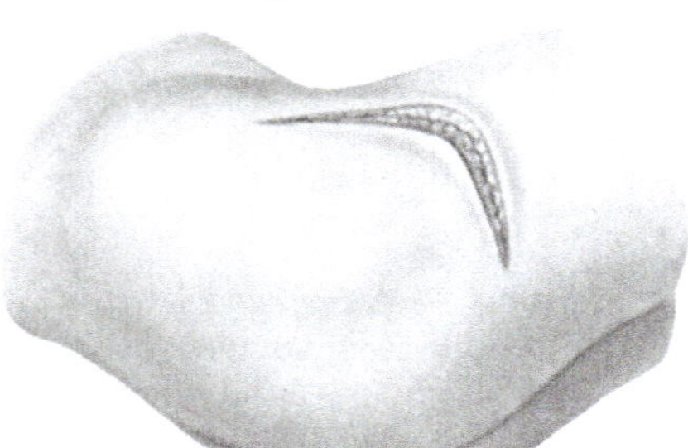

Abb. 133. *Keilförmige Osteotomie des Schenkelhalses bei Epiphysenverschiebungen nach* WAGNER *und* DONOVAN. 1. Akt. Bogenförmiger Hautschnitt über dem Trochanter in Seitenlage.

Mit zwei LANGENBECK-Knochenhaken werden die beiden Bruchstücke auseinandergezogen und das periphere Bruchstück abduziert. Setzen die Adductoren infolge einer bestehenden Kontraktur dieser Korrektur einen unüberwindlichen Widerstand entgegen, so muß man nun die subcutane Tenotomie der Adductoren vornehmen. Das obere freie, äußere Corticalisende des peripheren Bruchstückes wird in die Nute des zentralen

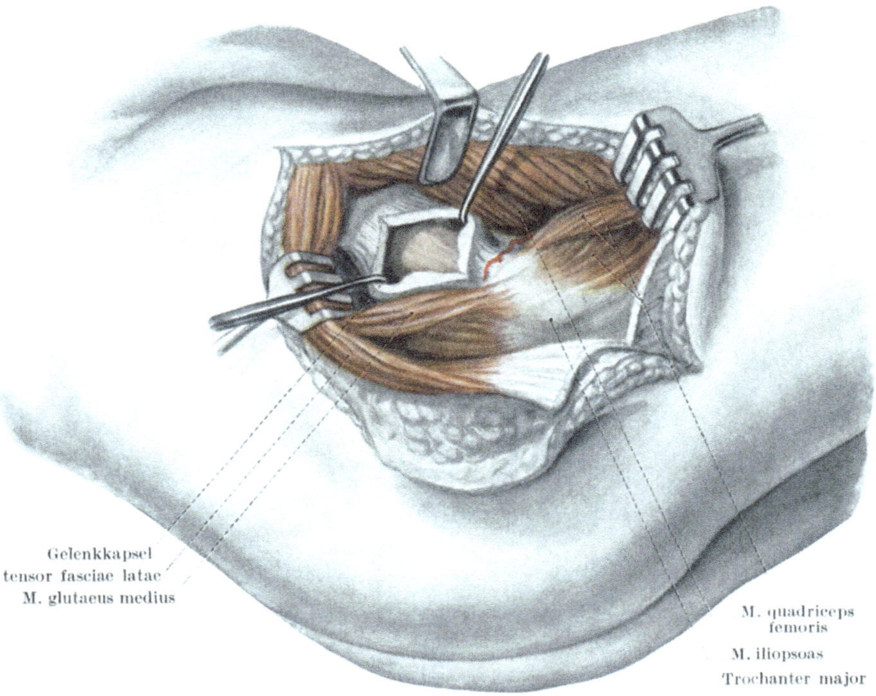

Abb. 134. *Keilförmige Osteotomie des Schenkelhalses bei Epiphysenverschiebungen nach* Wagner *und* Donovan. 2. Akt. Typischer seitlicher Zugang, die Mm. glutaei werden nach dorsal verzogen, der M. tensor fasciae latae ist eingekerbt, unter einen Haken genommen und nach ventral verzogen sind die Mm. iliopsoas und quadriceps femoris. Die Gelenkkapsel ist längs incidiert und wird mit zwei feinen Häkchen auseinandergehalten.

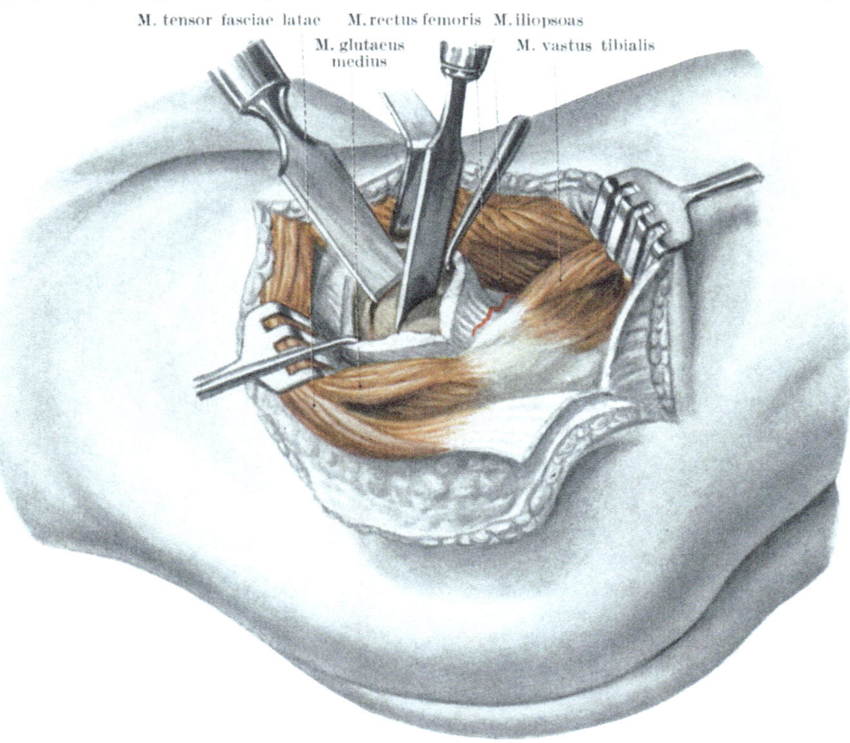

Abb. 135. *Keilförmige Osteotomie des Schenkelhalses bei Epiphysenverschiebungen nach* Wagner *und* Donovan. 3. Akt. Mit zwei Meißeln wird ein Keil aus dem Schenkelhals geschlagen, die Basis dieses Keiles liegt lateral.

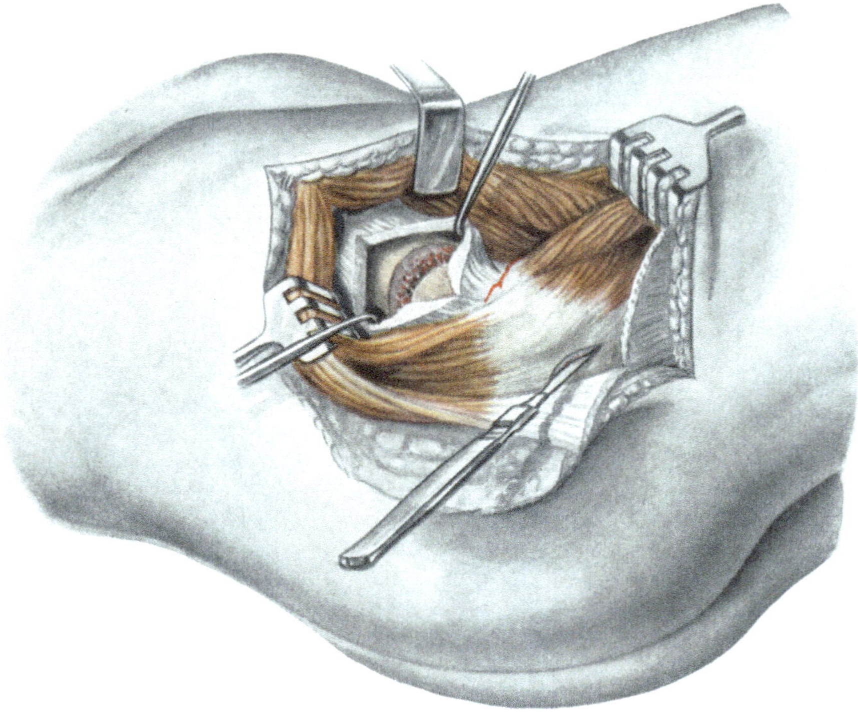

Abb. 136. *Keilförmige Osteotomie des Schenkelhalses bei Epiphysenverschiebungen nach* WAGNER *und* DONOVAN. 4. Akt. Der Keil ist entfernt, es werden die Muskelansätze am Trochanter major eingekerbt, somit die Nageleinschlagstelle freigelegt.

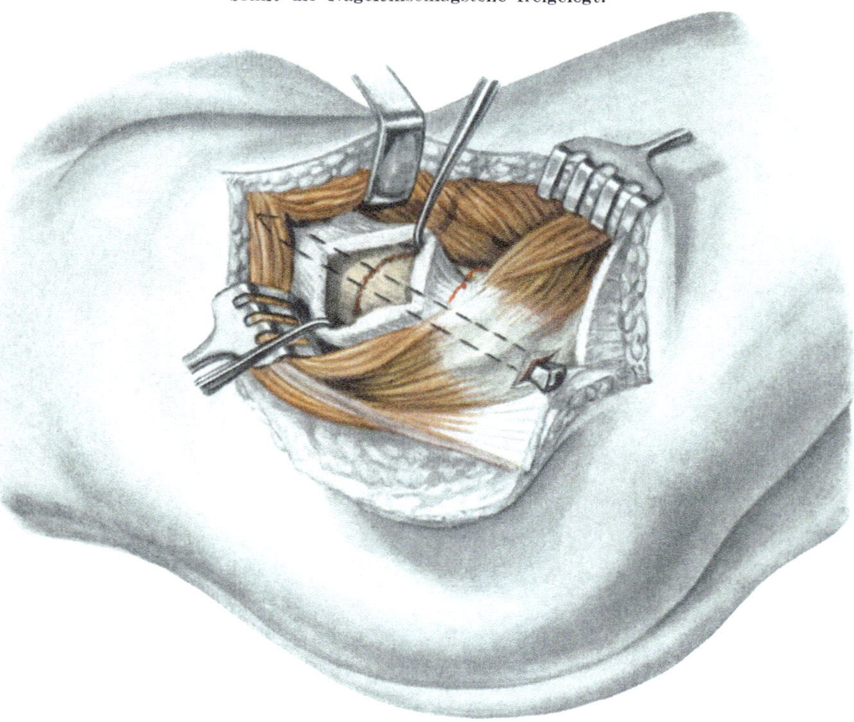

Abb. 137. *Keilförmige Osteotomie des Schenkelhalses bei Epiphysenverschiebungen nach* WAGNER *und* DONOVAN. 5. Akt. Die Fehlstellung ist ausgeglichen. Die erzielte Stellung ist durch einen Schenkelhalsnagel fixiert.

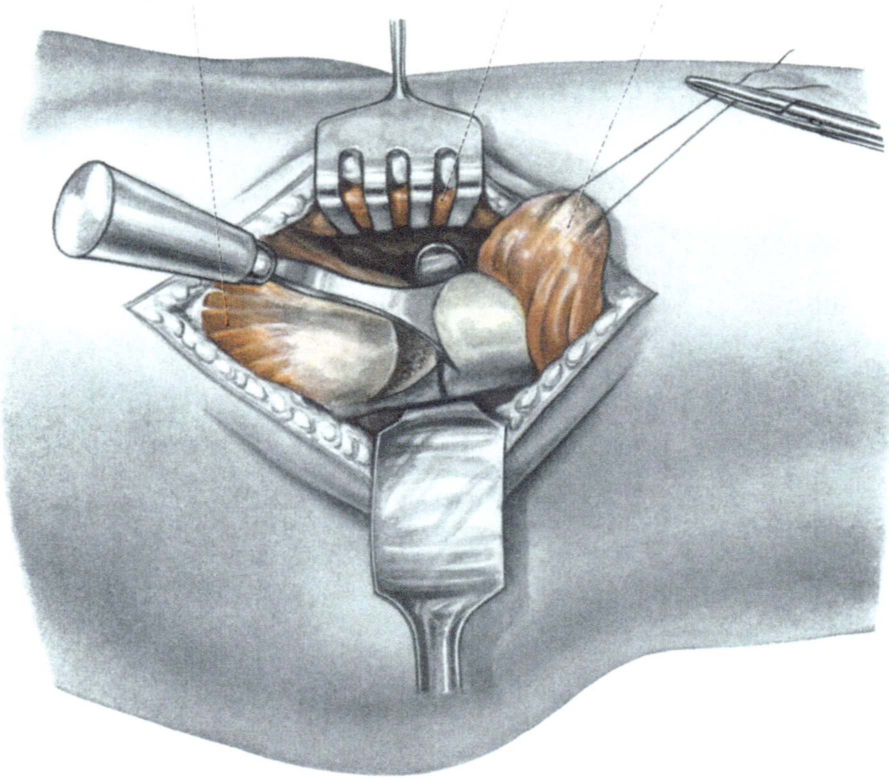

Abb. 138. *Subtrochantere Osteotomie nach* M. Lange. Bogenförmiger Schnitt an der Außenseite des Oberschenkels. Spaltung der Fascia lata, Ablösung des M. vastus fibularis von seinem Ursprung. Unter die Abgangsstelle des Schenkelhalses am Trochanter minor wird ein großer Knochenhebel unter den Femur geschoben. Nun wird der Knochen mit einem schmalen Meißel bis auf die innere Corticalis durchtrennt.

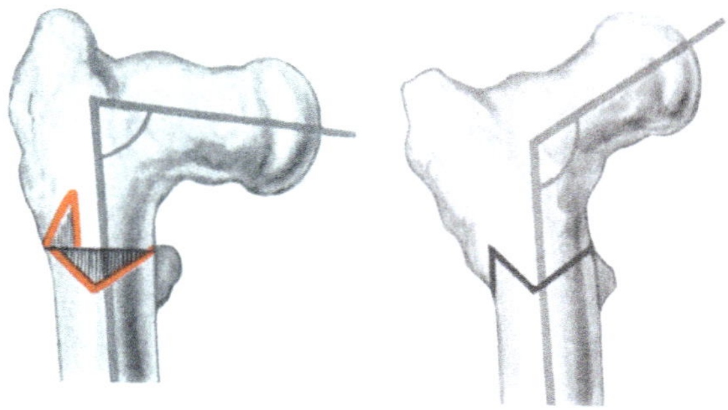

Abb. 139. *Subtrochantere Osteotomie zur Beseitigung der Coxa vara in Anlehnung an das Verfahren von* M. Lange. Schematische Darstellung.

eingefügt. Beide Fragmente müssen so fest aufeinandersitzen, daß eine zusätzliche Naht überflüssig wird. Nur notfalls soll die Fixierung zusätzlich mit einem Schanzschen Nagel erfolgen (Abb. 138—142).

Der Gipsverband bleibt 6—8 Wochen liegen, Aufstehen wird erst nach einem Vierteljahr erlaubt.

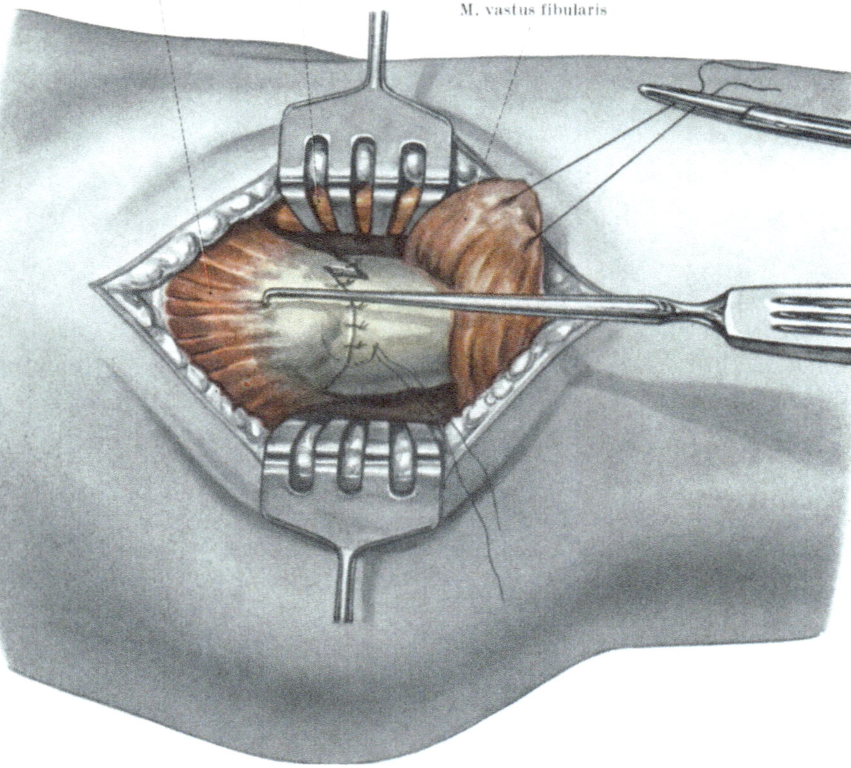

Abb. 140. *Subtrochantere Osteotomie nach* M. LANGE. Aus der Mitte der Trennfläche ist ein trapezförmiges Knochenstück entnommen und eine schräg liegende Nute aus der lateralen Corticaliswand herausgeschlagen. Das obere freie, äußere Corticalisende des peripheren Bruchstückes ist in die Nute eingefügt. Fixierung durch Naht. Falls diese nicht ausreicht, muß ein SCHANZscher Nagel eingeschlagen werden.

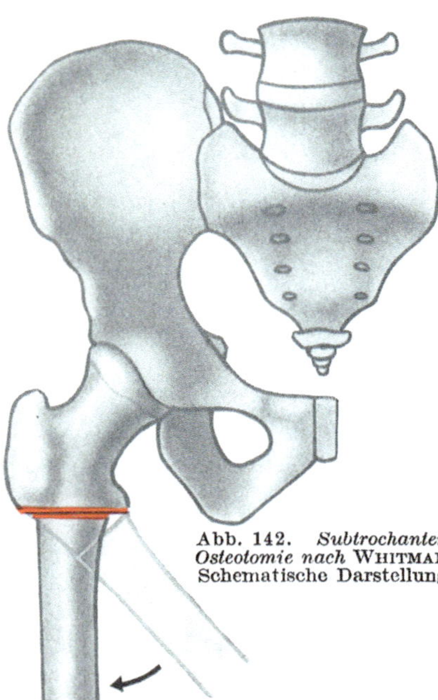

Abb. 142. *Subtrochantere Osteotomie nach* WHITMAN. Schematische Darstellung.

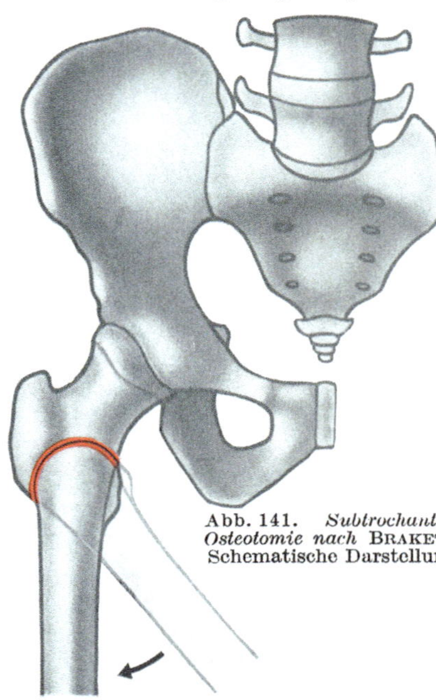

Abb. 141. *Subtrochantere Osteotomie nach* BRAKETT. Schematische Darstellung.

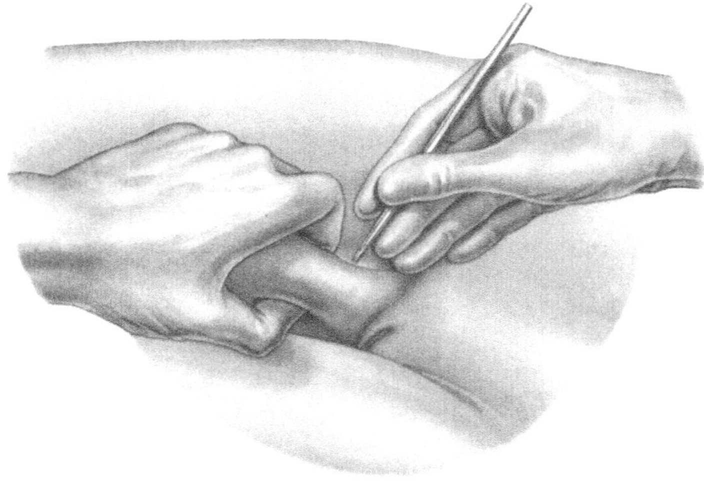

Abb. 143. *Subcutane Tenotomie der Adductoren bei Adduktionskontraktur.*

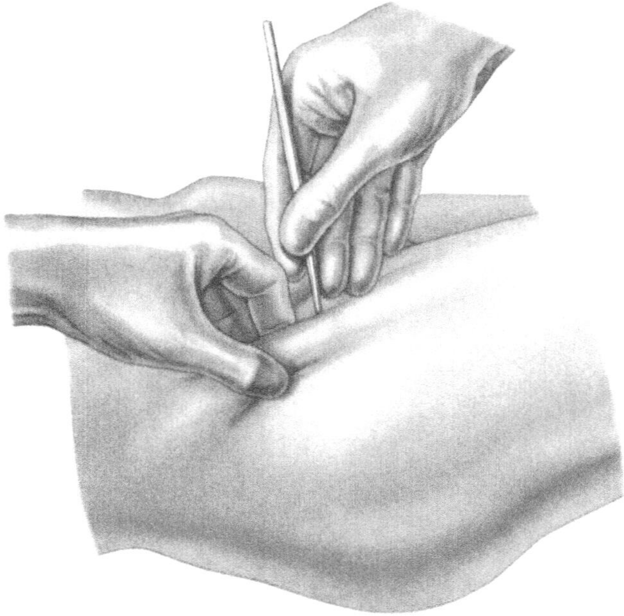

Abb. 144. *Subcutane Tenotomie des M. sartorius und des M. tensor fasciae latae bei Adduktionskontraktur und gleichzeitiger Beugekontraktur des Hüftgelenkes.*

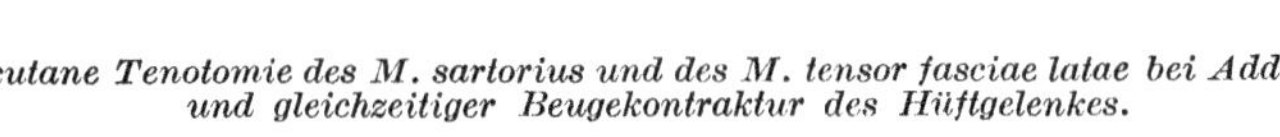

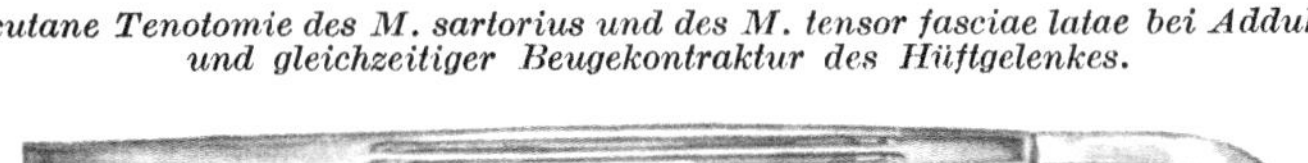

Abb. 145. *Tenotom zur Durchführung der subcutanen Tenotomie.*

β) Eingriffe zur Wiederherstellung der Funktion gelähmter Muskeln (M. iliopsoas, M. glutaeus maximus, M. glutaeus medius, M. sartorius).

Diese für die Funktion des Hüftgelenkes besonders wichtigen plastischen Operationen werden in einem gesonderten Abschnitt „Ersatzoperationen" zusammengefaßt.

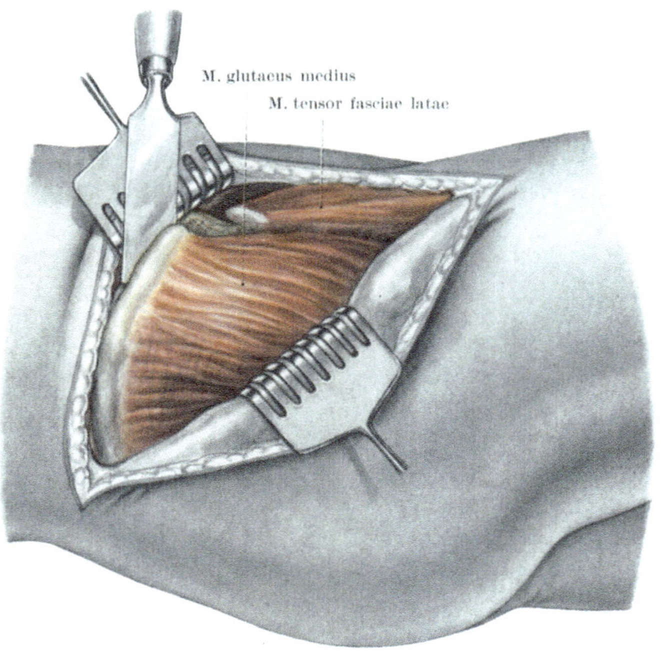

Abb. 146. *Behandlung der Flexions-Abduktions-Außenrotationskontraktur nach* CAMPBELL. 1. Akt. Bogenschnitt über dem Darmbeinkamm. Abmeißelung der Spina ilica ventralis mit dem M. sartorius und dem M. tensor fasciae latae. Abmeißelung des vorderen Teiles der Crista ilii.

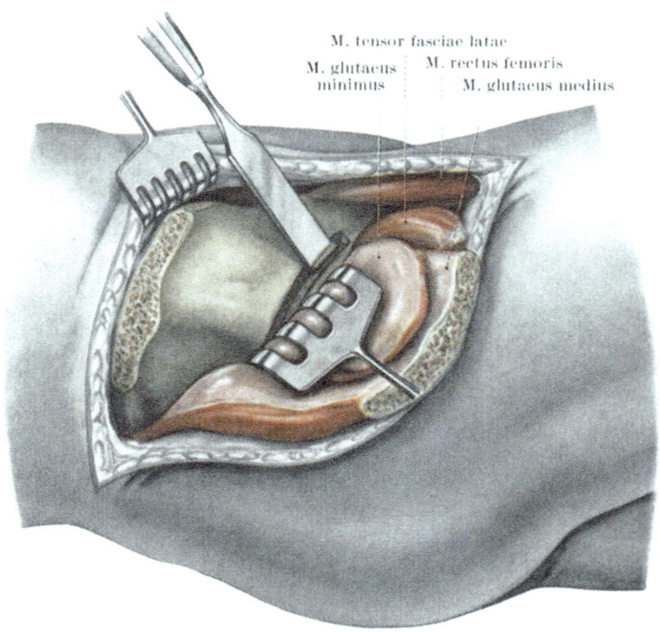

Abb. 147. *Behandlung der Flexions-Abduktions-Außenrotationskontraktur nach* CAMPBELL. 2. Akt. Nach Zurückschlagen der Mm. glutaeus medius und minimus wird in das Darmbein eine Rinne geschlagen zur Aufnahme der mit der Muskulatur verlaufenden Knochenleiste.

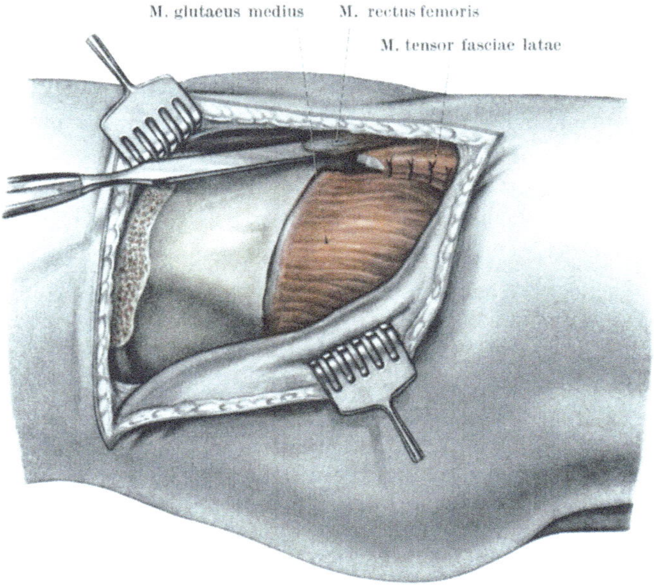

Abb. 148. *Behandlung der Flexions-Abduktions-Außenrotationskontraktur nach* CAMPBELL. 3. Akt. Die Muskulatur ist mit der Knochenleiste zurückgeschlagen. Die Leiste wird fest in der vorbereiteten Rinne verkeilt.

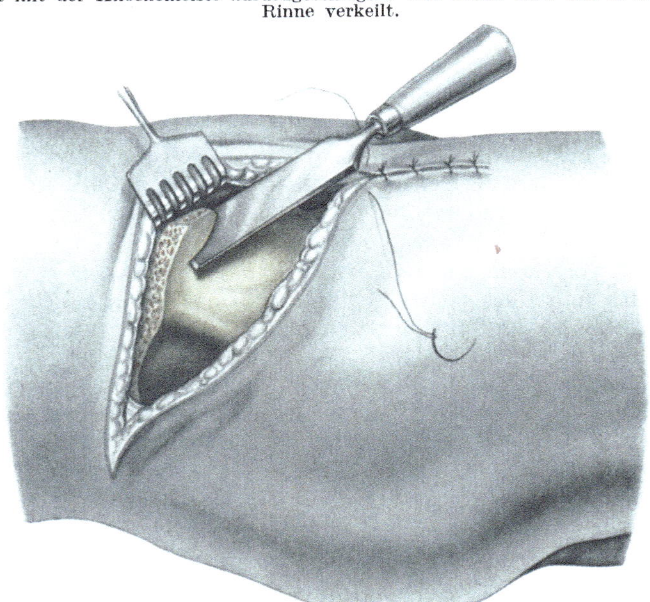

Abb. 149. *Behandlung der Flexions-Abduktions-Außenrotationskontraktur nach* CAMPBELL. 4. Akt. Vor dem Wundverschluß wird das Darmbein mit einem Meißel so zugerichtet, daß sich die Weichteile bequem anlegen lassen.

γ) Kontrakturen.

Indikation. Die Kontrakturen der Weichteile im Bereiche der Hüfte zeigen meist Kombinationsformen: Entweder handelt es sich um Flexions-Adduktionskontrakturen oder um Flexions-Abduktionskontrakturen.

Für die einzuschlagende operative Therapie ist es von entscheidender Wichtigkeit, ob die Kontraktur lediglich durch Weichteilzug bedingt ist oder ob ihr eine Zwangsstellung des Hüftgelenkes zugrunde liegt. Im ersteren Falle sind Eingriffe an den Weichteilen ausreichend, im zweiten Falle kommen nur Eingriffe am Knochen selbst in Frage.

Kontrakturen der Weichteile (Abb. 143—149).

Indikation. Liegt eine Schrumpfung im Bereiche der oberflächlichen Schichten im Sinne einer Narbenbildung von Haut oder Fascie vor, so wird der Narbenzug mittels der im Allgemeinen Teil beschriebenen *plastischen Operationen* beseitigt.

Handelt es sich um eine Muskelkontraktur, so bedient man sich der subcutanen oder offenen *Tenotomie.*

Besteht eine Adduktionskontraktur, die häufigste Form, so nimmt man eine Tenotomie der Adductoren vor (Abb. 143). Dieser Eingriff kann durch eine gleichzeitige Tenotomie des M. sartorius unterhalb der Spina ergänzt werden. Besteht gleichzeitig, wie fast immer, eine Beugekontraktur, so kann gleichzeitig mit der Tenotomie des M. sartorius die des M. tensor fasciae latae erfolgen (Abb. 144, 145).

Bei der selteneren Beuge-Abduktionskontraktur, die wir sowohl als Lähmungskontraktur als auch bei kurzen Amputationsstümpfen des Oberschenkels sehen, kommt die Tenotomie des M. tensor fasciae latae und des M. sartorius in Frage. Bei poliomyelitischer Hüft-Beugekontraktur ist die subperiostale Ablösung der Spinamuskeln einschließlich des M. rectus femoris unter Wiedervereinigung durch lose Naht empfohlen worden (F. Lange).

Hochgradige Flexions-Abduktions-Außenrotationskontrakturen, wie wir sie nicht so selten als Folge einer unzweckmäßigen längeren Ruhigstellung oder auch bei kurzen Amputationsstümpfen sehen, lassen sich mit dem von Campbell angegebenen Verfahren radikal beseitigen.

Technik des Verfahrens nach Campbell. Bogenschnitt über dem Darmbeinkamm, über die Spina ilica ventralis hinunterziehend bis in die Gegend des Trochanter. Abmeißelung der Spina ilica ventralis mit den dort ansetzenden Muskeln, dem M. sartorius und dem M. tensor fasciae latae. Abmeißelung des vorderen Teiles der Crista ilii, so daß der M. glutaeus medius an einer Knochenleiste hängt. Die Mm. glutaeus medius und minimus werden zurückgeschlagen und in dem Darmbein eine neue Rinne zur Aufnahme der mit der Muskulatur verlaufenden Knochenleiste geschaffen. Die Knochenleiste wird in die Rinne fest verkeilt, zum Schluß der Darmbeinkamm so zugerichtet, daß die Weichteile sich bequem über ihn legen lassen (Abb. 146—149).

Im übrigen wird auf den Abschnitt „Eingriffe bei Oberschenkelstumpfkontrakturen“ hingewiesen.

Knöchern bedingte Kontrakturen.

Alle knöchern bedingten Kontrakturen gleich welcher Art lassen sich nur durch eine Stellungskorrektur des Knochens beseitigen. Das Verfahren der Wahl ist die subtrochantere Osteotomie. Je nachdem, ob es sich um eine Flexions-Adduktions- oder eine Flexions-Abduktionskontraktur handelt, muß lateral oder medial ein entsprechender Keil aus dem Schaft entfernt werden. Die Technik des Eingriffes ist im Allgemeinen Teil beschrieben.

δ) **Eingriffe bei eitrigen Erkrankungen** (Abb. 150—152).

Die innige Beziehung der Hüftgegend zu ihrer Umgebung bringt es mit sich, daß eitrige Prozesse leicht auf deren verschiedenen Teile übergreifen. Eiterungen der Beckenknochen, des Hüftgelenkes selbst, des retroperitonealen Raumes, der

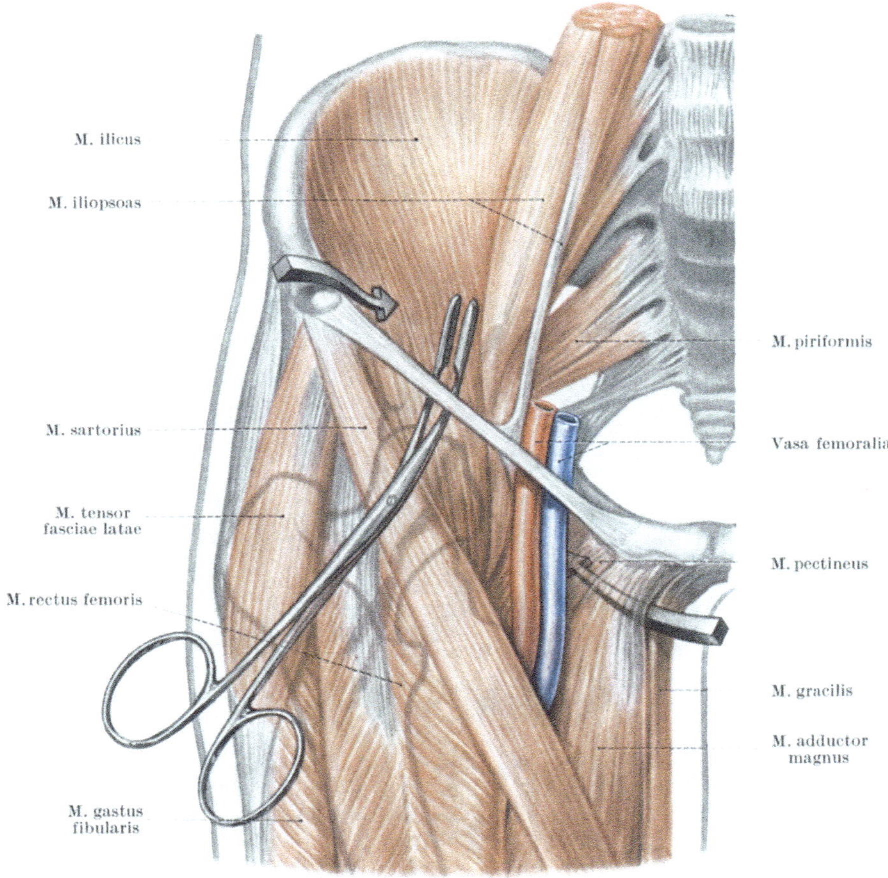

Abb. 150. *Ventrale Eröffnung von Beckeneiterungen.* Bei tiefliegenden Abscessen geht man, wie der Pfeil zeigt, zwischen dem M. adductor magnus und dem M. gracilis ein. Liegt der Eiterherd hinter dem M. pectineus, so geht man stumpf zwischen dem M. adductor longus und dem M. adductor brevis ein. Handelt es sich um eine ausgedehnte retroperitoneale Eiterung, so kann man die Drainage zusätzlich ergänzen durch einen Schrägschnitt oberhalb des Leistenbandes mit Durchtrennung der Bauchmuskulatur. Der obere Pfeil gibt die Schnittrichtung an.

Glutäal- und der Subinguinalgegend sowie der Wirbelsäule breiten sich in den verschiedenen präformierten Schichten der Hüfte aus und machen diese recht eigentlich zu einer *Durchgangsregion.*

Andererseits ist das Erkennen derartiger eitriger Erkrankungen in diesem Bereiche besonders erschwert, da der anatomische Aufbau die tieferen Schichten dem tastenden Finger so gut wie unzugänglich macht. Häufig genug wird das Krankheitsbild erst klar, wenn der Absceß an der Oberfläche erscheint.

Der Chirurg ist daher nicht selten gezwungen, in der Tiefe liegende Eiterherde rechtzeitig auf anatomischen Wegen anzugehen. Hierzu muß er sich sowohl über die präformierten Ausbreitungswege, als auch über die besten Zugänge und Abflußmöglichkeiten klar sein. Abb. 51, S. 56 bringt eine Darstellung der Bindegewebsverhältnisse am Darmbein und der Ausbreitungsmöglichkeiten von Eiterungen bis zu dem Erscheinen der Senkungsabscesse an der Oberfläche.

Technik der ventralen Eröffnung von Beckeneiterungen (Abb. 150). Phlegmonen, die ihren Ursprung vom Darmbein, dem Hüftgelenk selbst, dem retroperitonealen Raum oder auch von einem subinguinalen Lymphknoten genommen haben, eröffnet man zweckmäßig unterhalb des Leistenbandes. Eröffnungen

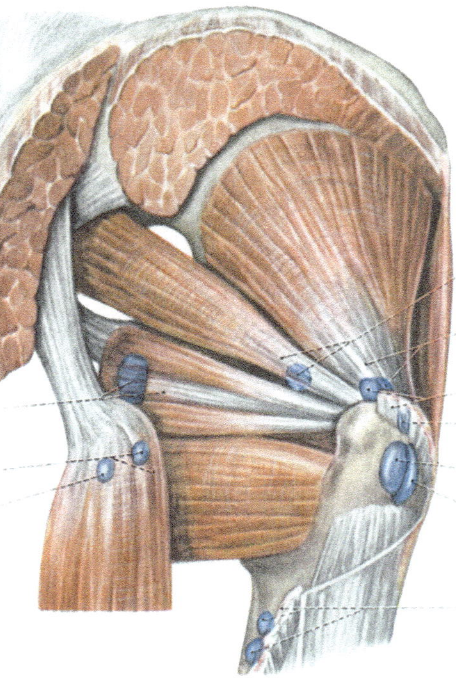

Abb. 151. *Typische Lage der Schleimbeutel des Hüftgelenkes und der Gesäßhälfte* (nach v. LANZ-WACHSMUTH).

kranial des Leistenbandes führen leicht zu Fistelbildungen und sind zu widerraten, da die Drainage keinen genügenden Abfluß schafft. Bei tief liegenden Abscessen und Phlegmonen geht man zweckmäßig zwischen dem M. adductor longus und dem M. gracilis schräg nach oben vor (LUDLOFF). Liegt der Eiterherd hinter oder vor dem M. pectineus, so erreicht man ihn, indem man stumpf zwischen dem M. adductor longus und M. adductor brevis hindurch in die Tiefe vordringt. Ist die Eiterung bereits in die subcutane Schicht eingedrungen, so incidiert man über der Stelle der stärksten Vorwölbung.

Handelt es sich um eine sehr ausgedehnte retroperitoneale Eiterung, so kann man die zwischen den Adductoren liegende Drainage noch ergänzen durch einen Leistenschnitt mit Durchtrennung der Bauchmuskeln, durch den der retroperitoneale Raum breit eröffnet wird. Der Zugang entspricht dem bei den retroperitonealen Phlegmonen (s. S. 56, Abb. 51) beschriebenen.

Eiterungen der Schleimbeutel können zu deren Aufsuchen, Incision oder operativen Beseitigung Anlaß geben. Besonders häufig ist die Erkrankung der Bursa trochanterica subcutanea und der Bursa trochanterica subfascialis. Auch Hygrome der Bursa iliopectinea sind nicht ganz selten. Wir sehen chronische Entzündungen dieser Schleimbeutel gelegentlich als Folge langer Bettruhe bei kachektischen Kranken. Über die typische Lage der Hüftgelenkschleimbeutel unterrichtet Abb. 151.

d) Die angeborene Hüftgelenkverrenkung.

Die operative Behandlung der angeborenen Hüftverrenkung ist ein dankbares, aber auch besonders schwieriges Gebiet, mit dem sich heute nur erfahrene Orthopäden beschäftigen sollten. Im Rahmen dieser chirurgischen Operationslehre ist es unmöglich, eine erschöpfende Darstellung der zum Teil schwierigen Indikationsfragen und der zahlreichen und vielfach modifizierten Operationsverfahren zu geben. Wir müssen uns darauf beschränken, die uns wesentlich erscheinenden Gesichtspunkte herauszustellen und die typischen Operationsverfahren zu schildern. Bezüglich spezieller, ins einzelne gehender Fragen verweisen wir auf die zusammenfassenden, im Literaturnachweis aufgeführten Arbeiten.

Indikation. Man erstrebt heute stets die *unblutige Reposition*, wie sie von LORENZ angegeben worden ist und erreicht auf diese Weise 50—60% Heilungen (MAU und HOHMANN). Es besteht Einigkeit darüber, daß die *operative Einrenkung* nur in den Fällen durchgeführt werden soll, in denen die unblutige Einrichtung wegen Interposition von Weichteilen nicht möglich ist oder es zu wiederholten Reluxationen kommt. Bezüglich des operativen Vorgehens bei *doppelseitiger Luxation* soll man besonders zurückhaltend sein und jedenfalls erst den endgültigen Erfolg der zuerst operierten Hüfte abwarten, ehe man sich zu einem Eingriff auf der zweiten Seite entschließt (GOCHT, DERBRUNNER, M. LANGE). Eine doppelseitige Versteifung würde das Schicksal des Kindes um ein Vielfaches verschlechtern. Die Zweckmäßigkeit einer blutigen Reposition veralteter, kongenitaler Luxationen bei *Erwachsenen* ist sehr umstritten. DEUTSCHLÄNDER und ZAHRADNIČEK haben über gute Erfolge berichtet, M. LANGE erklärt die Operation bei Erwachsenen nur ausnahmsweise für berechtigt, da die anatomischen Veränderungen an Knochen und Weichteilen nicht mehr die Voraussetzung guter Dauerresultate bieten.

Als Vorbereitung für jede operative Reposition wird zur Dehnung der contracten Muskeln bei hochstehenden Verrenkungen eine Extension von mehreren Wochen durchgeführt.

α) Operative Verfahren zur Beseitigung der kongenitalen Hüftgelenkluxation.

Verfahren zur Reposition.

Blutige Einrenkung (Abb. 152—155).

Die Technik ist an die Namen von HOFFA, LORENZ, LUDLOFF, PUTTI und SMITH-PETERSEN gebunden, dessen Schnittführung heute wohl allgemein zu Freilegungen bevorzugt wird. Das Vorgehen, dessen charakteristischstes Merkmal die subperiostale Ablösung des Mm. glutaei medius und minimus von ihren Ursprüngen in der Darmbeinschaufel ist, wurde bereits früher geschildert (S. 143, Abb. 146).

Die Gelenkkapsel wird eröffnet, der Schenkelhals mit einem Gazestreifen umfahren und aus der Wunde luxiert, die interponierten Weichteile werden entfernt. Die temporäre Durchtrennung der Sehne des M. iliopsoas kann notwendig werden. Das Aufsuchen der Pfanne kann zunächst Schwierigkeiten bereiten.

Die Reposition wird in schwierigen Fällen zunächst durch verkürzte Muskeln verhindert. Es wird daher notwendig, diese in dem erforderlichen Ausmaße zu

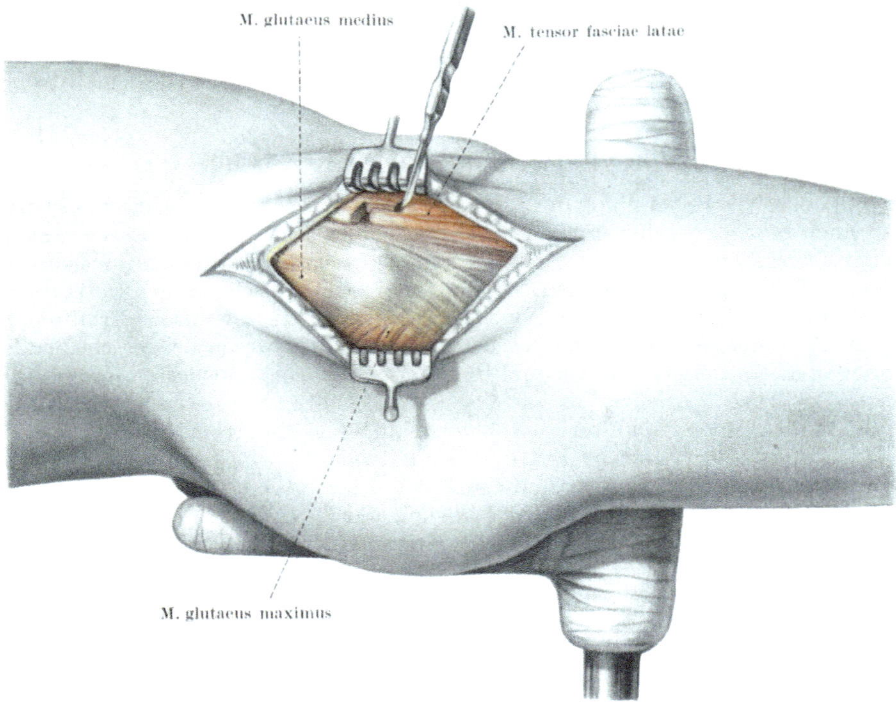

Abb. 152. *Blutige Einrenkung der kongenitalen Hüftgelenkluxation.* 1. Akt. Hautschnitt nach SMITH-PETERSEN. Z-förmige Einkerbung des M. tensor fasciae latae nach Durchtrennung der Oberschenkelfascie.

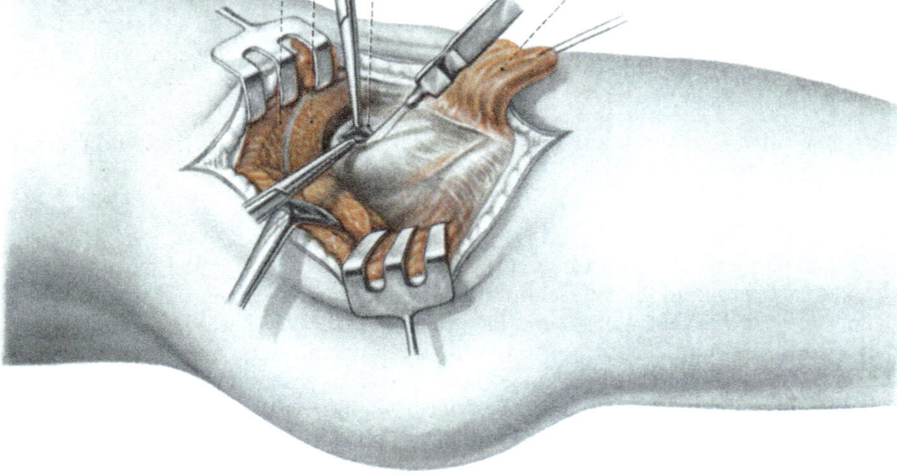

Abb. 153. *Blutige Einrenkung der kongenitalen Hüftgelenkluxation.* 2. Akt. Die Mm. glutaeus medius und minimus sind subperiostal von ihren Ursprüngen an der Darmbeinschaufel abgelöst und der durchtrennte M. tensor fasciae latae nach unten geschlagen. Die Gelenkkapsel wird längs incidiert.

durchtrennen oder zumindest einzukerben. Um die Muskeln zu erhalten, wird man, wenn angängig, die Z-förmige Durchtrennung mit späterer Naht zur Ver-

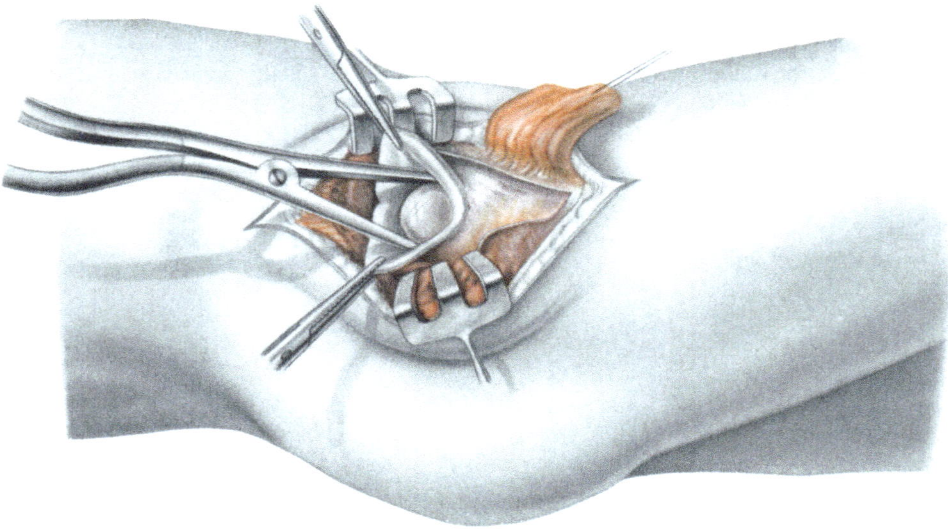

Abb. 154. *Blutige Einrenkung der kongenitalen Hüftgelenkluxation.* 3. Akt. Die eröffnete Gelenkkapsel wird stumpf gedehnt und erweitert.

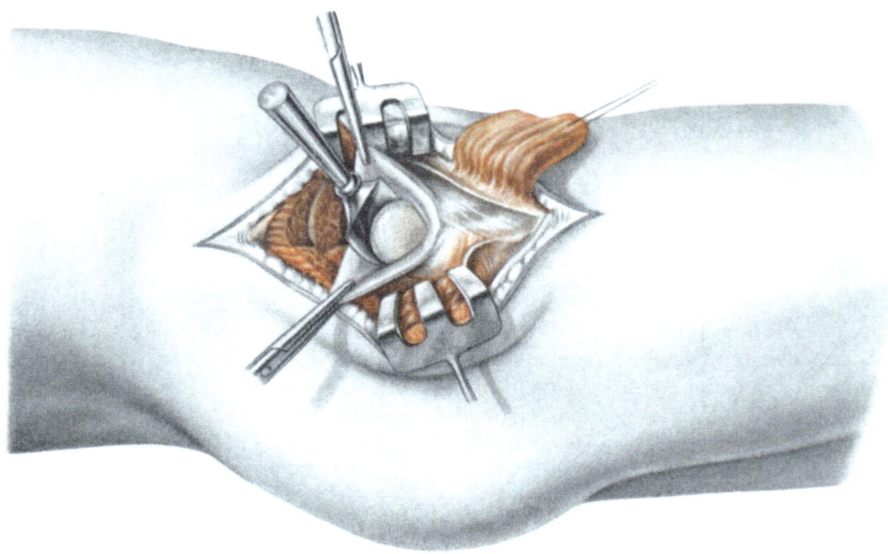

Abb. 155. *Blutige Einrenkung der kongenitalen Hüftgelenkluxation.* 4. Akt. Durch rotierende Bewegungen des Beines wird unter Zuhilfenahme eines Löffels der Kopf in die Pfanne gehebelt.

längerung vornehmen. Dies trifft insbesondere für den M. rectus femoris und für den M. iliopsoas zu.

Durch entsprechende rotierende Bewegungen des Beines wird, gegebenenfalls unter Zuhilfenahme eines löffelartigen Instrumentes, der Kopf in die Pfanne gehebelt. Ist das obere Pfannendach deutlich insuffizient, so kann man sogleich eine Pfannendachplastik (s. unten) anschließen, wenn die allgemeinen Bedingungen es erlauben. Die Fixation des Hüftgelenkes erfolgt entweder in maximaler Außenrotation und Abduktion (LORENZ) oder in leichter Abduktion und Streckstellung (LANGE). Man untersucht zunächst, in welcher dieser Stellungen der Kopf sicherer in der Pfanne ruht.

Die Ruhigstellung erfolgt für 6—8 Wochen im Beckengipsverband mit Gipshose der Gegenseite.

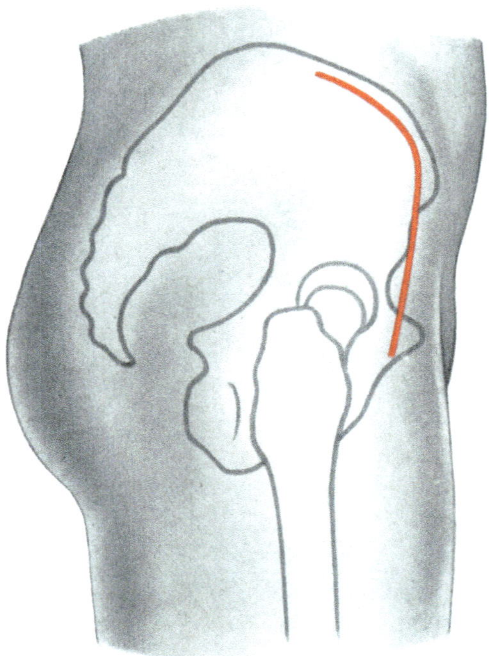

Abb. 156. *Pfannendachplastik.* 1. Akt. Hautschnitt.

Gelenkplastik.

Sind Pfanne und Kopf weitgehend deformiert, so wird die plastische Zurichtung des Kopfes und gegebenenfalls der Pfanne erforderlich. Das Vorgehen entspricht dann dem bei der Gelenkplastik beschriebenen mit Interposition eines Fett- oder Fett-Fascienlappens. Mit dem plastischen Ersatz des Kopfes durch Fremdmaterial ist man auf Grund zahlreicher Rückschläge heute wesentlich zurückhaltender geworden.

Verfahren zur Retention.

Pfannendachplastik (Abb. 156—158).

Indikation. Die Pfannendachplastik ist ein beherrschendes und äußerst erfolgreiches Verfahren. Sie kann bei mangelhafter Pfannendachbildung bereits prophylaktisch nach der unblutigen Reposition oder während einer notwendig gewordenen blutigen Reposition vorgenommen werden. Auch dann, wenn bei insuffizientem Pfannendach eine deutliche Verschlechterung des Gehens infolge einer langsamen Wanderung des Kopfes nach oben zu beobachten ist, wird die rechtzeitige Pfannendachplastik dringend erforderlich.

Technik. Ziel der Operation ist, durch Vergrößerung des oberen Pfannenrandes dem Kopf ein starkes Widerlager zu geben und hierdurch eine Subluxation zu verhüten. Ob man die Pfannendachplastik durch einen frei transplantierten Knochenspan vornimmt, der oberhalb des oberen Pfannenrandes in das Darmbein eingeschlagen wird (SPITZY) oder ob man den oberen Pfannenrand durch Ablösen vom Darmbein mobilisiert und nach unten abwinkelt, ist zum Erreichen

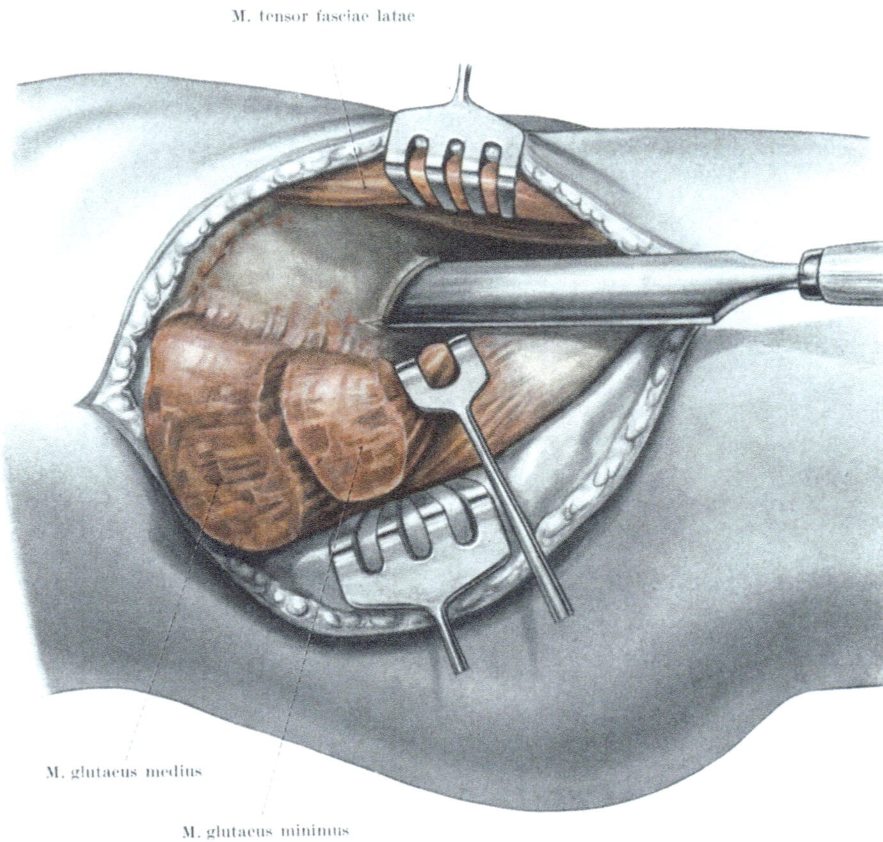

Abb. 157. *Pfannendachplastik.* 2. Akt. Das Hüftgelenk ist in typischer Weise nach SMITH-PETERSEN freigelegt, die Glutäalmuskulatur subperiostal vom Darmbein abgelöst und nach unten geschlagen. Mit einem breiten Meißel wird eine Kerbe in das Pfannendach geschlagen. Der M. tensor fasciae latae wird mit einem Haken nach ventral gehalten.

des Zieles ziemlich gleichgültig. Beide Verfahren geben eindeutig gute Resultate, wenn die Technik selbst einwandfrei ist. In jedem Falle baut sich im Laufe kurzer Zeit der knöcherne Widerhalt in eine funktionell zweckmäßige Form um.

Die Abb. 156—158 geben eine Darstellung der Pfannendachplastik eines frei aus der Darmbeinschaufel transplantierten Knochenspanes. Die Freilegung erfolgt nach SMITH-PETERSEN.

Weitere Eingriffe bei Folgezuständen.

Die Tieferverlagerung des Trochanter zur Beseitigung der Insuffizienz der pelveotrochanteren Muskeln und damit zugleich des Hinkens wurde bereits bei der Behandlung der Coxa vara (S. 132ff.) beschrieben und in den Abb. 127—132 dargestellt. Auch bei Folgezuständen nach kongenitaler Hüftgelenkluxation kann sie gelegentlich von großem Nutzen sein.

Die subtrochantere Osteotomie kann zur Verbesserung des Schenkelhalswinkels als sekundäre Korrekturoperation notwendig werden (SCHEDE, VULPIUS) (s. oben S. 135ff., Abb. 133—142).

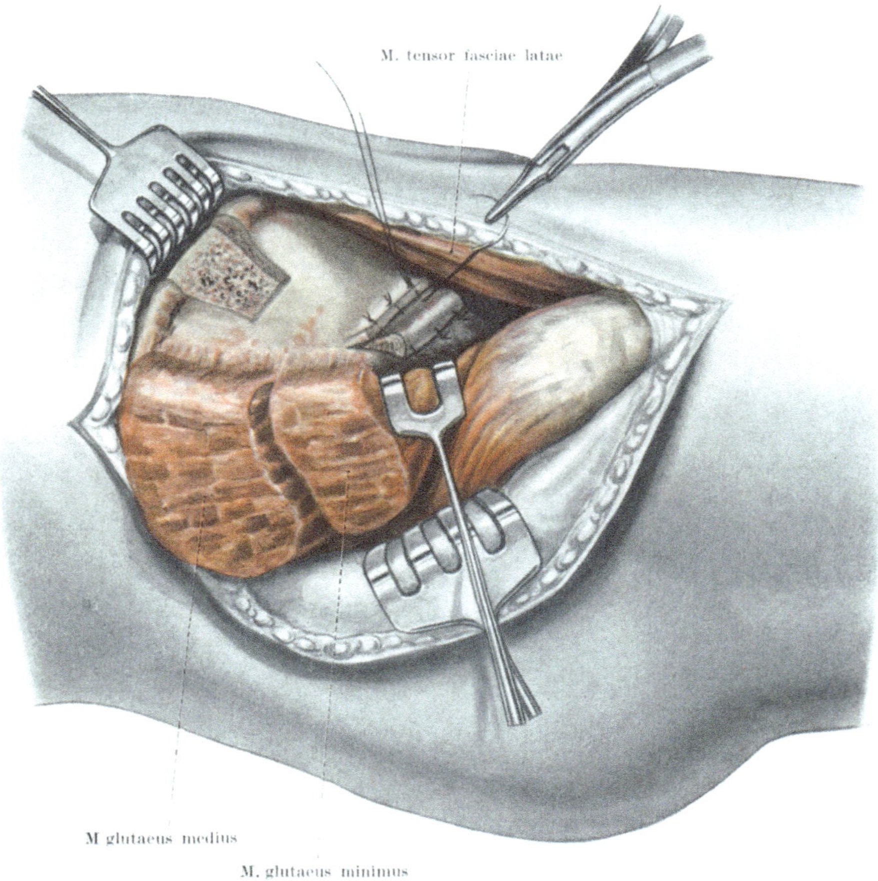

Abb. 158. *Pfannendachplastik.* 3. Akt. Ein kleiner Knochenspan ist aus der Crista ilica entnommen und in die vorbereitete Kerbe im Pfannendach eingetrieben. Er wird hier mit subperiostalen Einzelnähten befestigt.

Die Arthrodese ist bei schlechten Behandlungsergebnissen und starken funktionellen Störungen in Erwägung zu ziehen unter der selbstverständlichen Voraussetzung, daß die andere Hüfte ganz oder ausreichend funktionsfähig ist. Zur Technik s. oben S. 111ff., Abb. 99—101.

β) Operative Verfahren zur Beseitigung der Antetorsion (Abb. 159—163).

Indikation. Nicht selten findet man bei der angeborenen Hüftgelenkverrenkung Deformitäten des proximalen Oberschenkels (Anteversion, Retroversion, Antetorsion, Retrotorsion). Von ihnen ist die Antetorsion die klinisch wichtigste und wahrscheinlich auch häufigste Formveränderung, auch wenn F. LANGE annimmt, daß sie nicht sehr häufig und nicht sehr schwerer Art ist.

Unter Antetorsion versteht man die Verbiegung des Schenkelhalses mit dem Schenkelkopf nach ventral bei normalem Femurschaft. Die klinische Bedeutung dieser Deformität liegt darin, daß die Retention des Kopfes im Hüftgelenk er-

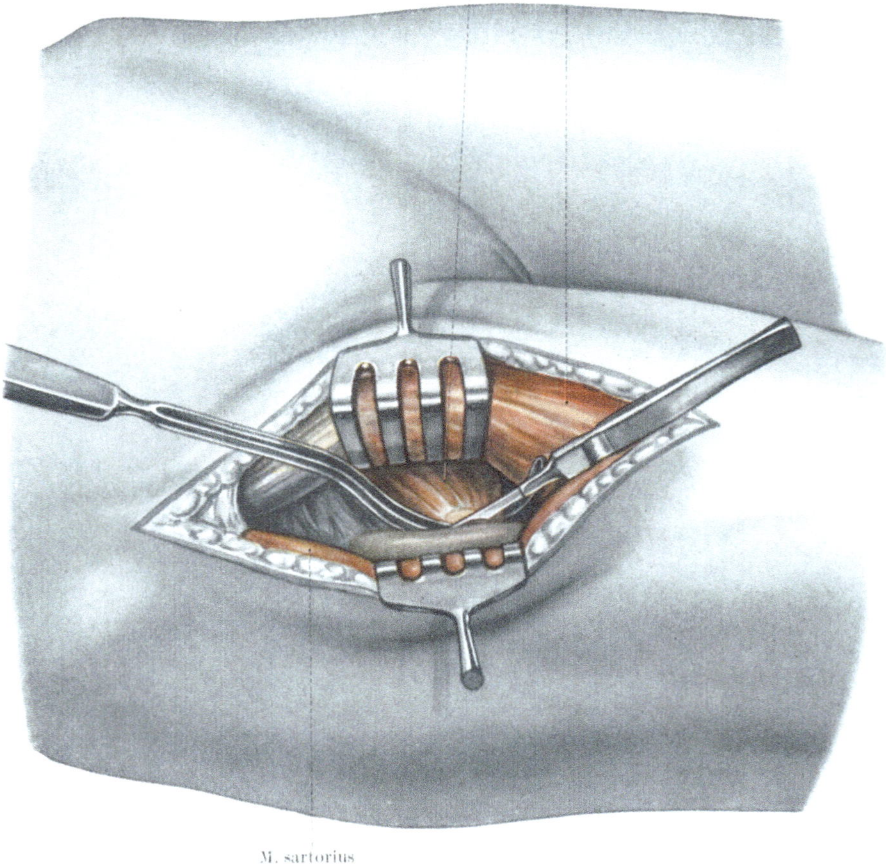

Abb. 159. *Psoasplastik nach* ROHLEDERER. 1. Akt. Hautschnitt an der medialen Seite des M. sartorius. Die Mm. iliopsoas und rectus femoris werden nach medial gehalten, der am Trochanter minor ansetzende M. iliopsoas hier mit einer kleinen Knochenscheibe abgelöst.

schwert sein kann. In derartigen Fällen muß die Antetorsion operativ korrigiert werden.

Dies geschieht am besten durch Kombination von zwei Eingriffen, die in einem Abstand von 4—6 Wochen in zwei Sitzungen durchgeführt werden, der *Psoasplastik* nach ROHLEDERER und der *Rotationsosteotomie*.

Bei der Psoasplastik nach ROHLEDERER lagert man das Bein in Außenrotation und geht von einem Längsschnitt am medialen Rande des M. sartorius in die Tiefe vor. Bei entsprechender Außenrotation läßt sich der Trochanter minor unschwer darstellen. Der an ihm ansetzende M. iliopsoas wird mit einer kleinen

Knochenscheibe abgelöst. Sodann wird das Bein stark einwärts rotiert und durch eine Anzahl von Nähten die vordere Kapsel gerafft.

Ein zweiter Hautschnitt wird nunmehr angelegt, der über der Außenseite des Oberschenkels von der Höhe des Trochanter etwa 10 cm nach distal führt. Die Iliopsoassehne mit der kleinen knöchernen Ansatzscheibe wird mit Halte-

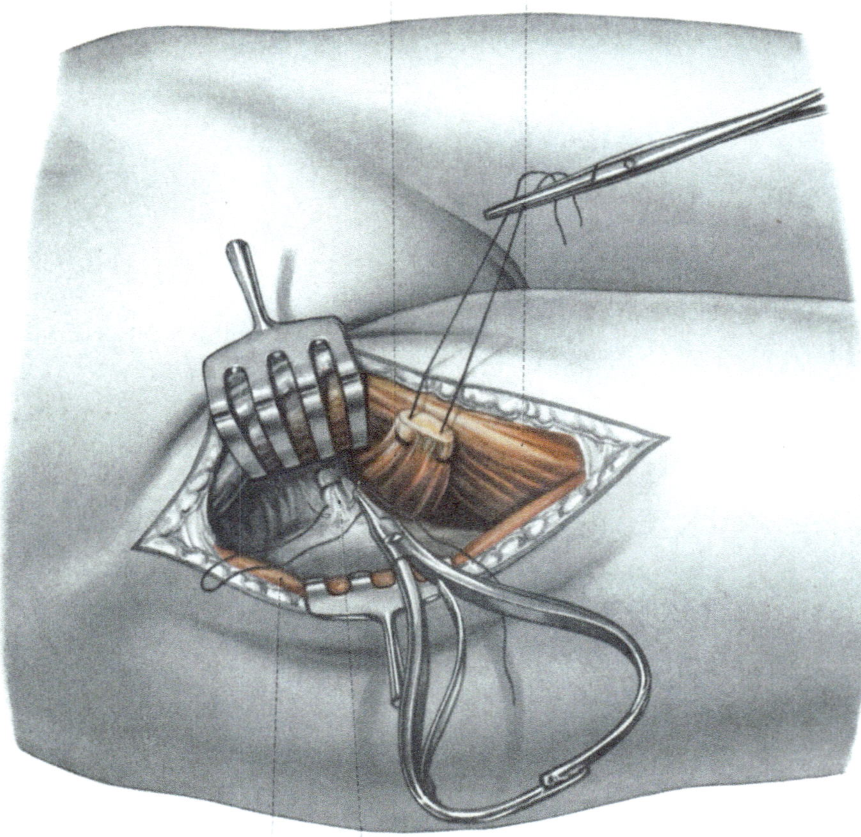

Abb. 160. *Psoasplastik nach* Rohlederer. 2. Akt. Der abgetrennte M. iliopsoas ist mit einem Faden angeschlungen, die vordere Gelenkkapsel wird durch Einzelnähte gerafft.

fäden unter dem M. sartorius und dem M. rectus femoris zu dem neuen Schnitt herausgeführt und der erste Hautschnitt unmittelbar durch Nähte verschlossen. Die Fixation der Sehne des M. iliopsoas erfolgt subperiostal an der Außenseite des Femur (Abb. 159—162).

Zur Entlastung des Muskels ist für die Ruhigstellung eine starke Einwärtsrotation erforderlich.

Die Rotationsosteotomie wird in zweiter Sitzung nach etwa 4 Wochen durchgeführt. Nach Freilegung des suprakondylären Femurabschnittes von einem lateralen Schnitte aus werden zwei Schanzsche Nägel in der notwendigen Winkelstellung in den Knochen vorgetrieben und sodann die lineare Osteotomie durchgeführt. Der distale Knochennagel wird nun mit dem dazugehörigen Fragment so gedreht, daß er mit dem proximalen Nagel in einer Ebene steht und mit ihm durch ein Zwischenstück verbunden werden kann. Die Operation ist schematisch in der Abb. 163 dargestellt.

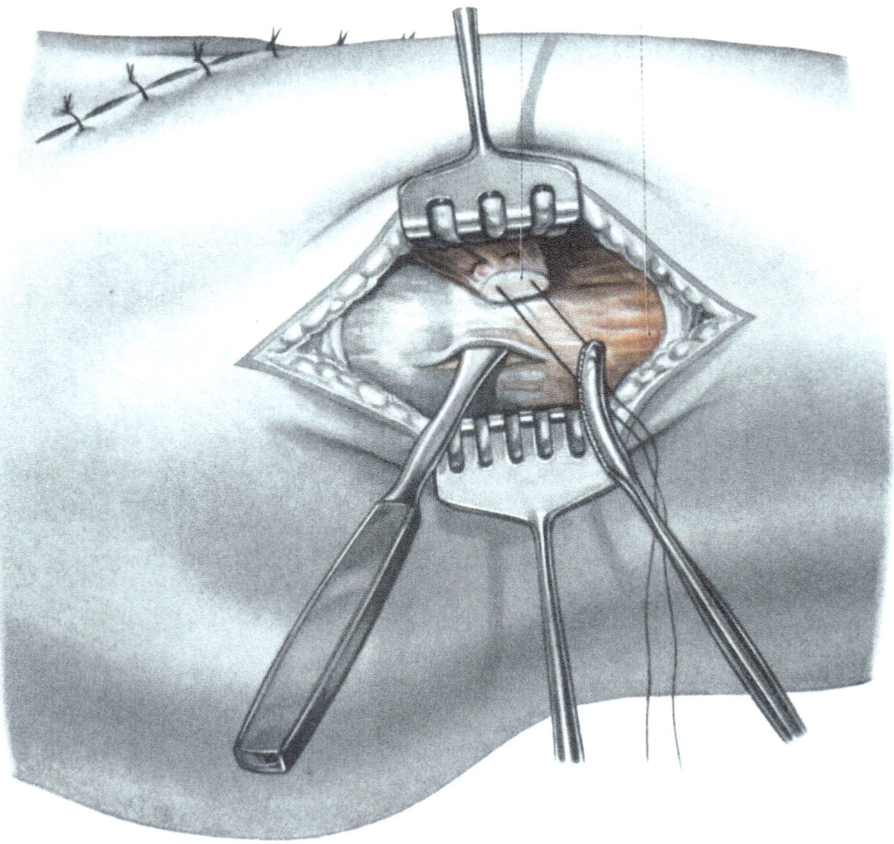

Abb. 161. *Psoasplastik nach* ROHLEDERER. 3. Akt. Nach Verschluß der ersten Wunde wird ein zweiter Hautschnitt über der Außenseite des Oberschenkels angelegt. Der M. iliopsoas wird mit Haltefäden unter dem M. sartorius und unter dem M. rectus femoris zum neuen Schnitt herausgeführt.

γ) Operative Verfahren bei der veralteten kongenitalen Hüftgelenkverrenkung (Abb. 164—166).

Indikation. Ist eine kongenitale Hüftgelenkluxation unbehandelt geblieben oder blieb der Reposition der Dauererfolg versagt, so muß notwendigerweise der Versuch unternommen werden, die ungünstige Stellung und stark behinderte Funktion des Beines zu verbessern und die häufig sehr erheblichen, beim Gehen auftretenden Schmerzen zu beseitigen.

Diesem Zwecke dient eine große Anzahl von operativen Eingriffen, bei denen die verschiedenen Formen der *Osteotomie* die größte Rolle spielen. Welche Form im einzelnen angezeigt ist, läßt sich nicht schematisieren, vielmehr verlangt der jeweilige Zustand eine entsprechende Anpassung des einzuschlagenden Verfahrens. Eine Anzahl besonders charakteristischer Typen der Osteotomie ist aus den Abb. 164—166 zu ersehen.

Auch die *Pfannendachplastik* (Abb.164), die bereits oben geschildert wurde, kann bei der unbehandelten Hüftgelenkverrenkung von Nutzen sein. Sie wird allerdings in diesen Fällen am Pfannendach der „neuen" Pfanne des Kopfes vorgenommen.

Die *Abduktionsosteotomie* (Abb. 165), die auf die Namen LORENZ, v. BAEYER, LUDLOFF und SCHANZ zurückgeht, wobei v. BAEYER das proximale Ende des distalen Femurteiles zur Abstützung in die Pfanne gesetzt hat und die deshalb

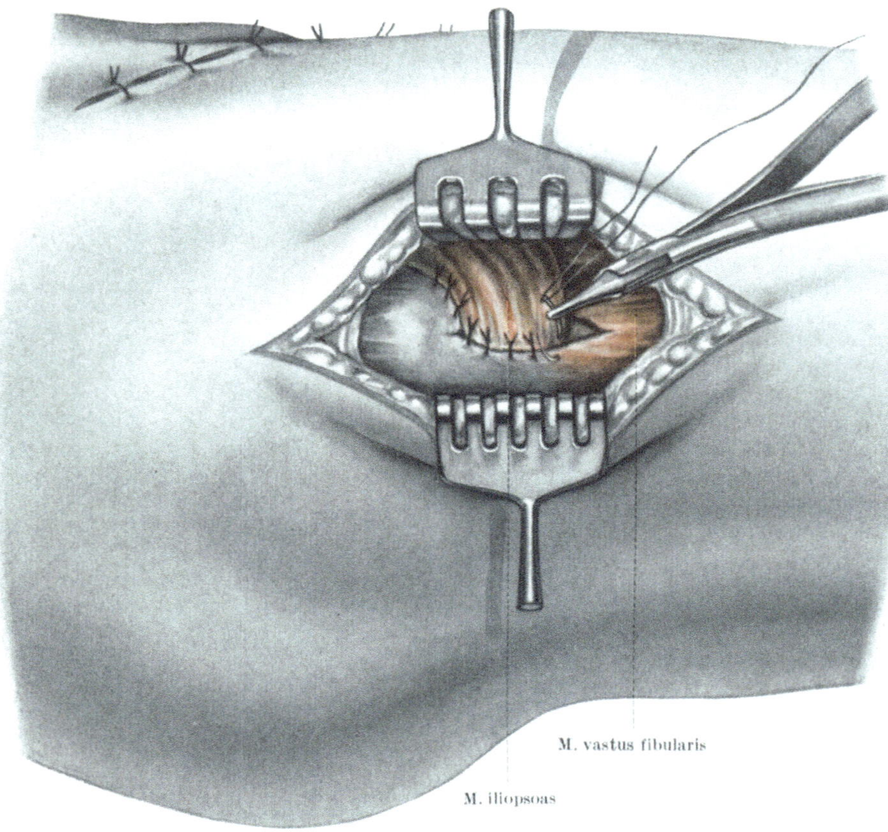

Abb. 162. *Psoasplastik nach* ROHLEDERER. 4. Akt. Die Sehne des M. iliopsoas wird subperiostal an der Außenseite des Femur mit Einzelnähten fixiert.

auch als *Gabelungsoperation* bezeichnet worden ist, hat bei strenger Indikation auch heute noch ihre Berechtigung, auch wenn die Erfahrungen über Dauererfolge sehr verschieden sind. Besonders geeignet ist die Operation bei hochgradigen Schmerzzuständen. Durch den Femurschaft wird das Becken abgestützt und die pelveotrochanteren Muskeln werden durch das Tiefertreten des Trochanter major zugleich gespannt.

Die von SCHANZ angegebene *tiefe subtrochantere Osteotomie* unterscheidet sich im Prinzip von der Gabelungsoperation dadurch, daß das Becken nicht durch das obere Ende des distalen Femurteiles, sondern flächenhaft durch das proximale Drittel des Femur abgestützt wird. Auch sind die Angaben über die Dauererfolge nicht einheitlich. Das Verfahren kommt, ebenso wie die Gabelung, nur bei schweren und schmerzhaften Fällen in Frage (Abb. 166).

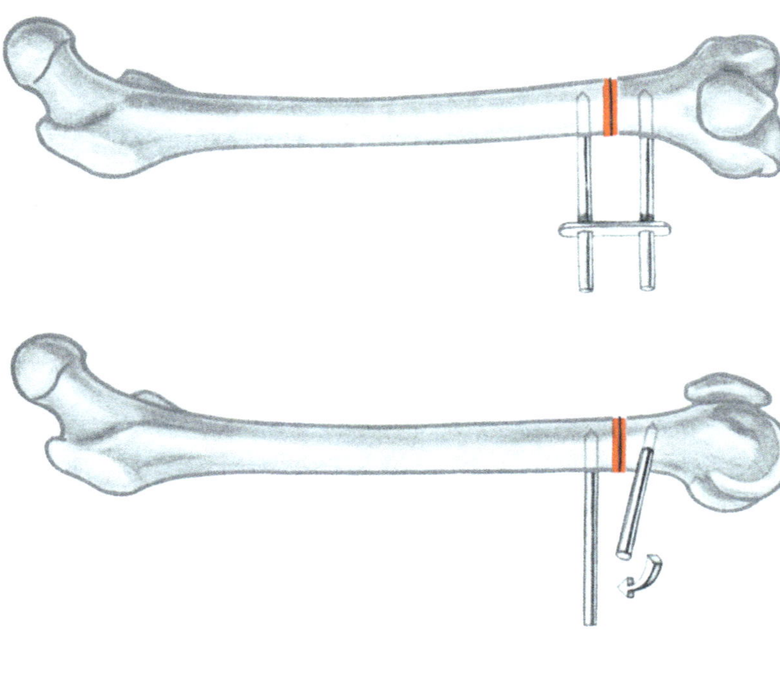

Abb. 163. *Suprakondyläre Rotationsosteotomie zur Beseitigung der Antetorsion.* Es sind zwei Schanzsche Nägel in den Knochen vorgetrieben und eine lineare Osteotomie ausgeführt. Nun wird der distale Knochennagel mit dem distalen Fragment so gedreht, daß er mit dem proximalen Nagel in einer Ebene steht und mit ihm durch ein Zwischenstück verbunden werden kann.

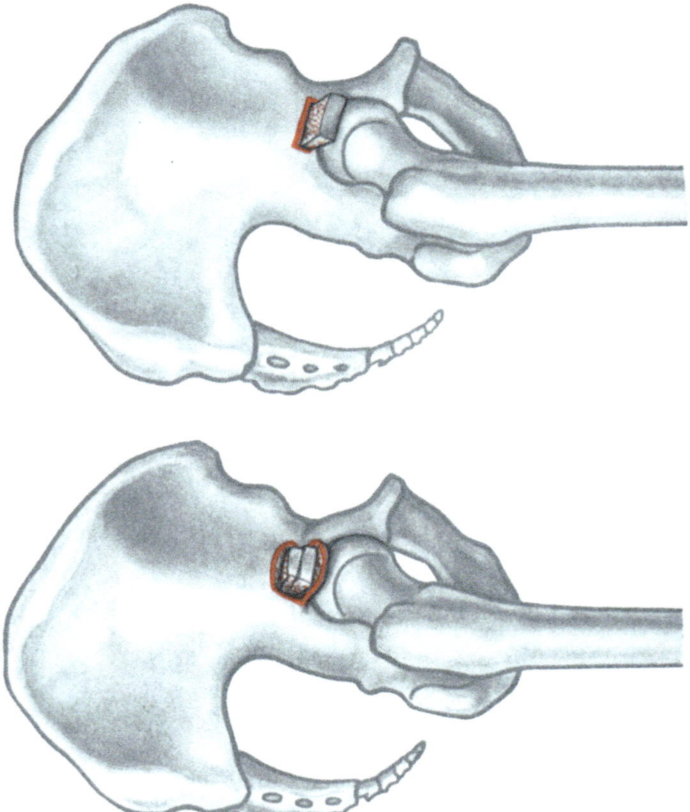

Abb. 164. *Pfannendachplastik nach* Spitzy (in Anlehnung an M. Lange). Es werden ein oder zwei aus der Tibia entnommene Knochenspäne in das Pfannendach eingeschlagen.

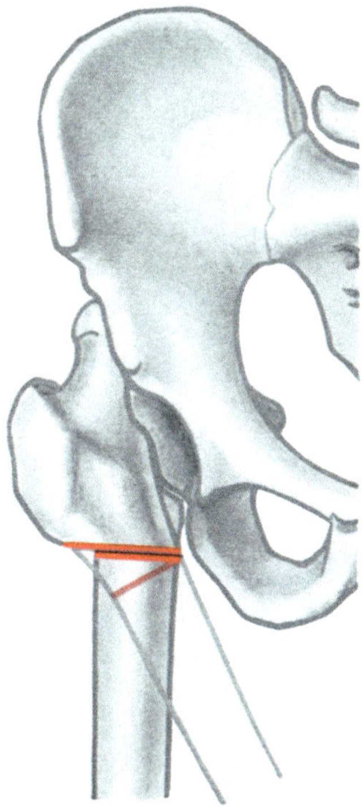

Abb. 165. *Abduktionsosteotomie bei der veralteten kongenitalen Hüftgelenkverrenkung nach* v. BAEYER-LORENZ (in Anlehnung an M. LANGE). Subtrochantere Osteotomie. Es wird ein Knochenkeil herausgenommen, dessen Basis an der Außenseite des Oberschenkels liegt. Danach wird das Bein in Abduktionsstellung gebracht, die Bruchenden aufeinandergestellt, ein Gipsverband angelegt.

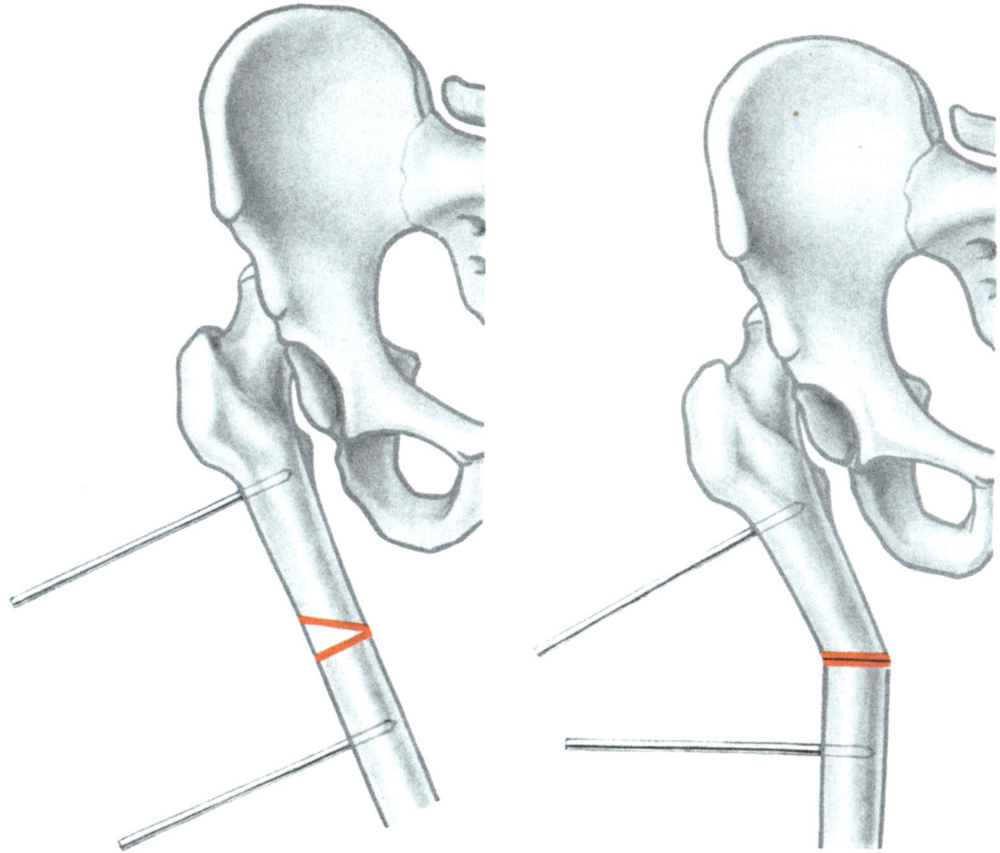

Abb. 166. *Tiefe subtrochantere Osteotomie nach* SCHANZ *bei der veralteten kongenitalen Hüftgelenkluxation* (in Anlehnung an M. LANGE). Vor der Durchmeißelung des Knochens werden die SCHANZschen Knochenschrauben ober- und unterhalb der geplanten Osteotomiestelle befestigt. Einfache keilförmige Osteotomie, ein schmaler medialer Corticalissaum muß erhalten bleiben. Danach wird das Bein in Abduktionsstellung gebracht, die Bruchenden werden unter Errechnung des Winkelgrades eingestellt. Mit Hilfe der Knochenschrauben wird diese Stellung fixiert.

e) Die traumatische Hüftgelenkverrenkung.

Die blutige Reposition der traumatischen Hüftgelenkverrenkungen gehört zu den größten Seltenheiten, da sich diese fast immer unblutig reponieren lassen. Sie ist nur angezeigt bei Weichteilinterposition.

Das technische Vorgehen ergibt sich sinngemäß aus den Abschnitten über die Freilegung des Hüftgelenkes und die Reposition der kongenitalen Luxationen.

f) Eingriffe bei Schenkelhalsfrakturen (Abb. 167—174).

Die erste operative Behandlung der Schenkelhalsbrüche wurde bereits 1858 durchgeführt. v. LANGENBECK nahm damals die erste extraartikuläre Verschraubung vor. In der Folgezeit stand die Exstirpation des Kopfes im Vordergrund. Das Verfahren wurde vor allem von KOCHER ausgebaut und bildete die Grundlage für die plastische Operation von ALBEE und GOETZE.

Neben diesen plastischen Operationen wurde von anderen die Verschraubung oder Nagelung weiter verfolgt (KÖNIG, HEINE, SENN, v. MIKULICZ).

Durch die Einführung eines dreifach gefiederten, rostfreien Nagels, der 1931 von SMITH-PETERSEN angegeben wurde, kam es zu einem völligen Umschwung in der Behandlung dieser Frakturen. Schon im nächsten Jahre (1932) berichteten JOHANNSSON und JERUSALEM über die neue Behandlungsmethode der Schenkelhalsnagelung, die heute zu einem festen Bestandteil der operativen Knochenbruchbehandlung geworden ist. Bereits 1934 berichtete BÖHLER über 23 erfolgreich operierte Fälle. Das Verfahren wurde weiter ausgebaut und entwickelte sich von dem ursprünglichen intraartikulären zu einem extraartikulären Eingriff. In der Folgezeit wurden weitere wertvolle technische Erleichterungen angegeben. Unabhängig voneinander und fast gleichzeitig wurde von mehreren Chirurgen die Einführung eines Führungsdrahtes empfohlen (JOHANNSSON, JERUSALEM, NIKLAS, STEUYT und HENSCHEN). Heute ist der Führungsdraht das bevorzugte Hilfsmittel in der ganzen Welt geworden.

Indikation. Wir unterscheiden die *lateralen*, im wesentlichen extraartikulären Abduktions- oder Valgusbrüche des Schenkelhases, die so gut wie immer fest eingekeilt sind, von den *medialen*, intrakapsulären Adduktions- oder Varusbrüchen des Schenkelhalses. Bezüglich der Indikation und Prognose ist die Verlaufsrichtung der Frakturebene von besonderer Bedeutung. Unter diesen Gesichtspunkten hat PAUWELS die medialen Schenkelhalsfrakturen in drei verschiedene Typen eingeteilt (Abb. 167—169).

Die erste Gruppe, also die *lateralen Abduktionsbrüche*, bedarf nicht notwendigerweise der operativen Behandlung. Sie heilt bei Belassung der Verkeilung und entsprechender Ruhigstellung ohne Pseudarthrosengefahr spontan aus. Die Indikation kann also keine absolute, sondern höchstens eine relative sein. Die Ansichten gehen hier durchaus auseinander. Während manche Chirurgen die Schenkelhalsnagelung des lateralen Bruches als unnötiges Risiko grundsätzlich ablehnen, berücksichtigen andere vor allem die soziale Indikation, da die Heilung zweifellos beschleunigt und die Belastungsfähigkeit schnell wiederhergestellt wird. Das bedeutet eine erhebliche Abkürzung des Krankenhausaufenthaltes. Wir selbst erkennen die soziale Indikation durchaus an und pflegen auch bei lateraler Fraktur *in ausgesuchten Fällen* die Schenkelhalsnagelung durchzuführen. Neben wirtschaftlichen Rücksichten spielen Alter und Kräftezustand des Verletzten eine wesentliche Rolle, da durch die eher einsetzende Bewegungstherapie und das frühere Aufstehen mancherlei Komplikationsmöglichkeiten vermieden werden (Decubitus, hypostatische Pneumonie usw.).

Die zweite Gruppe, die *medialen Adduktionsfrakturen* des Schenkelhalses, ist das eigentliche Feld der Schenkelhalsnagelung. Sie ist hier das Verfahren der Wahl und zeitigt weitaus die besten Ergebnisse.

Das *Alter* des Verletzten bedeutet keine Kontraindikation zur Schenkelhalsnagelung. Gerade durch die Nagelung kann man bereits nach wenigen Tagen mit einer Bettgymnastik beginnen, erreicht eine frühzeitige Belastungsfähigkeit und kann den Verletzten schon nach wenigen Tagen in einen Stuhl setzen. Die besonders bei älteren Leute gefürchteten Komplikationen, wie hypostatische Pneumonie, Decubitus und die Thrombose der Bein- und Beckenvenen, kann man so am leichtesten vermeiden. Auch beugt eine aktive Übungsbehandlung

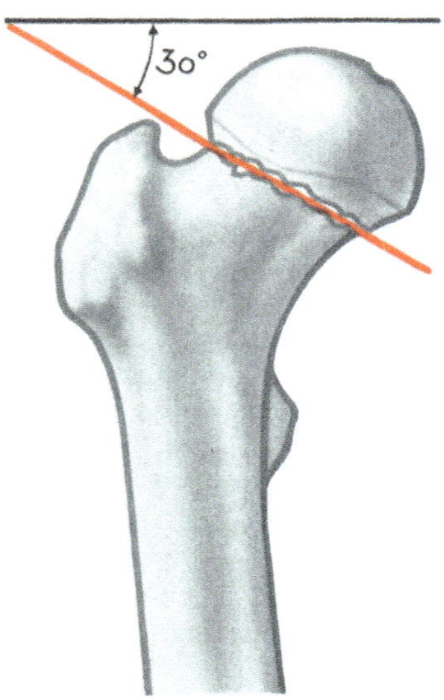

Abb. 167. *Mediale Schenkelhalsfraktur.* Typ I nach PAUWELS.

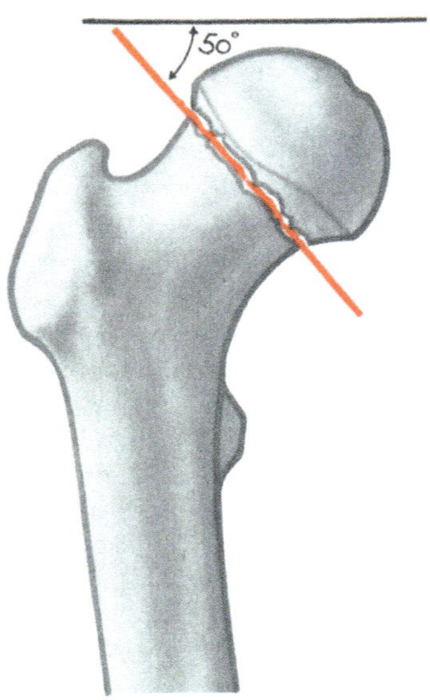

Abb. 168. *Mediale Schenkelhalsfraktur.* Typ II nach PAUWELS.

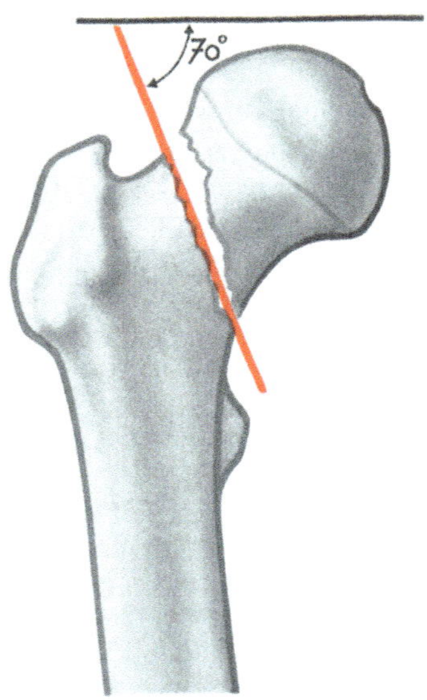

Abb. 169. *Mediale Schenkelhalsfraktur.* Typ III nach PAUWELS.

Gelenkversteifungen vor. Wir nageln auch die *pathologischen Frakturen* bei Knochenmetastasen, wobei wir uns allerdings darüber klar sind, daß wir eine Heilung nicht erwarten können, jedoch bedeutet die Fixierung der Fragmente gegeneinander durch den Nagel Befreiung von den Schmerzen und eine gewisse Wiederkehr der Belastungsfähigkeit. Es gelingt zumindest, die Kranken aus dem Bett zu bringen und sie nach wenigen Wochen vorsichtig an Stöcken gehen zu lassen. Dies stellt bereits einen erheblichen Vorteil dar. Beschränkt man sich auf rein konservative Maßnahmen, wie Manschettenzug, Drahtextension oder sogar nur Lagerung in Sandsäcken, so bringt man die Kranken nicht mehr zum Aufstehen und läßt sie zudem unnötige Schmerzen erleiden. Wir nageln daher pathologische Frakturen so früh wie möglich.

Auch Begleiterkrankungen oder sonstige Unfallfolgen bedeuten keine Kontraindikation. Die Nagelung eines Schenkelhalsbruches eilt nicht und man kann sich genügend Zeit zur Vorbehandlung nehmen. Üblicherweise nageln wir 4—5 Tage nach dem Unfall. Macht der Allgemeinzustand des Verletzten oder ein begleitendes Leiden eine sorgfältige Vorbehandlung vor dem Eingriff notwendig, so legen wir eine Drahtextension an und können ruhig auf diese Weise 2 oder 3 Wochen zuwarten, ohne daß sich die Erfolgsaussichten einer späteren Schenkelhalsnagelung vermindern. Die Drahtextension muß in jedem Falle vorgenommen werden, wo eine veraltete Fraktur zu erheblicher Muskelschrumpfung geführt hat, die sich im Schraubenzug nicht ausgleichen läßt.

Vorbehandlung. Bei *frischen, medialen Schenkelhalsbrüchen* kann man nach sorgfältiger Allgemeinuntersuchung und vorsichtiger Lagerung des verletzten Beines zwischen Sandsäcken nach 4—5 Tagen die Schenkelhalsnagelung vornehmen. Bei frischen Frakturen darf man damit rechnen, eine etwaige Dislokation durch den Schraubenzug vor Beginn der Operation auszugleichen.

Bei *veralteten Frakturen* mit erheblicher Dislokation kann man die Reposition nur durch eine Drahtextension erzielen oder zumindest vorbereiten. Der Draht wird durch die Oberschenkelkondylen oder durch die Tuberositas tibiae geführt und mit etwa 6—8 kg belastet. Das Bein wird auf einer Braunschen Schiene in starker Abduktion und geringer Außenrotation gelagert. Gerade bei alten Kranken ist für eine regelmäßige Darm- und Blasenentleerung zu sorgen. Prostatiker sollen katheterisiert und eine bestehende Harninfektion vorher mit Aristamid oder Gantrisin behandelt werden. Für eine schonende Lagerung auf Luftring oder Wasserkissen soll gesorgt, die Haut über den gefährdeten Stellen durch Alkoholabreibungen und Pudern gepflegt werden (Innenrand der Scapulae, Dornfortsätze, Kreuzbein-Beckenkamm!). Bei gefährdeten Kranken leiten wir eine Thromboseprophylaxe ein, wie sie im Allgemeinen Teil beschrieben wurde.

Gleichzeitig setzt die Vorbereitung zur Operation ein. Herz und Kreislauf sind zu untersuchen und gegebenenfalls vorzubereiten. Eine chronische Bronchitis soll behandelt, ein latenter Diabetes diätetisch oder, wenn erforderlich, mit Insulin eingestellt werden.

Eine möglichst umfassende Vorsorge ist gerade bei diesen meist sehr gefährdeten Kranken der Schlüssel zum Erfolg.

Lagerung zur Operation. Der Verletzte wird auf einem Extensionstisch gelagert, die Narkose wird zweckmäßig schon vorher im Bett eingeleitet, indem man am besten einige Kubikzentimeter Pentothal intravenös spritzt. Danach lagert man den Kranken auf den Tisch und setzt die Allgemeinnarkose fort. Wir führen in diesen Fällen grundsätzlich die Intubation durch, da sie den großen Vorteil hat, daß man mit einer sehr geringen Schlaftiefe auskommt. Sie ist zweifellos die schonendste Form der Narkose und gerade mit Rücksicht auf das meist hohe Alter der Kranken und die unvermeidliche Dauer des Eingriffes besonders angezeigt.

Die Lagerung auf dem Extensionstisch erfolgt so, daß beide Beine des Verletzten in einem Winkel von etwa 150° abgespreizt werden, wobei man die Füße in leichter Einwärtsrotation an den Fußplatten des Tisches fixiert. Zwei Röntgenapparate werden so aufgestellt, daß ohne weitere verzögernde Maßnahmen während des Eingriffes jederzeit gleichzeitige Aufnahmen in frontaler und axialer Ebene möglich sind. Sodann wird der Kranke in warme Decken eingepackt, um eine etwaige Abkühlung während der längere Zeit andauernden Lagerung zu vermeiden.

Zwei Röntgenaufnahmen in je einer Ebene stellen die Lage der Fragmente fest. Durch Anziehen des Schraubenzuges, stärkere Abduktion oder Einwärtsrotation oder durch Nachlassen des Zuges lassen sich die notwendigen Veränderungen der Fragmentstellung durchführen. Ist die gewünschte günstige Fragmentstellung erreicht, so wird das Operationsfeld abgedeckt und es kann nach der notwendigen Lokalisation die Nagelung beginnen.

Zeitersparnis ist ein wesentliches Erfordernis bei dem an sich unschwer durchzuführenden Eingriff. Eine straffe Organisation muß den reibungslosen Ablauf der Operation sichern. Dies gilt insbesondere für die wiederholten Röntgenaufnahmen. Die Dunkelkammer soll möglichst neben dem Operationssaal liegen und es soll stets ein Schnellentwickler gebraucht werden. Ungenügende Vorbereitungen in dieser Beziehung machen nicht nur den Operateur ungeduldig, sondern vergrößern das Risiko der Operation nicht unerheblich.

Instrumentarium. Man verwendet heute den von SMITH-PETERSEN oder den von FELSENREICH angegebenen Nagel, dessen Länge man bereits vor der Operation auf Grund der Röntgenbilder bestimmt. Jedoch darf nicht versäumt werden, die Nagellänge selbst nochmals während der Operation durch Messen der ein-

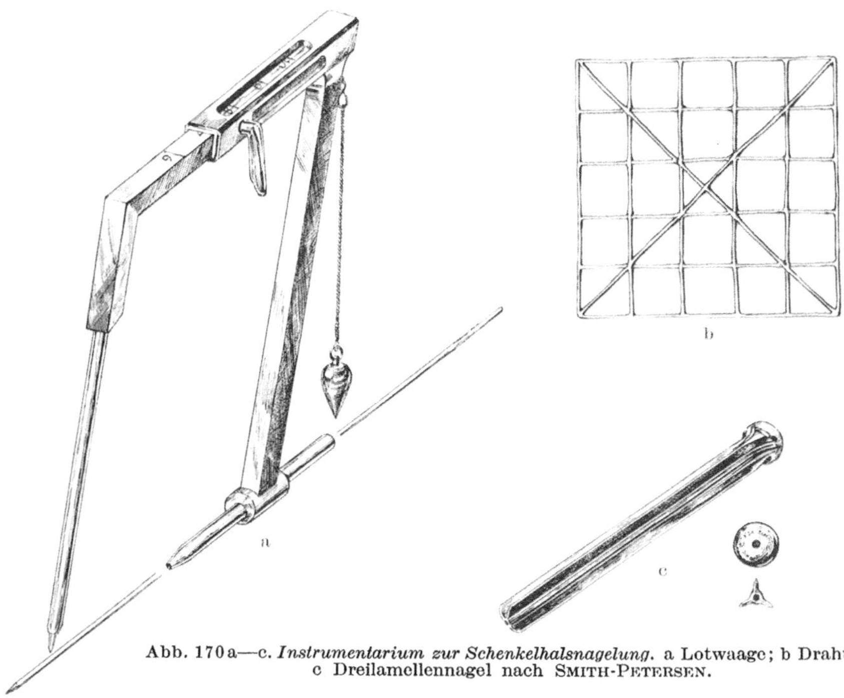

Abb. 170a—c. *Instrumentarium zur Schenkelhalsnagelung.* a Lotwaage; b Drahtgitter; c Dreilamellennagel nach SMITH-PETERSEN.

geführten Drähte zu überprüfen. Ein zu kurzer oder zu langer Nagel bedeutet trotz bester Lage einen Mißerfolg.

Bereitzuhalten sind ferner mehrere KIRSCHNER-Drähte mit einem Handbohrer oder einem elektrischen Bohrapparat. Außerdem benötigt man eine Drahtzwickzange, einen schweren Holzhammer und ein zentral gebohrtes Nachschlageisen. Weitere, nicht unbedingt erforderliche zusätzliche Instrumente sind eine Vorrichtung für den Draht- oder den Nagelzug und zum Einkeilen des Nagels in den Knochen, wie sie SMITH-PETERSEN angegeben hat (Abb. 170, 171).

Zielgerät. Es ist wohl verständlich, daß sich seit Einführung des Verfahrens vor rund 20 Jahren zahlreiche Chirurgen bemüht haben, den Vorgang des Einführens des Richtungsdrahtes durch besondere Zielgeräte zu erleichtern und damit aus dem Bereiche des mehr gefühlsmäßigen Vorgehens in das der technischen Zuverlässigkeit zu verwandeln. Viele Dutzende derartiger Zielgeräte sind empfohlen worden und wir selbst haben auch im Laufe der Jahre eine ganze Anzahl erprobt. Viele stellen fraglos keine Verbesserung dar, da sie zu kompliziert und auch zu kostspielig sind. Eine kleine Anzahl ist gut erdacht und sicher zweckmäßig. Trotzdem haben sie sich nicht allgemein eingeführt. Wir selbst verwenden ausschließlich das einfachste und auch billigste, das man sich jederzeit selbst herstellen kann, das Drahtgitter von JESCHKE (Abb. 170b). Man fixiert es mit Heftpflasterstreifen so auf der Haut der Subinguinalgegend, daß die obere innere Ecke etwa der Mitte des Schenkelkopfes entspricht und im übrigen seine Streben in der Richtung des Oberschenkelschaftes und senkrecht zu ihm ausgerichtet sind. Durch eine frontale Röntgenaufnahme stellt man nun die Lage des Gitters zum Knochen fest und kann so die Mitte des Schenkelhalses und die Einstichstelle unterhalb des Trochanter major durch Bleimarken kennzeichnen. Wir selbst

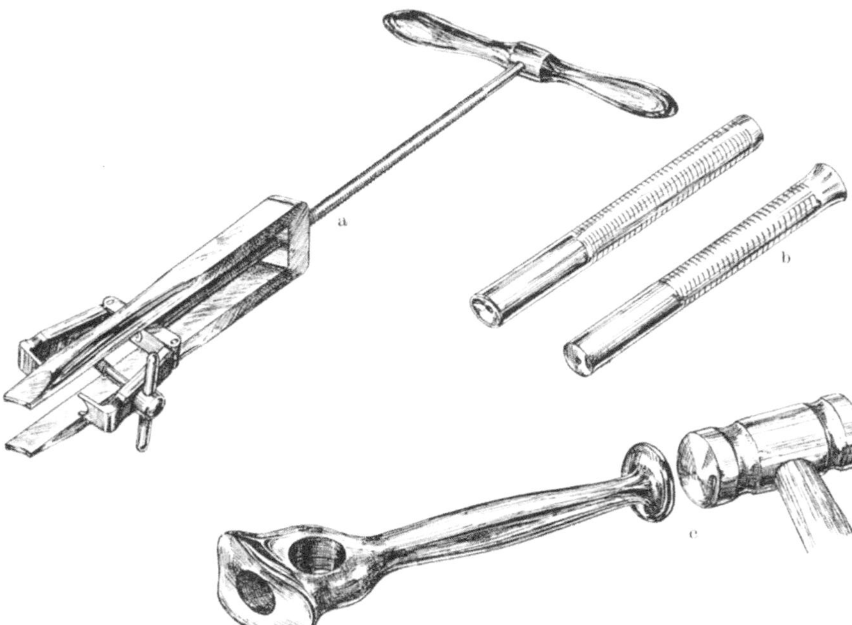

Abb. 171a—c. *Instrumentarium zur Schenkelhalsnagelung.* a Distraktionsgerät; b Vorschlagstück; c Hammer mit besonderem Vorschlagstück.

verwenden meist zwei Reißnägel, die wir in die Haut einstechen. Eine nochmalige Röntgenkontrolle bestätigt uns die richtige Lage. Nun beginnt der eigentliche operative Eingriff.

Technik. Distal des deutlich fühlbaren Trochanter werden Haut, subcutanes Fett, Fascia lata und der M. vastus fibularis durchtrennt. Die Weichteile werden mit Haken auseinandergehalten, so daß der Knochen sichtbar wird. Nun setzen wir den Führungsdraht, der auf eine elektrische Bohrmaschine montiert ist, in der vorbezeichneten Höhe des unteren Reißnagels an und bohren den Draht in der Richtung auf den oberen Reißnagel (Abb. 172). Hierbei ist darauf zu achten, daß man den Draht völlig waagrecht führt, damit man nicht ventral oder dorsal abirrt. Die vielfach empfohlenen Ölwaagen, Lotwaagen oder sonstigen Vorrichtungen zur Sicherung der waagrechten Lage des Drahtes benötigen wir nicht.

Ist der Führungsdraht auf diese Weise in den Knochen gebohrt, so werden Röntgenaufnahmen in beiden Ebenen angefertigt.

Liegt der Draht nicht einwandfrei, so läßt sich unschwer auf Grund des Drahtgitters die Abweichung berechnen. Abweichungen in der frontalen Lage sind aus der axialen Aufnahme zu erkennen. Der zweite Draht wird unter Berücksichtigung dieser Feststellungen unmittelbar neben dem ersten in den Knochen

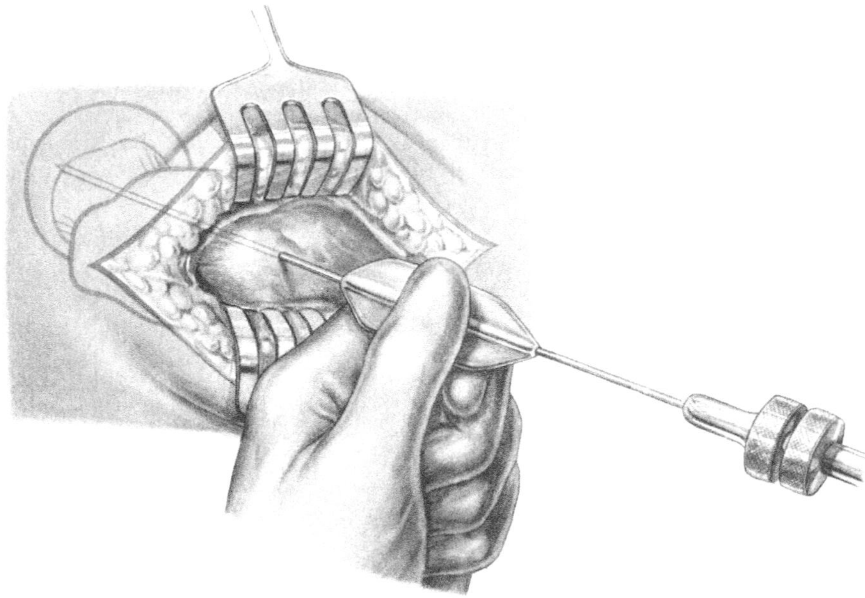

Abb. 172. *Technik der Schenkelhalsnagelung.* 1. Akt. Nach Durchtrennung von Haut, Fett, Fascia lata und M. vastus fibularis wird der Führungsdraht unterhalb des Trochanter eingeführt.

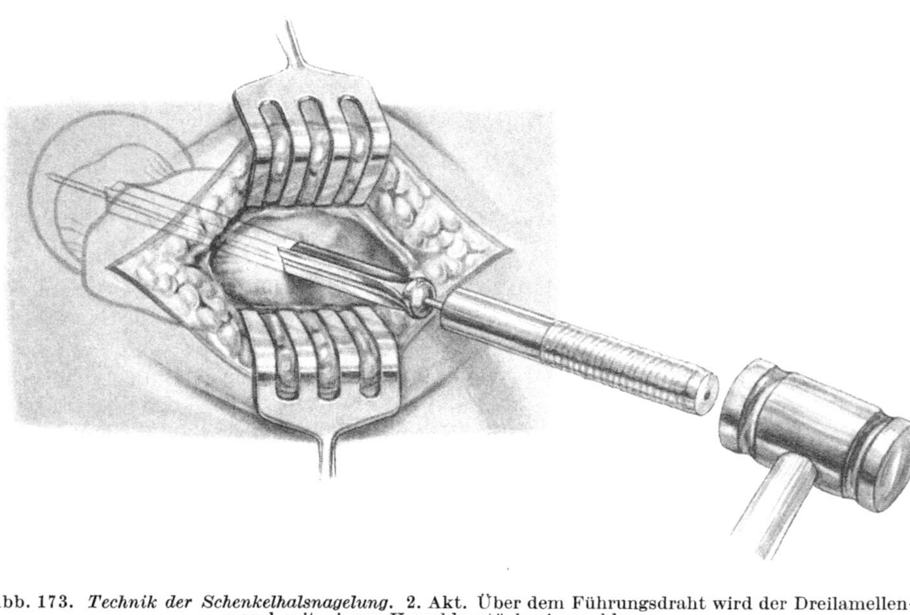

Abb. 173. *Technik der Schenkelhalsnagelung.* 2. Akt. Über dem Führungsdraht wird der Dreilamellennagel mit einem Vorschlagstück eingeschlagen.

und den Schenkelhals korrigierend eingeführt. In der Regel liegt dieser Draht gut. Ist das nicht der Fall, so kann man noch einen dritten oder notfalls vierten Draht einführen, ohne einen Schaden erwarten zu müssen.

Liegt der Draht an richtiger Stelle, so wird die Bohrmaschine abmontiert, der Dreilamellennagel auf den Draht aufgesetzt und der Nagel in die Tiefe geschlagen. Auf die vorherige sorgfältige Längenbestimmung des Nagels ist bereits hingewiesen worden (Abb. 173, 174).

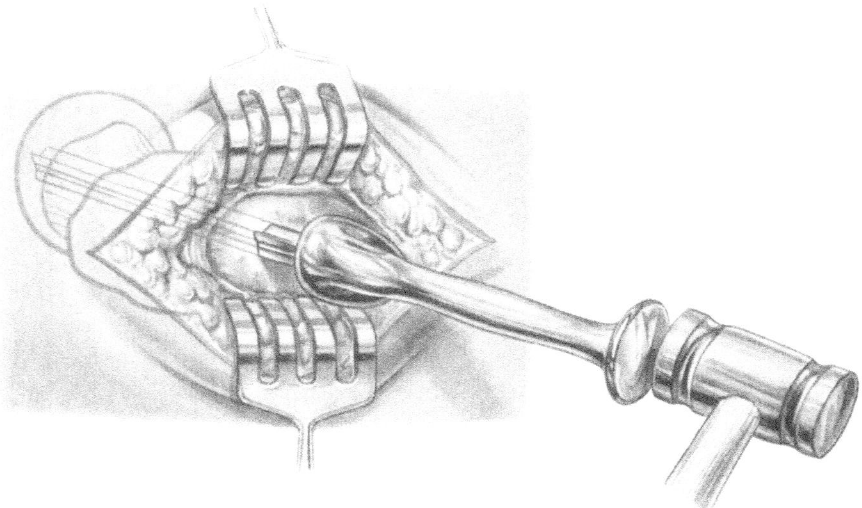

Abb. 174. *Technik der Schenkelhalsnagelung.* 3. Akt. Der eingeschlagene Nagel wird mit Hammerschlägen fest verkeilt.

g) Nagelentfernung.

Indikation. Der Nagel wird nicht vor völliger Konsolidation der Fraktur entfernt. In der Mehrzahl der Fälle kann man den Nagel über Jahre belassen. Treten entzündliche Erscheinungen auf und machen sich Schmerzen in dem Gelenk bemerkbar, so soll man den Nagel nach abgeschlossener Bruchheilung wieder herausnehmen. Nicht selten verursachen die metallischen Fremdkörper trotz sorgfältigster Auswahl des Materials (VZA-Stahl) im Laufe der Zeit einen chronischen Reiz. Die entzündlichen Knochenveränderungen werden dann nach einiger Zeit röntgenologisch nachweisbar.

Technik. Den kurzen Eingriff führt man am besten in Allgemeinnarkose durch. Weil der Nagel gewöhnlich bei Einwärtsdrehung des Beines eingeschlagen wurde, sitzt der Nagelkopf einige Zentimeter hinter der Operationsnarbe. Man legt daher den neuen Schnitt etwa 3 cm hinter die Narbe. Nach Durchtrennung von Haut und Fascie stößt man meist auf einen kleinen Schleimbeutel oder auf das sog. Callushütchen. Oft läßt sich der Nagel leicht mit der Faßzange entfernen. Sitzt er fester, so muß man ihn mit dem von SMITH-PETERSEN angegebenen Nagelzuggerät entfernen. Man legt für 24 Std eine Gummilasche ein und verschließt die Wunde schichtweise. Für einige Tage wird die Extremität nach der Nagelentfernung auf einer Schiene gelagert. Wenn nötig, wird dann noch eine Übungsbehandlung angeschlossen.

h) Eingriffe bei Schenkelhalspseudarthrosen (Abb. 175—184).

Eine Schenkelhalspseudarthrose kann nur durch operativen Eingriff beseitigt werden. Welches der verschiedenen Verfahren in Frage kommt, hängt von dem

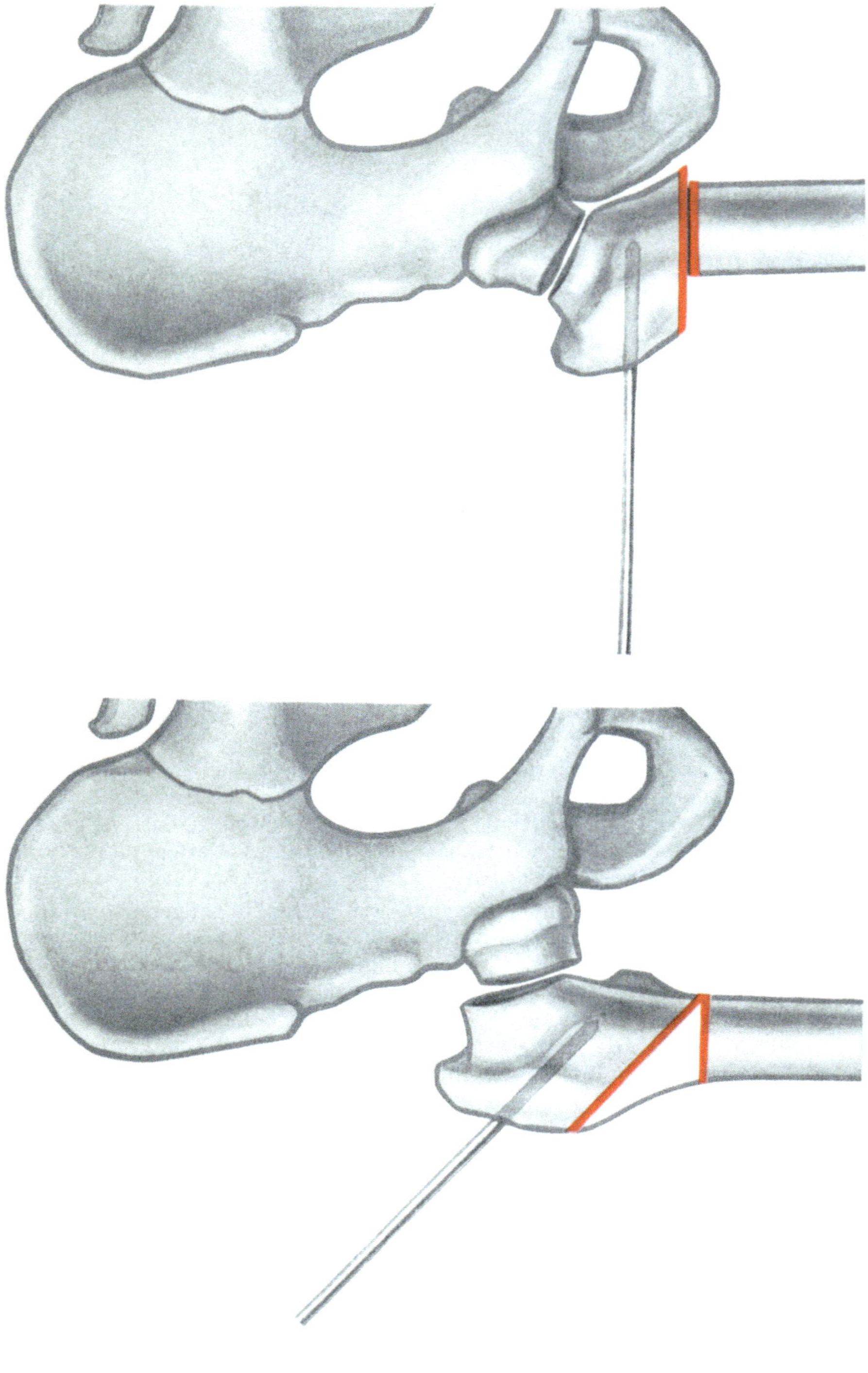

Abb. 175. *Operative Behandlung der Schenkelhalspseudarthrose.* Aufrichtungsarthrodese nach PAUWELS. Umlagerung des Bruchspaltes in die Waagrechte durch Osteotomie eines Keiles, dessen Basis lateral liegt. Dadurch werden die Schubkräfte in Druckkräfte umgewandelt, die zur Callusbildung anregen. Die Umlagerung des Fragmentes nimmt man am besten mit einem Knochenspieß vor.

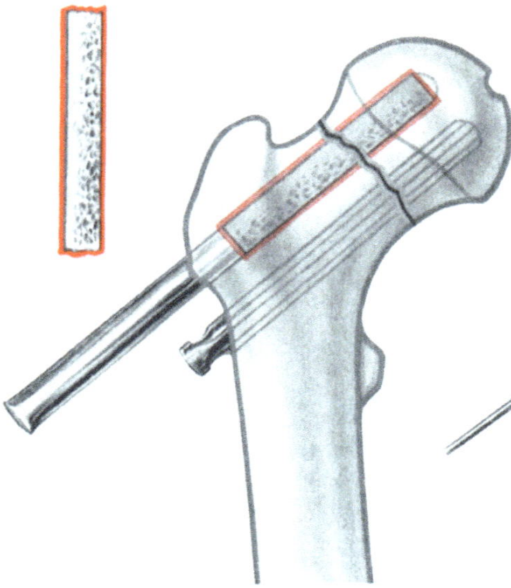

Abb. 176. *Osteosynthese einer Schenkelhalspseudarthrose durch Einschlagen eines Dreilamellennagels und eines frei transplantierten Tibiaspanes* (rot eingefaßt).

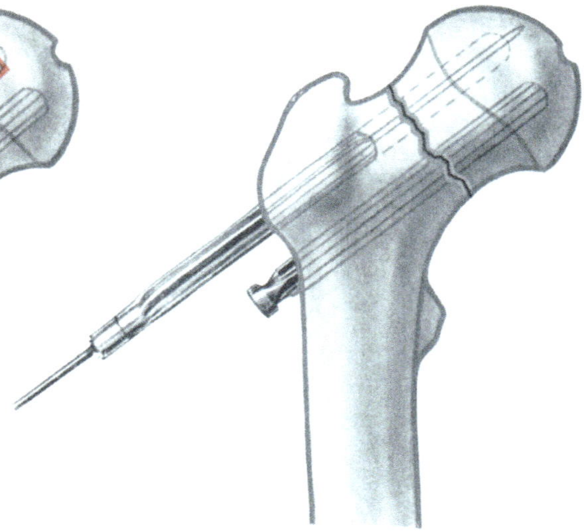

Abb. 177. *Osteosynthese einer Schenkelhalspseudarthrose durch Einschlagen von zwei Dreilamellennägeln.*

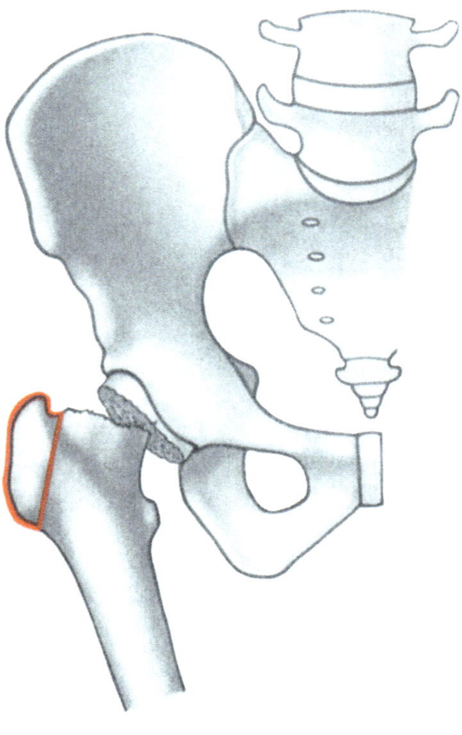

Abb. 178. *Behandlung der medialen Schenkelhalspseudarthrose nach* WHITMAN. 1. Akt. Der Trochanter wird abgemeißelt und der Kopf exstirpiert.

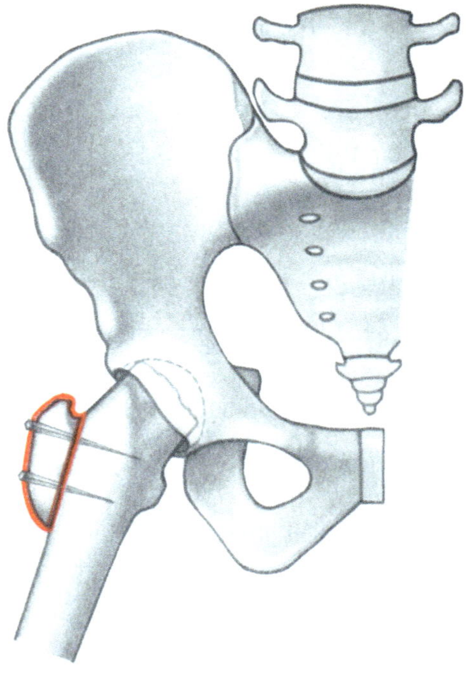

Abb. 179. *Behandlung der medialen Schenkelhalspseudarthrose nach* WHITMAN. 2. Akt. In Abduktionsstellung wird der Schenkelhals in die Pfanne gestemmt und der Trochanter distal am Femur angenagelt.

Zustande des Kopfes, dem Grade der Deformität, dem Alter der Pseudarthrose, kurzum von zahlreichen Überlegungen ab.

Bei frischeren Pseudarthrosen, insbesondere solchen, bei denen die Frakturlinie sich der Senkrechten nähert, so daß Schub- und Scherkräfte eine knöcherne Konsolidation verhindern, so beim Typ III, gegebenenfalls Typ II (s. Abb. 167 bis 169, S. 160), hat PAUWELS die Umlagerung des Bruchspaltes in die Waagrechte durch die sog. *Aufrichtungsosteomie* erreicht. Die Schubkräfte werden

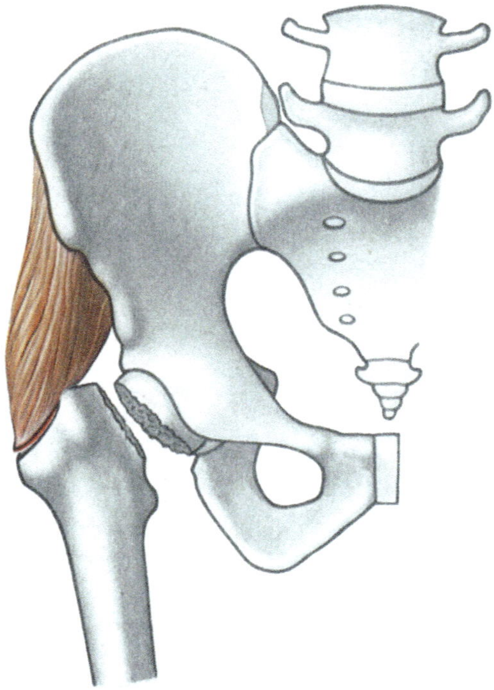

Abb. 180. *Behandlung der medialen Schenkelhalspseudarthrose nach* COLONNA. 3. Akt. Exstirpation des Kopfes und Durchtrennung der Abductoren oberhalb des Trochanter.

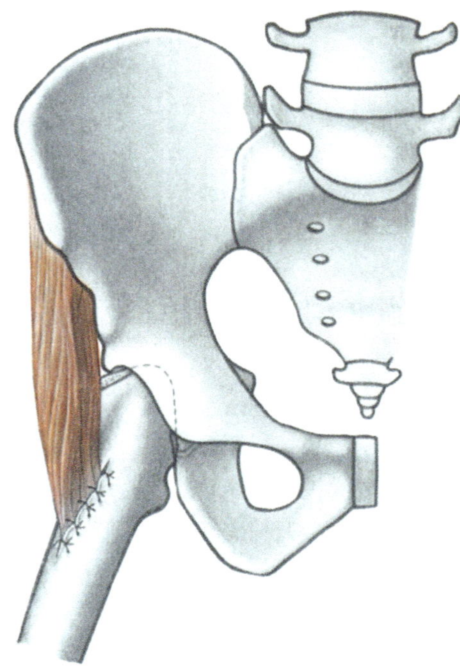

Abb. 181. *Behandlung der medialen Schenkelhalspseudarthrose nach* COLONNA. 4. Akt. In Abduktionsstellung wird der Schenkelhals in die Pfanne eingestemmt, die Abductoren werden subperiostal am Femur distal vernäht.

in Druckkräfte umgewandelt, die der Bruchheilung förderlich sind. Wir haben uns selbst von der Zweckmäßigkeit dieses Verfahrens überzeugen können (Abb. 175).

Liegt der Bruchspalt günstig, also mehr der Waagrechten zu, und ist es trotzdem zu einer Pseudarthrose gekommen, so wird man auch bei länger bestehender Pseudarthrose mit Erfolg die extraartikuläre Nagelung nach JOHANNSSON durchführen. Selbst nach jahrzehntelang bestehender Pseudarthrose sind noch Heilungen auf diese Weise beschrieben worden. Statt des Dreilamellennagels verwenden wir auch einen Tibiaspan oder kombinieren den Tibiaspan mit einem Dreilamellennagel (Abb. 176, 177).

Ist bei alten Pseudarthrosen das Gelenk bereits so zerstört, daß die soeben angeführten Verfahren nicht mehr in Frage kommen, insbesondere bei atrophischem oder nekrotischem Kopf, so kann nach dem Vorschlag von WHITMAN,

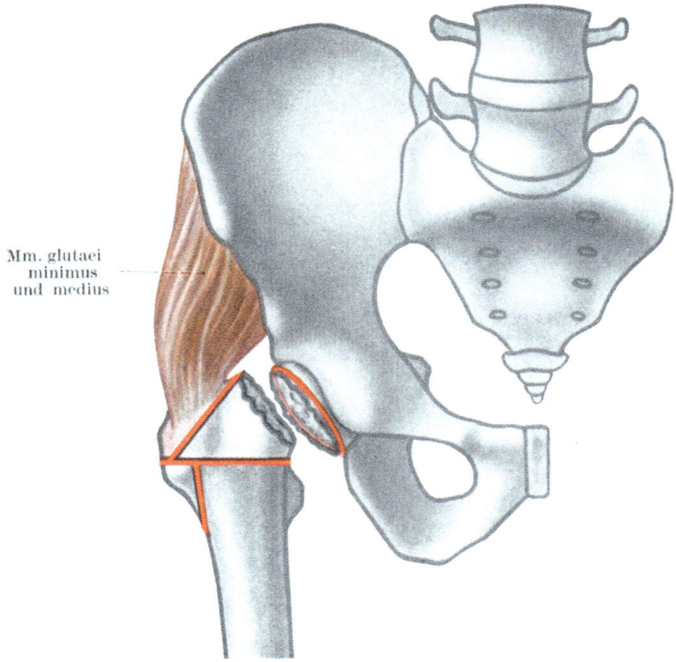

Abb. 182. *Behandlung der medialen Schenkelhalspseudarthrose.* 1. Akt. Der Kopf wird exstirpiert und der Trochanter abgemeißelt.

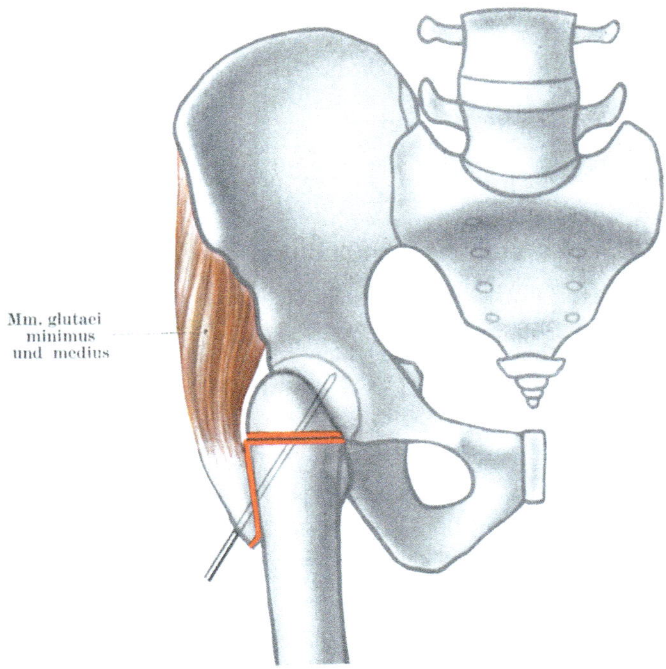

Abb. 183. *Behandlung der medialen Schenkelhalspseudarthrose.* 2. Akt. Einstemmen des Halses in die Pfanne, Verlagerung des Trochanter nach distal und Fixation durch einen STEINMANN-Nagel.

Anschütz oder Albee der Kopf exstirpiert und der Stumpf des Schenkelhalses in die Hüftpfanne gesetzt werden. Lexer hat aus den Resten des Schenkelkopfes ein Pfannendach gebildet und eine Arthroplastik angeschlossen. Eine Anzahl derartiger Verfahren zeigen die schematischen Abb. 178—184.

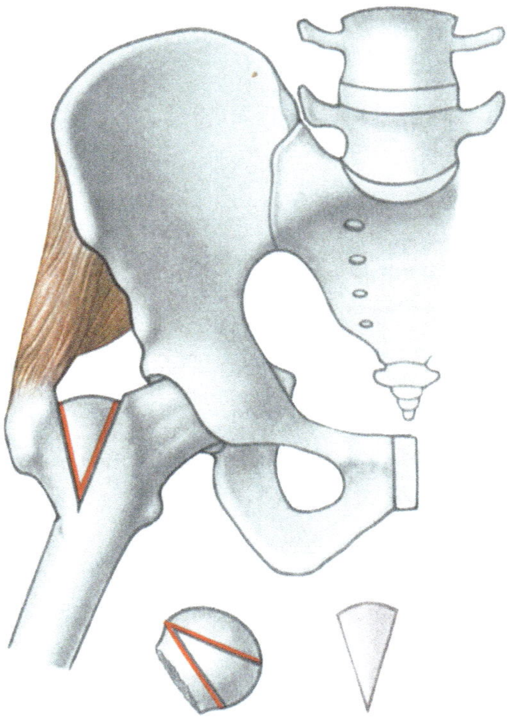

Abb. 184. *Behandlung der medialen Schenkelhalspseudarthrose nach* Albee. Der Trochanter wird mit den Abductoren L-förmig abgespalten und ein keilförmiges Knochenstück aus dem Femurkopf entnommen. Dieser Keil wird zwischen Femur und Muskulatur eingepreßt, danach der Schenkelhals in das Acetabulum eingestemmt.

i) Zertrümmerungsfrakturen des Schenkelkopfes.

Zertrümmerungsfrakturen des Schenkelkopfes führen durch Zerreißung von Kapsel und Periost, in denen die wesentlichen ernährenden Gefäße verlaufen, zur Nekrose einzelner Fragmente oder zur totalen Nekrose. Bei hochgradiger funktioneller Beeinträchtigung und insbesondere bei starken Schmerzen wird in der Regel die Exstirpation mit anschließender Arthrodese oder Arthroplastik angezeigt sein.

Literatur.

Albee: Treatment of fractures of neck of the femur. Amer. J. Orthop. Surg. **16**, 493 (1918). ~ Extraarticular arthrodesis of the hip for tuberculosis with report on 31 cases. Ann. Surg. **89**, 404 (1929). ~ Extraarticular arthrodesis of the hip by bone graft for tuberculosis of the hip. Amer. J. Surg. **8**, 764 (1930). — Anschütz: Hüftresektion mit Trochanterimplantation. Arch. klin. Chir. **133**, 434 (1924).

Baeyer, v.: Operative Behandlung von nicht reponierbaren angeborenen Hüftluxationen. Münch. med. Wschr. **1918**, 1216. ~ Die Bifurkation nach v. Baeyer-Lorenz. Z. orthop. Chir. **44**, 136 (1924). — Beck: Zur Auslösung des Femur im Hüftgelenk. Arch. klin. Chir. **23**, 654 (1879). — Böhler: Behandlung von veralteten Schenkelhalsbrüchen und Schenkelhalspseudarthrosen. Zbl. Chir. **62**, 1756 (1935). — BÖHLER-JESCHKE: Operative Behandlung der Schenkelhalsbrüche und Schenkelhalspseudarthrosen und ihre Ergebnisse. Wien: Wilhelm Maudrich **1938**. — BÜRKLE DE LA CAMP: Wiederherstellung der Beweglichkeit versteifter Gelenke. Verh. dtsch. Ges. Chir. **1949**, 570.

CAMPBELL: Transference of the crest of the ilium for flection contracture of the hip. South Med. J. **16**, 289 (1923). ~ Endresults in arthroplastics of the hip. J. Michigan Med. Soc. **33**, 49 (1934). — CALLAHAN, CUBBINS and SCUDERI: Fracture of the neck of the femur. Surg. etc. **68**, 87 (1939).

DERBRUNNER: Bemerkungen über die Therapie der spastischen Adduktorenkontraktur und die SELIGsche Operation. Schweiz. med. Wschr. **1921**, 330. — DEUTSCHLÄNDER: Die Behandlung der veralteten angeborenen Hüftverrenkungen. Dtsch. med. Wschr. **1922**, 1476.

FELSENREICH: Osteosynthese medialer Schenkelhalsbrüche. Arch. klin. Chir. **179**, 29 (1934). ~ Operative Behandlung der frischen medialen Schenkelhalsfrakturen. Wien: Wilhelm Maudrich 1937. ~ Anzeigestellung zur Behandlung verschleppter Schenkelhalsbrüche. Zbl. Chir. **64**, 146 (1937).

GHORMLEY: Use of the anterior superior spine and crest of ilium in surgery of the hip joint. J. Bone Surg. **13**, 748 (1931). — GOCHT: Blutige Hüfteinreckung nach HOFFA. Verh. dtsch. orthop. Ges. **9**, 316 (1910).

HEINE: Die unblutige Einrenkung der Hüftluxation. Chirurg **4**, 24 (1831). — HENDERSON: Treatment of the tuberculosis of the hip. 2. Internat. Orthop. Kongr. London 1922, S. 317. ~ Combined intraarticular and extraarticular arthrodesis for tuberculosis of the hip joint. J. Bone Surg. **15**, 51 (1933). — HENSCHEN: Die langstreckige Verschraubung der Schenkelhalsfraktur. Chirurg **2**, 1027 (1930). — HIBBS: A preliminary report on twenty cases of hip joint tuberculosis treated by an operation devised to eliminate moting by fusion of the joint. J. Bone Surg. 8, 522 (1926). ~ The treatment of tuberculosis of the joints of the lower extremities by operation fusion. J. Bone Surg. **12**, 749 (1930). — HOFFA: Die Endresultate der Operationen der angeborenen Hüftverrenkung. Verh. dtsch. Ges. Chir. **24**, 706 (1895). ~ Lehrbuch der orthopädischen Chirurgie, 5. Aufl. Stuttgart: Ferdinand Enke 1905. — HOHMANN: Die operative Behandlung der Kontrakturen und Ankylosen. Münch. med. Wschr. **1918**, 533. — HUETER: Resektion des Hüftgelenkes. Arch. klin. Chir. **26**, 812 (1881).

JERUSALEM: Zur operativen Behandlung der Schenkelhalsbrüche. Arch. klin. Chir. **173**, 72 (1932). ~ Chirurg **4** (1932). — JESCHKE: Zit. nach BÖHLER. — JOHANNSSON: Zur Technik der Osteosynthese der Fractura colli femoris. Zbl. Chir. **59**, 2019 (1932). ~ Die operative Behandlung der Schenkelhalsfrakturen. Leipzig: Georg Thieme 1934. ~ Operative treatment and results in fracture of the neck of the femur. Brit. Med. J. **1937**, 361. — JORDAN: Eingriffe am Hüftgelenk. Z. orthop. Chir. **46**, 2 (1916). — JUDET, J. and R.: The use of an artificia femoral head for arthroplasty of the hip joint. J. Bone Surg. B **32**, 166 (1950).

KLAPP: Operationen an der unteren Extremität in BIER-BRAUN-KÜMMEL, Bd. 5, Chirurgische Operationslehre, 5. Aufl. Leipzig: Johann Ambrosius Barth 1933. — KOCHER: Mitteilungen aus der Chirurgischen Klinik in Bern. Arch. klin. Chir. **37**, 777 (1888). ~ Beiträge zur Kenntnis einiger praktisch wichtiger Frakturformen. Zbl. Chir. **23**, 545 (1896). ~ Chirurgische Operationslehre, 4. Aufl. Jena: Gustav Fischer 1902. — KÖNIG, F.: Über Schenkelhalsfrakturen. Verh. dtsch. Ges. Chir. **1**, 93 (1878). ~ Lehrbuch der speziellen Chirurgie, 7. Aufl. August Hirschwald 1900. ~ Beiträge zur Gelenkchirurgie. Arch. klin. Chir. **81**, 65 (1906).

LANGE, F.: Die operative Behandlung der Kontrakturen und Ankylosen. Z. orthop. Chir. **36**, 495 (1916). ~ Die Stellung des Oberschenkels im Verband nach der Reposition der angeborenen Hüftverrenkung. Z. orthop. Chir. **41**, 76 (1921). ~ Die epidemische Kinderlähmung. München: J. F. Lehmann 1930. — LANGE, M.: Orthopädisch-chirurgische Operationslehre. München: J. F. Bergmann 1951. — LANGENBECK, v.: Über die Endresultate der Gelenkresektion im Kriege. Arch. klin. Chir. **16**, 340 (1874). — LEXER: Die Verwertung der freien Fettgewebsverpflanzung zur Wiederherstellung und Erhaltung der Gelenkbeweglichkeit. Z. Chir. **135**, 389 (1916). ~ Über Hüftgelenkseröffnung. In Wiederherstellungschirurgie, Bd. 2, S. 472 u. 740. Leipzig: Johann Ambrosius Barth 1931. — LORENZ: Die sog. angeborene Hüftverrenkung. Ihre Pathologie und Therapie. Stuttgart: Ferdinand Enke 1908. — LUDLOFF: Zur blutigen Einrenkung der angeborenen Hüftluxation. Z. orthop. Chir. **22**, 96 (1908). — LÜCKE: Behandlung der Kontrakturen. Arch. klin. Chir. **3**, 291 (1862); **16**, 340 (1874).

MATHIEU et WILLMOTH: La sacrocoxalgie chez l'adulte. Presse méd. **1930**, 165. — MAU: Grundriß der Orthopädie. Hamburg: Noelke 1947. — MIKULICZ, v.: Beiträge zur Ankylose. Bruns' Beitr. **20**, 681 (1898). — MURPHY: Ancylosis of the hip. Clin. Surg. **1**, 234 (1912).

OLLIER: Traité des résections. Paris 1892. — OSBORNE: The approach to the hip joint. Brit. J. Surg. **18**, 49 (1930).

PAUWELS: Neue Methode zur Behandlung der Schenkelhalspseudarthrosen. Zbl. Chir. **52**, 220 (1925). ~ Z. orthop. Chir. **51**, 125 (1929). ~ Neue Methode zur Behandlung der

Schenkelhalsbrüche. Zbl. Chir. **52**, 180 (1927). ~ Der Schenkelhalsbruch. Stuttgart: Ferdinand Enke 1935. — PAYR: Gelenksteifen und Gelenkplastiken. Berlin: Springer 1934. — PUTTI: Congenital dislocation of the hip. Surg. etc. **42**, 449 (1926).

ROHLEDERER: Das Torsionsproblem der Luxatio coxae und seine klinische Bedeutung. Verh. dtsch. orthop. Ges. **36**, 277 (1947). ~ Das Torsionsproblem der Hüftluxation. Verh. dtsch. orthop. Ges. **37**, 187 (1947). — ROSE: Zur Behandlung der Adduktionskontrakturen. Z. orthop. Chir. **52**, 271 (1929).

SCHANZ: Zur Behandlung der veralteten angeborenen Hüftverrenkung. Verh. dtsch. orthop. Ges. **16**, 442 (1921). ~ Münch. med. Wschr. **1922**, 930. — SCHEDE: Zur Frage der Endergebnisse der reponierten Hüftluxation. Z. orthop. Chir. **60**, 474 (1934). ~ Die Pfannendachplastik. Z. orthop. Chir. **58**, 470 (1933). ~ Zbl. Chir. **62**, 2733 (1935). — SMITH-PETERSEN: A new supraarticular subperiostal approach to the hip joint. Amer. J. Orthop. Surg. **15**, 592 (1917). ~ Treatment of fractures of the neck of the femur by internal fixation. Surg. etc. **64**, 715 (1937). — SMITH-PETERSEN, CAVE and V. GORDER: Intracapsular fractures of the neck of the femur. Treatment by internal fixation. Arch. Surg. **23**, 715 (1931). — SCHUMM: Extraarticular immobilisation of the hip joint. Surg. etc. **48**, 112 (1929). — SPITZY: Neue operative Wege in der orthopädischen Chirurgie. Wien. med. Wschr. **1924**, 31. ~ Künstliche Pfannendachbildung. Z. orthop. Chir. **43**, 285 (1924). ~ Verh. dtsch. orthop. Ges. **1929**, 186. — STEUYT: Zur Prioritätsfrage der Drahtführung bei Bohrung von Collum femoris-Frakturen. Zbl. Chir. **64**, 222 (1937).

VULPIUS: Orthopädische Operationslehre, 3. Aufl. Stuttgart: Ferdinand Enke 1924.

WAGNER and DONOVAN: Wedge osteotomy of the neck of the femur. Amer. J. Surg. **281**, 9 (1949). — WATSON-JONES: Fracture of the neck of the femur. Brit. J. Surg. **23**, 787 (1935). — WEBER: Mechanik der menschlichen Gehwerkzeuge. Göttingen 1836. — WHITMAN: A new method of treatment for fracture of the neck. Ann. Surg. **1902**, 36. ~ Ein weiterer Beitrag zur Abduktionsbehandlung der Schenkelhalsfraktur. Z. orthop. Chir. **24** (1909). ~ A review of the campaigne for the establishment of surgical principles in the treatment of fracture of the neck of the femur. J. Bone Surg. **20**, 960 (1938).

ZAHRADNIČEK: Beitrag zur Reposition der hohen angeborenen Hüftverrenkung. Arch. klin. Chir. **180**, 353 (1934).

7. Eingriffe am Oberschenkel.

a) Eingriffe an den Weichteilen.

α) Schnittführungen.

Die Durchtrennung von Haut und Weichteilen wird am Oberschenkel grundsätzlich in der Längsrichtung, d. h. also in der Oberschenkelachse vorgenommen. Man vermeidet auf diese Weise eine unnötige Durchtrennung der sensiblen Innervation. Auch die Freilegung der tiefen Gebilde erfolgt stets durch Längsspaltung, wobei man sorgfältig auf anatomischem Wege in den Muskelinterstitien vorgeht und eine Verletzung der Muskeln selbst soweit wie irgend möglich vermeidet. Dies gilt insbesondere für den M. quadriceps, dessen Verletzungen zu unerwünschter Narbenbildung oder zur Myositis ossificans mit Beuge- und gegebenenfalls auch Streckbehinderung des Kniegelenkes führen können. Die Kontraktur des M. quadriceps führt zur Fixation der Patella und damit unvermeidlich zur Funktionsstörung des Kniegelenkes. Der Zustand macht neue operative Eingriffe erforderlich (s. beim Kniegelenk).

Abgesehen von diesen Überlegungen geben die Längsschnitte in den Muskelinterstitien auch den besten Zugang zu den durchweg längs verlaufenden Gefäßen und Nerven und ebenso zum Knochen und vermitteln den besten Überblick über einen größeren Abschnitt.

β) Verwendung der Fascia lata zu plastischen Zwecken (Abb. 185).

Auf die überragende Bedeutung von Fascienmaterial für plastische Operationen der verschiedensten Art wurde im Allgemeinen Teil bereits hingewiesen. Die theoretischen Grundlagen und die praktische Anwendung verdanken wir in erster Linie den Arbeiten von KIRSCHNER. Fascie eignet sich in hervorragendem Maße zur freien Transplantation, da sie mit einem Minimum an Blutversorgung auskommt und daher an der Stelle ihrer Implantation sehr schnell den für ihre Lebensfähigkeit genügenden Kontakt mit dem umgebenden Gewebe erhält. Fasciennekrosen sind nach Transplantationen selten, solange das Transplantat unter aseptischen Bedingungen steht.

Das Fasciengewebe ist widerstandsfähig, zugfest, nur wenig elastisch und eignet sich daher in der Extremitätenchirurgie besonders zur Verstärkung und

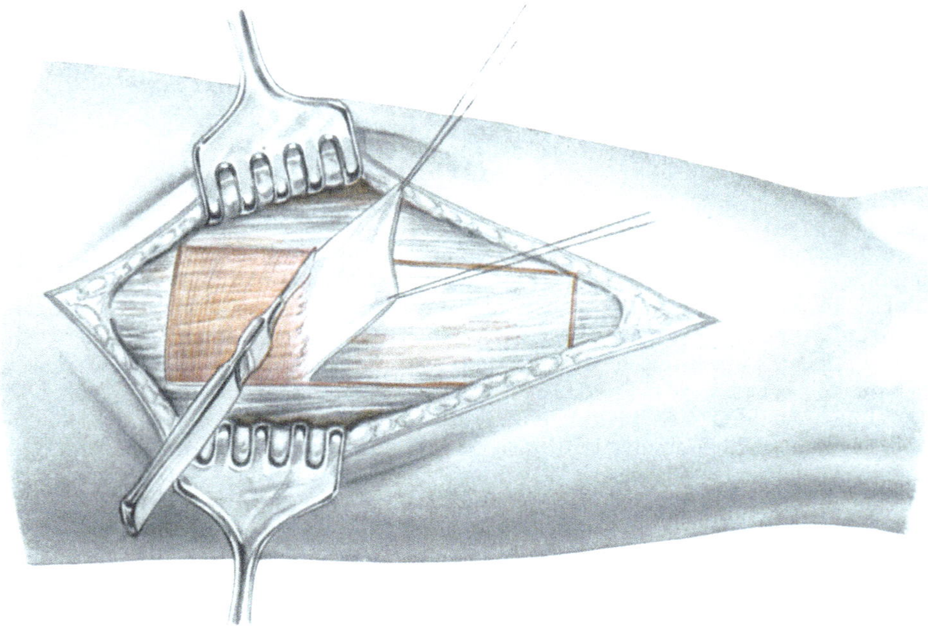

Abb. 185. *Entnahme eines Fascienstreifens aus der Fascia lata.* Ausgedehnter Hautschnitt an der Außenseite des Oberschenkels. Mit Bandmaß wird Länge und Breite des Transplantates bestimmt und die vier Eckpunkte werden markiert. Sodann werden mit dem Skalpell die vier Markierungspunkte verbunden und der Lappen umschnitten. Die Eigenfascien der Muskeln dürfen nicht verletzt werden. An die proximalen Ecken werden zwei Haltefäden gelegt, der Lappen wird angespannt und mit einem Messer von der Unterlage gelöst.

zum Ersatz von Kapseln, Bändern und Sehnen sowie zur Bildung von Aufhängebändern.

Zur Entnahme von Fascie bietet sich die Fascia lata als besonders günstig an. Praktisch werden heute fast alle für plastische Operationen notwendigen Fascienstreifen hier entnommen. Sie bietet den Vorteil der technisch *sehr leichten Entnahme, die ohne spätere Funktionsstörung* erfolgen kann. Solange man die Eigenfascien der Muskeln bei der Entnahme schont, ist eine Hernienbildung nicht zu befürchten. Auch wird die Fascienlücke selbst in kurzer Zeit durch nahezu gleichwertiges Bindegewebe wieder ersetzt. Zudem steht hier *ausreichendes Fascienmaterial* auch für die Bildung großer Fascienzügel oder -platten zur Verfügung.

Technik. Längsschnitt über der Außenseite des Oberschenkels in der erforderlichen Ausdehnung. Es ist dabei zu berücksichtigen, daß die distalen Abschnitte der Fascia lata besonders derb und widerstandsfähig sind. Nach Durchtrennung des subcutanen Fettes wird die Wunde mit Haken auseinandergezogen, während mit tangentialen Schnitten des Skalpells die Oberfläche der Fascie freigelegt wird. Nun bestimmt man mit dem Bandmaß Länge und Breite des gewünschten Transplantates und markiert die vier Eckpunkte. Sodann werden mit dem Skalpell die vier Markierungspunkte verbunden und damit der Lappen umschnitten. *Das Messer darf nur die Fascia lata durchtrennen, nicht etwa die Eigenfascien der unter ihr liegenden Muskeln verletzen.* Nun legt man in die zwei proximalen Ecken des Lappens zwei Haltefäden und hebt den Lappen vorsichtig von der Unterlage ab. Jedes Quetschen des Lappens soll beim Abziehen vermieden werden. Mit dem Skalpell wird sodann der Lappen von seiner Unterlage wieder unter Schonung der Muskelfascien scharf abgelöst. Das Transplantat wird sogleich in körperwarme Kochsalzlösung gelegt, eine Naht der Fascienlücke ist nicht erforderlich, der Versuch wäre auch bei größeren Defekten nicht von Erfolg begleitet. Hautnaht, Kompressionsverband, Ruhigstellung des Beines für einige Tage (Abb. 185).

γ) Eingriffe bei Rissen des M. quadriceps.

Einrisse im Muskelbereich.

Indikation. Einrisse im Bereiche des Muskelbauches, insbesondere des M. rectus femoris, sind nicht selten. Sie kommen meist bei unkoordinierter Bewegung durch plötzliche Muskelkontraktion zustande und sind typische Sportverletzungen. Wir sind in unserer *Indikation sehr zurückhaltend* und pflegen selbst ausgedehntere Querrisse, die sich klinisch als eine quer verlaufende Furche leicht nachweisen lassen, konservativ zu behandeln. Die guten Erfolge haben uns recht gegeben. Die Lücke schließt sich in kurzer Zeit durch festes Narbengewebe, so daß die völlige Streckfähigkeit des Kniegelenkes und damit die Standfestigkeit des Beines wiederhergestellt wird. Wegen der Gefahr der Myositis ossificans stellen wir für mindestens 3 Wochen das Bein in Entlastungsstellung ruhig und beginnen erst dann langsam mit Bewegungsübungen. Nur in den sehr seltenen Fällen, in denen ein Streckdefizit zurückbleibt, könnte man zu einer Muskel-Fasciennaht veranlaßt werden.

Technik. Längsschnitt über der Streckseite des Oberschenkels, Darstellung der zerrissenen Muskelfascie, durchgreifende Muskel-Fasciennähte. Ruhigstellung für etwa 3 Wochen in Beugestellung des Hüftgelenkes und Streckstellung des Kniegelenkes.

Einrisse im Bereiche der Quadricepssehne.

Liegt der Riß im Bereiche des sehnigen Anteiles des M. quadriceps, so wird man in der Regel auch mit den bewährten konservativen Verfahren der Ruhigstellung, Wärmeapplikation usw. auskommen und auf einen operativen Eingriff überhaupt verzichten können. Nur in den verhältnismäßig seltenen Fällen, in denen ein totaler Abriß vorliegt, ist ein operatives Vorgehen angezeigt.

Operative Versorgung des *frischen* Sehnenrisses des M. quadriceps.

Soweit es sich um frische totale Durchrisse handelt, soll man sogleich die primäre Naht vornehmen. Dies gelingt bei entsprechender Entlastungsstellung des M. quadriceps meist ohne Schwierigkeiten. Sollte die Spannung zu groß sein, so empfiehlt M. Lange, entweder die Muskulatur am Übergang von der Sehne zum Muskelgewebe einzukerben oder eine kleine plastische frontale Z-förmige Verlängerung der Quadricepssehne auszuführen.

McLaughlin weist mit Recht darauf hin, daß die Risse meist ein krankes, degeneriertes und schlecht durchblutetes Sehnengewebe betreffen, so daß die einfache Naht meist nicht genügt. Er hat deshalb in Abänderung des Verfahrens von Bunnell eine versenkte Naht mit rostfreiem Stahldraht ausgeführt. Nach ausgiebiger Anfrischung der Sehnenenden, wobei alles kranke Gewebe entfernt wird, legt er einen Draht durch die Quadricepssehne am Übergang zum muskulären Teil und fixiert ihn mittels eines kleinen Drahtes nochmals an der Sehnenplatte, um ein Ausreißen zu verhindern. Die freien Drahtenden werden beidseits heruntergeführt und an einer Schraube befestigt, die er durch die Patella bohrt. Die angefrischten Sehnenenden werden ohne Spannung mittels Seidenknopfnähten vereinigt (s. Allgemeiner Teil, S. 48ff.).

Postoperativ wird die Extremität für 24—72 Std exakt ruhiggestellt und dann in Hängelage fixiert. Alle Gelenke mit Ausnahme des Kniegelenkes werden voll bewegt und die Bewegungsübungen im Kniegelenk selbst werden in dem bei der Operation festgestellten Gradausmaß vorgenommen. Der Draht und die Schraube werden nach 8 Wochen entfernt.

Die operative Versorgung des veralteten Sehnenrisses des M. quadriceps.

Beim veralteten Abriß der Quadricepssehne hat die Kontraktur und Schrumpfung des Muskels zwangsläufig zu einer erheblichen Retraktion des proximalen Muskelstumpfes geführt. Hierdurch läßt sich die direkte Naht nicht mehr durchführen. Zur Überbrückung des Defektes empfiehlt M. Lange die Verwendung eines gedoppelten Fascienstreifens, den er an den Rändern mit Knopfnähten vernäht und bei Streckstellung des Kniegelenkes in den Defekt einfügt. Dies geschieht in der Weise, daß der Fascienlappen über das proximale Sehnenende gestülpt und mit Knopfnähten verbunden wird. Das periphere Ende des Fascienstreifens wird V-förmig am oberen Rande der Kniescheibe ausgebreitet und hier subperiostal vernäht. Auf die seitliche Fixierung des Lappens an die Mm. vastus fibularis und tibialis ist besonders zu achten.

Zur Ruhigstellung wird für 6 Wochen eine Bein-Gipshülse angelegt, mit der aber bereits nach 2 Wochen ein Aufstehen erlaubt ist. Vier Wochen nach der Operation wird mit aktiven Spannungsübungen des M. quadriceps begonnen.

b) Typische Freilegungen des Oberschenkelknochens.

Ähnlich wie beim Oberarm ist der Knochen ohne Verletzung der Muskulatur nur von lateral und medial zu erreichen, wobei man die mediale Seite möglichst vermeidet, um nicht mit dem hier ziehenden Gefäßnervenstrang in Berührung zu kommen. Bestehen also nicht besondere Kontraindikationen, so wird man in der Regel den lateralen Zugangsweg wählen.

Indikation. Die Freilegung des Knochens ist nicht nur bei Erkrankungen, also bei der Osteomyelitis und bei Knochentumoren notwendig, sondern auch zu den am Oberschenkel nicht seltenen Osteotomien in ihrer verschiedenen Form.

α) Freilegung des Femur im proximalen Drittel (Abb. 186, 187).

Technik. Im proximalen Drittel wird der Femur nur von *lateral* freigelegt. Längsschnitt vom Trochanter abwärts. Der Tractus iliotibialis und der M. vastus fibularis werden türflügelartig durchtrennt, so daß ein nach ventral gestielter Lappen entsteht. Dieser Lappen wird nach ventral zurückgeschlagen. Der subtrochantere Teil des Femur liegt nunmehr frei und kann durch Verlängerung des Schnittes nach distal in beliebiger Ausdehnung zugänglich gemacht werden.

β) Freilegung des Femur im mittleren Drittel (Abb. 188, 189).

Technik der lateralen Freilegung. Längsschnitt an der Außenseite des Oberschenkels. Nach Durchtrennung von Haut, subcutanem Fett und Fascie sucht

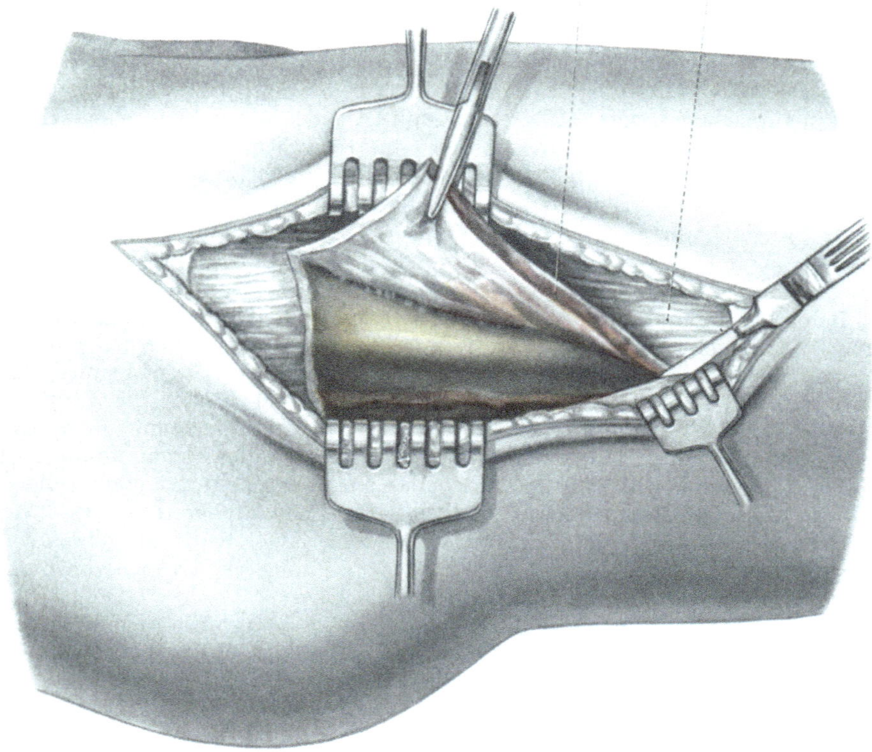

Abb. 186. *Freilegung des Femur im proximalen Drittel.* 1. Akt. Freilegung von lateral. Längsschnitt vom Trochanter nach abwärts. Der Tractus iliotibialis und der M. vastus fibularis werden türflügelartig durchtrennt.

man sich das Septum intermusculare fibulare auf. Dies geschieht am besten dadurch, daß man den zunächst vorliegenden M. vastus fibularis nach dorsal zu verfolgt und ihn dann an seiner dorsalen Begrenzung durch einen großen, vierzinkigen, stumpfen Haken nach ventral verziehen läßt. Man dringt nun zwischen diesem Muskel und dem kurzen Kopf des M. biceps in die Tiefe und gelangt unschwer auf den Knochen. Es besteht bei diesem Zugang nicht die Gefahr der Verletzung von Gefäßen oder Nerven (Abb. 188).

Technik der medialen Freilegung. Wie schon oben erwähnt, ist dieser Zugang möglichst zu vermeiden, da man in unmittelbarer Nachbarschaft des Gefäßnervenstranges arbeitet.

Längsschnitt über der deutlich pulsierenden A. femoralis. Nach Durchtrennung von Haut, subcutanem Fett und Fascie wird der M. sartorius nach ventral verzogen. Zieht man nun mit Haken auch noch die Mm. gracilis und adductor magnus nach dorsal, so hat man das Septum intermusculare tibiale eröffnet und es liegen die Gefäße mit dem begleitenden N. saphenus vor Augen. Die A. und V. femoralis und der N. saphenus werden nun unter den nach ventral eingesetzten Haken genommen und nach der Streckseite verzogen, worauf in

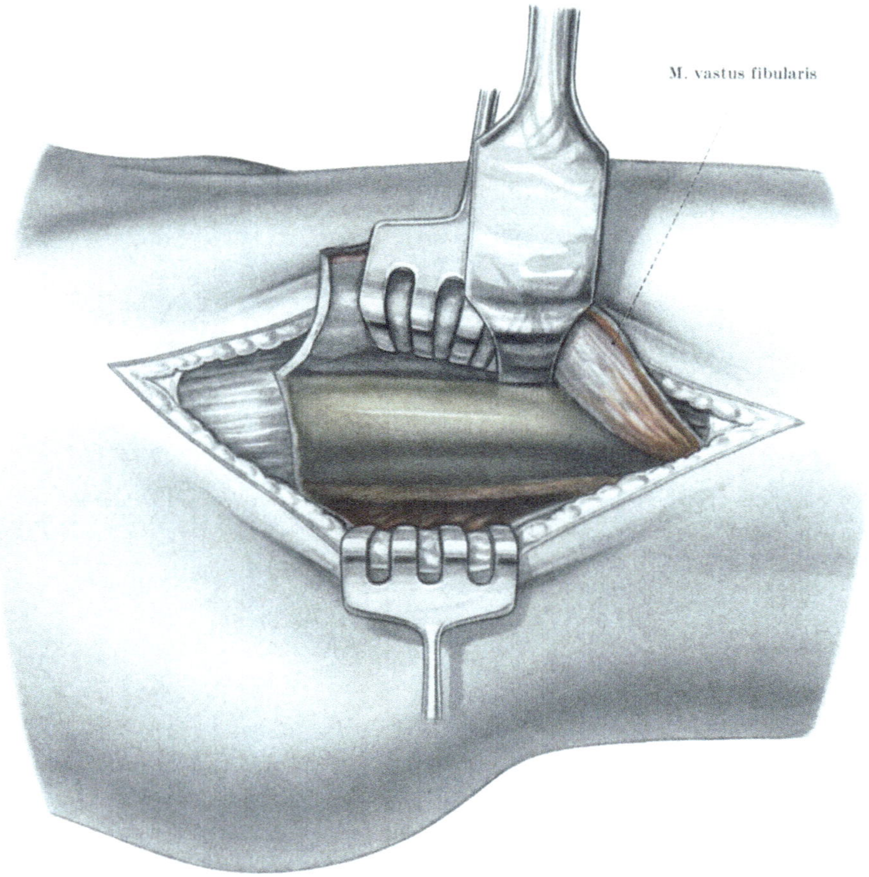

Abb. 187. *Freilegung des Femur im proximalen Drittel.* 2. Akt. Freilegung von lateral. Der nach ventral gestielte Lappen ist zurückgeschlagen. Der subtrochantere Anteil des Femur liegt frei.

der Tiefe der am Knochen ansetzende M. vastus tibialis erscheint. Dieser kann je nach den Erfordernissen subperiostal abgelöst und gleichfalls nach der Streckseite verzogen oder an seinem Ansatz durchtrennt werden (Abb. 189).

γ) Freilegung des Femur im distalen Drittel (Abb. 190, 191).

Technik der Freilegung von lateral. Auch im distalen Drittel ist der Zugang von lateral einfach und ungefährlich. Man führt den Schnitt in ausreichender Länge über der Außenseite des Oberschenkels bis zu dem Condylus femoris fibularis, und zwar etwa über dem tastbaren dorsalen Muskelrande des M. vastus fibularis. Nach Durchtrennung von Haut, subcutanem Fett und Fascie stellt man diesen Rand dar und verzieht den Muskel nach der Streckseite. Die nach der Beugeseite zu liegenden beiden Köpfe des M. biceps werden nach dorsal

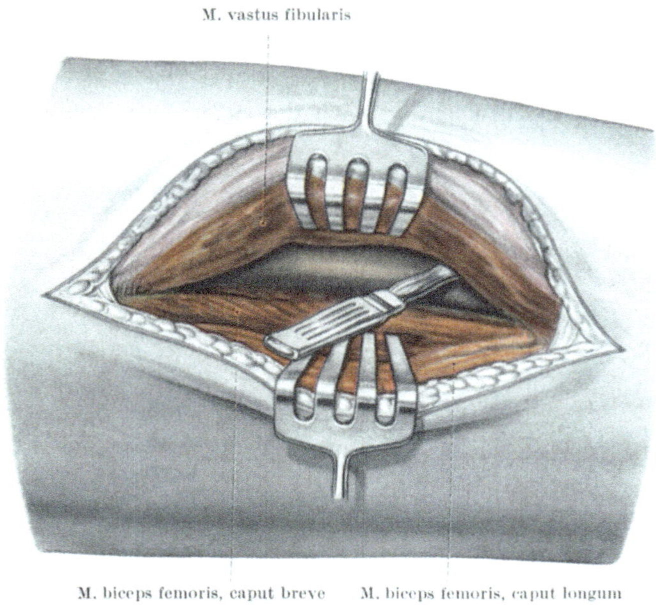

Abb. 188. *Freilegung des Femur im mittleren Drittel.* Freilegung von lateral. Längsschnitt an der Außenseite des Oberschenkels. Haut und Fascie sind durchtrennt. Man dringt zwischen dem M. vastus fibularis und dem Caput breve des M. biceps femoris in die Tiefe und stellt den Knochen dar.

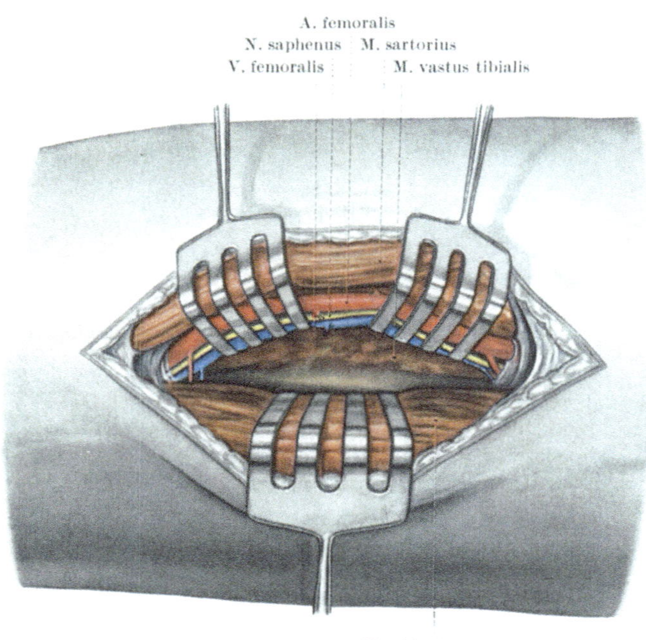

Abb. 189. *Freilegung des Femur im mittleren Drittel.* Freilegung von medial. Längsschnitt über der A. femoralis. Der M. sartorius wird nach ventral verzogen. Nach dorsal verzieht man die Mm. gracilis und adductor magnus. Nach Eröffnung des Septum intermusculare liegen die Gefäße frei. Die A. und V. femoralis und der N. saphenus werden zur Streckseite gezogen und der M. vastus tibialis subperiostal vom Knochen abgeschoben.

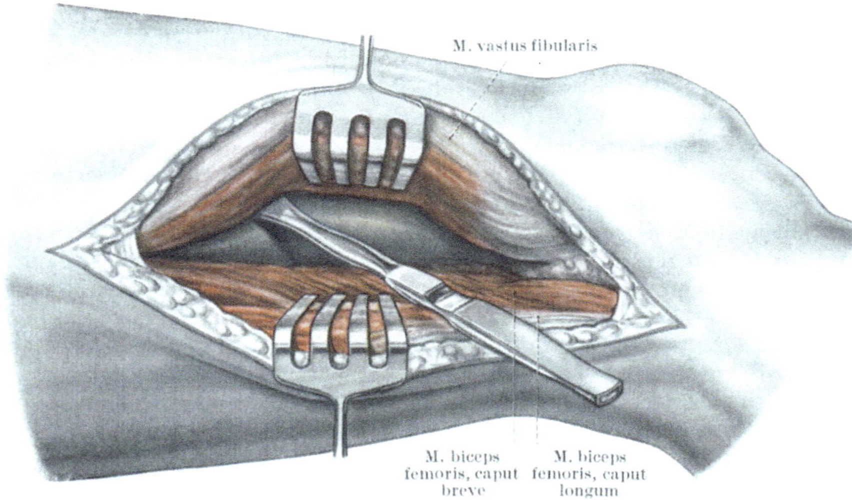

Abb. 190. *Freilegung des Femur im distalen Drittel von lateral.* Ausreichender Längsschnitt an der Außenseite des Oberschenkels. Darstellung des M. vastus fibularis, er wird zur Streckseite verzogen. Beide Bicepsköpfe werden unter einen Haken genommen und nach dorsal gehalten. So wird der Knochen in der gewünschten Ausdehnung freigelegt.

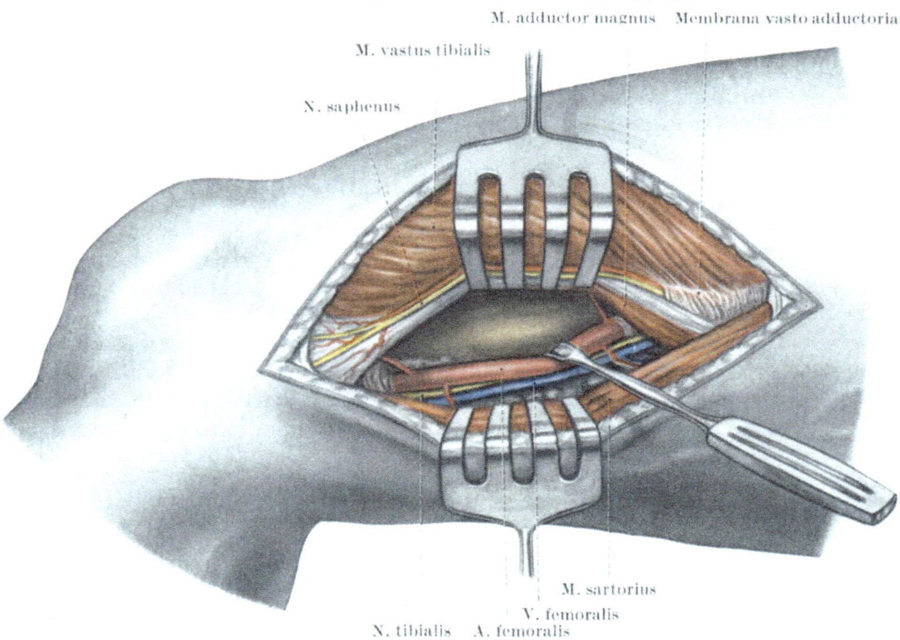

Abb. 191. *Freilegung des Femur im distalen Drittel von medial.* Hautschnitt in der Längsrichtung am ventralen Rande des M. sartorius bis zum Condylus tibialis femoris. Nach Spaltung der Fascie wird der M. sartorius zur Beugeseite verzogen. Nach dorsal wird mit dem N. saphenus der M. vastus tibialis und der M. adductor magnus mit einem breiten Haken gehalten. Im lockeren Bindegewebe findet man hier die Femoralgefäße, die mit einem Häkchen gemeinsam mit dem N. tibialis zur Beugeseite verzogen werden. Nun liegt der Knochen frei.

verzogen. Der Knochen läßt sich auf diese Weise im Septum intermusculare fibulare in jeder gewünschten Ausdehnung und übersichtlich freilegen (Abb. 190).

Technik der Freilegung von medial. Die Freilegung des Knochens von medial ist in diesem Abschnitt erheblich schwieriger und nicht ungefährlich. Die großen

Gefäße haben den Adductorenkanal bereits durchlaufen und sind auf dem Wege zur Kniekehle. Sie liegen also verhältnismäßig tief. Der Längsschnitt verläuft an der Innenseite des Oberschenkels entlang dem ventralen Rande des M. sartorius bis zum Condylus tibialis femoris. Nach Spaltung von Haut, Fettpolster und Fascie wird der M. sartorius nach der Beugeseite zu verzogen. Der am dorsalen Rande des M. vastus tibialis oberflächlich und gemeinsam mit der A. genus descendens verlaufende N. saphenus wird aufgesucht, damit seine Verletzung mit Sicherheit vermieden wird. Nun nimmt man mit einem großen stumpfen Haken den M. adductor magnus und den M. vastus tibialis mit dem N. saphenus zusammen auf einen Haken, der stark nach der Streckseite zu verzogen wird. In der Tiefe finden sich dann in lockerem Bindegewebe die Femoralgefäße, die man gemeinsam mit dem N. tibialis mit einem besonderen Häkchen nach der Beugeseite zu verzieht. Hierbei ist darauf zu achten, daß man nicht die zahlreichen, zu den umliegenden Muskeln verlaufenden arteriellen und venösen Äste abreißt, um eine in der Tiefe unangenehme Blutung zu vermeiden (Abb. 191).

Der Knochen liegt nun wenigstens begrenzt frei. Für Osteotomien ist der Zugang wegen der Gefährdung der Gefäße während der Operation durch den Meißel und nach der Operation durch die Fragmente unzweckmäßig. Für die Eröffnung von Knochenmarkseiterungen trifft das gleiche zu, da insbesondere eine postoperative Drainage die Gefahr der Gefäßarrosion mit sich bringt.

Andererseits haben wir den Knochen von medial gelegentlich freigelegt, wenn besondere Schwierigkeiten bei der vom lateralen Zugang aus vorgenommenen Osteosynthese die Sicherung der Gefäße und damit die Darstellung der medialen Knochenseite wünschenswert machten. Man kann dann übersichtlich die Drahtumschlingung unter Kontrolle von beiden Seiten vornehmen.

δ) Freilegung des Femur von ventral (Abb. 192).

Indikation. Die bisher geschilderten Verfahren zur Freilegung des Oberschenkelknochens auf dem schonendsten anatomischen Wege ohne Durchtrennung der Muskulatur, insbesondere von der lateralen Seite, sind fast immer ausreichend. Nur in wenigen Sonderfällen bedient man sich des Zuganges von der Streckseite her, bei dem der M. vastus intermedius der Länge nach in der Faserrichtung gespalten werden muß. *Wir empfehlen diesen Zugang ausschließlich bei Korrekturoperationen wegen deform geheilter Frakturen im Schaftbereich.* Wir wissen, daß die Gleitfähigkeit der Streckmuskulatur über dem Knochen von entscheidender Bedeutung für die Bewegung des Kniegelenkes ist und vermeiden daher Verletzungen der dem Knochen aufliegenden Muskeln. Im Falle einer deform geheilten Fraktur kann man jedoch mit größter Wahrscheinlichkeit annehmen, daß bereits Verlötungen zwischen der Frakturstelle und der Streckmuskulatur bestehen, so daß durch eine Muskelspaltung nichts geschadet, vielmehr die Verschieblichkeit des Muskels gegenüber dem Knochen nach erfolgter Korrektur der Fragmentstellung wiederhergestellt werden kann. *Bedenken gegen dieses Vorgehen sind daher allein in diesen Fällen nicht begründet.* Andererseits gibt der Schnitt eine bequeme und große Übersicht über die deform geheilte Fraktur und dies um so mehr, als die Muskulatur meist schon erheblich atrophiert ist.

Technik. Hautschnitt über der lateralen Streckseite des Oberschenkels schräg in einer Linie, die vom Trochanter zur Mitte der Kniescheibe führt, in der gewünschten Ausdehnung. Nach Spaltung von Fett und Fascie wird die deutlich erkennbare Grenze zwischen M. rectus femoris und M. vastus fibularis dargestellt. Mit dem Messer werden die beiden Muskeln voneinander getrennt, der M. rectus nach medial, der M. vastus fibularis nach lateral verzogen. Durch

Beugung im Hüftgelenk und Streckung im Kniegelenk kann man sich den Zugang erleichtern. Es liegt nun in der Tiefe der bei alten Frakturen meist bereits narbig veränderte und mit der Unterlage verbackene M. vastus intermedius vor, den man in der Längsrichtung spaltet und von dem darunterliegenden Knochen teils scharf, teils stumpf ablöst. Die beiden Teile des gespaltenen Muskels werden

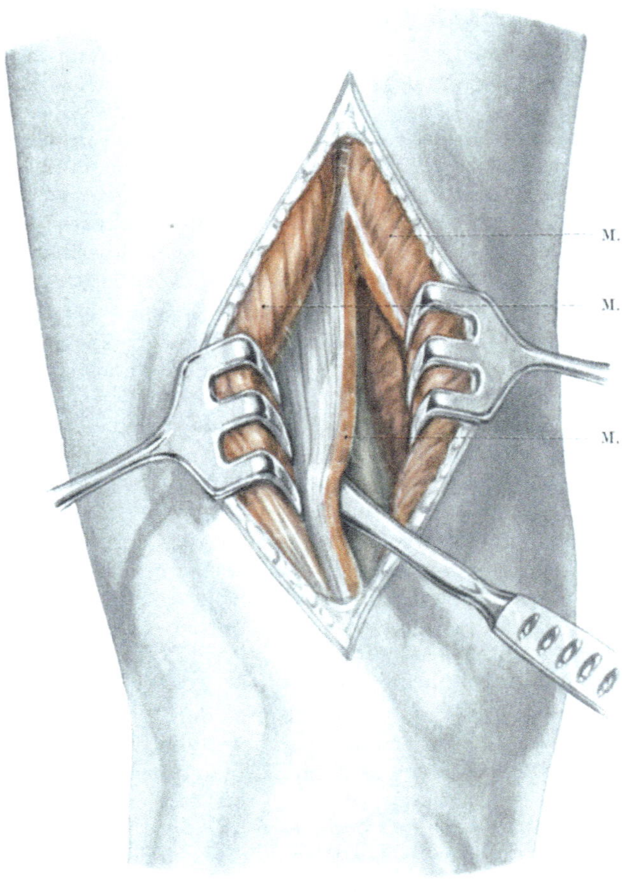

Abb. 192. *Freilegung des Femur von ventral.* Hautschnitt an der lateralen Streckseite des Oberschenkels. Nach Spaltung von Fett und Fascie wird die Grenze zwischen dem M. rectus femoris und dem M. vastus fibularis dargestellt. Der M. rectus wird nach medial, der M. vastus fibularis nach lateral verzogen. Der darunterliegende M. vastus intermedius wird in der Längsrichtung gespalten und scharf von dem darunterliegenden Knochen abgelöst.

auf die tiefen, zuvor eingesetzten Haken genommen und verzogen, so daß nunmehr die ganze Frakturstelle freigelegt ist und die notwendige Osteosynthese (Osteotomie, Spanverpflanzung, Marknagelung, Drahtumschlingung usw.) vorgenommen werden kann (Abb. 192).

Die Ruhigstellung erfolgt zweckmäßig in veränderter Stellung, also etwa in leichter Beugestellung des Hüft- und Kniegelenkes, um ein erneutes Verkleben des M. vastus intermedius mit dem Knochen zu verhüten. Wiederholte Lagewechsel in den darauffolgenden Wochen sind angezeigt.

c) Amputationen am Oberschenkel (Abb. 193, 194).

Die Gestaltung des Amputationsstumpfes am Oberschenkel ist praktisch wichtiger als die der Amputationsstümpfe der oberen Extremität und auch des Unterschenkels. Hängt doch von seiner Beweglichkeit, Belastungsfähigkeit und Eignung zur Prothesenführung die selbständige Fortbewegung des Verletzten fast ausschließlich ab. Größter Wert ist auf eine zweckmäßige Stumpflänge und die Schaffung einwandfreier Weichteilverhältnisse zu legen.

Stumpflänge. Auf die allgemeinen Ausführungen über Notamputationen, Amputationen und Zweckmäßigkeit und Gefahr der zur Verthschen Tafeln ist bereits im Allgemeinen Teil eingegangen worden. Auch für die Oberschenkelamputationen gilt in hohem Maße, daß bei Notamputationen und in allen Fällen, in denen man mit einer Infektion und Nachamputation rechnen muß, zunächst *so sparsam wie möglich mit dem „Sparschnitt"* nach Wachsmuth amputiert werden soll. Bei schweren, verschmutzten Zertrümmerungsfrakturen setzt man am zweckmäßigsten zunächst in der Fraktur selbst ab und überläßt die endgültige Gestaltung des Stumpfes einem zweiten Eingriff (Wachsmuth).

Die optimale Stumpflänge in absoluten Maßen anzugeben, erscheint nicht angebracht. Britische Chirurgen haben eine Stumpflänge von 28 cm, gemessen von der Spitze des Trochanter major bis zur Stumpfkuppe, als die erstrebenswerteste bezeichnet. Jenny weist mit Recht darauf hin, daß solche Angaben wenig zweckmäßig seien, da sie die Körpergröße und damit auch die entsprechende Länge der Extremität unberücksichtigt lassen.

Wir sind heute allgemein der Ansicht, daß die ideale Stumpflänge an der Grenze zwischen mittlerem und distalem Drittel des Oberschenkels liegt. Dabei ist nicht zu vergessen, daß die Weichteile entsprechend weiter distal abgesetzt werden müssen, um eine spannungslose Deckung des Knochenstumpfes zu erreichen. Bei dieser Stumpflänge ist der Einbau eines Kniegelenkes in die Prothese ohne Schwierigkeiten möglich. Ist diese Länge nicht zu erreichen, so kann man damit rechnen, daß auch noch Amputationsstümpfe, die innerhalb des mittleren Oberschenkeldrittels liegen, eine gute Führung der Prothese gewährleisten.

Amputationsstümpfe, die, gemessen von der Spitze des Trochanter major bis zur Stumpfkuppe, kürzer als 10—12 cm sind, sind für die spätere Prothesenführung äußerst ungünstig, jedoch lassen sich durch einen geschickten Prothesenbauer auch hier durch Saugprothesen oft noch erstaunlich gute Resultate erzielen. *Der kürzeste Stumpf ist immer noch besser als die Exartikulation.* Bei diesen kurzen Stümpfen hängt die Gebrauchsfähigkeit allerdings weitgehend davon ab, daß die gefürchtete Beugekontraktur durch eine frühzeitige und konsequent durchgeführte gymnastische Behandlung beseitigt oder überhaupt vermieden werden konnte.

Aus dem zur Verthschen Schema geht weiter hervor, daß die Erhaltung der ausladenden Femurkondylen für den Prothesensitz nur hinderlich ist.

Weichteildeckung. Ein Oberschenkelstumpf braucht an sich nicht tragfähig zu sein, da die Prothese nicht auf der Stumpffläche abgestützt wird. Trotzdem ist auf unempfindliche und widerstandsfähige Weichteile Wert zu legen. Durch entsprechende Schnittführung soll vermieden werden, daß die Narbe über das Stumpfkuppe, insbesondere über den Knochenstumpf, verläuft. Die Polsterung über dem Knochenstumpf muß ausreichend sein, damit sich nicht durch das Führen der Prothese hier ein Decutibus entwickelt. Ungünstige Weichteilverhältnisse, insbesondere Decubitalgeschwüre, verlangen unbedingt einen korrigierenden Eingriff, entweder als Weichteilplastik oder notfalls als Nachamputation.

Schnittführung. Über die verschiedenen Möglichkeiten der Schnittführung wurde bereits im Allgemeinen Teil berichtet. Als Verfahren der Wahl bevorzugen

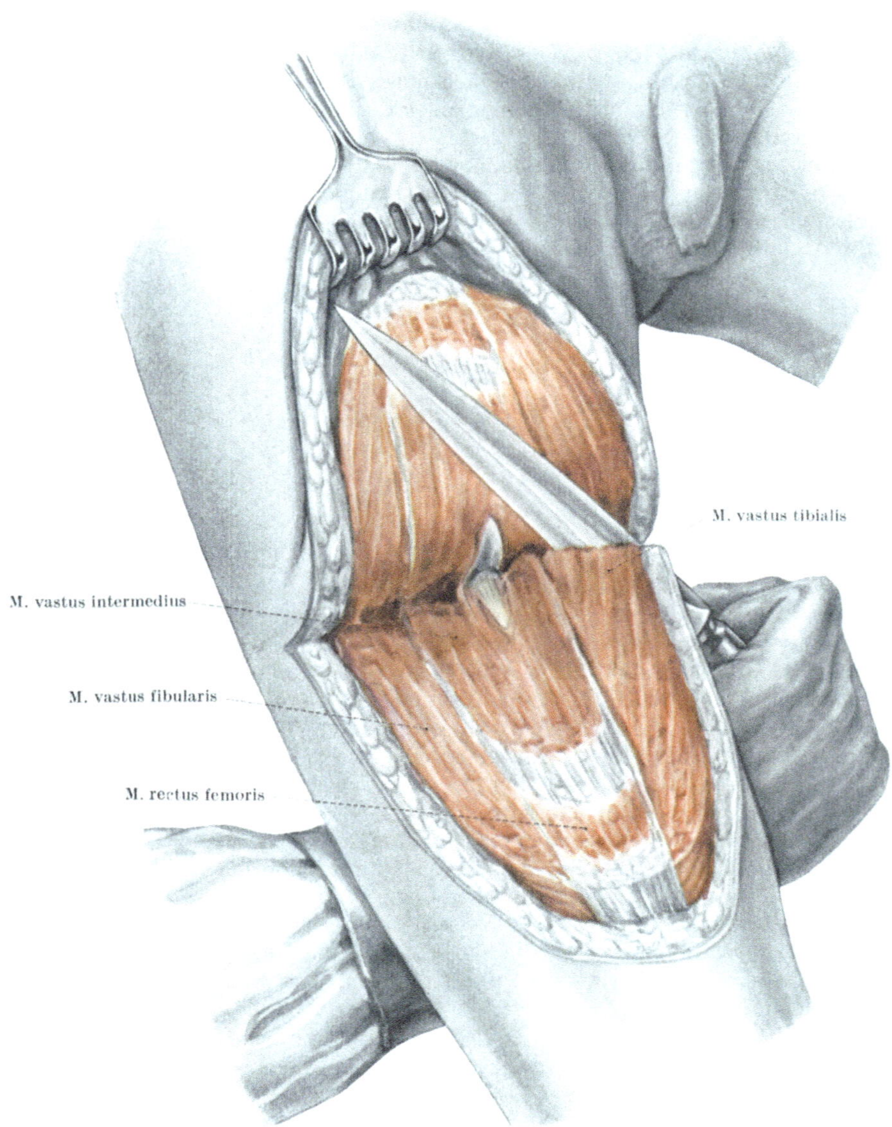

Abb. 193. *Oberschenkelamputation.* Nach der Durchstichmethode ist ein vorderer Lappen gebildet, der fast bis zum oberen Patellarrand reicht. Mit einem halben Zirkelschnitt wird die Beugemuskulatur durchtrennt.

wir am Oberschenkel das *Durchstichverfahren mit großem ventralem Lappen* (Abb. 193). Um die ideale Stumpflänge zu erhalten, d. h. den Knochen an der Grenze zwischen mittlerem und distalem Drittel abzusetzen, ist es zweckmäßig, den Lappen über der Streckseite bis fast zum oberen Rande der Kniescheibe zu führen. Ist der ventrale Lappen von dieser Größe, so deckt er spannungslos den Knochenstumpf und ist auch bei späterer Schrumpfung der Weichteile nicht gefährdet. Die Narbe selbst fällt dann auf die Beugeseite und wird durch den Prothesensitz nicht beansprucht.

Liegen besondere Verhältnisse vor, so kann man natürlich auch gezwungen sein, den größeren Lappen von der Beugeseite oder von lateral oder von medial zu nehmen oder es kann überhaupt eine andere Form der Schnittführung, etwa der zwei- oder dreizeitige Zirkelschnitt oder der Sparschnitt von WACHSMUTH, in Frage kommen.

Technik der typischen Oberschenkelamputation (Abb. 193). Der Eingriff erfolgt in Allgemeinnarkose und Blutleere. Rückenlagerung des Kranken mit abduziertem Bein. Läßt sich der untere Teil des Tisches hinunterklappen, so ist die Abduktion nicht notwendig. *Der Operateur steht nach der klassischen*

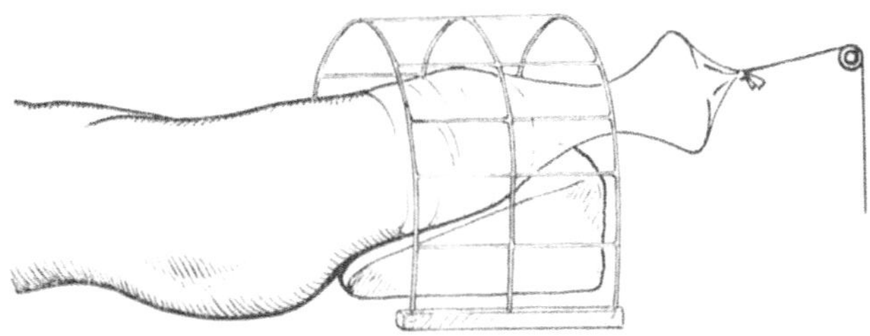

Abb. 194. *Lagerung des Oberschenkelstumpfes auf schiefer Ebene.* Trikotschlauchextension und Anbringung einer gebogenen KRAMER-Schiene zum Schutze des Stumpfes gegen den Druck der Bettdecke.

Regel immer so, daß die Extremität zu seiner Rechten abfällt (s. Allgemeiner Teil Abb. 216—219, S. 184 und 185). Das Durchstichmesser wird an der Grenze zwischen mittlerem und distalem Drittel ventral vom Knochen durch die Streckmuskulatur hindurchgeführt und mit sägenden Schnitten nach distal ein Lappen an der Streckseite gebildet, dessen Scheitel etwa am oberen Rande der Kniescheibe liegt. Der Lappen wird zurückgeschlagen und durch einen Assistenten mit einem Haken nach oben gehalten. Nun setzt man das Messer an der ursprünglichen Durchstichstelle auf der gegenüberliegenden Seite an und durchtrennt die Beugemuskulatur im ganzen mit einem klassischen halben Zirkelschnitt. Das Periost wird mit einem Knochenmesser durchschnitten, etwa 1 cm nach proximal abgeschoben und der Knochen unter gleichzeitigem Beträufeln mit Kochsalzlösung mit der Säge durchtrennt. Es folgt sorgfältige Blutstillung. Der N. ischiadicus wird in typischer Weise herausgezogen, gequetscht und distal dieser Stelle durchschnitten. In die seitlichen Wundwinkel werden für 24 bis 48 Std zwei Gummidrains eingelegt, die Streck- mit der Beugemuskulatur sorgfältig mit Catgut vernäht, ebenso wie die Fascie der Streckseite mit der Beugeseite durch Einzelnähte vereinigt wird. Entfernung des Blutleereschlauches, Hautnähte, lockerer Mullverband, Einwickeln einer gebogenen KRAMER-Schiene zum Schutze des Stumpfes gegen den Druck der Bettdecke, gegebenenfalls Trikotschlauchextension zur Vermeidung der Weichteilschrumpfung (Abb. 194).

Modifikation bei Durchblutungsstörungen. Bei Amputationen, die infolge von Durchblutungsstörungen (arterielle Embolie, Endangitis obliterans) notwendig werden, ist das Anlegen einer Blutleere ebensosehr kontraindiziert wie bei anaeroben Infektionen (s. Allgemeiner Teil). Wir verzichten daher auf die Verwendung des Blutleereschlauches und ziehen die digitale Kompression durch einen Assistenten vor. Die großen Gefäße werden dann vor Durchtrennung des Knochens mit Klemmen gefaßt, so daß die digitale Kompression bereits während der Operation aufgehoben werden kann.

HOLDEN hat empfohlen, in diesen Fällen nach Bildung des großen Lappens auf der Streckseite zunächst den Knochen zu durchtrennen, das distale Femurfragment abzuwinkeln und die A. und V. femoralis freizulegen, zu unterbinden und zu durchtrennen. Erst dann wird die Beugemuskulatur durchschnitten.

d) Die Exstirpation des Femur mit Umkipp-Plastik des Unterschenkels (Abb. 195—200).

Indikation. Die geniale Idee SAUERBRUCHs (1922), bei notwendig werdender totaler Exartikulation oder partieller Resektion des Femur diesen durch den um

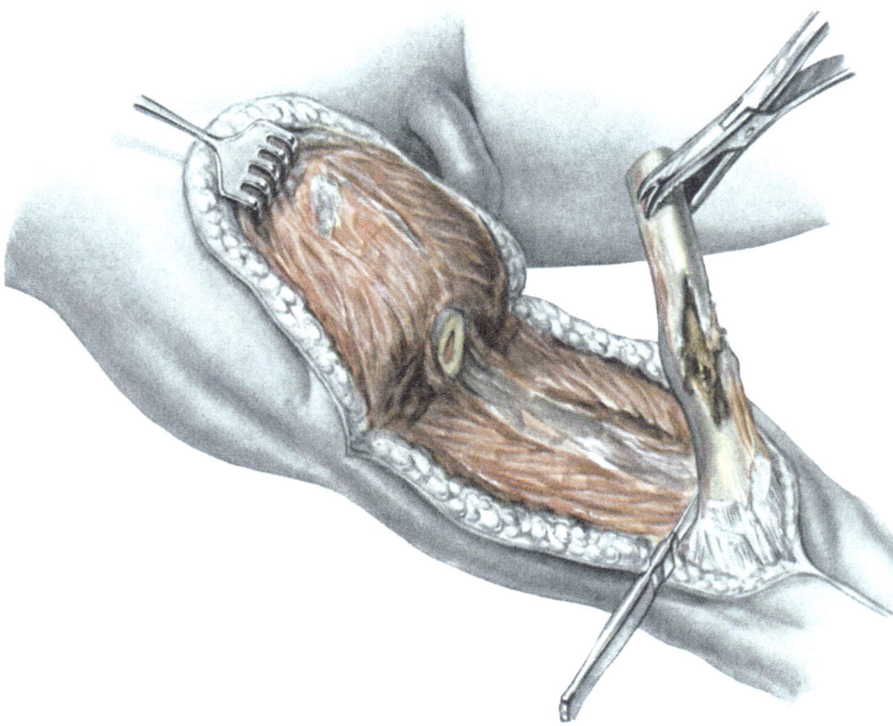

Abb. 195. *Femurschaftresektion mit Umkipp-Plastik des Unterschenkels nach* SAUERBRUCH. 1. Akt. Mit der Durchstichmethode wird ein großer Hautmuskellappen an der Vorderseite des Oberschenkels gebildet. Der Femur wird im mittleren Drittel durchtrennt und das untere Femurende im Kniegelenk exartikuliert.

etwa 180° gedrehten Unterschenkel zu ersetzen, hat auch heute noch ihre praktische Bedeutung. Die unnötige Opferung des an sich gesunden Unterschenkels wird also vermieden und dies gerade in Fällen, in denen der Verlust des ganzen Beines zu dem Umfang der Knochenerkrankung in einem ausgesprochenen Mißverhältnis steht.

Das Verfahren kommt in Frage nach ausgedehnten Teilresektionen und Exartikulationen des Femur, wie sie etwa nach chronischen Knocheneiterungen oder zur Entfernung von Knochentumoren notwendig werden, und zwar dann, wenn die Resektion so ausgedehnt ist, daß eine plastische Überbrückungsoperation nicht mehr möglich wird.

Sauerbruch hat zwei Arten des Vorgehens empfohlen, je nachdem, ob eine Exartikulation des Femur oder eine Resektion des Schaftes sich als notwendig erweist.

Technik bei ausgedehnter Femurschaftresektion. Das Verfahren wurde zum ersten Male von Sauerbruch an einem 13jährigen Mädchen durchgeführt, das

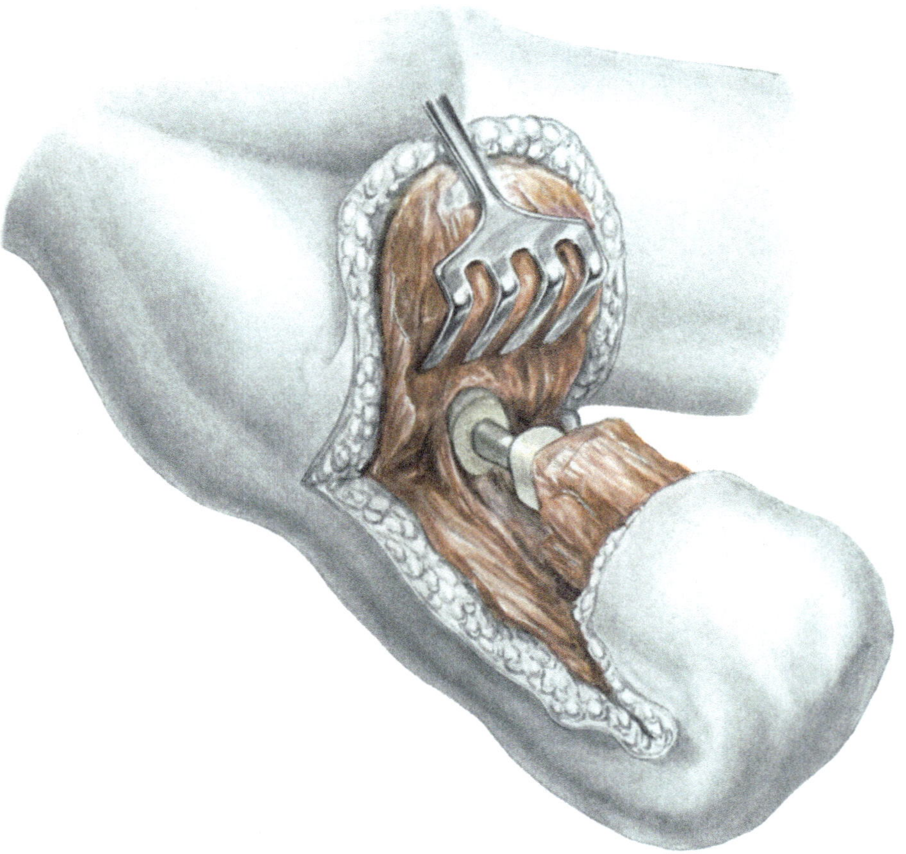

Abb. 196. *Femurschaftresektion mit Umkipp-Plastik des Unterschenkels nach* Sauerbruch. 2. Akt. Die Haut des Unterschenkels wurde in der Mittellinie bis zum Fußgelenk durchtrennt und nach beiden Seiten freipräpariert, so daß die Tibia mit der ansetzenden Muskulatur zugänglich wurde. Der Unterschenkel ist etwa drei Querfinger über dem Sprunggelenk amputiert. Aus der Fibula ist ein Bolzen entnommen, der in das proximale Femurende eingeschlagen ist. Nun wird der Unterschenkel nach oben heraufgeklappt und mit Hilfe des Fibulabolzens werden Tibia mit Femur vereinigt. Der Periostlappen wird über der Vereinigungsstelle vernäht.

an einer chronischen Osteomyelitis des Femur litt. Nach vorhergehenden Operationen, darunter einer ausgedehnten Resektion mit mißglückter Spanüberbrükkung, war der Oberschenkel um 20 cm verkürzt und die Weichteile waren narbig verändert und hochgradig geschrumpft. Es wäre nur die Amputation unmittelbar unterhalb des Trochanter möglich gewesen (Abb. 195, 196).

Sauerbruch beschreibt folgende Technik: Es wurde ein Hautmuskellappen aus der Vorderseite des Oberschenkels unter Schonung der großen Gefäße gebildet. Der untere Rand des Lappens reicht bis drei Querfinger oberhalb der Kniescheibe. Das Narbengewebe wurde sorgfältig exstirpiert und der obere Femurstumpf angefrischt, bis gesundes Knochenmark zum Vorschein kam. Das untere Ende des Femur wurde im Kniegelenk exartikuliert, sodann wurde die Haut des Beines in der Mittellinie von der unteren Begrenzung des Oberschenkellappens bis zum Fußgelenk durchtrennt. Sie ließ sich leicht nach beiden Seiten loslösen, bis die Tibia mit der an sie ansetzenden Muskulatur bis zur Fibula frei lag. Entsprechend der Größe des entstandenen Femurdefektes amputierte er den Unterschenkel etwa drei Querfinger oberhalb des Fußgelenkes so, daß ein 5 cm langer und breiter Periostlappen das Ende des Knochens überragte. Zudem wurde aus dem unteren Ende der Fibula ein Stück von 5 cm zur späteren Bolzung herausgesägt, nunmehr der Unterschenkel in der Sagittalebene um 180⁰ heraufgeklappt, so daß sein distales Ende den Oberschenkelstumpf berührte. Mit Hilfe des Fibulabolzens

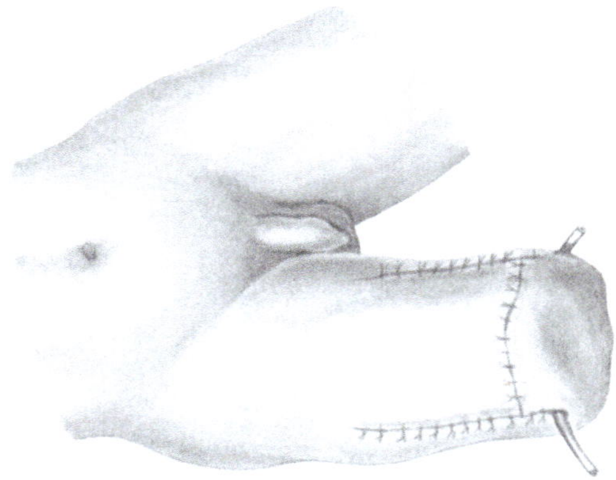

Abb. 197. *Femurschaftresektion mit Umkipp-Plastik des Unterschenkels nach* SAUERBRUCH. 3. Akt. Die große Weichteilwunde wird nach medial und lateral drainiert, der Hautmuskellappen zurückgeschlagen und vernäht. Die reichlichen Weichteile und die gute Form der Kondylen ermöglichen die Anbringung einer Prothese.

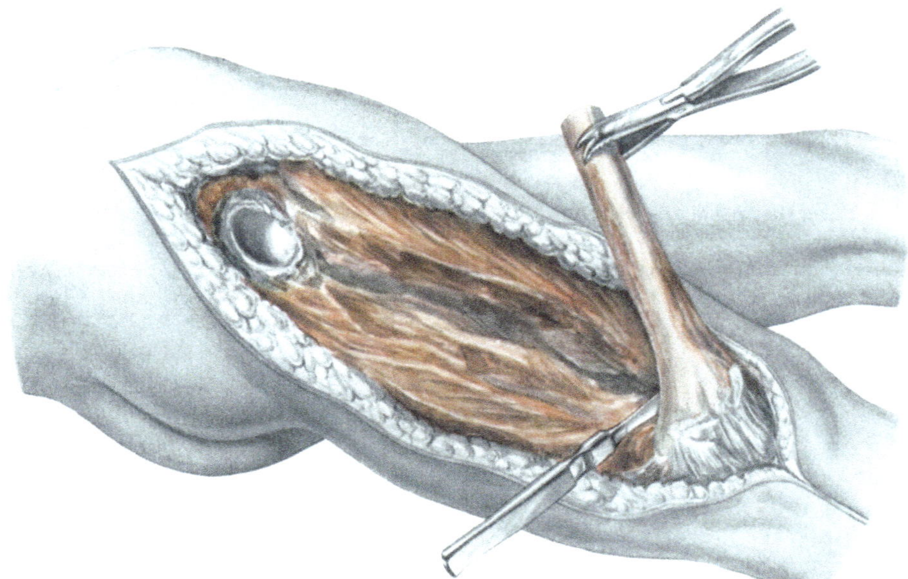

Abb. 198. *Femurexartikulation mit Umkipp-Plastik des Unterschenkels nach* SAUERBRUCH. 1. Akt. Ausgedehnter Hautschnitt vom Darmbeinkamm bis zum Fibulaköpfchen. Die Weichteile werden bis auf den Knochen durchtrennt. Im oberen Drittel wird der Femur durchsägt und danach der proximale Anteil exartikuliert. Danach wird der Knochen nach distal freipräpariert und im Kniegelenk exartikuliert.

vereinigte er Tibia und Femur fest, der Periostlappen diente zur Umhüllung der Knochenvereinigungsstelle. Der umgekippte Knochen-Weichteillappen war ausgezeichnet ernährt, da die großen Gefäße in ihm verblieben waren. Der Unterschenkel verheilte knöchern mit den Resten des Oberschenkels zu einem tragfähigen, kräftigen, voll beweglichen Stumpf. Die reichlichen Weichteile und die gute Form der Kondylen ermöglichten die Anbringung einer Prothese, so daß

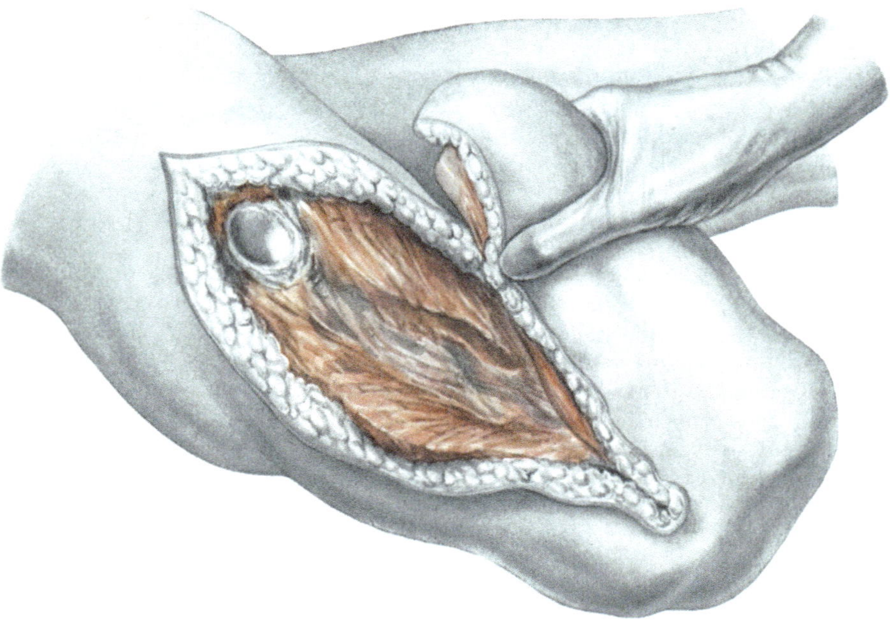

Abb. 199. *Femurexartikulation mit Umkipp-Plastik des Unterschenkels nach* SAUERBRUCH. 2. Akt. Verlängerung des Hautschnittes bis zum äußeren Knöchel, Exartikulation des Unterschenkels im oberen Sprunggelenk. Nun wird der Unterschenkel um 180° gedreht und der distale Unterschenkelstumpf in die Hüftgelenkpfanne eingestemmt.

das Kind bereits nach 3 Monaten leicht und sicher mit dem künstlichen Bein umhergehen konnte.

Technik bei Exartikulation des Femur. Das Verfahren wurde von SAUERBRUCH zum ersten Male angewandt bei einer pathologischen Fraktur eines Chondrosarkoms im Bereiche des Trochanter, so daß die Exartikulation des Beines im Hüftgelenk notwendig gewesen wäre. Der Kranke ließ sich auf eine Operation jedoch erst ein, nachdem ihm die Bildung eines tragfähigen Oberschenkelstumpfes in Aussicht gestellt worden war. SAUERBRUCH ging folgendermaßen vor: Der Kranke wurde auf der rechten Seite mit herausgehebelter Hüfte gelagert. Großer Längsschnitt vom Darmbeinkamm über die Trochantergegend bis zum Fibulaköpfchen. Haut, Fett, Fascie und Muskeln wurden bis auf den Knochen durchtrennt, sodann die Ansätze der Adductorenmuskulatur vom Knochen abgelöst und die großen Gefäße im Bereiche des Adductorenschlitzes zur Seite gedrängt. Der Knochen wird mit einer GIGLI-Säge umgangen und durch-

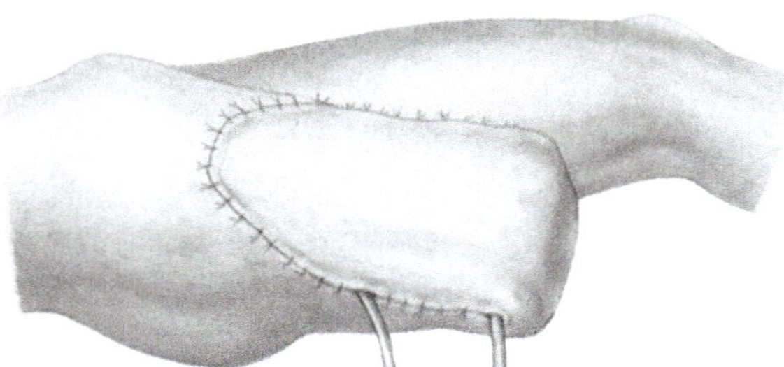

Abb. 200. *Femurexartikulation mit Umkipp-Plastik des Unterschenkels nach* SAUERBRUCH. 3. Akt. Drainage der Wunde nach medial und lateral. Vernähung des großen Weichteillappens durch zahlreiche Einzelnähte.

trennt. Es folgte der Akt der Exartikulation des oberen Teiles. Mit einem Knochenhaken wurde das proximale Fragment scharf in die Höhe gezogen, die Weichteile wurden allseitig unter sorgfältiger Schonung der großen Gefäße von ihm abgelöst. Im Bereiche des kindskopfgroßen Tumors wurde die Muskulatur an dem Tumor belassen, sodann die Kapsel eröffnet, der Femurkopf luxiert und exartikuliert.

Anschließend folgte die Exartikulation des distalen Femurstumpfes im Kniegelenk, worauf der Schnitt bis zum äußeren Knöchel verlängert wurde. Die Haut wurde beiderseits nach dorsal und ventral abgelöst, bis die laterale Fläche der Tibia frei lag. Es folgte die Exartikulation des Fußes im Sprunggelenk. Nun wurde der große Weichteil-Knochenlappen um 180° so gedreht, daß der distale Unterschenkelstumpf in die Hüftpfanne zu liegen kam. Da er sich als zu lang erwies, mußte er noch um 4 cm gekürzt werden. Sorgfältige Blutstillung und Nahtvereinigung von Muskulatur und Fascie des Unter- und Oberschenkels. Drainage (Abb. 198—200).

e) Osteoplastische Amputationen (Abb. 201—203).

Indikation. Die verschiedenen Verfahren der osteoplastischen Deckung der Oberschenkelstümpfe werden heute praktisch nicht mehr durchgeführt. Durch die osteoplastische Deckung gleich welcher Art soll eine volle Belastungsfähigkeit des Knochenstumpfes erreicht werden, so wie es bei der Pirogoffschen Operation der Fall ist. Zwischen dem „*Pirogoff*" und den osteoplastischen Deckungen des Femurstumpfes besteht jedoch der grundsätzliche Unterschied, daß ein zweckmäßiger kurzer Pirogoff das Tragen einer Prothese unnötig macht und den Kranken in die Lage versetzt, notfalls und behelfsmäßig auch ohne orthopädischen Schuh den Stumpf zu belasten.

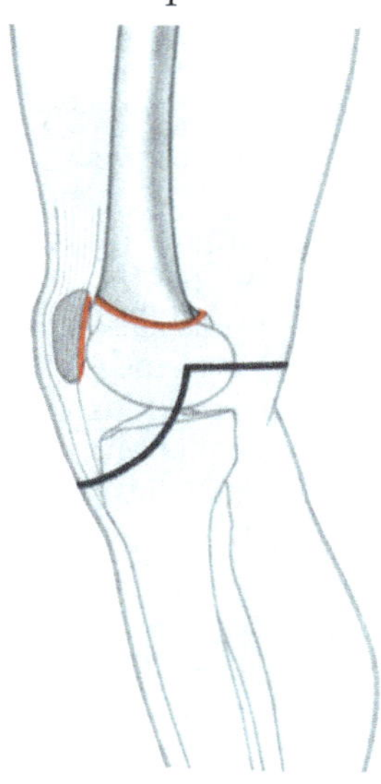

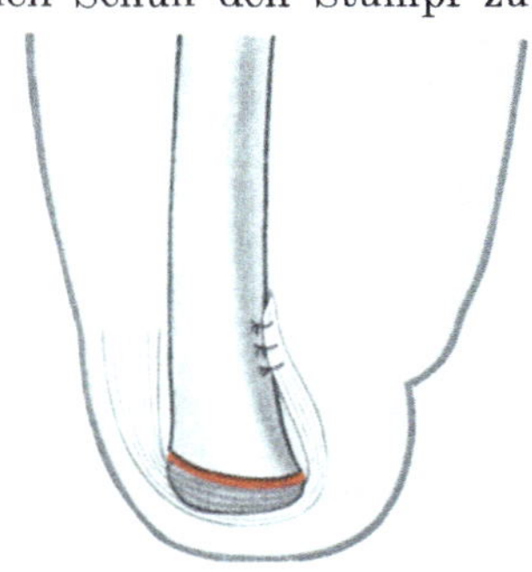

Abb. 201. *Osteoplastische Amputation des Oberschenkels nach* Gritti. Nach Exartikulation im Kniegelenk werden die Femurkondylen total reseziert. Der große vordere Weichteillappen wird so um den Stumpf geschlagen, daß die Patella die Stumpfdeckung übernimmt. Das Lig. patellae wird an der Hinterseite des Femur subperiostal durch Einzelnähte befestigt.

Demgegenüber ist der moderne Prothesenbau bei Oberschenkelstümpfen ganz dazu übergegangen, den Stumpf selbst völlig zu entlasten und die Abstützung an den Weichteilen oder am Trochanter vorzunehmen. Damit wird die osteoplastische Deckung zu einer unnötigen Operation, abgesehen davon, daß sie in ihrem Gelingen durchaus nicht sicher ist. Es kommt hinzu, daß bei der Durchführung der typischen Verfahren der Stumpf in der Regel eine Überlänge behält und daher für den Prothesensitz ungünstig wird.

So ist es zu erklären, daß die osteoplastischen Stumpfdeckungen am Oberschenkel heute vorwiegend historisches Interesse haben.

Am bekanntesten sind die Verfahren von Gritti (1857), (Abb. 201) vor allem in seiner brauchbaren Modifikation von Oehlecker (1915), von Ssabanajeff (1890) (Abb. 202) und Abrashanow (1898) (Abb. 203). Wir schildern nur kurz die Technik des Vorgehens von Gritti.

Technik der osteoplastischen Amputation nach Gritti. Textorscher Bogenschnitt von einem Condylus über das Lig. patellae zum anderen Condylus verlaufend. Durchtrennung des Lig. patellae und der Ligg. collateralia. Der große Weichteillappen, an dem die Patella verbleibt, wird nach kranial zurückgeschlagen. Es folgt bei starker Kniegelenkbeugung die Durchtrennung der Kreuzbänder. Nun hängt der Unterschenkel nur noch an den dorsalen Weichteilen, die in Höhe der Femurkondylen mit einem halben Zirkelschnitt durchtrennt werden. Sorgfältige Versorgung der Gefäße und Nerven. Der Oberschenkelknochen wird von seinen Weichteilen bis oberhalb der Kondylen

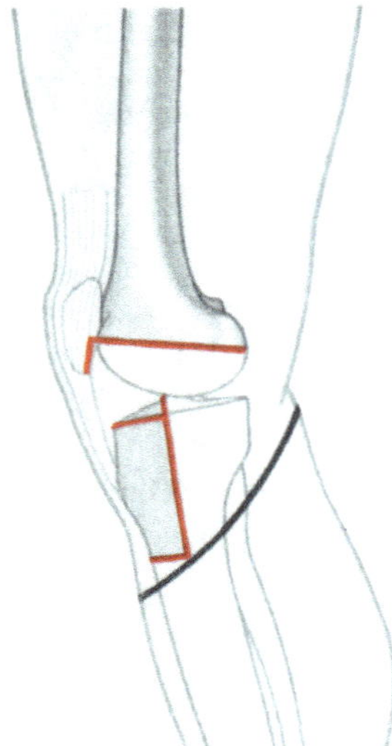

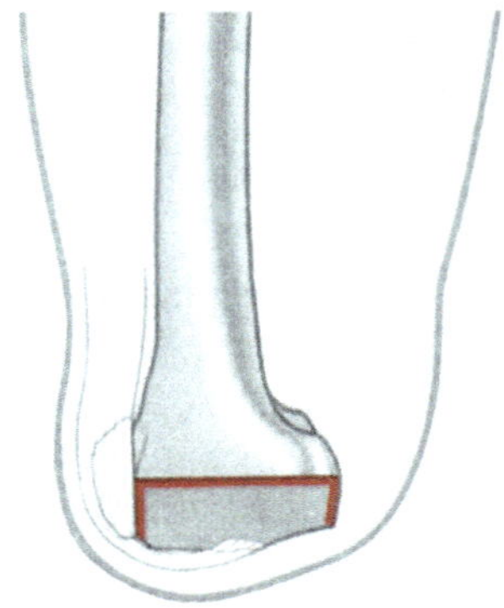

Abb. 202. *Osteoplastische Oberschenkelamputation nach* Ssabanajeff. Amputation durch Bogenschnitt, die Femurkondylen werden zu zwei Dritteln reseziert und ein aus der vorderen Schienbeinkante entnommenes breites Knochenstück wird zur Stumpf-Knochendeckung benutzt. Die Patella bleibt erhalten.

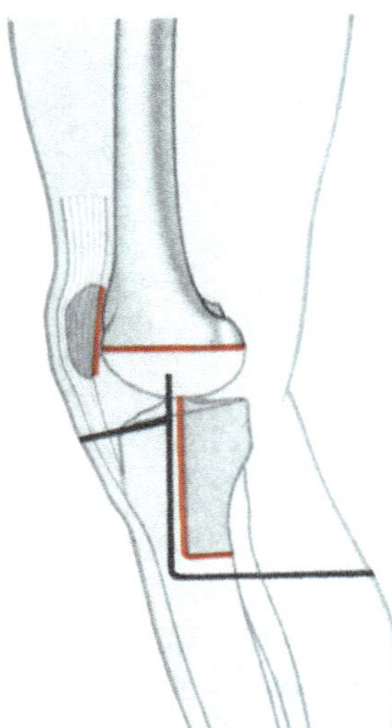

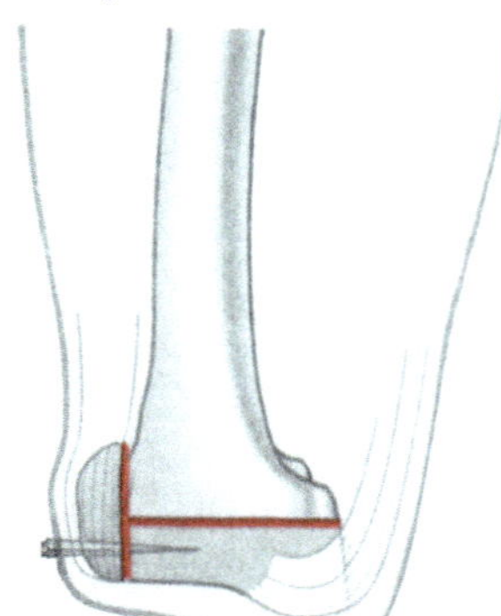

Abb. 203. *Osteoplastische Amputation des Oberschenkels nach* Abrashanow. Amputation des Unterschenkels, Resektion der Femurkondylen zu zwei Dritteln, ein großes Knochenstück aus der hinteren Schienbeinkante wird zur Stumpf-Knochendeckung benutzt. Dieses Knochenstück wird durch Nagelung mit der Patella fest verbunden.

befreit und mit der Säge suprakondylär durchtrennt. Es folgt das tangentiale Absägen der Knorpelfläche der Patella. Die Vernähung der Wundflächen des Femur und der Patella erfolgt durch periostale Nähte und durch Fixierung des Lig. patellae an der Dorsalseite des Femur. Die Fixierung ist häufig nicht ausreichend. Wir haben während des Krieges wiederholt nachträgliche Verschiebungen der Kniescheibe gesehen, selbst wenn diese mit Nägeln auf dem Femur befestigt war (Abb. 201).

Technik des „hohen Gritti". Dieses GRITTIsche Originalverfahren gibt infolge der Stumpflänge für den Prothesensitz ausgesprochen ungünstige Ergebnisse. Es sind daher von verschiedenen Seiten Modifikationen empfohlen worden (KRUKENBERG, ZUR VERTH u. a.). Die zweckmäßigste ist die von OEHLECKER beschriebene. Dieser empfiehlt, in geeigneten Fällen treppenförmige Amputationen nach dem Prinzip der GRITTIschen Methode durchzuführen und die Wunde offen zu behandeln. Ohne

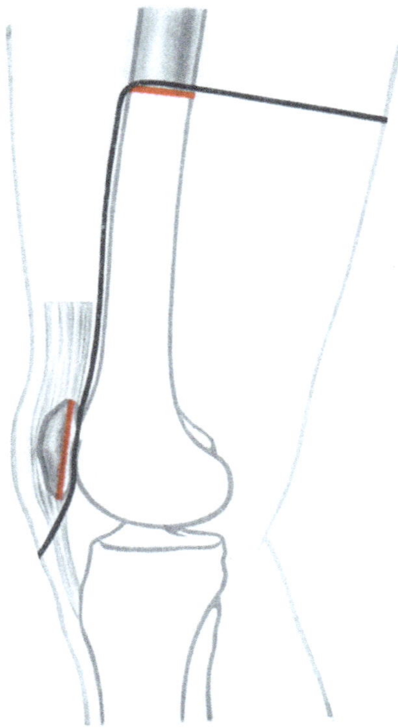

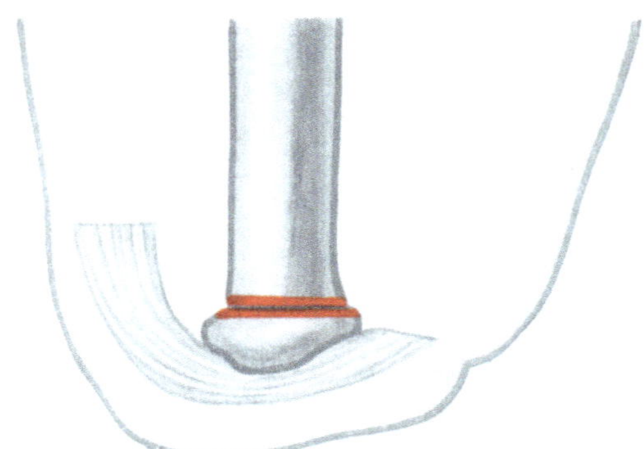

Abb. 204. *Osteoplastische Oberschenkelamputation nach* OEHLECKER. Treppenförmige Amputation, Offenhalten der Wunde. Nach Bekämpfung der Infektion und Schrumpfung des Knochen-Weichteillappens wird 3—4 Monate später eine sekundäre Knochenvereinigung herbeigeführt. Das Diaphysenende wird osteoplastisch mit der Patella gedeckt.

die vitale Indikation außer acht zu lassen, kann man so schon bei der Absetzung auf die Bildung des späteren Knochenstumpfes Rücksicht nehmen. Nach Bekämpfung der Infektion und Reinigung der Wundfläche, nach Schrumpfung des Knochen-Weichteillappens hat OEHLECKER dann 3—4 Monate später eine sekundäre Knochenvereinigung herbeigeführt und das Diaphysenende osteoplastisch mit der Patella gedeckt. Die Patella bleibt immer mit einem vorderen Weichteillappen am Stumpfe hängen. 1915 berichtete OEHLECKER über eine solche Amputation, die einen ausgezeichneten, tragfesten und auf jeden Fall druckunempfindlichen Stumpf ergeben habe.

Bei schweren Eiterungen hat sich diese Methode, die den Nachteil aller Lappenverfahren hat, nach OEHLECKERs Berichten durchaus bewährt. Er setzte immer treppenförmig ab, so daß er nach Bildung eines verhältnismäßig schmalen Weichteillappens den übrigen Teil der Gliedmaße glatt in einer Ebene durchtrennen konnte. Auf diese Weise verschaffte er sich die Vorteile der linearen Amputation für die offene Wundbehandlung. Nach Schrumpfung der Weichteile, die schon nach

1—2 Wochen eintritt, kann man die sekundäre Knochenvereinigung nach Anfrischung der Diaphyse mit einem scharfen Löffel durchführen. Man wird die Patella mit einigen Drahtnähten an der Diaphyse befestigen, Gummirohre einlegen und die Weichteile darüber verschließen (Abb. 204).

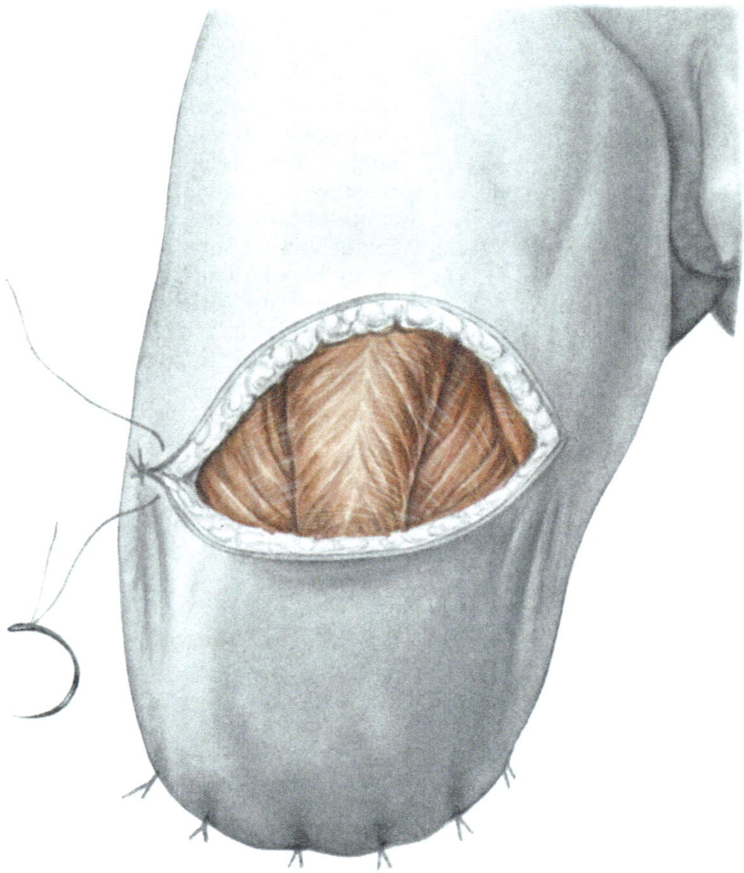

Abb. 205. *Visierlappenplastik am Oberschenkelstumpf.* Es ist ein breiter Lappen aus der Dorsalseite gebildet und bereits nach distal heruntergezogen, so daß das Stumpfende durch ihn bedeckt wird. Soweit wie möglich wird die Entnahmestelle durch Naht verschlossen, der Rest wird mit THIERSCH-Läppchen gedeckt.

f) Operative Korrekturen des Amputationsstumpfes.

Nicht selten verlangen Form oder Zustand des Oberschenkelstumpfes eine operative Korrektur. Durch diese soll Beschwerdefreiheit, einwandfreier Prothesensitz und gute Prothesenführung erreicht werden. Dabei wird man von dem Grundsatz ausgehen, daß man bei an sich schon kurzen Stümpfen nach Möglichkeit die Stumpflänge erhält und eine Nachamputation durch andere operative Maßnahmen vermeidet.

α) Operative Korrekturen an den Weichteilen (Abb. 205).

Ungünstige Narbenverhältnisse verlangen die Excision der Narben. Die Beseitigung von Narben ist insbesondere dann angezeigt, wenn sie nabelartig eingezogen sind und damit zum Sitz von Ekzemen werden.

Überhängende Weichteile, die den Sitz der Prothese stören und zur Ödembildung neigen, werden durch Excision abgetragen.

Fisteln können sowohl von Fremdkörpern unterhalten werden, die in den Weichteilen liegen, vor allem von versenktem Nahtmaterial, als auch von Sequestern, die sich am Knochenstumpf abgestoßen haben. In jedem Falle ist deren Entfernung erforderlich.

Größere Eingriffe werden dann notwendig wenn der Knochenstumpf unmittelbar unter der Haut liegt oder bereits zum Ulcus geführt hat. Verträgt die Stumpflänge eine weitere Kürzung, so ist die Nachamputation angezeigt. Ist diese nicht möglich, so wird es notwendig, über dem Knochen ein neues Weichteilpolster zu schaffen. Soweit ausreichende Weichteile zur Verfügung stehen, excidiert man das Narbengewebe über dem Knochen und verschiebt, gegebenenfalls durch Entlastungsschnitte, Haut und subcutanes Fett so, daß die Narbe nicht über dem Knochenstumpf verläuft. Sind die Weichteile hierfür nicht ausreichend, so muß man sich zu einer plastischen Operation entschließen. Wir selbst bevorzugen in diesen Fällen die Bildung eines breiten *Visierlappens*, der aus der Dorsalseite entnommen wird. Bei genügender Breite bleiben Sensibilität und Durchblutung ungefährdet und wir haben in zahlreichen Fällen mit diesem einfachen Verfahren beste Ergebnisse erzielt (Abb. 205).

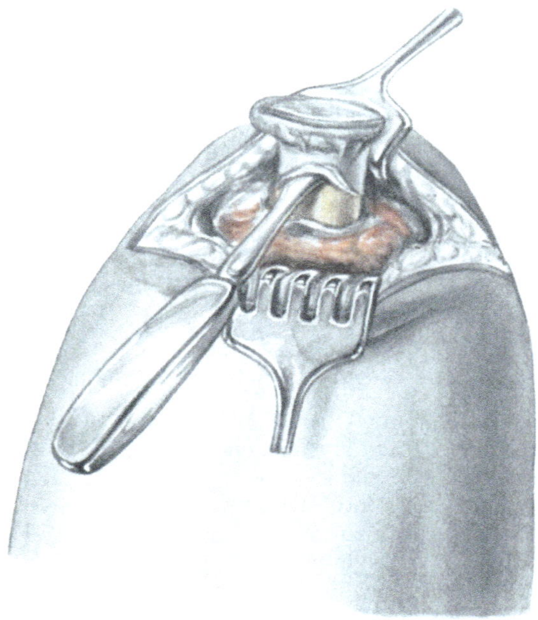

Abb. 206. *Operative Stumpfkorrektur.* Freilegung des vorstehenden Knochens, der an seinem Ende einen großen Osteophyten trägt. Das Periost wird mit einem Meißel abgeschoben, das Knochenende abgesägt. Danach werden die Weichteile verschlossen.

Nur wenn die Narbenverhältnisse auch die Entnahme eines Visierlappens unmöglich machen, bleibt als letzte Möglichkeit die Transplantation durch gestielte Lappen vom Oberschenkel der anderen Seite oder durch Wanderlappen übrig. Wir haben mit diesen Verpflanzungen keine sehr guten Erfahrungen gemacht, da sie zumindest auf längere Zeit hinaus keine Sensibilität besitzen und auch dann der starken Beanspruchung durch den Prothesendruck häufig auf die Dauer nicht gewachsen waren.

Schmerzende Neurome müssen entfernt werden. Über die Entfernung von Neuromen siehe im Allgemeinen Teil.

β) Operative Korrektur am Knochen (Abb. 206).

Osteophyten des Knochenstumpfes können erhebliche Beschwerden hervorrufen, insbesondere wenn sie nach ventral hervorragen und beim Gehen gegen den Prothesenköcher drücken. Ihre Abtragung mit dem Meißel wird dann notwendig.

Häufiger geben *osteomyelitische Veränderungen* im Bereiche des Knochenstumpfes Anlaß zu operativem Vorgehen. Hier sind es vor allem die „Kronensequester“, die eine Eiterung und Fistelung unterhalten und den Stumpf nicht zur Ruhe kommen lassen. Die radikale Ausräumung des Kronensequesters ist das einzige Mittel, um den chronisch entzündlichen Zustand zu beseitigen. Reicht der ostitische oder osteomyelitische Prozeß weiter hinauf, so wird man allerdings, falls die Stumpflänge es erlaubt, den Knochen kürzen (Abb. 206).

γ) Nachamputation.

Am *gesunden Stumpf* wird die Nachamputation notwendig, wenn er für den Prothesengebrauch zu lang ist.

Bei *schlechter Stumpfbeschaffenheit* und ausreichender Länge kann man die plastischen Eingriffe an den Weichteilen und am Knochenstumpf selbst durch die technisch einfachere Kürzung von Knochen und Weichteilen vermeiden.

Die Technik ist einfach und wird den jeweiligen Verhältnissen angepaßt. Man umschneidet den Knochenstumpf ovalär und legt ihn dadurch frei. Die beiden Wundränder werden auseinandergezogen und die Muskulatur vom Knochen, soweit erforderlich, gelöst. Dann wird der Knochen an der gewünschten Stelle abgesägt, die Weichteile werden zugerichtet und gegebenenfalls gekürzt und dann durch Einzelnähte spannungslos über dem Knochenstumpf vereinigt. Es folgt die Hautnaht mit Drainage für 1 oder 2 Tage.

g) Eingriffe bei Oberschenkelstumpfkontrakturen (Abb. 207).

Indikation. Oberschenkelstümpfe, bei denen eine Übungsbehandlung nicht rechtzeitig und ausreichend durchgeführt worden ist, neigen zur Kontrakturstellung. Besonders groß ist die Gefahr bei kurzen Oberschenkelstümpfen, die gelegentlich trotz sachgemäßer krankengymnastischer Behandlung durch den unwiderstehlichen Muskelzug in starke *Flexions-Abduktionsstellung* gezogen werden. Diese Stellung macht das Tragen einer Prothese unmöglich und verlangt daher dringend die operative Korrektur, falls konservative Maßnahmen — wie üblich — nicht zu einer Beseitigung der Kontrakturstellung führen.

Technik. Durch den operativen Eingriff sollen die Mm. tensor fasciae latae, sartorius und rectus femoris sowie die Mm. glutaeus medius und minimus durchtrennt werden. Durch diese Muskeln wird die Kontraktur vorwiegend verursacht.

Am einfachsten zieht man den Hautschnitt von der Spina ilica ventralis in der Oberschenkelachse nach caudal. Die an der Spina entspringenden drei erstgenannten Muskeln werden Z-förmig durchtrennt.

Läßt sich die Zwangsstellung nun noch nicht beseitigen, so kann man den Schnitt nach oben über der Crista etwas verlängern und die sehnigen Ursprünge der Mm. glutaeus medius und minimus einkerben. Ebenso wird die contracte Fascia lata an ihrem ventralen Rande eingeschnitten. Ob und in welchem Umfange man die Z-förmig durchtrennten Spinamuskeln bei Beendigung der Operation wieder vernäht, hängt ausschließlich vom Einzelfall ab.

Läßt sich der Stumpf nun immer noch nicht strecken, so liegt die Ursache mit Wahrscheinlichkeit in einer Schrumpfung der Gelenkkapsel. In der auf S. 94 ff. beschriebenen Weise wird der vordere Gelenkabschnitt freigelegt und ein Teil der Kapsel excidiert.

Von Hohmann wurde ein noch einfacherer Eingriff bei der Abduktionskontraktur empfohlen. Von einem lateralen Längsschnitt von etwa 10 cm Länge aus, der von drei Querfinger oberhalb des Trochanter major bis etwa ebensoweit unterhalb desselben reicht, werden die lateralen Weichteilstränge, die sich beim Versuch der Adduktion des Stumpfes anspannen, schräg durchschnitten. Es sind dies der M. glutaeus medius, der oberhalb des Trochanter major durchtrennt wird, ferner die Fascia lata und schließlich der Tractus iliotibialis, den er unterhalb des Trochanter major durchschneidet. Sind diese Weichteilstränge durchtrennt, so läßt sich der Stumpf maximal adduzieren. Von einer Wiedervereinigung, etwa nach Z-Naht, sieht er ab, da sich die entstandene Lücke in einigen Wochen durch Narbengewebe ausfüllt und die Muskelwirkung wiederhergestellt wird. Bei gleichzeitig bestehender Beugekontraktur wird auch zusätzlich noch der contracte M. rectus femoris am Tuberculum ilicum verlängert.

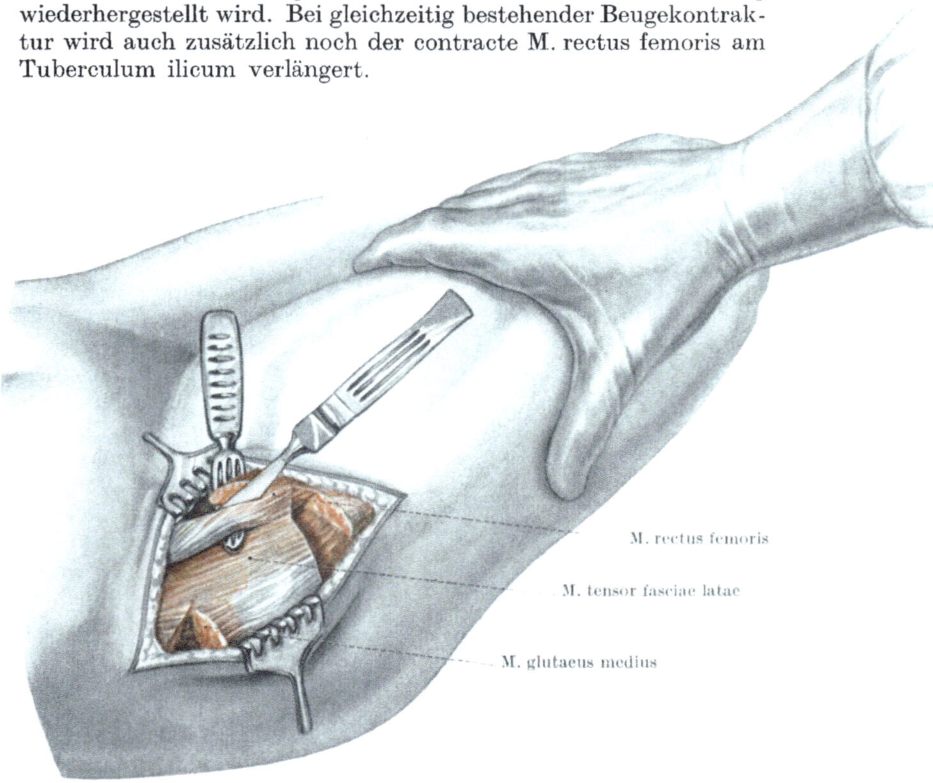

Abb. 207. *Operative Behandlung der Oberschenkelstumpfkontrakturen.* Hautschnitt von der Spina ilica ventralis in der Oberschenkelachse nach caudal. Die Mm. tensor fasciae latae, rectus femoris und glutaeus medius werden Z-förmig durchtrennt. Danach läßt sich der Stumpf gewöhnlich strecken. Gegebenenfalls muß man zusätzlich noch die sehnigen Ursprünge der Mm. glutaeus medius und minimus einkerben.

Nach der Operation kann man nach dem Vorschlage von HOHMANN einen einfachen Segeltuch-Heftpflasterverband anlegen, der um beide Beine zur Erhaltung der Adduktionsstellung herumgeführt wird. Für die schweren Hüftkontrakturfälle mit gleichzeitiger starker Kapselschrumpfung wird der zweizeitige Gipsverband von M. LANGE empfohlen. Becken und Oberschenkel der gesunden Seite werden in leichter Beugestellung eingegipst und ein Quergurt zum Fixieren des Beckens um den Beckengips geführt. Dann wird der Oberschenkelstumpf in möglichster Korrekturstellung eingegipst. Die Gipsbrücke zwischen Oberschenkelstumpf und Becken wird in Zwischenräumen von etwa 10 Tagen in der Leistenbeuge eingesägt und der Stumpf weiter gestreckt. Nach Erreichen der neuen Stellung füllt man den entstandenen Gipsspalt mit einem Holzkeil aus, der mit Gipsbinden befestigt wird. So wird in einzelnen Etappen auch die schwerste Kontraktur vollständig beseitigt.

h) Osteotomien am Oberschenkel (Abb. 208—217).

Indikation. Die verschiedenen Formen der Osteotomie finden am Oberschenkelknochen eine sehr häufige Anwendung. Sie dienen durchweg der Verbesserung oder Wiederherstellung der Funktion des Beines, also des Gehens und Stehens.

Veränderungen der Traglinie des Beines gegenüber der Norm, d. h. meist auch gegenüber der gesunden Seite, müssen zwangsläufig zu Fehlbelastungen und Störungen der Gelenkfunktion führen. Die Verhältnisse liegen hier ganz anders als bei der oberen Extremität, da schon geringe Abweichungen statische Veränderungen bedingen und Dauerschäden hervorrufen können. Man ist daher bestrebt, durch Korrekturen am Knochen, eben durch Osteotomien, diese Abweichungen zu beseitigen und die kranke Seite der gesunden Seite anzupassen.

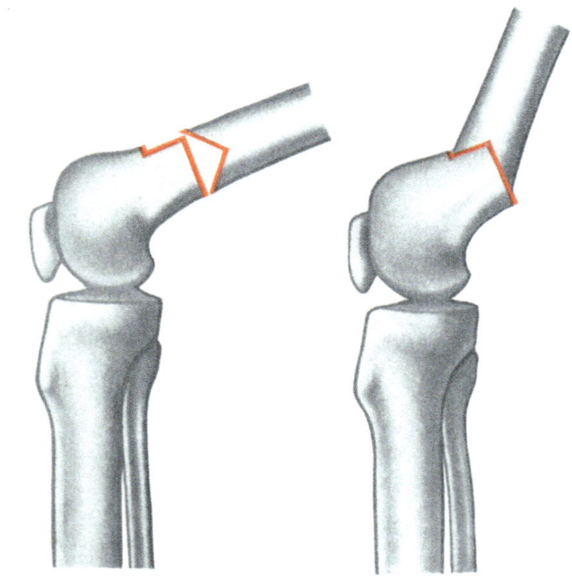

Abb. 208. *Suprakondyläre V-förmige Osteotomie bei der Beugekontraktur des Kniegelenkes nach* F. LANGE (in Anlehnung an M. LANGE). Es wird ein V-förmiger Knochenkeil, der hier rot umrandet ist, entfernt. Der obere Teil des peripheren Bruchstückes wird auf die Hinterwand des zentralen Fragmentes aufgesetzt und so die Beugekontraktur ausgeglichen.

Dies trifft nicht nur für traumatisch bedingte Zustände zu, wie etwa deform geheilte Frakturen, sondern auch für angeborene oder erworbene Erkrankungen des Skeletsystems.

Osteotomien sind angezeigt bei Achsenknickungen oder -verdrehungen im Bereiche des Oberschenkelschaftes, bei Fehlstellungen des Beines infolge ungünstig versteifter Hüftgelenke, bei Veränderungen des Schenkelhalswinkels im Sinne der Coxa vara zum Ausgleich von Fehlstellungen des Kniegelenkes (Genu varum, Genu valgum, Beugekontraktur, deform geheilte, suprakondyläre Fraktur usw.) mit dem Ziele, den Unterschenkel wieder belastungsfähig zu machen und zur Anpassung der Beinlänge an die andere Seite im Sinne der Verlängerung oder Verkürzung.

Als *Prädilektionsstellen* für Osteotomien am Oberschenkel kommen vor allem die *subtrochantere* und die *suprakondyläre* Osteotomie in Frage. Hier werden die wesentlichen Stellungskorrekturen durchgeführt. Aber je nach Lage des Falles können auch Osteotomien im Bereiche der Diaphyse oder selbst des Schenkelhalses vorgenommen werden.

Technik. Die allgemeine Technik der Osteotomie ist bereits im Allgemeinen Teil (S. 175) eingehend beschrieben worden. Die Zugänge zur Freilegung des Femur finden sich auf S. 157, Abb. 186—192, zum Schenkelhals auf S. 94, Abb. 81. Die einzelnen typischen Osteotomien sind aus den Abb. 208—217 ersichtlich.

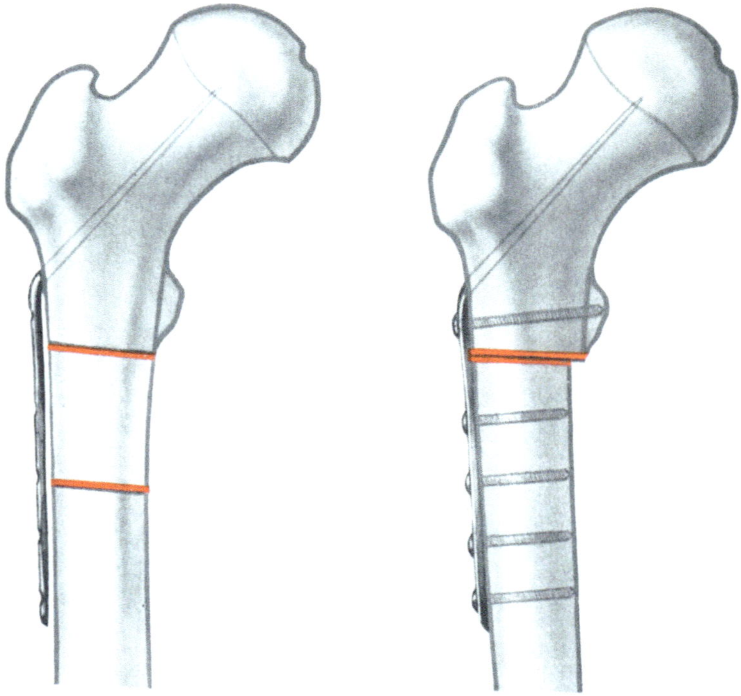

Abb. 209. *Subtrochantere Osteotomie bei der Coxa valga.* Die Resektionslinien sind am Femur rot eingezeichnet. Die Fragmente werden aufeinandergestellt, die Fehlstellung wird so ausgeglichen. Die neue Stellung wird mit einem STEINMANN-Nagel und einer Laschenschraube fixiert.

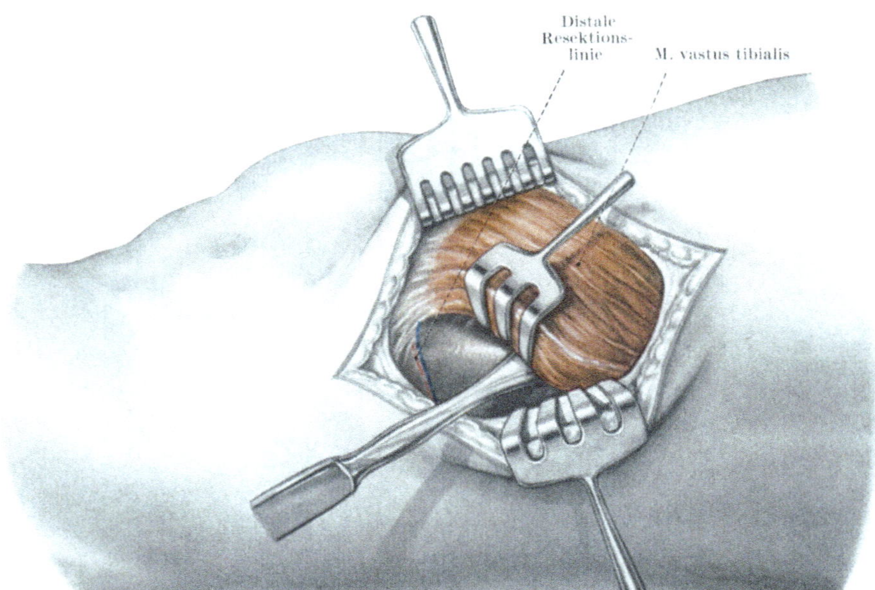

Abb. 210. *Typische suprakondyläre Osteotomie zur Beseitigung eines Genu valgum.* Hautschnitt an der Innenseite des Oberschenkels. Der M. vastus tibialis wird nach dorsal abgeschoben.

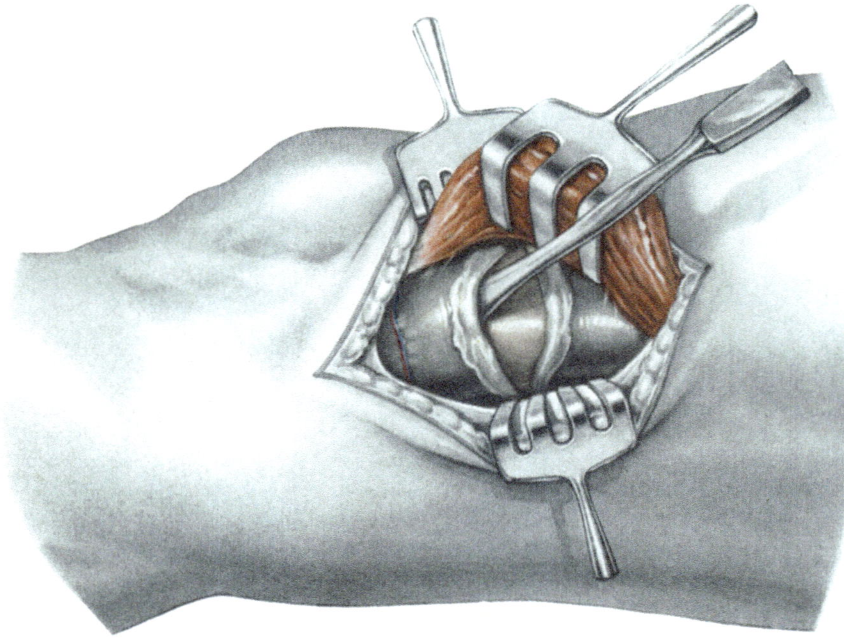

Abb. 211. *Typische suprakondyläre Osteotomie zur Beseitigung eines Genu valgum.* Nach Abschieben des M. vastus tibialis wird das Periost quer gespalten und mit einem Raspatorium abgeschoben.

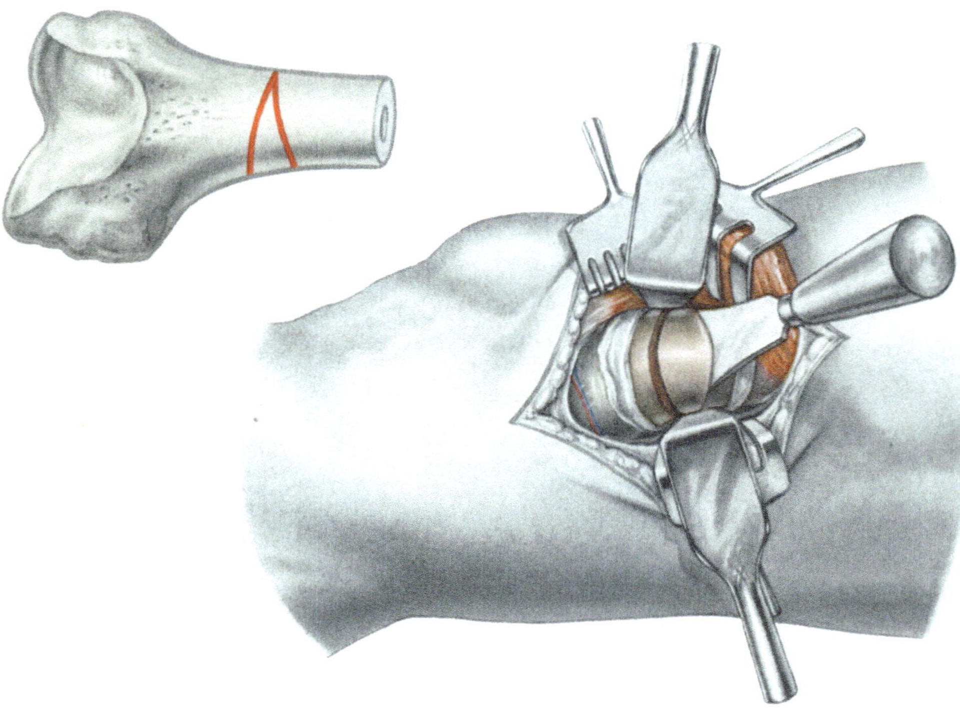

Abb. 212. *Typische suprakondyläre Osteotomie zur Beseitigung eines Genu valgum.* Das in der schematischen Abbildung rot umrandete Knochenstück wird subperiostal ausgemeißelt, Die Basis des Keiles liegt an der medialen Seite, die Knochenhebel sind subperiostal eingeführt.

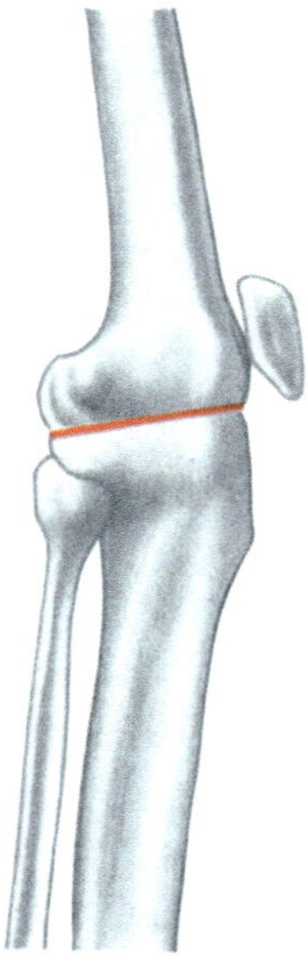

Abb. 213. *Osteotomie des Genu recurvatum bei ankylosiertem Kniegelenk* (in Anlehnung an M. LANGE). Ein dreieckiger Knochenkeil ist aus den ankylosierten Gelenkflächen entnommen und so das Genu recurvatum ausgeglichen.

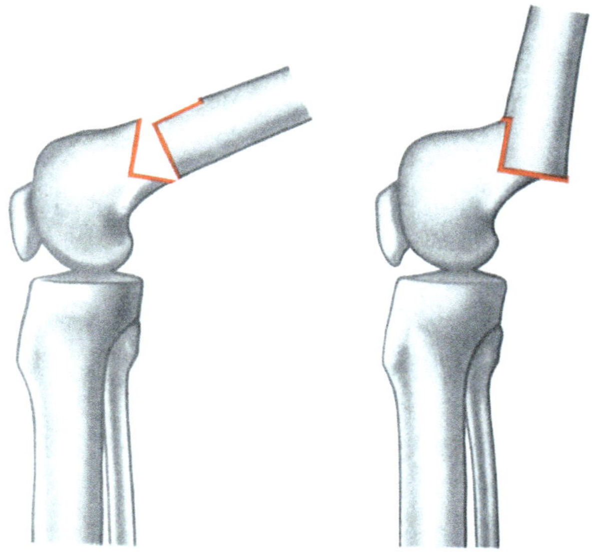

Abb. 214. *Suprakondyläre V-förmige Osteotomie bei der Beugekontraktur des Kniegelenkes nach* ALBEE (in Anlehnung an M. LANGE). Das hier rot umrandete V-förmige Knochenstück wird entfernt, die Spitze des V liegt im Zentrum des peripheren Bruchstückes. Die Vorderwand des peripheren Bruchstückes wird auf die vordere Corticalis des zentralen Fragmentes aufgesetzt und so das Genu recurvatum ausgeglichen.

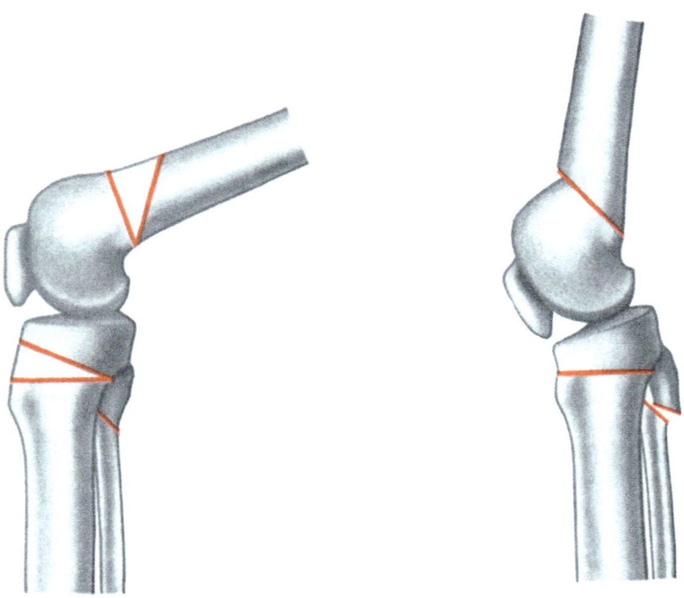

Abb. 215. *Doppelte Osteotomie bei der Kniebeugekontraktur* (in Anlehnung an M. LANGE). Infraartikuläre Osteotomie der Tibia, das zu entfernende Knochenstück ist rot umrandet. Suprakondyläre Osteotomie des Femur. Zusätzlich ist eine Tenotomie der Beugesehne in der Kniekehle erforderlich. Erst dann kann die Streckung des Kniegelenkes vorgenommen und die Fragmente können aufeinandergestellt werden. Die Beugekontraktur ist ausgeglichen.

i) Eingriffe bei Oberschenkelfrakturen (Abb. 217—220).

Indikation. Bei Oberschenkelschaftbrüchen wird die Indikation zur Osteosynthese heutzutage verhältnismäßig weit gestellt. Die *absolute Indikation* ist hier infolge ausgedehnter Weichteilinterpositionen, die sich durch den mächtigen Muskelmantel leicht erklären lassen, verhältnismäßig häufig gegeben. Aber auch die *relative Indikation* wird man bei bestimmten Formen der Oberschenkelschaftbrüche heute weiter stellen als dies noch vor 20 Jahren der Fall war. Das hat seinen Grund darin, daß neue Verfahren, unter denen die Marknagelung nach KÜNTSCHER an erster Stelle steht, erfahrungsgemäß zu einer *schnelleren und zuverlässigeren* knöchernen Konsolidation bei exakter Fragmentstellung führen. Besonders geeignet sind für diese Behandlung die *Querbrüche des Oberschenkels*, deren Reposition und Retention mit den konservativen Verfahren stets mit ungewöhnlichen Schwierigkeiten verbunden war. Man kann heute die Marknagelung als das Verfahren der Wahl bei den Querbrüchen des Oberschenkelschaftes bezeichnen.

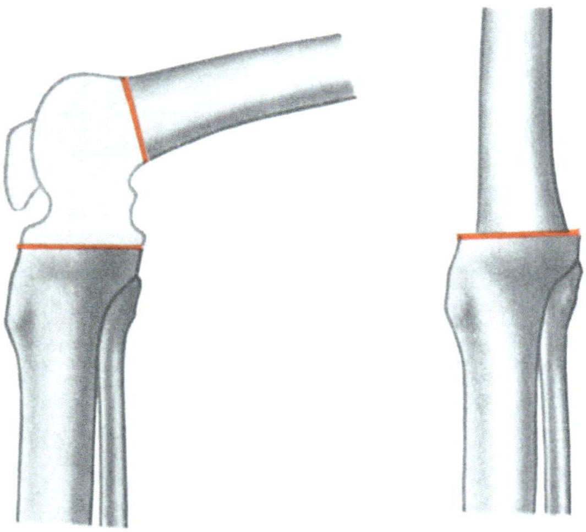

Abb. 216. *Intraartikuläre Osteotomie eines in Beugestellung ankylosierten Kniegelenkes* (in Anlehnung an M. LANGE). Die roten Linien an Femur und Tibia zeigen die Resektionslinien an. Nach dieser ausgedehnten Resektion werden die beiden Fragmente aufeinandergestellt und die Extremität in einem Gipsverband ruhiggestellt.

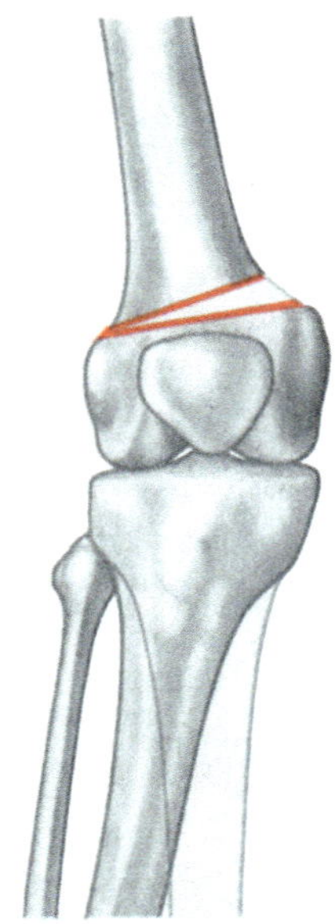

Abb. 217. *Suprakondyläre Osteotomie bei X-Beinstellung* (Genu valgum) (in Anlehnung an M. LANGE). Durch Resektion eines V-förmigen Knochenkeiles mit nach fibular offenem Winkel aus dem Femur kann die X-Beinstellung völlig ausgeglichen werden.

Über die Indikation zur Marknagelung bei anderen Formen der Femurfrakturen s. im Allgemeinen Teil.

Auch bei *Schraubenbrüchen* oder bei *Zertrümmerungsbrüchen* kann die Osteosynthese in der Form der Drahtumschlingung oder der Spananlagerung nach PHEMISTER angezeigt sein.

Die meist stark dislozierten *suprakondylären Oberschenkelbrüche*, bei denen in typischer Weise das distale Fragment noch dorsal verzogen ist, wodurch Gefäße und Nerven gefährdet werden können, bedürfen gleichfalls nicht selten der operativen Stellung und Befestigung, da durch die reine Extensionsbehandlung mit Beugung im Kniegelenk eine Reposition nicht zu erreichen ist. Über die einzelnen Verfahren der Osteosynthese (Drahtumschlingung, LANEsche Schiene) s. im Allgemeinen Teil.

Die *isolierten Abrißfrakturen des Trochanter major und des Trochanter minor* werden in der Regel keinen Anlaß zur operativen Behandlung geben, vielmehr pflegt man mit Ruhigstellung in entsprechender Lagerung auszukommen. Bei isolierten Brüchen des Trochanter major wird das Bein in Hüftbeugung, Außenkreiselung und Abduktion, bei isolierten Abrissen des Trochanter minor in der gleichen Weise ruhiggestellt. Die Nagelung oder Verschraubung ist nur ausnahmsweise angezeigt.

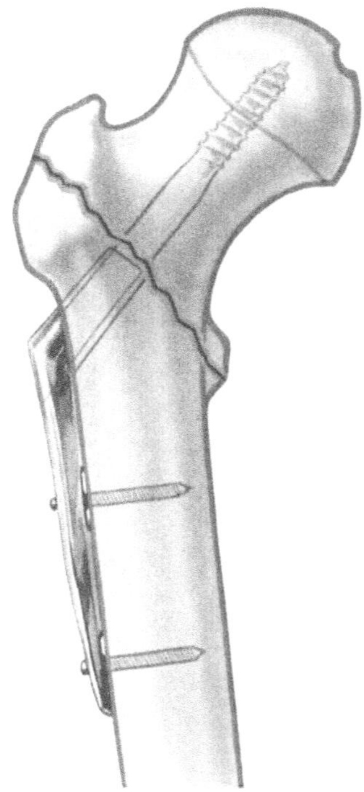

Abb. 218. *Osteosynthese einer pertrochanteren Fraktur mittels Laschennagels.*

Bei den *Frakturen des Trochantermassivs* hat sich der *Laschennagel* bewährt (Abb. 218—221). Man kann ihn als die Kombination eines Schenkelhalsnagels mit einer LANEschen Schiene bezeichnen. Die Lasche gewinnt an Festigkeit durch ihre winkelige Verankerung im Schenkelhals. Bei geeigneter Indikation gibt dieses Verfahren gute Resultate.

Bei den Brüchen der *Kondylen* liegen die Verhältnisse anders. Hier ist die möglichst anatomische Wiederherstellung der proximalen Kniegelenkfläche ein dringendes Erfordernis. Dislokationen der Kondylen, insbesondere bei Gelenkfrakturen, bedürfen daher, wenn sie durch Extension und manuelle Reposition nicht beseitigt werden können, der operativen Reposition und Fixation durch Schraube oder Nagel. Eine Stufenbildung der Gelenkfläche soll durch sorgfältige Adaptierung möglichst vermieden werden.

Die Marknagelung des Oberschenkels. Wir halten es nicht für richtig, grundsätzlich *jede* Oberschenkelfraktur mit dem KÜNTSCHER-Nagel zu versorgen, wenn ein gutes Ergebnis voraussichtlich auch durch konservative Behandlung zu erreichen ist und es gibt auch heute noch genügend Oberschenkelfrakturen, die wir ausschließlich mit der Drahtextension behandeln.

Für die geschlossene Marknagelung am Oberschenkel ist das wichtigste Gebiet der *frische* Oberschenkelbruch, bei dem mit größter Wahrscheinlichkeit eine exakte Stellung und knöcherne Konsolidierung auf konservativem Wege nicht erwartet werden kann.

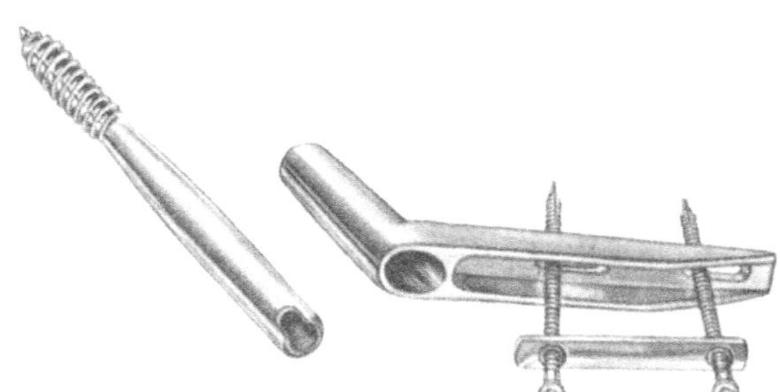

Abb. 219. *Laschennagel nach* POHL.

Die Meinungen der Autoren schwanken auch heute noch zwischen einer grundsätzlich konservativen Einstellung und dem Bestreben, jede Fraktur operativ zu stellen. Wir halten mit den meisten die verkürzte Behandlungszeit und die Möglichkeit, frühzeitig mit Bewegungsbehandlung zu beginnen, für ein wichtiges Argument, die Indikation zur Marknagelung am Oberschenkel *weit* zu stellen.

Im allgemeinen ziehen wir die geschlossene Marknagelung bei geschlossenen Frakturen vor, da das offene Vorgehen mit einem nicht unerheblichen Prozentsatz von ostitischen und osteomyelitischen Prozessen belastet ist. Indiziert ist die offene Marknagelung, wenn der Verdacht auf Verletzung größerer Gefäße oder bedeutender Nerven besteht. Bei Kindern sind wir zurückhaltend, unter 10 Jahren lehnen wir die Marknagelung des Oberschenkelbruches ab. Sie würde

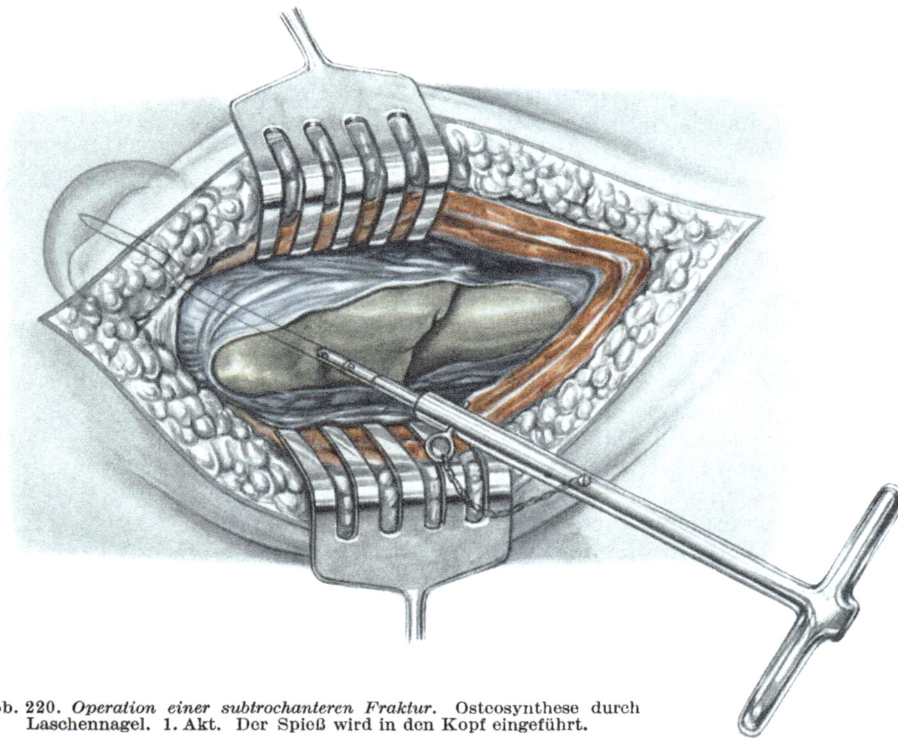

Abb. 220. *Operation einer subtrochanteren Fraktur.* Osteosynthese durch Laschennagel. 1. Akt. Der Spieß wird in den Kopf eingeführt.

bei der ausgezeichneten Heilungstendenz in diesem Alter auch kaum einen Vorteil bieten.

Wir selbst halten mit KÜNTSCHER subtrochantere Quer- und Schrägbrüche des Schaftes, deren kurzes Fragment mindestens 8 cm „nagelgeeignete" Markhöhle besitzt, für *sehr geeignet*.

Stückbrüche, Schraubenbrüche und Zertrümmerungsbrüche sind nur als *geeignet* anzusehen, da die Gefahr der Verkürzung und Rotation besteht.

Suprakondyläre Frakturen sind für die Marknagelung unseres Erachtens *nicht geeignet.* Der distale Teil des Nagels findet in der Spongiosa des Kondylenmassives kein ausreichendes Widerlager und es ist daher eine wirkliche Ruhigstellung nicht zu erreichen. Ebensowenig ist bei pertrochanteren Frakturen zur Marknagelung zu raten.

Die geschlossene Marknagelung bei *pathologischen Frakturen* des Oberschenkels hat sich uns häufig ausgezeichnet bewährt. Die Schmerzen verschwinden und der Kranke wird in kurzer Zeit bewegungsfähig.

Die Technik der geschlossenen Marknagelung des Oberschenkels. Der Kranke wird auf dem Extensionstisch auf die gesunde Seite gelagert, der verletzte Oberschenkel in leichter Adduktionsstellung eingespannt, sodann wird die Fraktur unter Durchleuchtungskontrolle am besten mit dem Bildverstärker reponiert. Auf die einwandfreie Stellung der Fragmente vor Beginn der Nagelung muß der größte Wert gelegt werden, da sonst nicht mit einem Erfolg gerechnet werden kann. Die Länge des Nagels wird durch Messen am gesunden Bein festgestellt. Er soll die Länge des Abstandes zwischen Trochanterspitze und äußerem

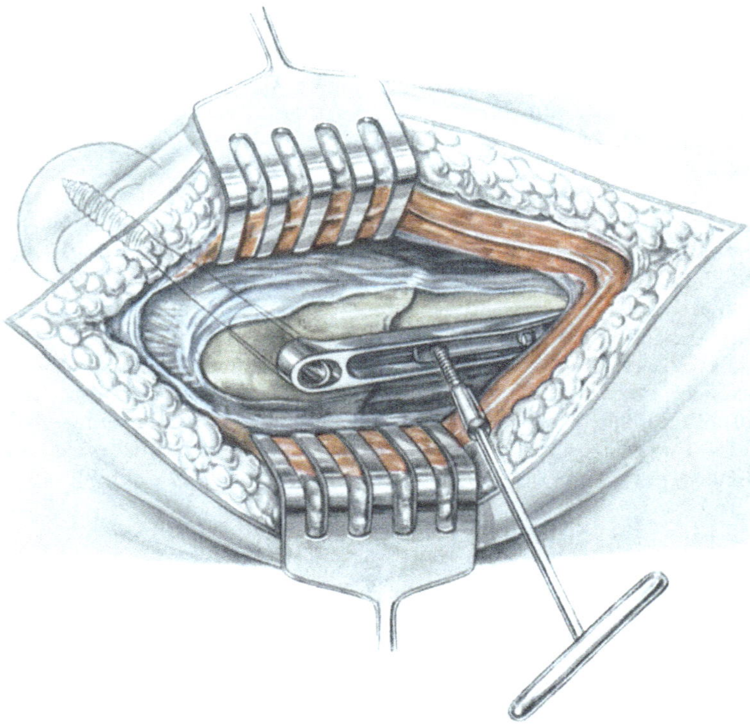

Abb. 221. *Operation einer subtrochanteren Fraktur.* Osteosynthese durch Laschennagel. 2. Akt. Der Nagel ist bereits über den Spieß in den Schenkelkopf eingeschlagen, die Lasche wird an der Außenseite des proximalen Femurdrittels verschraubt.

Kniegelenkspalt haben. Da er später bei der endgültigen Lage das Trochantermassiv um etwa 3—4 cm proximal überragt, liegt dann die Nagelspitze entsprechend weit oberhalb der Knorpelfläche der Femurkondylen.

Es beginnt nun die eigentliche Nagelung mit einem etwa 3 cm langen Schnitt, den man 4 cm oberhalb der Trochanterspitze anlegt. Die Wundränder werden mit Haken auseinandergehalten und hinter der Trochanterspitze ein Loch in den Knochen gebohrt. Der Führungsspieß wird in dieses Loch eingesetzt und mit leichten Schlägen in die Markhöhle vorgetrieben. Gerät man auf einen Widerstand, so ist anzunehmen, daß sich die Spitze des Führungsspießes an der gegenseitigen Corticalis verfängt und es ist eine Durchleuchtungskontrolle angezeigt. Liegt der Führungsspieß richtig in der Markhöhle, so kann er bis zur Frakturstelle vorgetrieben oder nach Lage des Falles bereits in das distale Fragment eingeführt werden. Nun steht dem Einschlagen des Nagels über den Führungsspieß in die Markhöhle nichts mehr im Wege.

Über Einzelheiten der allgemeinen Technik der Marknagelung und die Entfernung des Nagels s. im Allgemeinen Teil.

Die offene Marknagelung des Oberschenkels kommt vor allem bei *frischen komplizierten Frakturen,* wenn die allgemeinen und Wundverhältnisse es gestatten, und bei *veralteten Frakturen mit verzögerter Callusbildung* in Frage. Ebenso ist die offene Marknagelung bei ausgebildeten *Pseudarthrosen* ohne wesentliche Verkürzung allein oder in Kombination mit einer Spanverpflanzung angezeigt.

Die Technik der offenen Marknagelung des Oberschenkels. Die Frakturstelle wird ausreichend freigelegt. Über die Zugangswege zum Oberschenkel s. dort. Das Narbengewebe wird entfernt, gegebenenfalls die Pseudarthrose reseziert, sodann der Führungsspieß in die Markhöhle des proximalen Fragmentes eingeführt und durch das Trochantermassiv hindurchgetrieben. Die über der Spitze vorgewölbte Haut wird incidiert, der Marknagel auf die Spitze des Spießes aufgesetzt und in das proximale Fragment eingetrieben, bis seine Spitze aus der Markhöhle herausragt. Nach Entfernung des Führungsspießes setzt man nun die distale Markhöhle auf die Nagelspitze auf und treibt den Nagel in das distale Fragment vor, wobei man auf die richtige Rotationsstellung achten soll. Das Nagelende soll das Trochantermassiv nicht mehr als 3 cm überragen, da sonst später Schmerzen an dieser Stelle, Schleimbeutelbildungen und Druckstellen unvermeidlich sind.

Handelt es sich nicht um einen Querbruch, sondern liegt ein *Schräg-* oder *Schraubenbruch* vor, so kann man zusätzlich die Fragmente noch durch mehrere Drahtumschlingungen sichern. Auch abgesprengte Fragmente lassen sich auf diese Weise fixieren. Ebenso ist die Kombination mit einem frei transplantierten Knochenspan aus der Tibia möglich.

Literatur.

ABRASHANOW: Osteoplastische Methode der Amputatio femoris intercondylica. Ref. Zbl. Chir. **1898**, 685. — ALLAN: Beinverlängerung. Brit. Med. J. **1941**, 470, 218. Ref. Z.org. Chir. **120**, 145 (1950).

BÖHLER: Küntscher's medullary nailing. J. Bone Surg. **31**, 295 (1945). — BRUNNER: Unsere Erfahrungen mit der Marknagelung nach KÜNTSCHER. Z. Unfallmed. **40**, 103 (1947). — BUNNELL: Surgery of the hand. Philadelphia: J. B. Lippincott/Company 1944.

CAUCHOIX: Sur le traitement des pseudarthroses de la diaphyse femorale. Acta orthop. belg. **18**, 8 (1952).

ERLER: Zur Technik der Pseudarthrosenoperation. Zbl. Chir. **72**, 777 (1947).

FEHR: Erste Erfahrungen mit der sog. Schipsplastik, der Spongiosaplastik nach MATTI. Helvet. chir. Acta **16**, 296 (1949).

GRITTI: Omodei. An. Univ. Med. **161**, 509 (1857).

HOHMANN: Stumpfpflege, Behelfsprothese und Anlernen an den Gebrauch der Prothese. Zbl. Chir. **1938**, 1316. ~ Über Stumpfkontrakturen, insbesondere die Abduktionskontraktur des Oberschenkelstumpfes. Münch. med. Wschr. **1941**, 798. ~ Die Technik der Drehosteotomie. Chirurg **23**, 74 (1952). — HOLDEN: Technik der tiefen Oberschenkelamputationen. Surg. etc. **87**, 739 (1948).

JENNY: Über die großen Amputationen an den Extremitäten und die prothetische Versorgung der Amputierten. Hefte Unfallheilk., H. **39** (1950).

KIRSCHNER: Zur Tragfähigkeit der Amputationsstümpfe. Z. Chir. **1920**, 327 1957. ~ Die Höhe der Absetzung bei der Not- und Feldamputation. Chirurg **13**, 625 (1941). — KÜNTSCHER: Die Technik der Marknagelung des Oberschenkels. Zbl. Chir. **1940**, 1145. ~ Die Marknagelung der Pseudarthrose. Mschr. Unfallheilk. **52**, 1 (1949). ~ Überblick über das Verfahren der Marknagelung. Ärztl. Wschr. **1949**, 289. ~ Fortschritte auf dem Gebiete der Marknagelung. Langenbecks Arch. u. Dtsch. Z. Chir. **264**, 547 (1950). ~ Die stabile Osteosynthese. Langenbecks Arch. u. Dtsch. Z. Chir. **270**, 444 (1951).

LANGE, M.: Spätschäden bei den Versehrten und deren Behandlung. Verh. Dtsch. Orthop. Ges. 40. Kongr., Wiesbaden 1950.

MAATZ: Ergebnisse der Marknagelung. Hefte Unfallheilk. **1950**. — MCLAUGHLIN: The exposure and treatment of tears with retraction. J. Bone Surg. **26**, 31 (1944).

OEHLECKER: Die Verwendung des Fersenbeines und der Kniescheibe zur Stumpfdeckung. Zbl. Chir. **1915**, 473.

PAYR: Absetzung von Arm und Bein, mit Rücksicht auf die Folgen. Beitr. klin. Chir. **101**, 123 (1896). ~ Ersatzglieder und Arbeitsprothesen. Berlin: Springer 1918. — PHEMISTER: Splint Grafts in the treatment of delayed and non-union of fractures. Surg. etc. **52**, 376 (1931). — PIROGOFF: Klinische Chirurgie. Leipzig 1850.

SAUERBRUCH: Die Exstirpation des Femur mit Umkipp-Plastik des Unterschenkels. Dtsch. Z. Chir. **169**, 1 (1922). — SSABANAJEFF: Osteoplastische Methode der Amputatio femoris intercondylica. Chirurgitscheski Westnik. **1890**. Ref. Zbl. Chir. **1890**, 413.

VERTH, ZUR: Zweckmäßige Amputationsformen an den Gliedmaßen. Münch. med. Wschr. **1923**, 1480. ~ Absetzung und Auslösung an den unteren Gliedmaßen und ihr Kunstersatz. Zbl. Chir. **1931**, 1581. ~ Erstausrüstung frisch Amputierter mit Kunstbeinen. Zbl. Chir. **1933**, 460. ~ Amputationsfragen. Chirurg **11**, 743 (1939).

WACHSMUTH: Grundsätzliches zur Amputationstechnik. Dtsch. Mil.arzt **7**, 8 (1942). ~ Die Vermeidung von Mißerfolgen bei der Behandlung der akuten hämatogenen Osteomyelitis. Ärztl. Wschr. **1949**, 232. — WATERMANN: Amputationsprobleme. Z. Orthop. **79**, 93 (1949). — WESTERBORN: Die Marknagelung bei frischen Frakturen, Pseudarthrosen und Knochenplastiken. Ann. Surg. **127**, 577 (1948).

ZENKER: Zur Behandlung von Pseudarthrosen, besonders nach Schußverletzungen. Chirurg **17**, 339 (1947). — ZIEGLER: Die Versorgung kurzer Oberschenkelstümpfe durch Hautplastiken. Chirurg **17**, 546 (1947).

8. Eingriffe im Bereiche des Kniegelenkes.

Allgemeine anatomisch-physiologische Vorbemerkungen.

Dient das Ellenbogengelenk dazu, der Hand in ihrer überragend wichtigen Funktion des Greifens dienstbar zu sein und ihr hierzu alle nur denkbaren Stellungen zu ermöglichen, so obliegt dem Kniegelenke in erster Linie die *Stützfunktion*. Nur das extrem gestreckte Kniegelenk erlaubt die volle Belastung des Standbeines. Andererseits läßt erst seine *Beugefähigkeit* das Spielbein frei durchschwingen und ermöglicht so das Gehen. Von welch praktischer Bedeutung die Beweglichkeit des Kniegelenkes ist, wird bei ihrem beidseitigen Verluste offenbar, wenn der Fehler der einen Seite nicht durch die andere ausgeglichen werden kann. Sind *beide Kniegelenke in Streckstellung versteift*, so mag die Fortbewegung noch sehr behelfsmäßig möglich sein, aber bereits das Setzen und Aufstehen ist ohne Hilfe undenkbar. Besteht eine *doppelseitige Beugekontraktur*, so wird der Mensch völlig unbeweglich und bleibt ans Bett gefesselt. Die möglichste Erhaltung der Gelenkfunktion ist daher Ziel der chirurgischen Behandlung. Wird es jedoch notwendig, sie einseitig zu opfern, so wählt man die Versteifung in Streckstellung, um die *Stützfunktion* zu erhalten und muß den Ausgleich für die verlorengegangene Beugung der gesunden Seite überlassen.

Seinen Aufgaben entsprechend ist das Kniegelenk mit breiten Gelenkflächen gebaut. Um ein Abgleiten der für die Standfestigkeit wichtigen Streckmuskulatur nach außen oder innen zu vermeiden, ist in ihre Sehnen die *Kniescheibe* eingelagert, die mit ihrer Führungsleiste in der Führungsrinne des Femur gleitet.

Von besonderer Wichtigkeit sind die *Führungsbänder*. Ausschließlich sie hemmen Streckung und Beugung. Ihnen kommt für den Bewegungsablauf eine Bedeutung zu, wie sonst bei keinem Gelenke des menschlichen Körpers. Kein anderes Gelenk würde Zusammenhalt und Eigenart ohne Führungsbänder so völlig verlieren, wie das Kniegelenk (v. LANZ-WACHSMUTH).

Sie stellen mit den *Menisci* zusammen eine funktionelle Einheit zur Sicherung des ruhigen Ganges dar.

Die häufigen Verletzungen von Bandapparat und Menisken bedürfen daher besonderer ärztlicher Sorgfalt.

Allgemeine Indikationsüberlegungen. Die Indikation zu chirurgischen Eingriffen im Bereiche des Kniegelenkes und am Kniegelenk selbst kann verhältnismäßig weit gestellt werden. Es hat dies seinen Grund einerseits in der oberflächlichen Lage des Kniegelenkes selbst und aller für einen operativen Eingriff in seiner unmittelbaren Umgebung in Betracht kommenden Gebilde, andererseits darin, daß bei der Mehrzahl der chirurgischen Erkrankungen sowohl am Bandapparat, als auch am Gelenk selbst das Gelenk durch ein Belassen des pathologischen Zustandes fraglos auf die Dauer mehr geschädigt wird, als durch den operativen Eingriff. Dies gilt in gleicher Weise für den Bandapparat, die Schleimbeutel, wie die Binnenerkrankungen oder -verletzungen des Gelenkes.

Diese grundsätzlich weit zu stellende Indikation darf natürlich nicht dazu führen, das Gelenk unnötig oder gar unvorsichtig zu eröffnen. Das Kniegelenk ist infolge seiner anatomischen Lage und Beschaffenheit für Infektionen besonders empfänglich. Wenn man Gelenkinfektionen heute auch meist antibiotisch oder chemotherapeutisch beherrschen und folgenlos ausheilen kann, falls man nur die Behandlung frühzeitig genug beginnt, so wird man den Kranken doch nicht unnötig dieser Gefahr aussetzen und sich vor jedem intraartikulären Eingriff, selbst dem kleinsten, Rechenschaft über die Notwendigkeit ablegen.

Die Ruhigstellung des Kniegelenkes erfolgt üblicherweise in einer Beugung von 170°, d.h. in der Entspannungsstellung der Gelenkkapsel (v. LANZ-WACHSMUTH). Nur so lassen sich etwa beim Gelenkerguß erhebliche Schmerzen verhüten.

Muß mit einer Ankylose des Kniegelenkes gerechnet werden oder wurde eine Arthrodese vorgenommen, so wählt man *als Versteifungsstellung die Streckstellung.* Nur in dieser Stellung kann die wichtigste Aufgabe des Beines, *die Stützfunktion,* erfüllt werden.

a) Eingriffe am Kniegelenk selbst.

α) Punktion des Kniegelenkes (Abb. 222).

Indikation. Die Punktion des Kniegelenkes ist ein sehr leicht durchzuführender Eingriff, da die Gelenkkapsel sehr oberflächlich liegt und Nebenverletzungen wichtiger Gebilde so gut wie unmöglich sind. Von allen großen Gelenken ist das Kniegelenk am einfachsten und sichersten zu erreichen.

Dies führt dazu, daß Punktionen häufig unnötig vorgenommen werden, ohne zu bedenken, daß jeder intraartikuläre Eingriff zur Gelenkinfektion führen kann. Das Kniegelenk ist, wie schon erwähnt, für Infektionen besonders empfindlich. Dies hat seinen Grund in der ausgedehnten Gelenkkapsel und der weiten Gelenkhöhle mit ihren verschiedenen Ausbuchtungen. Auch die oberflächliche Lage hat in dieser Beziehung den Nachteil, daß sich nach wiederholten Punktionen der eitrige Gelenkinhalt durch den kurzen Stichkanal unter Druck an die Oberfläche arbeitet. Die so entstandene Fistel bedeutet unvermeidlich die Sekundärinfektion des Gelenkes von außen.

Wir sehen daher jede Kniegelenkpunktion trotz ihrer einfachen Durchführung als einen wichtigen Eingriff an, der zweierlei verlangt: *Einmal eine strenge Indikation, zum anderen eine peinlich aseptische Durchführung.*

Therapeutisch punktieren wir keineswegs jeden Gelenkerguß, weitaus die Mehrzahl der *serösen und hämorrhagischen* Gelenkergüsse läßt sich durch Ruhigstellung, Kompressionsverband mit Schwammgummi und andere konservative Maßnahmen beseitigen. Nur, wenn der Erguß ausnahmsweise unverändert bestehen bleibt und damit die Gefahr einer Erweiterung von Kapsel und Bandapparat, also eines späteren Schlottergelenkes, in die Nähe rückt, soll das Kniegelenk durch Punktion entleert werden. Bei *eitrigen* Ergüssen, bzw. schon beim klinischen Verdacht auf das Vorliegen einer Gelenkinfektion, muß *frühzeitig* punktiert werden. Das Gelenk wird dann möglichst vollkommen entleert und ein Antibioticum oder Chemotherapeuticum instilliert. Unter völliger Ruhigstellung des Kniegelenkes im Gipsverband mit Beckenring in leichter Beugestellung des Knie- und Hüftgelenkes wird durch ein Gipsfenster der weitere Verlauf beobachtet und die Punktion und Instillation gegebenenfalls wiederholt. Bei schweren Infektionen kann es notwendig werden, nach der Entleerung das Gelenk mit dicken Kanülen bzw. Troicarts durchzuspülen, ehe man das Medikament instilliert. Es gelingt heutzutage fast immer, eine Gelenkinfektion auf diese Weise frühzeitig zu beseitigen.

Diagnostisch ist die Gelenkpunktion angezeigt, wenn der Verdacht auf Infektion, Tuberkulose, Lues oder Gonorrhoe vorliegt, soweit der Charakter der Erkrankung nicht auf andere Weise ohne Punktion zu bestimmen ist.

Ein *diagnostisches Verfahren*, das eine gewisse Rolle spielt, ist die *Pneumoradiographie*, über deren Technik unten berichtet wird. Außer den Menisken können die Veränderungen bei Arthrosis deformans, Osteochondritis dissecans, Chondropathie der Patella und Veränderungen des HOFFAschen Körpers besonders gut dargestellt werden. Auch Meniscusganglien stellen sich im Pneumoradiogramm als rundliche Schatten dar, die der Basis des Meniscus breit aufsitzen. Nicht kalkdichte Gelenkkörper lassen sich nur durch dieses Verfahren darstellen. Die Kreuzbänder sind in der seitlichen Aufnahme in der Form eines $\wedge$ zu erkennen. Auch Einrisse an den Kreuzbändern werden sichtbar. Schließlich läßt sich nachweisen, ob und welche Schleimbeutel mit dem Gelenk in Verbindung stehen.

Dieses Verfahren ist von einer größeren Anzahl von Chirurgen und Röntgenologen (MÖHLMANN, MADLENER, TESCHENDORF u. a.) empfohlen und zu technischer Vollkommenheit ausgebaut worden. Der Atlas von OBERHOLZER, dem auf diesem Gebiete ein besonderer Verdienst zukommt, zeigt, was mit diesem Verfahren erreicht werden kann. Es ist keine Frage, daß die Pneumoradiographie nur in die Hände besonders Erfahrener gehört, wo sie diagnostisch sicherlich Hervorragendes leisten kann.

Wir selbst sind in der Anwendung zurückhaltender geworden, da wir gelegentlich Reizergüsse gesehen haben und bei sorgfältiger Erhebung der Anamnese und des klinischen Befundes glauben, auf diese diagnostische Perfektion verzichten zu können. Wir sind der Ansicht, daß man gerade auch bei den gelegentlichen schwierigen Begutachtungen der Binnenverletzungen mit so eingreifenden diagnostischen Maßnahmen unter Berücksichtigung der psychischen Einstellung des Verletzten zurückhaltend sein soll.

Technik der Punktion. Einwandfreie Asepsis ist unerläßliche Voraussetzung. Die Haut muß an der Punktionsstelle völlig intakt sein. Der Kranke wird auf dem Rücken gelagert, die Kniekehle mit einer Rolle unterlegt, so daß leichte Beugestellung erreicht wird. Desinfektion der Haut und Abdecken des ventralen Kniebereiches wie zur Arthrotomie (Abb. 222).

Die Kniepunktion kann an der Innen- und Außenseite, etwa in Höhe der vier „Ecken" der Patella, ausgeführt werden. Die geeignetsten Punktionsstellen liegen in Höhe des proximalen Kniescheibenrandes an der Außen- und Innenseite. Nadel oder Troicart dringen hier in den oberen Recessus des Kniegelenkes ein.

Vor der Punktion wird an der gewählten Punktionsstelle eine Hautquaddel mit Novocain angelegt, dann das subcutane Fett infiltriert. Wir führen nun grundsätzlich mit einem feinen Skalpell einen etwa $^1/_2$—1 cm langen *Hautschnitt* aus und vermeiden stets die percutane Punktion. *Das Verschleppen eines kleinen, in der Kanülenspitze sitzenden Hautcylinders in die Tiefe ist sonst unvermeidlich.* Nun kann die Nadel durch den Hautschnitt in die Tiefe geführt werden. Die Wahl des Kanülendurchmessers hängt von dem jeweiligen Fall ab. Zu diagnostischen Punktionen genügt in der Regel eine dünne Kanüle, soll ein bereits flockiger, eitriger oder ein tuberkulöser Erguß entleert werden, so bedarf man dickerer Kanülen oder sogar eines Troicarts.

Der Einstich muß mit leichtem Nachdruck vorgenommen werden, um Fascie und Kapsel rasch zu durchstoßen. Die Nadelspitze soll in dem Spalt zwischen Patella und Femurcondylus liegen.

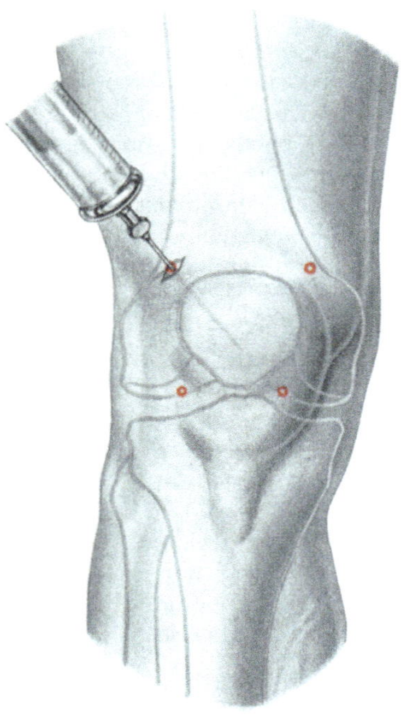

Abb. 222. *Punktion des Kniegelenkes. Die vier Punktionsstellen sind durch rote Kreise gekennzeichnet.*

Wird eine *Gelenkspülung* notwendig, so führt man in gleicher Weise an der Gegenseite einen Troicart ein, durch den der Ablauf der zugeführten Flüssigkeit erfolgt (Abb. 222).

Nach der Punktion sind die Hautincisionen sorgfältig durch Naht zu verschließen. Kompressionsverband und Ruhigstellung möglichst in Gips, bei reinen Entlastungspunktionen steriler Ergüsse genügt auch die Lagerung auf BRAUNscher Schiene.

Technik der Pneumoradiographie. Das Gelenk wird in der beschriebenen Weise punktiert und die Gelenkhöhle mit negativen und positiven Kontrastmitteln aufgefüllt. Als negative Kontrastmittel dienen Sauerstoff, Luft, Stickstoff, als positive wasserlösliche, jodhaltige Kontrastmittel, wie etwa das Perabrodil oder Uroselectan. Von der Verwendung von Jodölen ist man abgekommen, da Reizerscheinungen beobachtet wurden.

Das Gelenk wird von lateral subpatellar punktiert, vorhandene Ergüsse werden abgesaugt. Dann wird es mit Luft oder Sauerstoff bis zu prall elastischer Spannung aufgefüllt. Die benötigte Luftmenge schwankt zwischen 120 und 170 cm³. Zur Einblasung sind Spezialgeräte angegeben worden (z. B. TESCHENDORF). Wird nur Luft eingeblasen, so wird die Nadel sofort entfernt, die Luft resorbiert sich erfahrungsgemäß nach längstens 3 Tagen. Wird zusätzlich ein wasserlösliches positives Kontrastmittel verwandt, so wird es sofort nachgespritzt und das Gelenk leicht bewegt und massiert. Seit der Verwendung wasserlöslicher Kontrastmittel kann man die Nadel sofort entfernen.

Nun werden Röntgenaufnahmen des Kniegelenkes in verschiedenen Richtungen angefertigt, nicht nur in den zwei Hauptrichtungen, sondern auch im schrägen Strahlengang und Kontaktaufnahmen. Auch die Aufnahmen in starker Beugestellung von etwa 150° und in rechtwinkeliger Beugung (FRICK) sind wichtig. Einzelheiten der diagnostischen Auswertung müssen in den Originalarbeiten nachgelesen werden.

β) Drainage des Kniegelenkes.

Indikation. Wie bei den übrigen großen Gelenken ist auch am Kniegelenk heute in der antibiotischen und chemotherapeutischen Ära die Drainage stark an Bedeutung zurückgegangen. Frühfälle von Gelenkempyemen lassen sich praktisch immer durch Punktion und Spülung heilen. Die unvermeidlich zur

Sekundärinfektion führende Drainage wird also auf die wenigen schweren Gelenkinfektionen, die bereits zur Kapselphlegmone geführt haben, beschränkt bleiben, soweit nicht die primäre Resektion vorzuziehen ist, die allein einen wirklich vollkommenen Eiterabfluß gewährleistet, allerdings unter Verzicht auf die spätere Gelenkbeweglichkeit.

Technik der Drainage des Kniegelenkes. Zur Drainage verwendet man die im nächsten Abschnitt beschriebenen typischen Zugänge zur Arthrotomie, und zwar mindestens eine Eröffnung des oberen Recessus und eine Eröffnung in der Kniekehle, um Dauerspülung und -abfluß sicherzustellen. Die Einschnitte werden 2—4 cm einseitig oder zu beiden Seiten der Quadricepssehne in Höhe des oberen Randes der Kniescheibe abgelegt. Zusätzlich kann man noch den oberen Recessus durch einen kleinen Einschnitt an seiner Spitze drainieren.

Technik der Kondylenabmeißelung nach Läwen. Da die Abflußverhältnisse aus dem Recessus popliteus sehr ungünstig sind, hat Läwen die Kondylenabmeißelung empfohlen, von der wir während des Krieges wiederholt mit Erfolg Gebrauch gemacht haben. Sie erleichtert, wie wir bestätigen können, den Eiterabfluß wesentlich.

Die Operation wird in Bauchlage ausgeführt. Bei Kniebeugung von 140^0 werden fibular und tibial 6—10 cm lange Längsschnitte über den Kondylen ausgeführt. Die Gelenkkapsel wird beidseits eröffnet, die Hinterhörner der Menisken werden abgetragen und von dem dorsalen Umfange der Femurkondylen flache Kuppen mit einem breiten Meißel abgeschlagen. In die hierdurch geschaffenen Räume werden Drainagen eingelegt. Man zieht heute Glas- oder Kunststoffröhrchen den Gummidrains vor. Auf aseptische Wundbehandlung der Drainage ist Wert zu legen.

Die innere Drainage des Kniegelenkes dient der Ableitung chronisch-rezidivierender steriler Ergüsse nach Infekt, Unfall oder Operation (Läwen, Chandler). Man dringt bei der Arthrotomie vom Gelenk aus mit einer spitzen Kornzange oder einem zweischneidigen Skalpell bis an die Umschlagfalte des oberen Recessus vor, die durchstoßen wird. Die Kornzange wird sodann unter der Oberschenkelmuskulatur vor dem Femur gespreizt. Chronische Ergüsse werden hierdurch in die Weichteile bei intakter Haut abgeleitet.

γ) Arthrotomie des Kniegelenkes.

Indikation. Eingriffe ins Kniegelenk selbst werden so klein gehalten, wie es das Ziel der Operation erlaubt. Man gefährde keinesfalls das Gelenk durch unnötig große Eingriffe.

Gezielte Arthrotomien sind dann möglich, wenn ein umschriebener Teil des Gelenkes oder ein genau lokalisierter freier Körper erreicht werden sollen. Derartige umschriebene Eingriffe, für die in der Regel eine Kapseleröffnung von wenigen Zentimetern ausreicht, sind möglich zur Ausräumung eines Herdes der Osteochondritis dissecans, zur Entfernung von Ganglien, zur Exstirpation des Hoffaschen Fettkörpers und meist zur Beseitigung von freien Gelenkkörpern. Eine *vorherige genaue Lokalisation* auf dem Operationstisch ist im letzteren Falle natürlich erforderlich, um langes Suchen zu vermeiden. Oft gelingt es, durch Gelenkbewegungen und Massieren den freien Körper in den oberen Recessus zu bringen und ihn dort mit den Fingern zu fixieren. Wenn der Kranke selbst, wie wir das gelegentlich erlebt haben, den freien Körper „produzieren" kann, operieren wir in Lokalanaesthesie, lassen den Kranken den freien Körper in den oberen Recessus manipulieren und fixieren ihn dann entweder mit den Fingern oder durch percutanes Anstechen mit einer Nadel. Es genügt dann ein winziger Schnitt zu seiner Entfernung.

Liegt der freie Körper im hinteren Gelenkabschnitt, so stellt man fest, ob er im fibularen oder im tibialen Abschnitte sich befindet, um dann die gezielte Arthrotomie auf der jeweiligen Seite vorzunehmen.

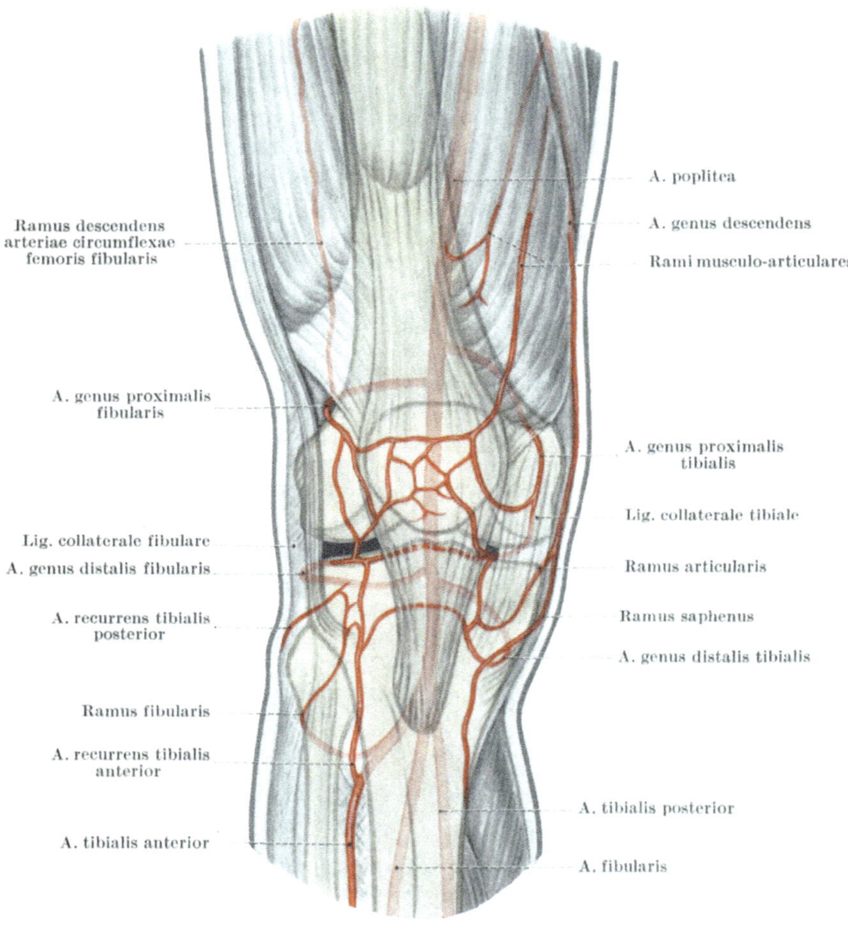

Abb. 223. *Schematische Darstellung des Rete articulare genus* (nach v. LANZ-WACHSMUTH). Die Hauptgefäße und Hautnerven sind bei den Arthrotomien zu schonen.

Ausgedehntere Arthrotomien werden notwendig, wenn ein größerer Überblick über einen ganzen Gelenkabschnitt oder sogar über das ganze Gelenk erforderlich wird. Es kann dies sowohl bei nicht lokalisierbaren freien Körpern, als auch bei Binnenverletzungen oder -erkrankungen unklarer Genese der Fall sein. Wir selbst verwenden in diesen Fällen ausschließlich den PAYRschen, die Patella umlaufenden S-Schnitt, der unter größtmöglicher Schonung der anatomischen Verhältnisse einen ausreichenden Überblick über das Gelenk gewährt. Durch Verziehen der Patella läßt sich zumindest halbseitig jede Einzelheit des Gelenkes überprüfen.

Die *breite Aufklappung des Gelenkes* wird erforderlich für plastische intraartikuläre Operationen, wie etwa die Kreuzbandplastik, oder bei ausgedehnter Erkrankung von ganzen Gelenkabschnitten. In diesen Fällen ist allerdings die Strecksehne vollkommen zu erhalten (LEXER, KIRSCHNER) oder nur temporär zu durchtrennen (PAYR). Hierdurch soll die Streckfähigkeit des Kniegelenkes auch nach der Aufklappung erhalten bleiben.

Die bogenförmige Aufklappung mit endgültiger Durchtrennung des Lig. patellare (TEXTOR) darf nur durchgeführt werden, wenn man auf eine Beweglichkeit des Kniegelenkes verzichtet, d. h. zur Ausführung der Arthrodese.

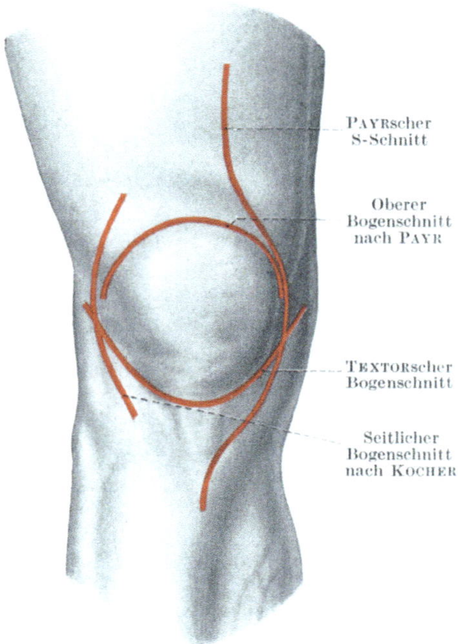

Abb. 224. *Schnittführungen zur Arthrotomie des Kniegelenkes von vorne.*

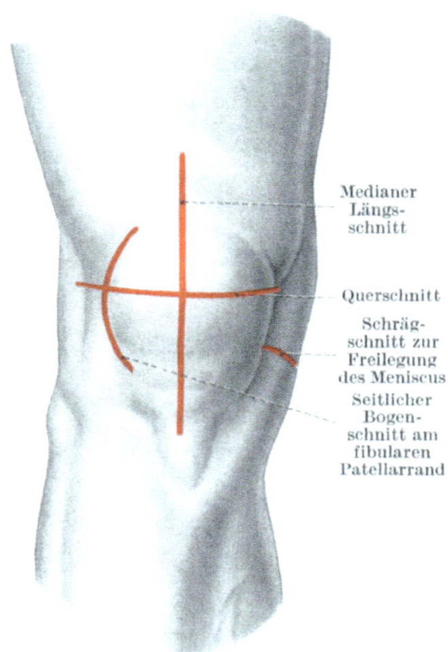

Abb. 225. *Eröffnung des Kniegelenkes von der Streckseite.* Schnittführungen.

Die gezielten Arthrotomien.

Eröffnung des Kniegelenkes von der Streckseite (Abb. 223—225).

Technik. Nach sorgfältiger Hautdesinfektion wird der Operationsbereich eng abgedeckt. Vor Eröffnung der Kapsel werden die Wundränder mit sterilen Tüchern vernäht, um jede Infektion von außen sicher zu verhüten.

Entsprechend dem gezielten Vorgehen kann man den oberen Recessus entweder auf der tibialen oder auf der fibularen Seite durch einen kleinen Längsschnitt eröffnen, der proximal der Patella beiderseits am Rande des oberen Recessus verläuft. Soll das Gelenk weiter distal eröffnet werden, so wählt man den seitlichen Bogenschnitt am tibialen oder fibularen Patellarrand (Abb. 224, 225). Man kann ihn auch gegebenenfalls mit dem Eröffnungsschnitt des oberen Recessus verbinden.

Ist die Kapsel eröffnet, so ist darauf zu achten, daß man ausschließlich Instrumente in das Gelenk einführt und nicht etwa mit dem Finger, selbst

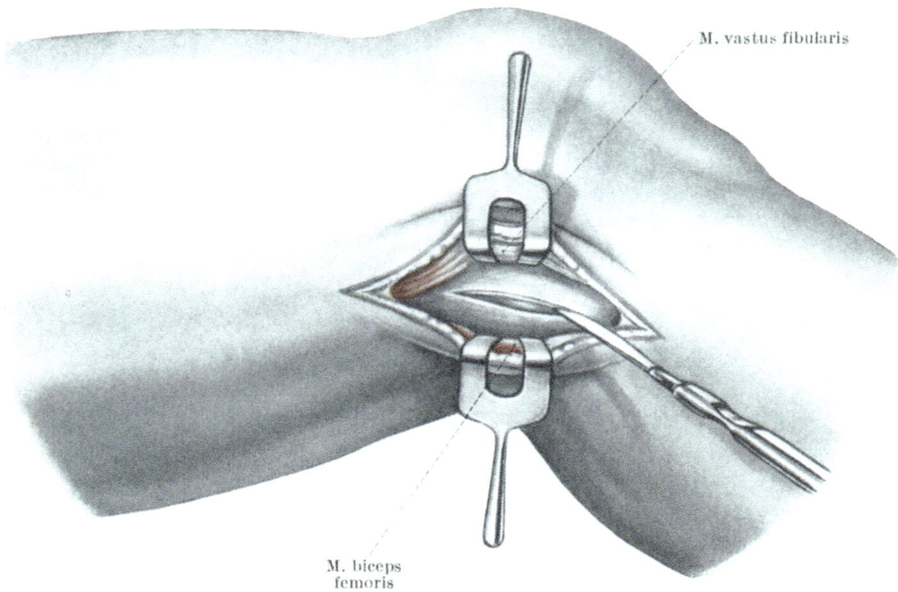

Abb. 226. ***Eröffnung der fibularen dorsalen Kapseltasche nach*** **KROH. 4 cm langer Hautschnitt am Rande des M. vastus fibularis. Der M. vastus fibularis wird nach ventral und der M. biceps femoris nach dorsal verzogen. In Längsrichtung wird die Gelenkkapsel incidiert.**

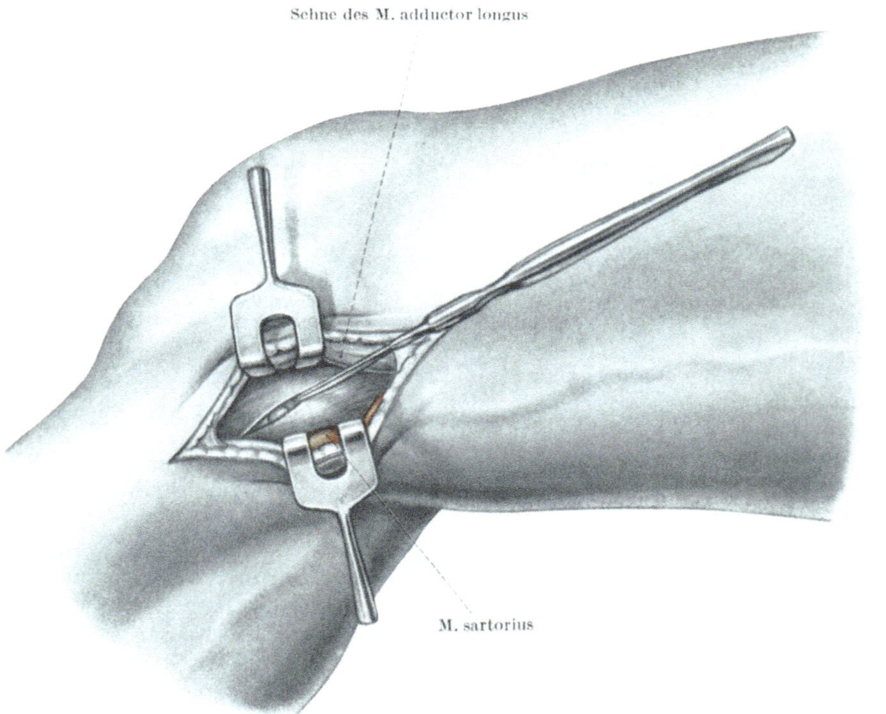

Abb. 227. ***Eröffnung der tibialen dorsalen Kapseltasche nach*** **KROH. 4 cm langer Hautschnitt hinter der Sehne des M. adductor longus. Die Sehne dieses Muskels wird nach ventral und der M. sartorius nach dorsal verzogen. Incision der Gelenkkapsel in Längsrichtung.**

nicht mit dem Gummihandschuh, das Gelenk austastet. Beim Verschluß der Wunde sind die einzelnen Schichten sorgfältig einzeln zu vernähen, d. h. Kapselnaht, Fasciennaht, subcutanes Fett und Hautnaht.

Nach der Arthrotomie Ruhigstellung auf Schiene in leichter Beugestellung.

Seitliche Eröffnung des Kniegelenkes (Abb. 226, 227).

Technik. Dieser Schnitt, den wir stets zur Exstirpation der Menisci verwenden, verläuft etwas schräg von proximal ventral nach distal dorsal über den tibialen

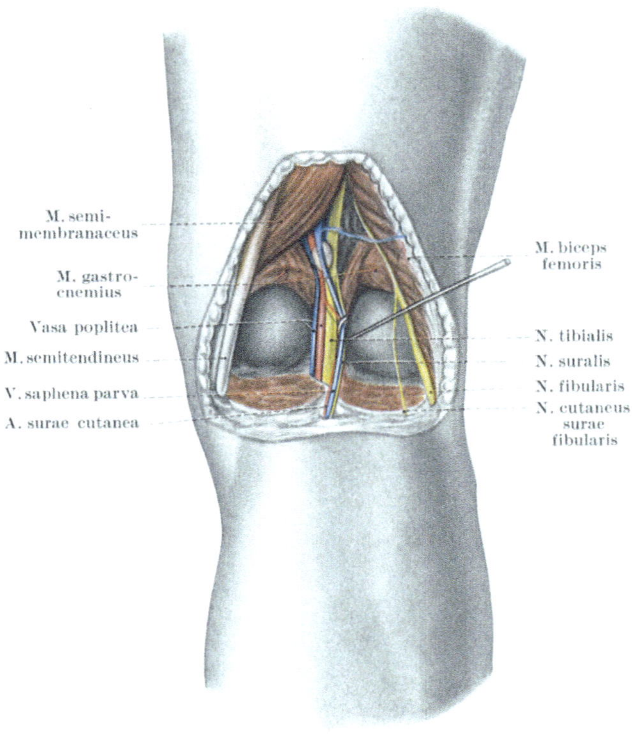

Abb. 228. *Eröffnung des Kniegelenkes von der Beugeseite.* Anatomisches Übersichtsbild nach v. LANZ-WACHSMUTH.

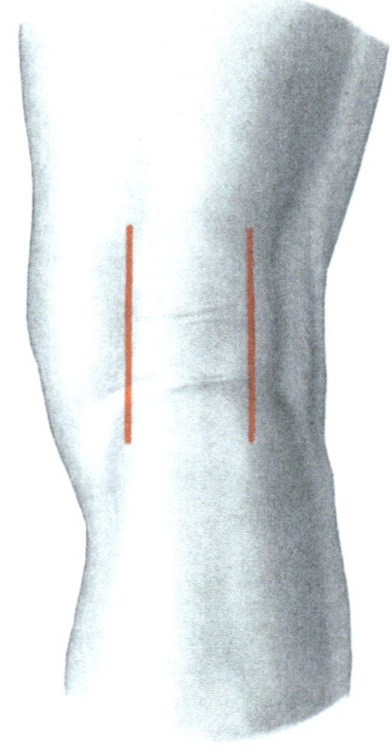

Abb. 229. *Schnittführung zur Eröffnung des Kniegelenkes von der Beugeseite.*

bzw. lateralen Gelenkspalt (Abb. 226, s. Abb. 300). Das Seitenband wird dabei geschont, gegebenenfalls geringfügig eingekerbt. Durch Beugung und Außen- bzw. Einwärtskreiselung läßt sich der jeweilige Meniscus in ausreichender Ausdehnung darstellen. Der Schnitt ist auch zur Entfernung von Fremdkörpern im seitlichen Gelenkabschnitt oder von Ganglien geeignet. Selbst der HOFFAsche Fettkörper läßt sich weitgehend übersehen.

Macht der Verlauf der Operation einen weiteren Überblick wünschenswert, so kann man auf den ventralen Wundwinkel noch einen dem Patellarrand entlanglaufenden Winkelschnitt hinzufügen. Hierdurch gelingt es, das Gelenk noch weiter zum Klaffen zu bringen.

Sollen von einem seitlichen Schnitt mehr die dorsalen Gelenkabschnitte und der hintere Recessus freigelegt werden, so empfiehlt sich das *Vorgehen von* KROH.

Infolge ihrer tiefen Lage kommt es auch zur Drainage (s. dort) in Frage. Da der tibiale und der fibulare Anteil des Recessus popliteus voneinander getrennt sind, muß zur Entleerung beidseitig freigelegt werden. Zur Entfernung eines freien Körpers genügt das einseitige Vorgehen.

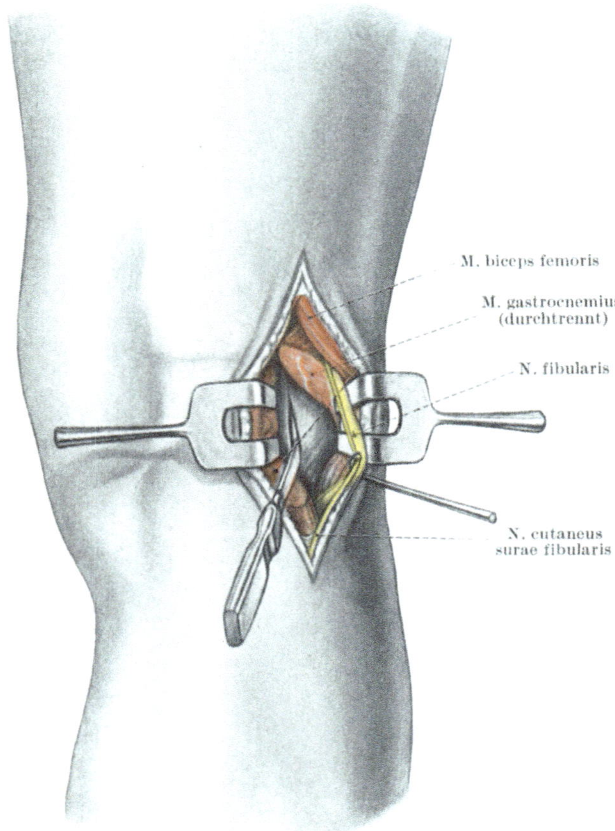

Abb. 230. *Eröffnung des Kniegelenkes von der Beugeseite. Zugang von der fibularen Seite.* 4 cm langer Hautschnitt medial von der Bicepssehne. Der M. biceps femoris wird nach fibular verzogen, der M. gastrocnemius ist auf dem Bilde durchtrennt. Der N. fibularis wird auf ein Häkchen genommen und beiseite gehalten. Die Gelenkkapsel wird mit dem Messer eröffnet.

Eröffnung der fibularen dorsalen Kapseltasche. Das Kniegelenk wird in leichter Beugestellung gelagert. Der etwa 4 cm lange Hautschnitt verläuft vom fibularen Rande des M. vastus fibularis bis kurz vor das Wadenbeinköpfchen. Der M. vastus fibularis wird nach ventral, die deutlich tastbare Sehne des M. biceps nach dorsal verzogen. Nun liegt die Gelenkkapsel frei, die in Längsrichtung eröffnet wird. Eine Gefahr der Verletzung des N. fibularis besteht bei diesem Vorgehen nicht (s. Abb. 226).

Eröffnung der tibialen dorsalen Kapseltasche. Am leicht gebeugten Kniegelenk führt man den Hautschnitt dorsal hinter der deutlich tastbaren Sehne des M. adductor longus von der Höhe des Epicondylus tibialis femoris etwa 4—5 cm nach distal. Die Sehne des M. adductor longus wird nach ventral, der

M. sartorius nach dorsal verzogen. Die Kapsel wird zwischen beiden Muskeln in der Längsrichtung eröffnet (Abb. 227).

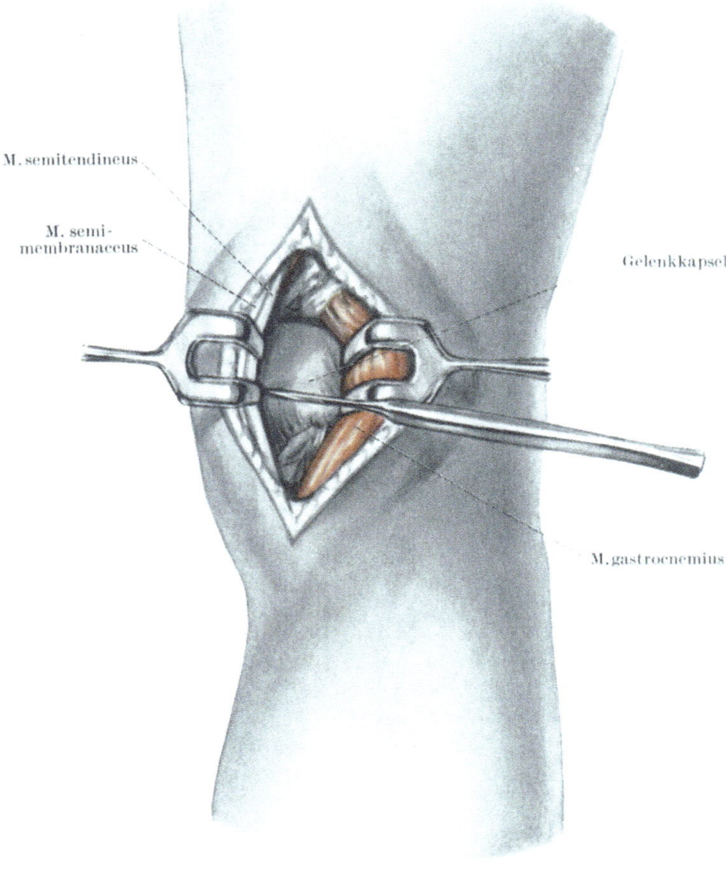

Abb. 231. *Eröffnung des Kniegelenkes von der Beugeseite. Zugang von der tibialen Seite.* Nach Spaltung der Haut werden die Sehnen des M. semitendineus und des M. semimembranaceus nach tibial und der tibiale Gastrocnemiuskopf nach lateral verzogen. Die Gelenkkapsel wird mit dem Messer quer incidiert.

Eröffnung des Kniegelenkes von der Beugeseite (Abb. 228—231).

Technik. Wie schon erwähnt, sind die beiden hinteren Ausbuchtungen der Gelenkkapsel weitgehend voneinander getrennt. Eröffnet man das Gelenk zum Zwecke der Entfernung eines freien Körpers, so ist also zuvor eine eindeutige Lokalisierung notwendig. Die Abb. 228 gibt eine Darstellung der anatomischen Verhältnisse. Der in der Mitte der Kniekehle verlaufende Gefäßnervenstrang verhindert eine breite Freilegung und zwingt zum getrennten Vorgehen. Die Schnittführung ist aus der Abb. 229 ersichtlich.

Zur *Eröffnung der fibularen Seite des hinteren Gelenkabschnittes* wird medial von der Bicepssehne und dem N. fibularis eingegangen. Muskel und Nerv werden nach fibular, die Poplitealgefäße und der N. tibialis nach tibial auseinandergehalten. In der nächsten Schicht kommt sodann der fibulare Gastrocnemiuskopf zum Vorschein, der gleichfalls fibularwärts verzogen wird. Nun liegen die hintere Gelenkkapsel und der Condylus femoris fibularis frei. Der Gelenkspalt kann durch Beugen und Strecken leicht dargestellt werden. Über ihm erfolgt die

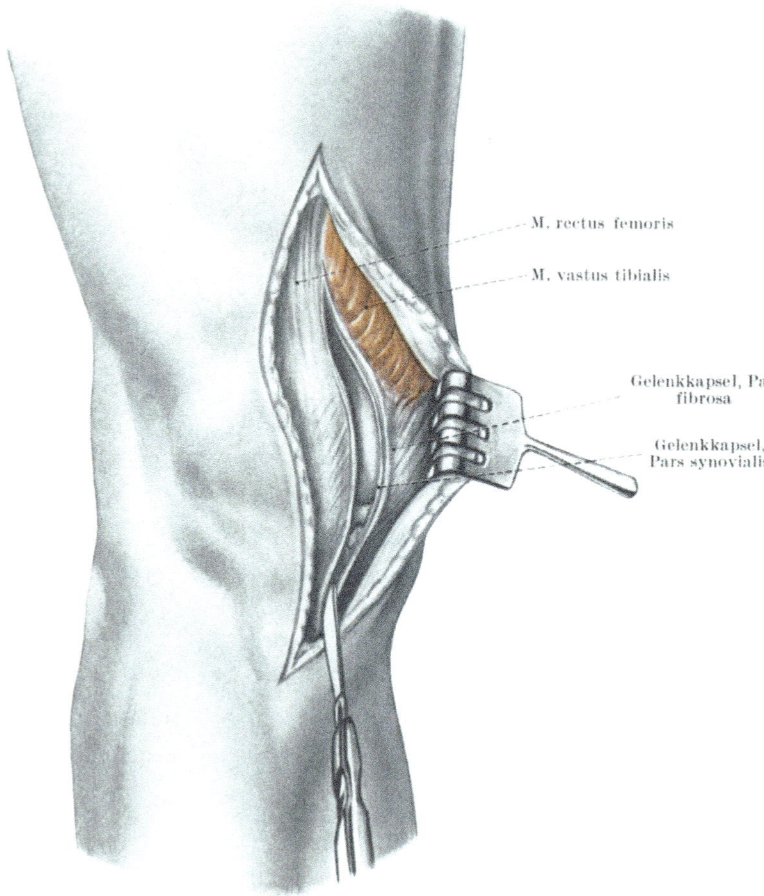

Abb. 232. *Parapatellare vordere Arthrotomie nach* PAYR. S-förmiger Hautschnitt an der tibialen Seite der Patella, der an der Tuberositas tibiae endet. Es werden Haut, Unterhautfettgewebe und Fascie in der gleichen Schnittrichtung gespalten und der sehnige Anteil des M. vastus tibialis durchtrennt. Die darunterliegende Kapsel kann in ganzer Ausdehnung eröffnet werden.

Incision der Kapsel. Setzt man nun in die Gelenkkapsel tiefe Haken ein, so kann man das Hinterhorn des Meniscus und die hinteren Gelenkabschnitte überblicken (Abb. 230).

Zur *Eröffnung der tibialen Seite des hinteren Gelenkabschnittes* werden die Sehnen des M. semitendineus und M. semimembranaceus tibialwärts verzogen und der tibiale Gastrocnemiuskopf, der hier innig mit der hinteren Kapseltasche verwachsen ist, von dieser abgelöst und fibularwärts verzogen. Man geht nun zwischen den Sehnen der Mm. semitendineus und semimembranaceus einerseits und dem abgelösten tibialen Gastrocnemiuskopf andererseits in die Tiefe. Der Gefäßnervenstrang bleibt bei diesem Vorgehen vom Wadenbeinmuskel bedeckt, kann also nicht gefährdet werden (Abb. 231).

Die ausgedehnten Arthrotomien.

Parapatellare vordere Arthrotomie nach Payr (Abb. 232).

Technik. Wie im Abschnitt Indikation ausgeführt, bevorzugen wir diesen Schnitt bei allen jenen Fällen, die eine weitere Übersicht über das Gelenk erforderlich machen. Der S-förmig verlaufende Schnitt beginnt handbreit proximal der Kniescheibe, deren Rand er umläuft, und endet an der Tuberositas tibiae. Payr hat ihn vor allem für die tibiale Seite empfohlen, er läßt sich aber ebensogut gegebenenfalls auch auf der fibularen Seite durchführen. Nach Durchtrennung von Haut, Fettpolster und Fascie werden in der Schnittrichtung der sehnige Anteil des M. vastus tibialis bzw. fibularis und des Retinaculum patellae tibiale bzw. fibulare, soweit notwendig, durchtrennt. Die darunterliegende Kapsel wird gespalten. Durch diesen Schnitt wird der obere Recessus mit der Bursa suprapatellaris eröffnet und die Patella läßt sich nun mit dem gesamten unversehrten Streckapparat nach der dem Schnitt entgegengesetzten Seite mit einem Haken verlagern. Soll die Patella völlig luxiert werden, so verlängert man den Schnitt proximalwärts noch dadurch, daß man den muskulösen Anteil des M. vastus von der Strecksehne abtrennt. Nach Luxation der Patella wird das Kniegelenk gebeugt und liegt nun übersichtlich vor Augen. Payr hat diesen Schnitt auch zur Mobilisierung des Kniegelenkes empfohlen (s. dort) (Abb. 232).

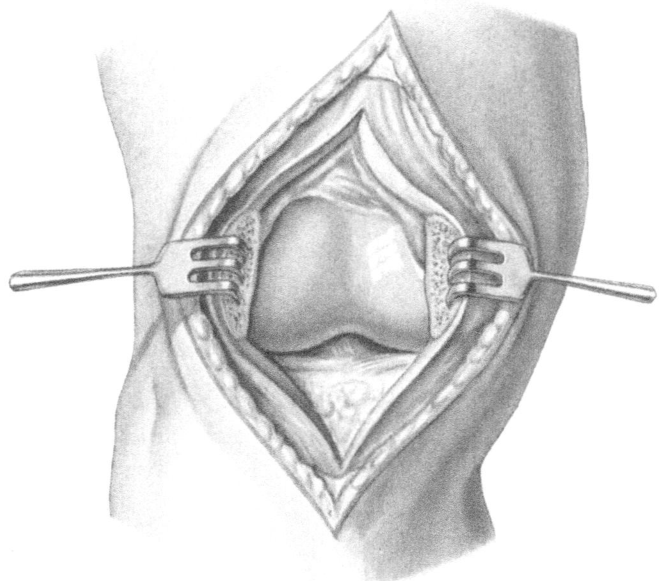

Abb. 233. *Transpatellare vordere Arthrotomie nach* Perthes. Ausgedehnter medianer Längsschnitt. Durchtrennung von Haut, Unterhautfettgewebe, Fascie. Längsspaltung des Kniescheibenbandes. Die Patella wird mit einem Meißelschlag in Längsrichtung durchtrennt und beide Fragmente mit scharfen Haken auseinandergezogen. Das Gelenk liegt so übersichtlich frei.

Transpatellare vordere Arthrotomie nach Perthes (Abb. 233).

Auch die Freilegung des Kniegelenkes nach Perthes mit Längsspaltung der Patella gestattet einen ebensoguten Überblick. Sie bedeutet gegenüber dem inzwischen wohl allgemein verlassenen Vorgehen von v. Volkmann, der eine quere Durchtrennung der Patella empfohlen hat, einen Vorteil, da der Streckapparat nur in der Längsrichtung gespalten wird, also erhalten bleibt. Der Nachteil des

Verfahrens besteht darin, daß die knorpelige Gelenkfläche der Patella verletzt wird. Wir selbst haben das Verfahren daher nicht angewandt. Es ist dem PAYRschen S-Schnitt nicht gleichwertig. Kommt man allerdings mit diesem nicht aus und ist man gezwungen, eine breitere Aufklappung, etwa die von LEXER mit Abmeißelung der Tuberositas tibiae vorzunehmen, so sollte man zunächst das PERTHESsche Vorgehen wenigstens erwägen. Alle Verfahren mit Abmeißelung der Tuberositas tibiae bedingen eine längere Ruhigstellung mit unvermeidlicher Atrophie der Streckmuskulatur, während man nach der Längsspaltung der Patella schon nach kurzer Zeit mit der Übungsbehandlung beginnen kann. Peinlichste Adaptation der beiden Knochenteile und Vermeidung einer Stufenbildung der Gelenkfläche der Patella ist allerdings für den Erfolg eine absolute Voraussetzung.

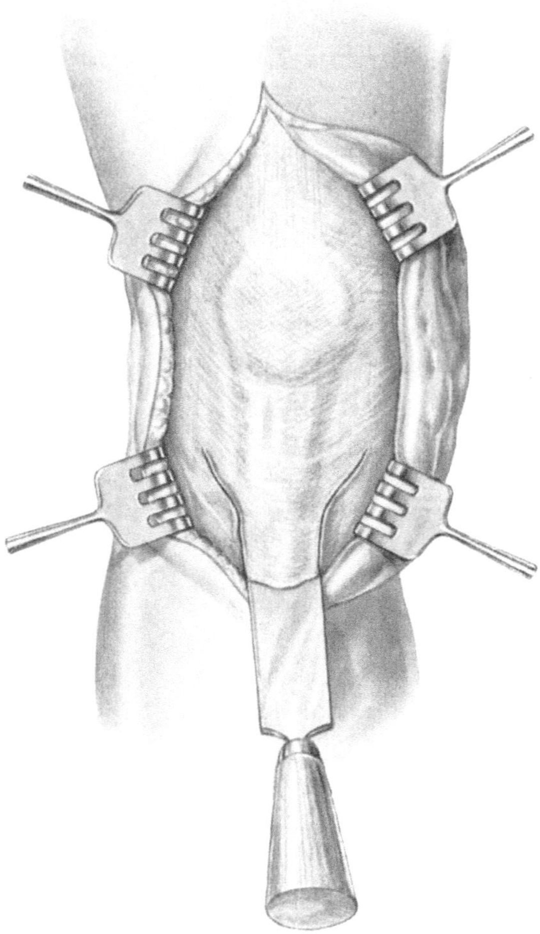

Abb. 234. *Vordere Aufklappung des Kniegelenkes mit Erhaltung des Streckapparates nach* LEXER. Ausgedehnter Längsschnitt an der Vorderseite des Kniegelenkes. Die Tuberositas tibiae wird mit einem breiten Meißel abgeschlagen.

Vordere Aufklappung des Kniegelenkes mit Erhaltung des Streckapparates (Abb. 234—236).

Technik. Die von LEXER empfohlene breite Aufklappung des Kniegelenkes besitzt alle Vorzüge des TEXTORschen Bogenschnittes, ohne den Streckapparat zu verletzen. Durch einen Längsschnitt wird die Streckseite des Kniegelenkes ausgiebig freigelegt und die Tuberositas tibiae unter Spaltung der Retinacula gespalten. Die Tuberositas tibiae wird mit einem breiten Meißel flach abgemeißelt. Der abgeschlagene Teil wird mit einem Haken gefaßt und nach proximal verzogen, der sich anspannende Bandapparat und die Kapsel werden beiderseits eröffnet. Wir bevorzugen diesen Zugang bei allen ausgedehnten intraartikulären Operationen, deren Ziel die Erhaltung oder Wiederherstellung der Gelenkbeweglichkeit ist. Bei der Arthroplastik (s. unten) spielt dieser Zugang eine große Rolle. Bei Beendigung der Operation wird die Tuberositas tibiae durch Nagel oder Schraube und mit periostalen Nähten wieder an der alten Stelle befestigt (Abb. 234 und 235). Das LEXERsche Verfahren hat außerordentliche Vorteile. Der Nachteil liegt darin, daß sich gelegentlich durch Kontraktion der Streckmuskulatur die Tuberositas tibiae trotz Fixation wieder löst und eine längere Ruhigstellung notwendig ist.

Dieser Gefahr will KIRSCHNER dadurch vorbeugen, daß er die Tuberositas trapezförmig ausmeißelt, so daß sie nach ihrer Rückverlagerung im alten Bett verankert ist. Hierdurch wird eine größere Sicherung gegen eine spätere Lösung erreicht (Abb. 236).

Vordere Aufklappung des Kniegelenkes mit Wiederherstellung des Streckapparates (Abb. 237).

Die soeben beschriebenen osteoplastischen Verfahren von LEXER und KIRSCHNER sind nach unseren eigenen Erfahrungen dem Vorgehen von PAYR vorzuziehen, der das Lig. patellae tangential, frontal, Z-förmig durchtrennt. Als Hautschnitt wählt er einen bogenförmigen Schnitt, der von einem Condylus zum anderen verläuft und dessen Scheitel distal der Tuberositas tibiae liegt. Das Lig. patellae wird beidseits isoliert und über einer KOCHER-Sonde die tangentiale Z-förmige Durchtrennung vorgenommen. Nach Beendigung der Operation wird das Lig. patellae wieder sorgfältig vernäht (Abb. 237).

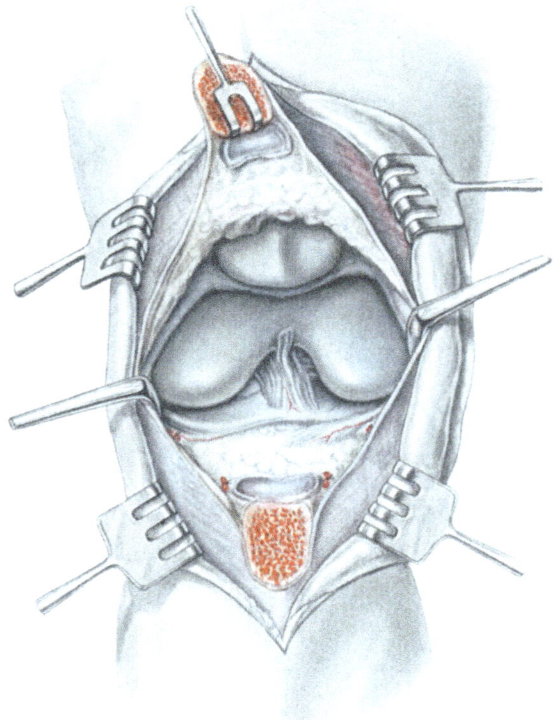

Abb. 235. *Vordere Aufklappung des Kniegelenkes mit Erhaltung des Streckapparates nach* LEXER. Die abgeschlagene Tuberositas tibiae wird mit einem Haken gefaßt und nach proximal verzogen. Der sich dabei anspannende Bandapparat und die Gelenkkapsel werden beiderseits eröffnet. Das Gelenk liegt so in ganzer Ausdehnung für alle intraartikulären Eingriffe frei.

Vordere Aufklappung des Kniegelenkes nach TEXTOR.

Die klassische Freilegung des Kniegelenkes ohne Rücksicht auf den Streckapparat nach TEXTOR kommt nur in Frage, wenn die spätere Versteifung des Gelenkes in Streckstellung unvermeidlich oder Ziel der Operation ist. Dies trifft nur für schwerste Gelenkeiterungen mit Kapselphlegmonen oder für Resektionen mit anschließender Arthrodese zu.

Die Technik wird im einzelnen im nächsten Abschnitt besprochen.

δ) Resektion des Kniegelenkes (Abb. 238—245).

Indikation. Allgemeines über Gelenkresektionen s. im Allgemeinen Teil. Für das Kniegelenk ist heute noch die wichtigste Indikation die Tuberkulose in fortgeschrittenen Fällen, bei denen die antibiotische und chemotherapeutische Behandlung nicht zum Ziele geführt hat. Ein wichtiges Indikationsgebiet stellen auch die *schweren Gelenkeiterungen* dar. Hier soll man mit der Resektion nicht so lange warten, bis Allgemeininfektionen und Eiweißverlustkachexie (WACHSMUTH) das Leben des Kranken bedrohen und selbst den Erfolg einer schließlich vorgenommenen Amputation fraglich machen. Es ist vielmehr die *primäre Resektion* zu erstreben, und zwar zweckmäßigerweise in zwei Sitzungen: Im

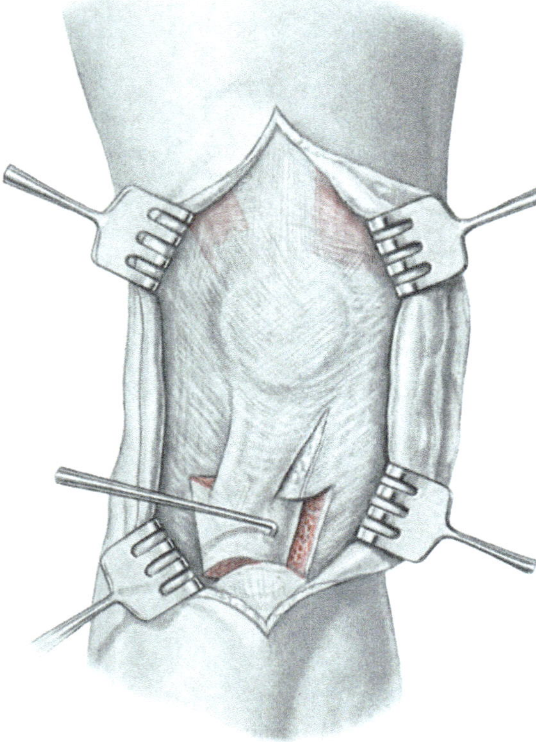

Abb. 236. *Vordere Aufklappung des Kniegelenkes mit Erhaltung des Streckapparates nach* KIRSCHNER. Die Tuberositas tibiae wird trapezförmig ausgemeißelt, so daß sie nach ihrer Rückverlagerung im alten Bett verankert werden kann. Das weitere Vorgehen zur Gelenkeröffnung entspricht dann dem LEXERschen Verfahren.

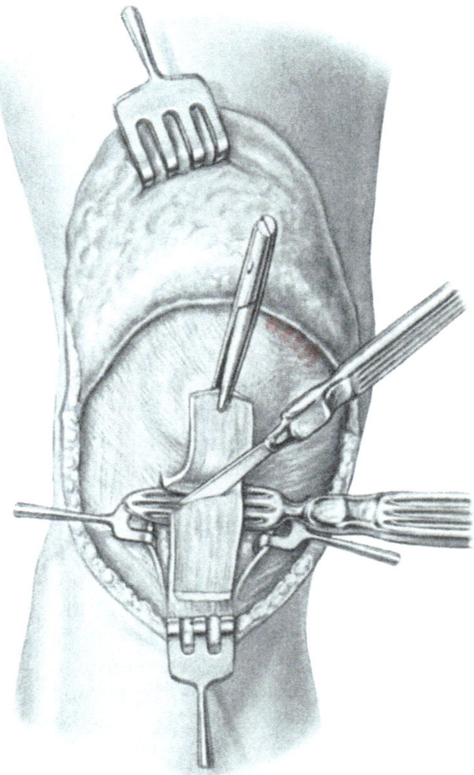

Abb. 237. *Vordere Aufklappung des Kniegelenkes mit Wiederherstellung des Streckapparates nach* PAYR. Der bogenförmige Hautschnitt verläuft von einem Condylus zum anderen, der Scheitel des Bogens liegt 3 cm distal von der Tuberositas tibiae. Das Lig. patellae wird isoliert und auf einer KOCHER-Sonde tangential Z-förmig durchtrennt. Nach Beendigung des intraartikulären Eingriffes muß das Kniescheibenband hier wieder sorgfältig vernäht werden.

ersten Akt reseziert man das Gelenk sparsam und beseitigt die paraartikulären Abscesse und das nekrotische Gewebe. Sodann werden die Weichteile verschlossen, nach vorn und hinten drainiert und die Resektionsflächen des Femur und der Tibia unter leichter Distraktion im Distraktions-Gipsverband ruhiggestellt. Durch die ausreichend großen Gipsfenster ist die Spülbehandlung möglich. Nach Abklingen der Infektion stellt man dann die Resektionsflächen aufeinander, die man in einer im Abschnitt „Arthrodese" näher aufgeführten Weise aneinander befestigt. Am zweckmäßigsten verfährt man bei frischen Eiterungen so, daß durch beide Gelenkenden, also durch Femurkondylen und die Tibia in Höhe der Tuberositas tibiae je ein KIRSCHNER-Draht gelegt wird,

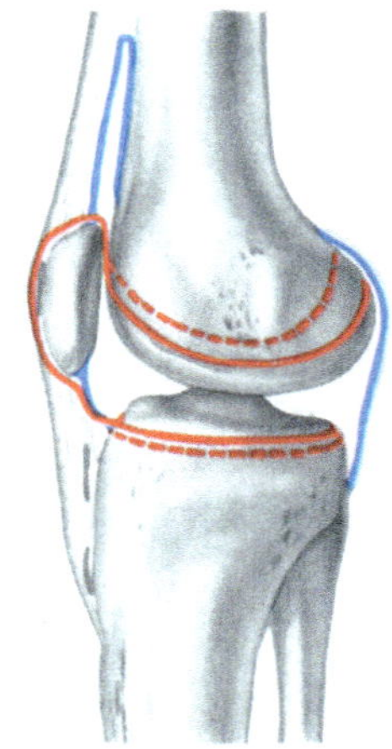

Abb. 238. *Resektion des Kniegelenkes.* Intrakapsuläre Resektionslinien sind rot gezeichnet, blau ist der Verlauf der Gelenkkapsel dargestellt.

deren Bügel in einem großen Beckengips fixiert oder durch Schraubenspindeln so verbunden werden, daß sie parallel verschieblich bleiben und auf diese Weise eine langsame Annäherung der Gelenkenden gestatten. Hierdurch können häufig Zweitoperationen sowie eine langdauernde offene Wundbehandlung mit ihren lokalen und allgemeinen Gefahren vermieden werden. Außerdem führt das Aufeinanderpassen der Resektionsflächen nach Abklingen der Sekretion zur rascheren Konsolidierung und bietet die Möglichkeit, mit einem kleineren Gipsverband auszukommen (KEY-CHARMLEY, GREIFENSTEINER, PARISEL).

Technik (Abb. 238). Bei der Durchführung der Resektion und bei der Wahl des Vorgehens ist zu berücksichtigen, daß unnötige Verkürzungen des Beines zu vermeiden sind. *Große ausgedehnte Resektionen*, wie sie etwa noch von BARDENHEUER empfohlen wurden, bei denen das gesamte Gelenk einschließlich der Kapsel reseziert wurde, werden heute nicht mehr ausgeführt. Wir haben während des Krieges und in der ersten Nachkriegszeit gelegentlich die Folgezustände derartiger Resektionen sehen können. Verkürzungen von 10—15 cm waren keine Seltenheit. In diesen Fällen ist der Kranke besser mit einer guten Oberschenkel-

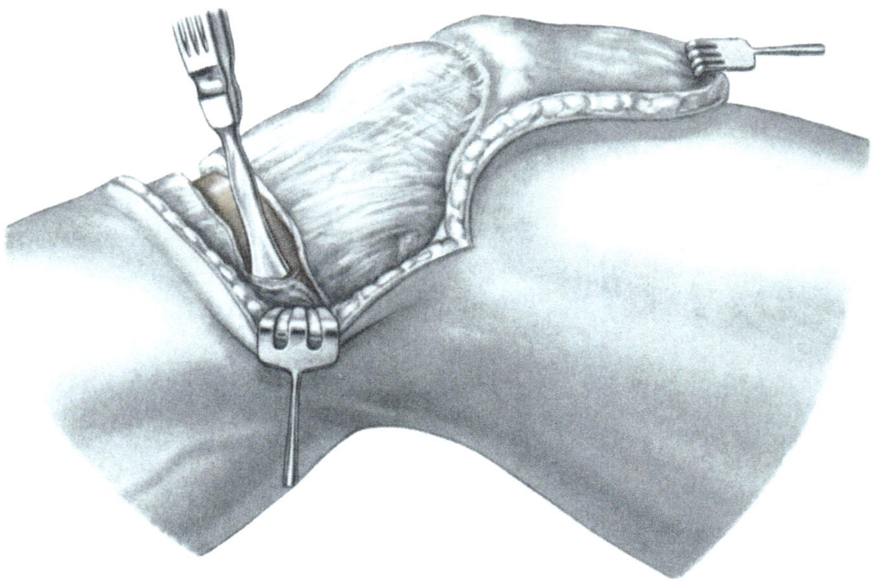

Abb. 239. *Sparsame Resektion des Kniegelenkes.* 1. Akt. TEXTORscher Bogenschnitt mit Durchtrennung des Lig. patellae. Der Hautlappen wird nach proximal zurückgeschlagen und mit einem scharfen Haken gehalten. Mit einem Raspatorium wird die Vorderseite des Tibiakopfes von den hier inserierenden Retinacula befreit.

prothese versorgt. Die Verkürzung nach einer Resektion darf keinesfalls mehr als maximal 6 cm betragen.

Die große BARDENHEUERsche extraartikuläre Resektion ist dagegen von LEXER zur Auswechselung von Gelenken verwandt worden.

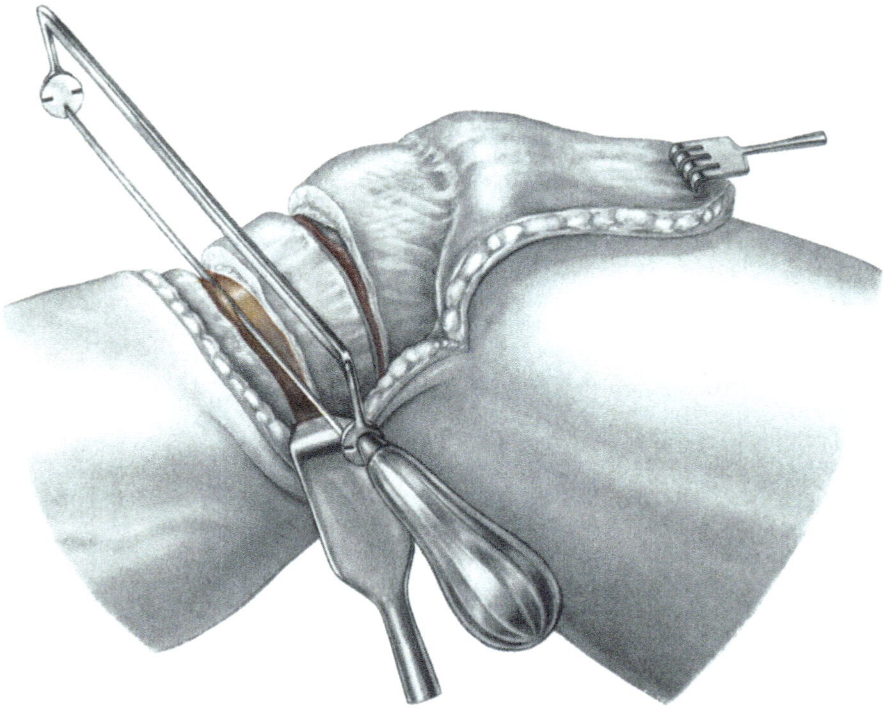

Abb. 240. *Sparsame Resektion des Kniegelenkes.* 2. Akt. Es ist ein Knochenspatel unter die Tibia geschoben und der Knochen wird nahe der Gelenkfläche durchsägt.

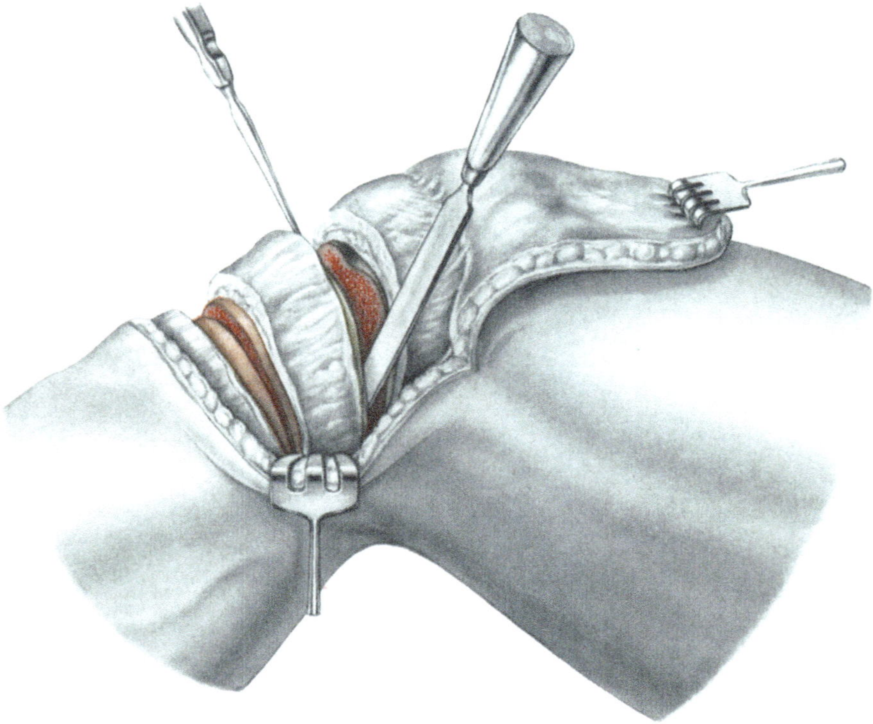

Abb. 241. *Sparsame Resektion des Kniegelenkes.* 3. Akt. Der Femur ist kurz oberhalb des Gelenkspaltes durchsägt worden, die letzte Trennung der etwa 2 cm dicken Knochenscheibe erfolgt mit einem Meißel.

Den Gegensatz hierzu bilden die *sparsamen Resektionen*. Sie haben den Vorteil des geringeren Längenverlustes (etwa 2 cm). Dagegen ist ihr Anwendungsgebiet sehr beschränkt. Es kommen eigentlich nur abgeheilte und streng lokalisierte Tuberkulosen für dieses Vorgehen in Frage. Günstig ist auch, daß der tuberkulöse Herd in toto herausgenommen werden kann, ohne daß er während des Eingriffes mit dem übrigen Gewebe in Berührung kommt.

Das *übliche Resektionsverfahren* beschreitet den Mittelweg. Es wird intraartikulär reseziert, aber so sparsam wie möglich bei selbstverständlicher Radikalität, soweit es sich um Tuberkulose handelt. Auch bei Gelenkinfektionen genügt die Abtragung des Knorpels und der obersten Knochenschicht.

Technik der sparsamen Resektion nach WESTHUES. TEXTORscher Bogenschnitt mit Durchtrennung des Lig. patellae. Zurückschlagen des von seiner Unterlage abgelösten Hautlappens. Die Vorderseite des Tibiakopfes wird von den hier inserierenden Retinacula mit dem Raspatorium befreit, ein Knochenspatel wird unter der Tibia durchgeführt und die Tibia nahe der Gelenkfläche durchsägt. Nun durchtrennt man quer distal vom unteren Patellarrand die Gelenkkapsel und durchsägt hier den Femur unmittelbar oberhalb des Gelenkspaltes, nachdem man die Gefäße gleichfalls durch einen untergeschobenen Spatel gesichert hat. Die letzte Trennung der die Gelenkflächen enthaltenden, etwa 2 cm dicken Knochenscheibe von der Tibia und von der Fibula geschieht am zweckmäßigsten mit dem Meißel. Die Scheibe wird entfernt, die Knochenflächen werden nach entsprechender Zurichtung aufeinandergestellt und durch Nagel oder Schraube oder mit einem Marknagel fixiert (Abb. 239 bis 241).

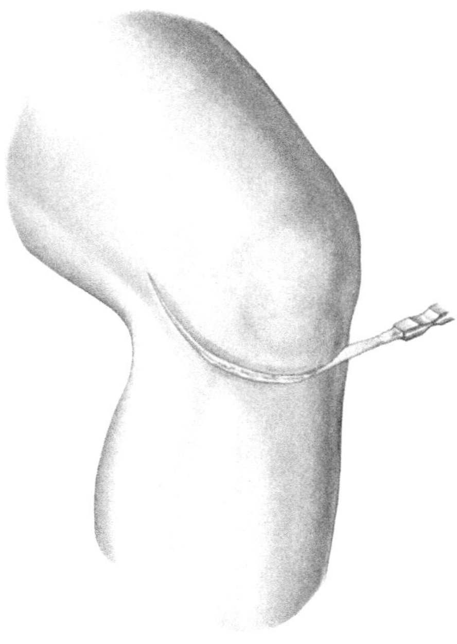

Abb. 242. *Typische Kniegelenkresektion.* 1. Akt. TEXTORscher Bogenschnitt mit Durchtrennung des Lig. patellae.

Wenn dieses Verfahren auch nicht rein extraartikulär verläuft, so kommt die erkrankte Gelenkfläche doch mit dem umgebenden Gewebe nicht in Berührung, um so mehr, als der obere Recessus meist völlig obliteriert ist.

Technik der typischen Kniegelenkresektion. TEXTORscher Bogenschnitt mit Durchtrennung des Lig. patellae. Er verläuft vom einen Condylus femoris zum anderen, sein Scheitel liegt über dem Lig. patellae. Der Schnitt durchdringt im ganzen Bereich sämtliche Weichteile, so daß sich der Lappen einschließlich der Kniescheibe nach proximal zurückklappen läßt. Damit ist das Gelenk weit offen. Um es zu breiterem Klaffen zu bringen, durchtrennt man unter starker Beugung die Seitenbänder. Nachdem die Kreuzbänder durchschnitten sind, läßt man einen Assistenten die Faust in die Kniekehle einführen und den Unterschenkel maximal beugen. Hierdurch wird das Gelenk völlig entfaltet. Nun werden mit einer Säge die beiden Gelenkenden so bogenförmig reseziert, daß das konvexe Femurende in den konkaven Tibiastumpf paßt. Beide Knochenflächen sollen also die gleiche Rundung besitzen. Mit dem Absägen der

Tibia sind auch die Kondylen in Wegfall gekommen. Je nach Lage des Falles werden nun die Weichteile teilweise oder vollkommen entfernt. Bei tuberkulösen Erkrankungen exstirpiert man die ganze Kapsel einschließlich der Bursa suprapatellaris. Auf die Versorgung des Articulus tibiofibularis, dieser kleinen, als

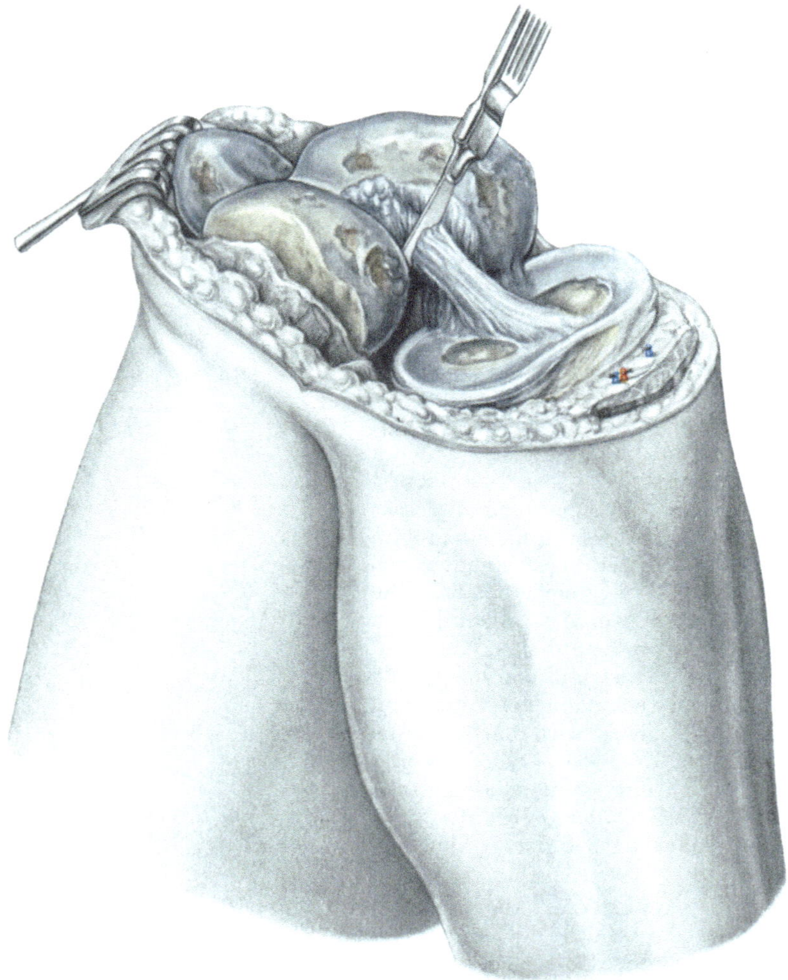

Abb. 243. *Typische Kniegelenkresektion.* 2. Akt. Der breite Hautweichteillappen ist mit der Patella nach proximal umgeschlagen, die Kreuzbänder werden durchtrennt, die Seitenbänder sind incidiert.

„*Schlammfänger*" gefürchteten Gelenkausstülpung ist besonderer Wert zu legen, da von hier Rezidive ausgehen können.

Ist die Patella miterkrankt, so wird sie entfernt. Sonst durchsägt man sie tangential, so daß ihre knorpelige Gelenkfläche in Wegfall kommt. Die angefrischte Knochenfläche kann bei der erstrebten Ankylosierung wertvolle Dienste leisten. Zur Exstirpation der hinteren Kapseltaschen ist es zweckmäßig, Femur und Tibia möglichst weit auseinanderziehen zu lassen, damit man die Verhältnisse gut übersieht und eine Verletzung der nahe gelegenen großen Gefäße vermeidet. Peinliche Genauigkeit bei der Entfernung der Weichteile sichert die Radikalität und damit den Heilerfolg (Abb. 242—244).

Man beendet die Operation dadurch, daß die beiden Sägeflächen aufeinandergestellt werden und der Weichteillappen wieder zurückgeklappt und durch Naht

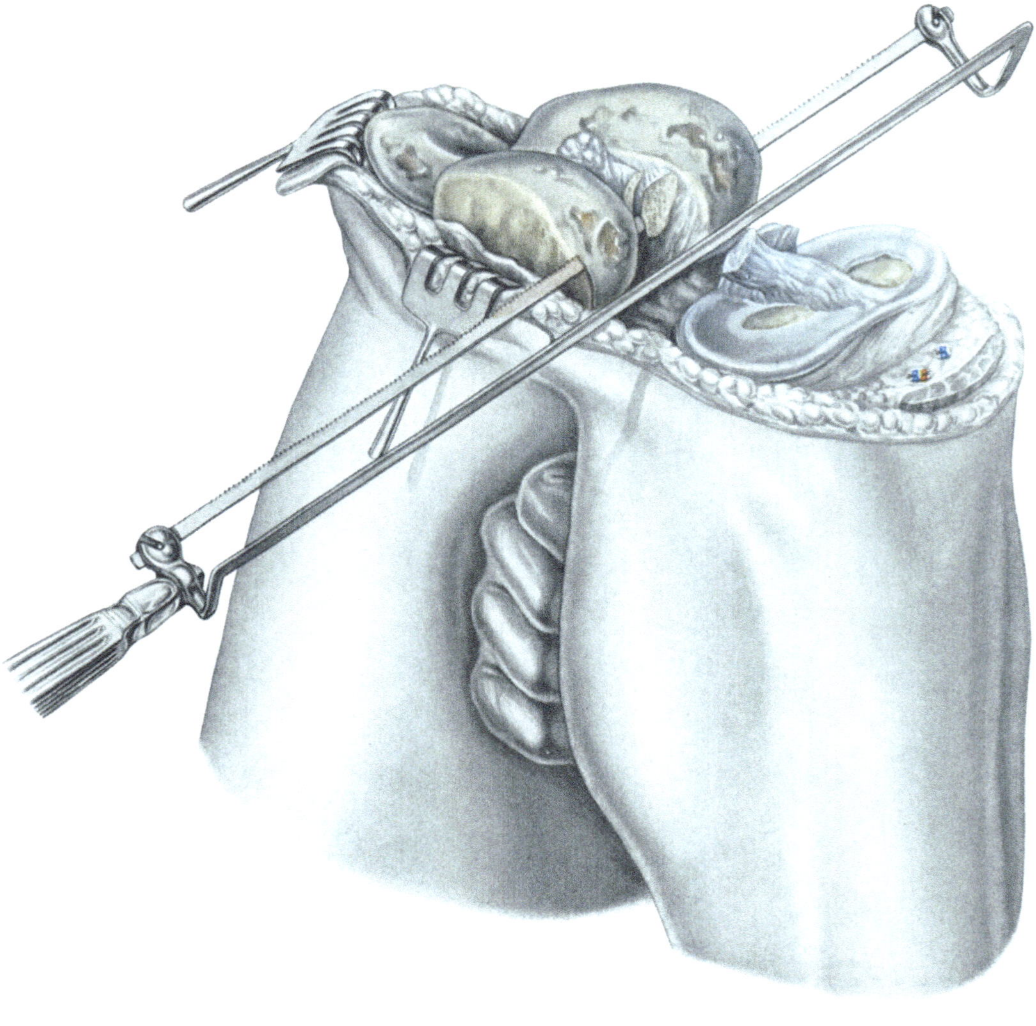

Abb. 244. *Typische Kniegelenkresektion.* 3. Akt. Durch Einführen einer Faust in die Kniekehle und maximale Beugung des Unterschenkels wird das Gelenk breit zum Klaffen gebracht. Mit einer Säge werden die beiden Gelenkenden bogenförmig reseziert, so daß das konvexe Femurende in den konkaven Tibiastumpf paßt.

befestigt wird. Gummilaschen aus beiden Wundwinkeln für 2 Tage verhindern die sonst unvermeidliche Entstehung eines Hämatoms. Zur Ruhigstellung muß ein Gipsverband für mindestens 6 Wochen angelegt werden.

Ob die Resektionsflächen aneinander fixiert werden, hängt allein von dem jeweiligen Fall ab. Je größer der Defekt ist, desto größer die Neigung zum Abrutschen, desto notwendiger die zusätzliche Fixierung. Bei gutem Aufeinanderpassen und geringem Längenverlust sehen wir von einer zusätzlichen

Fixierung in der Regel ab. In den übrigen Fällen ist es sicherer, durch eines der Verfahren, die bei der Arthrodese beschrieben werden, die Resektionsflächen aufeinanderzuhalten.

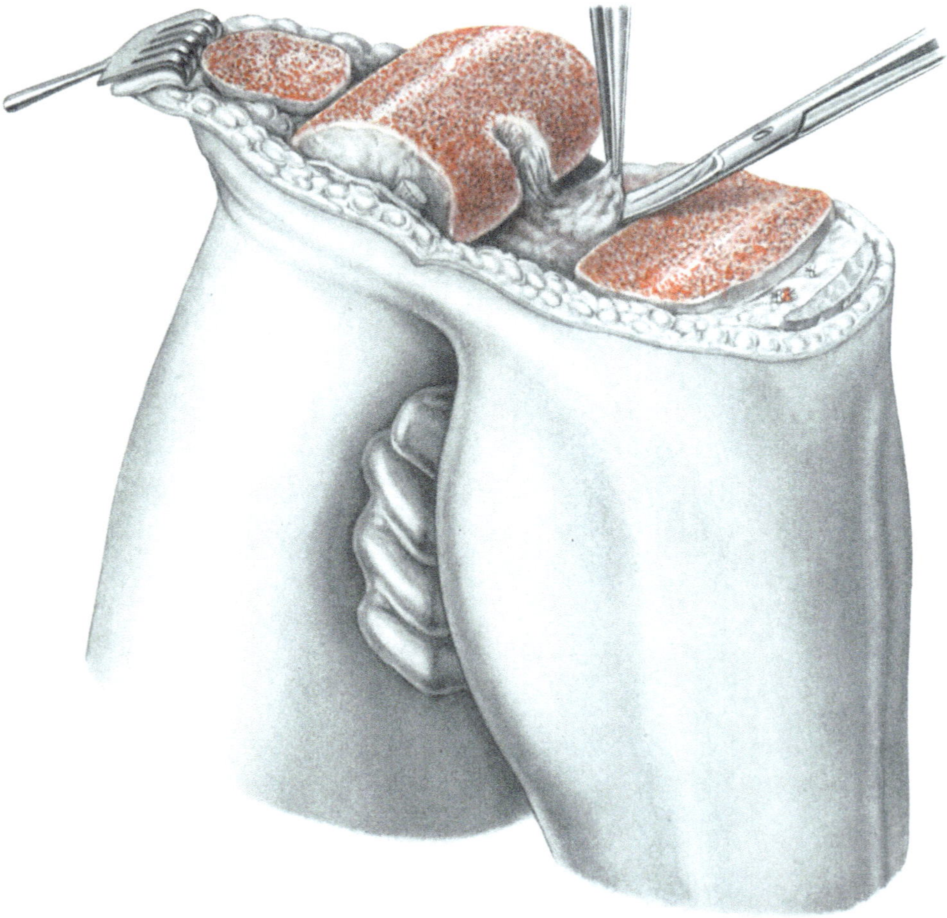

Abb. 245. *Typische Kniegelenkresektion.* 4. Akt. Beide Gelenkflächen sind geformt und angefrischt. Mit Schere und Pinzette wird die Synovialmembran entfernt. Die Ausräumung des Articulus tibiofibularis darf nicht versäumt werden. Nun können die beiden Gelenkenden wieder aufeinandergestellt und die Weichteile vernäht werden.

ε) Exartikulation des Kniegelenkes.

Indikation. Die Exartikulation im Kniegelenk führt niemals zu einem prothesenreifen Stumpf. Die ausladenden Femurkondylen stehen einem guten Prothesensitz entgegen. Die Exartikulation kommt daher heutzutage nur noch als *Notoperation* in Frage, etwa wenn eine breit gelenkeröffnende Verletzung zu einer Entfernung des Unterschenkels zwingt, die äußeren Umstände aber eine ordnungsgemäße Amputation am Orte der Wahl nicht zulassen. Auch die Überlegung, bei der primären Amputation möglichst sparsam vorzugehen, kann uns zur Exartikulation im Sinne des „*Sparschnittes*“ veranlassen, so z. B. bei schweren Aufreißungen des Kniegelenkes und starker Verschmutzung der Weichteile, bei beginnender Infektion, über deren zu erwartende Ausdehnung noch keine Sicherheit besteht (WACHSMUTH).

Technik. Die Operation wird, wenn möglich, mit Lappenschnitt ausgeführt, d. h. wenn am Unterschenkel noch genügend Weichteile zur Lappenbildung vorhanden sind. Die Bildung des Lappenschnittes hängt von den gegebenen Verhältnissen ab, wobei als wesentlichste Gesichtspunkte gute Lappenernährung und ausreichende Größe des Lappens zur Weichteilbedeckung der Kondylen berücksichtigt werden müssen. In der Regel wird man einen großen vorderen Lappen bilden. Der Schnitt verläuft von einem Femurcondylus zum anderen mit dem Scheitel an der Grenze zwischen proximalem und mittlerem Unterschenkeldrittel. Die Endpunkte dieses Schnittes werden durch einen kurz gehaltenen Lappenschnitt miteinander verbunden. Beide Lappen werden möglichst mit sämtlichen Weichteilen bis auf den Knochen und bis in die Höhe des Gelenkspaltes abgelöst. Dann wird in starker Beugung des Kniegelenkes das Lig. patellae dicht an seinem Ansatz an der Tuberositas tibiae abgetrennt. Die Seiten- und Kreuzbänder werden durchschnitten, die Nerven in der Kniekehle aufgesucht, gequetscht und durchtrennt, die Vasa poplitea unterbunden. Die Muskulatur der Wade wird etwas mehr distal, als es dem vorgezeichneten Hautschnitt entspricht, durchtrennt. Erlauben es die Wundverhältnisse, so vernäht man die Muskelstümpfe der Beugemuskeln mit dem Lig. patellae. Wichtig ist es, die Patella zu erhalten, weil die Entfernung der Kniescheibe und der Bursa suprapatellaris zur Ernährungsstörung des vorderen Lappens führen kann.

ROSSI bildet zwei große seitliche Lappen, die er nach innen einschlägt und mit sagittal verlaufender Naht vereinigt. BRYANT benutzt einen breiten vorderen und zwei seitliche hintere Lappen. Auch er schlägt wie ROSSI die Lappen nach innen, so daß die Narbe an der Sagittalebene zwischen den Femurkondylen verläuft. Es versteht sich von selbst, daß bei bestehender Infektion entsprechend der Lage des Falles zunächst nur Situationsnähte gelegt werden dürfen oder überhaupt nur das Offenlassen der Wunde in Frage kommt mit verzögerter oder sekundärer Naht (s. Allgemeiner Teil). Ruhigstellung erfolgt in Streckstellung.

Ist es gelungen, durch die Exartikulation einen Notzustand zu beseitigen, so kann zu späterer Zeit die Nachamputation am Orte der Wahl vorgenommen werden, wozu dann ausreichende Weichteile zur Verfügung stehen.

b) Eingriffe zur Beseitigung, Beschränkung und Wiederherstellung der Gelenkbeweglichkeit.

α) Arthrodese des Kniegelenkes (Abb. 246—255).

Indikation. Die künstliche Versteifung des Kniegelenkes ist ein nicht selten durchgeführter Eingriff. Sie ist dann angezeigt, wenn ein ausreichender Gelenkschluß infolge *Lähmung oder Schädigung des Bandapparates* operativ nicht anders wiederhergestellt werden kann oder wenn infolge schwerer chronischer gelenkdeformierender Prozesse *schmerzhafte Reizzustände* des Gelenkes bestehen. *Voraussetzung der Arthrodese ist selbstverständlich, daß das andere Kniegelenk in seiner Funktion zumindest nicht stark eingeschränkt ist.*

Zunächst wurde die Arthrodese vorwiegend bei Schlottergelenken nach Kinderlähmung oder anderen schlaffen Lähmungen ausgeführt. Die Orthopädie steht heute auf dem Standpunkt einer sorgfältigen Auswahl der in Frage kommenden Fälle. Im Laufe der Zeit wurde die Indikation dann auch auf die schwere Arthrosis deformans bei älteren Kranken ausgedehnt, um sie von ihren Schmerzen zu befreien und dem Bein wieder seine Stützfunktion zurückzugeben. Auch bei posttraumatischen Schlottergelenken, bei denen infolge des Alters ausgedehnte operative Eingriffe zur Wiederherstellung des Bandapparates nicht möglich sind oder bei denen derartige Operationen nicht zum Erfolge geführt haben, führen wir heute die Arthrodese durch.

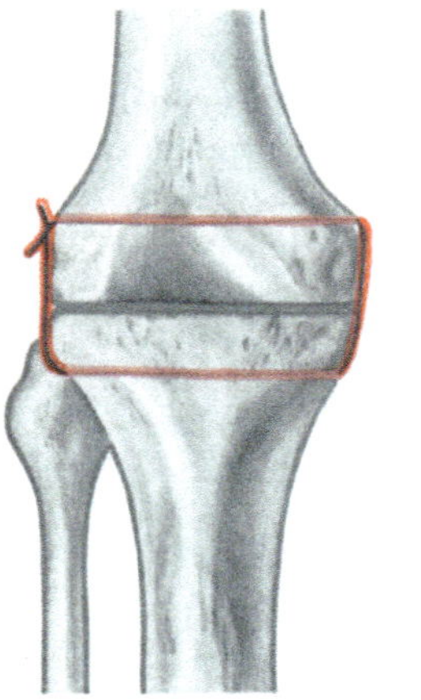

Abb. 246. *Intraartikuläre Arthrodese des Kniegelenkes nach* Gocht. Nach vorheriger Resektion wird die Fixation mit Seidenfäden durchgeführt. Die Seide wird durch die Femurkondylen und den Tibiakopf gezogen und am fibularen Bohrloch des Femur fest verknotet.

Die zuverlässigste Form der Versteifung ist die *intraartikuläre Arthrodese.* Die knöcherne Konsolidierung breiter Knochenflächen führt am schnellsten und sichersten zur Versteifung. Demgegenüber stehen — im Gegensatz zur Hüfte — die *extraartikulären Verfahren* an Bedeutung zurück. Zur Versteifung von Schlottergelenken höheren Grades sind sie ungeeignet, da sie nicht die genügende Festigkeit gewährleisten. Sie können höchstens einmal bei einem geringgradigen Wackelgelenk in Frage kommen, wenn man den wesentlich größeren intraartikulären Eingriff vermeiden will.

Als *Versteifungsstellung* wählen wir die Streckstellung. Den Vorschlag, eine leichte Beugestellung zu wählen, halten wir mit Rücksicht auf die Tendenz zur Beugekontraktur nicht für glücklich. Ob die angeblichen funktionellen Vorteile (besseres Durchschwingen des Spielbeines, leichteres Sitzen) das größere Risiko und die stärkere Beanspruchung des Sprunggelenkes ausgleichen können, erscheint uns zweifelhaft.

Hass empfiehlt, die Arthrodese mit Rücksicht auf die Störungen des Längenwachstums nicht vor dem 17.—18. Lebensjahr vorzunehmen.

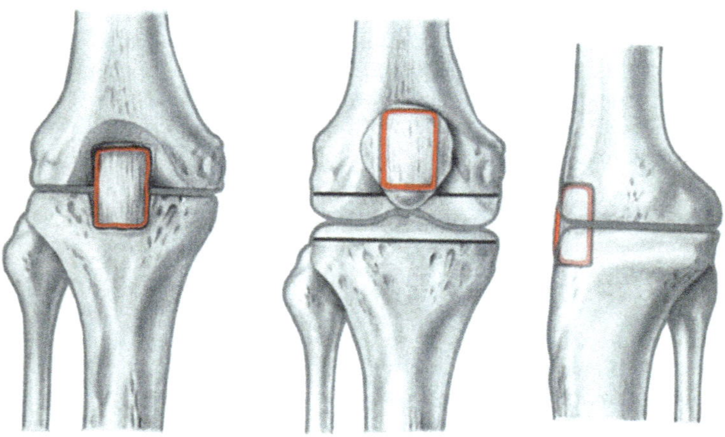

Abb. 247. *Intraartikuläre Arthrodese des Kniegelenkes.* Nach vorheriger Resektion wird an der ventralen Seite die Patella entweder vollständig oder teilweise fest verankert.

Ein einfaches Verfahren, das uns bei entsprechend strenger Indikationsstellung gute Erfolge gebracht hat, ist die *Marknagelung ohne Eröffnung des Gelenkes.* Bei durch chronisch deformierende Gelenkentzündung bereits weitgehend versteiften und schmerzhaften Gelenken, die nur noch geringe Wackelbewegungen zeigen, ist die Marknagelung das Verfahren der Wahl. Das Kniegelenk wird völlig ruhiggestellt, die Bewegungen werden beseitigt, es kommt zur völligen Verlötung.

Bei hochgradigen Schlottergelenken wird man allerdings den Marknagel nur nach vorheriger intraartikulärer Anfrischung mit Erfolg verwenden können.

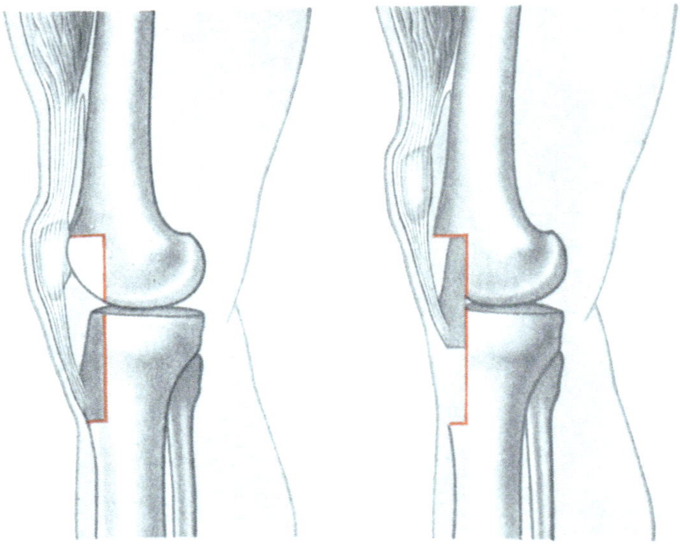

Abb. 248. *Intraartikuläre Arthrodese des Kniegelenkes nach* KAJON. Es wird ein dreieckiger Knochenkeil aus der Vorderfläche des Femur entfernt. Danach wird die Tuberositas tibiae mit ihrem Ansatz abgeschlagen. Die Tuberositas wird nach kranial verlagert und in den Defekt am Femur so eingepaßt, daß das Gelenk überbrückt wird.

Technik der intraartikulären Arthrodese. Das Vorgehen entspricht dem bei der Resektion üblichen (s. S. 221, Abb. 238—245). Wir verwenden den typischen

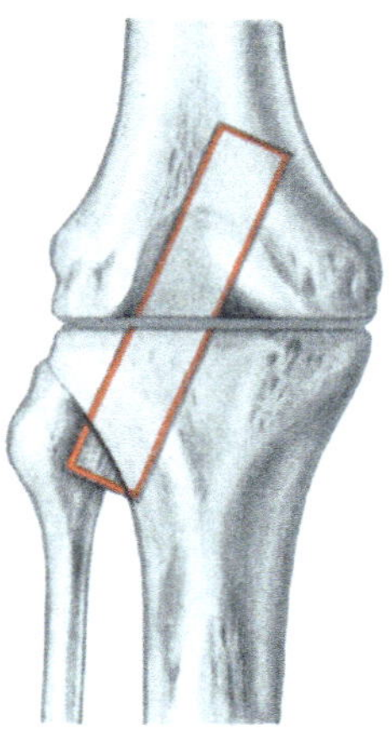

Abb. 249. *Intraartikuläre Arthrodese des Kniegelenkes.* Nach vorheriger Resektion wird ein breiter frei transplantierter Knochenspan schräg an die Vorderfläche des Femur und des Tibiakopfes fixiert.

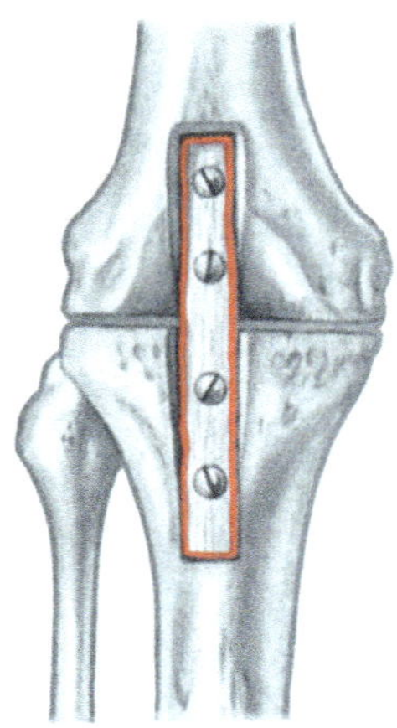

Abb. 250. *Intraartikuläre Arthrodese des Kniegelenkes.* Nach Resektion wird ein breiter Tibiaspan an die Vorderfläche des Femur und des Tibiakopfes gelagert und mit Schrauben fest fixiert.

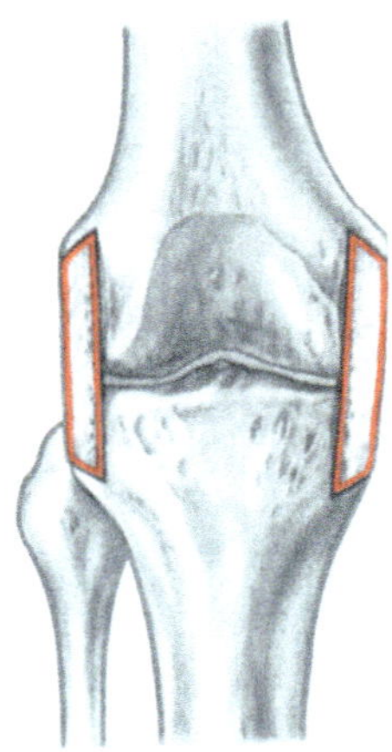

Abb. 251. *Intraartikuläre Arthrodese des Kniegelenkes.* Nach Resektion werden zwei frei transplantierte Knochenspäne seitlich in ein vorbereitetes Bett in den Femur und Tibiakopf eingelassen.

Resektionsschnitt nach TEXTOR, aber auch der mediale Längsschnitt mit Längsspaltung der Patella nach PERTHES ist empfohlen worden (GOCHT). Auf ein genaues Einpassen der beiden durch Absägen entstandenen Knochenflächen ist besonders zu achten. Um ein Abgleiten zu verhindern, kann der enge Kontakt

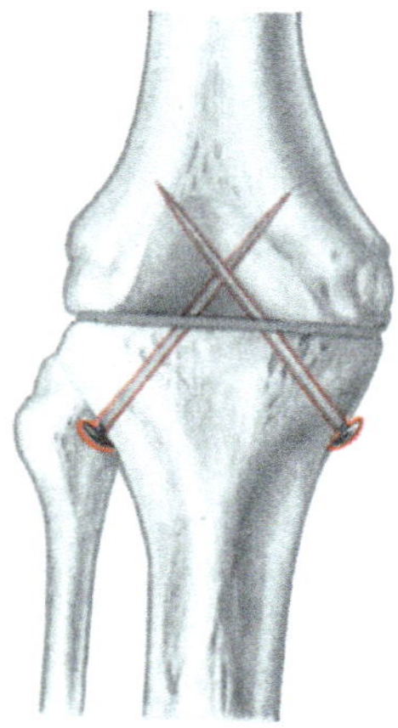

Abb. 252. *Intraartikuläre Arthrodese des Kniegelenkes.* Nach Resektion zusätzliche Fixierung durch zwei überkreuz vom Tibiakopf aus eingeschlagene Nägel.

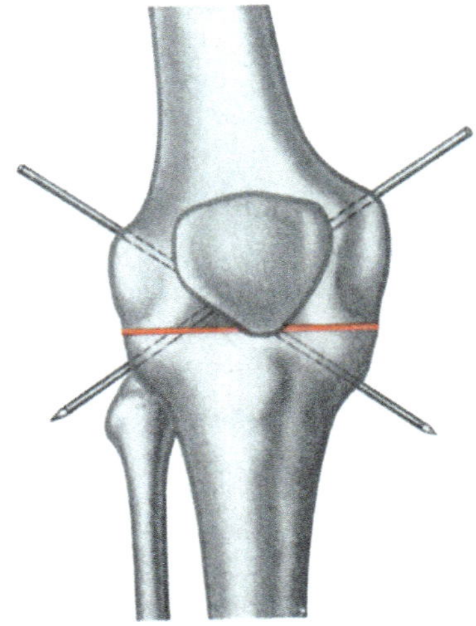

Abb. 253. *Intraartikuläre Arthrodese des Kniegelenkes.* Nach Resektion zusätzliche Fixierung durch zwei überkreuz eingeführte KIRSCHNER-Drähte.

der Knochenflächen noch durch zusätzliche Maßnahmen gesichert werden. Zu diesem Zwecke sind Umschnürungen mit Seide (GOCHT, Abb. 246), Einlagern

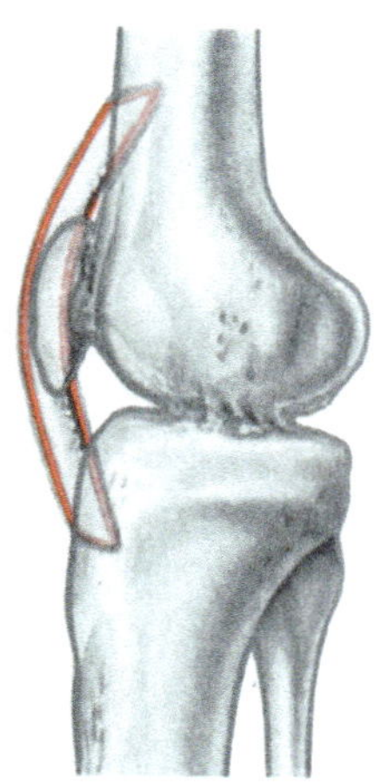

Abb. 254.

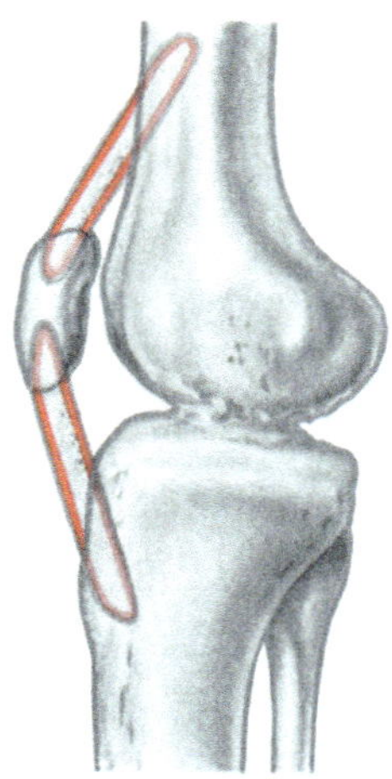

Abb. 255.

Abb. 254 u. 255. *Extraartikuläre Arthrodese des Kniegelenkes.* Überbrückung durch frei transplantierte Knochenspäne. In Abb. 254 ist der Gelenkspalt durch einen Span überbrückt, der in die Patella eingelassen wird. In Abb. 255 sind zwei Späne transplantiert, die proximal und distal auf der Patella abgestützt sind.

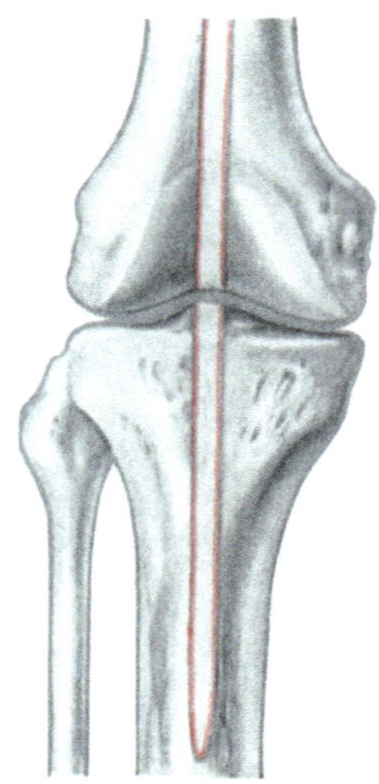

Abb. 256. *Extraartikuläre Arthrodese des Kniegelenkes.* Ein Marknagel ist in typischer Weise von proximal in den Femur eingeschlagen, er wird etwa 20 cm weit in die Tibia vorgetrieben.

der Patella (Abb. 248), der Tuberositas tibiae (KAJON, Abb. 249) oder von Knochenspänen (Abb. 250, 251) oder die Verwendung von Nägeln (Abb. 255) empfohlen worden. Wir selbst haben uns meist der percutanen Fixierung durch kreuzweise eingelagerte KIRSCHNER-Drähte (Abb. 253) mit gutem Erfolg bedient.

Wesentlich ist, daß der Gipsverband mindestens 4—6 Wochen liegen bleibt und daß noch für $^1/_2$—1 Jahr ein entlastender Apparat getragen wird.

Die Technik der extraartikulären Arthrodese beruht auf der Überbrückung des Gelenkspaltes durch einen oder mehrere transplantierte Späne. Wie schon erwähnt, darf man ihnen keine starke Belastung zumuten. Als Stützpunkt des Spanes wird mit Vorliebe die Patella verwandt (Abb. 254, 255).

Die Technik der Marknagelung ist im Allgemeinen Teil (S. 145, Abb. 159) eingehend beschrieben. Im Falle der extraartikulären Arthrodese mit Marknagelung entspricht das Vorgehen der *geschlossenen* Marknagelung, im Falle der intraartikulären Arthrodese der *offenen* Marknagelung. Die Gelenkflächen werden zunächst reseziert, der Marknagel von proximal in typischer Weise in den Markraum eingetrieben, bis die Spitze aus dem distalen Femurende herausragt und sodann in den Markraum der Tibia eingeschlagen (Abb. 256).

β) Arthrorise des Kniegelenkes.

Soweit wir aus dem Schrifttum ersehen, ist die Arthrorise zur Einschränkung des krankhaften Bewegungsumfanges beim Kniegelenk kein aussichtsreiches Verfahren. Es wird nur über vereinzelte und vorübergehende Erfolge berichtet. Das Verfahren hat sich daher nicht durchgesetzt. Als Anschlagsperren wurden die Vorderkante der Tibia (WOLLENBERG) und die durch Tibiaspan fixierte Patella (MAYER, TAVERNIER) verwandt.

Man wird daher besser auf die Arthrorise verzichten und den pathologischen Zustand durch eine Osteotomie oder notfalls durch Arthrodese beseitigen.

γ) Operative Mobilisation (Arthrolyse) des Kniegelenkes (Abb. 257—263).

Indikation. Die operative Mobilisation ist nur in den Fällen ausreichend, in denen noch keine stärkeren Zerstörungen der Gelenkflächen vorhanden sind, wo vielmehr die teilweise oder völlige Versteifung des Gelenkes durch intraartikuläre bindegewebige Verwachsungen, Schrumpfung der Gelenkkapsel oder — besonders häufig — die Verlötung der Patella hervorgerufen ist. Einen gewissen diagnostischen Anhaltspunkt gewinnt man aus den Röntgenaufnahmen, die bei fortgeschrittenen Veränderungen der Gelenkflächen eine deutliche Verschmälerung des Gelenkspaltes aufweisen. In diesen Fällen wird man von einer Arthroplastik noch absehen können und durch einen verhältnismäßig kleinen Eingriff das Gelenk mobilisieren. Der Eingriff ist, wie wir selbst bestätigen können, bei richtiger Indikation und sorgfältiger Durchführung von Operation und Nachbehandlung sehr aussichtsreich.

Es sei allerdings darauf hingewiesen, daß die *fibröse Kniegelenksteife* (PAYR) meist nicht isoliert, sondern im Zusammenhang mit der Kontraktur des M. quadriceps vorkommt, so daß ein Erfolg oft nur durch gleichzeitige Beseitigung dieser Kontraktur durch Verlängerung der Quadricepssehne oder die extraartikuläre Kniemobilisation nach PAYR (s. dort) zu erreichen ist.

Diese fibröse Kniegelenksteife ist ein relativ häufiger Folgezustand nach längerer Ruhigstellung des Beines, insbesondere nach Oberschenkelfrakturen. Sie widersteht infolge der Verlötung der Kniescheibe auf dem Femur jeder konservativen Behandlung. *Vor brüsken unblutigen Mobilisierungsversuchen in Narkose muß dringend gewarnt werden!* Meist ist es unmöglich, die Patella von ihrer Unterlage zu lösen, vielmehr wird nur das Lig. patellae überdehnt und geschädigt.

Gelingt es ausnahmsweise, die Patella unblutig zu mobilisieren, so kommt es durch das Abreißen von ihrer Unterlage und durch das Sprengen der zahlreichen intra-

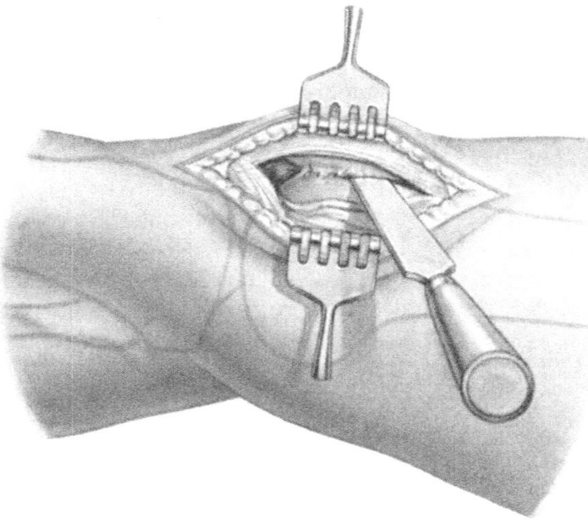

Abb. 257. *Operative Behandlung der fibrösen Kniestrecksteife. Lösung und Fettunterfütterung der Patella nach* ALBEE. 1. Akt. Die Patella wird von einem fibularen und einem tibialen Längsschnitt freigelegt, die breitflächigen Adhäsionen an der Unterfläche der Kniescheibe werden mit einem Meißel gelöst.

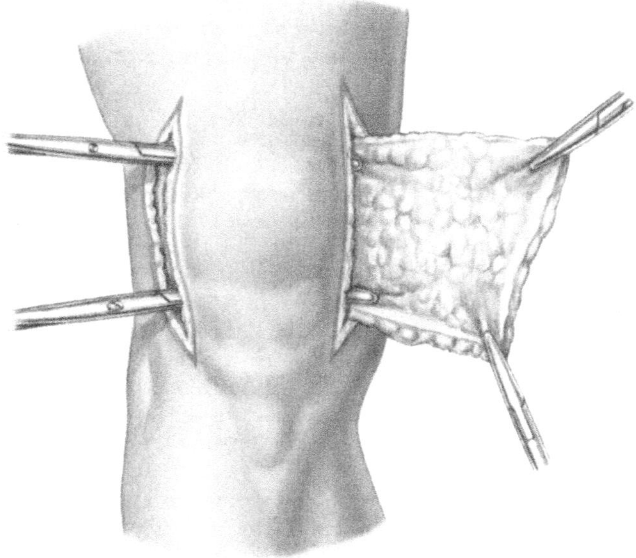

Abb. 258. *Operative Behandlung der fibrösen Kniestrecksteife. Lösung und Fettunterfütterung der Patella nach* ALBEE. 2. Akt. Ein breiter Fettlappen, der von der Außenseite des Oberschenkels entnommen wurde, wird an seinen vier Ecken mit Klemmen gefaßt und zwischen Patella und Femur hindurchgezogen.

artikulären Verwachsungen zur ausgedehnten Schädigung des Knorpels und Blutungen ins Gelenk, so daß der unvermeidlich folgende entzündliche Zustand wiederum nur durch Ruhigstellung zu bekämpfen ist. Neue Verwachsungen sind die Folge. Man pflegt daher durch derartige Versuche mehr Schaden als Nutzen anzurichten.

Nach Eröffnung des Gelenkes ist man häufig von dem Umfang der Verwachsungen überrascht und zieht daraus die Lehre, daß bei länger dauernder Ruhigstellung im Gipsverband bereits frühzeitig mit aktiven und — durch ein Gipsfenster — passiven Patellarübungen begonnen werden soll.

Ist die fibröse Kniestrecksteife einmal eingetreten und hat man sich von der Unbeweglichkeit der Patella, also von dem intraartikulären Anteil überzeugt, so ist mit der operativen Mobilisation nicht zu zögern.

Technik nach Hohmann. Für Frühfälle ist das Verfahren von Hohmann zu empfehlen. Er geht von der Auffassung aus, daß es bei der fibrösen Kniestrecksteife vorwiegend zur Schrumpfung des vorderen Kapselanteiles kommt. Hohmann nimmt deshalb einen einfachen Eingriff an der Kapsel vor, indem er parapatellar im Abstand von etwa einem Querfinger vom Patellarrand beidseitig je einen Längsschnitt von 3—5 cm Länge in die fibröse Kapsel unter Schonung der Synovia legt. Bei fortgeschrittenen Fällen sind mit diesem Verfahren Erfolge nicht mehr zu erzielen.

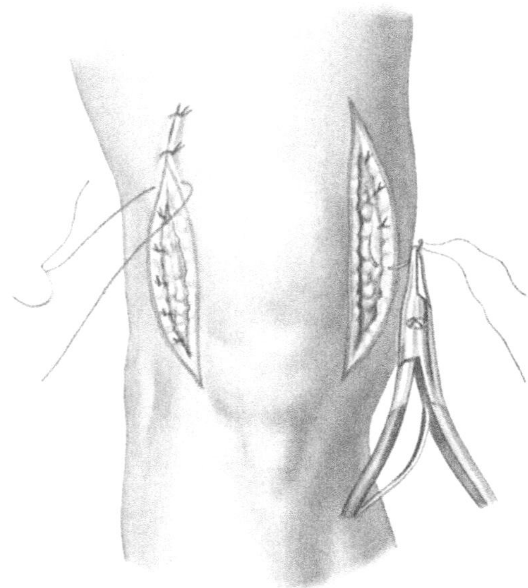

Abb. 259. *Operative Behandlung der fibrösen Kniestrecksteife. Lösung und Fettunterfütterung der Patella nach* Albee. 3. Akt. Der interponierte Fettlappen wird in beiden Wundrändern durch Einzelnähte mit dem subcutanen Fettgewebe und der Fascie verbunden.

Technik der ausgedehnten Arthrolyse. Die Art des Vorgehens hängt davon ab, ob eine reine *intraartikuläre Steife* vorliegt oder ob der intraartikuläre Eingriff mit einer plastischen Verlängerung der Quadricepssehne kombiniert werden soll. Im ersteren Falle genügt die Freilegung mit dem Payrschen S-Schnitt. Man schlägt mit einem flachen Meißel vorsichtig die Patella von der Unterlage ab und verzieht dann den Streckapparat in typischer Weise mit der Patella nach der entgegengesetzten Seite, um das Gelenk von etwa bestehenden Verwachsungen zu säubern. Die Gelenkkapsel muß da, wo sie die Bewegungen hemmt, incidiert werden. Sind die Menisken stark verändert, so entfernt man sie beiderseits total. Am Schluß der Operation müssen die Gelenkflächen von ihren bindegewebigen Auflagerungen befreit und deutlich sichtbar sein. Um ein neues Verwachsen der Patella zu verhindern, wird ihre Unterfläche mit einem Stück Fascie bedeckt, die man dort durch feine Einzelnähte fixiert. Man kann auch nach dem Vorschlage von Albee einen freien Fett-Fascienlappen nach Ablösung der Patella zwischen Patella und Femurkondylen einlagern und im beiderseitigen Wundbereich mit dem subcutanen Fett durch Einzelnähte vereinigen (Abb. 257—259).

Ist die Kombination der intraartikulären Mobilisation mit einer *plastischen Verlängerung der Quadricepssehne* erforderlich, so durchtrennt man die Quadricepssehne proximal der Patella tangential Z-förmig, löst die Patella von ihrer Unterlage und schlägt sodann den distalen Teil des Streckapparates zurück. In gleicher Weise wird nun das breit aufgeklappte Gelenk von den Bindegewebsmassen und den bindegewebigen Strängen befreit. Auch hier muß bei Beendigung der Operation freie Beugung möglich sein. Die geschrumpfte Kapsel wird in der notwendigen Ausdehnung gespalten. Die Unterfläche der Patella wird mit einem scharfen Löffel von den Auflagerungen befreit und dann mit Fascie überdeckt. Die Operation wird beendet durch die Wiedervereinigung der verlängerten Quadricepssehne. Die gespaltene Kapsel pflegt bei Beugung breit zu klaffen, so

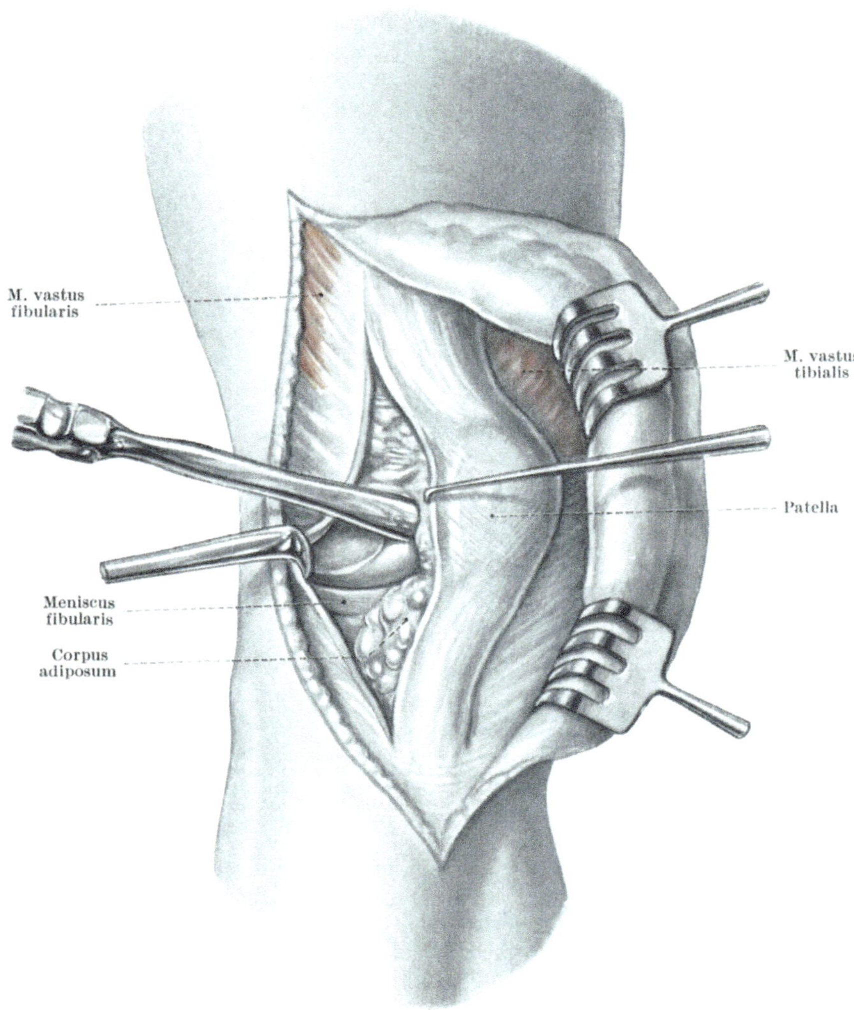

Abb. 260. *Operative Mobilisation des Kniegelenkes in Verbindung mit der plastischen Verlängerung der Quadricepssehne.* 1. Akt. PAYRscher S-Schnitt an der fibularen Seite der Patella. Das Kniescheibenband wird umschnitten und die subpatellaren Verwachsungen werden scharf gelöst.

daß ihre Ränder nur so weit wieder vereinigt werden dürfen, als dies ohne Spannung möglich ist. Die zu Beginn abgetrennten Mm. vasti werden in Beugestellung von 130^0 mit der Quadricepssehne durch Naht vereinigt. Drainage des Kniegelenkes für 2mal 24 Std (Abb. 260—263).

Das Kniegelenk bleibt für 2—3 Wochen in dieser Beugestellung fixiert, dann erfolgt täglich Lagewechsel im Sinne der vermehrten Streckung und Beugung. Es folgen vorsichtige passive und aktive Bewegungsübungen.

Wir haben mit diesem Verfahren sehr schöne Erfolge erzielt.

Technik nach Magnusson. Eine Mittelstellung zwischen dieser Form der Arthrolyse und der Arthroplastik nimmt die Gelenkausräumung, das „joint débridement" von Magnusson ein. Bei dem Eingriff, welcher zur Beseitigung von

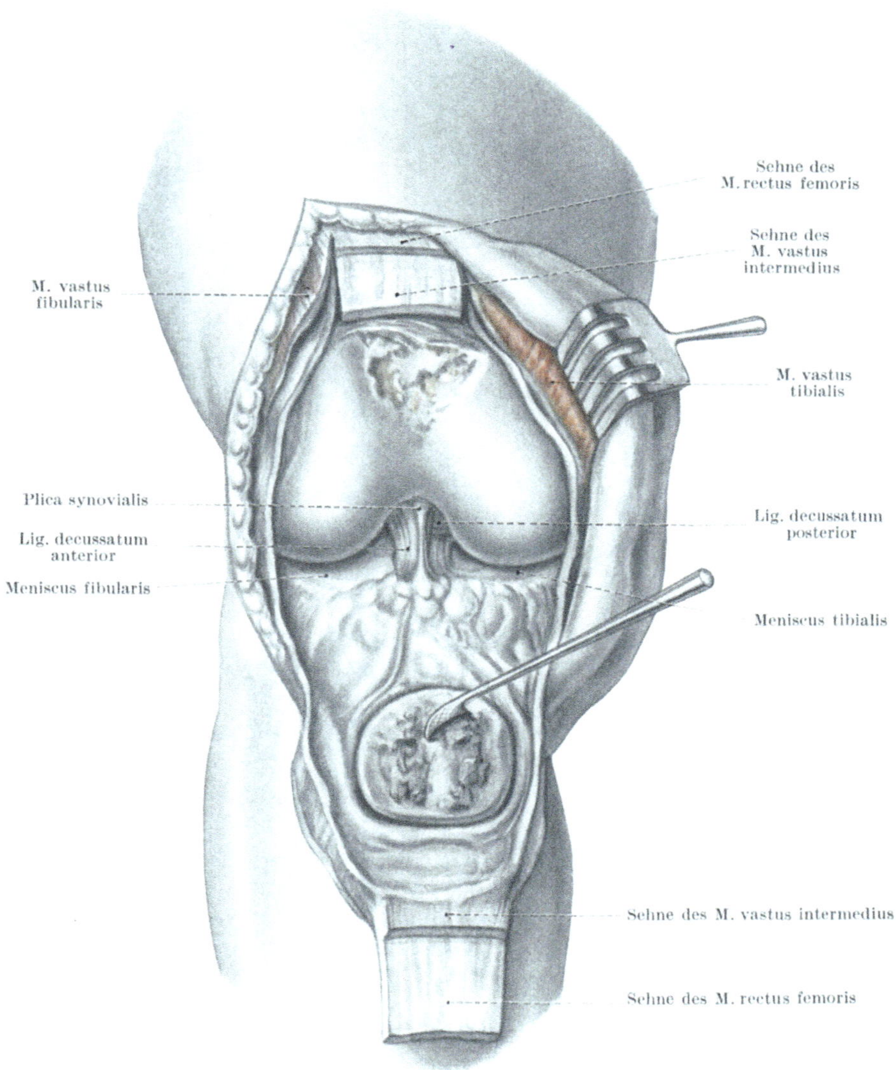

Abb. 261. *Operative Mobilisation des Kniegelenkes in Verbindung mit der plastischen Verlängerung der Quadricepssehne.* 2. Akt. Die Quadricepssehne ist proximal von der Patella tangential Z-förmig durchtrennt worden. Die Patella wird mit dem distalen Teil des Streckapparates nach caudal umgeschlagen. Die Auflagerungen an der Unterfläche der Patella werden mit einem scharfen Löffel entfernt.

erkranktem Knorpel und osteophytären Wucherungen bei der Arthrosis deformans dient, wird in Blutleere operiert. Auf der Seite, welche stärker befallen ist, wird ein Payrscher S-Schnitt angelegt. Die veränderte Patella wird entfernt, desgleichen freie Körper oder degenerierte Knorpelabschnitte, die Gelenkflächen werden

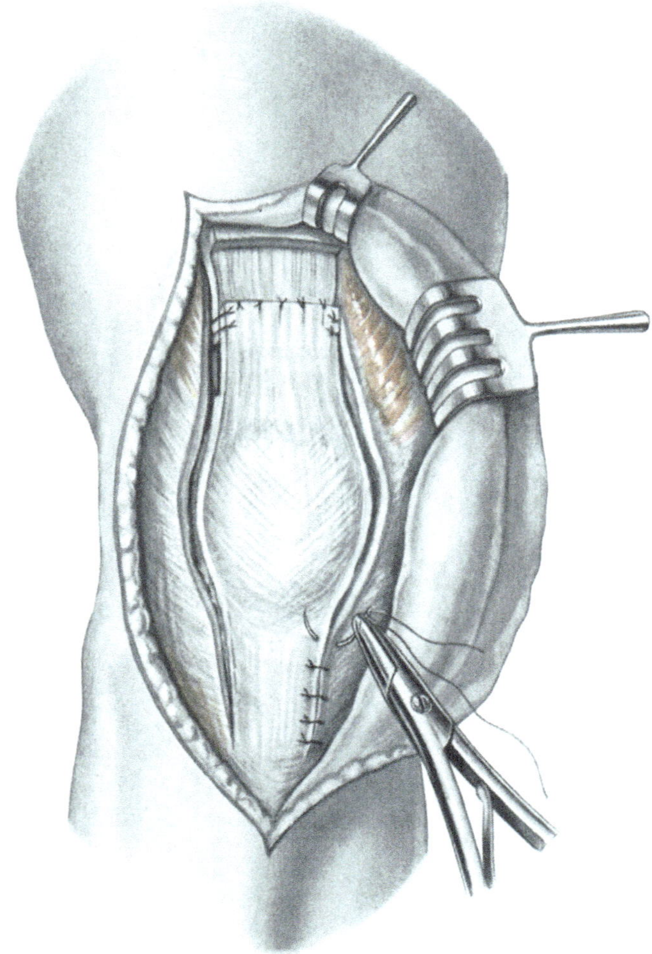

Abb. 262. *Operative Mobilisation des Kniegelenkes in Verbindung mit der plastischen Verlängerung der Quadricepssehne.* 3. Akt. Wiedervereinigung der verlängerten Quadricepssehne. Die Gelenkkapsel darf nur so weit wieder vereinigt werden, als dies ohne Spannung möglich ist. Die zu Beginn abgetrennten Mm. vasti werden in Beugestellung von 130° mit der Quadricepssehne durch Naht wieder vereinigt.

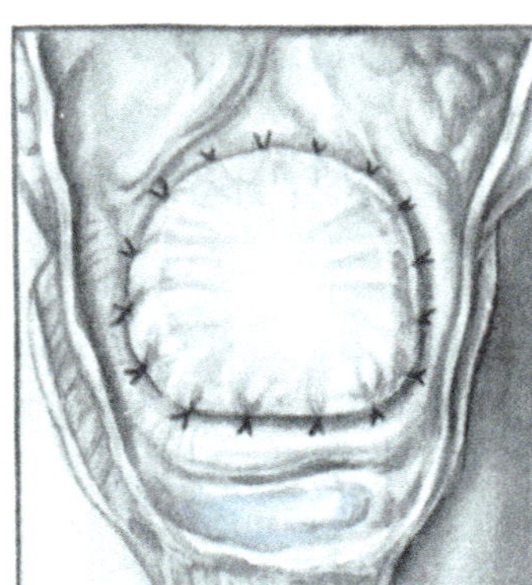

Abb. 263. *Operative Mobilisation des Kniegelenkes in Verbindung mit der plastischen Verlängerung der Quadricepssehne.* Zusätzlich kann die geglättete Patella noch mit einem Fascien-Fettlappen umkleidet werden. Der Fascienlappen ist in der Abbildung mit Einzelnähten fixiert.

sorgfältig geglättet. Gesunde Menisken, vor allem aber Kreuz- und Seitenbänder bleiben erhalten. Der Eingriff beschränkt sich auf die Entfernung des wirklich schwer veränderten Gewebes und soll sich nicht wie bei dem vorher beschriebenen Verfahren auf plastische Maßnahmen am muskulären und tendinösen Bewegungsapparat ausdehnen.

In der *Nachbehandlung* wird lediglich ein Druckverband angelegt, so daß bereits in den ersten Tagen selbsttätige Bewegungsübungen ausgeführt werden können. Frühestens nach 3 Wochen darf mit vorsichtiger Belastung, nach 6 Wochen mit passiven Bewegungsübungen begonnen werden. Bildet sich ein sekundärer Erguß, so soll derselbe abpunktiert und mit festem Kompressionsverband behandelt werden.

Das Wesentliche des Verfahrens bedeutet also die Beschränkung auf den intraartikulären Eingriff. Die Behandlung der Beugekontraktur des M. quadriceps wird gegebenenfalls in einer anderen Sitzung vorgenommen.

δ) **Arthroplastik des Kniegelenkes** (Abb. 264, 265).

Indikation. Bezüglich der allgemeinen Vorbedingungen einer Arthroplastik wird auf den Allgemeinen Teil verwiesen. Insbesondere ist die psychische Einstellung des Kranken zu berücksichtigen. *Im ganzen ist die Indikation eng zu stellen.* Im allgemeinen wird man sich zu dieser eingreifenden und nicht völlig erfolgssicheren Operation nur dann entschließen, wenn der ausgesprochene Wunsch des Kranken nach einem beweglichen Kniegelenk vorliegt und die Versteifung anderer Gelenke, etwa des gleichseitigen Hüft- oder gegenseitigen Kniegelenkes, eine Beweglichkeit des Kniegelenkes dringend erwünscht macht.

Technik. Als Schnittführung verwenden wir den TEXTORschen Bogenschnitt in der Abwandlung von LEXER mit Abmeißelung der Tuberositas tibiae. Es wird zunächst wie bei der Resektion vorgegangen. Im früheren Gelenkspalt sind Femur und Tibia durch Meißelschläge voneinander zu trennen. Bestehen nur bindegewebige Verwachsungen, so genügt das Vorgehen mit dem Messer. Die Seitenbänder sollen möglichst erhalten bleiben. Sie werden im ganzen vom Knochen mit dem Rasparatorium abgeschoben. Gelingt dies nicht, muß man sie einkerben, aber ihre Ansätze erhalten. Die Gelenkflächen werden in der üblichen Form durch Absägen reseziert und bogenförmig geformt. In der Mitte des Femur bildet man hierbei eine kleine Rinne, die der Fossa intercondylica entsprechen soll. Auch die Gelenkfläche der Patella wird tangential abgesägt.

Der weitere Verlauf der Operation hängt von der Wahl des *Interpositums* ab. Man kann hier Fascien- oder Fascien-Fettlappen verwenden, wobei es genügt, nur die Schnittfläche des Femur und der Patella zu bedecken. Das Interpositum kann man frei aus der Fascia lata transplantieren oder von der Außenseite des Oberschenkels als gestielten Lappen aus dem Tractus iliotibialis nach PAYR entnehmen (Abb. 264, 265).

Um das interponierte Gewebe nicht dem Druck auszusetzen, sollen die beiden neuen Gelenkflächen einen etwa fingerbreiten Abstand voneinander besitzen. Die Überkleidung der unteren Patellarfläche kann gleichfalls außer mit einem frei transplantierten Fett-Fascienlappen mit einem gestielten Lappen aus der Nachbarschaft erfolgen.

Bei der Beendigung der Operation ist auf sorgfältige Naht des Bandapparates Wert zu legen, damit das neue Gelenk eine zuverlässige Führung erhält. Die Tuberositas tibiae wird an ihrer Abschlagstelle durch einen Nagel und Periostnähte angeheftet, die Weichteile werden schichtweise sorgfältig verschlossen und eine Drainage für 2mal 24 Std eingelegt. Es folgt Ruhigstellung im Drahtzug-

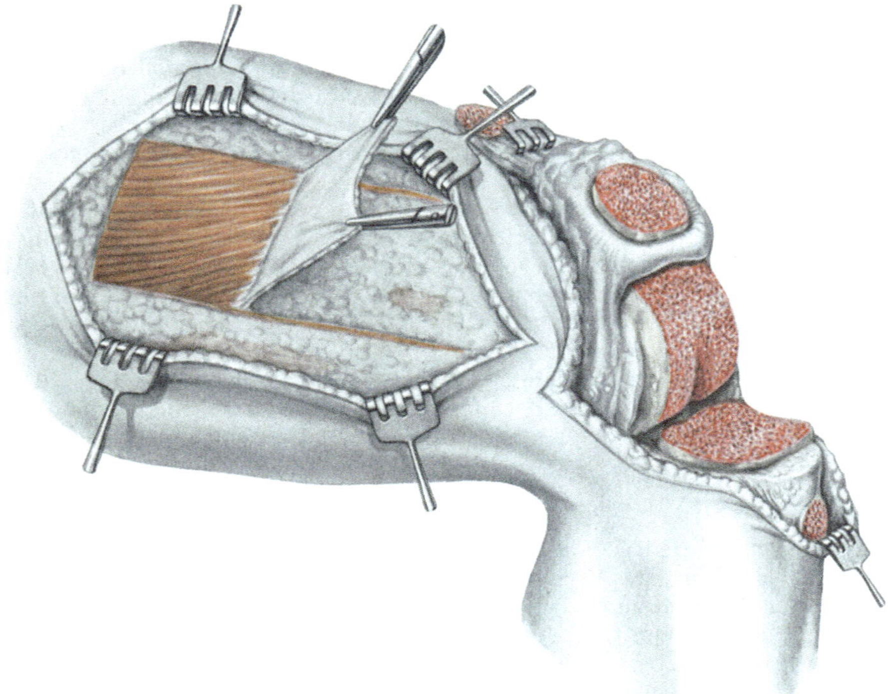

Abb. 264. *Arthroplastik des Kniegelenkes nach* PAYR. 1. Akt. TEXTORscher Bogenschnitt, Hochschlagen der Patella, Resektion und Formung der Gelenkflächen. Aus dem Tractus iliotibialis wird zur Transplantation ein breiter gestielter Lappen entnommen.

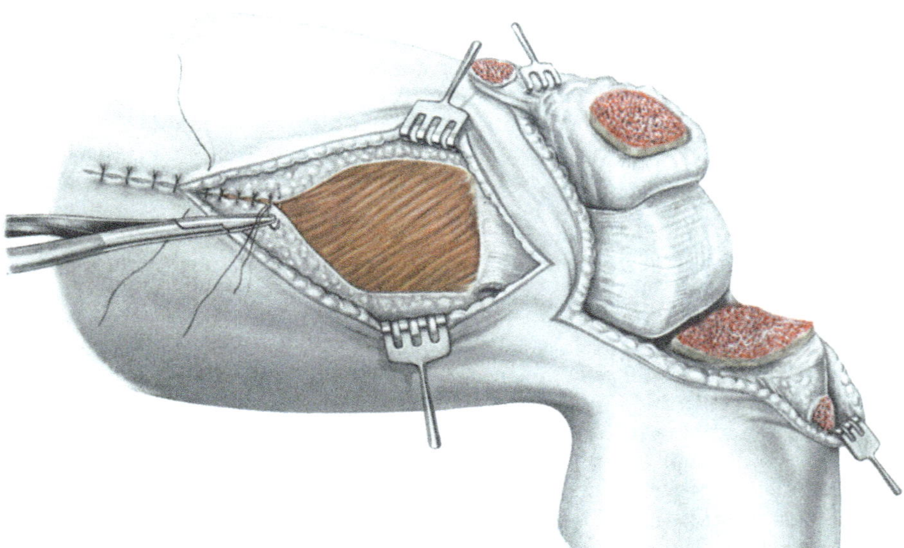

Abb. 265. *Arthroplastik des Kniegelenkes nach* PAYR. 2. Akt. Die Femurkondylen sind mit dem Fascienlappen überzogen. Die Wunde an der Außenseite des Oberschenkels wird schichtweise durch Einzelnähte verschlossen. Danach werden die Resektionsflächen aufeinandergestellt und die Tuberositas tibiae mit Schraube oder Nagel wieder angeheftet.

Gipsverband, wobei der KIRSCHNER-Draht durch den Calcaneus geführt wird. Auf diese Weise wird der Gelenkspalt auseinandergehalten und das Interpositum entlastet. Der Beckengipsverband bleibt in leichter Beugestellung des Gelenkes für etwa 4 Wochen liegen.

In der weiteren Nachbehandlung empfiehlt sich noch für mehrere Wochen das Anlegen einer Weichteilextension, nachdem der Calcaneusdraht entfernt worden ist. Kommt es zur Bildung eines Schlottergelenkes, so sind später die notwendigen Korrekturoperationen zur Wiederherstellung oder zum Ersatz des Bandapparates erforderlich (s. dort).

ε) Plastischer Ersatz des Kniegelenkes.

Der Ersatz großer Gelenke durch Fremdmaterial ist seit den Versuchen GLUCKS (1902), der Elfenbeingelenke implantierte, erfolglos geblieben. Dagegen konnten LEXER und JUDET homoplastische Gelenke in einzelnen Fällen mit Erfolg transplantieren. Die Versuche LEXERs beruhten auf den experimentellen Untersuchungen über die Gelenkknorpelrückpflanzung von FRANZ KÖNIG und TUFFIER und der Einlagerung von Gelenkknorpel von WEGLOWSKY.

LEXER nahm die beiden ersten Operationen als halbe und ganze Gelenktransplantation im November 1907 vor und berichtete über das Verfahren im April und Mai 1908 auf dem Deutschen Chirurgenkongreß. BÜRKLE DE LA CAMP hat 1929 über die Untersuchungsbefunde von zwei durch LEXER homoplastisch verpflanzte Kniegelenke berichtet. Funktionell waren beide Fälle sehr unbefriedigend. Die Transplantate waren zwar eingeheilt, es waren aber nach kurzer Zeit hochgradige Veränderungen der Gelenkflächen aufgetreten, so daß im einen Falle ein Hülsenapparat getragen, im zweiten Falle wegen der starken Schmerzen eine Resektion ausgeführt werden mußte. *Das kühn erdachte Verfahren ist daher ganz allgemein wieder verlassen worden.* Für die Mißerfolge ist es gleichgültig, ob man Material von der Leiche verwendet (ENDERLEN) oder frisches Material transplantiert (LEXER). Allerdings weist BÜRKLE DE LA CAMP darauf hin, daß sich im Gegensatz zu der ganzen, beide Gelenkflächen einschließenden Gelenktransplantation die halben Gelenkverpflanzungen oder Gelenkkopftransplantationen auch bei Homoioplastik bewährt haben, da die Ernährungsverhältnisse für den allseitig von der Gelenkkapsel des Empfängers umschlossenen Gelenkknorpel besser sind. Auch lassen sich derartige halbe Gelenktransplantationen gelegentlich *autoplastisch* durchführen, wodurch die Einheilungs- und Umbauverhältnisse begünstigt werden.

Bezüglich der von LEXER angegebenen *Technik* wird auf seine verschiedenen Originalarbeiten, wie sie im Schrifttum angeführt sind, verwiesen.

c) Eingriffe bei Erkrankungen der Weichteile des Kniegelenkes.

α) Eingriffe bei Kontrakturen.

Operative Behandlung der Strecksteife (Abb. 266—273).

Indikation. Die *extraartikuläre* fibröse Strecksteife des Kniegelenkes entsteht durch Verkürzung und Schrumpfung des M. quadriceps und insbesondere durch Verlötung des M. vastus intermedius auf dem Oberschenkelknochen. Der Zustand kann durch alleinige Ruhigstellung über längere Zeit oder durch pathologische Vorgänge im Bereiche des Oberschenkelschaftes hervorgerufen sein, vor allem durch Frakturen. Gleitet der M. quadriceps nicht mehr auf der lockeren

Bindegewebsschicht über dem Knochen hin und her, hängt er vielmehr am Femur fest, so wird die Beugung eingeschränkt oder völlig unmöglich gemacht.

Diese extraartikuläre Strecksteife kann also bestehen, ohne daß im Kniegelenk selbst irgendwelche krankhafte Veränderungen vorliegen. Wie jedoch schon bei der Besprechung der operativen Mobilisation des Kniegelenkes betont wurde, ist die *extraartikulär* bedingte Streckkontraktur des Kniegelenkes nicht selten mit der *intraartikulären* Strecksteife kombiniert.

Bevor man sich zum operativen Vorgehen entschließt, sind sämtliche Ursachen der Kniegelenkversteifung zu klären und gegebenenfalls die Lösung der extraartikulären Strecksteife mit der operativen Mobilisation des Kniegelenkes zu verbinden, notfalls in zwei verschiedenen Sitzungen.

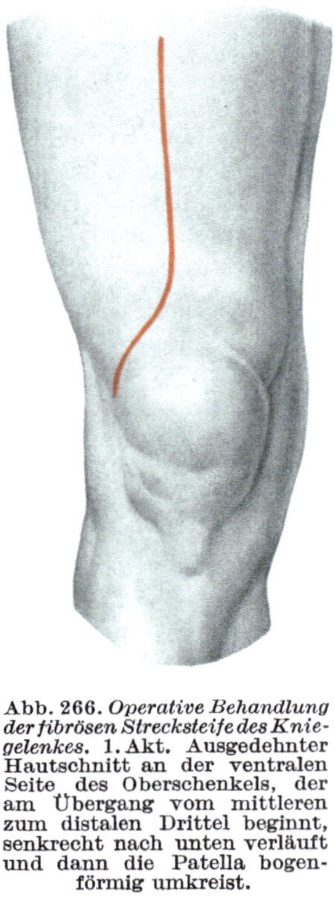

Abb. 266. *Operative Behandlung der fibrösen Strecksteife des Kniegelenkes.* 1. Akt. Ausgedehnter Hautschnitt an der ventralen Seite des Oberschenkels, der am Übergang vom mittleren zum distalen Drittel beginnt, senkrecht nach unten verläuft und dann die Patella bogenförmig umkreist.

Wir haben allerdings den Eingriff in der Regel in einer Sitzung ausführen können, was für den Erfolg zweifellos von Vorteil ist. Über die Beschaffenheit des Kniegelenkes selbst geben die klinische Untersuchung (Unbeweglichkeit der Patella!) und das Röntgenbild (Verschmälerung und Unregelmäßigkeit des Gelenkspaltes, knöcherne Brückenbildung usw.) Aufschluß.

Das von PAYR empfohlene Operationsverfahren bei Kniestrecksteife infolge Quadricepskontraktur und Immobilisation des M. quadriceps durch Verwachsungen auf seiner knöchernen Unterlage haben wir während des Krieges und in der Nachkriegszeit häufig vorgenommen, meist mit sehr gutem Erfolg. War mit dem Eingriff nicht zu lange gewartet worden, so ließ sich die Beugefähigkeit des Kniegelenkes fast im normalen Umfange wiederherstellen. In ungünstigeren Spätfällen konnte im allgemeinen wenigstens eine teilweise Beweglichkeit des Gelenkes erzielt werden. Wenn diese schmerzfrei ist, bedeutet sie für den Kranken einen großen Vorteil.

Die Technik der von PAYR angegebenen Operation ist einfach. Je nach den Ursachen ist bei dem Eingriff der größere Wert auf die Beseitigung der Quadricepskontraktur oder nur auf die Mobilisierung des Muskels zu legen. Im letzteren Falle genügt gelegentlich nur die Ablösung des M. vastus intermedius von seiner Unterlage, um eine ausreichende Beugestellung im Kniegelenk zu erzielen. Wir haben dies insbesondere nach Schußbrüchen des Oberschenkelschaftes wiederholt erlebt.

Die Operation wird von uns folgendermaßen durchgeführt: Der Schnitt beginnt an der Grenze des mittleren zum distalen Oberschenkeldrittel und verläuft zunächst auf der Streckseite des Oberschenkels, umläuft dann bogenförmig den oberen Patellarrand und endet etwa in der Mitte der Patella (Abb. 266). Ob man den Bogen um den tibialen oder fibularen Rand der Patella führt, ist für die einfacheren Fälle nach unseren Erfahrungen ziemlich gleichgültig. Bei hochgradiger Muskelkontraktur und Verlötung des Muskels gehen wir so vor, daß wir je einen mehr fibular und tibial gelegenen Längsschnitt im Bereiche des distalen Oberschenkeldrittels führen, die von beiden Seiten die Kniescheibe in der beschriebenen Weise umlaufen. Die Übersicht wird in diesen Fällen besser und der Zugang ist für den ausgedehnteren Eingriff zweckmäßiger. Nach Durchtrennung der Fascie isoliert man dann die Quadricepssehne und den M. rectus femoris von dem M. vastus fibularis bzw. M. vastus tibialis. Ist diese Isolierung

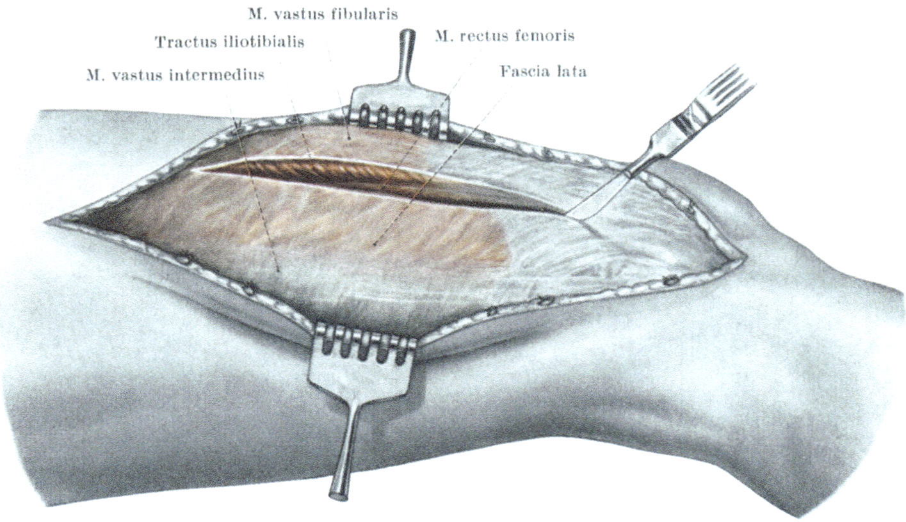

Abb. 267. *Operative Behandlung der fibrösen Strecksteife des Kniegelenkes.* 2. Akt. Nach Durchtrennung der Fascie wird die Quadricepssehne isoliert und der M. rectus femoris von dem M. vastus tibialis bzw. fibularis getrennt.

der Mm. rectus und intermedius beendet, so läßt man durch einen Assistenten vorsichtig das Kniegelenk beugen und stellt fest, wo das Hemmnis liegt. Ist der M. vastus intermedius fest durch Narbengewebe mit dem Knochen ver-

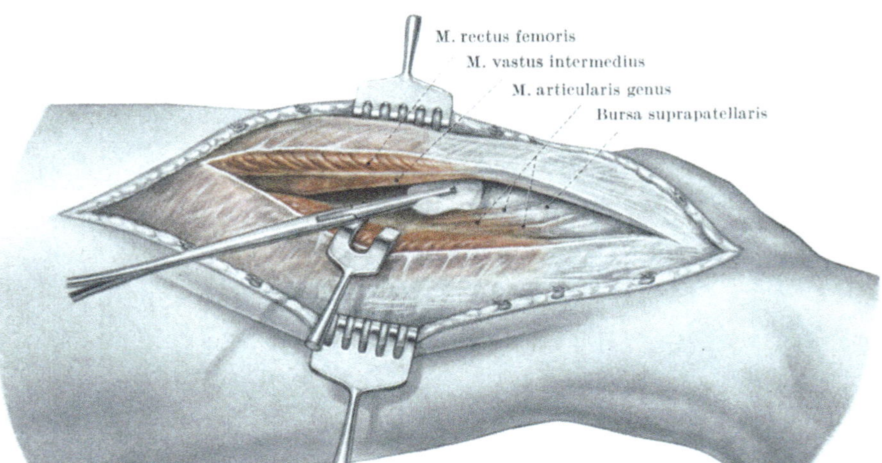

Abb. 268. *Operative Behandlung der fibrösen Strecksteife des Kniegelenkes.* 3. Akt. Der M. vastus intermedius wird stumpf von der Unterfläche gelöst, die bestehenden Verklebungen werden dabei durchtrennt.

wachsen, so wird er ausreichend von diesem abgelöst. Liegen keine intraartikulären Verwachsungen vor, so läßt sich nunmehr das Kniegelenk ausreichend, d. h. bis zum rechten Winkel, beugen. Läßt die hochgradige Schrumpfung des

Muskels die Beugung nicht zu, so ist man gezwungen, zusätzlich die Quadricepssehne frontal Z-förmig zu durchtrennen und hierdurch zu verlängern, wie das bereits in den Abb. 271, 272 zum Ausdruck gekommen ist. Es erscheint jedoch

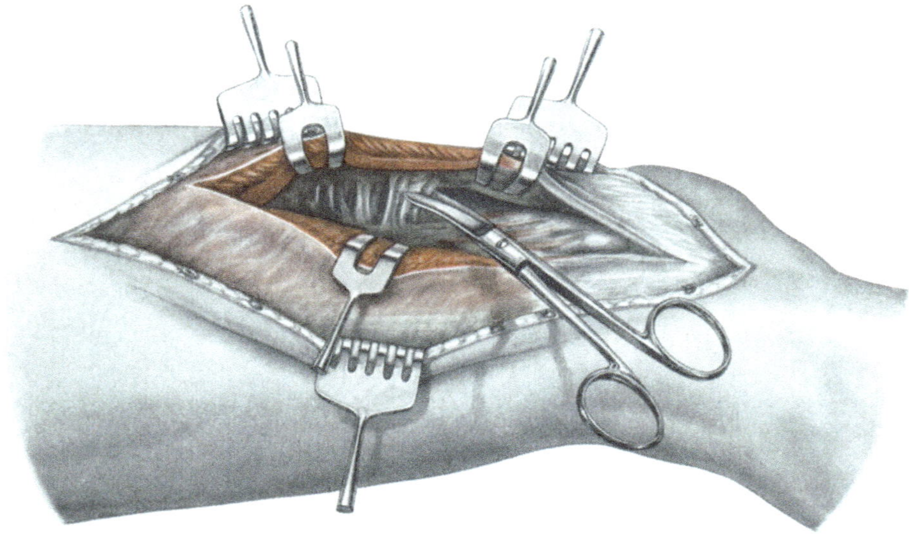

Abb. 269. *Operative Behandlung der fibrösen Strecksteife des Kniegelenkes.* 4. Akt. Flächenhafte Verwachsungen zwischen dem M. vastus intermedius und dem Knochen werden scharf mit der Schere durchtrennt.

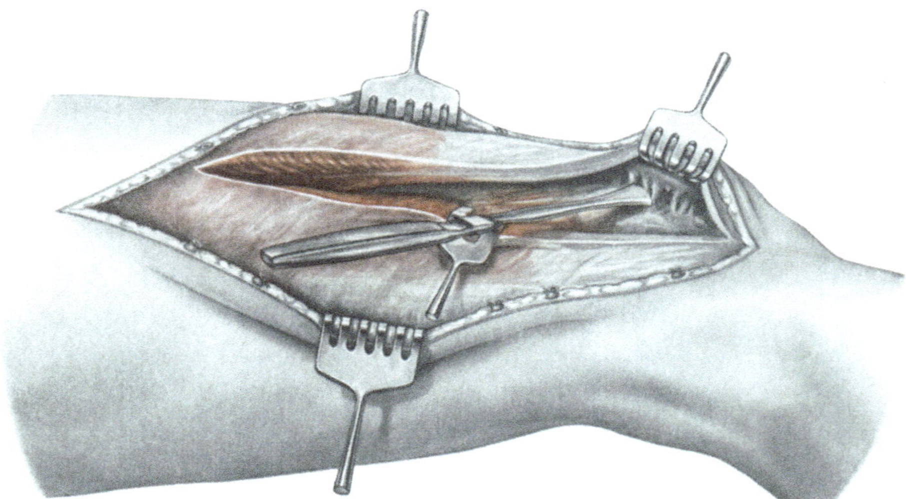

Abb. 270. *Operative Behandlung der fibrösen Strecksteife des Kniegelenkes.* 5. Akt. Die Patella wird mit einem scharfen Haken hochgezogen, die Verklebungen an ihrer Unterfläche werden mit einem Raspatorium entfernt.

erwünscht, die Z-förmige Durchtrennung so zu gestalten, daß sie nicht nur eine erhebliche Verlängerung ermöglicht, sondern daß auch die spätere Naht eine Adaptation zuläßt und die Enden ohne Spannung vereinigt werden können (s. Abb. 267, 271—273).

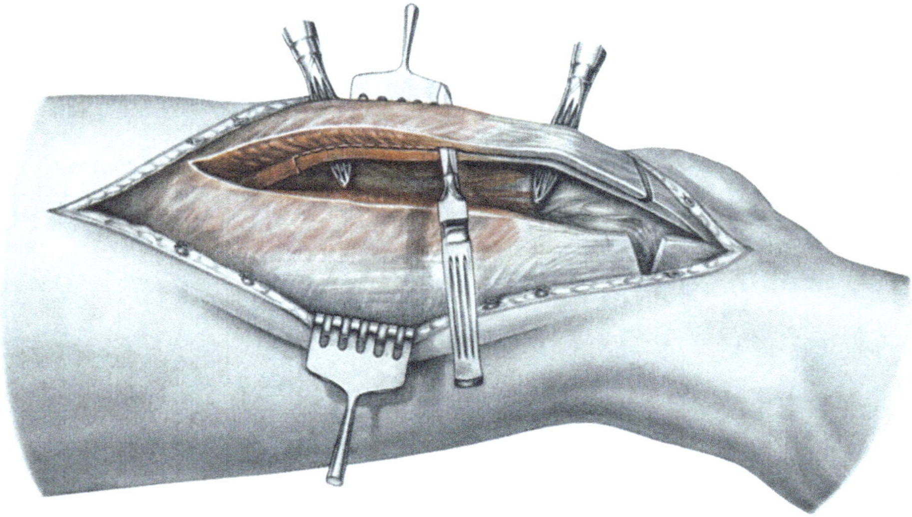

Abb. 271. *Operative Behandlung der fibrösen Strecksteife des Kniegelenkes.* Bei hochgradiger Schrumpfung wird zusätzlich die Z-förmige Verlängerung der Quadricepssehne durchgeführt. 1. Akt. Die gelöste Sehne wird mit zwei KOCHER-Sonden unterfahren und die Z-förmige Verlängerung tangential durchgeführt.

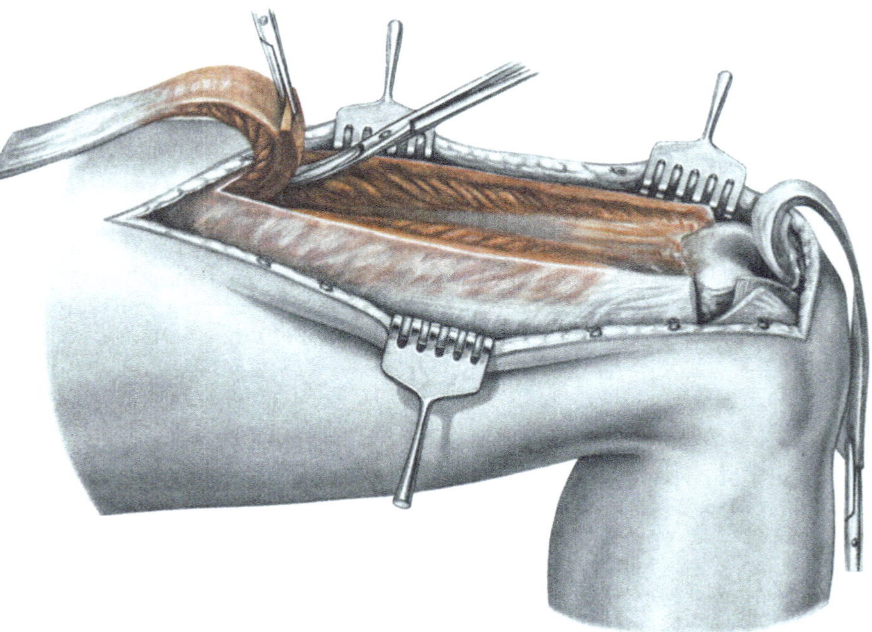

Abb. 272. *Operative Behandlung der fibrösen Strecksteife des Kniegelenkes.* 2. Akt. Nach Z-förmiger Verlängerung der Quadricepssehne werden zusätzlich der M. vastus tibialis und der M. vastus fibularis an ihrem Ansatz mit einer Schere eingekerbt.

Wir betonen allerdings dabei, daß bei den meisten von uns operierten Fällen die Durchtrennung der Quadricepssehne nicht notwendig war.

Ist die Beugung trotz Durchtrennung der Quadricepssehne noch nicht möglich, so muß die Ursache in einer Schrumpfung des Reservestreckapparates, der Retinacula, gesucht werden, die man dann im notwendigen Umfange einkerbt (s. Abb. 271).

Stellt sich nun heraus, daß nach Beseitigung aller Weichteilkontrakturen noch keine Beugung des Kniegelenkes erreicht werden kann, so soll man keinesfalls mit brüsker Gewalt die Beugung erzwingen, da die intraartikulären Adhäsio-

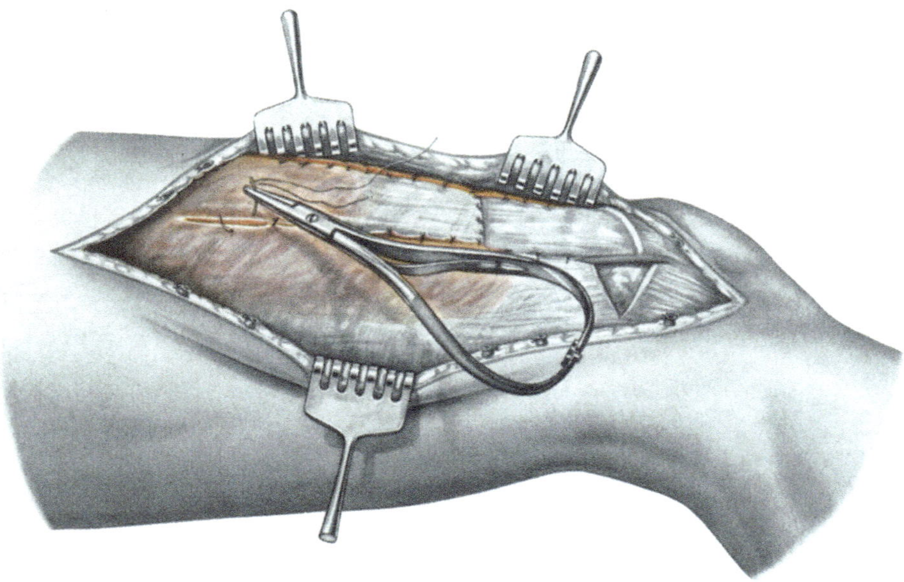

Abb. 273. *Operative Behandlung der fibrösen Strecksteife des Kniegelenkes.* 3. Akt. Bei einer Beugestellung des Knies von 120° wird die Quadricepssehne wieder vernäht. Die Mm. vastus tibialis und fibularis werden an ihren Einkerbungsstellen nicht vernäht.

nen die Knorpelflächen abreißen und ein schwerer zusätzlicher Gelenkschaden gesetzt werden kann. Es ist dann vielmehr richtiger, den Hautschnitt beidseits bis zur Tuberositas tibiae zu verlängern, die Kapsel zu eröffnen und unter Sicht die ausreichende intraartikuläre Mobilisation durchzuführen (s. dort). Nun läßt sich auch in den schwierigsten Fällen das Gelenk bis zum rechten Winkel beugen. Ist die Beugung spannungslos frei, so wird zunächst die Quadricepssehne vernäht, falls man zur Durchtrennung gezwungen war. Sodann bringt man das Kniegelenk in eine leichte Beugestellung von etwa 120° und vereinigt die Mm. vasti tibialis und fibularis mit dem M. rectus femoris bzw. der Quadricepssehne durch Einzelnähte. Im Bereiche der Kapsel und des Reservestreckapparates läßt sich eine primäre Naht wegen der Spannung häufig nicht durchführen, es wäre auch falsch, sie zu erzwingen. Auch die Hautnaht soll spannungsfrei sein. *Es ist richtiger, lieber auf eine stärkere Beugestellung zu verzichten, als eine Ernährungsstörung der Haut zu riskieren.* Drainage für 2mal 24 Std, Lagerung in Beugestellung von 120° auf BRAUNscher Schiene oder im Gipsverband.

In der *Nachbehandlung* beginnt die Übungsbehandlung nach 2—3 Wochen zunächst mit vorsichtigen Umlagerungen, passiven Bewegungen, an die sich dann aktive Muskelübungen anschließen.

A. W. Fischer (1949) hat eine Modifikation der Payrschen Technik angegeben. Er empfiehlt auch den von uns verwandten tibialen *und* fibularen Schnitt, die beidseits die Kniescheibenränder umlaufen. Er legt jedoch außerdem noch zwei Längsschnitte in die Gruppenfascie des Oberschenkels, wodurch er ebenfalls zur Beseitigung einer Bewegungsbehinderung beitrage. Die breit klaffende Lücke in der Fascie soll offen bleiben. Ist die Patella mit der Vorder-

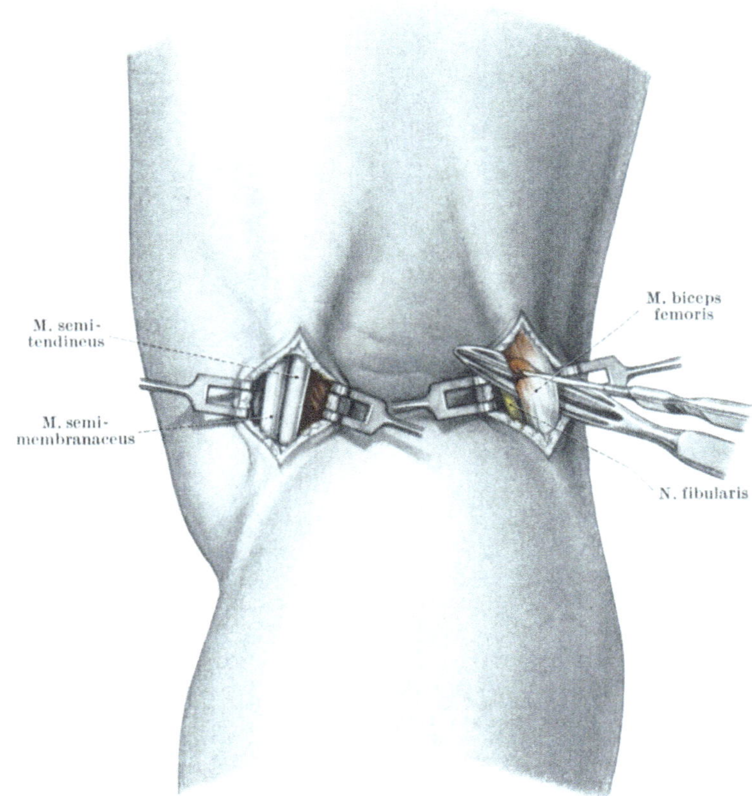

Abb. 274. *Operative Behandlung der myogenen Beugekontraktur.* Tenotomie mit kleinen Schnitten. Längsschnitt über der Sehne des M. biceps, die Sehne wird mit einer Kocher-Sonde unterfahren und schräg durchtrennt. Der zweite Hautschnitt liegt über der Sehne der Mm. semitendineus und semimembranaceus. Auch diese werden mit einer Kocher-Sonde unterfahren und durchtrennt.

fläche des Femur knöchern verlötet und schränkt sie die Bewegung im Kniegelenk in irgendeiner Weise ein, so wird sie exstirpiert. Die ersten Bewegungsübungen läßt Fischer bereits nach 8 Tagen beginnen, nötigenfalls in Narkose. Er hält dies für besonders wichtig, damit die stets wieder auftretenden Adhäsionen im Wundbereich nicht erneut zu einer fibrösen Gelenksteife führen können.

Wir pflichten A. W. Fischer darin bei. Die ersten Bewegungen sind äußerst schmerzhaft und auch uns hat sich bei den ersten Malen die Anwendung von Narkose und sodann stark wirkenden schmerzlindernden Mitteln vor der Übungstherapie bewährt. Als ein besonders gutes Mittel sehen wir die schon erwähnten täglichen Umlagerungen mit Wechsel des Beugungswinkels an.

Operative Behandlung der myogenen Beugekontraktur (Abb. 274—276).

Indikation. Die Verfahren zur operativen Beseitigung der knöchernen Beugekontrakturen des Kniegelenkes, insbesondere die Behandlung der in Beugestellung fixiert stehenden kurzen Unterschenkelstümpfe durch die Osteotomie, werden später besprochen.

Unter den *myogenen* Beugekontrakturen sind es vor allem die spastischen Zustände, die eine operative Behandlung verlangen. Alle Versuche, mit Streck-

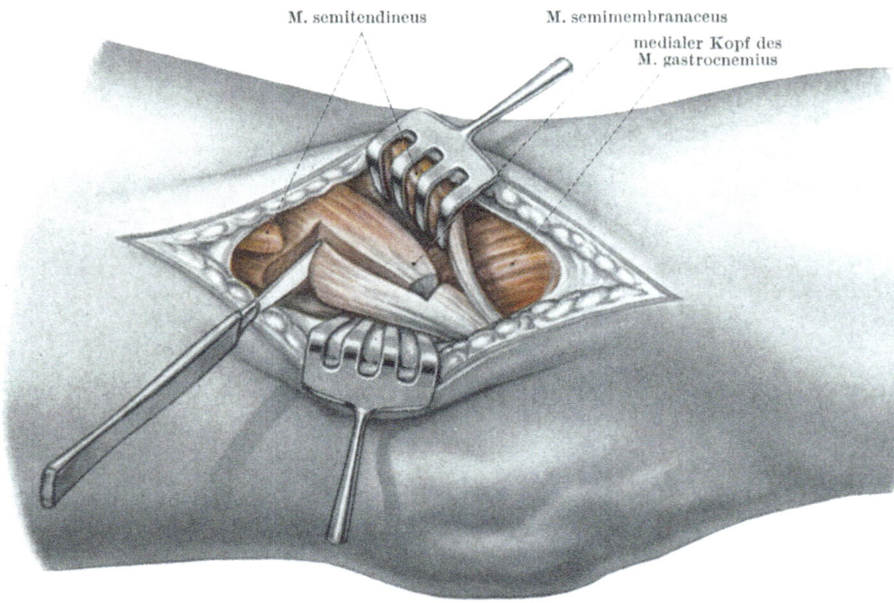

Abb. 275. *Operative Behandlung der myogenen Beugekontraktur.* Tenotomie mit größeren Schnitten. Ausgedehnter Hautschnitt über den tastbaren Sehnen der Mm. semimembranaceus und semitendineus. Der fibular verlaufende M. semitendineus wird Z-förmig durchtrennt, der M. semimembranaceus wird schräg durchtrennt. Nach Streckung des Kniegelenkes erfolgt die Vereinigung der Muskelstümpfe.

oder Quengelverbänden die Kontraktur zu bessern, schlagen fehl. Andererseits bleiben die Kranken ans Bett gefesselt und die Gefahr des Decubitus, insbesondere über den Kniescheiben, ist groß. Das Verfahren der Wahl ist die *offene Tenotomie* der Beugesehnen.

Technik. Die Tenotomie wird an den Sehnen der Mm. biceps, semitendineus und semimembranaceus, mitunter auch am M. gracilis angewandt. Zur *Tenotomie mit kleinen Schnitten* (Abb. 274), wie sie HASS empfohlen hat, wird ein Längsschnitt zunächst über der fibular sehr deutlich vorspringenden Sehne des M. biceps gelegt. Der Schnitt wird bis auf die Sehne geführt. Man unterfährt sodann die Sehne mit einer KOCHER-Sonde, um den unmittelbar tibial und dorsal unter ihr verlaufenden N. fibularis nicht zu verletzen. Die Sehne wird sodann über dieser Sonde schräg durchtrennt. Es folgt ein entsprechender kleiner Hautschnitt längs über den ebenfalls deutlich tastbaren Sehnen der Mm. semitendineus und semimembranaceus. Auch sie werden mit einer KOCHER-Sonde unterfahren und durchtrennt. Spannt sich ausnahmsweise noch tibialwärts die Sehne des M. gracilis an, so wird auch sie durchschnitten. Das Gelenk wird sodann sorgsam in Streckstellung gebracht, um nicht durch brüske Streckung Nerven und Gefäße zu gefährden. Gipsverband.

Zur *Tenotomie mit größeren Schnitten* (Abb. 275, 276), wie sie M. LANGE empfiehlt, wird über dem tibialen Rande des M. biceps ein 3—4 cm langer Schnitt angelegt. *Auch hier ist der N. fibularis wieder sorgfältig freizulegen und unter einem Haken zu sichern.* Die Z-förmige Durchtrennung erfolgt auch am besten über einer KOCHER-Sonde. Der zweite Schnitt wird in gleicher Länge über dem lateralen Rande der benachbart verlaufenden Mm. semimembranaceus und semitendineus geführt. Es erfolgt zunächst die Z-förmige Durchtrennung des

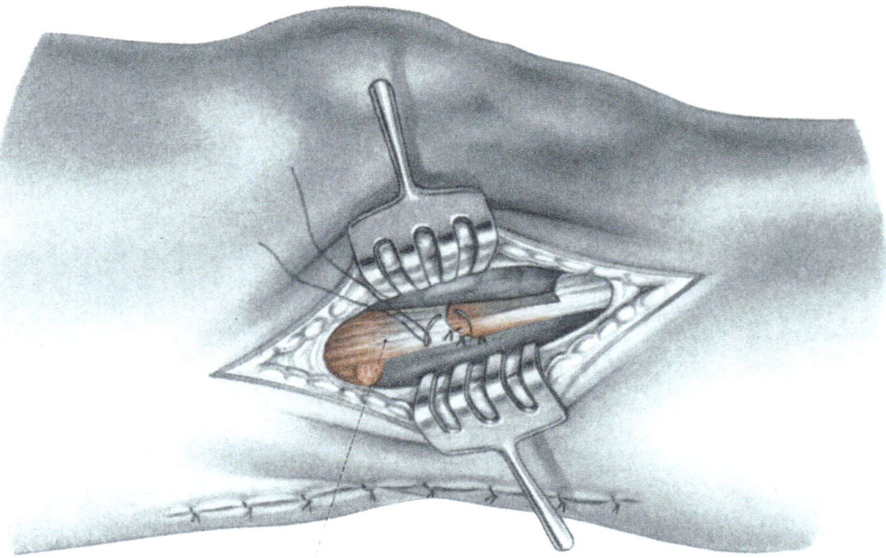

Abb. 276. *Operative Behandlung der myogenen Beugekontraktur.* Tenotomie mit größeren Schnitten. 4 cm langer Hautschnitt über dem tibialen Rande des M. biceps. Der Muskel wird auf einer KOCHER-Sonde Z-förmig durchtrennt. Im Bilde werden bereits bei Streckung des Kniegelenkes die Muskelstümpfe wieder durch Einzelnähte verbunden.

fibular verlaufenden M. semitendineus, sodann die gleichartige Durchtrennung des M. semimembranaceus. Die Vereinigung der Stümpfe durch Naht erfolgt nach Streckung des Kniegelenkes. Ruhigstellung des Beines bei gestrecktem Kniegelenk im Gipsverband für etwa 4 Wochen.

β) Eingriffe bei Seitenbandschäden.

Indikation. Bei der außerordentlichen Bedeutung, die die Seitenbänder des Kniegelenkes für die Standfestigkeit des Beines, für den Gelenkschluß und für die Bewegungsführung des Gelenkes haben, ist es erklärlich, daß man Bandschäden jedweder Art zu beseitigen sucht. Da diese Schäden häufig vorkommen, gehören derartige Eingriffe zu den häufigsten operativen Maßnahmen im Kniebereich überhaupt. Je nach Lage des Falles wird die Wiederherstellung oder der plastische Ersatz des Seitenbandes in Frage kommen.

Den größten Anteil an den Bandschäden haben die traumatisch entstandenen. Angeborene Schlottergelenke bedürfen nur selten der operativen Behandlung, durch Krankheit erworbene (Rachitis, Poliomyelitis) verlangen meist andere und eingreifendere operative Maßnahmen. Mit einer einfachen Seitenbandplastik sind hier Dauererfolge nicht zu erwarten.

Es ist nun keinesfalls so, daß bei jeder frischen Seitenbandverletzung eine operative Indikation gestellt werden müßte. Wir stellen vielmehr auch beim erheblichen traumatischen Wackelknie das Bein in leichter Beugestellung für 2—3 Wochen im Gipsverband ruhig. Eine sorgfältige und schonende Übungsbehandlung soll sich anschließen. In überraschend vielen Fällen sind wir mit einem derartigen konservativen Verfahren ausgekommen.

Handelt es sich um *veraltete* Seitenbandeinrisse, so ist die Prognose für die rein konservative Therapie nicht so günstig. Eine Ruhigstellung hat dann keinen

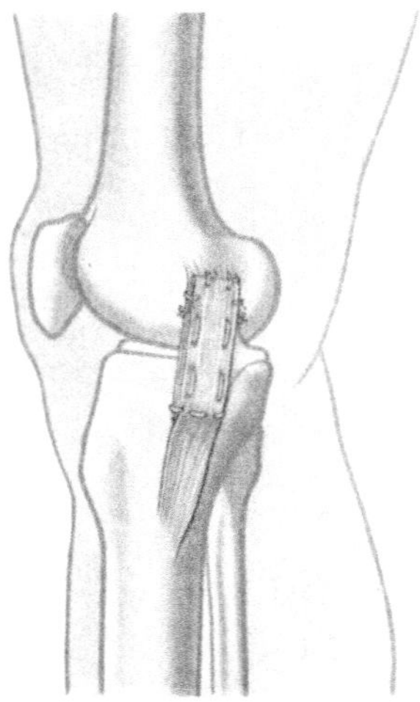

Abb. 277. *Seitenbandersatz durch Raffnaht.* Der Bandansatz wurde abgelöst, gerafft und nun erneut mit Einzelknopfnähten befestigt.

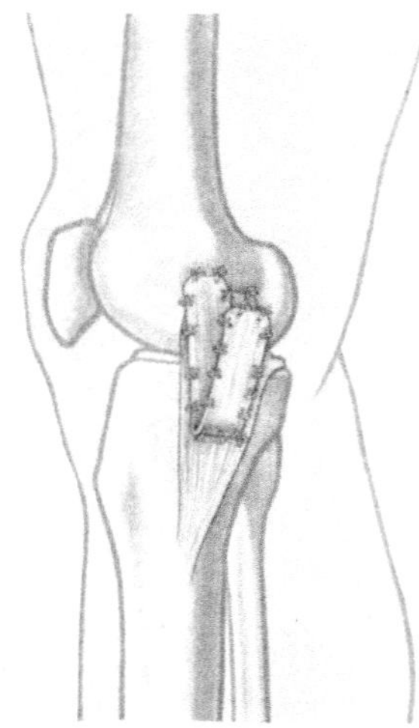

Abb. 278. *Seitenbandersatz durch Fascie.* Ein aus der Fascia lata entnommener Lappen wird auf das geraffte Seitenband aufgesteppt.

Sinn mehr, da sie das Zunehmen der Muskelatrophie begünstigt und somit zur weiteren Lockerung des Gelenkschlusses beiträgt. Vielmehr soll in diesen Fällen sogleich eine aktive und passive Bewegungstherapie einsetzen. Auch hier ist durch entsprechende Widerstandsübungen der Streckmuskulatur und der Adductoren oft noch ein überraschend gutes Resultat zu erzielen, das ein operatives Vorgehen unnötig macht.

Die operative Indikation stellen wir nur nach Versagen ernsthafter konservativer Versuche und in Fällen totaler Seitenbandzerreißungen mit hochgradigen seitlichen Wackelbewegungen. Das von uns zu wählende Verfahren wird für jeden Einzelfall besonders bestimmt werden müssen. Es hängt von Alter und Gewicht des Verletzten, der Beinform, dem Beruf und der Ausdehnung der Verletzung weitgehend ab.

Grundsätzlich können wir unterscheiden zwischen Verfahren der Wiederherstellung oder des plastischen Ersatzes eines Seitenbandes und dem von Payr empfohlenen Verfahren des Gelenkschlusses durch aktive Muskelwirkung.

Wir selbst haben das zuletzt erwähnte Verfahren seit 20 Jahren in geeigneten Fällen immer wieder durchgeführt und waren mit den Erfolgen sehr zufrieden. Der prinzipielle Einwand, daß der Gelenkschluß bei Entlastung des Gelenkes gelockert und nur bei Inanspruchnahme wiederhergestellt wird, besteht zweifellos zu Recht. Nach unseren Erfahrungen sind jedoch die Verletzten mit der Funktion zufrieden und das scheint uns das Wesentliche zu sein.

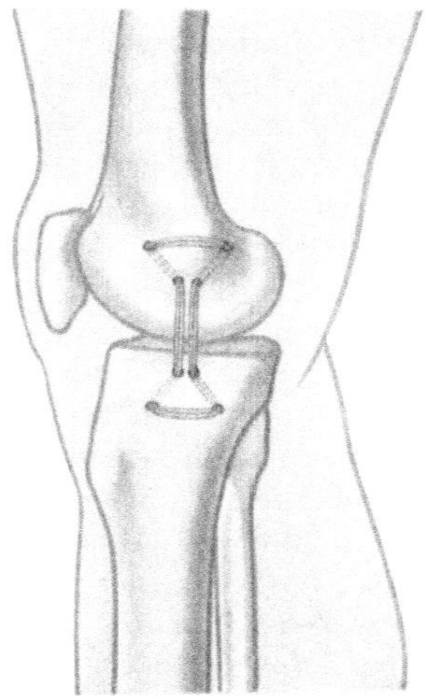

Abb. 279. *Seitenbandplastik nach* F. LANGE. Das Seitenband wird durch einen Seidenfaden ersetzt. Der Seidenfaden wird durch Bohrkanäle am Femurcondylus und Tibiakopf doppelt geführt und fest verknotet.

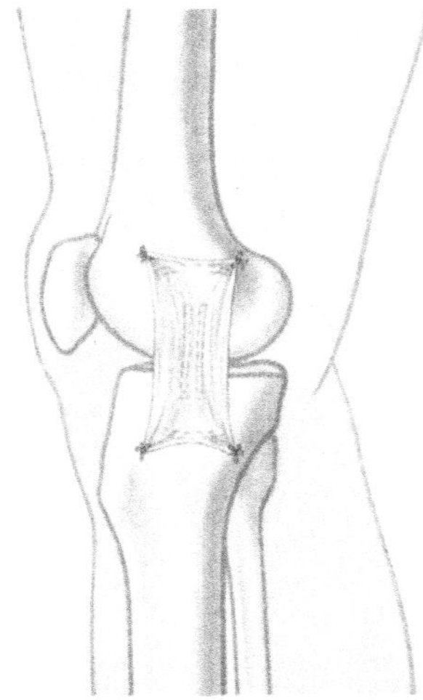

Abb. 280. *Seitenbandersatz durch Seide und Fascie.* Wie in Abb. 279 wird das Seitenband durch einen doppelten Seidenfaden ersetzt. Zusätzlich wird ein frei transplantierter Fascienlappen nach dem Vorschlag von M. LANGE darübergesteppt.

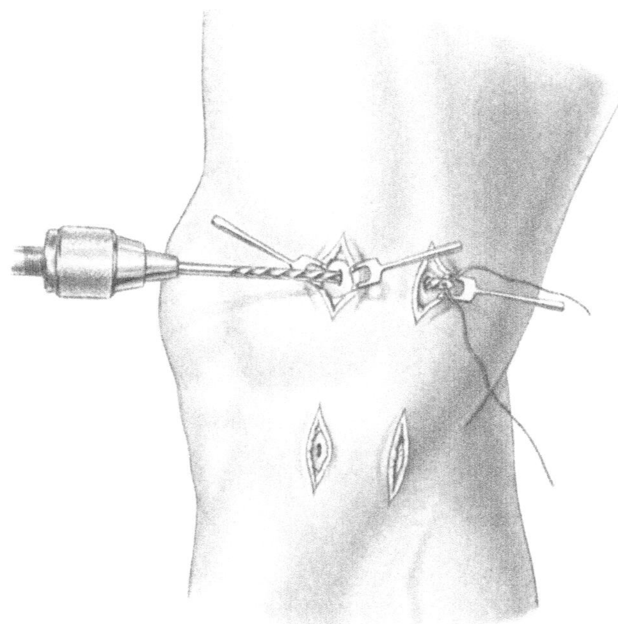

Abb. 281. *Seitenbandersatz durch Seidenfäden nach* M. LANGE. 1. Akt. An der tibialen Seite werden je zwei kleine senkrechte Hautschnitte am Femur und Tibiacondylus gelegt. Von diesen Hautschnitten aus wird der Knochen durchbohrt.

Eingriffe zur Wiederherstellung und zum Ersatz der Seitenbänder (Abb. 277—285).

Die einfache Naht des zerrissenen Seitenbandes ist erfahrungsgemäß nicht ausreichend. Sie allein führt nicht zu einer zuverlässigen Narbenbildung, die der starken Beanspruchung des Seitenbandes standhält.

Die Raffnaht kann bei schlaffen Seitenbändern angewandt werden, etwa wenn im Gefolge eines Tibiakopfbruches ein Seitenband relativ insuffizient geworden ist. Im allgemeinen jedoch wird die Raffnaht nur als zusätzliche Maßnahme bei plastischem Ersatz eines verletzten Seitenbandes in Frage kommen (Abb. 277).

Den Seitenbandersatz durch Fascie hat KIRSCHNER vorgeschlagen. Die Art der Anwendung kann sehr verschieden sein. In den einfachen Fällen wird man den aus der Fascia lata entnommenen Fascienlappen in irgendeiner Form auf das wieder vernähte oder durch Naht geraffte Seitenband aufsteppen (Abb. 277, 278).

Auch ist empfohlen worden, eine Doppelung des Tractus iliotibialis über dem durch Naht wiedervereinigten Band durchzuführen (MCCONVILLE). Dieses Verfahren hat den Vorteil, daß man einen gestielten Fascienlappen verwenden kann.

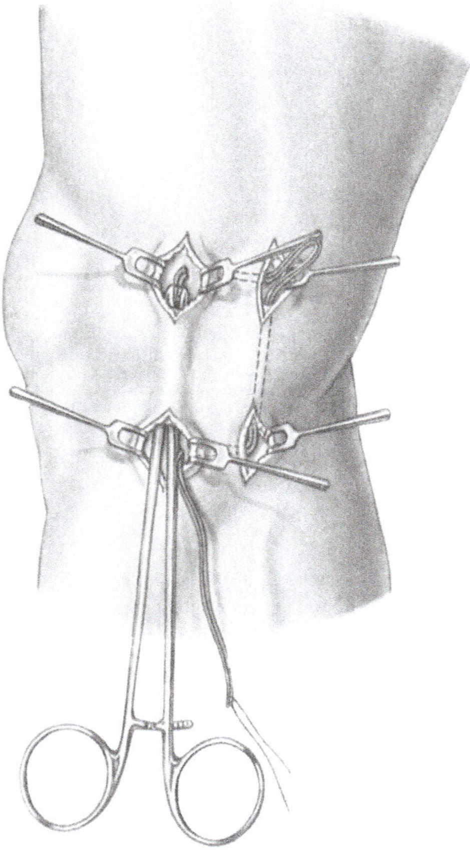

Abb. 282. *Seitenbandersatz durch Seidenfäden nach* M. LANGE. 2. Akt. Der Seidenfaden wird durch die Bohrkanäle gezogen und mit einer kleinen Kornzange von einem zum anderen Hautschnitt subcutan hindurchgeführt und dann verknotet.

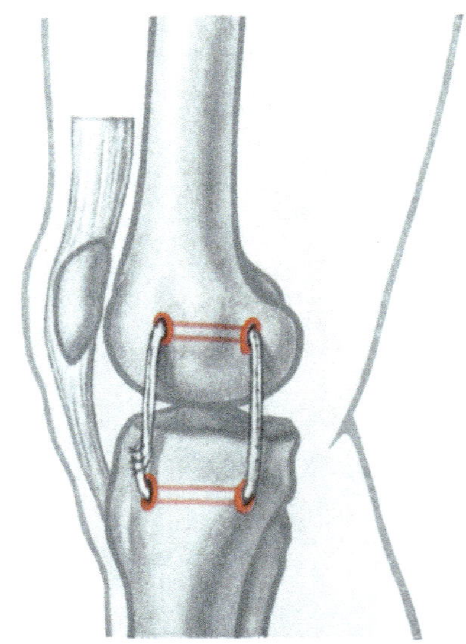

Abb. 283. *Seitenbandersatz durch einen gerollten Fascienstreifen.* Es wird je ein Bohrkanal durch Femur und Tibia angelegt und durch diese Kanäle ein Fascienstreifen gezogen, dessen Enden durch Naht miteinander vereinigt werden.

Wir selbst haben einen Fascienlappen wiederholt zum Bandersatz in der Weise verwandt, daß wir je einen Bohrkanal durch Femur und Tibia anlegten und einen gerollten Fascienstreifen durch beide Bohrkanäle zogen, dessen Enden durch Naht miteinander vereinigt wurden. Voraussetzung dieses Erfolges ist eine Ruhigstellung über etwa 6 Wochen in leichter Beugestellung. Wir waren von unseren Ergebnissen sehr befriedigt.

Das rein extraartikuläre Verfahren hat den Vorzug, einfach durchführbar zu sein. Die natürliche Fascienschrumpfung trägt zur zunehmenden Gelenkfestigung bei.

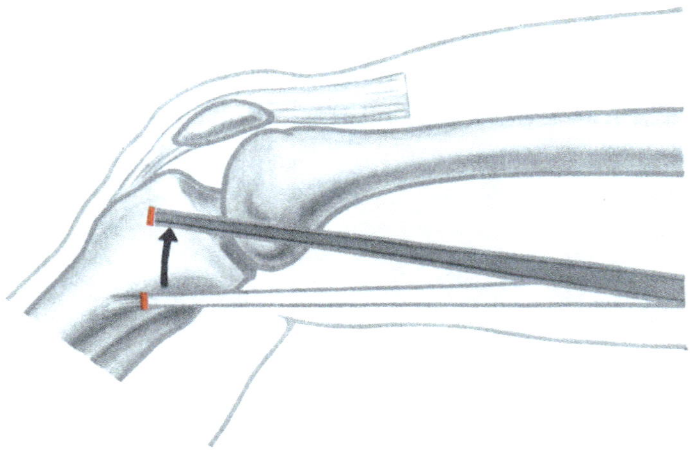

Abb. 284. *Seitenbandersatz durch den M. semitendineus.* Schematische Darstellung. Der M. semitendineus wird in seinem sehnigen Anteil kurz vor seinem Ansatz durchtrennt und nach ventral auf den Tibiakopf verlagert. Er wird hier subperiostal verankert.

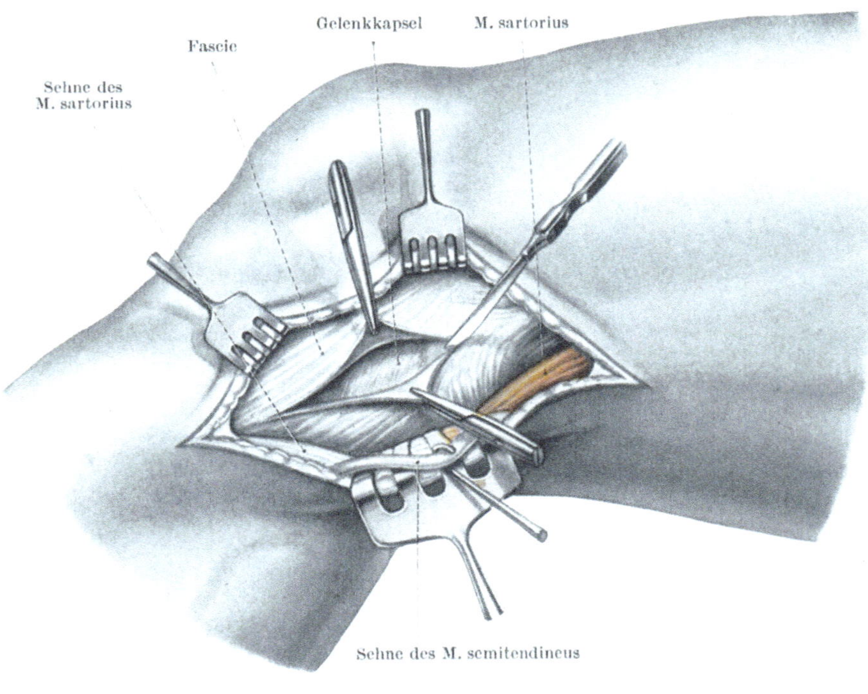

Abb. 285. *Semitendineusplastik nach* Payr. 1. Akt. Längsschnitt über die tibiale Seite des Kniegelenkes. Die Sehne des M. semitendineus wird mit einem Häkchen vorgezogen, die Fascie in Längsrichtung gespalten und auseinandergehalten.

Der Seitenbandersatz durch Seidenfaden wurde von F. Lange empfohlen. Man kann ihn entweder allein oder zusätzlich mit einer Fasciensicherung anwenden (Abb. 279—282).

Eingriffe zur Herbeiführung des Gelenkschlusses durch aktive Muskelwirkung (Abb. 284—288).

Technik. Liegt — wie meist — ein Schaden des *Innenbandes* vor, so lassen sich mit dem Verfahren der Verlagerung der Semitendineussehne nach Payr

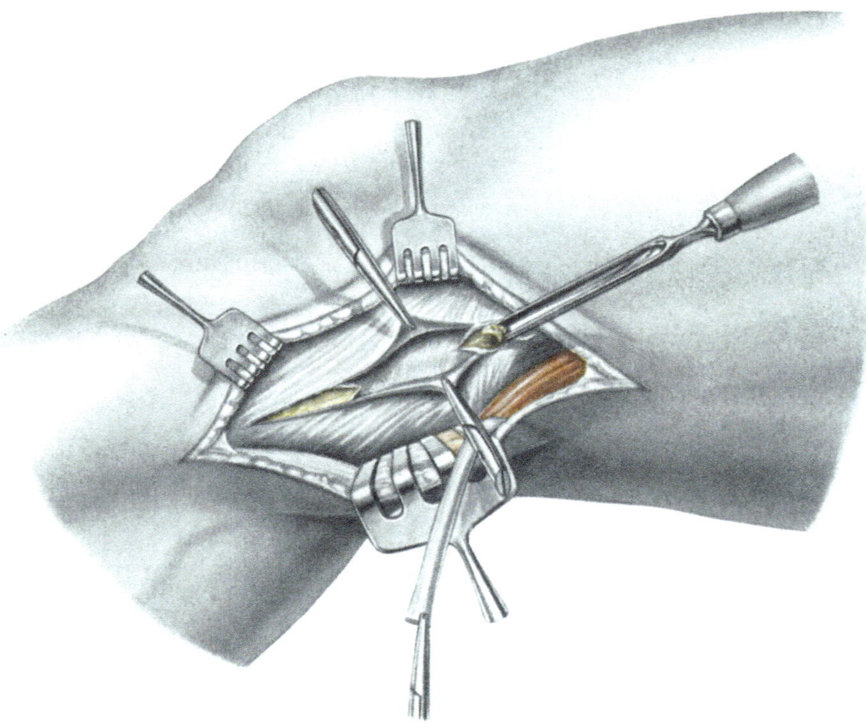

Abb. 286. *Semitendineusplastik nach* Payr. 2. Akt. Die Sehne des M. semitendineus ist an ihrem Ansatz durchtrennt. Am ventralen Bereich des Tibiakopfes werden Fascie und Periost in einer Ausdehnung von 3 cm gespalten. In der Ausdehnung des Periostschlitzes wird mit einem Hohlmeißel eine 3—4 cm lange Knochenrinne geschaffen.

ausgezeichnete funktionelle Resultate erzielen (s. unter Indikation). Das Prinzip beruht darauf, daß durch Verlagerung des Ansatzpunktes der Sehne nach ventral bei Kontraktion des Muskels der Gelenkschluß verstärkt wird.

Wir führen die Operation nach Payr folgendermaßen aus:

Längsschnitt über der tibialen Seite des Kniegelenkes. Die Sehne des M. semitendineus läßt sich mit der linken Hand leicht von der Kniekehle her durch die Haut tasten. Sie wird von hinten vorgedrängt, so daß sie sich im Wundbereich leicht mit einem Häkchen anhaken läßt. Ist dies geschehen, so wird die Sehne bis zu ihrem Ansatz freigelegt. Hier wird sie durchtrennt. Nun werden im tibialventralen Bereich des Schienbeinkopfes Fascie und Periost in einer Ausdehnung von etwa 3 cm so gespalten, daß die später hierhin zu verlagernde Sehne bei Streckstellung des Beines möglichst nicht in einem Knick verläuft. In der Ausdehnung des Periostschlitzes wird mit einem Hohlmeißel eine 3—4 cm lange Knochenrinne geschaffen, in die das Sehnenende gelegt wird. Die Sehne wird

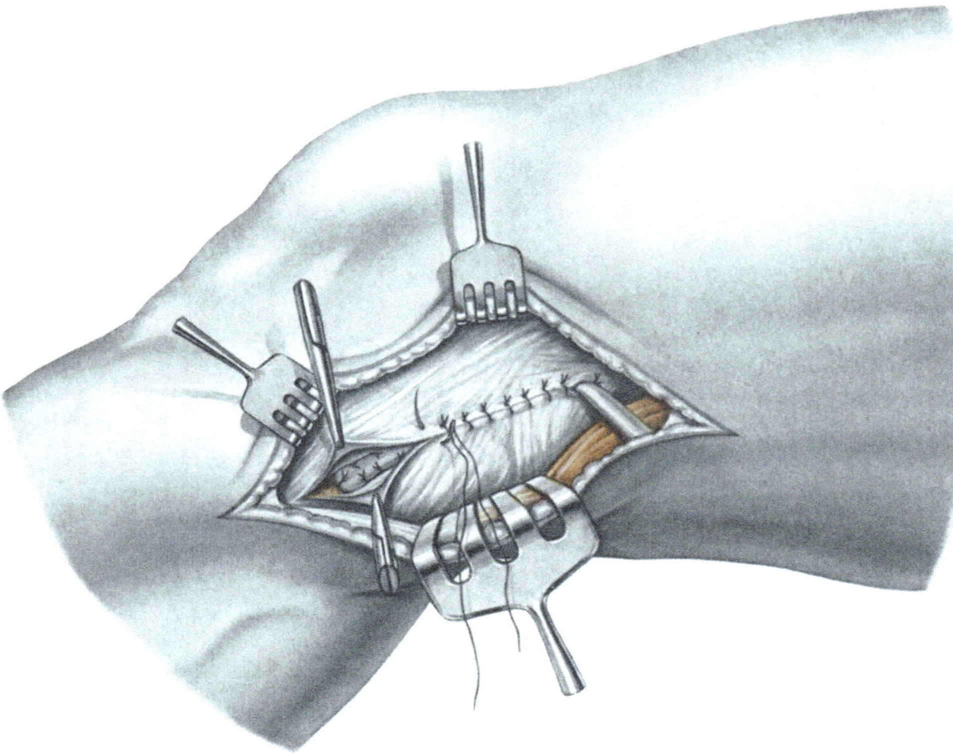

Abb. 287. *Semitendineusplastik nach* PAYR. 3. Akt. Die Sehne des M. semitendineus wird in die Knochenrinne gelagert und mit feinsten Seidenknopfnähten an das Periost befestigt. Der Bandapparat wird darüber mit Einzelnähten verschlossen.

mit feinsten Seidenknopfnähten an das Periost geheftet, der Bandapparat darüber verschlossen. Ruhigstellung des Gelenkes in leichter Beugestellung für 4—6 Wochen (Abb. 284—288).

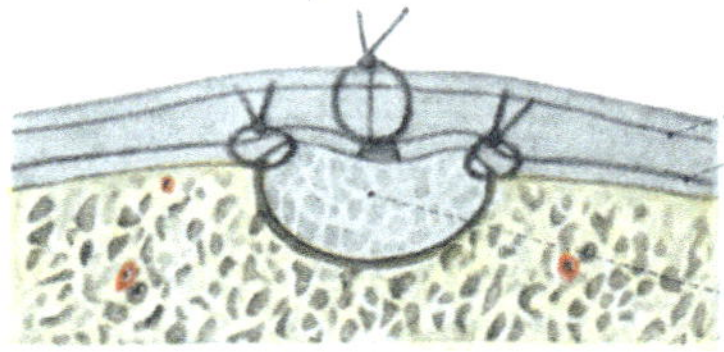

Abb. 288. *Semitendineusplastik nach* PAYR. Schematische Darstellung der Sehnenverankerung am Periost und an der Fascie.

γ) Plastischer Ersatz des Kniescheibenbandes (Abb. 289, 290).

Indikation. Der totale Querriß des Lig. patellae ist verhältnismäßig selten. Meist bleibt bei unkoordinierter Muskelkontraktion das Ligament erhalten, während der Streckapparat in Höhe der Patella mit dieser zerrissen wird.

Liegt ein frischer Riß des Bandes vor, so soll man zunächst die primäre Naht versuchen, auch wenn sie nicht immer zum Ziele führt. Die Zugbeanspruchung des Ligaments ist immerhin eine gewaltige.

Ist die primäre Naht erfolglos geblieben oder liegt das Trauma bereits längere Zeit zurück, so empfiehlt es sich, eine Plastik aus der Fascia lata vorzunehmen. Meist ist in einem späteren Stadium der Muskel bereits kontrahiert, so daß eine nicht unerhebliche Dehiszenz zwischen beiden Bandstümpfen besteht. Die Fascienplastik dient dann zugleich zur Überbrückung des entstandenen Defektes.

Technik. Den Hautschnitt führt man in Form des nach proximal etwas verlängerten PAYRschen S-Schnittes. Die Haut und das Unterhautfettgewebe

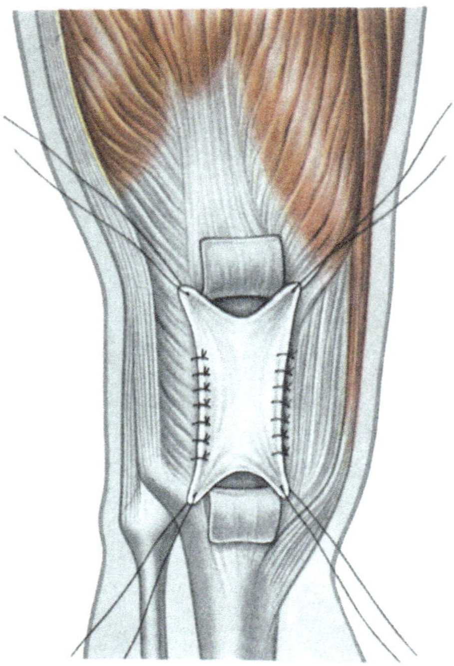

Abb. 289.

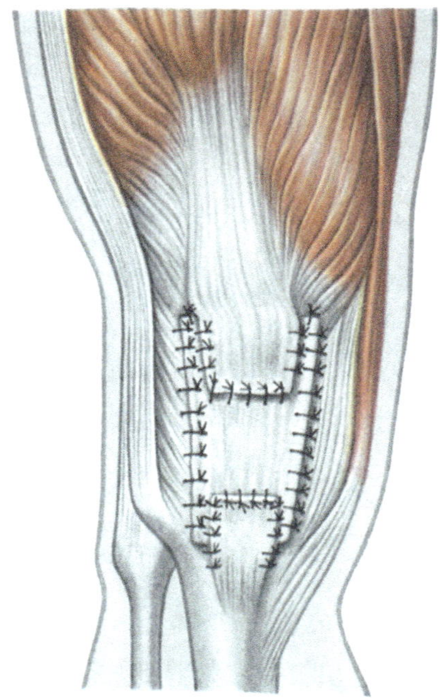

Abb. 290.

Abb. 289 u. 290. *Plastischer Ersatz des Kniescheibenbandes.* Die Stümpfe des Ligaments werden angefrischt und nach oben und unten zurückgeschlagen. Der Fascienlappen wird mit vier Haltefäden angespannt und auf dem Streckapparat durch Einzelnähte fixiert. Danach werden die Stümpfe des Kniescheibenbandes wieder zurückgeschlagen und auf das Fascientransplantat aufgesteppt.

werden von der Unterlage abgelöst und ein entsprechend großes Stück aus der Fascia lata im oberen Wundwinkel entnommen. Die Stümpfe des Ligaments werden angefrischt und nach oben und unten zurückgeschlagen, der Fascienlappen mit vier Haltefäden ausgespannt und auf dem Streckapparat durch Einzelnähte fixiert. Zum Schluß werden die Stümpfe des Kniescheibenbandes wieder hinaufgeschlagen und auf das Fascientransplantat aufgesteppt (Abb. 289, 290).

Ruhigstellung im Gipsverband für 6—8 Wochen. Eine Gipshülse muß dann noch längere Zeit getragen werden.

δ) Eingriffe an den Schleimbeuteln, Ganglien und Arthrocelen der Kniegelenkgegend (Abb. 291—296).

Die praktisch wichtigste Erkrankung an den Schleimbeuteln ist die *Bursitis praepatellaris*, der chronische Reizzustand mit Ergüssen in die Bursa, der häufig zur Exstirpation der Bursa zwingt. Der präpatellare Schleimbeutel soll von einem seitlich angelegten halben Bogenschnitt freigelegt und in toto ohne Eröffnung exstirpiert werden. Ein querer bogenförmiger Lappen mit Konvexität nach proximal führt leicht zu Randnekrosen, mit Konvexität nach distal zur Narbenbildung in der Belastungsfläche. Beides soll man vermeiden. Aber auch bei der Ausführung des seitlichen Bogenschnittes hüte man sich vor zu weitgehender Mobilisierung. Die Haut ist hier sehr dünn und durch die entzündlichen Veränderungen häufig bereits geschädigt, so daß bei zu starker Mobilisierung

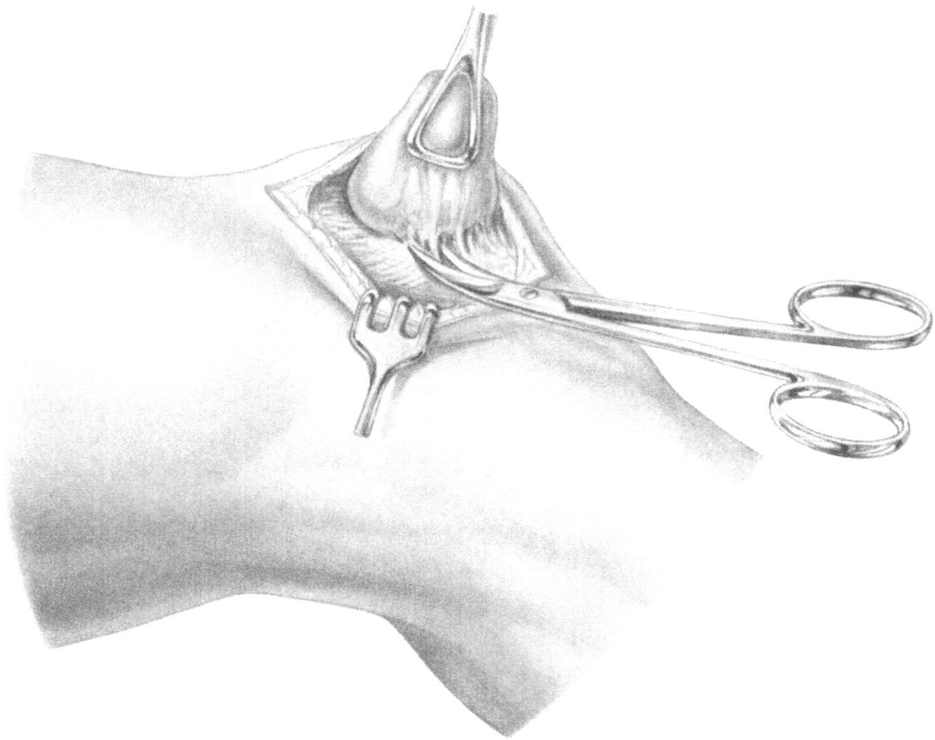

Abb. 291. *Exstirpation der Bursa praepatellaris.* Der Schleimbeutel wird von einem lateralen bogenförmigen Hautschnitt freigelegt, die Haut zurückpräpariert, sämtliche Verwachsungen werden teils stumpf, teils scharf gelöst. Man soll die Bursa ohne Eröffnung in toto exstirpieren.

Nekrosen auftreten können. Die sekundäre Heilung bedeutet aber immer eine unnötige und im Bereiche des Kniegelenkes nicht ganz ungefährliche Komplikation Die Durchführung des Eingriffes geht aus der Abb. 291 hervor.

Nur bei der *eitrigen* Bursitis eröffnet man den Eiterherd durch zwei seitlich verlaufende Längsschnitte, von denen aus das Innere des Schleimbeutels drainiert wird. Eine Nachoperation mit Ausräumung der Schleimbeutelwand ist gelegentlich zur Vermeidung von Rezidiven noch erforderlich.

Auch die *Hygrome* der *in der Kniekehle* gelegenen Schleimbeutel verlangen nicht selten deren Exstirpation. Insbesondere ist es die Gruppe der unter dem Bicepsansatz im *tibialen* Kniekehlenbereich liegenden Schleimbeutel, die Bursae gastrocnemio-semimembranacea, capitis tibialis mi. gastrocnemii und semimembranacea fibularis, auf der *fibularen* Seite der Kniekehle die Bursa mi. poplitei. Aber auch die übrigen Schleimbeutel der Kniekehle können durch

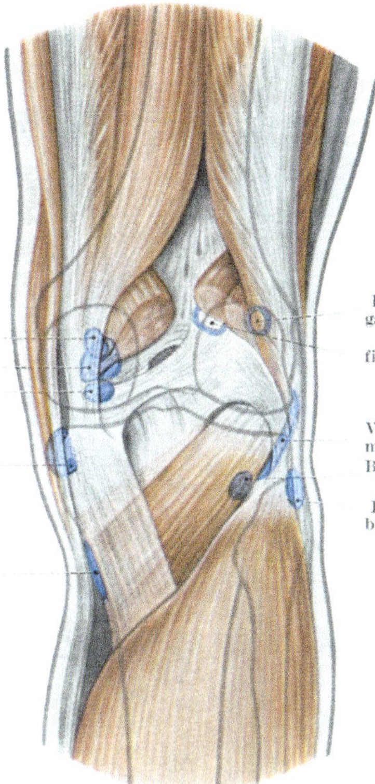

Abb. 292. *Schematische Darstellung der Schleimbeutel der Kniekehle* (in Anlehnung an v. LANZ-WACHSMUTH). Blau ausgefüllt: Regelmäßig vorhandene Schleimbeutel. Blau umrandet: In Sonderfällen gefundene Schleimbeutel.

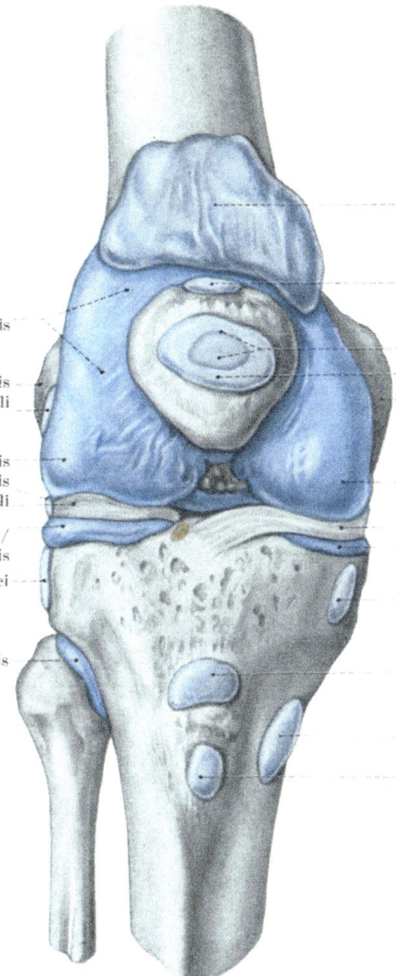

Abb. 293. *Anatomische Übersicht über die Schleimbeutel des Kniegelenkes* (nach v. LANZ-WACHSMUTH).

entzündliche Veränderungen sich vergrößern und unangenehme Druckerscheinungen verursachen, so daß ihre Exstirpation angezeigt ist. Nicht ganz selten finden wir schmerzhafte Reizzustände der zwischen der Sehne des M. gracilis und dem Lig. collaterale tibiale eingelagerten Bursa anserina im Bereiche des Pes anserinus. Auch dieser Schleimbeutel wird am zweckmäßigsten total exstirpiert.

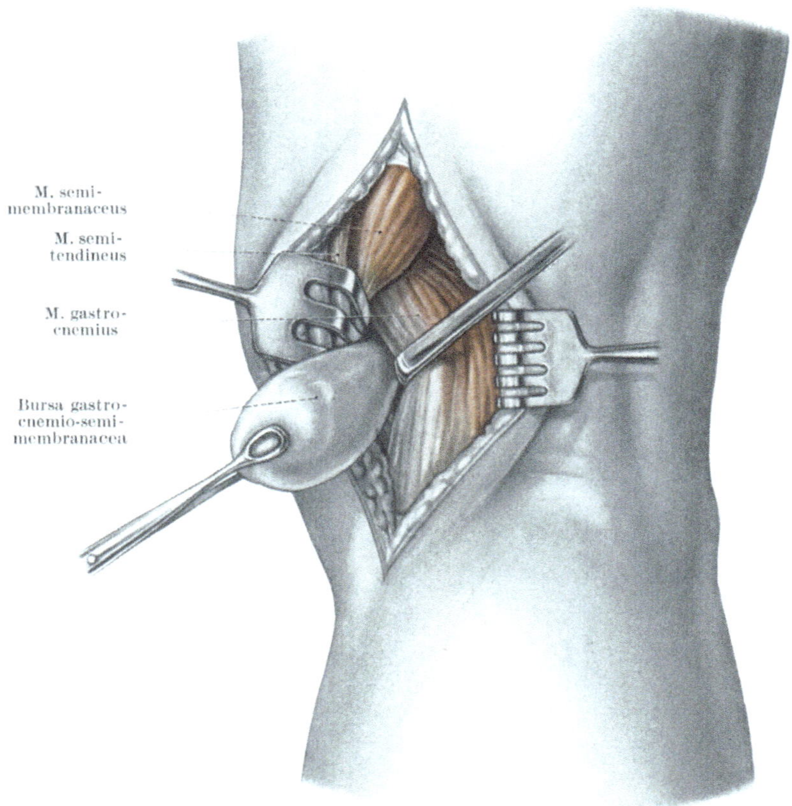

Abb. 294. *Exstirpation der Bursa gastrocnemio-semimembranacea.* 6 cm langer Hautschnitt über der Sehne des M. semitendineus. Nach Durchtrennung der Fascie werden die Mm. semimembranaceus und semitendineus nach tibial und der M. gastrocnemius nach fibular verzogen. Unter dem tibialen Kopf des M. gastrocnemius erscheint die Bursa gastrocnemio-semimembranosa. Sie wird mit einer Faßzange gefaßt, stumpf freipräpariert und vorgezogen.

Die anatomische Lage der Schleimbeutel im Kniebereich ist aus den Abb. 292 und 293 zu ersehen.

Die Technik der häufigeren Entfernung der Bursa gastrocnemio-semimembranacea und der Bursa mi. poplitei ist aus den Abb. 294 und 295 ersichtlich.

Unter den *Ganglien*, welche mit der Gelenkkapsel kommunizieren, sind ebenfalls vor allem die in der Kniekehle sich entwickelnden bedeutungsvoll. Sie liegen meist im Bereiche der Sehnen der Mm. semitendineus und semimembranaceus und ziehen zwischen den beiden Gastrocnemiusköpfen in die Tiefe. Mitunter umscheiden sie ähnlich den Sehnenscheidenhygromen die sehnigen Anteile der genannten Muskeln. Ihre Entfernung verursacht dann gewisse

Schwierigkeiten. Fast immer reichen sie mit einem Stiel in die Gelenkkapsel. Sie werden dort abgetragen und die Kapsel mit einer oder zwei Nähten verschlossen. Wird die Kapselnaht nicht sorgfältig ausgeführt, so kommt es leicht zum Rezidiv.

Meniscusganglien finden wir vorwiegend am fibularen Meniscus. In sehr typischer Weise läßt sich die äußerlich sichtbare Vorwölbung der Cyste meist

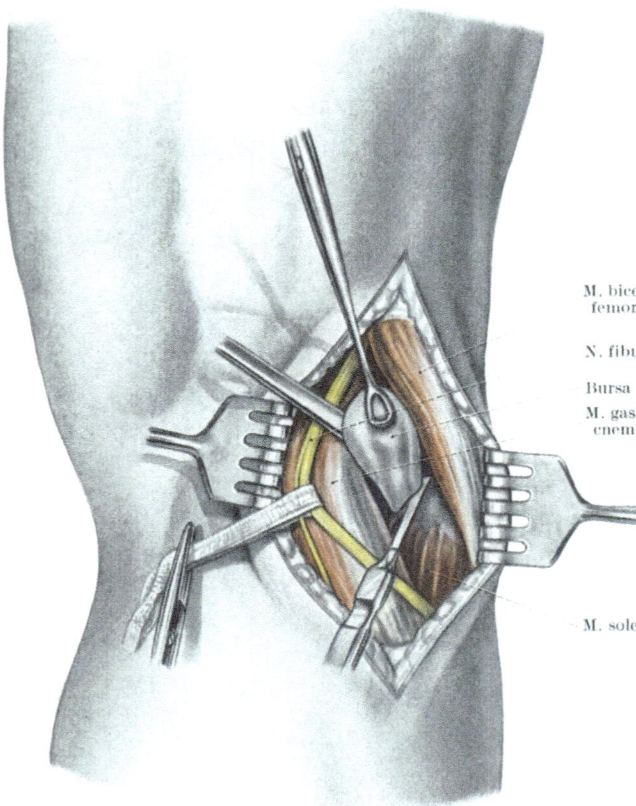

Abb. 295. *Exstirpation der Bursa poplitea.* 6 cm langer Hautschnitt über die Bicepssehne. Nach Spaltung der Fascie werden der M. biceps nach fibular, die Mm. gastrocnemius und soleus nach tibial verzogen. Der N. fibularis ist zu isolieren, mit einem Bändchen anzuschlingen und nach tibial zu verziehen. Unter dem M. biceps erscheint die Bursa, die stumpf freipräpariert wird. Dann wird die Bursa mit einer Faßzange gefaßt, vorgezogen und an der Basis mit dem Messer abgetrennt.

im fibularen, viel seltener im medialen Kniegelenkspalt nachweisen. Der Unfallzusammenhang für dieses Leiden ist umstritten. Man nimmt an, daß eine abnorme Statik zur Überdehnung des äußeren Bandapparates führt und es damit zu Degenerationserscheinungen des äußeren Meniscus und des umgebenden Gewebes kommt. Da im allgemeinen der gesamte Meniscus degenerativ verändert und von Hohlraumbildungen durchsetzt ist, wird von den meisten Autoren mit Recht die Totalexstirpation des äußeren Meniscus empfohlen. Technik der Meniscektomie s. dort. Nur in Fällen, bei denen es sich offensichtlich um eine umschriebene Erkrankung des Meniscus handelt, der sich bei der Arthrotomie im übrigen glatt und spiegelnd darstellt, halten wir die alleinige Exstirpation des Ganglion für berechtigt und beschränken uns auf diese (Abb. 296).

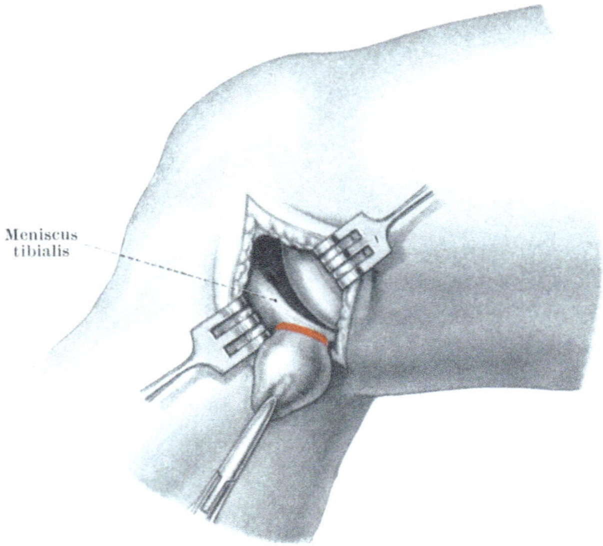

Abb. 296. *Exstirpation eines Meniscusganglion.* Typische Freilegung des medialen Meniscus. Der Meniscus selbst zeigt keinerlei Veränderungen, es genügt daher die isolierte Exstirpation des Ganglion. Das Ganglion wird mit einer stumpfen Klemme gefaßt, isoliert, vorgezogen und an der Basis abgetragen.

d) Eingriffe bei offenen Kniegelenkverletzungen (Abb. 297, 298).

Die Versorgung einer offenen Kniegelenkverletzung ist immer als dringlich anzusehen und sofort durchzuführen. Es ist von größter Wichtigkeit, sich zuvor über das Vorhandensein von Fremdkörpern im Gelenk durch Röntgenaufnahmen Sicherheit zu verschaffen. Zugleich beginnt man mit einer antibiotischen Prophylaxe, da bei einer perforierenden Verletzung stets mit einer primären Infektion des Gelenkes gerechnet werden muß.

Oberster Grundsatz bei jeder offenen Kniegelenkverletzung ist der Verschluß des Gelenkes! Dieser ist keineswegs, wie man gelegentlich hört, an die Achtstundengrenze gebunden, sondern muß vielmehr auch noch nach 36 Std und später ohne Bedenken ausgeführt werden. Es gilt ja, das Eindringen der Sekundärinfektion um jeden Preis zu verhüten. Die primäre Infektion kann bei geschlossenem Gelenk durch lokale und parenterale antibiotische oder chemotherapeutische Behandlung bekämpft werden. Sind im Gelenk keine Fremdkörper oder ausgesprengte freie Knochenstücke vorhanden, so kann man sogleich mit dem Gelenkverschluß beginnen. Andernfalls muß das Gelenk erst von diesen gesäubert werden, woran man eine Spülung mit einer verdünnten antibiotischen Lösung anschließt.

Bei kleinen Verletzungen macht der Weichteilverschluß keine Schwierigkeiten. Die Kapsel wird dann in zwei Schichten eng vernäht und darüber die Fasciennaht, subcutane und Hautnaht in einzelnen Schichten gelegt (Abb. 297). Bei vermuteter Infektion vernäht man die Haut nicht vollkommen, sondern drainiert subcutan. Noch sicherer ist es, die Haut durch Naht völlig zu verschließen und von einer abseits gelegenen kleinen Stichincision gesondert subcutan zu drainieren. Ruhigstellung im Gipsverband ist eine Notwendigkeit. Kommt es in den nächsten Tagen zu einem serösen oder eitrigen Gelenkerguß, so wird dieser von der anderen Gelenkseite durch Punktion entleert und ein zuvor

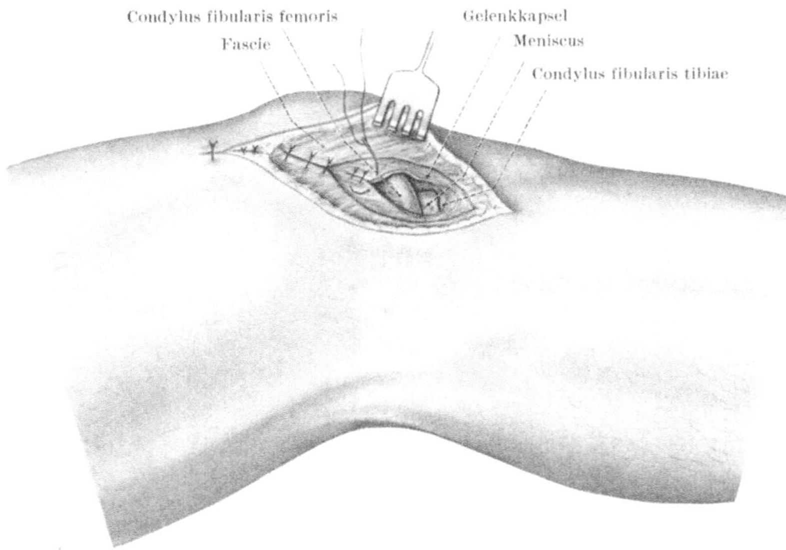

Abb. 297. *Versorgung einer offenen Kniegelenkverletzung.* Die Gelenkkapsel wird in zwei Schichten mit Einzelnähten eng verschlossen. Wichtig ist die Naht jeder einzelnen Schicht. Nach Verschluß der Gelenkkapsel wird die Fascie vernäht, danach das subcutane Fettgewebe und die Haut.

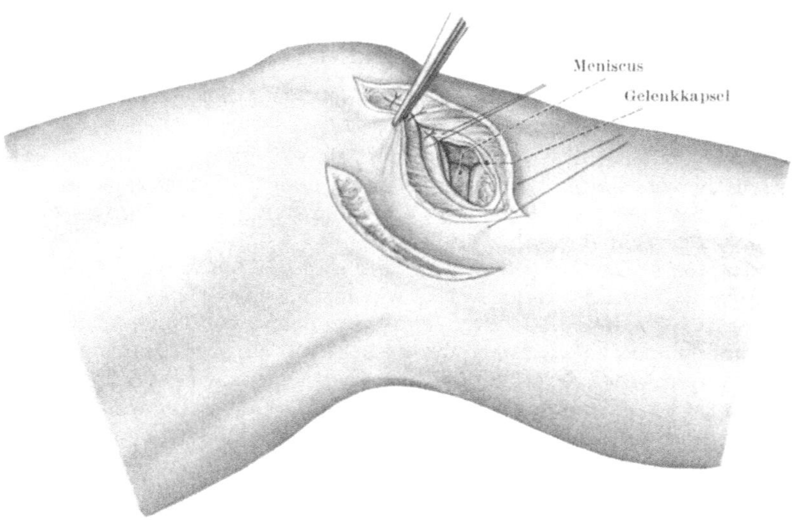

Abb. 298. *Versorgung einer offenen Kniegelenkverletzung.* Im vorliegenden Falle war der Weichteildefekt so groß, daß der primäre Verschluß nicht möglich war. Die Kapsel wurde zweischichtig vernäht und darüber die Fascie soweit wie möglich geschlossen. Zur völligen Deckung des Weichteildefektes wurde eine doppelt gestielte Visierlappenplastik ausgeführt und so ein primärer Wundverschluß erzielt.

getestetes Antibioticum instilliert. Bleibt die primäre Infektion im Wundbereich aus, so entfernt man die subcutane Drainage nach 2 Tagen und verschließt die Haut vollständig. Einem Durchbruch aus dem Gelenk mit der gefürchteten Fistelbildung ist durch entsprechende Gelenkentlastung vorzubeugen.

Große Schwierigkeiten kann der Verschluß des Gelenkes bei größeren Weichteildefekten machen, wenn weder die Haut noch die Kapsel nach der notwendigen Wundanfrischung zum Verschluß des Defektes ausreicht. Hier ist der Weichteilverschluß um jeden Preis durch *plastische Verschiebungen* oder *gestielte Lappen* zu erzwingen. *Ein offenbleibendes Gelenk bedeutet zumindest eine Versteifung, möglicherweise eine Amputation!* Welcher Form der plastischen Deckung man sich bedient, hängt ganz vom Einzelfall ab. Uns hat sich in vielen Fällen die doppelt gestielte *Visierlappenplastik* bewährt (Abb. 298). Wenn die Haut ohne Spannung zuverlässig verschlossen ist, bedeutet der Kapseldefekt keine Gefahr mehr. Gipsverband für mindestens 3 Wochen. Von dem weiteren Verlauf hängen etwa notwendig werdende Maßnahmen ab, die im Abschnitt Arthrotomie, Kondylenabmeißelung, Resektion usw. besprochen wurden.

Es ist eine der großen Lehren des zweiten Weltkrieges, daß vor einer offenen Drainagebehandlung des Gelenkes gewarnt werden muß und daß selbst ein ausgedehntes Gelenkempyem noch durch Spülungsbehandlung geheilt werden kann, während einer länger dauernden Drainage Mischinfektion, Osteomyelitis und Gelenkversteifung so gut wie sicher folgen.

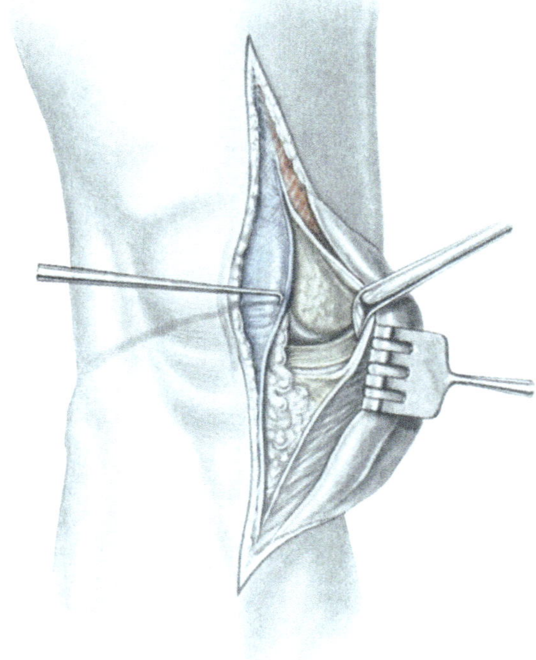

Abb. 299. *Freilegung des medialen Meniscus durch den* PAYRschen *S-Schnitt.* Die Gelenkkapsel ist eröffnet, sie wird mit zwei Haken auseinandergehalten. Diese Schnittführung ergibt einen guten Überblick.

e) Eingriffe bei Binnenverletzungen und Binnenerkrankungen des Kniegelenkes.

α) Eingriffe bei Meniscusverletzungen und Meniscusschäden (Abb. 299—304).

Indikation. Die *frische* Meniscusverletzung behandeln wir *zunächst konservativ* mit Ruhigstellung und entsprechender krankengymnastischer Nachbehandlung. Selbst ausgedehntere Verletzungen mit Einklemmung haben insbesondere bei Jugendlichen bei sofort einsetzender konservativer Behandlung noch Aussicht auf Heilung, wie wir aus Erfahrungen am eigenen Leibe bestätigen können.

Erst wenn *wiederholte Einklemmungen* vorgelegen haben oder es immer wieder zu *rezidivierenden Ergüssen* kommt mit deutlicher Funktionseinschränkung des Gelenkes stellen wir die Indikation zur Operation. In diesen Fällen warten wir allerdings nicht lange, da ein weiteres Zuwarten die Heilungsaussichten erheblich verschlechtert. Es droht das Reizknie und die Arthrosis deformans. Bei einwandfreier Indikation und rechtzeitiger Operation wird über sehr gute und gute

Ergebnisse in über 80% berichtet. Dies entspricht auch unseren eigenen Operationserfolgen. Selbst Höchstleistungen wurden von jüngeren Sportlern, wie wir auf Grund eigener Erfahrung bestätigen können, schon nach verhältnismäßig kurzer Zeit erzielt. Andererseits führt die chronisch rezidivierende Meniscusluxation ohne Operation mit Sicherheit langsam aber sicher zum schmerzhaften deformierenden Kniegelenkschaden.

Die *Art des Hautschnittes* und der Arthrotomie ist nicht entscheidend. Der PAYRsche S-Schnitt (Abb. 299), der halbe Bogenschnitt nach TEXTOR oder der um den Außenrand der Patella herumlaufende Schrägschnitt nach SCHAER gestatten durchweg einen brauchbaren Zugang. Wir selbst verwenden seit langem einen kleinen, schräg über den Gelenkspalt verlaufenden Querschnitt, durch den das Gelenk nicht mehr als unbedingt notwendig eröffnet wird und der doch einen ausreichenden Überblick gestattet. Zudem hat er den Vorteil, daß man ihn bei Bedarf nach proximal zur Bursa suprapatellaris hin winkelförmig verlängern kann.

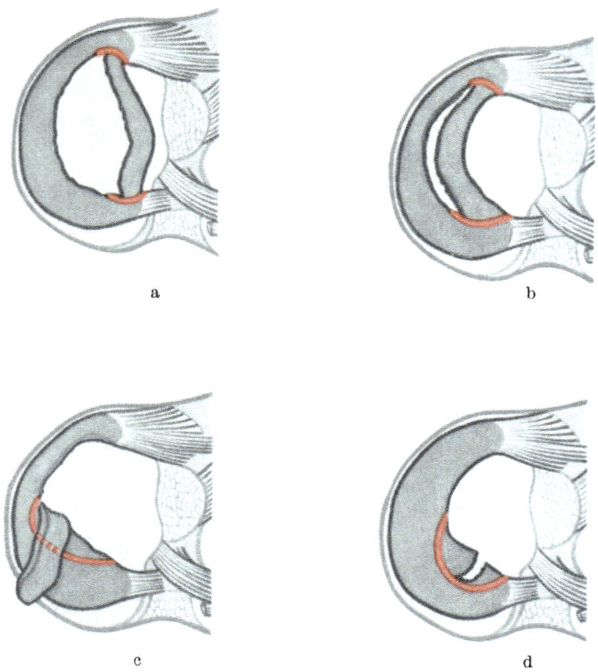

Abb. 300 a—d. *Teilresektionen des Meniscus.* a Beim Korbhenkelausriß. b Beim Korbhenkelausriß. c Beim zungenförmigen Abriß. d Beim Längsriß.

Von größerer Bedeutung scheint uns die Frage, ob man den Meniscus *teilweise oder ganz entfernen* soll. BÖHLER glaubt, in den meisten Fällen mit der Entfernung des zerstörten Teiles des Meniscus auszukommen. Nach M. LANGE genügt es, das abgerissene Stück zu entfernen und den erhalten gebliebenen Rest zu schonen. Die totale Meniscusentfernung hält er wegen der Gefahr der vorzeitigen Arthrosis deformans nicht prinzipiell für nötig. Lediglich bei der schweren Meniscusdegeneration soll die Bandscheibe ganz entfernt werden. Beispiele der partiellen Meniscusresektion sind aus Abb. 300 ersichtlich.

Wir selbst vertreten demgegenüber den Standpunkt, daß bei Meniscusverletzungen der Meniscus total entfernt werden sollte. Wie wir uns bei der sorgfältigen histologischen Kontrolle sämtlicher entfernter Menisci überzeugen konnten, weisen auch die makroskopisch zunächst einwandfrei erscheinenden Restteile mehr oder weniger hochgradige Degenerationserscheinungen auf, so daß man mit einer Funktionsminderung und Gefährdung des Restmeniscus rechnen muß. Auch nehmen wir an, daß durch die Formveränderung eine Spannungsveränderung des Knorpels auftritt. Der Einwand, daß der Entwicklung einer Arthrosis deformans durch die totale Meniscektomie Vorschub geleistet wird, entspricht nicht den praktischen klinischen Erfahrungen, um so mehr als nach SCHAER feststeht, daß eine Regeneration des Meniscus vom Rande her praktisch in allen Fällen erfolgt. *Entscheidend ist hier natürlich, daß man die Regenerationszone am Kapselansatz des Meniscus nicht mitreseziert.*

Die umstrittene Frage, ob das *Regenerat* auch histologisch Meniscusgewebe darstellt und infolgedessen als restitutio ad integrum angesehen werden kann, läßt sich auf Grund der verhältnismäßig wenigen feingeweblichen Nachunter-

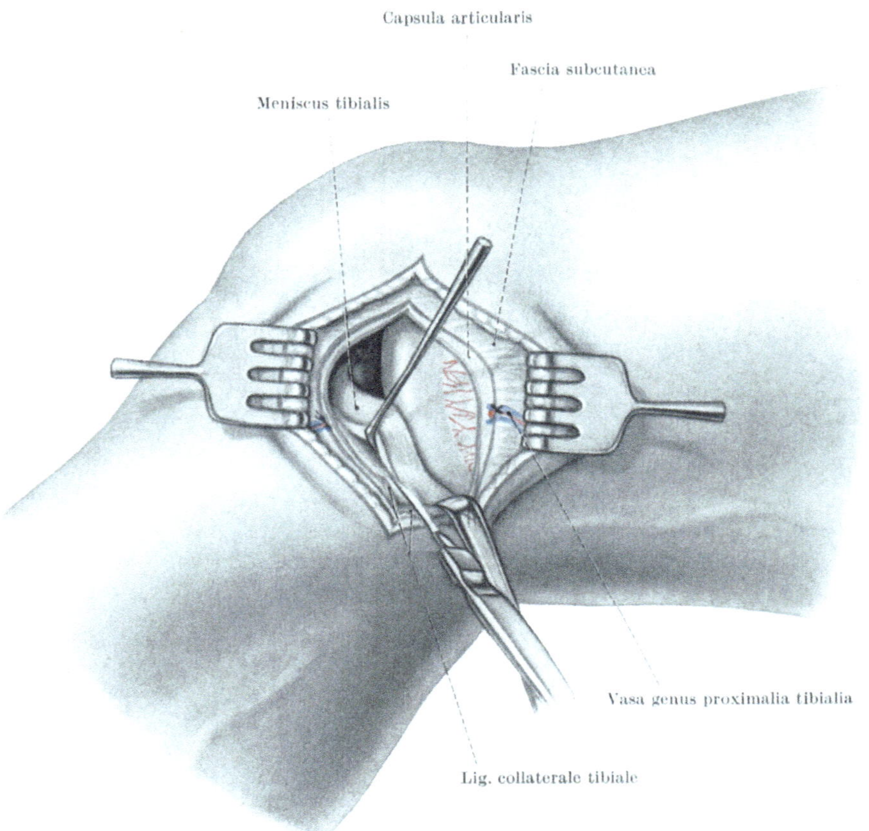

Abb. 301. *Meniscusexstirpation.* 1. Akt. Bei uns üblicher, leicht schräger Hautschnitt, Durchtrennung von Fascie und Gelenkkapsel. Der Meniscus wird mit einem Häkchen gefaßt und vorgezogen und dann scharf mit dem Messer abgelöst.

suchungen an regenerierten Menisken heute noch nicht allgemein entscheiden. Daß dieses möglich ist, läßt sich aus dem von BECKER mitgeteilten Fall eindeutig beweisen. Er fand bei einer Rearthrotomie, die 14 Monate nach der Meniscektomie vorgenommen werden mußte, ein vollständiges, sowohl der äußeren Gestalt, wie dem Aufbau nach dem normalen Meniscus völlig gleichendes Regenerat mit einem Längsriß und Luxation des abgerissenen Teiles ins Gelenk hinein. Das exstirpierte Regenerat wurde vom Pathologen als Meniscusgewebe diagnostiziert.

Die von uns bevorzugte totale Entfernung des verletzten Meniscus läßt sich auch noch anderweitig begründen, wie es vor allem SCHAER tut, der auf Grund selbst erlebter Fälle ausdrücklich darauf hinweist, daß selbst bei sorgfältigster

Nachschau eine Verletzung des Meniscus übersehen werden oder daß etwa eine Läsion des Hinterhornes nur unvollkommen sein kann und zu einer sichtbaren Veränderung zur Zeit der Arthrotomie noch nicht geführt zu haben braucht. Entschließt man sich dann mangels eines ausreichenden Befundes den Meniscus zu belassen, so kann bei Fortschreiten des Prozesses eine Rearthrotomie nach einiger Zeit notwendig werden.

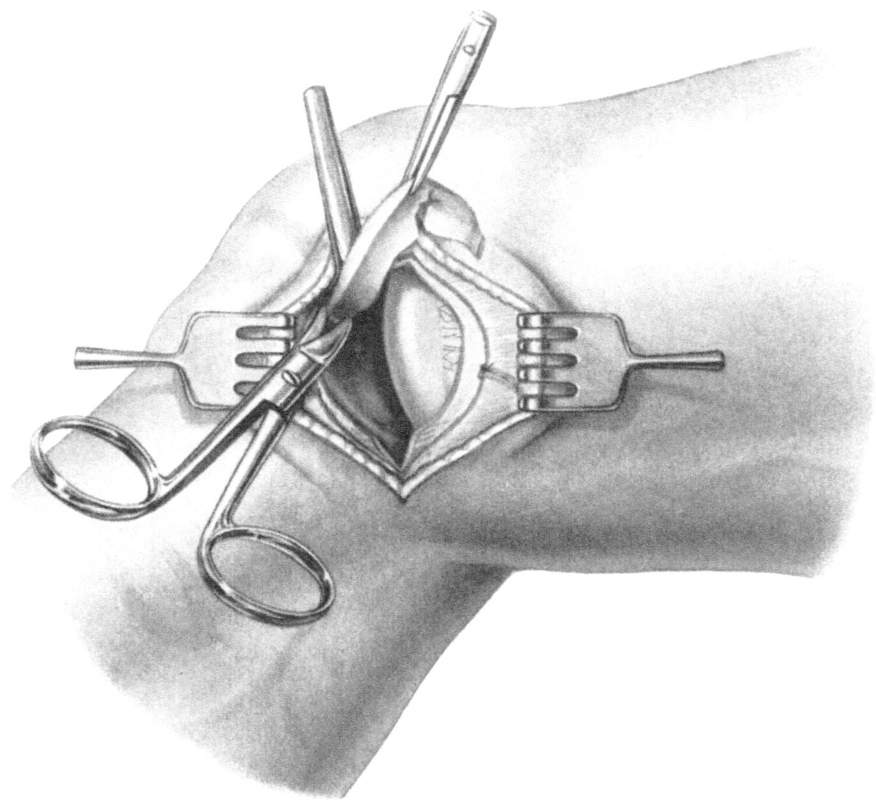

Abb. 302. *Meniscusexstirpation*. 2. Akt. Der hintere abgelöste Anteil des Meniscus wird mit einer Klemme gefaßt und hervorluxiert. Mit einer Schere wird nun abschließend der Meniscus an seinem vorderen Ansatz durchtrennt.

Wir vertreten also den Standpunkt der totalen Meniscusexstirpation nicht allein, sondern gemeinsam mit zahlreichen anderen erfahrenen Chirurgen C. LANGFORD, SCHAER u. a.). Allerdings soll die arteriell besonders gut versorgte parakapsuläre Regenerationszone bei der Meniscusexstirpation geschont werden (HENSCHEN), falls nicht die degenerativen Veränderungen des Meniscus eindeutig bereits auf diese Zone übergegriffen haben, so daß von ihr eine Regeneration nicht mehr erwartet werden kann. In diesen seltenen Ausnahmefällen ist auch deren Entfernung angezeigt.

Technik. Etwa 4 cm langer Schrägschnitt über dem inneren Gelenkspalt, diesen leicht von proximal nach distal überkreuzend. Nach Spaltung des subcutanen Fettes liegt die Fascie vor, die gleichfalls in der Ausdehnung des Hautschnittes durchtrennt wird. Quer über das Operationsgebiet verlaufen die Vasa genus proximalia tibialia, die unterbunden und durchtrennt werden. Die kleine Arterie ist hier konstant vorhanden. Ein kleiner Hautnerv, der Ramus cutaneus femoris ventralis, liegt im oberen Wundwinkel epifascial und soll vor der Durchtrennung der Fascie nach der Streckseite zu abgeschoben werden. Im unteren Wundwinkel liegt das tibiale Seitenband, das man entweder ganz erhält oder, falls die notwendige Übersicht es erforderlich macht, leicht einkerbt. Vor der Eröffnung des Gelenkes deckt man die Hautränder sorgfältig mit sterilen Tüchern ab. Nun eröffnet man über dem Gelenkspalt die zweischichtige Kapsel und läßt einen LANGENBECK-Haken in die Gelenkhöhle einsetzen. Durch Beugung, Streckung, Einwärts- und Auswärtskreiseln stellt man sich die ganze Gelenkhälfte dar. Ist der Meniscus

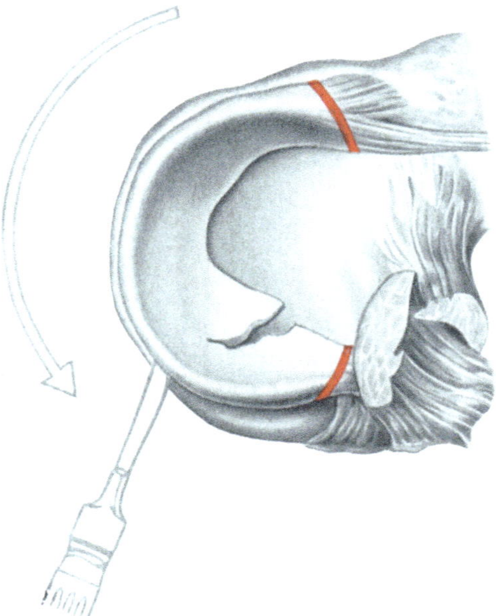

Abb. 303. *Meniscusexstirpation.* Die Resektionslinien sind rot eingezeichnet. Die Auslösung beginnt hier am vorderen Ansatz, dann erst wendet man sich der Ablösung des Hinterhornes zu.

ein- oder abgerissen, so entscheiden wir uns für eine totale Meniscektomie. Unter Stehenlassen einer kleinen Randleiste wird der Meniscus zunächst von seinem lateralen Ansatz abgelöst und mit einem Häkchen hochgehoben. Die parakapsuläre Regenerationszone, die durch eine gute arterielle Blutversorgung charakterisiert ist, muß bei der Meniscusexstirpation geschont werden. Die Wichtigkeit dieser Zone für die Wiederherstellung möglichst normaler Verhältnisse und die Meniscusregeneration ist erwiesen.

Nun wendet man sich im allgemeinen zunächst dem hinteren Ansatz zu, den man durch Beugung, Auswärtsrotation und Abduktion des Unterschenkels zur Sicht bringt. Man ist natürlich nicht an diese Reihenfolge gebunden, sondern kann auch, wenn dies bequemer oder nach Art der Verletzung ratsamer ist, am vorderen Ansatz beginnen und sich dann erst dem Hinterhorn zuwenden (Abb.303).

Mit einer leicht gebogenen Schere oder mit einem Meniscotom trennt man den Ansatz ab, wobei man sorgfältig darauf achtet, daß man keinen Stumpf stehen läßt, der sonst unvermeidlich zu chronischen Reizzuständen des Kniegelenkes führt. Sodann wendet man sich dem vorderen Meniscusanteil zu, der wesentlich leichter übersehen werden kann. Unter Anklemmen des Meniscus wird auch der vordere Ansatz mit einem Scherenschlag unter Sicht des Auges abgetrennt. Es folgen sorgfältige Blutstillung, Naht der Kapsel mit Einzelnähten, der Fascie, des subcutanen Fettes und der Haut in getrennten Schichten. Eine Blutleere verwenden wir nicht. Unseres Erachtens wird bei sorgfältiger Blutstillung auf diese Weise der postoperative Hämarthros eher verhütet. Ruhigstellung im Gipsverband für etwa 14 Tage, dann Beginn mit vorsichtiger Übungsbehandlung. Stellen sich, was bei länger bestehendem Leiden nicht sicher vermieden werden kann, während der Nachbehandlung Reizergüsse ein, so muß besonders langsam und schonend vorgegangen werden (Abb. 302—304).

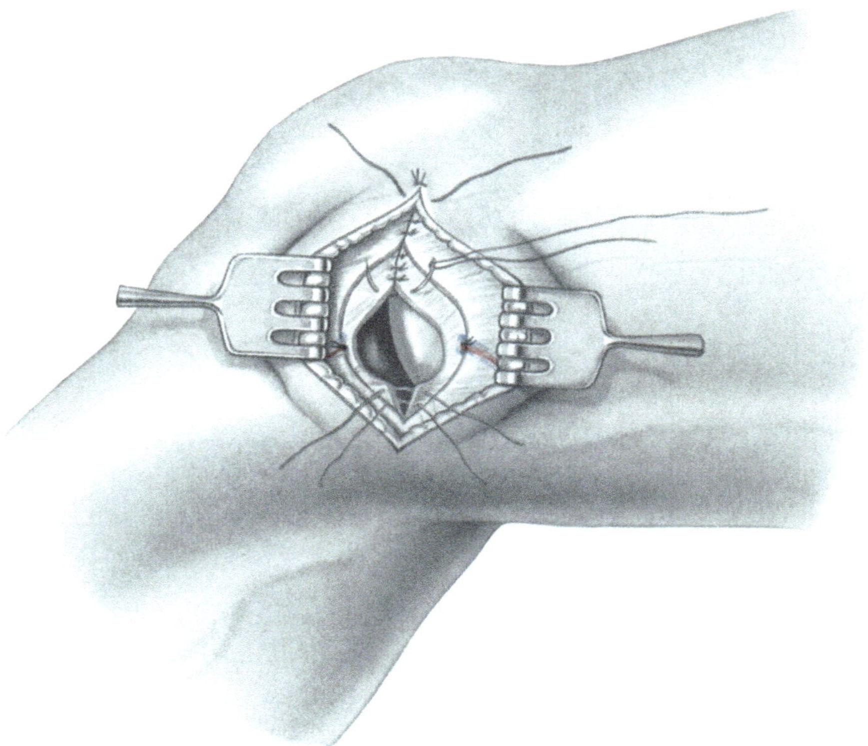

Abb. 304. *Meniscusexstirpation.* 3. Akt. Nach Entfernung des Meniscus wird die Gelenkkapsel sorgfältig durch Einzelnähte verschlossen, darüber die Fascie vernäht, Subcutan- und Hautnaht gelegt.

β) Operative Eingriffe bei der Osteochondritis dissecans.

Indikation. Die neuesten Erkenntnisse über das Wesen der Osteochrondritis dissecans als Folge einer fehlerhaften Gelenkmechanik haben uns auch in der Indikationsstellung wesentlich beeinflußt. Wenn die Ursache des Dauerschadens, der sich meist an der Gelenkfläche des Condylus tibialis femoris lokalisiert, rechtzeitig beseitigt wird, so ist ein langsamer Wiedereinbau des sich demarkierenden freien Körpers möglich. REHBEIN berichtet, daß der Lösungsprozeß an der typischen Stelle des tibialen Femurcondylus bei einer Patientin durch Ruhigstellung im Gipsverband nicht nur zum Stillstand kam, sondern mit normaler Struktur vollständig ausheilte. Wenige Monate nach Abnahme des Gipsverbandes und erneuter Belastung begann der Lösungsvorgang von neuem, da das gelenkmechanische Mißverhältnis bestehen blieb.

Bei noch nicht gelöstem freiem Körper, der röntgenologisch lediglich durch die umgebende „Umbauzone“ feststellbar ist, sind wir mit der Indikation zur Operation äußerst zurückhaltend. Hier soll zunächst der Versuch einer konservativen Behandlung mit Ruhigstellung gemacht werden. Zugleich sind die ursächlichen Faktoren, die sowohl im Beruf (Fußballspieler, Preßluftarbeiter, Tischler), als auch in einer Skeletdeformität (Genu varum) liegen können, zu beseitigen. Die Ausräumung des Bettes ist trotz Glättung der Ränder ein erheblicher intraartikulärer Eingriff, der infolge der mangelnden Regenerationskraft des Knorpels niemals zur restitutio ad integrum führen kann.

Wenn der freie Körper bereits gelöst ist, liegen die Verhältnisse natürlich ganz anders. Der freie Körper muß baldmöglichst entfernt werden, um Reizergüsse und spätere Arthrosis deformans zu verhüten. In der bei der Arthrotomie beschriebenen Weise versucht man den Körper in den oberen Recessus zu verlegen und ihn dort durch einen kleinen Schnitt zu entfernen.

Technik. Wie soeben erwähnt, haben wir Bedenken gegen einen frühzeitigen Eingriff, solange noch Aussicht besteht, durch konservative Maßnahmen die Erkrankung zur Ausheilung zu bringen. Da jedoch manche Chirurgen auf einem aktiveren Standpunkt stehen und es sich um einen schulmäßigen Eingriff handelt, soll die Technik hier beschrieben werden.

Arthrotomie durch PAYRschen S-Schnitt oder, wenn der Herd an typischer Stelle des Condylus tibialis femoris liegt, durch Querschnitt über dem inneren Gelenkspalt. Der Herd wird dargestellt. Hierbei können in Frühfällen nicht unerhebliche Schwierigkeiten auftreten, da sich die Knorpelfläche über dem osteochondritischen Herd zunächst in nichts von dem übrigen Knorpel unterscheidet. Man hilft sich dann durch Betasten, wobei die erkrankte Stelle auf Druck meist, aber nicht immer nachgiebiger ist. Sonst hilft nur die genaue vorherige röntgenologische Lokalisation.

Hat man den Herd lokalisiert, so wird er mit einem scharfen Löffel ausgelöffelt, der Körper entfernt. Die Ränder werden geglättet. Auch soll man darauf achten, daß nicht kleine Knorpelteile in das Gelenkinnere fallen und hier zur Bildung weiterer freier Körper Anlaß geben. Sorgfältiger Verschluß des Gelenkes in mehreren Schichten. Ruhigstellung im Gipsverband für 10—14 Tage.

Ist die Lösung bereits vollzogen, so unterscheidet sich der Eingriff in nichts von der sonst üblichen Entfernung freier Körper.

γ) Eingriffe bei Erkrankungen der Patella.

Die Chondropathie der Patella.

Indikation. Degenerative Veränderungen des gelenkseitigen Knorpelüberzuges der Kniescheibe sind seit 50 Jahren bekannt (BÜDINGER 1906). Die Angaben über ihre Häufigkeit schwanken zwischen 5 und 33% aller Kniegelenkoperationen (HILGENSAUER, ALEMAN) und 50% bei Sektionen Vierzigjähriger (HEINE). Es geht unseres Erachtens bereits daraus eindeutig hervor, *daß keineswegs alle degenerativen Knorpelveränderungen der Patella Beschwerden verursachen und daher auch keineswegs zum Objekt chirurgischer Bestrebungen werden sollten.* Die posttraumatische Entstehung ist wohl die häufigste, jedoch schließt sich die Patella naturgemäß bei der allgemeinen Abnutzung der Kniegelenkflächen durch Alter und Beruf nicht aus.

Bezüglich der operativen Behandlung der Chondropathia patellae sind wir *sehr zurückhaltend* und gehen hierin mit HOHMANN einig. Selbst wenn wir bei einer Arthrotomie als Nebenbefund Veränderungen an der Knorpelfläche der Kniescheibe finden, lassen wir sie unberührt.

Die operative Beseitigung der Knorpelfläche ist unseres Erachtens nur in den äußerst seltenen Fällen gerechtfertigt, wo die degenerativen Veränderungen auf die Patella selbst beschränkt sind, also eine Arthrosis deformans noch nicht besteht und erhebliche, genau lokalisierbare Beschwerden nur auf die Patella bezogen werden können. Die operative Beseitigung der Kniescheibengelenkfläche erscheint uns bei allgemeiner Arthrosis deformans sinnlos. Gelegentlich kann einmal nach habitueller Patellarluxation oder nach schlecht verheilten Patellarfrakturen eine Sanierung notwendig werden. Die Patellektomie wegen Chondropathia patellae lehnen wir ab, die andernorts gemachten Erfahrungen sind auch keineswegs ermutigend.

Technik. Arthrotomie mit dem PAYRschen S-Schnitt. Das Kniegelenk wird in Streckstellung gebracht, so daß sich die Quadricepssehne entspannt und die Patella umgedreht werden kann und die Gelenkfläche der Besichtigung zugänglich wird. Der erweichte Knorpel wird tangential mit dem Messer abgetragen. Ist gesunder Knorpel, der erhalten werden könnte, nicht mehr vorhanden und liegt der spongiöse Knochen frei, so wird er mit einem infrapatellaren gestielten Fettlappen oder mit einem frei transplantierten Fascienlappen überzogen (CAVE, ROWE).

Der Randschmerz der Patella.

Das Krankheitsbild wird zu den Periostosen gerechnet (EBELING) und mit der Epicondylitis des Ellenbogens in Parallele gesetzt. Im Röntgenbild lassen sich häufig spornartige Ausziehungen am unteren Patellarrand nachweisen.

Der Randschmerz kommt durch den Zug des Lig. patellae zustande und betrifft daher vorwiegend den unteren Patellarrand. Die Schmerzen treten beim Anspannen des Kniescheibenbandes auf.

Ähnlich wie bei der Epicondylitis humeri versucht man zunächst eine konservative Behandlung mit Ruhigstellung, Wärme, Novocaininjektionen und Röntgenentzündungsbestrahlung. Wird keine Beschwerdefreiheit erzielt, so kann man entsprechend der HOHMANNschen Operation der Epicondylitis das Ligament am unteren Kniescheibenrande einkerben und teilweise ablösen.

Andere Erkrankungen der Patella.

Die Osteopathie, die *aseptische Patellarnekrose*, ist rein konservativ zu behandeln. Dagegen können die *Ostitis deformans Paget* ebenso wie *maligne Tumoren* zur Patellektomie Veranlassung geben, deren Technik auf S. 286, Abb. 328, dargestellt ist.

Unspezifische und *spezifische Entzündungen* der Patella sind nicht ganz selten. Sie verlangen die operative Ausräumung nach den üblichen, im Allgemeinen Teil geschilderten Regeln. Wenn der Entzündungsprozeß noch nicht die Gelenkfläche der Patella durchbrochen hat, soll man bei der Ausräumung peinlich die gelenknahen Schichten vermeiden, um das Gelenk nicht zu infizieren. Eine präoperative genaue röntgenologische Lokalisation des Erkrankungsherdes ist daher für den Operationsplan notwendig. Ist die Patella in toto erkrankt oder ist ein Durchbruch in das Gelenk zu befürchten, so empfiehlt es sich, rechtzeitig die Patella im ganzen subperiostal zu entfernen oder die typische Patellektomie durchzuführen.

δ) Operative Eingriffe am HOFFAschen Fettkörper.

Indikation. Die „HOFFAsche Krankheit“ hat ihre Ursache in einer entzündlichen Hypertrophie des Corpus adiposum genus (HOFFAscher Fettkörper, siehe

Abb. 260), der durch narbige Umwandlung an Verschieblichkeit und Elastizität verliert. Er stört hierdurch den Bewegungsablauf. Auch können einzelne hypertrophische Zotten zu Einklemmungserscheinungen führen, die differentialdiagnostisch mit Meniscusluxationen verwechselt werden können.

Liegen derartige Bewegungshemmungen des Gelenkes vor, die meist mit intermittierenden Reizergüssen einhergehen, so ist die operative Indikation frühzeitig zu stellen.

Technik. Eröffnung des Gelenkes durch den PAYRschen S-Schnitt oder durch den Schrägschnitt über dem tibialen Gelenkspalt. Nach Eröffnung des Gelenkes verschafft man sich einen vollständigen Überblick über den in das Gelenkinnere sich vorwölbenden Fettkörper. Ist dieser nicht im ganzen vergrößert, sondern hängen nur einige Zotten in das Gelenkinnere hinein, so werden diese sorgfältig unterbunden und abgetragen. Wir bevorzugen allerdings bei der Blutstillung am Fettkörper die *Elektrokoagulation*, um möglichst keinerlei Fremdkörper im Gelenk zu belassen. In jedem Falle ist sorgfältige Blutstillung erforderlich, um ein Nachsickern zu verhüten.

Ist der Fettkörper im ganzen stark vergrößert, so muß er im ganzen exstirpiert werden. *Sorgfältige Blutstillung!*

ε) Die Synovektomie.

Indikation. Die totale Entfernung der ganzen Synovia ist ein seltener Eingriff. Er ist für hartnäckig rezidivierende Ergüsse empfohlen worden. Man kommt hier jedoch mit einer partiellen Entfernung des Recessus suprapatellaris aus, so daß die „innere Drainage“ gewährleistet ist. Wir selbst haben die totale Synovektomie beim Synovialom und bei der Chondromatose mit gutem Erfolg ausgeführt. Aus *diagnostischen Gründen*, insbesondere zur Sicherung der Diagnose einer Tuberkulose, wird nicht selten eine Probeexcision aus der Synovia entnommen.

Technik. Zur *totalen Synovektomie* bedarf man eines ausreichenden Zuganges zur gesamten Synovia. Man verwendet hierzu am besten beidseitig den PAYRschen S-Schnitt (s. S. 261, Abb. 299), der genügende Bewegungsmöglichkeit schafft. Zur Entfernung der hinteren Synovialtaschen haben wir einen tibialen und einen fibularen Schnitt gewählt, welcher der auf S. 212, Abb. 227, 228 gezeichneten Schnittführung entspricht. Von diesen Schnitten aus ist die Entfernung der Kapseltaschen unschwer durchzuführen.

Zur *partiellen Synovektomie* des oberen Recessus genügen ein oder zwei seitliche, leicht bogenförmige Schnitte proximal des oberen Patellarrandes. Auch die *Probeexcision* wird zweckmäßig von einem kleinen Schnitt hier entnommen, wobei auf sorgfältigsten Verschluß der Kapselwunde und sorgfältige Hautnaht zu achten ist, um einer etwaigen Fistelbildung vorzubeugen.

ζ) Eingriffe bei Kreuzbandverletzungen.

Die Indikation bei Kreuzbandverletzungen muß sorgfältig erwogen werden. Ausrisse der Ansatzstellen oder Einrisse führen nach entsprechender Ruhigstellung und krankengymnastischer Behandlung zu funktionell durchaus befriedigenden Erfolgen. *Das operative Vorgehen sollte daher auf die hochgradigen Fälle von Schlottergelenk beschränkt bleiben*, bei denen die Gebrauchsfähigkeit des Beines herabgesetzt und durch die ständige pathologische Beweglichkeit der Gelenkflächen gegeneinander die Arthrosis deformans unvermeidlich ist. Jedoch sind auch in diesen Fällen das Alter und der Beruf des Verletzten zu berücksichtigen, da es sich um einen immerhin nicht geringen Eingriff handelt und bei allen guten Erfolgen die völlige Wiederherstellung der Kniegelenkfunktion keineswegs gewährleistet werden kann. Bei älteren Kranken wird man daher sehr wohl den Behelf eines Schienenhülsenapparates in Erwägung zu ziehen haben.

Bei *teilweisen Einrissen* des vorderen Kreuzbandes genügt gelegentlich die Überbrückung der angefrischten Sehnenstümpfe mit einigen dicken Seidenfäden (KLAPP). Allerdings verwendet man heute Seide nur dann, wenn ihr keine be-

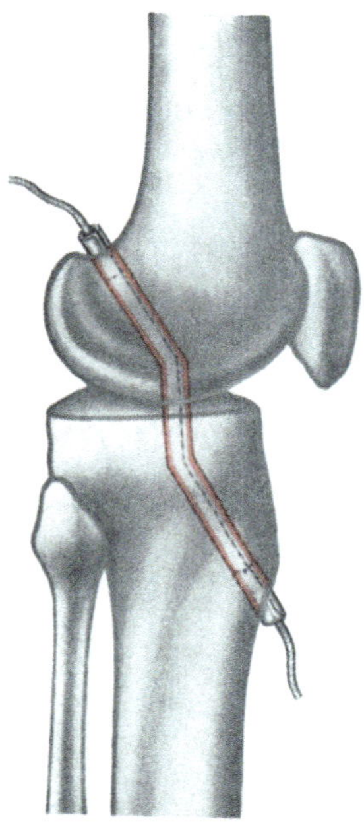

Abb. 305. *Freie Fascienplastik bei vollständigem Kreuzbandabriß. Technik nach* PERTHES-LUDLOFF. Ein Fascienstreifen wird um einen starken Seidenfaden gewickelt, durch Bohrkanäle des fibularen Condylus und des Tibiakopfes gezogen und mit den umgebenden Bändern vernäht.

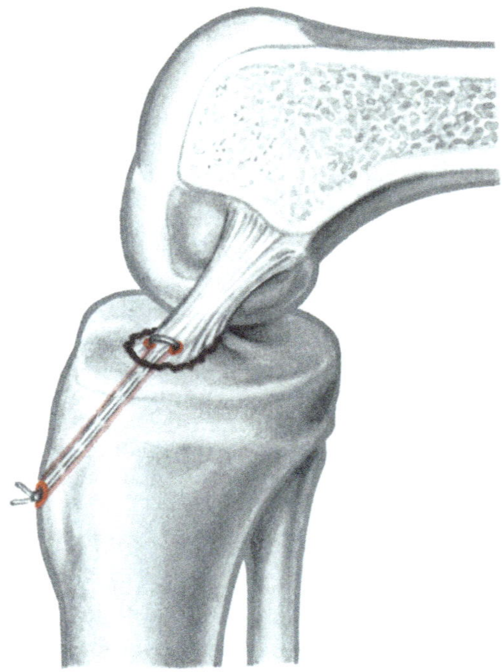

Abb. 306. *Seidenplastik bei teilweisem Kreuzbandschaden. Verfahren nach* LEE. Es wird ein schräger Bohrkanal von der Tuberositas tibiae zur Fovea intercondylica angelegt. Ein dicker Seidenfaden wird an dem distalen Stumpf des zerrissenen Kreuzbandes befestigt, durch den Bohrkanal gezogen und außen fest verknotet.

sondere Beanspruchung zugemutet werden muß, sondern nur wenn ein teilweiser Kreuzbandschaden vorliegt. Das Verfahren geht auf M. LANGE und VALLS zurück.

Sind die Kreuzbänder *völlig zerrissen*, so bevorzugt man den Ersatz des Kreuzbandes durch frei transplantierte oder gestielte Fascienzügel, wobei die letzteren den besseren Halt abgeben. Empfohlen wurde auch die Sehne des M. semitendineus und des M. gracilis (EDWARDS, GROVES) oder die Verwendung von Känguruhsehne (BIRCHER).

Grundsätzlich genügt der plastische Ersatz *eines* Kreuzbandes.

Seidenplastik bei teilweisem Kreuzbandschaden.

Technik. Als Zugang wird von M. LANGE der mediale S-Schnitt nach PAYR empfohlen. Nach Eröffnung des Gelenkes gewinnt man einen Überblick über die Ausdehnung des Schadens. Ist nur ein Seitenband zerrissen, so legt man von einem kleinen, proximal des fibularen Epicondylus femoris geführten Schnitt den Knochen frei, sodann wird von dieser Stelle aus ein schräger Knochenkanal bis zur Fovea intercondylica gebohrt. Nun wird ein dicker Seidenfaden (Hydrargyrumoxyzyanatseide nach M. LANGE) an dem distalen Stumpf des zerrissenen Kreuzbandes befestigt und durch den Knochenkanal bis oberhalb des fibularen Condylus herausgezogen (Abb. 306). Zur Verankerung dieses Knotens hat M. LANGE empfohlen, noch einen oberflächlich tangential verlaufenden Bohrkanal durch den Femurcondylus anzulegen, durch diesen eine Seidenschlinge zu führen, die dann mit dem oberen Ende des ersten Fadens verknotet wird.

Freie Fascienplastik bei vollständigem Kreuzbandabriß (Abb. 305, 307—309).

Technik nach PERTHES-LUDLOFF. PERTHES hat den Ersatz des Kreuzbandes durch einen 16 cm langen, 3,5 cm breiten Fascienstreifen empfohlen, der durch einen Bohrkanal im Condylus fibularis in das Gelenk hineingeführt und durch einen zweiten Bohrkanal, der durch den Tibiakopf von der Eminentia intercondylica bis zur Tuberositas tibiae führt, hinausgeleitet und dort mit den umgebenden Bändern vernäht wird. LUDLOFF hat in ähnlicher Weise den Fascienstreifen um einen starken Seidenfaden gewickelt und auf diese Weise verstärkt (Abb. 305).

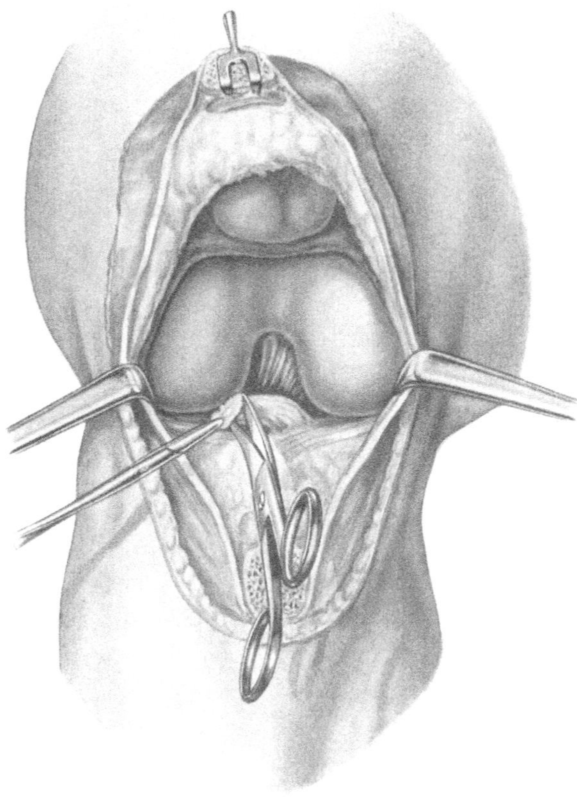

Abb. 307. *Freie Fascienplastik bei vollständigem Kreuzbandabriß. Technik nach* PAYR. 1. Akt. Aufklappung des Kniegelenkes mit dem TEXTORschen Bogenschnitt. Das abgerissene vordere Kreuzband wird mit der Schere angefrischt.

Technik nach PAYR. Das Verfahren von PAYR unterscheidet sich dadurch von den bisher genannten, daß er auf einen größeren Bohrkanal verzichtet. Er legt an der Innenseite des fibularen Condylus einen kurzen, stark gekrümmten, etwa U- oder V-förmig verlaufenden Bohrkanal an (Abb. 307). Dieser läßt sich mit einer gebogenen Knochennadel oder, wie auf unserer Abb. 308 dargestellt, mit dem Bohrer herstellen. Das Wesentliche ist, daß zwei nahe benachbarte Löcher in der Compacta des Femur geschaffen werden, so daß der eingelagerte Fascienzügel den notwendigen Widerhalt findet. Der gerollte Fascienzügel wird breit auf den Stumpf des Kreuzbandes aufgenäht (Abb. 309).

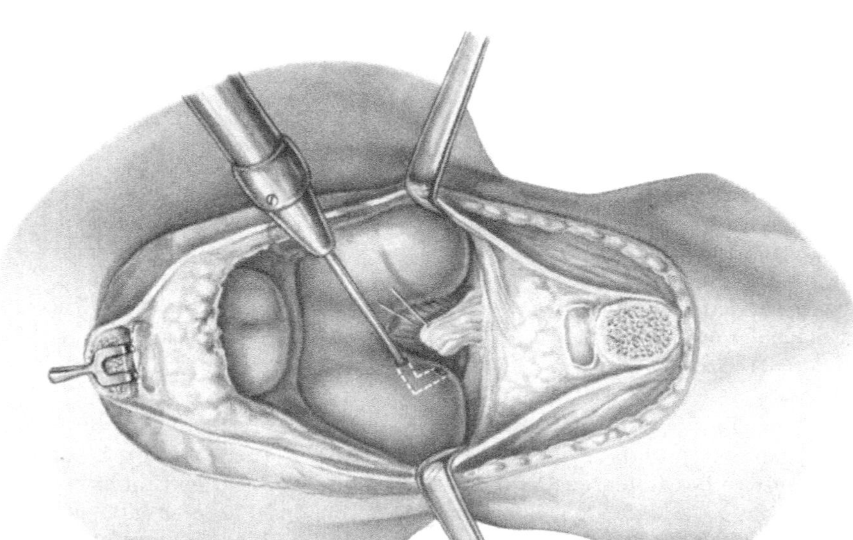

Abb. 308. *Freie Fascienplastik bei vollständigem Kreuzbandabriß. Technik nach* PAYR. 2. Akt. An der Innenseite des fibularen Condylus wird ein kurzer, stark gekrümmter Bohrkanal mit einem elektrischen Bohrer angelegt.

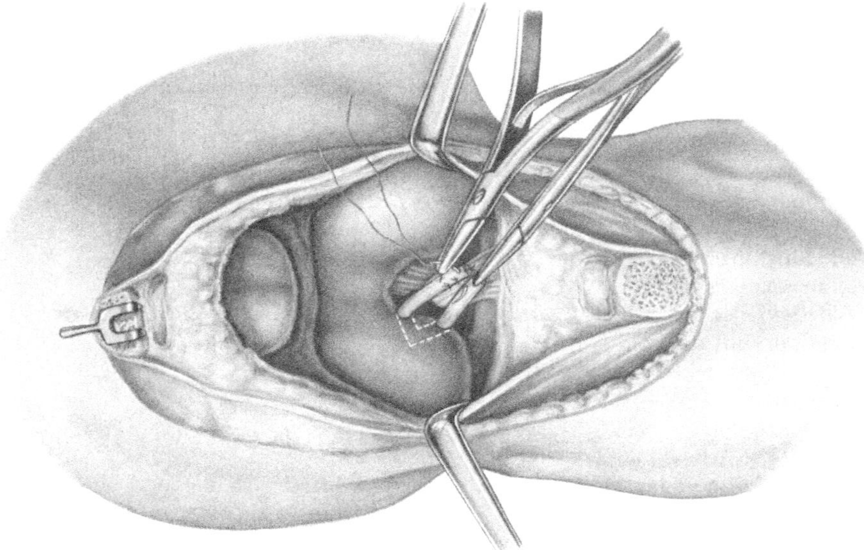

Abb. 309. *Freie Fascienplastik bei vollständigem Kreuzbandabriß. Technik nach* PAYR. 3. Akt. Ein gerollter Fascienzügel wird durch den Bohrkanal gezogen und seine beiden Enden werden auf den Stumpf des Kreuzbandes aufgenäht.

Technik nach Lexer. Lexer legt einen Bohrkanal quer durch den Tibiakopf, und zwar weit dorsal. Durch diesen zieht er einen mit Seidenfaden verstärkten Fascienstreifen und befestigt die Enden an der Kniescheibe und am Lig. patellae.

Gestielte Fascienplastiken bei vollständigem Kreuzbandabriß (Abb. 310—312).

Groves verwendet einen gestielten Fascienlappen aus dem Tractus iliotibialis. Er ist der Meinung, daß der gestielte Lappen der freien Fascientransplantation

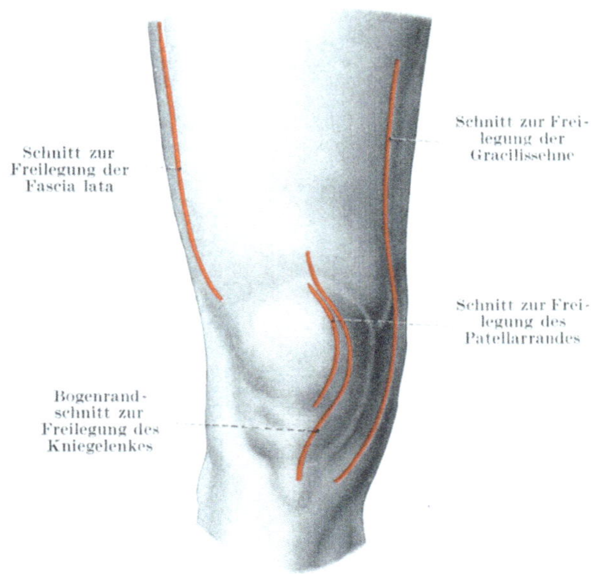

Abb. 310. *Schnittführung zur Kreuzbandplastik und zur Behandlung der Patellarluxation.*

überlegen sei. Seiner Meinung haben sich Felsenreich, Jones und Smith angeschlossen. Groves tunneliert den lateralen Femurcondylus und den medialen Tibiakopf und zieht einen gestielten Lappen der Fascia lata, unter Umständen mit Seidenband verstärkt, hindurch, um ihn am Stumpf des Kreuzbandes zu fixieren. Gleichzeitig schließt er eine Fascienplastik des fibularen Seitenbandes an. Er erreicht in 66% der Fälle gute Resultate.

Technik nach Groves. Tibialer Payrscher S-Schnitt, Revision des Kreuzbandes, ausgedehnter Längsschnitt über der Fascia lata, Bildung eines etwa 20 cm langen und 3—4 cm breiten Fascienstreifens aus der Fascia lata, der durch Einzelnähte gerollt wird. Anlegen eines Bohrkanals von proximal des fibularen Condylus zur Fovea intercondylica. Mit dem Bohrer wird ein Faden in den Kanal zurückgezogen (Abb. 310, 311), an diesem der Fascienzügel befestigt und durch den Kanal geführt. Nun wird ein zweiter Knochenkanal in Fortsetzung des ersten, beginnend an der Eminentia intercondylica schräg durch den Tibiakopf gelegt und der Fascienzügel an der tibialen Seite des Tibiakopfes herausgezogen. Sein Ende wird subperiostal an der Tuberositas tibiae fixiert (Abb. 312).

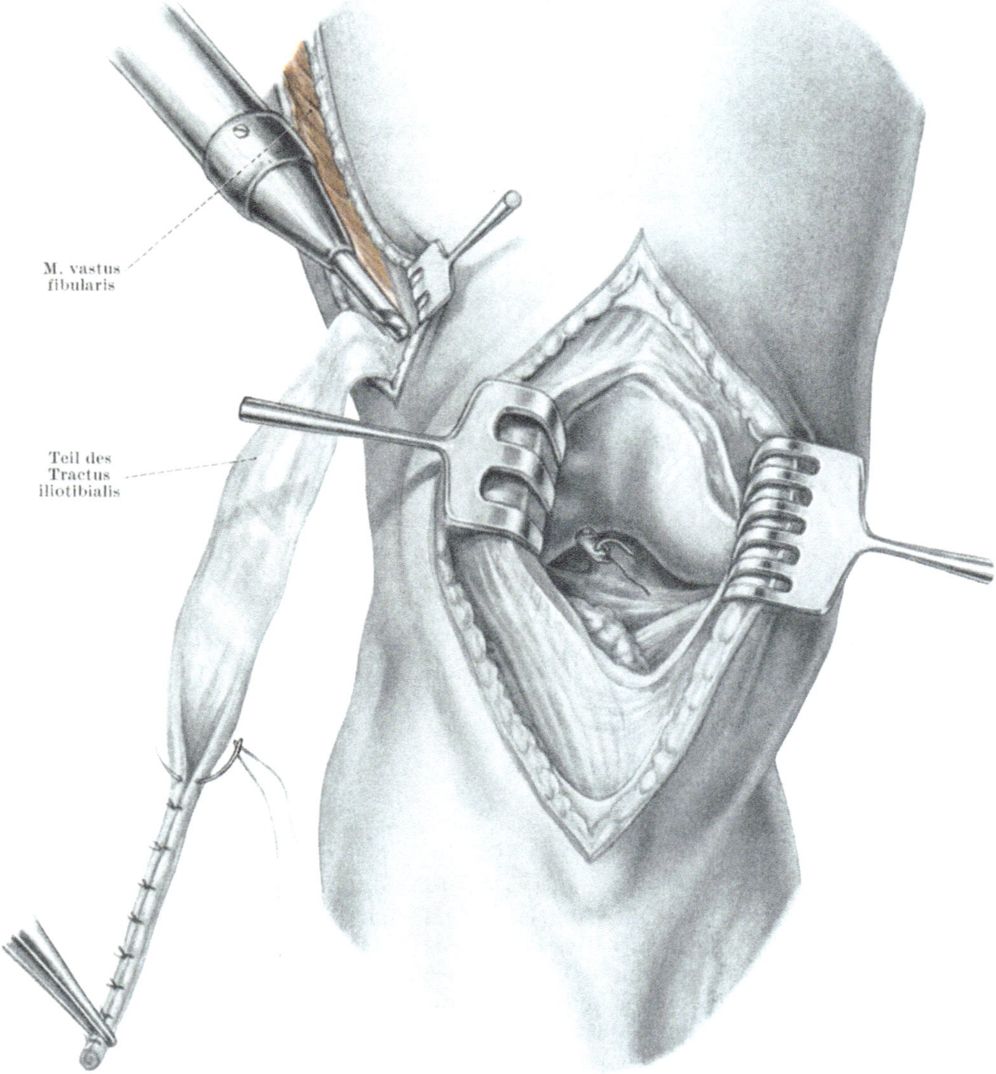

Abb. 311. *Gestielte Fascienplastik bei vollständigem Kreuzbandabriß. Technik nach* GROVES. 1. Akt. Tibialer PAYRscher S-Schnitt. Eröffnung des Gelenkes. Revision des Kreuzbandes. Ausgedehnter Längsschnitt über der Fascia lata. Es wird ein 20 cm langer, 2—3 cm breiter Fascienstreifen entnommen, der durch Einzelnähte eingerollt wird. Dann wird ein Bohrkanal von proximal durch den fibularen Condylus zur Fossa intercondylica angelegt.

Sehnenverpflanzungen bei vollständigem Kreuzbandabriß (Abb. 313—315).

Technik nach LINDEMANN für das vordere Kreuzband. Das Kniegelenk wird mit einem Bogenschnitt eröffnet, der den tibialen Rand der Kniescheibe umläuft,

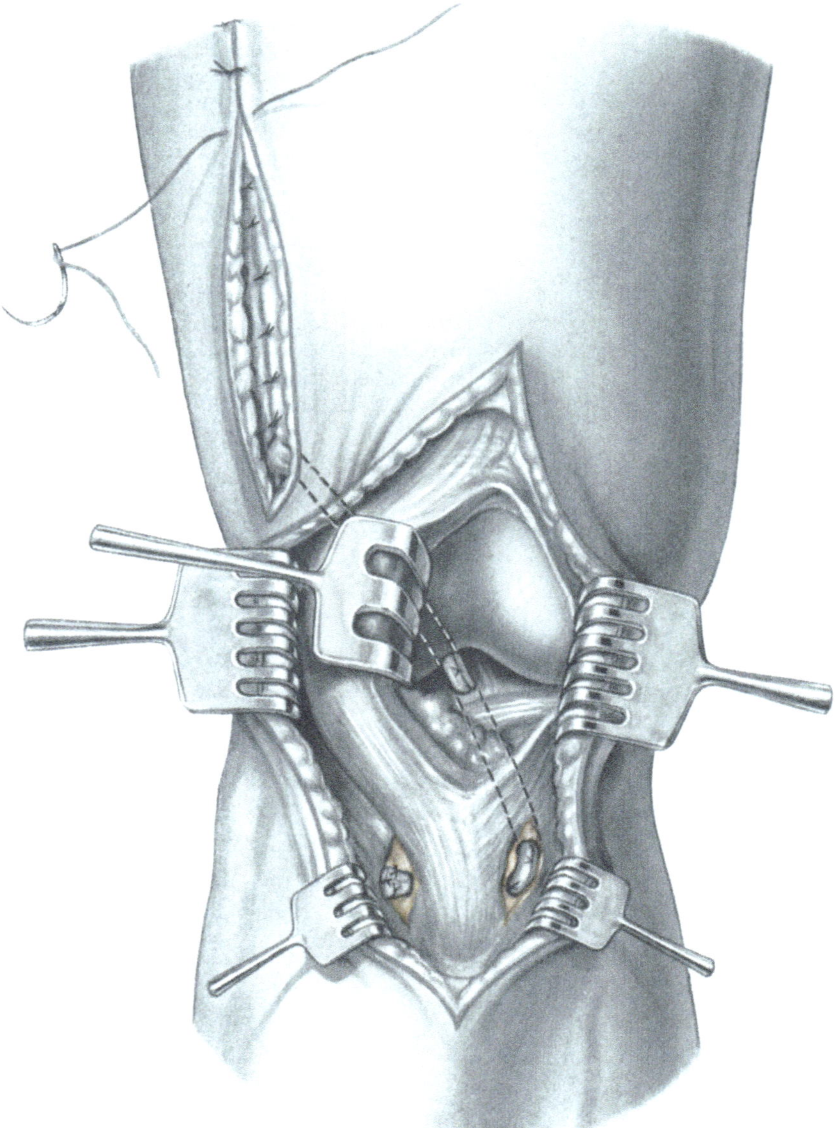

Abb. 312. *Gestielte Fascienplastik bei vollständigem Kreuzbandabriß. Technik nach* GROVES. 2. Akt. Mit einem Seidenfaden wird der Fascienstreifen durch den Bohrkanal gezogen und die Wunde an der Außenseite des Oberschenkels durch Einzelnähte verschlossen. Ein zweiter Bohrkanal wird in gleicher Richtung von der Fossa intercondylica durch den medialen Tibiakopf gebohrt, der Fascienstreifen hier durchgezogen und das Ende wird subperiostal an der Tuberositas tibiae fixiert.

und revidiert, um über Art und Umfang des Kreuzbandschadens Aufschluß zu erhalten. Sodann wird die Sehne des M. gracilis von einem über ihr angelegten Hautschnitt (s. S. 273, Abb. 310) freigelegt, an ihrem Ansatz durchtrennt und etwa 25 cm nach proximal ausgelöst. Zwischen M. vastus tibialis und Femur wird die Sehne an der Rückseite des Kniegelenkes in die Gegend des Planum popliteum geführt.

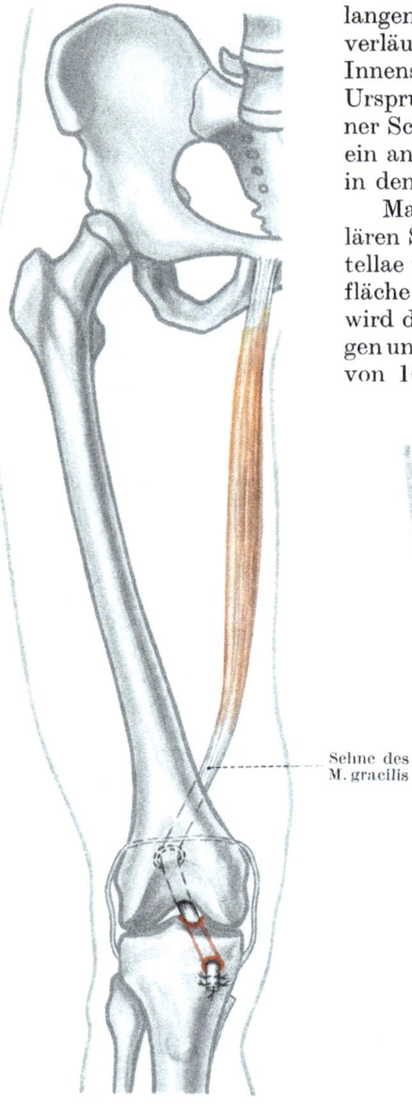

Nun legt man von einem zweiten, 10 cm langen Längsschnitt, der durch die Kniekehle verläuft, die hintere Kapseltasche frei. An der Innenseite des äußeren Femurcondylus, also am Ursprung des vorderen Kreuzbandes, wird ein kleiner Schlitz in die hintere Kapselwand gelegt und ein an der Gracilissehne befestigter Seidenfaden in den Gelenkraum hinein nach vorne gezogen.

Man legt von einem 3 cm langen, extrakapsulären Schrägschnitt aus, der neben dem Lig. patellae verläuft, nun einen Bohrkanal zur Gelenkfläche des Tibiakopfes an. Durch diesen Kanal wird die Seide mit der Gracilissehne herausgezogen und bei mittlerer Spannung und Kniebeugung von 160° am Lig. patellae befestigt (Abb. 313).

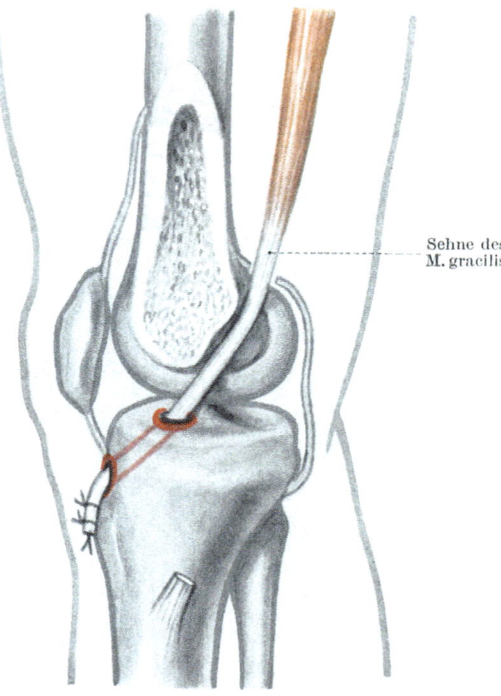

Abb. 313. *Ersatz des vorderen Kreuzbandes nach* LINDEMANN. Die Sehne des M. gracilis wird freigelegt, an ihrem Ansatz durchtrennt und etwa 25 cm nach proximal mobilisiert. Zwischen dem M. vastus tibialis und dem Femur wird die Sehne an der Rückseite in die Gegend des Planum popliteum geführt. Von einem zweiten Hautschnitt aus der Kniekehle wird ein kleiner Schnitt in die hintere Kapselwand gelegt und ein an der Gracilissehne befestigter Seidenfaden in den Gelenkraum hinein nach vorne gezogen. Schließlich wird ein 3 cm langer Hautschnitt parallel zum Lig. patellae gelegt und von hier ein Bohrkanal zur Gelenkfläche der Tibia angelegt. Durch diesen Kanal wird der Seidenfaden herausgezogen und die Gracilissehne bei einer Beugung des Kniegelenkes von 160° am Lig. patellae befestigt.

Technik nach LINDEMANN für das hintere Kreuzband. Eröffnung des Kniegelenkes wie beim Ersatz des vorderen Kreuzbandes. Auch die Gracilissehne wird wie dort freigelegt und am Ansatz abgetrennt. Im weiteren wird die Gracilissehne jedoch zur Innenseite des tibialen Condylus geführt. Dort wird ein extrakapsulärer Bohrkanal angelegt, der bis zum Ursprung des hinteren Kreuzbandes an der Fovea intercondylica verläuft. Durch diesen Kanal wird die mit Seide angeschlungene Gracilissehne hindurchgeführt. In der Kniekehle wird ein 10 cm langer Längsschnitt zur Freilegung der hinteren Kapseltasche und des Ansatzes des hinteren Kreuzbandes an der Rückseite des Schienbeinkopfes angelegt. Die Sehne wird nach dorsal hindurchgezogen und subperiostal an der Rückseite des Tibiakopfes befestigt (Abb. 314).

Die *Nachbehandlung* beginnt nach 3—5wöchiger Ruhigstellung im Beckenringgipsverband

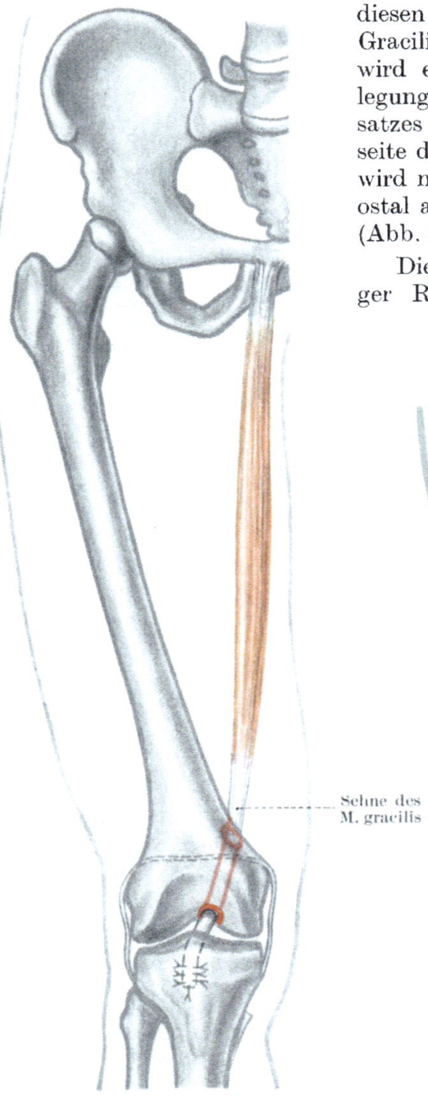

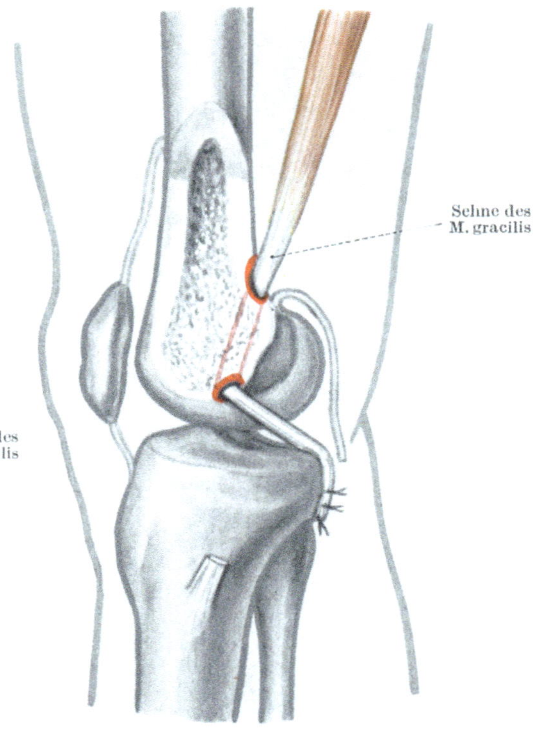

Abb. 314. *Ersatz des hinteren Kreuzbandes nach* LINDEMANN. Übliche Freilegung der Gracilissehne. Sie wird zur Innenseite des tibialen Condylus geführt, hier wird ein Bohrkanal angelegt, der bis zum Ursprung des hinteren Kreuzbandes verläuft. Durch diesen Kanal wird die Gracilissehne mit einem Seidenfaden hindurchgeführt. Zweiter Hautschnitt in der Kniekehle mit Freilegung der hinteren Kapseltasche. Die Gracilissehne wird nach dorsal gezogen und subperiostal an der Rückseite des Tibiakopfes befestigt.

mit Lockerungsübungen und aktiven Übungsaufträgen im Liegen, von der 5.—6. Woche an wird mit Gehübungen begonnen.

In gleicher Weise benutzt EDWARDS die Sehne des M. semitendineus zum Ersatz des hinteren Kreuzbandes.

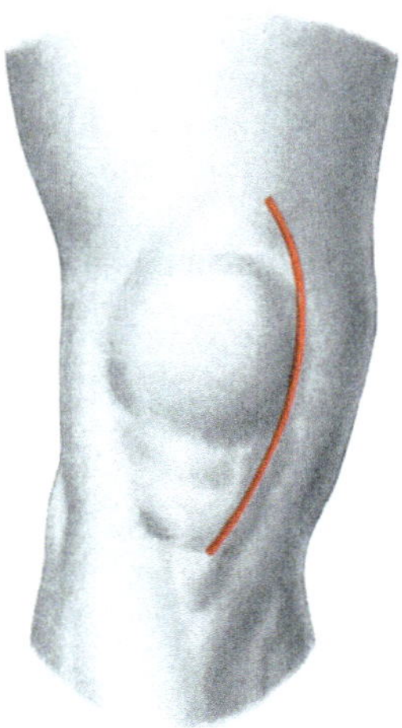

Abb. 315. *Operation der habituellen Patellarluxation nach* GOEBELLS. 1. Akt. Hautschnitt.

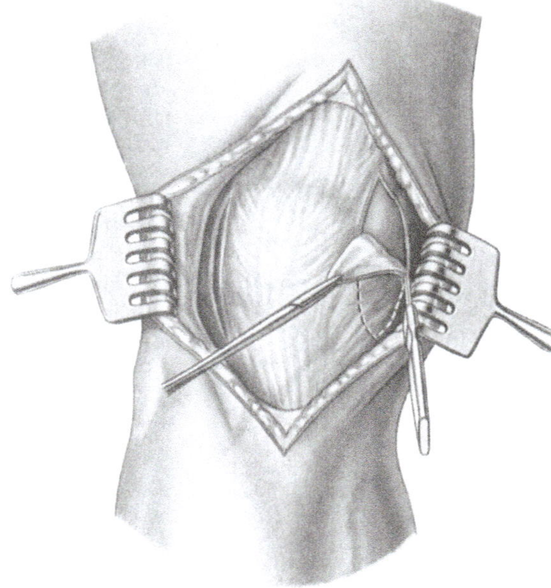

Abb. 316. *Operation der habituellen Patellarluxation nach* GOEBELLS. 2. Akt. Nach Auseinanderziehen der Wundränder wird ein großer ovalärer Lappen aus dem Streckapparat herausgeschnitten und ein Entlastungsschnitt an der fibularen Seite angelegt.

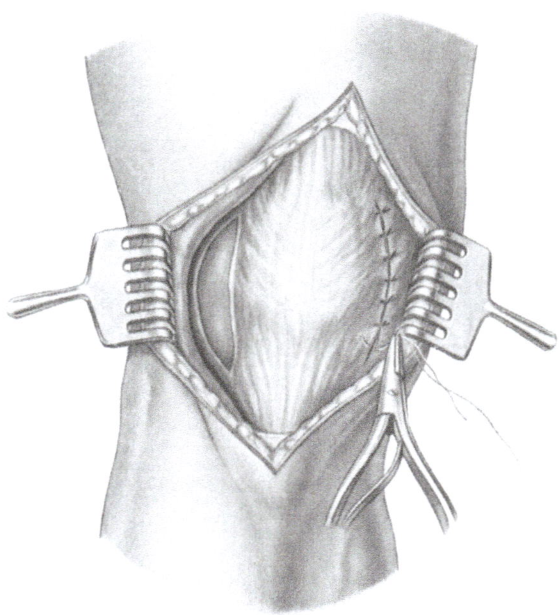

Abb. 317. *Operation der habituellen Patellarluxation nach* GOEBELLS. 3. Akt. Die Wundränder des ovalären Defektes werden durch Einzelnähte verschlossen und dadurch die Kniescheibe nach tibial verzogen.

f) Eingriffe bei Kniegelenkluxationen.

Ganz anders als beim Schultergelenk und selbst beim Hüftgelenk bedingt die Luxation des Kniegelenkes eine völlige Zerreißung des gesamten Band-

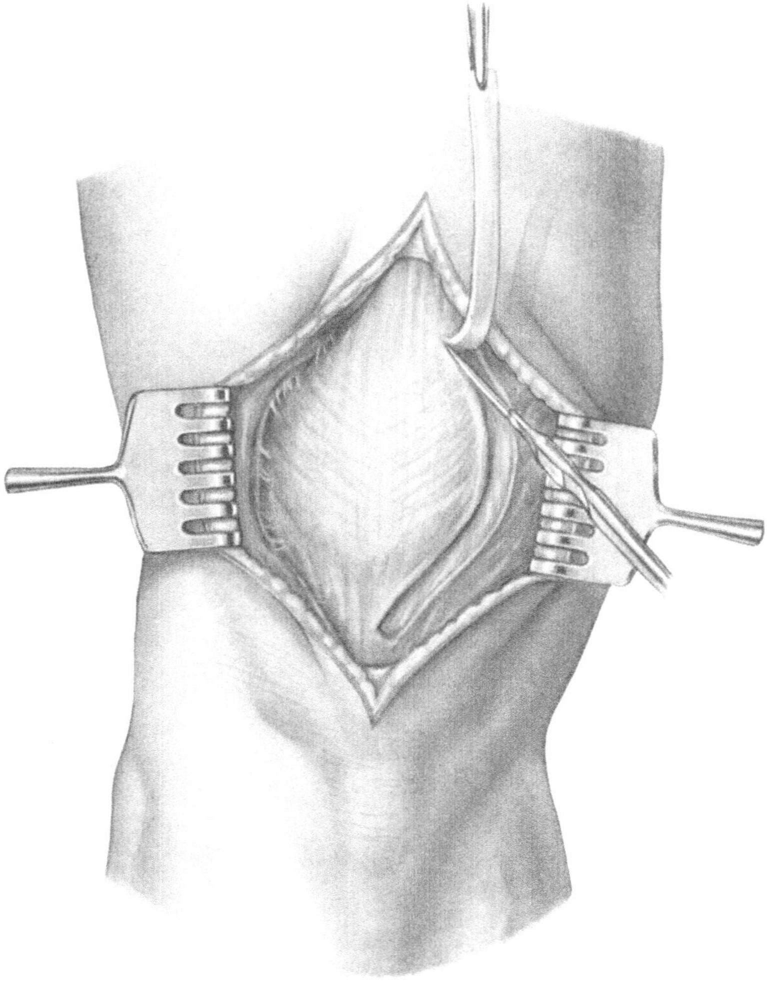

Abb. 318. *Operation der habituellen Patellarluxation nach* KROGIUS. Parapatellarer Bogenschnitt an der tibialen Seite der Kniescheibe. Die Wundränder werden mit scharfen Haken auseinandergehalten und ein schmaler Streifen wird am tibialen Patellarrand aus der Strecksehne entnommen. Die Kapsel darf dabei nicht eröffnet werden.

apparates. Dies ist durch die anatomischen Verhältnisse, nämlich die straffe Führung des Gelenkes durch die Bänder, begründet. Andererseits erklärt sich hieraus auch, daß Kniegelenkverrenkungen äußerst selten sind und daß es viel häufiger zu Frakturen im Kniegelenkbereich kommt.

Totale Kniegelenkluxationen sollen immer operativ reponiert werden. Unblutige Repositionen führen mit Sicherheit zur Interposition und zur Gelenkversteifung. Die operative Säuberung und Richtigstellung soll daher frühzeitig erfolgen.

Wie im einzelnen operativ vorgegangen werden muß, hängt vom Einzelfalle ab. Kreuzband- und Meniscuszerreißungen, Seitenbandrisse verlangen die chirurgische Versorgung etwa im Sinne der Entfernung oder der Wiederherstellung. Abgesprengte Gelenkflächen werden sogleich reponiert und fixiert.

Wenn das Gelenk durch den ersten operativen Eingriff auf diese Weise reponiert und gesäubert worden ist, wird es im Gipsverband ruhiggestellt.

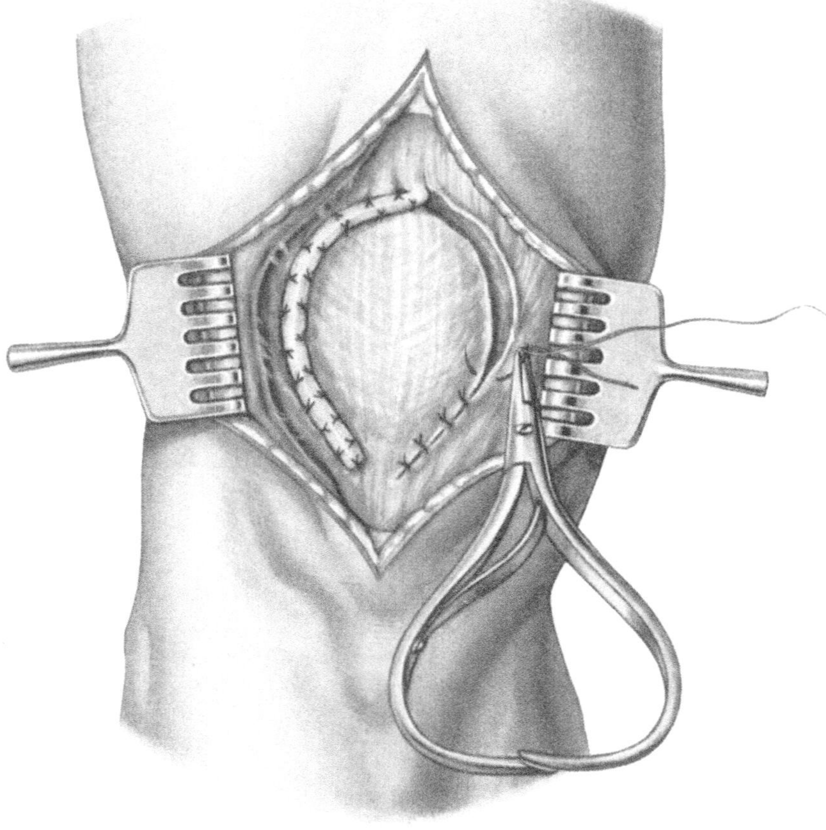

Abb. 319. *Operation der habituellen Patellarluxation nach* KROGIUS. Am fibularen Patellarrand wird ein Spalt gebildet und in diesem der vorher ausgelöste Streifen verlagert. Der Spalt wird abschließend durch Einzelnähte verschlossen.

Späteren Sitzungen bleiben gegebenenfalls notwendig werdende plastische Ersatzoperationen überlassen.

g) Eingriffe bei der habituellen Patellarluxation.

Indikation. Die gewohnheitsmäßige Verrenkung der Kniescheibe ist ein höchst lästiges Leiden, das nicht nur die Sicherheit und Gebrauchsfähigkeit des Kniegelenkes einschränkt und damit erhebliche berufliche Störungen bedingt, sondern darüber hinaus zu einer Schädigung der Knorpelgelenkfläche der Patella und im Laufe der Zeit zum Reizknie und zur Arthrosis deformans führt. Habituelle Patellarluxationen sind daher der operativen Behandlung baldmöglichst zuzuführen.

Es gibt eine große Anzahl von Operationsverfahren, die sich unschwer in zwei Gruppen einteilen lassen, die *passiven Fesselungsoperationen* und die *Verwendung von aktivem Muskelzug.*

Während bei den angeborenen Formen mit Hochstand der Kniescheibe die passive Fesselung im allgemeinen ausreichend ist, ist für die posttraumatischen Formen meist die Kombination beider Operationstypen erforderlich, um ein Rezidiv zuverlässig zu vermeiden. Der Hochstand der Patella stellt also bezüglich der Wahl des Operationsverfahrens einen wesentlichen Faktor dar (PITZEN).

Liegt die Ursache zur habituellen Patellarluxation in einem angeborenen oder posttraumatischen hochgradigen Genu valgum, so ist es sinnlos, die üblichen Operationsverfahren zur Beseitigung der Patellarluxation zu wählen, vielmehr ist eine *kausale Therapie* angezeigt, d. h. die Beseitigung der Fehlstellung des Beines. Durch suprakondyläre Osteotomie, gegebenenfalls tibiale Verlagerung des Ansatzes des Lig. patellae an der Tibia und Abtrennung des Kapsel- und Bandapparates an der fibularen Seite durch Längsincision vom M. vastus fibularis und Tractus iliotibialis mit Überführung der Patella tibialwärts (MAU) kann man versuchen, das Leiden zu beheben.

Von den zahlreichen Verfahren seien nur einige wenige, zum Teil von uns selbst erprobte, erwähnt. Ziel des operativen Vorgehens muß es sein, die Kniescheibe, welche das Bestreben hat, bei jeder Kniebeugebewegung sich fibularwärts zu verlagern, an dieser pathologischen Bewegung zu verhindern.

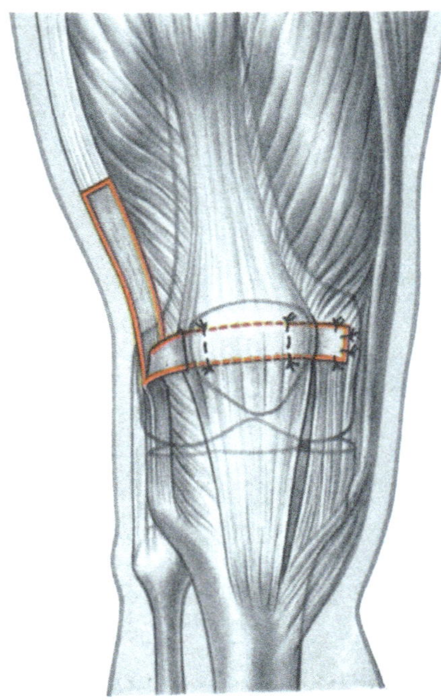

Abb. 320. *Operation der habituellen Patellarluxation. Fascienplastik nach* KLAPP. Es wird aus der Fascia lata ein 12 cm langer und 3 cm breiter Streifen entnommen, der an seinem unteren Ansatzpunkt gestielt bleibt. Das freie Ende dieses Streifens wird subcutan über die Patella geschoben und von zwei bis drei Hautincisionen jeweils mit dem Bandapparat fest vernäht.

α) Eingriffe zur passiven Fesselung (Abb. 315—320).

Für schwerere Fälle sind diese Verfahren sicher nicht ausreichend. Schon LEXER hat darauf hingewiesen, daß die passiven Bandhemmungen an der Innenseite der Kniescheibe sich allmählich dehnen und häufige Rückfälle geben.

Technik nach GOEBELLS. In leichten Fällen mag das alte Verfahren von GOEBELLS genügen. Es eignet sich bei gelegentlich auftretenden posttraumatischen Subluxationen. Medial der Kniescheibe wird ein größeres ovaläres Stück aus dem Streckapparat herausgeschnitten und ein ausreichend großer Entlastungsschnitt von der fibularen Seite gemacht. Nun werden die Wundränder des ovalären Defektes durch Wundnähte verschlossen und die Patella hierdurch tibialwärts verzogen (Abb. 315—317).

Technik nach KROGIUS. Auf demselben Prinzip beruht das Verfahren von KROGIUS. Mit ihm lassen sich bei leichteren Fällen Erfolge erzielen. Ein schmaler Streifen wird entlang dem tibialen Patellarrande aus der Strecksehne entnommen und nach Bildung eines Spaltes am fibularen Patellarrand in diesen verlagert. Bei der Entnahme ist größter Wert darauf zu legen, daß die Kapsel nicht eröffnet wird. Der fibular entstandene Spalt wird durch Naht verschlossen. (Abb. 318, 319)

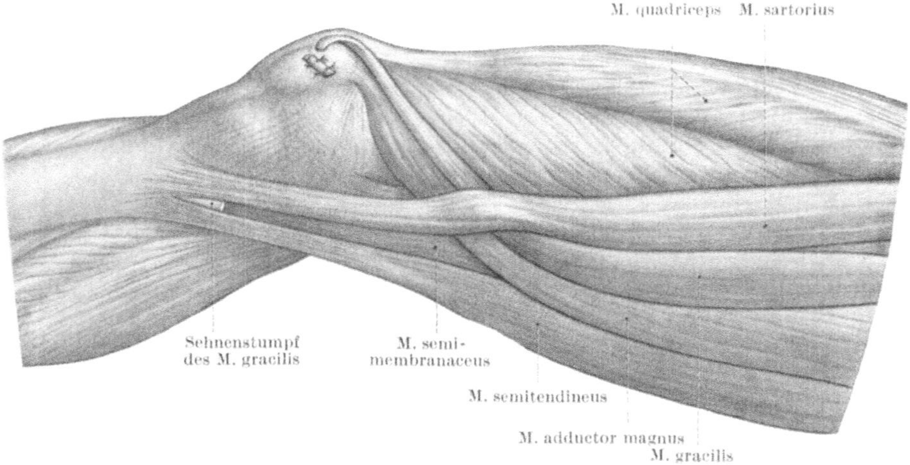

Abb. 321. *Operation der habituellen Patellarluxation. Verfahren nach* Lexer. Unter dem Rande des M. sartorius wird ein Kanal geschaffen, der von der Fascie des M. vastus tibialis bis zur Kniescheibe reicht. Der Innenrand der Kniescheibe wird freigelegt und schräg durchbohrt. Das abgetrennte Sehnenende des M. gracilis wird durch diesen Kanal gezogen und unter starkem Zug zu einer Schlinge vernäht.

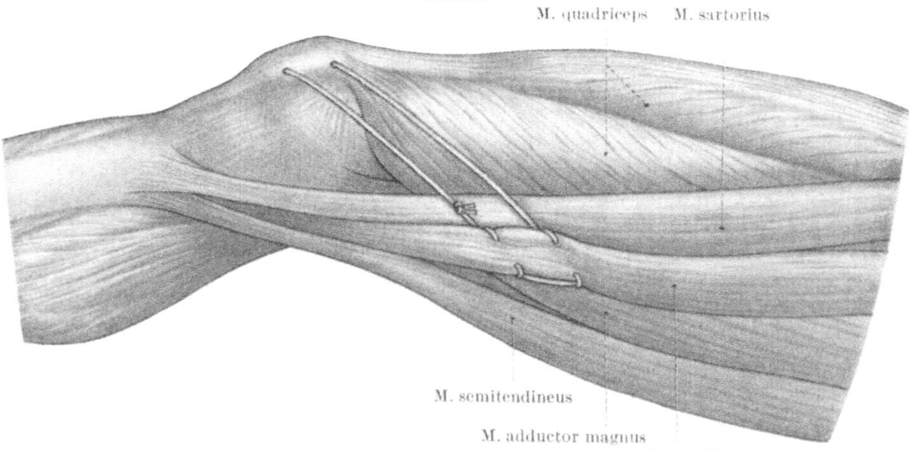

Abb. 322. *Operation der habituellen Patellarluxation. Verfahren nach* F. Lange. Der freigelegte M. gracilis wird an zwei Stellen durchstochen und die durchgezogenen Fadenschlingen an den Muskelrändern verknotet. Es wird auch bei diesem Verfahren ein Kanal bis zur Kniescheibe geschaffen und diese an ihrem äußeren Rand durchbohrt. Die Seidenfäden werden durch den Bohrkanal gezogen.

Gegenüber dem Verfahren von Goebells liegt der Vorteil darin, daß der sekundär entstandene Defekt geschlossen wird und daher nicht zur Schrumpfung neigt.

Technik nach Klapp. Aus der Fascia lata bildet Klapp einen 12 cm langen, 3 cm breiten Fascienstreifen, welcher am Ansatzpunkt der Fascie in der Gegend des Wadenbeinköpfchens gestielt bleibt. Das freie Ende dieses Fascienstreifens wird mit der Kornzange subcutan über die Patella geschoben und von zwei bis drei darüber angelegten Hautincisionen jeweils mit dem Periost und dem Bandapparat fest vereinigt (Abb. 320).

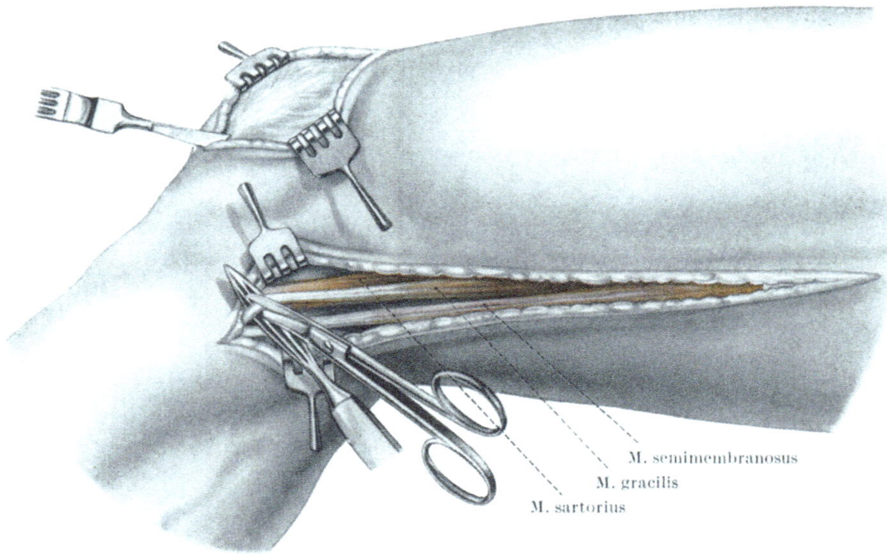

Abb. 323. *Operation der habituellen Patellarluxation. Originalverfahren nach* LEXER. 1. Akt. Ausgedehnter Hautschnitt an der tibialen Seite des Oberschenkels, Freilegung des M. gracilis. Auf einer KOCHER-Sonde wird die Sehne des M. gracilis kurz vor ihrem Ansatz durchtrennt. Durch einen parapatellaren Bogenschnitt wird die Kniescheibe freigelegt.

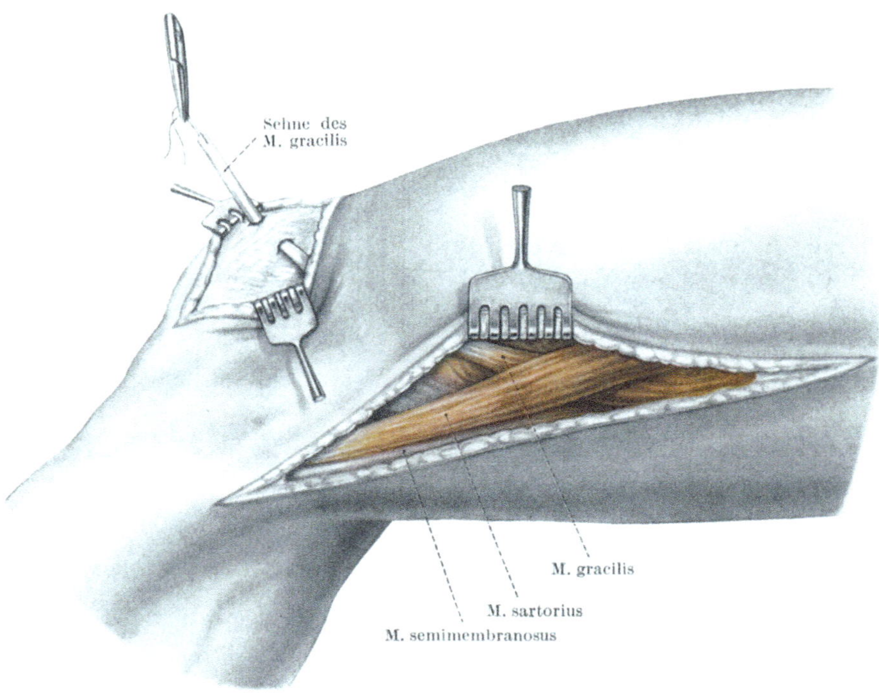

Abb. 324. *Operation der habituellen Patellarluxation. Originalverfahren nach* LEXER. 2. Akt. Durch die Patella wird ein Bohrkanal gelegt. Die Sehne des M. gracilis wird unter den M. sartorius durch einen subcutanen Kanal zur Kniescheibe und hier durch den Bohrkanal gezogen.

β) Eingriffe mit aktivem Muskelzug (Abb. 321—325).

Als aktiv wirkender Zügel muß ein Beuger gewählt werden, damit die Kniescheibe gerade in dem Augenblick der Beugung festgehalten und nach innen gezogen wird, wo die Kraft des Antagonisten sie zum Abgleiten nach außen über die schräge Kondylenfläche zwingen will und dies mit um so größerer Zug-

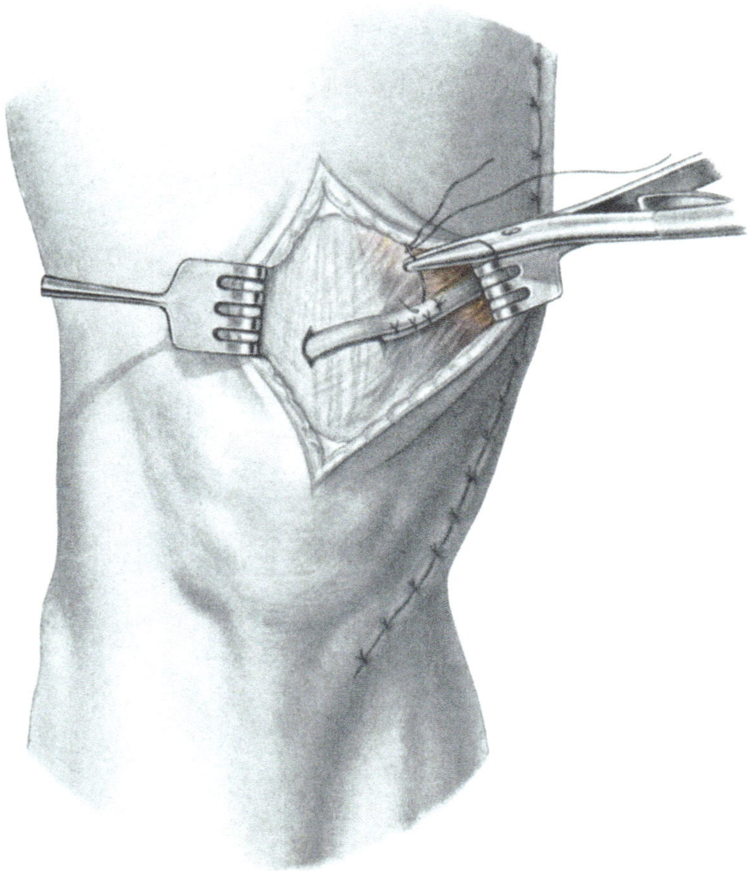

Abb. 325. *Operation der habituellen Patellarluxation. Originalverfahren nach* Lexer. Die Sehne des M. gracilis wird schlingenförmig in sich vernäht und gleichzeitig auf den Kapselapparat aufgesteppt.

wirkung, je kräftiger die Beugung ansetzt und den hemmenden M. quadriceps in Anspruch nimmt (Lexer).

Technik nach Lexer. Lexer hat sowohl den M. gracilis als auch den M. semitendineus verwandt, deren Sehnen leicht freigelegt werden können und nach Abtrennung und Auslösung als Zügel besonders geeignet sind.

Wir folgen der Originaldarstellung Lexers: Der Hautschnitt beginnt an der Tuberositas tibiae und folgt proximalwärts dem Verlaufe der Sehne. Unter dem dorsalen Rande des M. sartorius wird stumpf ein Kanal geschaffen, der von der Fascie des M. vastus tibialis zur Kniescheibe gelangt. Der Innenrand der Kniescheibe wird durch einen weiteren Einschnitt freigelegt und schräg durchbohrt. Nun wird das Sehnenende mit einem Faden durch den Kanal hinausgeführt und unter starkem Zug zu einer Schlinge vernäht (Abb. 321). LEXER hatte mit diesem Verfahren unter neun Fällen nur einen Mißerfolg. Bei diesem hatte er auf die Schlingenbildung verzichtet und das Seitenband nur seitlich an der Kniescheibe vernäht, wobei es zum Ausriß kam.

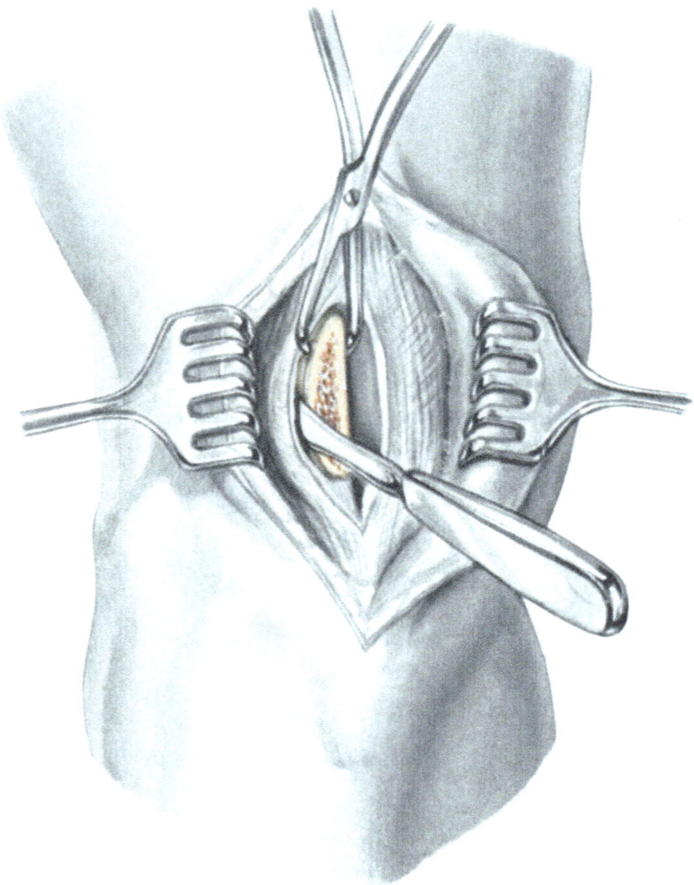

Abb. 326. *Patellektomie nach* BOYD. Die Patella wird von einem fibularkonvexen Längsschnitt freigelegt und mit einer Säge in zwei Längshälften geteilt. Jede Hälfte wird für sich sorgfältig subaponeurotisch ausgehülst. Der durchtrennte Reservestreckapparat kann dann direkt wieder durch Nähte vereinigt werden.

Wesentlich einfacher ist es, den Muskelzug des M. gracilis durch einen Seidenfaden nach F. LANGE zu übertragen. Der freigelegte M. gracilis oder semitendineus wird an zwei Stellen durchstochen, die einfachen Fadenschlingen an den beiden Muskelrändern geknotet. Sodann wird mit einer Kornzange *subcutan* ein Kanal bis zur Kniescheibe gebohrt, deren Innenrand durch einen kleinen Einschnitt freigelegt wird. Die beiden Fäden werden hier herausgeführt. Die Sehnen können durch zwei Bohrlöcher hindurchgezogen werden. LEXER weist darauf hin, daß dieses Verfahren selbstverständlich auch mit lebendem Material, also mit einem Cutis- oder Fascienstreifen durchgeführt werden kann (Abb. 322—325).

γ) Die Patellektomie (Abb. 326—330).

Fälle von habitueller Patellarluxation, welche bereits mehrfach ergebnislos operiert wurden und bei denen die Gelenkfläche der Kniescheibe bereits stark geschädigt ist, zwingen, um schwere chronische Schädigungen des Kniegelenkes zu verhüten, zur Totalexstirpation und Verlagerung des Ansatzes des Streck-

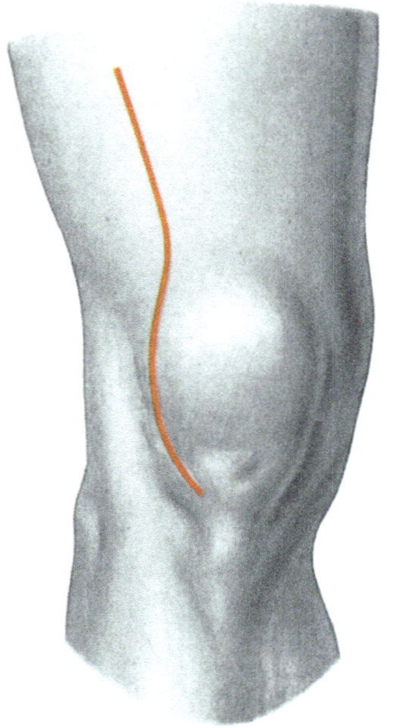

Abb. 327. *Die Patellektomie. Technik nach* Murphy. 1. Akt. Hautschnitt. Der Hautschnitt beginnt im distalen Drittel des Oberschenkels auf der fibularen Seite und umzieht S-förmig die Patella.

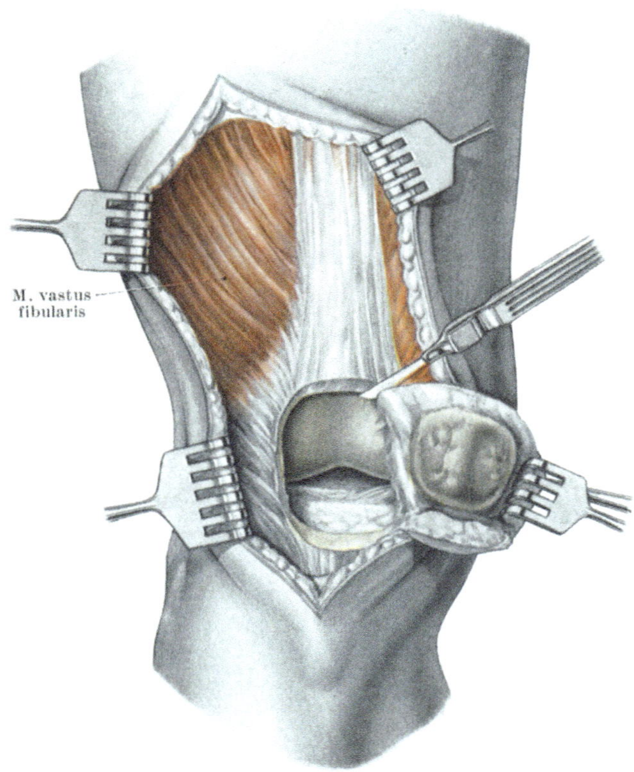

Abb. 328. *Die Patellektomie. Technik nach* Murphy. 2. Akt. Die Hautränder werden mit scharfen Haken breit zurückgezogen, so daß ein guter Überblick über den gesamten Streckapparat möglich wird. Die Patella wird mit dem Streckapparat aus ihrer Kontinuität herausgeschnitten.

apparates nach tibial (Orell). Ausgezeichnete Erfolge wurden bei derartigen Fällen von Young und Regan aus der Mayo-Klinik berichtet.

Technik nach Boyd (Abb. 326). Bei der Exstirpation der Patella ist es wichtig, den Streckapparat des Kniegelenkes zu erhalten. Nach Boyd wird die Patella und die darüber verlaufende Streckaponeurose von einem fibular konvexen Längsschnitt freigelegt und die Patella mit einer feinen Säge in zwei Hälften geteilt, die vorsichtig subaponeurotisch ausgehülst werden. Der durchtrennte Reservestreckapparat kann daher direkt durch Nähte wieder vereinigt werden. Ruhigstellung ist nur für 12—14 Tage notwendig.

Technik nach Murphy. Bei pathologisch veränderter Patella ist die Technik von Murphy empfehlenswert. Auf der fibularen Seite des distalen Drittels des Oberschenkels beginnend, verläuft der Hautschnitt leicht S-förmig, indem er

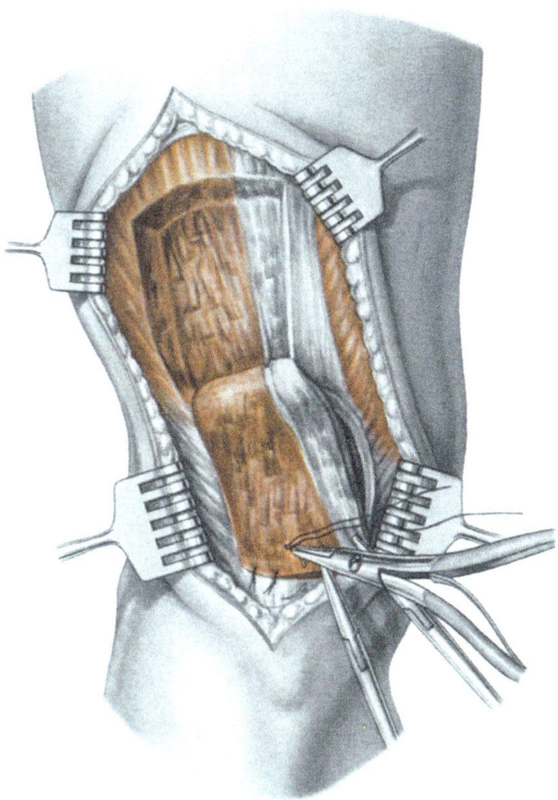

Abb. 329. *Die Patellektomie. Technik nach* MURPHY. 3. Akt. Aus dem fibularen Teil der Quadricepssehne und dem M. vastus fibularis wird ein gestielter Lappen gebildet, der in das entstandene Gelenkfenster umgeschlagen und hier mit Einzelnähten fixiert wird.

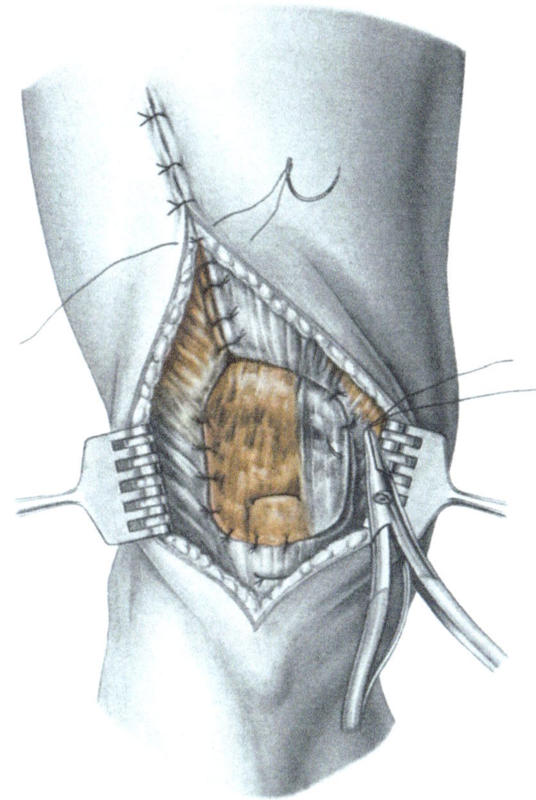

Abb. 330. *Die Patellektomie. Technik nach* MURPHY. Die Entnahmestelle des gestielten Lappens wird mit Raffnähten verschlossen. Der gestielte Lappen an der tibialen Seite wird durch Einzelnähte an dem Bandapparat befestigt.

den Patellarrand umzieht (Abb. 327). Haut und subcutanes Fett werden von der Unterlage abgelöst, so daß ein ausreichender Überblick über den Streckapparat möglich wird. Sodann wird die Patella mitsamt dem Streckapparat aus ihrer Kontinuität herausgeschnitten. Nun wird aus dem fibularen Teil der Quadricepssehne und der Aponeurose des M. vastus fibularis ein gestielter Lappen gebildet, der so groß sein soll, daß er nach Umschlagen in das entstandene Gelenkfenster paßt. Hier wird er mit Einzelknopfnähten fixiert. Die durch die Lappenentnahme entstandene Weichteilwunde wird durch Einzelnähte geschlossen (Abb. 328—330).

h) Eingriffe bei Frakturen im Bereiche des Kniegelenkes.

Indikation. Kniegelenkfrakturen verlangen verhältnismäßig häufig die Osteosynthese. Dies trifft insbesondere für die *Abrißfrakturen der Patella, der Eminentia intercondylica und der Tuberositas tibiae* zu. Aber auch die meist durch Stauchung entstandenen erheblichen Verlagerungen der *Femurkondylen* und von Fragmenten des *Tibiakopfes* verlangen die Adaptation der Fragmente zur möglichst anatomischen Wiederherstellung der Gelenkflächen, um Stufenbildungen, Achsenknickungen im Sinne des Genu valgum oder Genu varum und damit schwere Funktionsstörungen zu verhüten.

α) Eingriffe bei Patellarfrakturen (Abb. 331—334).

Patellarfrakturen, bei welchen die Aponeurose durchgerissen ist und infolgedessen eine deutliche Diastase der Fragmente besteht, müssen operativ behandelt werden. Nur die subaponeurotischen Brüche ohne Verschiebung der Fragmente machen eine Ausnahme. Nicht selten sind die Patellarfrakturen *kompliziert* und es kann nicht oft genug betont werden, daß in diesem Falle das Gelenk eröffnet ist und die Gelenkinfektion droht. *Eine offene Patellarfraktur ist eine offene Gelenkfraktur mit all ihren Gefahren und als solche zu behandeln!* Sorgfältigste Wundversorgung nach allgemein-chirurgischen Grundsätzen und Gelenkverschluß sind daher eine unbedingte Forderung! Die Adaptation der Bruchstücke soll bei komplizierten Frakturen, wenn möglich, besonders sorgfältig durchgeführt werden, um das Gelenk sicher nach außen abzuschließen.

Bei *geschlossenen* Frakturen warten wir bis zum operativen Eingriff 8 bis 10 Tage ab und benutzen diese Zeitspanne, um den blutigen Gelenkerguß durch Kompressionsverbände, Ruhigstellung und gegebenenfalls Punktionen zu beseitigen.

Der häufigste Bruch der Kniescheibe ist der *Querbruch.* Sternfrakturen sind wesentlich seltener. Während die Querbrüche überwiegend mit einer Zerreißung des Streckapparates einhergehen und daher operativ behandelt werden müssen, sind die durch direkten Fall entstandenen Sternfrakturen meist subaponeurotisch und können daher konservativ behandelt werden.

Es ist selbstverständlich, daß bei der Naht die Gelenkfläche der Kniescheibe nicht durchstochen werden darf. Auch der seitlich gelegene Reservestreckapparat, der seine besondere Streckfunktion hat, bedarf der sorgfältigen Schonung. Als Nahtmaterial wird meist V 2a-Stahldraht verwandt. In geeigneten Fällen, in denen die Naht einer stärkeren Beanspruchung nicht ausgesetzt sit, bevorzugen wir einen kräftigen Seiden- oder sogar Catgutfaden.

Für die Nahttechnik sind von sehr vielen Autoren besondere Verfahren angegeben worden. Wir beschränken uns hier auf einige typische und uns selbst seit Jahrzehnten bewährte. Man kann zwei Gruppen unterscheiden, die ihre verschiedenen Indikationsgebiete haben. Die eine Gruppe umfaßt die *Fixierung der Fragmente aneinander durch Knochennaht* und ist vorwiegend bei Querfrakturen geeignet. Die zweite Gruppe, die vor allem bei den dislozierten Sternfrakturen angezeigt ist, beschränkt sich auf die *zirkuläre Umnähung der Patella*, die „*Cerclage*".

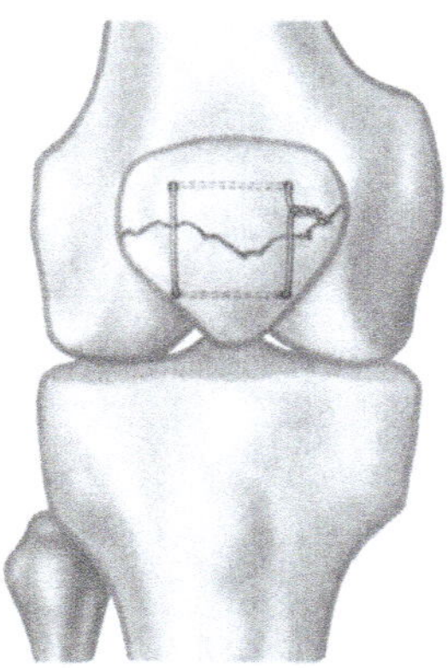

Abb. 331. *U-Naht der Patellarfraktur.* Ein Draht wird U-förmig durch vier Bohrkanäle gezogen. Es ist darauf zu achten, daß „Ponyfransen" nicht als Interpositum wirken. Nach genauer Adaptation der Fragmente wird der Draht fest angespannt und geknotet.

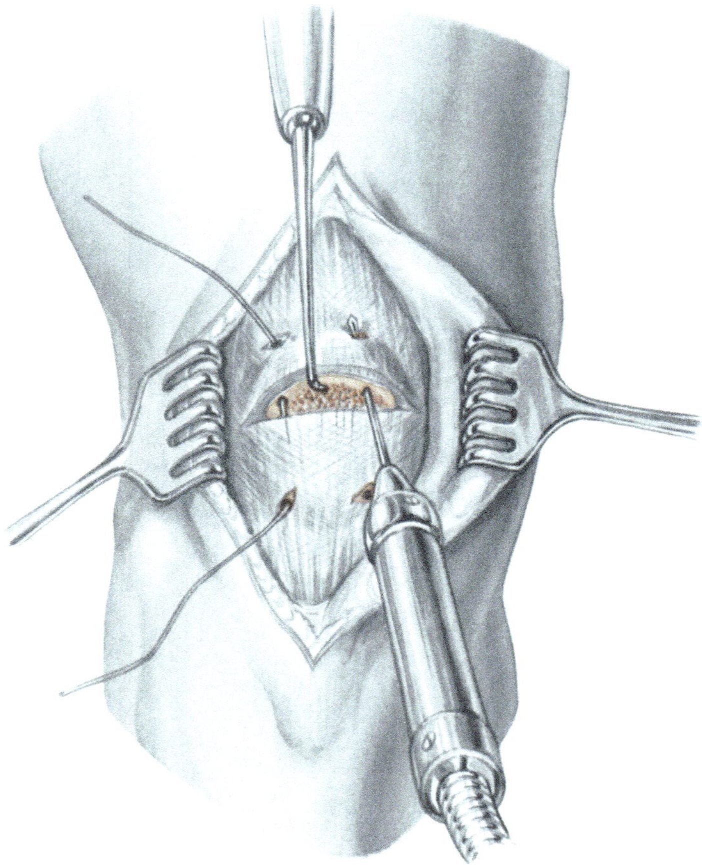

Abb. 332. *Operative Behandlung der Patellarfraktur.* Knochennaht nach PAYR. Die Patella wird von einem bogenförmigen Schnitt freigelegt, die Bruchenden angefrischt, die „Ponyfransen" entfernt. Jedes Fragment wird in der Längsrichtung zweimal durchbohrt und U-förmig Drähte durch die vier Bohrkanäle gezogen. Die Fragmente müssen ohne Stufenbildung genau aufeinanderpassen, die Drähte sind mit einem Spanner fest anzuziehen.

Technik der Knochennaht. Wir legen die Patella von einem seitlichen bogenförmigen Schnitt frei und durchbohren jedes Fragment in der Längsrichtung zweimal, indem man den Bohrer von der Bruchfläche aus vordrängt. Über den proximalen und distalen Enden der vier Bohrkanäle werden kleine Einschnitte in die Streckaponeurose gelegt. Nun wird ein Draht U-förmig durch vier Bohrkanäle gezogen und fest angezogen. Ehe man nun die Drahtenden miteinander durch Drehung verbindet, prüft man noch einmal sorgfältig, ob auch die Fragmente ohne Stufenbildung genau aufeinanderpassen, insbesondere daß nicht Teile der Strecksehne über das distale Fragment wie „Ponyfransen" herunterhängen und als Interpositum wirken. Sie sind fast regelmäßig vorhanden und erklären sich aus dem Ablauf des Unfallmechanismus. Sodann werden mit einem Drahtspanner die Drahtenden stark angezogen, durch Drehung aneinanderfixiert und dann abgekniffen. Es ist darauf zu achten, daß das Drahtende nicht

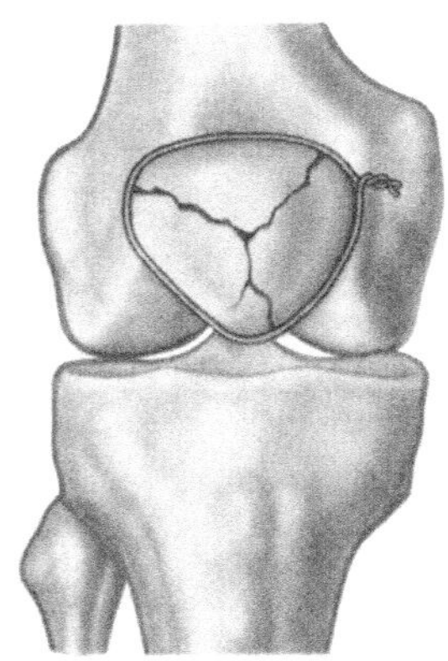

Abb. 333. *Cerclage bei Patellarfraktur.* Der Patellarrand wird mit Draht umstochen, die Fragmente gut adaptiert und die Naht unter starker Spannung vereinigt.

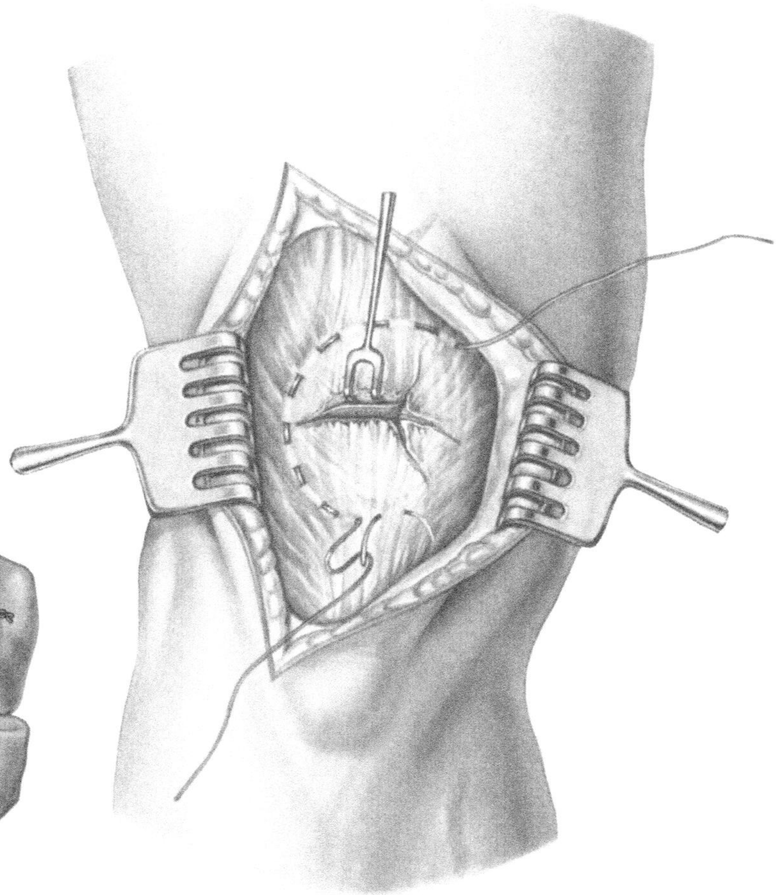

Abb. 334. *Cerclage der Patellarfraktur.* Die Patella wird mit einem Draht an seinem äußeren Rand umstochen. Mit einem kleinen Häkchen werden die Ponyfransen zurückgehalten, damit sie nicht als Interpositum wirken.

in Höhe des Bruchspaltes oder unter die Hautnaht zu liegen kommt, da sonst mit dem Auftreten von Reizerscheinungen zu rechnen ist. Sorgfältige Naht des seitlichen Reservestreckapparates.

Technik der Cerclage. Bogenförmiger Hautschnitt am fibularen Rande der Patella. Freipräparieren der Streckaponeurose. Der Patellarrand wird mit Draht oder einem dicken Seidenfaden rund herum umstochen (Abb. 333, 334). Nach Legen der Naht wird die genaue Adaptation der Fragmente nochmals überprüft und gegebenenfalls einzelne Fragmente digital reponiert bis man die Form der

Patella unter der Strecksehne wiederhergestellt hat. Dann wird die Naht unter starker Spannung vereinigt.

Ruhigstellung in leichter Beugestellung für etwa 3 Wochen, sodann Beginn einer vorsichtigen Übungsbehandlung.

β) Eingriffe bei Ausrissen der Eminentia intercondylica.

Die Ausrisse der Eminentia intercondylica entstehen meist durch eine Überstreckung, bei der die hintere Gelenkkapsel einreißt und der *vordere* Kreuzbandansatz abgerissen wird. Da der Kreuzbandansatz fließend in den Tibiakopf übergeht, wird meist nur ein mehr oder weniger großes Knochenstück an der Ansatzstelle des Kreuzbandes mit herausgerissen. Das *hintere* Kreuzband reißt nur dann ab, wenn beim rechtwinkelig gebeugten Knie die Gewalt in abscherender Richtung auf den Schienbeinkopf trifft. Dieser Vorgang ist naturgemäß viel seltener. In der Regel heilen diese Ausrisse bei konservativer Behandlung durch Ruhigstellung im Gipsverband für etwa 6 Wochen wieder an, so daß ein operativer Eingriff nicht notwendig wird. *In jedem Falle ist das konservative Verfahren zunächst zu versuchen.* Zeigt sich nach 6 Wochen ein hochgradiger Kreuzbandschaden und ist auch das abgerissene Fragment so stark disloziert, daß mit einem weiteren Abwarten die Heilungsaussichten nicht steigen, so soll man sich dann zum Eingriff entschließen, da weiteres Abwarten Fragment und Wundbett so sehr verformen, daß eine Reposition nicht mehr möglich ist.

Technik. Eröffnung des Gelenkes mit dem Payrschen S-Schnitt, Luxation der Patella und des Streckapparates, Darstellen der Kreuzbandansätze. Häufig gelingt es, das Fragment zu reponieren, so daß es in Beugestellung in dem Wundbett verbleibt. Von der Verwendung von Nägeln und anderen Fremdkörpern sehen wir ab. Dagegen kann man das Fragment, wenn es sich nicht im Wundbett verkeilen läßt, nach dem Vorschlag von Lee durch einen quer durch den Tibiakopf gelegten Seidenfaden retinieren (Abb. 306).

Läßt sich eine Reposition nicht mehr erreichen, so wird es sich im allgemeinen empfehlen, die ausgesprengten Fragmente zu entfernen und in einer späteren Sitzung eine Kreuzbandplastik (s. dort) vorzunehmen.

γ) Eingriffe bei der Abrißfraktur der Tuberositas tibiae.

Diese seltene Fraktur kommt vorwiegend bei Sportlern vor. Sie wird durch eine unkoordinierte Muskelbewegung verursacht, nämlich wenn bei gebeugtem Kniegelenk der M. quadriceps plötzlich stark angespannt wird. Da der Funktionsausfall erheblich ist, etwa der Querfraktur der Patella entspricht, so ist die operative Indikation in jedem Falle zu stellen. Die Tuberositas tibiae wird durch einen nach oben offenen bogenförmigen Schnitt freigelegt und die herausgerissene Tuberositas mit einem Nagel fixiert. Auf ausreichende Ruhigstellung (mindestens 8 Wochen) ist zu achten, damit eine sekundäre Lösung vermieden wird.

δ) Eingriffe bei isolierten Frakturen des Femurcondylus.

Indikation. Die isolierten Frakturen eines einzelnen Femurcondylus können im allgemeinen durch Extensionsverbände, welche bei Brüchen des fibularen Condylus im Sinne der Adduktion, bei Brüchen des tibialen Condylus im Sinne der Abduktion ziehen, auf konservative Weise reponiert werden. Notfalls kann man den Zug noch durch einen Querzug nach außen oder innen ergänzen. Bleibt trotz dieser Behandlung nach 3—4 Wochen noch eine wesentliche Verschiebung des Fragmentes, vor allem im Sinne der Rotation bestehen, so muß operativ vorgegangen werden. Nur durch blutige Reposition kann die für die Funktion erforderliche Wiederherstellung der Gelenkfläche erzielt werden.

Technik. Wenn möglich, erfolgt die Freilegung des Fragmentes extraartikulär von seitlichen Schnitten. Ist das Fragment freigelegt, so reponiert man es manuell und stellt es mit einer Kompressionsknochenzange in der richtigen Lage fest, erst dann wird es durch Schraube oder Nagel (s. Allgemeiner Teil) oder auch durch einen Corticalisknochenstift aus der Tibia fixiert.

Sind *beide* Kondylen abgesprengt, so geht man auf beiden Seiten in der gleichen Weise, also auch möglichst extraartikulär, vor. Die Fixation durch Schrauben, Nägel oder Knochenstifte darf erst erfolgen, wenn die Fragmente zuverlässig reponiert und mit der Kompressionsknochenzange festgestellt sind.

In der Nachbehandlung legen wir zur Ruhigstellung einen Calcaneusdrahtzug an, der etwa 3—4 Wochen liegen bleibt. Es folgt für etwa die gleiche Zeit Übungsbehandlung ohne Belastung. Vor der 10.—12. Woche lassen wir nicht belasten.

Bei *Aussprengung kleinerer Fragmente* aus den Kondylen empfiehlt sich frühzeitige Exstirpation der Fragmente, da die Tendenz zur Anheilung gering ist und sie als freie Körper wirken.

Bei *schwersten Zertrümmerungen* infolge transkondylärer T- oder Y-Frakturen wurde von KÜNTSCHER die Marknagelung vom Oberschenkelknochen durch das Gelenk in die Markhöhle der Tibia mit einem 65 cm langen Marknagel angegeben. Das Verfahren führt nur dann zur Versteifung des Kniegelenkes, wenn die Zersplitterung sehr hochgradig war. Sonst ist eine Ankylose nicht zu erwarten. Für diese Fälle ist die zusätzliche Aufsplitterung des Gelenkes nach KIRSCHNER empfohlen worden. Das Verfahren dürfte vorwiegend auf die Behandlung schwerer Kniegelenkfrakturen alter Leute beschränkt sein.

Die *Randfrakturen* der Kondylen sind als Abrißfrakturen des tibialen bzw. fibularen Kollateralbandes aufzufassen. Ohne operatives Vorgehen droht der Seitenbandschaden. Der ausgerissene Ansatz wird daher operativ durch Nagelung wieder mit dem Condylus vereinigt.

ε) Eingriffe bei Frakturen des Tibiakopfes (Abb. 335).

Indikation. Die Wiederherstellung einer nahezu normalen Gelenkfläche der Tibia ist ein dringendes Erfordernis, wenn man eine ausreichende Kniegelenkfunktion erhalten will. Tibiakopfbrüche sind bezüglich der Gelenkfunktion immer als ernste Verletzungen anzusehen, da dieser breit verlaufende Teil des Schienbeines trotz seines vorwiegend spongiösen Aufbaues stärkster Belastung ausgesetzt ist.

Die *konservative Behandlung* erschöpft sich in einer Extensionsbehandlung, bei welcher der Längszug bei Frakturen des fibularen Tibiakopfes im Varus-Sinne, bei Frakturen des tibialen Tibiakopfes im Valgus-Sinne ausgeübt wird. In vielen Fällen läßt sich auf diese Weise eine Reposition und Retention der Fragmente erreichen. Der Erfolg hängt allerdings vom Erhaltensein der Seitenbänder ab, da nur dann das Fragment der Zugbehandlung folgt.

Die Indikation zur *blutigen Reposition* muß gestellt werden, wenn sich die Wiederherstellung eines standfesten Beines und eine achsengerechte Einstellung der Fragmente und Gelenkflächen auf konservativem Wege nicht erreichen läßt.

Technik nach BÖHLER. BÖHLER hat das Einschlagen von percutanen STEINMANN-Nägeln empfohlen, mit welchen die Fraktur gehoben wird. Die Nägel können mit eingegipst und eine Zeitlang in situ belassen werden. Dieser unblutigen Einrichtung kann eine zusätzliche Abstützung des herausgehebelten Fragmentes durch einen demselben Schienbein entnommenen Knochenspan hinzugefügt werden.

Böhler eröffnet dazu das Gelenk mit einer bajonettartigen Incision. Der Schnitt wird seitlich der Kniescheibe von ihrem oberen Rande an senkrecht nach unten bis zum Gelenkspalt geführt. Er zieht dann in horizontaler Richtung bis zur Mitte des Gelenkspaltes und biegt dann senkrecht nach hinten um, von wo aus er auf die Schienbeinkante zu verläuft. Das Gelenk wird also ziemlich breit eröffnet. Man erreicht hierdurch eine gute Übersicht und reichlich Platz für die Entnahme von Knochenspänen aus dem Schienbein. Nur der eingebrochene

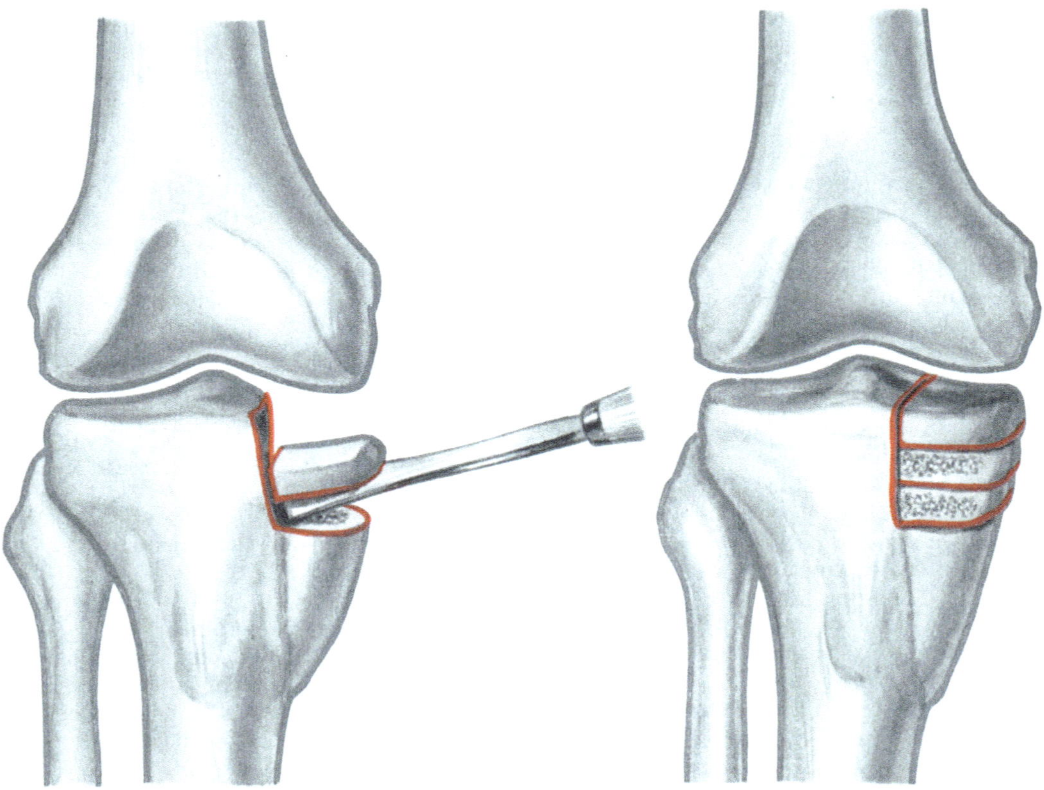

Abb. 335. *Operation des veralteten und schlecht geheilten Schienbeinkopfbruches. Verfahren nach* Lexer. Die Stellungskorrektur wird durch eine Osteotomie mit Hebung des tiefer getretenen Condylus durch einen eingeschlagenen Knochenkeil erzielt.

Condylus darf freigelegt werden. An der Frakturstelle liegende Fragmente werden entfernt, eingedrückte Bruchstücke vorsichtig hochgehebelt. Nach der Einrichtung und Fixierung werden die Knochenlücken mit Knochentransplantaten ausgefüllt. Es erfolgt eine peinliche Säuberung der Gelenkkapsel, wobei abgesprengte Knorpelstücke entfernt werden. Zerrissene Menisci werden beseitigt.

Dieses mit breiter Gelenkeröffnung einhergehende Verfahren wird von vielen Chirurgen für zu aktiv gehalten. Auch das operative Vorgehen soll so zurückhaltend wie möglich sein und man versucht daher vielerorts, möglichst mit einem extraartikulären Vorgehen auszukommen. Dies entspricht auch unserem Standpunkt.

Technik des extraartikulären Vorgehens. Das operative Vorgehen gestaltet sich folgendermaßen: Der Tibiakopf wird von einem vom tibialen bzw. fibularen Gelenkspalt S-förmig bis zum Ansatz des Kniescheibenbandes an der Tuberositas tibiae verlaufenden Schnitt freigelegt. Der frakturierte Condylus wird zur Darstellung gebracht, lose im Bruchspalt liegende Fragmente werden entfernt. Mit einer großen Knochenkompressionszange wird das Fragment gefaßt und in die anatomisch richtige Stellung gebracht. Ist die einwandfreie Reposition erzielt, so werden zwei oder drei Nägel, welche den ganzen Tibiakopf in verschiedenen Richtungen durchsetzen, eingeschlagen. Wir verwenden mit Vorliebe die Kantkeilnägel von HOLLE (s. Allgemeiner Teil), die gerade im spongiösen Knochen einen guten Halt gewährleisten. Statt der Stahlnägel lassen sich auch autoplastische Knochenspäne verwenden, denen man zur Erzielung einer kräftigen Selbsthemmung Keilform gibt.

Die *Ruhigstellung* erfolgt für 12—14 Tage im Beckengipsverband, sodann beginnen aktive Muskelübungen. Nach 3—4 Wochen können aktive Beugebewegungen im Bett aufgenommen werden, volle Belastung ist nicht vor Abschluß des 3. Monats nach der Operation ratsam.

Veraltete und schlecht geheilte Brüche des Schienbeinkopfes mit starker Varus- oder Valgusstellung werden durch Osteotomie oder durch Hebung des tiefer getretenen Condylus vermittels eines eingeschlagenen Knochenkeiles nach LEXER behandelt (Abb. 335). Bei sehr hochgradigen Gelenkdeformierungen und Achsenknickungen kann die Arthrodese erwogen werden. Sind die Kranken über 50 Jahre alt, so zieht man allerdings in der Regel einen Schienenhülsenapparat dem operativen Vorgehen vor.

i) Eingriffe bei Pseudarthrosen der Patella (Abb. 336, 337).

Indikation. Bindegewebige Pseudarthrosen der Patella können erhebliche Beschwerden verursachen einmal dadurch, daß durch die dislozierten Fragmente ein ständiger Reiz auf das Kniegelenk ausgeübt wird, zum anderen, daß die Streckfähigkeit des Kniegelenkes leidet, so daß die Standfestigkeit des Beines in Frage gestellt ist. Die operative Beseitigung der Pseudarthrose ist an diese Voraussetzungen gebunden.

Technik. Liegen die Fragmente nicht weit auseinander und besteht keine erhebliche Quadricepskontraktur, so daß sich das obere Fragment ohne Schwierigkeiten dem unteren adaptieren läßt, so ist der Eingriff sehr einfach. Von einem bogenförmigen Schnitt, der den seitlichen Rand der Patella umläuft, wird diese in typischer Weise freigelegt. Man geht sodann mit dem Messer in den Bruchspalt ein und entfernt sorgfältig das zwischen den Fragmenten liegende Narbengewebe. Die Fragmente werden angefrischt und aufeinandergepaßt. Sodann vereinigt man sie durch eine U-förmige Drahtnaht, wie diese bei der Versorgung der frischen Patellarfraktur beschrieben wurde. Die Fragmente müssen spannungslos aneinanderliegen, dann wird in einer leichten Beugestellung von 130° ruhiggestellt.

Ist die Naht eines kleinen atrophischen Fragmentes nicht erfolgversprechend, so empfiehlt sich seine Entfernung. Die Quadricepssehne wird dann unmittelbar an das größere Fragment angeheftet (KREUZ).

Bei breiter Diastase der Fragmente und Kontraktur des M. quadriceps läßt sich dieses einfache Verfahren nicht durchführen. Es sind dann plastische Maßnahmen angezeigt.

Im Schrifttum finden sich zahlreiche Angaben zur operativen Wiederherstellung der Streckfähigkeit. Sie haben großenteils nur noch historisches Interesse.

v. BERGMANN verlagerte das untere Fragment, indem er die Tuberositas tibiae abmeißelte und nach oben abschob. ROSENBERGER klappte ein Stück der Quadricepssehne samt einem vom oberen Fragment abgesägten Knochenstück nach unten, ein Stück des Kniescheibenbandes samt einem ebenso vom unteren Fragment abgesägten Knochenstück nach oben und vereinigte die umgeschlagenen Stücke der Quadricepssehne und des Lig. patellae.

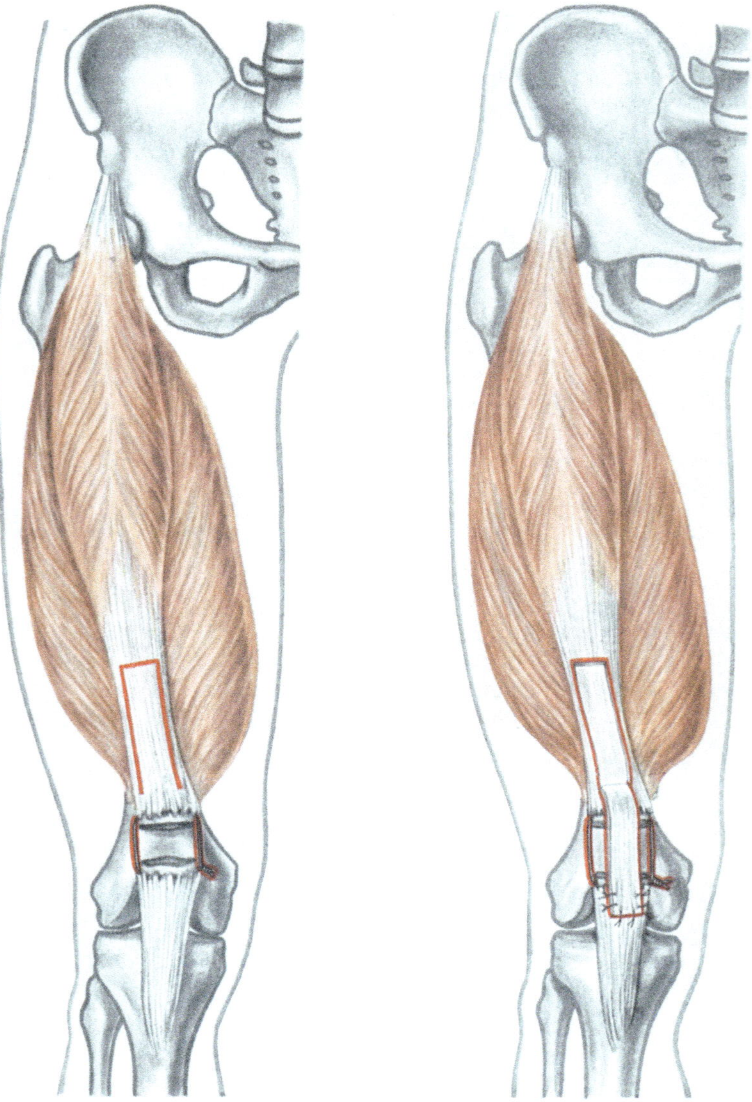

Abb. 336. *Behandlung der Pseudarthrose der Patella nach* ROTTER. Von einem seitlichen Bogenschnitt werden die Fragmente freigelegt und angefrischt. Soweit wie möglich werden die Fragmente durch eine Drahtcerclage genähert. Dann wird der Bogenschnitt zur Freilegung des M. quadriceps 8 cm nach proximal verlängert. Aus der Streckaponeurose wird ein 3 cm breiter und 7 cm langer gestielter Lappen herausgeschnitten. Der Lappen wird nach unten so umgeklappt, daß seine Vorderfläche auf die Fragmente zu liegen kommt. Er wird mit einer größeren Anzahl von Catgutnähten auf die Bruchstücke der Patella aufgesteppt. Danach ist der Reservestreckapparat sorgfältig zu vernähen.

J. WOLFF meißelte aus dem oberen und unteren Fragment Knochenstücke und überbrückte damit den Knochenspalt.

Heute noch in Übung sind die Verfahren von ROTTER (1908) und SCHANZ (1903). Sie sollen daher näher beschrieben werden:

V e r f a h r e n n a c h ROTTER. ROTTER begann mit einem seitlichen Bogenschnitt die Freilegung der Fragmente. Die Narbenmassen wurden excidiert.

Trotzdem ließen sich die beiden Bruchstücke nur bis auf 2—3 cm einander nähern. Der Bogenschnitt wurde daraufhin nach proximal so weit verlängert, daß der M. quadriceps bis etwa 8 cm oberhalb des Fragmentes freilag. Aus der Streckaponeurose wurde ein 3 cm breiter und etwa 7 cm langer gestielter Lappen herausgeschnitten, dessen freies Ende proximal, dessen Basis nahe dem oberen Patellar-

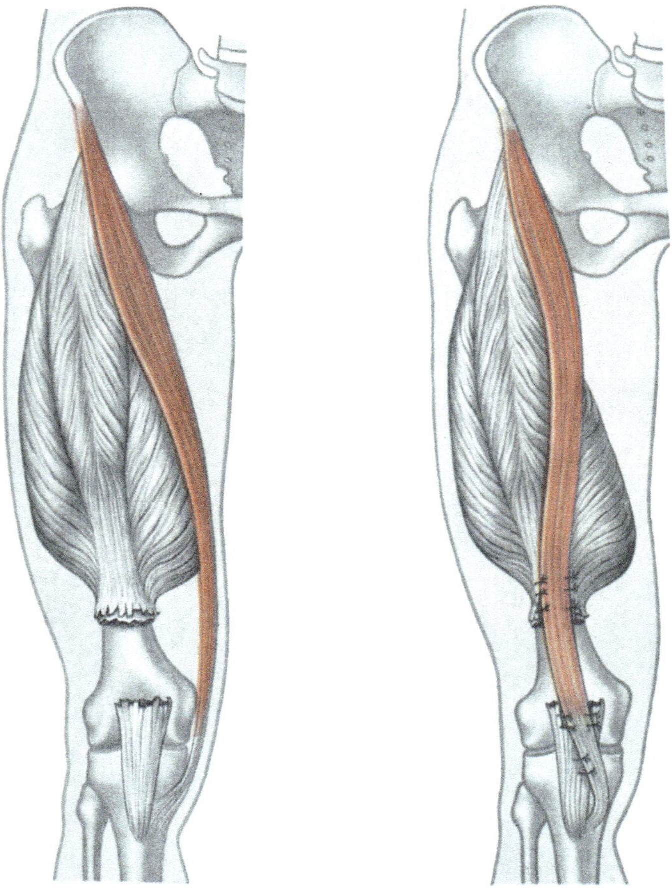

Abb. 337. *Behandlung der Pseudarthrose der Patella. Verfahren nach* Schanz. Der M. sartorius wird mobilisiert und auf die verkürzte Streckaponeurose und das proximale Fragment der Patella aufgesteppt. Er wird in eine vorher gebildete Rinne verlagert.

rande lag. Um die Ernäherung des Lappens zu sichern, blieben hier noch einige Muskelbündel nahe der Basis zurück. Der Lappen wurde dann nach unten umgeklappt derart, daß seine Vorderfläche auf die Fragmente zu liegen kam und — nachdem die Fragmente durch den zugeschnürten Silberdraht genähert worden waren — mit einer größeren Anzahl von Catgutnähten auf die Bruchstücke der Patella, deren Oberflächen angefrischt worden waren, aufgenäht. Der Fascienlappen reichte bequem auf das Lig. patellae herab. Auch der Reservestreckapparat wurde sorgfältig vernäht. Es wurde ein gutes Resultat erzielt (Abb. 336).

Verfahren nach Schanz. Die Funktion der Strecksehne wird durch diese Operation auf den M. sartorius übertragen. Es handelt sich also praktisch um eine Ersatzoperation. Der M. sartorius wird mobilisiert und auf die verkürzte Streckaponeurose und das proximale Fragment aufgesteppt, nachdem in diesem zuvor eine Rinne gebildet worden ist. Auch im distalen Fragment wird der Muskel in einer Rinne gelagert (Abb. 337).

Durch die Verfahren von ROTTER und SCHANZ wird zwar die Streckfunktion des Kniegelenkes wiederhergestellt, der möglicherweise vorliegende Reizzustand des Gelenkes aber nicht behoben. In derartigen Fällen ist daher zu erwägen, ob man nicht besser die Exstirpation eines oder beider Fragmente unter gleichzeitiger Fascientransplantation zur Defektüberbrückung durchführt, etwa in der auf S. 287, Abb. 329 beschriebenen Weise.

k) Infrakondyläre Osteotomien (Abb. 338—340).

Die Osteotomien distal des Schienbeinkopfes sollen hier beim Knie besprochen werden, da sie der Korrektur von Fehlstellungen des Kniegelenkes dienen. Ob

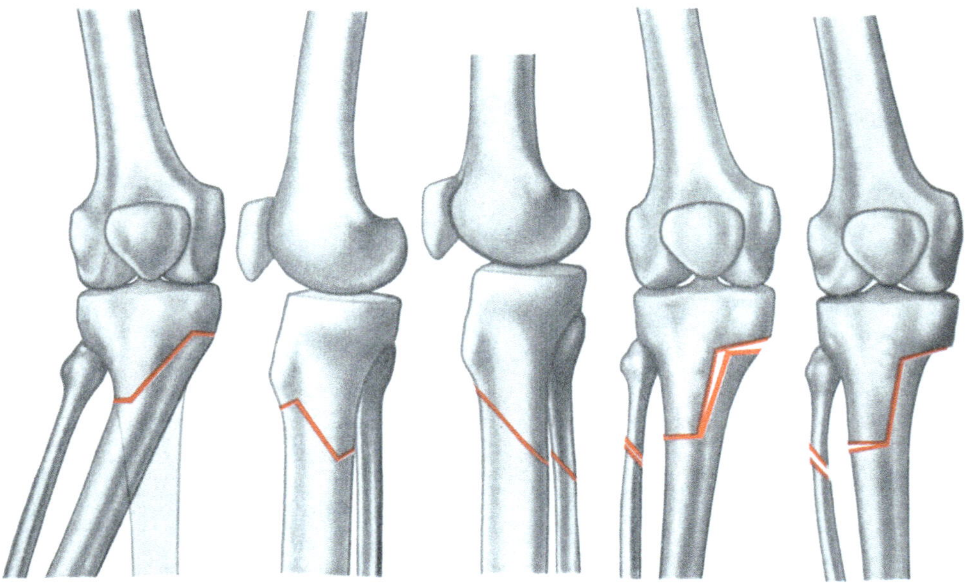

a b c d e

Abb. 338a—e. *Infrakondyläre Osteotomie beim Genu valgum* (in Anlehnung an M. LANGE).

Abb. 338a u. b. Stufenförmige Osteotomie der Tibia, die in typischer Weise freigelegt wird, anschließend muß auch die Fibula schräg durchtrennt werden (im Bild nicht eingezeichnet). Die Verbiegung liegt unterhalb des Kniegelenkes.

Abb. 338c. Schräge, frontale Osteotomie der Tibia und der Fibula. Beide Knochen werden isoliert freigelegt und mit einem Meißel in schräger Richtung durchtrennt.

Abb. 338d u. e. Treppenförmige sagittale Osteotomie an Tibia und Fibula. Die Fibula wird in typischer Weise freigelegt und schräg durchtrennt. Das Schienbein wird von einem großen bogenförmigen Schnitt, der 2 cm unterhalb des medialen Gelenkspaltes beginnt und bogenförmig zur Tuberositas tibiae verläuft, freigelegt. Das Periost wird mit dem Raspatorium abgeschoben. Dann wird das Schienbein in der angezeigten Richtung stufenförmig, sagittal durchmeißelt. Die Durchtrennung des Knochens muß vollständig sein, auch die Corticalis wird durchtrennt. Nach Durchmeißelung wird das periphere Bruchstück mit einem Knochenhaken gefaßt und in die Nute des zentralen Bruchstückes eingesetzt.

eine suprakondyläre Osteotomie des Oberschenkels (s. dort) oder eine infrakondyläre Osteotomie des Unterschenkels angezeigt ist, ergibt sich lediglich aus der Lage des Scheitels der Deformität und aus ihrer Größe. Liegt der Scheitel oberhalb des Knies, so legt man dorthin auch die Osteotomie. Liegt der Scheitel unterhalb, so ist dort ihr gegebener Platz (SCHANZ). Die Form der Verbiegung kann einen aber auch zwingen, die Osteotomie sowohl proximal als auch distal des Kniegelenkes durchzuführen.

Wenn auch mit den subcutanen Osteotomien durch erfahrene Orthopäden über gute Erfolge berichtet worden ist, so wird man bei dem heutigen Stande unserer Asepsis doch in der Regel die offene Osteotomie unter Sicht des Auges

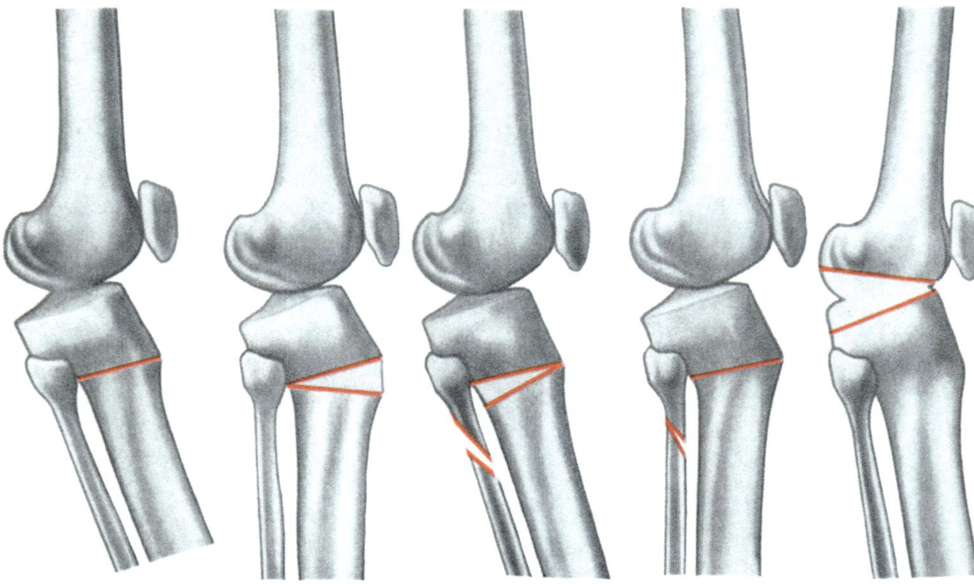

a b c d e

Abb. 339 a—e. *Infrakondyläre Osteotomie beim Genu recurvatum* (in Anlehnung an M. LANGE).

Abb. 339 a u. b. Osteotomie nach LEXER mit Wiederaufrichtung des Tibiakopfes. Freilegung der Fibula, schräge Durchtrennung 2 cm unterhalb des Fibulaköpfchens. Mit einem bogenförmigen, 4 cm langen Hautschnitt wird die Tuberositas tibiae freigelegt. Die Tuberositas wird abgemeißelt. An der Stelle der ehemaligen Epiphysenfuge wird der Knochen in der Frontalebene durchmeißelt. Die hintere Corticaliswand muß stehenbleiben. Mit zwei Knochenhaken werden das obere Bruchstück nach proximal und das untere nach distal auseinandergezogen. In diesen klaffenden Spalt wird ein Knochenkeil eingeschlagen, so daß sie hier fest verklemmt sind. Nach Vernähung des Periostes muß die Tuberositas tibiae wieder angenagelt werden.

Abb. 339 c u. d. Typische Osteotomie beim Genu recurvatum. Aus der Fibula wird ein kleines schräges Knochenstück 2 cm unterhalb des Fibulaköpfchens reseziert. Von einem bogenförmigen Schnitt wird nun die Tuberositas tibiae freigelegt und das Periost gespalten. Kurz unterhalb des Ansatzes des Lig. patellae wird der Knochen osteotomiert. Es wird ein keilförmiges Stück mit dorsaler Basis herausgeschlagen. Die vordere Tibiakante muß dabei stehenbleiben und an der hinteren Tibiakante bleibt ein 1 cm langes Knochenstück erhalten. Nach Entfernung dieses Knochenstückes wird die Korrektur durchgeführt. Das obere Ende des peripheren Bruchstückes verhakt sich dabei in das zentrale. Vernähung des Periostes, Wundverschluß.

Abb. 339 e. Osteotomie des Genu recurvatum bei ankylosiertem Kniegelenk. Es wird ein breiter Knochenkeil mit hinterer Basis proximal und distal des Gelenkspaltes entnommen, die beiden Knochenflächen aufeinandergestellt und so die Korrektur durchgeführt.

vorziehen, so wie sie im Allgemeinen Teil beschrieben ist. Die wesentlichen für die infrakondyläre Osteotomie in Frage kommenden Fehlformen sind das Genu varum, das Genu valgum und das Genu recurvatum.

Die Indikation zur infrakondylären Osteotomie ist schwierig zu stellen. Sie hängt nicht nur von dem Grade der Verbiegung, sondern auch von der Ätiologie (Rachitis, Poliomyelitis usw.) und dem Alter weitgehend ab. Der Sitz der Verbiegung entscheidet, ob man die Osteotomie supra- oder infrakondylär ausführt. Am besten fertigt man größere Röntgenbilder an, auf denen die Achse des Kniegelenkes zu erkennen ist. Besteht eine gleich starke Verbiegung ober- und unterhalb des Kniegelenkes, so ist für die Wahl der Osteotomiestelle der Verlauf der Kniegelenkfläche maßgebend. Ist der Verlauf der Gelenkfläche nicht abgeschrägt, so wird man unterhalb des Kniegelenkes osteotomieren, dagegen osteotomiert man in Höhe des Femur, wenn die Kniegelenkfläche stark schräg verläuft, um die Gelenkflächen nach Durchführung der Operation möglichst gerade zu stellen (F. LANGE, BRAGARD, SCHANZ, M. LANGE). Bei Kindern wird man daher gewöhnlich die infrakondyläre Osteotomie wählen.

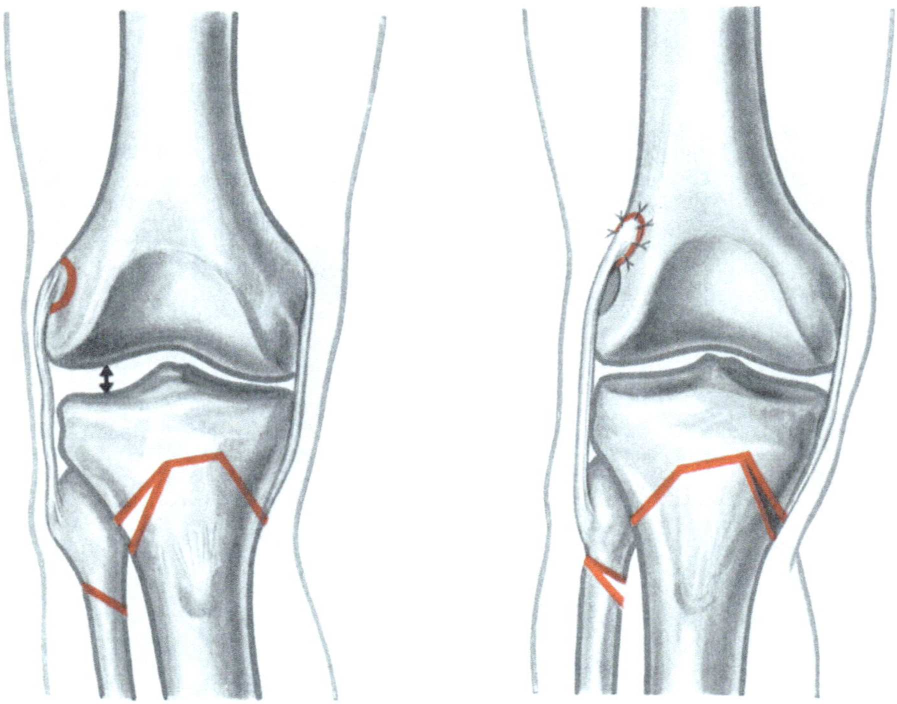

a b

Abb. 340 a u. b *Typische O-Bein-Osteotomie* (in Anlehnung an M. LANGE). Die Abb. 340 a zeigt die Stellung vor der Operation. Der Ansatz des Seitenbandes wird nach proximal verlagert. Danach wird die pendelförmige Osteotomie im Bereich des Tibiakopfes durchgeführt. Das zentrale Bruchstück wird vorher mit einem percutan eingeschlagenen Nagel fixiert. Danach wird die Korrektur, wie aus Abb. 340 b ersichtlich, durchgeführt.

Auf das sehr umfangreiche orthopädische Schrifttum muß hier hingewiesen werden. Es ist im Literaturverzeichnis aufgeführt.

Technik. Über die allgemeine Technik der Osteotomie siehe im Allgemeinen Teil. Der Zugangsweg zum suprakondylären Teil der Tibia ist einfach. Verschiedene Formen der typischen infrakondylären Osteotomien sind aus den Abb. 338—340 ersichtlich.

Literatur.

ALBEE: Arthroplasty with the aid of animal membrans. J. Orthop. Surg. **3**, 421 (1921). — ALEMAN: Chondromalacie der Patella. Acta chir. scand. (Stockh.) **63**, 149 (1928).

BECKER: Die Meniscusschädigung, Diagnose, Auswirkungen und Behandlung. Med. Klin. **1947**, 509. ~ Arch. klin. Chir. **260**, 347 (1948). — BERGMANN, v.: Ein Vorschlag zur Behandlung veralteter Querbrüche der Patella. Dtsch. med. Wschr. **1887**, 86. — BIRCHER: Die Binnenverletzungen des Kiegelenkes. Schweiz. med. Wschr. **1931**, 1210. ~ Arch. klin. Chir. **177**,

299 (1933). — BÖHLER: Meniscusverletzungen und ihre Ergebnisse der operativen Behandlung. Wien. klin. Wschr. **1938**, 37, 43. ~ Die Technik der Knochenbruchbehandlung. Wien: Wilhelm Maudrich 1952. — BOYD: Patellektomie, eine vereinfachte Technik. Surg. etc. **86**, 357 (1948). — BRAGARD: Das Genu valgum. Z. orthop. Chir. **57**, Beilage-H. (1932). — BRANDES: Über bogenförmige Osteotomie der Tibia bei Genu valgum. Zbl. Chir. **50**, 1506 (1923). — BÜDINGER: Über Ablösung von Gelenkteilen und verwandte Prozesse. Dtsch. Z. Chir. **1906**, 84. — BÜRKLE DE LA CAMP: Die Untersuchungsbefunde von zwei homoioplastisch verpflanzten Kniegelenken. Dtsch. Z. Chir. **217**, 109 (1929).

CAVE and ROWE: Selection of cases for arthrotomy of the knee in an overseas general hospital: A two year follow up study. J. Bone Surg. **27**, 603 (1945). — CHANDLER: Patellar advancement operation. Int. Coll. Surg. **3**, 433 (1943). — CHARMLEY: Kompressionsarthrodese des Kniegelenkes. J. Bone Surg. **34**, 187 (1952). — CONVILLA: Kontrastfüllung des Kniegelenkes. Münch. med. Wschr. **1935**, 1871.

EDWARDS: Operative repair of cruciate ligaments. Brit. J. Surg. **13**, 432 (1926). ~ Zbl. Chir. **25**, 10 (1926). — EHALT: Behandlung von Tibiakopfbrüchen. Mschr. Unfallheilk. **16**, 218 (1937). ~ Die Behandlung der offenen Brüche der langen Röhrenknochen. Wien: Wilhelm Maudrich 1938. — ENDERLEN: Über Transplantation von Leichenknochen. Verh. dtsch. path. Ges. **1914**, 314. — ERLACHER: Über Genu valgum. Wien. med. Wschr. **1926**, 34.

FELSENREICH: Über die Technik der vorderen Kreuzbandplastik. Zbl. Chir. **61**, 1223 (1934). ~ Kreuzbandverletzungen. Wien. klin. Wschr. **1935**, 1058. — FISCHER: Die Kniesteife durch die sog. Quadricepskontraktur. Zbl. Chir. **74**, 822 (1949). — FRICK: Neue Röntgenuntersuchungen am Kniegelenk. Fortschr. Röntgenstr. Beil.-H. **24**, zu **46**, 155 (1932).

GLUCK: Über Muskel- und Sehnenplastiken. Langenbecks Arch. **61** (188). — GOCHT: Zur Technik der Arthrodesenoperation am Schulter-, Hüft- und Kniegelenk. Verh. dtsch. orthop. Ges. **13**, 1 (1914). — GOEBELLS: Fascientransplantation. Arch. klin. Chir. **146**, 462 (1927). ~ Chirurgenkongr. 1, 92. 1911. — GROVES: Operation for repair of the crucial ligaments. Lancet **1917 II**, 674. ~ The crucial ligaments of the knee. Brit. J. Surg. **7**, 505 (1920).

HASS: Konservative und operative Orthopädie. Wien: Springer 1934. — HEINE: Versuche über Knochenregeneration. Verh. dtsch. Ges. Chir. **1926** (Kongreß-Bd.). — HELLNER: Anzeigestellung zur Amputation im Felde. Zbl. Chir. **1943**, 1382. — HENSCHEN: Abreißungen durch Muskelzug. Münch. med. Wschr. **1907**, 38. — HOHMANN: Fuß und Bein. München: J. F. Bergmann 1949. ~ Zur operativen Behandlung der Kniestrecksteife. Arch. orthop. Chir. **1950**, 2. — HOLLE: Über einen neuen Knochennagel. Chirurg **24**, 134 (1953).

JONES and SMITH: A rupture of the crucial ligaments of the knee. Brit. J. Surg. **1913**, 70. — JUDET: La gréffe des tissus articulaires. Paris 1908. ~ Gréffe des articulations. Rev. de Chir. **40**, Nr 7 (1909).

KAJON: Neues zur Arthrodese des Kniegelenkes. Zbl. Chir. **12**, 51 (1924). — KEY: Positive pressure in arthrodesis for tuberculosis of the knee joint. South Med. J. **25**, 909 (1922). — KIRSCHNER: Die praktischen Ergebnisse zur freien Fascientransplantation. Arch. klin. Chir. **92**, 888 (1910). ~ Ein neues Operationsverfahren zur schonenden Eröffnung des Kniegelenkes. Verh. dtsch. orthop. Ges. **10**, 242 (1911). ~ Freie Sehnen- und Fascientransplantation. Beitr. klin. Chir. **65**, 472 (1911). — KLAPP: Über die Chirurgie der Gelenke. Veröff. dtsch. Ges. Rheumaforsch. **2**, 33 (1928). — KÖNIG: Beiträge zur Gelenkchirurgie. Arch. klin. Chir. **81**, 65 (1906). — KROEMER: Der verletzte Meniscus. Wien: Wilhelm Maudrich 1955. — KROGIUS: Zur operativen Behandlung der habituellen Luxation der Kniescheibe. Zbl. Chir. **9**, 254 (1904). — KROH: Die Eröffnung bzw. Drainage der hinteren Kniegelenkkapseltaschen vom inneren und äußeren Seitenschnitt aus. Zbl. Chir. **1919**, 540. ~ Die operative Erkundung des Kniegelenkes. Zbl. Chir. **69**, 52 (1942). ~ Indikationen zur Eröffnung der unteren Kapseltaschen des Kniegelenkes. Arch. orthop. Unfall-Chir. **42**, 95 (1942). — KÜNTSCHER: Die Behandlung von Kniegelenksbrüchen und kniegelenksnahen Brüchen alter Leute. Chirurg **22**, 351 (1948).

LANGE, F.: Künstliche Gelenkbänder aus Seide. Münch. med. Wschr. **1907**, 834. ~ Das O-Bein. Münch. med. Wschr. **1932**, 577. — LANGE, M.: Die operative Behandlung der Kontrakturen und Ankylosen. Zbl. Orthop. **36**, 495 (1916). ~ Künstliche Kniegelenksbänder aus Seide. Verh. dtsch. orthop. Ges. **27**, 257 (1932). ~ Die Behandlung des Knieschlottergelenkes unter besonderer Berücksichtigung der Verwendung von seidenen Bändern. Beitr. klin. Chir. **156**, 523 (1932). ~ Die Behandlung von versteiften Gelenken. Med. Klin. **1943**, 633. ~ Was leistet die operative Behandlung der Kontrakturen und Ankylosen bei Verwundeten? Beitr. klin. Chir. **100**, 4 (1943). ~ Orthopädie im Kindesalter. Stuttgart: Ferdinand Enke 1943. ~ Chirurgisch-orthopädische Operationslehre. München: J. F. Bergmann 1951. — LANGENBECK, v.: Über die operative Behandlung des Genu valgum. Verh. dtsch. Ges. Chir. **1**, 73 (1877). — LANGFORD: Ungewöhnliche Fälle von Zerreißungen des Meniscus medialis. Brit. J. Surg. **19**, 53 (1926). — v. LANZ-WACHSMUTH: Praktische Anatomie, Bd. I, Teil 4. Berlin: Springer 1938. — LÄWEN: Resektion der hinteren Femurcondylen bei schweren

Kniegelenkseiterungen. Zbl. Chir. **1919**, 452. ~ Über die Behandlung schwerer Kniegelenkseiterungen durch tiefen Seitenschnitt und horizontale Resektion der hinteren Femurcondylen. Bruns' Beitr. **121**, 479 (1921). ~ Weitere Erfahrungen mit der Behandlung schwerer Kniegelenkseiterungen durch horizontale Resektion der Femurcondylen. Zbl. Chir. **1926**, 2801. ~ Über die innere Arthrotomie und Fensterung des Kniegelenkes bei chronischen und recidivierenden Gelenkergüssen. Beitr. klin. Chir. **151**, 161 (1932). — Lee: Abrißfraktur der Kreuzbänder an ihrem Ansatz am Schienbein. Operative Behandlung. J. Bone Surg. **19**, 460 (1937). — Lexer: Die Verwendung der freien Knochenplastik nebst Versuchen über Gelenkversteifungen und Gelenktransplantationen. Verh. dtsch. Ges. Chir. **1908**, 2. ~ Über Gelenktransplantationen. Verh. dtsch. Ges. Chir. **1909**, 2. ~ Transplantation von Gelenken. Verh. dtsch. Ges. Chir. **1909**, 98; **1912**, 76. ~ Zbl. Chir. **1934**, 508. ~ Die gesamte Wiederherstellungschirurgie, 2. Aufl. Leipzig: Johann Ambrosius Barth 1931. — Lindemann: Über den plastischen Ersatz der Kreuzbänder. Z. Orthop. **79**, 316 (1950). — Ludloff: Der operative Ersatz des vorderen Kreuzbandes am Knie. Zbl. Chir. **50**, 3162 (1927).

Magnusson: Joint Débridement. Surgical treatment of regenerative arthritis. Surg. etc. **73**, 1 (1941). ~ Technic of Débridement of the knee joint for arthritis. S. Chir. N. Amer. **26**, 249 (1946). — Mau: Grundriß der Orthopädie. Hamburg: Noelke 1947. — Mayer: Operation for the curve of paralytic genu recurvatum. J. Bone Surg. **12**, 845 (1930). ~ Brit. J. Surg. **22**, 696 (1935). — McEven: Die Osteotomie mit Rücksicht auf Ätiologie und Pathologie. Stuttgart: Ferdinand Enke 1881. — Möhlmann: Kontrastdarstellung des Kniegelenkes, die gesunde und kranke äußere Bandscheibe im Röntgenbild. Bruns' Beitr. **1**, 176 (1944). — Murphy: Ankylosis arthroplasty, clinical experiments. Ann. Surg. **57**, 5 (1913).

Oberholzer: Die Technik der Pneumoradiographie des Kniegelenkes nach Bircher. Zbl. Chir. **1933**, 1522. ~ Die Arthro-Pneumoradiographie. Bruns' Beitr. **158**, 114 (1933). ~ Einige ausgewählte Pneumoradiographiebilder des Kniegelenkes. Röntgenprax. **6**, 646 (1934). — Orell: Ein Fall von habitueller Luxation der Patella. Behandelt mit Totalexstirpation der Patella und Sehnen-Muskelplastik. Acta chir. scand. (Stockh.) **98**, 81 (1943).

Payr: Über die operative Behandlung von Kniegelenksankylosen. Verh. dtsch. Ges. Chir. **2**, 516 (1906). ~ Über die operative Mobilisierung ankylosierter Gelenke. Verh. dtsch. orthop. Ges. **9**, 354 (1910). ~ Zur operativen Behandlung der Kniegelenkssteife nach langdauernder Ruhigstellung. Zbl. Chir. **44**, 36 (1917). ~ Über Wesen und Ursache der Versteifung des Kniegelenkes nach langdauernder Ruhigstellung und neue Wege zu ihrer Behandlung. Münch. med. Wschr. **1917**, 673. ~ Über die Erfahrungen mit dem medialen S-Schnitt zur schonenden und doch übersichtlichen Eröffnung des Kniegelenkes. Zbl. Chir. **46**, 38 (1919). ~ Der heutige Stand der Gelenkchirurgie. Arch. klin. Chir. **1927**, 404. ~ Die kinetische Kette. Acta chir. scand. (Stockh.) **72**, 318 (1932). ~ Gelenksteifen und Gelenkplastik. Berlin: Springer 1934. — Pitzen: Über Ursache und operative Behandlung der habituellen Patellarluxation. Münch. med. Wschr. **1938**, 1577.

Rehbein: Die Entstehung der Osteochondritis dissecans. Langenbecks Arch. u. Dtsch. Z. Chir. **265**, 69 (1950). — Roepke: Zur operativen Behandlung des Genu valgum. Verh. dtsch. Ges. Chir. **1910**. — Rosenberger: Über operative Behandlung bei Refrakturen der Patella. Verh. dtsch. Ges. Chir. **1898**, 82. — Rotter: Eine neue Operationsmethode zur Heilung veralteter Kniescheibenbrüche. Dtsch. med. Wschr. **1918**, 732.

Schaer: Der Meniscusschaden. Leipzig: Georg Thieme 1942. — Schanz: Behandlung eines 12 cm distrahierten Kniescheibenbruches mit Sartoriusplastik. Verh. dtsch. Ges. Chir. **1**, 31 (1903). ~ Über die pararticuläre Korrektur von Kniedeformitäten. Verh. dtsch. orthop. Ges. **8** (1909). ~ Praktische Orthopädie. Berlin: Springer 1928. — Spitzy: Erfahrungen über die blutige Trennung der Oberschenkelepiphyse bei Genu valgum. Verh. dtsch. orthop. Ges. **3** (1904). — Springer: Über Segmentierungsosteotomie. Verh. dtsch. orthop. Ges. **15** (1920). — Stark: Erfahrungen mit der Röntgenkontrastdarstellung des Kniegelenkes. Leipzig Johann Ambrosius Barth 1941.

Tavernier: Butée osseuse pour genu recurvatum par gréffe unissant la retule ou tibia et donnant à l'apporeil rotulien la forme d'un olécrane. Rev. d'Orthop. **19**, 701 (1932). ~ Genu recurvatum traité par butée osseuse. Lyon chir. **1933**, 30. — Textor: Resektionen der Knochen und Gelenke. In Neue deutsche Chirurgie, Bd. 29B. Stuttgart: Ferdinand Enke 1894. — Tuffier: Résection chondroplastique. Bull. Soc. Nat. Chir. Paris 1. 5. 1901.

Valls: La pathologia de los ligamentos cruzados de la articulation de la rodilla. Rev. Ortop. y Traumat. **1**, 25 (1931). ~ Lesiones de los ligamentos laterales de la articulation de la rodilla. Rev. Ortop. y Traumat. **6**, 333 (1937). — Volkmann, v.: Über Kniegelenksresektionen. Verh. dtsch. Ges. Chir. **1**, 86 (1877); **2**, 59 (1884).

Wachsmuth u. Wölk: Über Sportunfälle. Leipzig: Georg Thieme 1935. ~ Zur Ätiologie der schleichenden Frakturen. Chirurg **9**, 16 (1937). ~ Grundsätzliches zur Amputationstechnik. Dtsch. Mil.arzt **1942**, 8. ~ Die Kriegswundkachexie. Ein durch Infektion und Eiweißverlust entstandener Symptomenkomplex. Dtsch. Mil.arzt **1943**, 9. — Weglowsky: Die Behandlung der Gelenkankylosen mittels Überpflanzung von Knorpelplatten. Zbl. Chir. **17** (1907). —

WESTHUES: Zur Technik der sparsamen Resektion des vereiterten Kniegelenkes. Dtsch. Mil.arzt **1942**, 3. ∼ Fortschrittliche Lagerung und Behandlung Schwerverwundeter. Berlin: Springer 1944. — WITTEK: Zur operativen Therapie der seitlichen Kniegelenksverkrümmungen. Beitr. klin. Chir. **46**, 29 (1932). — WOLLENBERG: Anschlagsarthrodese. 11. Orthopädiekongr. 1912, Sonder-H. ∼ Eine neue osteoplastische Operation zur Beseitigung des Genu recurvatum paralyticum. Verh. dtsch. orthop. Ges. **11**, 241 (1912); **30**, 344 (1935).

YOUNG and REGAN: Total excision of the patella for arthrodesis of the knee. Minnesota Med. **28**, 909 (1945).

9. Eingriffe am Unterschenkel.

a) Eingriffe an den Weichteilen.

α) Schnittführungen.

Auch der Unterschenkel ist als eine Durchgangsregion anzusehen, in der die Versorgungsbahnen im wesentlichen in der Längsrichtung der Gliedmaße verlaufen. Zu deren Freilegung sind daher durchweg Längsschnitte am geeignetsten. Sie geben den besten Überblick, ohne benachbarte längsverlaufende Gebilde zu gefährden.

Aber auch die Durchtrennung von Haut und subcutanem Fett soll am Unterschenkel grundsätzlich in der Längsrichtung vorgenommen werden, und zwar mit Rücksicht auf die gerade am Unterschenkel besonders gefährdeten Abflußverhältnisse der Venen- und Lymphbahnen. Ausgedehnte Querschnitte führen durch Verwachsung mit der Unterschenkelfascie zur *narbigen Barriere* und behindern den subcutanen Lymphabfluß in diesem Bereich. Distal derartiger ausgedehnter Querschnitte droht die Gefahr der Stauung. Ist man gezwungen Querschnitte anzulegen, so soll man sie so kurz wie irgend möglich halten.

Besondere Sorgfalt verlangt die Wahl der Schnittrichtung über der Streckseite. *Der Schnitt darf nie über die Tibiakante geführt werden.* Hier sind die Heilungsbedingungen besonders ungünstig und es drohen Nekrose und Ulcusbildung. Zur Freilegung der Tibia wählt man daher den Schnitt stets ausreichend weit tibial der Schienbeinkante, und zwar entweder als Längsschnitt oder als leicht gekrümmten Bogenschnitt. Ist der Bogen zu stark gekrümmt, so besteht im oberen Teil des so gebildeten und von der Unterlage abgelösten Lappens die Gefahr der Ernährungsstörung.

β) Eingriffe bei Stauungszuständen der Weichteile.

Indikation. Die besonderen statischen und hydrodynamischen Beanspruchungen im Bereiche der distalen Gliedabschnitte der unteren Extremität bringen es mit sich, daß Stauungszustände hier insbesondere an dem mit reichlichen Weichteilen versehenen Unterschenkel besonders häufig und frühzeitig in Erscheinung treten. Daß alle kardial und nephrogen bedingten Stauungen nicht Objekt eines chirurgischen Eingriffes werden dürfen, ist selbstverständlich. *Eine genaue allgemeine Untersuchung des Kranken ist Voraussetzung jeder therapeutischen Überlegung.*

Aber auch bei den elephantiastischen Veränderungen des Unterschenkels ist zunächst zu erwägen, ob eine kausale Therapie durch Beseitigung und Umgehung des Abflußhemmnisses möglich ist. Ist dies nicht der Fall, so stellen wir bei der Elephantiasis die Indikation immer noch sehr zurückhaltend. Näheres darüber siehe im Allgemeinen Teil (S. 114) und bei den Eingriffen an den Lymphgefäßen des Beines (S. 61).

Die Erythrocyanosis crurum puellarum, eine insbesondere bei jungen Mädchen vorkommende, blau-rote Verfärbung und derbe Infiltration vor allem im Bereiche des distalen Unterschenkeldrittels, ist als eine leichte Form der Elephantiasis aufzufassen. Sie wird durch die chronische Kälteeinwirkung bei zu dünner Bekleidung hervorgerufen und darf niemals chirurgisch angegangen werden. Wir weisen hier ausdrücklich darauf hin, weil der Wunsch der jungen Mädchen auf kosmetische Verbesserung des entstellenden Zustandes oft sehr lebhaft vorgebracht wird und, wovon wir uns überzeugen konnten, gelegentlich geneigte Operateure gefunden hat. Die Enttäuschung über den operativen Erfolg war hinterher auf beiden Seiten gleich groß.

Die Behandlung der *Varicen* als Ursache von Stauungszuständen der Weichteile ist wirkungsvoll. Hier stellen wir die Indikation sehr weit, sobald Beschwerden, Durchblutungsstörungen oder Stauungszustände auftreten.

Die chirurgische Behandlung des *Ulcus cruris* kommt in allen Fällen in Frage, in denen man mit wiederholten Versuchen einer konservativen Therapie die Abheilung des Ulcus nicht erreicht hat. Die Circumcision ist ein uns vielfach bewährtes Verfahren in scheinbar aussichtslosen Fällen.

Eingriffe bei der Elephantiasis.

Über die verschiedenen Verfahren zur chirurgischen Behandlung der Elephantiasis siehe im Allgemeinen Teil (S. 114, Abb. 136—138).

Eingriffe bei Krampfadern.

Die Eingriffe bei Krampfadern sind im Allgemeinen Teil (S. 104) und vor allem im Abschnitt „Eingriffe an den Blutgefäßen der unteren Extremität“ (S. 37, Abb. 35—40) dargestellt worden.

Eingriffe bei der Behandlung des Ulcus cruris (Abb. 341, 342).

Indikation. In der Regel wird es möglich sein, ein Ulcus cruris durch konservative Behandlung zum Abheilen zu bringen. Dies gilt insbesondere bei den traumatisch entstandenen Geschwüren. Geschwüre, die auf Grund einer Zirkulationsstörung beim Vorliegen von Varicen entstanden sind (Privatkreislauf! s. S. 37), neigen immer zum Rezidivieren, soweit es nicht möglich ist, durch die Krampfaderbehandlung den Privatkreislauf zu unterbrechen und normale Durchblutungsverhältnisse des Gewebes wiederherzustellen. Die Behandlung varicöser Ulcera wird sich also zunächst auf das ursächliche Krampfaderleiden und konservative Maßnahmen (Hochlagerung, Ruhigstellung, Salbenverbände usw.) beschränken, um das Geschwür zum Ausheilen zu bringen.

Widersteht ein Ulcus jeder konservativen Therapie oder bricht es trotz vorsorglichen Tragens von Zinkleimverbänden oder Gummistrümpfen immer wieder auf, so empfehlen wir ein chirurgisches Vorgehen. Das Ulcus unterhält ständig eine chronische Entzündung im Bereiche des Unterschenkels mit der Gefahr einer Thrombophlebitis und hat nach jahrelangem Bestehen die Neigung, carcinomatös zu degenerieren. Die Beseitigung des Geschwüres ist daher dringlich angezeigt.

Technik. Man kann zunächst versuchen, das Ulcus durch eine *Epidermistransplantation* nach THIERSCH zu epithelisieren. Um einen Erfolg dieses einfachen Verfahrens zu erzielen, ist eine sorgfältige Vorbehandlung mit Kochsalz- und antibiotischen Verbänden zur Reinigung des Ulcusgrundes notwendig. Erst wenn die Sekretion zum Stillstand gekommen ist, wird eine Bedeckung mit THIERSCH-Läppchen aussichtsreich. Wir sind auch bei größeren Ulcera mit diesem Verfahren gelegentlich erfolgreich gewesen.

In der Regel muß man allerdings bei hartnäckigen Fällen radikaler chirurgisch vorgehen, und zwar durch *Umschneidung* des Ulcus. Durch diese Auslösung des Ulcus aus der Umgebung wird die Narbenplatte entspannt. Man kann dies gelegentlich sehr deutlich schon während der Schnittführung feststellen. Die beiden Wundränder weichen auseinander. Durch die Entspannung wird die Durchblutung des umschnittenen Abschnittes verbessert. Der entstandene Graben schließt sich sekundär durch Granulationen, das Ulcus selbst epithelisiert sich meist ungewöhnlich rasch von den Rändern her.

Man kann auf zweierlei Weise vorgehen:

Entweder umschneidet man das Ulcus etwa 1—2 cm vom Rande entfernt, wobei es nur wichtig ist, auch die Unterschenkelfascie mit zu durchtrennen, da das veränderte Gewebe und das Ulcus auf der Fascie festsitzen und eine Entspannung

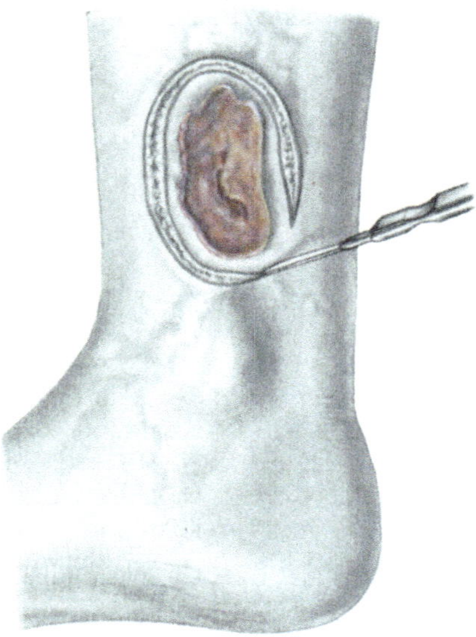

Abb. 341. *Zirkuläre Umschneidung eines Ulcus cruris.* Das Geschwür wird 2 cm vom Rande entfernt umschnitten. Die Fascie muß unbedingt durchtrennt werden, da sonst eine Entspannung nicht möglich ist.

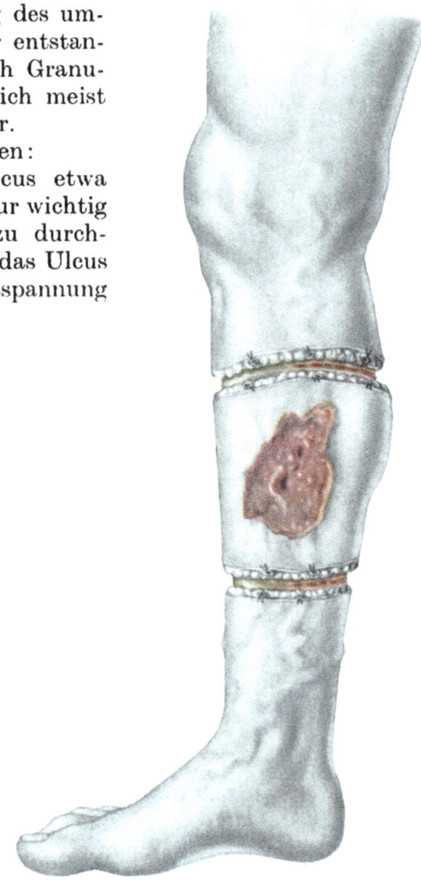

Abb. 342. *Behandlung des Ulcus cruris.* Zirkuläre Schnitte proximal und distal des Ulcus. Die subcutanen Venen werden durchtrennt und unterbunden. Die Fascie darf nur im Muskelbereich durchschnitten werden, über dem Schienbein muß sie stehenbleiben, damit der Knochen nicht bloßliegt.

daher nur bei *gleichzeitiger zirkulärer Spaltung der Fascie* möglich ist. Das ist der Grund, weshalb so häufig reine Durchtrennungen der Haut und des subcutanen Fettes nicht zur Ausheilung des Ulcus cruris führen (Abb. 341).

Das andere Verfahren, das man bei ausgedehnten Ulcera im Bereiche des mittleren Drittels des Unterschenkels gelegentlich anwendet, besteht in zwei zirkulären Schnitten proximal und distal des Ulcus. Bei dieser Schnittführung werden zugleich die subcutanen Venen in der gesamten Circumferenz des Unterschenkels unterbrochen und außer der Kontraktion der isolierten Hautmanschette gleichzeitig eine Unterbrechung des Privatkreislaufes herbeigeführt. *Auch hier ist es von Wichtigkeit, die Fascie zu spalten, allerdings nur im Muskelbereich, während die Fascie über dem Schienbein selbstverständlich stehenbleiben muß, um den Knochen nicht bloßzulegen!* (Abb. 342.)

Wenn möglich, vermeiden wir den letzteren Eingriff, da er verhältnismäßig groß ist. Wir kommen mit der einfachen Circumcision in der Regel zum Ziel.

γ) Eingriffe bei Sehnenrissen und -luxationen.

Eingriffe bei Rissen der Achillessehne.

Indikation. Bei *partiellen Einrissen* der Achillessehne kommt man mit der konservativen Therapie aus. Der Unterschenkel wird in starker Entspannungsstellung des M. gastrocnemius, also bei Beugung des Kniegelenkes und Plantarflektion des Fußes für mehrere Wochen ruhiggestellt.

Liegt eine *vollkommene Ruptur* der Achillessehne mit völligem Funktionsausfall vor, so ist die Indikation frühzeitig zu stellen. Längeres Abwarten erhöht die Gefahr der Muskelkontraktur und vergrößert damit den Abstand der beiden Sehnenstümpfe. Dies bedeutet eine erhebliche Verschlechterung der funktionellen Prognose.

Technik. Wird eine offene Achillessehnendurchtrennung oder eine frische Ruptur versorgt, so kann man in der Regel die primäre Naht ausführen. Sie wird nach einem der üblichen Sehnennahtverfahren vorgenommen, wie sie im Allgemeinen Teil, Abschnitt „Sehnennaht", beschrieben sind. Zur Sicherung kann noch zusätzlich eine Fascienumhüllung nach KIRSCHNER angeschlossen werden (s. Allgemeiner Teil, S. 49, Abb. 51).

Sind die Stümpfe bereits auseinandergewichen und würde eine Sehnennaht selbst bei Entlastung des Wadenmuskels unter Spannung stehen, so verlängert man die Sehne nach einem der im Allgemeinen Teil beschriebenen Verfahren (s. dort, S. 49ff.).

Wir empfehlen für diese Fälle die einfache Sehnenverlängerung nach PELS-LEUSDEN (s. Allgemeiner Teil, S. 51, Abb. 58a), die man am zweckmäßigsten durch frontale Abspaltung der beiden Sehnenstümpfe durchführt.

Anschließend Ruhigstellung für etwa 3 Wochen bei gebeugtem Knie und plantar flektiertem Fuß im Gipsverband.

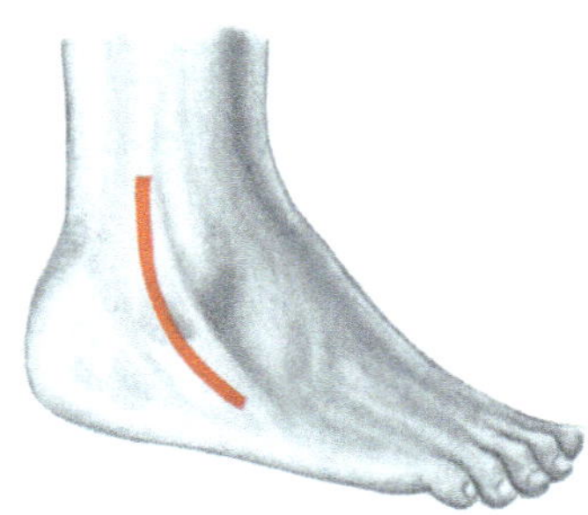

Abb. 343. *Operation der habituellen Luxation der Fibularissehne.* Bogenförmiger Hautschnitt hinter dem Malleolus fibularis.

Eingriffe bei Sehnenluxationen der Mm. tibialis dorsalis und fibulares (Abb. 343—347).

Indikation. Die Luxation dieser Sehnen entsteht meist traumatisch durch Umknicken des Fußes und gleichzeitige krampfhafte Kontraktion der Muskeln. Durch diese unkoordinierte Bewegung wird das jeweilige die Sehne überdeckende Band zerrissen und die Sehnen verlagern sich auf den Knöchel. Auch bei Knöchelfrakturen kann natürlich durch Zerreißung des jeweiligen Ligamentes eine solche Luxation zustande kommen.

Eine konservative Therapie ist aussichtslos. Andererseits verlangt der stark die Funktion störende Zustand nach baldiger Beseitigung. Wir stellen daher die operative Indikation frühzeitig.

Technik bei Luxation der Sehne des M. tibialis posterior. Bogenförmiger Schnitt hinter dem tibialen Malleolus. Darstellung der zerrissenen Teile des

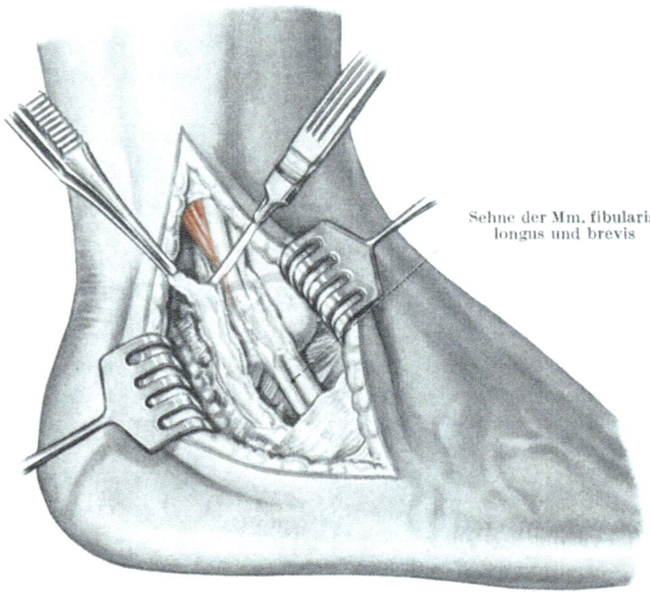

Abb. 344. *Operation der habituellen Luxation der Fibularissehne.* Das Narbengewebe in der Umgebung der Sehne wird exstirpiert und der ehemalige Kanal der Fibularissehne dargestellt.

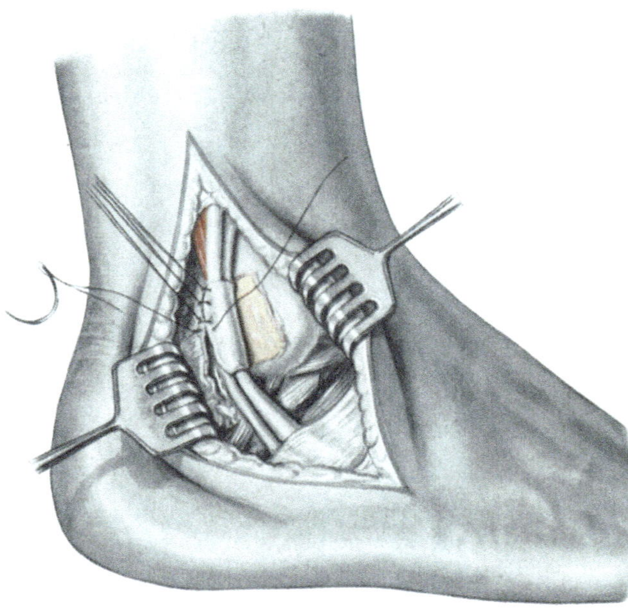

Abb. 345. *Operation der habituellen Luxation der Fibularissehne.* Die Sehnen sind in ihr altes Bett zurückverlagert und werden hier durch Naht des umgebenden Gleitgewebes und eines Teiles der Sehnenscheide fixiert.

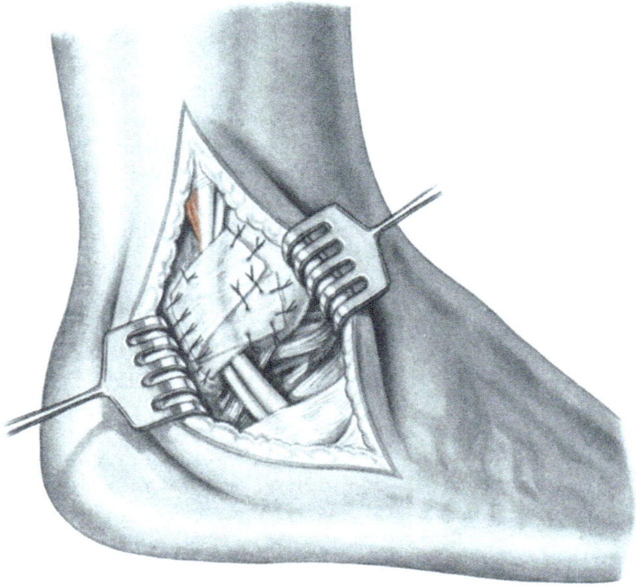

Abb. 346. *Operation der habituellen Luxation der Fibularissehne.* Zur Sicherung wird ein frei transplantierter Fascienlappen V-förmig auf den Sehnen vernäht. Der Lappen ist am Malleolus fibularis und subperiostal am Calcaneus durch Einzelnähte angeheftet.

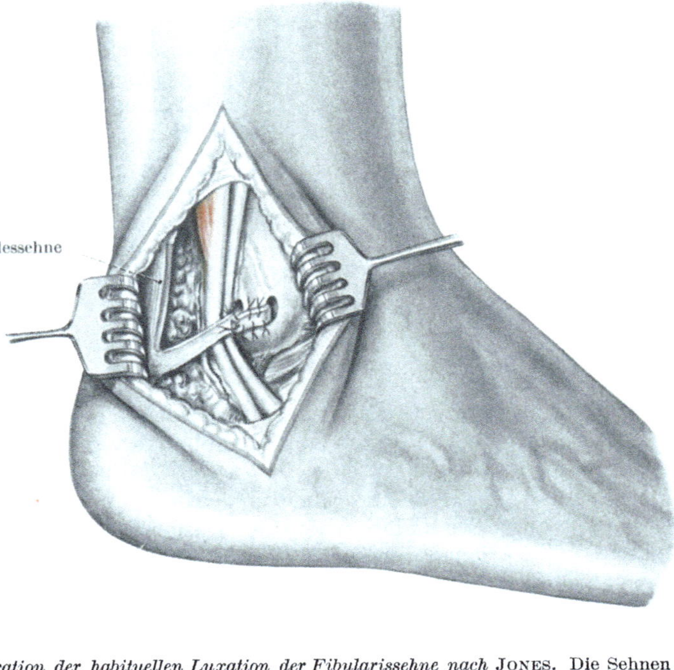

Abb. 347. *Operation der habituellen Luxation der Fibularissehne nach* Jones. Die Sehnen sind zurückverlagert und werden hier durch einen von der Achillessehne abgespaltenen Längsstreifen fixiert, der durch einen Bohrkanal des fibularen Malleolus gezogen und in sich vernäht wird.

Lig. laciniatum. Hierbei ist darauf zu achten, daß das Lig. laciniatum aus einem oberflächlichen und einem tiefen Anteil besteht, die gemeinsam am Knöchel inserieren. Man wird also, um eine völlige Restitution des Bandes mit ausreichender Haltefestigkeit zu erzielen, dorsal zwei Stümpfe aufzusuchen haben, nämlich den des Stratum superficiale und den des Stratum profundum. Dann wird die Sehne des M. tibialis posterior in ihre ursprüngliche Rinne hinter dem tibialen Malleolus verlagert und das Band vernäht. Ist das Lig. laciniatum stark zerrissen, so wird eine Verstärkung oder ein Ersatz notwendig, entweder durch Aufsteppen eines frei transplantierten Fascienlappens oder durch Hinunterklappen eines Periost-Knochen-Lappens. Außerdem kann man der Sehne durch Vertiefung ihrer Knochenrinne einen zusätzlichen Halt verschaffen.

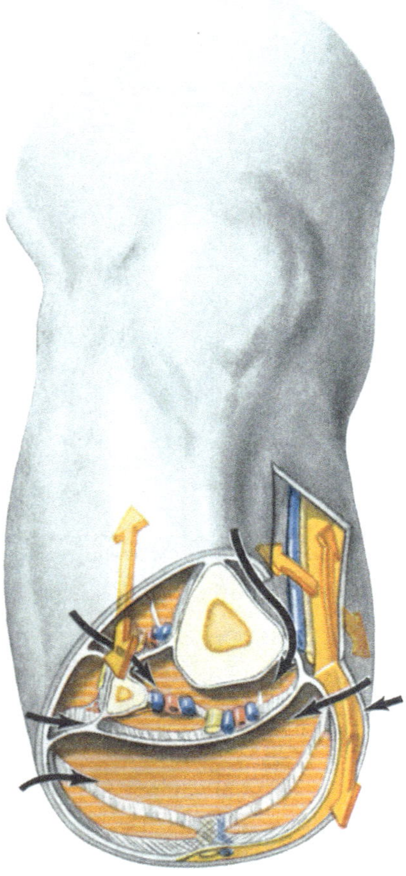

Abb. 348. *Ausbreitungswege der Unterschenkeleiterungen.* Schematische Darstellung. Die gelben Pfeile zeigen die Ausbreitungswege der Eiterungen an, durch die schwarzen Pfeile sind die Zugangswege gekennzeichnet.

Technik bei Luxation der Sehnen der Mm. fibulares. Hier wird entsprechend ähnlich vorgegangen. Bogenförmiger Schnitt hinter dem fibularen Malleolus und Darstellung der Abrißstellen des Retinaculum mm. fibularium proximale. Nach Reposition der Sehnen wird das Retinaculum durch Naht vereinigt. Läßt sich diese nicht zuverlässig durchführen, so kommt auch hier die Verstärkung durch einen Fascienlappen oder das Hinunterklappen eines Periost-Knochen-Lappens in Frage (Abb. 343—346).

Ein originelles Verfahren des Bandersatzes stammt von Jones. Er spaltet einen Längsstreifen der Achillessehne ab und zieht diesen durch einen Bohrkanal, den er durch den Malleolus gelegt hat (Abb. 347).

δ) Eingriffe bei Unterschenkeleiterungen (Abb. 348).

Indikation. Eiterungen im Gebiete des Unterschenkels sind nicht selten. *Oberflächliche Eiterungen* gehen meist von lymphangitischen oder thrombophlebitischen Prozessen aus. Unter den *tiefen Infektionen* des Unterschenkels ist besonders der Gasbrand der Wadenmuskulatur gefürchtet, der sich hier in dem voluminösen und häufig nur mäßig ernährten Muskelfleisch mit Vorliebe ansiedelt. Anaerobe Infektionen aus dem Bereiche des Fußes pflegen hier mit großer Schnelligkeit sich zu entwickeln.

Infektionen der Weichteile des Unterschenkels sind deshalb schnellstens zu eröffnen. Hierbei soll der Chirurg die Ausbreitungswege, wie sie durch die anatomischen Bedingungen vorgeschrieben sind, ständig im Auge haben.

Eiterungen des Unterhautbindegewebes können sich, ohne ein Hindernis zu finden, schnell und ungehemmt vom Fußrücken über den ganzen Unterschenkelbereich bis über das Kniegelenk hinaus entwickeln, da sie weder distal noch proximal eine natürliche Barriere finden. Anders verlaufen die *tiefen Unterschenkelinfektionen*. Sie halten sich zunächst streng an ihre durch starke Fascienwände präformierten Bindegewebskammern. Es sind die drei osteofibrösen Kammern, die die beiden Knochen des Unterschenkels umgeben und zugleich die wesentlichen Gefäße in sich führen. Von ihnen scharf abgegrenzt ist die große Kammer des Wadenmuskels.

Tiefe Unterschenkelphlegmonen entwickeln sich also innerhalb der Wände der jeweiligen Bindegewebskammer und erst in einem späten Stadium durchbrechen sie die Kammerwand. Frühzeitige Eröffnung der jeweiligen Kammer zur Entlastung ist daher notwendig. Die soeben erwähnte Vorliebe anaerober Infektionen für den M. gastrocnemius ist also auch durch den anatomischen Aufbau erklärt. Infektionen innerhalb der Kammer des Wadenmuskels führen zum Ödem und infolge der Unnachgiebigkeit der starken Kammerwände zur Mangeldurchblutung des Muskels. Damit sind die besten Voraussetzungen für die anaerobe Infektion gegeben.

Die Technik besteht in der ausreichenden Eröffnung der befallenen Bindegewebskammer, gegebenenfalls mit Gegenincisionen, wie sie aus Abb. 348 klar ersichtlich ist.

b) Typische Freilegung der Unterschenkelknochen.

α) Freilegung des Schienbeines.

Indikation. Die Freilegung des Schienbeines gehört zu den häufig durchgeführten Eingriffen. In der Mehrzahl der autoplastischen Knochentransplantationen verwendet man Tibiaspäne (s. Allgemeiner Teil, S. 154, Abb. 179). Auch die Osteosynthese nach Frakturen verlangt die Freilegung des Knochens. Weiterhin kommen die Osteotomien und Eingriffe bei der Osteomyelitis in Frage.

Technik. Der Zugang zum Schienbeinknochen ist sehr einfach, da der Knochen in ganzer Ausdehnung subcutan tastbar ist. Es soll noch einmal wiederholt werden, daß bei der Schnittführung die Tibiakante vermieden werden muß (s. oben). Legt man den Hautschnitt bogenförmig mit einem tibialen Scheitel, so soll man den Bogen nicht zu gewölbt wählen wegen der ausreichenden Hautversorgung und ebenfalls vermeiden, die V. saphena magna und den N. saphenus in Scheitelhöhe zu verletzen, die beide hier in gefährdeter Nähe liegen.

Die plastische Füllung von osteomyelitischen Knochenhöhlen nach erfolgter Sanierung durch eine Muskelplombe, insbesondere des Tibiakopfes, ist im Allgemeinen Teil, S. 164, Abb. 198—200 geschildert worden.

β) Freilegung des Wadenbeines (Abb. 349).

Auch die Freilegung des Wadenbeines ist ein häufiger Eingriff. Da dieser Knochen keine statische Funktion hat, können unbedenklich größere Teile *reseziert* werden. Man macht hiervon Gebrauch, wenn die als Sperrknochen wirkende Fibula die knöcherne Konsolidierung eines Schienbeinbruches hindert. Erfahrungsgemäß reicht in diesen Fällen die einfache Osteotomie nicht aus, da die Fibula sehr viel schneller wieder knöchern verheilt ist als der Schienbeinbruch zur Konsolidierung braucht. Allerdings soll man Resektionen im distalen Drittel vermeiden, um die Stabilität der Malleolengabel nicht zu gefährden.

Auch osteomyelitische Erkrankungen der Fibula können zur Resektion Anlaß geben. Wir weisen dabei auf einen Fehler hin, den wir einige Male beobachtet haben. Das Tibiofibulargelenk anastomosiert in einem Fünftel aller Fälle durch die die an der Hinterseite der Gelenkkapsel liegende Bursa musculi poplitei mit der Kniegelenkhöhle. Bei der Exartikulation des Fibulaköpfchens wird der Schleimbeutel und somit in 20% der Fälle das Kniegelenk eröffnet. *Bei einer nicht sicher aseptischen Operation soll daher niemals das Fibulaköpfchen mit entfernt, sondern unterhalb des Fibulaköpfchens reseziert werden.* Wir haben nach Exartikulation der Fibula bei chronischer Osteomyelitis während des Krieges in mehreren Fällen ein nachfolgendes Kniegelenkempyem beobachten können.

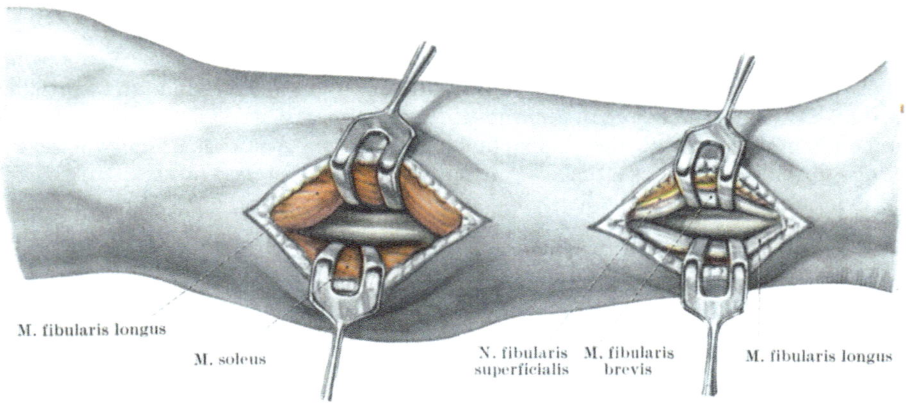

Abb. 349. *Freilegung des Wadenbeines.* Im *proximalen* Drittel wird die Unterschenkelfascie mit einem Längsschnitt gespalten. Die Mm. fibulares werden mit einem stumpfen Haken zur Streckseite verzogen. Den M. soleus verzieht man zur Beugeseite und gelangt so zwischen beiden Muskelgruppen auf die Diaphyse des Wadenbeines. Im *distalen* Drittel werden nach Spaltung der Unterschenkelfascie die Sehne des M. fibularis brevis zur Streckseite und die Sehne des M. fibularis longus zur Beugeseite verzogen. Der N. fibularis superficialis muß geschont werden.

Resektionen der Fibula werden auch nötig zur Entnahme von autoplastischem Material, etwa zur Bolzung. Man verwendet hierzu ein Stück aus der Fibuladiaphyse.

Korrekturoperationen bei Deformität des Schienbeines oder bei Tibiaosteotomien bedingen in der Regel auch eine *Osteotomie* der Fibula, da sonst die Richtigstellung nicht erreicht werden kann.

Technik. Bei der Freilegung des Wadenbeines im *proximalen Drittel* vermeidet man möglichst den Bereich des Fibulaköpfchens, um keinesfalls den N. fibularis und seine zur Streckmuskulatur des Unterschenkels verlaufenden Äste zu verletzen. Auch der nach der Aufteilung zunächst subfascial verlaufende sensible N. fibularis superficialis mit seinen durch die Fascie an die Oberfläche tretenden Ästen, den Nn. cutaneus dorsi pedis tibialis und cutaneus dorsi pedis medius, sollen geschont werden. Kommen sie zu Gesicht, so werden sie nach der Streckseite zu abgeschoben.

Man führt einen Längsschnitt über dem meist tastbaren Wadenbein und spaltet die Unterschenkelfascie. Sodann stellt man den dorsalen Muskelrand der Mm. fibulares dar und verzieht diese mit einem breiten Haken nach der Streckseite. Zwischen dieser Muskelgruppe und dem nach der Beugeseite zu liegenden M. soleus gelangt man auf die Diaphyse des Wadenbeines.

Soll das *distale Drittel* der Fibula freigelegt werden, so werden die Sehnen der Mm. fibulares nach der Beuge- und Streckseite zu verzogen. Die Fibula liegt hier sehr oberflächlich und gut tastbar. Um sie in genügender Ausdehnung darzustellen, wird der M. extensor digitorum longus nach der Streckseite zu gehalten. Der oberflächlich liegende N. fibularis superficialis muß geschont und nach dorsal unter einem Haken gesichert werden (Abb. 349).

c) Amputationen am Unterschenkel (Abb. 350—352).

Indikation. Am Unterschenkel zu amputieren ist nur dann sinnvoll, wenn die Streckfähigkeit des Kniegelenkes erhalten bleibt, d. h. wenn der Unterschenkelstumpf zumindest über den Ansatz des Lig. patellae, die Tuberositas tibiae hinaus reicht. Kürzere Stümpfe zu erhalten, ist zwecklos, da sie für den Prothesensitz hinderlich sind. Eine Oberschenkelamputation ist dann vorzuziehen.

Voraussetzung für die Erhaltung des Unterschenkels ist seine ausreichende Durchblutung und die nur durch sie gewährleistete glatte Heilung der Amputationswunde. Da die arterielle Versorgung des distalen Unterschenkeldrittels verhältnismäßig sparsam ist, *vermeidet man in der Regel lange Stümpfe*. Insbesondere bei Gefäßerkrankungen, wie bei der Endangitis obliterans oder bei der diabetischen Gangrän der Zehen, muß sich der Chirurg darüber klar sein, daß er nur bei einer Amputation des Oberschenkels mit überwiegender Wahrscheinlichkeit eine primäre Heilung erzielen kann. Gewiß ist es immer wieder verlockend, bei dem Vorliegen etwa einer umschriebenen Nekrose einer Zehe den Unterschenkel zu erhalten, aber jeder erfahrene Chirurg weiß, daß die Unterschenkelamputation unter diesen Bedingungen immer mit einem erheblichen Risiko verbunden ist und daß man zur Nachamputation am Oberschenkel unter sehr ungünstigeren Bedingungen, nämlich bei sezernierender Unterschenkelwunde, gezwungen sein kann. In einzelnen seltenen Fällen mag die *Arteriographie* uns bei der Entscheidung helfen. Zeigt die Gefäßdarstellung noch reichliche und nicht pathologisch veränderte durchgängige Gefäße, so mag man sich auch einmal zur Absetzung am Unterschenkel entschließen. Endgültig entscheidend ist allerdings dann die Durchblutung der Muskulatur an der Schnittfläche. Sind die Gefäßlumina verstopft, spritzen die arteriellen Gefäße nicht und ist der Muskelschnitt nicht mit Blutpunkten übersät, so soll man den Versuch der Erhaltung des Unterschenkels nicht wagen, sondern die Operation durch Absetzung am Oberschenkel beenden.

Machen *Verletzungsfolgen* die Absetzung notwendig, so wird man üblicherweise am Orte der Wahl absetzen. Nur bei schweren infizierten Zertrümmerungen, wie sie in der Friedenschirurgie seltener als in der Kriegschirurgie vorkommen, setzt man mit dem „Sparschnitt“ in der Höhe der Fraktur unter Erhaltung der noch lebensfähigen Weichteile ab, um für die endgültige Gestaltung des Stumpfes kein Material zu verlieren (WACHSMUTH).

Ganz allgemein ist zu sagen, daß die Erhaltung eines Unterschenkelstumpfes, soweit sie irgend zu verantworten ist, einen außerordentlichen Vorteil für den Kranken bedeutet. Eine gut sitzende Unterschenkelprothese mit beweglichem Kniegelenk erhält ihn nicht nur berufs-, sondern sogar sportfähig.

Höhe der Absetzung. Wir halten es nicht für zweckmäßig, die wünschenswerte Stumpflänge in absoluten Zahlen anzugeben. Allgemein vertritt man heute die Ansicht, daß der beste Unterschenkelamputationsstumpf etwa bis zur *Mitte des Unterschenkels* reicht. Ist die Muskulatur atrophisch, so wählt man ihn um einige Zentimeter kürzer. In den angloamerikanischen Ländern bevorzugt man einen noch etwa 2—3 cm kürzeren Stumpf.

Technik. Wir verzichten auf die Blutleere und ersetzen sie durch digitale Kompression des Assistenten. Kontraindiziert ist die Blutleere bei allen Gefäßerkrankungen und bei anaeroben Infektionen (s. Allgemeiner Teil). Gerade am Unterschenkel muß dies nochmals hervorgehoben werden.

Als *Schnittführung* wählt man den zwei- bzw. dreizeitigen *Zirkelschnitt* oder den *Lappenschnitt*.

Wir bevorzugen die Bildung eines großen Hautlappens über der Streckseite. Der Lappen wird zunächst mit Jod vorgezeichnet und sodann die beabsichtigte Höhe der Durchtrennungsstelle des Knochens markiert. Durch dieses Vorgehen schützt man sich davor, den Weichteillappen zu klein zu wählen. Sodann wird mit dem Skalpell der vorgezeichnete Haut-Fettlappen von der Unterlage abgetrennt und zurückgeschlagen, darauf durchtrennt man die Weichteile der Beugeseite mit einem halben Zirkelschnitt. Sie werden mit Kompressenzügeln zurückgehalten. Es folgt die Durchtrennung der Muskulatur zwischen Tibia und Fibula mit einem zweischneidigen Messer. An der gewählten Durchtrennungsstelle der Tibia wird das Periost rings gespalten und das Schienbein zu etwa drei Vierteln durchsägt. Dann erfolgt erst das Durchsägen der Fibula etwa 2—3 cm weiter proximal. Erst wenn die Fibula durchtrennt ist, wird auch der Rest des Schienbeines durchsägt. Man vermeidet hierdurch das Abbrechen des Wadenbeines.

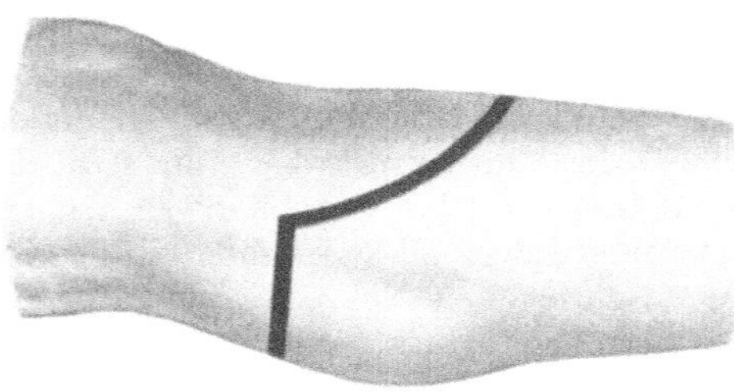

Abb. 350. *Unterschenkelamputation.* 1. Akt. Schnittführung bei vorderer Lappenbildung.

Die Sägefläche der Tibia darf keinesfalls an der Vorderseite eine scharfe Kante bilden, die zum Decubitus des darüberliegenden Hautlappens führen würde. Man sägt daher das Schienbein immer schräg ab oder beseitigt, wenn dies nicht möglich ist, die Vorderkante nachträglich mit der Säge oder mit dem Meißel, so daß sie abgerundet und geglättet ist.

Den Vorschlag, den Rest der Fibula ganz zu entfernen, um den N. fibularis zu entlasten (Borchgrevink) oder das Fibulaköpfchen abzumeißeln (zur Verth) lehnen wir unter Hinweis auf unsere auf S. 310 geschilderten Bedenken ab.

Es folgt die Unterbindung der Aa. tibialis ventralis, tibialis dorsalis, fibularis und der kleineren Gefäße. Die Nn. tibialis und fibularis profundus werden gequetscht und durchtrennt. Ist eine primäre Naht möglich, so wird die Beuge- mit der Streckmuskulatur vernäht.

Der Weichteillappen soll ohne jede Spannung über dem Knochenstumpf liegen, so daß sich die Hautnaht bequem und ohne Zug durchführen läßt. Bei sehr kurzen Unterschenkelstümpfen, bei denen der Knochen kurz unterhalb der Tuberositas tibiae abgetragen werden muß, bestehen häufig erhebliche Schwierigkeiten. In diesen Fällen empfehlen wir, *die beiden voluminösen Gastrocnemiusköpfe auszuhülsen und an ihrem Ursprung abzutragen.* Man gewinnt auf diese Weise überraschend viel Material auf der Beugeseite.

Amputation bei anaerober Infektion. Auf die besondere Gefährdung des M. gastrocnemius durch anaerobe Infektion wurde bereits früher hingewiesen (s. S. 309). Ist man bei schweren Weichteilverletzungen mit beginnender anaerober Infektion gezwungen, am Unterschenkel abzusetzen, so empfiehlt sich ebenfalls die Exstirpation des gesamten proximalen Anteiles der beiden Gastrocnemiusköpfe. Man beseitigt auf diese Weise den wichtigsten Nährboden. Es ist uns während des Krieges wiederholt gelungen, auf diese Weise einen beginnenden Gasbrand zum Stehen zu bringen.

Osteoplastische Verfahren.

Indikation. Die osteoplastischen Verfahren haben am Unterschenkel eine weitaus größere Bedeutung als am Oberschenkel, wenn es sich um Verfahren

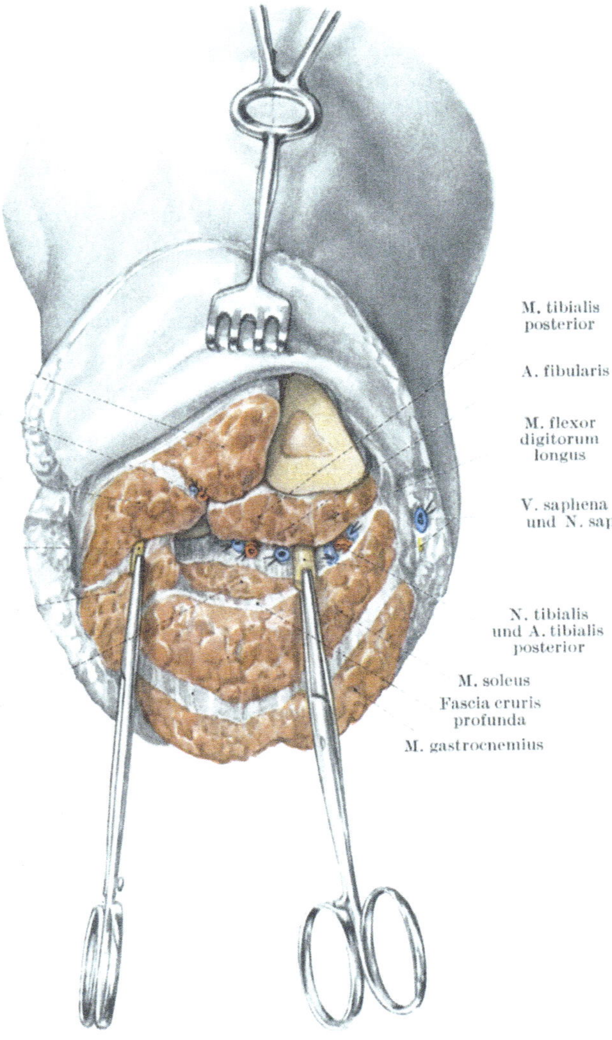

Abb. 351. *Unterschenkelamputation.* 2. Akt. Der Unterschenkel ist abgesetzt. Der große vordere Lappen wird mit einem scharfen Haken zurückgehalten. Die Tibia ist schräg durchtrennt. Der N. tibialis und der N. fibularis superficialis sind mit Klemmen gefaßt, werden vorgezogen und gekürzt.

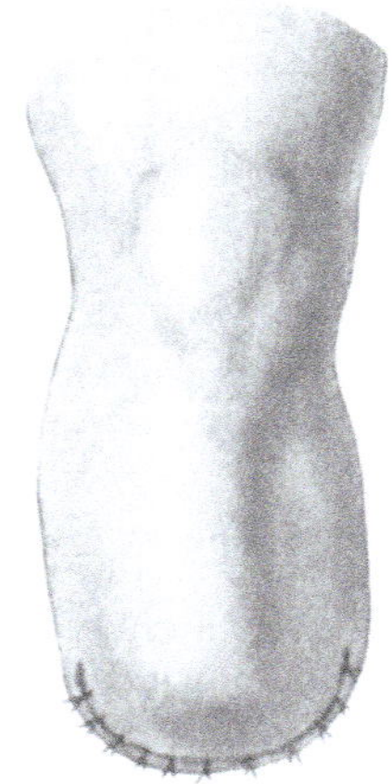

Abb. 352. *Unterschenkelamputation.* 3. Akt. Der vordere Weichteillappen ist zurückgeschlagen, die Wunde wird durch Einzelnähte verschlossen.

mit nur geringgradiger Verkürzung der Beinlänge handelt. Der heutige Prothesensitz beruht auf der Abstützung und verlangt keine unmittelbare Belastung des Unterschenkelstumpfes mehr. Infolgedessen haben für die kurzen Unterschenkelstümpfe ebenso wie für die Oberschenkelstümpfe die osteoplastischen Verfahren an Bedeutung verloren. Nur bei langen Unterschenkelstümpfen ermöglichen diese Eingriffe, deren klassisches Beispiel der „Pirogoff" ist, es dem Amputierten, notfalls sich auch ohne Prothese durch Belasten des Stumpfes zu bewegen. Dies bedeutet gegenüber dem Hüpfen einen nicht unerheblichen Vorteil.

Die in Kriegs- und Nachkriegszeiten so häufig gehörte Frage des Verletzten nach dem Wert der osteoplastischen Operationen, insbesondere des Pirogoff, kann man dahingehend zusammenfassen, daß ein guter, zweckmäßiger Pirogoff besser ist als ein Unterschenkelstumpf, daß aber ein zu langer und mit Beschwerden behafteter Pirogoff-Stumpf gegenüber einer Absetzung in der Mitte des Unterschenkels nur Nachteile bietet.

Verfahren zur knöchernen Stumpfdeckung ohne Belastungsaufgaben.

Diese Verfahren dienen eigentlich nur noch der Verhütung einer Osteophytenbildung und sind im allgemeinen kaum mehr im Gebrauch. Von den meisten Chirurgen wird das aperiostale Verfahren von Bunge gewählt (vgl. Allgemeiner Teil, S. 186, Abb. 222), d.h. die Abschiebung des Periostes nach proximal. Wir selbst vermeiden ein stärkeres Abschieben peinlich, da wir die Schädigung der Knochenernährung und damit die Entstehung eines Kronensequesters befürchten, insbesondere wenn auch noch das Knochenmark zusätzlich ausgelöffelt worden ist und die Operation nicht unter aseptischen Bedingungen erfolgt. Die Deckung des Knochenstumpfes kann auf verschiedene Weise durchgeführt werden. Bier verwandte ein Knochenstück aus dem wegfallenden Schienbein, das Knochenstück bleibt durch eine Periostbrücke mit dem Periost des Knochenstumpfes in Verbindung. Der Span wird dann zum Verschluß der Markhöhle verwandt (schematische Darstellung s. Allgemeiner Teil, S. 186, Abb. 223). Ähnlich geht Ertl vor.

Von Kirschner wurde der Verschluß des Markkanales durch einen Knochenbolzen empfohlen, der aus dem wegfallenden Wadenbein stammt.

Oehlecker empfahl die Bildung kolbiger Unterschenkelstümpfe durch Spreizung oder Abknickung der Fibula bei gleichzeitiger Deckung der Tibia durch einen breiten Periostknochenspan. Den Vorteil des kolbigen Unterschenkelstumpfes sieht er darin, daß das Tragen kurzer Prothesen ohne Oberschenkelanteil durch besseren Sitz möglich wird (s. auch Allgemeiner Teil, S. 186, Abb. 225 und 226).

Auf die Aufzählung der übrigen zahlreichen Modifikationen müssen wir hier mangels praktischen Interesses verzichten.

Verfahren zur knöchernen Stumpfdeckung mit Belastungsaufgaben.

Die hierher gehörigen Operationen von Syme und Pirogoff und ihre Modifikationen, wie etwa der „hohe Pirogoff" Oehleckers, werden zusammenhängend mit den Amputationen und Exartikulationen im Bereiche des Fußes besprochen.

d) Nachamputationen am Unterschenkel.

α) Eingriffe am fehlerhaften Unterschenkelstumpf (Abb. 353—355).

Indikation. Korrekturoperationen am Unterschenkelstumpf werden nicht selten notwendig. Hier sind es meist die ungünstigen Hautverhältnisse, die zu einem erneuten operativen Eingriff zwingen. Häufig ist es das über dem Knochenstumpf sitzende und durch nichts zu beeinflussende Ulcus, dessen Ursache entweder in der Retraktion und mangelhaften Durchblutung der Haut oder in einer zu scharfen vorderen Knochenkante liegt, gerade an der Stelle, an der der

Stumpf von der Prothese besonders beansprucht wird. Aber auch alle übrigen im Allgemeinen Teil (s. S. 192) beschriebenen, für den Unterschenkelstumpf nicht besonders charakteristischen krankhaften Veränderungen, wie Neurombildung, Kronensequester- und Fistelbildung usw. können zu einer Korrektur Veranlassung geben.

Ob man unbedenklich eine *Nachamputation* vornehmen kann, d. h. eine Kürzung des Knochens mit Neubildung des Weichteilstumpfes oder ob man gezwungen ist, sich auf eine *Weichteilkorrektur*, gegebenenfalls durch plastische Maßnahmen, zu beschränken, hängt allein von der Stumpflänge ab. Ist der Stumpf so lang, daß er eine geringe Kürzung verträgt, so wird man sicherlich die Nachamputation wählen. Bei an sich schon kurzen Stümpfen ist die Knochenlänge soweit irgend möglich zu erhalten.

Die Nachamputation erfolgt in der Weise, daß man die Weichteile über dem Knochenstumpf mitsamt einem eventuell dort bestehenden Ulcus breit excidiert. Dann werden die Knochen freigelegt und aus ihrer Umgebung ausgelöst, die Fibula entsprechend höher mit der LUERschen Zange abgetragen. Sodann wird die Tibia in der oben beschriebenen Weise schräg abgesägt, nachdem man das Periost zuvor in dem erforderlichen Ausmaß abgeschoben hat. Auch jetzt ist auf die Vermeidung einer

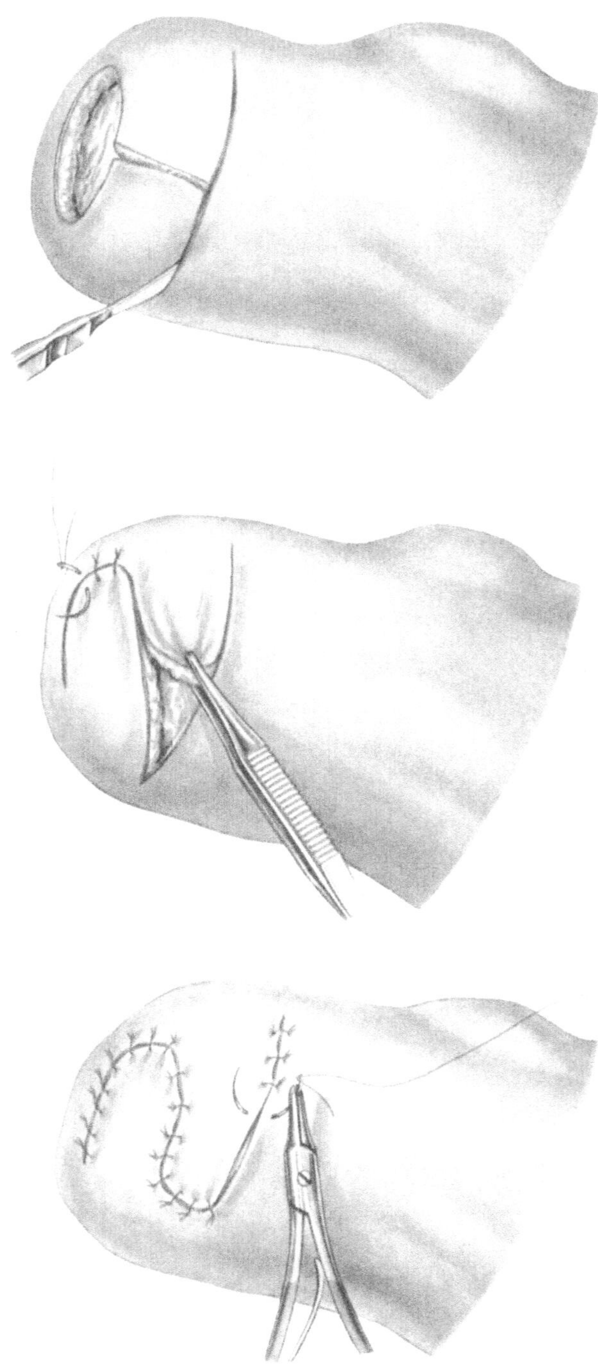

Abb. 353. *Stumpfplastik nach* BLOCK. *Türflügelplastik.* Das Ulcus am Stumpfende wird umschnitten. Drei Querfinger nach proximal wird ein Querschnitt angelegt und dieser mit dem Ulcus durch einen Längsschnitt verbunden. Der so entstandene Lappen wird in den Defekt hineingezogen und durch Einzelnähte befestigt.

scharfen vorderen Kante zu achten. Bestand Verdacht auf das Vorliegen eines Neuroms, so wird dieses aufgesucht und nach proximaler Durchtrennung des Nerven entfernt. Zum Schluß werden die Weichteile ausreichend mobilisiert, so daß sie sich ohne Spannung miteinander vereinigen lassen. Bei vorliegender Infektion legt man höchstens einige Situationsnähte der Muskulatur oder läßt sie ganz offen. Gegebenenfalls kommt dann später die „verzögerte Naht" in Frage. Auch der Verschluß der Haut richtet sich nach dem Grade der Infektionsgefährdung. In jedem Falle werden in die Wundwinkel für mindestens zweimal 24 Std zwei Gummirohre eingelegt.

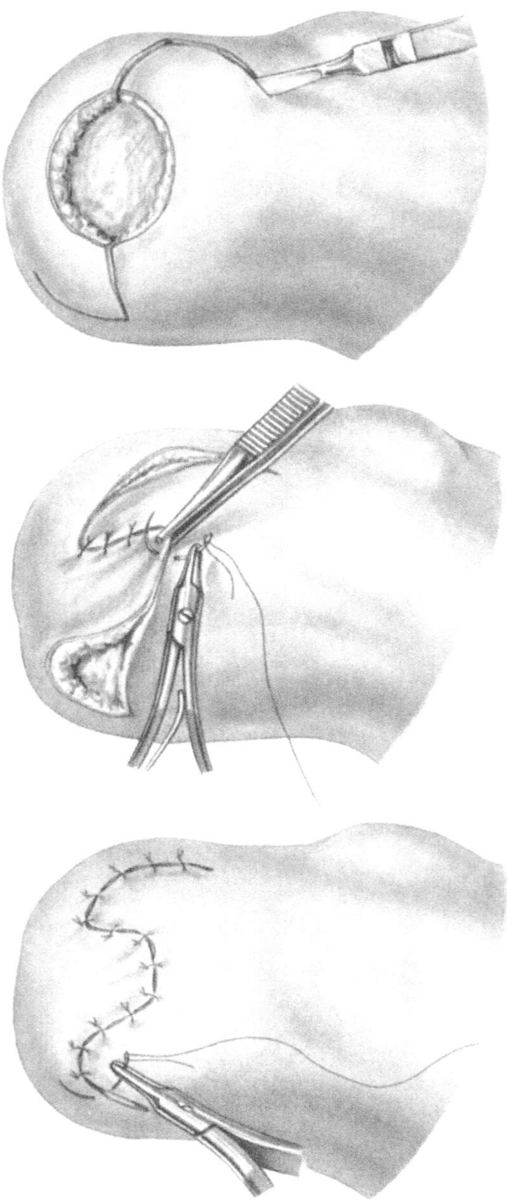

Abb. 354. *Rosettenplastik nach* Block. Das Ulcus wird umschnitten und der entstandene Defekt durch Verschiebung zweier gestielter Lappen überbrückt.

Die Weichteilkorrektur ist angezeigt, wenn der Knochenstumpf nicht gekürzt werden darf. Das Ulcus über dem Stumpf wird umschnitten und excidiert, ebenso wie das umgebende Narbengewebe. Häufig gelingt es, wenn der Stumpf trichterförmig eingezogen ist, die Weichteile der Umgebung ausreichend zu mobilisieren und ohne Spannung zu verschließen. Führt dieser Versuch nicht zum Erfolg, so kann man, wenn dies der Fall erlaubt, die Gastrocnemiusköpfe an ihren Ursprüngen abtrennen und entfernen. Führt auch dieser Weg nicht zum Ziel oder ist er nicht gangbar, so bleibt nur noch die *plastische Deckung* übrig. Dies kann entweder mit einem *Wanderlappen* oder mit einem *Einstiellappen* vom gesunden Bein oder mittels eines *Visierlappens* erfolgen. Wir wenden seit vielen Jahren das letztere Verfahren mit bestem Erfolg an, das eigentlich nur durch sehr ungünstige Verhältnisse unmöglich gemacht wird (Abb. 206). Wichtig ist, daß der Lappen breit genug angelegt wird und daß insbesondere die beiderseitige Lappenbasis so liegt, daß die ernährenden Gefäße nicht gefährdet werden. Der von der Unterlage gelöste Haut-Fettlappen wird über den gereinigten Stumpf geschlagen und an der Gegenseite vernäht, damit er bald Anschluß findet. Der entstandene Defekt kann durch Mobilisierung der umgebenden Haut und durch einzelne Nähte vervollkommnet werden, jedoch darf man diese nicht erzwingen! Der Rest wird primär mit THIERSCH-Läppchen gedeckt. Der Visierlappen kann von der Beuge- oder von der Streckseite entnommen werden. In der Regel entnehmen wir den Visierlappen aus der Beugeseite, da diese weniger beansprucht wird.

Um den bei der Visierlappenplastik entstehenden sekundären Defekt zu vermeiden, hat BLOCK verschiedene andere Verfahren der Stumpfplastik empfohlen, die er als Rosettenplastik, Fußballplastik, Randlappenplastik bezeichnet. Das Prinzip der Randlappenplastik geht aus den Abb. 353, 354 hervor. Er berichtet über durchweg gute Resultate bei 20 Amputierten.

Epiphysiodese nach PHEMISTER. Nach Unterschenkelamputationen bei Kindern wächst der Knochen gelegentlich rascher als die bedeckenden Weichteile. Es kommt hierdurch zu einer kegelförmigen Umgestaltung des Stumpfes und langsam zur Perforation der Haut. Aus diesem Grunde wurden mehrfach Nachamputationen zur Beseitigung dieses Zustandes notwendig. WEIL hat auf ein bemerkenswertes und nachzuprüfendes Verfahren hingewiesen. Nach Durchführung der Epiphysiodese nach PHEMISTER am proximalen Tibiaende konnte das weitere Wachstum des amputierten Knochens gebremst und die sonst erforderliche Nachamputation vermieden werden. Er empfiehlt vor allem das Verfahren von PHEMISTER bei älteren Kindern, bei jüngeren Kindern kommt nach seiner Ansicht unter Umständen auch das Verfahren von BLOUNT in Frage.

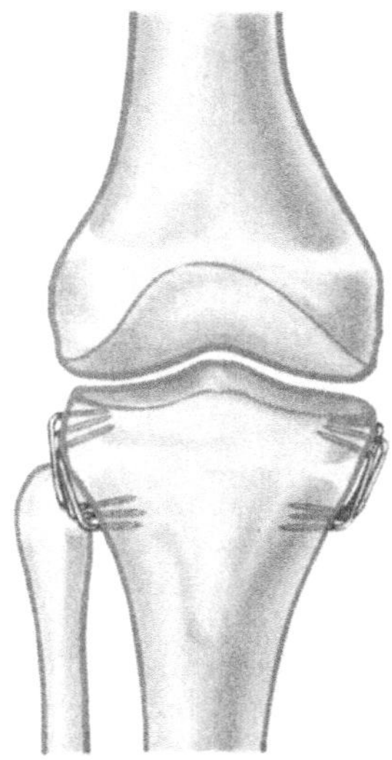

Abb. 355. *Epiphysiodese nach* BLOUNT. Es werden drei U-förmige Stahlklammern proximal und distal der Epiphysenfuge in den Knochen eingeschlagen.

Technik. Als erster hat OLLIER (1888), um eine Wachstumshemmung zu erzwingen, die Epiphysenplatte der Tibia verödet und reseziert. 1932 nahm PHEMISTER den Gedanken wieder auf und curettierte die Epiphysenscheiben. Auf Grund experimenteller Untersuchungen von S. L. HAAS hat BLOUNT (1945) durch U-förmige Stahlklammern, die proximal und distal der Epiphysenplatte in den Knochen eingeschlagen wurden und diesen so überbrückten, das Wachstum fast vollkommen hemmen können. Es wurden auf jeder Seite der Epiphysenplatte drei derartige Klammern verwandt. 1953 konnte er schon über neunzig auf diese Weise Operierte berichten.

Die Klammern bestehen aus 2,4 mm dickem, rostfreiem Stahldraht. Die Schenkel der Klammern sind 19 mm lang und das Querstück 15 oder 22 mm. Zur Anklammerung werden beidseitig der Epiphysenfuge 5—8 cm lange Einschnitte schräg durch die Haut und das subcutane Fett gemacht mit dem Zentrum über der Epiphyse. Die Klammern sollen „blind" eingeführt werden, ohne die Kapselkappe zu durchschneiden und die Epiphysenplatte zu exponieren.

e) Eingriffe bei Unterschenkelstumpfkontrakturen.

Indikation. Ist die Unterschenkelstumpfkontraktur durch konservative Maßnahmen nicht zu beseitigen, so muß operativ vorgegangen werden. Das einfachste Verfahren besteht in einer Freilegung der Sehnen der Kniebeuger und ihrer Z-förmigen Verlängerung. Der Erfolg wird jedoch meist durch die hochgradige Schrumpfung der hinteren Kapseltaschen zunichte gemacht. Kapselexcisionen sind vielfach versucht, aber im allgemeinen als nicht befriedigend wieder aufgegeben worden. M. LANGE hat daher die Tenotomie der Kniebeuger in Verbindung mit der Durchschneidung der hinteren Gelenkkapsel ganz aufgegeben und führt nur noch die suprakondyläre Osteotomie aus (s. S. 196, Abb. 208).

Technik der suprakondylären Osteotomie. M. LANGE empfiehlt einen SCHANZschen Knochennagel in den Unterschenkelstumpf einzuschlagen, mit dem er ihn nach der Osteotomie in der korrigierten Stellung fixieren kann. Sodann wird an der tibialen Seite des Oberschenkels der Femur suprakondylär in typischer Weise freigelegt und die Durchmeißelung vorgenommen. Es muß ein genügend großes Stück von der Vorderfläche des proximalen Fragmentes entnommen werden, damit das periphere Fragment gut auf die Rückfläche des proximalen Bruchstückes aufgepaßt werden kann. Nach einer Ruhigstellung von etwa 4 Wochen kann der Knochennagel entfernt werden.

f) Eingriffe bei Unterschenkelbrüchen.

α) Eingriffe bei frischen Unterschenkelbrüchen.

Die Indikation zur Osteosynthese ist bei den Unterschenkelbrüchen besonders sorgfältig zu stellen, da man erfahrungsgemäß bei einer großen Anzahl mit den bewährten konservativen Verfahren auskommt. (Über Tibiakopffrakturen siehe S. 292, Abb. 335.)

Wir halten einen operativen Eingriff für angezeigt, wenn bei günstigen allgemeinen und lokalen Bedingungen die Fragmente nicht anatomisch zu reponieren sind, bzw. infolge der Beschaffenheit der Bruchflächen die Tendenz zum nachträglichen Abweichen besteht. Dies trifft insbesondere für die Schräg- und Schraubenbrüche zu, bei denen nicht selten interponierte Muskulatur die Reposition verhindert. Auch glatte Querbrüche des Tibiaschaftes, die nicht achsengerecht aufeinandergestellt werden können, stellen wir blutig ein.

Die einwandfreie Reposition der Frakturen am Schienbein ist besonders wichtig bei intakter Fibula, da durch die Sperrwirkung der für die Bruchheilung wichtige physiologische Druck verhindert wird. Schon geringe Achsenknickungen führen bei derartig gesperrten Fragmenten nach den üblichen Resorptionsvorgängen zur deutlichen Spaltbildung und damit unmittelbar zur Pseudarthrose. Die einwandfreie Reposition ist abgesehen davon aber auch zur Wiederherstellung der normalen statischen Bedingungen des Beines erforderlich. Stufenbildungen über der Tibiakante werden leicht zum Sitz eines Ulcus und sind daher sorgfältig zu vermeiden.

Über die verschiedenen Verfahren zur Retention siehe im Allgemeinen Teil (S. 135ff.). Wir bevorzugen bei Schräg- und Schraubenbrüchen die *mehrfache Drahtumschlingung*, die wir mit dem Falzspanner nach LEEMANN (s. Allgemeiner Teil, S. 138, Abb. 153, 154) durchführen. Die *Drahtnaht* gewährleistet keine ausreichende Ruhigstellung. Bei Querbrüchen haben wir die LANE*sche Schiene* mit allerdings wechselndem Erfolg in Anwendung gebracht, von anderen erfahrenen und zuverlässigen Chirurgen (K. KLEINSCHMIDT, DUMPERT) wird über durchweg gute Erfahrungen berichtet. Über die besonderen Bedingungen zur *Marknagelung* siehe weiter unten.

Technik. Bogenförmiger, nicht zu stark gewölbter Hautschnitt zur Freilegung der Frakturstelle. Durch Zug und Gegenzug, gegebenenfalls unter Beseitigung eines Interpositums, wird die Fraktur eingerichtet, wobei insbesondere auch auf die *Vermeidung einer dislocatio ad peripheriam* zu achten ist. Die Schienbeinkante muß daher genauestens aufeinander eingepaßt werden. Es folgt die je nach dem besonderen Fall erforderliche Maßnahme zur Retention. Bei den Querbrüchen genügt oft auch das einfache Aufeinanderstellen.

β) Eingriffe bei verzögerter Heilung und Pseudarthrosen.

Indikation bei verzögerter Heilung. Ursache verzögerter Heilung ist neben einer schlechten Fragmentstellung mit erheblicher Achsenknickung, die zu einer Fehlbelastung der Frakturstelle und damit zur Bildung einer Umbauzone führt, meist die Sperrwirkung der intakten oder knöchern wieder verheilten Fibula. Die *Resektion der Fibula* pflegen wir in derartigen Fällen schon frühzeitig vorzunehmen. Die Osteotomie allein ist nicht ausreichend, da die Osteotomiestelle sehr viel schneller wieder konsolidiert ist als die Schienbeinfraktur und daher der Erfolg des Eingriffes schon frühzeitig zunichte gemacht wird. Ist der Sperrknochen wirklich die einzige Ursache für die Pseudarthrose, so kann man nach seiner Resektion und entsprechenden Belastung schon nach verhältnismäßig kurzer Zeit eine Konsolidierung der Tibiafraktur erwarten.

Liegt die Ursache in der Deformität, so ist allerdings nur durch deren Beseitigung an der Bruchstelle selbst oder durch die Osteotomie eine Änderung des Zustandes herbeizuführen. Wir halten daher von der BECKschen Bohrung (s. Allgemeiner Teil, S. 148, Abb. 169) und anderen Eingriffen, wie der Anfrischung der Frakturstelle durch Ansägen nach BRANDES, in diesen Fällen nicht viel. Solange die beiden genannten wesentlichen Ursachen nicht beseitigt sind, kann man auch von lokalen Eingriffen keine Besserung erwarten.

Indikation bei Pseudarthrose. Eine ausgebildete Pseudarthrose als Endstadium verlangt die operative Beseitigung. Nur wenn hohes Alter oder schlechter Allgemeinzustand einen Eingriff verbieten, beschränkt man sich auf orthopädische Stützapparate. Hochgradige Narbenbildungen der Haut mit Fisteln und Ekzemen, die eine Transplantation von Haut und Knochen unmöglich erscheinen lassen, soll man nicht zu lange konservativ behandeln, sondern rechtzeitig die Indikation zur Amputation stellen. Die Kranken sind mit einer brauchbaren Unterschenkelprothese besser in der Lage, im Leben zu bestehen als mit einem Stützapparat. Es kommen noch hinzu die Gefahren der chronischen Fisteleiterung.

Lassen die Hautverhältnisse ein operatives Vorgehen aussichtsreich erscheinen, so decken wir in einer ersten Sitzung die Bruchstelle mit einem Wanderlappen, sanieren in einer zweiten Sitzung den osteomyelitischen Knochen und führen in einer dritten Sitzung eine Spanverpflanzung durch. Allerdings ist diese Behandlung zeitraubend, sie erstreckt sich unter Umständen über Jahre und ist im Erfolg unsicher. Es ist daher notwendig, zuvor mit dem Kranken das Für und Wider offen zu besprechen.

Als Verfahren zur Behandlung der Unterschenkelpseudarthrose unter sonst günstigen Bedingungen bevorzugen wir die Spanverpflanzung, das Anlagern eines PHEMISTER-Spanes oder die Marknagelung.

Technik. Die Verfahren der freien Spanverpflanzung und der Spananlagerung nach PHEMISTER, wie wir sie vorzugsweise ausführen, sind im Allgemeinen Teil (S. 155 ff., Abb. 182, 183) beschrieben.

MILLER und MARKIN geben ein einfaches Verfahren der Knochenplastik bei der Schienbeinpseudarthrose an, das dem Verfahren von PHEMISTER ähnelt. Zwei bogenförmige Schnitte über der Tibiakante treffen sich in Höhe der Frakturstelle. Ein 12,5 cm langer Span aus der proximalen Tibia wird mit der Markseite zur Pseudarthrose zwischen Tibia und Fibula in das Fach des M. tibialis anterior gelegt. Eine weitere Fixation erfolgt nicht. Wundverschluß und Anlegen eines zirkulären Oberschenkelgipsverbandes.

Ein weiteres modifiziertes Verfahren der Spanverpflanzung hat BLAIR angegeben. Aus dem Darmbein entnimmt er einen rautenförmigen Knochenspan. Nach erfolgter Freilegung der Pseudarthrosenstelle und Entfernung des Narbengewebes wird das rautenförmige Transplantat eingeschlagen bzw. eingedrückt. Der noch verbleibende restliche Bruchspalt wird mit Spongiosa ausgefüllt. BLAIR hält die Fibulaosteotomie bei konsolidierter Fraktur der Fibula für nicht notwendig und bezeichnet sie sogar als unerwünscht.

Zur Überbrückung ausgedehnter Defektpseudarthrosen der Tibia, wie wir sie vor allem nach komplizierten Frakturen und Schußbrüchen sahen, hat BRANDES unter Vermeidung der unsicheren freien Transplantation die Einpflanzung der gleichseitigen und meist verdickten Fibula in die defekte Tibia empfohlen.

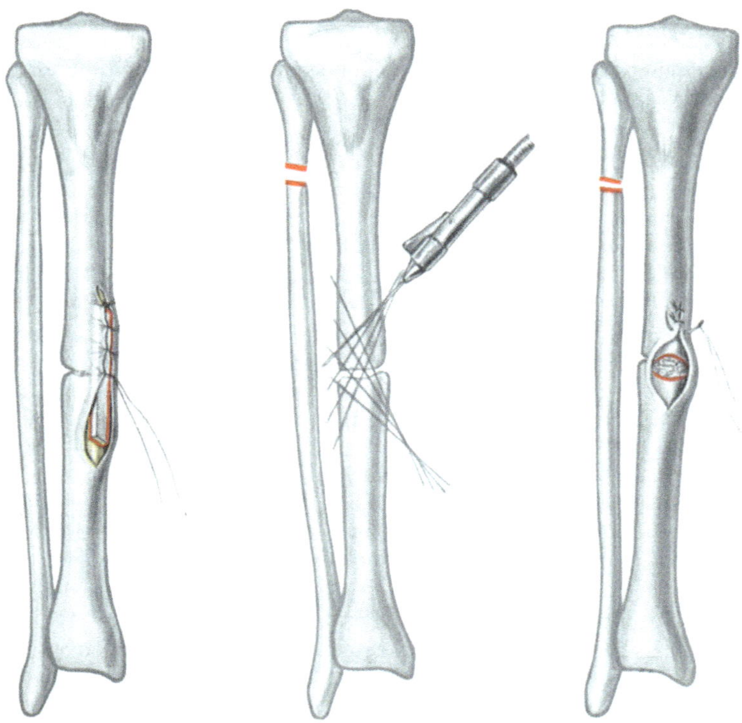

a b c

Abb. 356 a—c. *Operative Verfahren zur Behandlung der Unterschenkelspeudarthrosen.* a Spananlagerung nach PHEMISTER. b Bohrung nach BECK. c Spongiosaverpflanzung nach MATTI.

In einer ersten Sitzung wird die Fibula proximal durchsägt und in den proximalen Tibiateil eingesetzt. In einer zweiten Sitzung wird die Fibula dann im distalen Teil durchtrennt und in das untere Tibiastück eingesetzt. Zur Erhaltung der Knöchelgabel muß allerdings das distale Fibulaende geschont werden.

Dieses Verfahren hat den Vorteil, daß der Eingriff auf das erkrankte Bein beschränkt bleibt. *Wir vermeiden grundsätzlich die von manchen Autoren in derartigen Fällen vorgeschlagene Verwendung von Knochenmaterial aus dem gesunden Bein, da wir dieses unter keinen Umständen irgendeinem Risiko aussetzen wollen.* Die bei ausgedehnten Defektpseudarthrosen fast immer vorliegende ruhende Infektion kann gelegentlich auch zu einer Infektion der Entnahmestelle der gesunden Seite führen und hierdurch dem Verletzten einen weiteren unabsehbaren Schaden zufügen.

Die von BÖHLER empfohlene *treppenförmige Osteotomie* kann angewandt werden, wenn der Pseudarthrosenspalt nicht größer als 1 cm ist. Nach vorangegangener Osteotomie der Fibula wird der Bruchspalt durch einen Längsschnitt freigelegt, wobei man alle Schichten im Zusammenhange beläßt. Das Periost wird ringsum von der Bruchstelle abgehebelt, die sklerosierten Bruchenden werden mit der Hohlmeißelzange um 2—5 cm gekürzt. Die Markhöhle eröffnet man bei schrägen Bruchebenen mit dem Meißel, bei einem quer verlaufenden Bruch erfolgt ein stufenförmiges Anfrischen.

Eine sichere Fixierung der Bruchenden ist nur dann möglich, wenn die Stufen mindestens 4 cm lang sind. In einem Abstand von 1,5—2 cm werden an beiden Bruchenden zwei Bohrlöcher angelegt und die Bruchenden mit einem rostfreien Draht umschlungen. Anschließend wird der Verschluß des Periostweichteilmantels und der Haut durchgeführt. Zur Ruhigstellung wird eine hintere Gipsschiene angelegt und das Bein für 4 Wochen auf einer Braunschen Schiene gelagert.

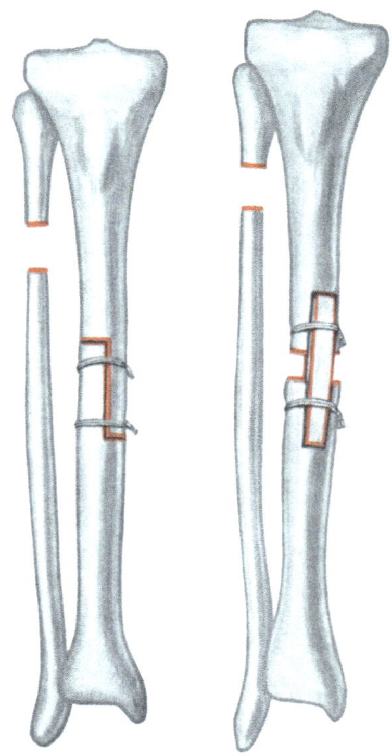

Abb. 356 d u. e. *Operative Verfahren zur Behandlung der Unterschenkelpseudarthrosen.* d Treppenförmige Anfrischung und Drahtfixation. e Spanverriegelung bei Defektpseudarthrose.

γ) Eingriffe bei angeborenen Unterschenkelpseudarthrosen und -defekten (Abb. 356).

Indikation. Die angeborenen Unterschenkelpseudarthrosen, insbesondere die ausgedehnten Defekte, bedingen einen mehr oder weniger vollständigen funktionellen Ausfall. Die Herstellung funktionell leistungsfähiger Bedingungen ist daher unbedingt angezeigt. Eine sehr große Anzahl von Verfahren ist mit wechselndem Erfolge versucht worden. Die kongenitale Pseudarthrose gilt geradezu als Gradmesser für den Wert eines neuen Pseudarthroseverfahrens. Allgemein durchgesetzt hat sich immer mehr die freie Transplantation autogenen Knochenmaterials. Diese gilt heute allein oder in Verbindung mit anderen Maßnahmen (Lanesche Schiene, Marknagelung, Osteotomie usw.) als das Verfahren der Wahl.

Auf diese Weise haben sich die operativen Ergebnisse im letzten Jahrzehnt wesentlich gebessert. Besonderes Interesse verdienen drei Fälle von Boyd, bei denen eine Heilung durch Transplantation der Tibia von Vater oder Mutter durchgeführt worden war.

Über den günstigsten Zeitpunkt der Operation besteht keine einhellige Meinung. Im allgemeinen wählt man den Beginn der Pubertät, keinesfalls soll jedoch vor dem 6.—7. Lebensjahr operiert werden.

Für die anschließende Ruhigstellung im Gipsverband kann man im Durchschnitt 6—10 Monate annehmen.

Technik. Die verschiedenen Operationsverfahren zur Behandlung der Unterschenkelpseudarthrosen sind aus der Abb. 356 ersichtlich. Das Vorgehen bei ausgedehnten Tibia- oder Fibuladefekten ersieht man aus Abb. 357, 358.

δ) Marknagelung am Unterschenkel.

Indikation. Bezüglich der allgemeinen Bedingungen wird auf den Allgemeinen Teil verwiesen (s. dort S. 141ff.).

In der Anwendung des Marknagels am Unterschenkel sind wir etwas zurückhaltender geworden. Wir nageln fast nur noch Quer- und Schrägbrüche im mittleren Drittel, wobei wir die Schrägbrüche gleichzeitig mit einer Drahtumschlingung sichern. Schaftfrakturen der Tibia im mittleren Drittel mit Aussprengung eines Knochenteiles nageln wir mit gleichzeitiger Fixation des ausgesprengten Knochenstückes durch mehrfache Drahtumschlingung.

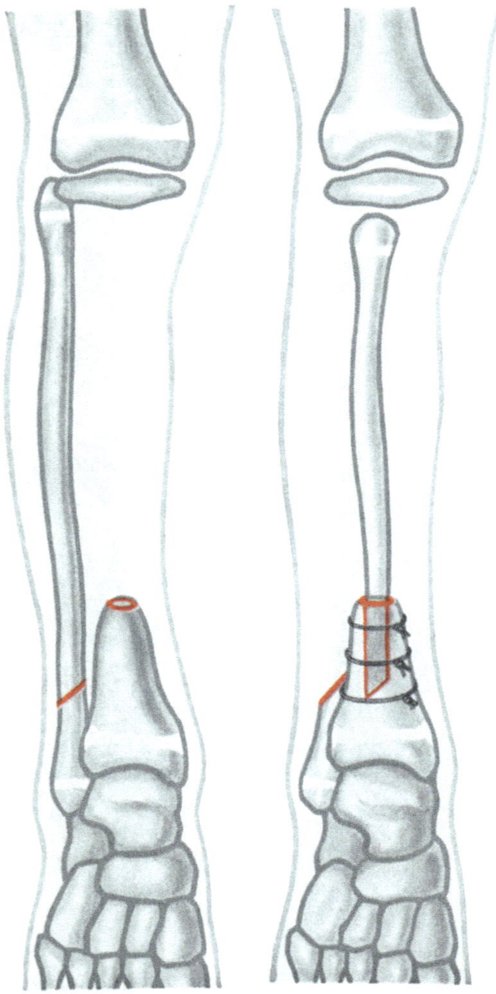

Abb. 357. *Operative Behandlung der Tibiaaplasie.* Die Fibula wird osteotomiert, nach medial verlagert und in das distale Tibiafragment gebolzt und zusätzlich mit Drahtumschlingungen fixiert.

Im unteren Drittel verwenden wir den Marknagel nicht. *Grundsätzlich führen wir die Marknagelung nicht durch bei allen Schienbeinbrüchen, die nicht mindestens handbreit unter dem Kniegelenkspalt und handbreit oberhalb des Sprunggelenkspaltes liegen.*

Von manchen Seiten wird allerdings die Nagelung mit dem Doppelnagel oder dem Drehspreiznagel nach Maatz für diese Brüche warm empfohlen. Wir werden sie daher auch bei der Schilderung berücksichtigen.

Technik der Marknagelung nach Küntscher. Für den Erfolg ist die sorgfältige Auswahl des Nagels von entscheidender Bedeutung. Die *Nagellänge* wird nach dem Abstand Kniegelenkspalt — innere Knöchelspitze des gesunden Unterschenkels gemessen. Von dieser Länge zieht man etwa 3 cm ab.

Um eine wirklich „stabile" Osteosynthese zu erreichen, ist die größtmögliche Nageldicke zu wählen. Über die Weite des Markraumes gibt das Röntgenbild eine ungefähre Vorstellung.

Bei einem Bruch im *mittleren Drittel* genügt ein einfacher Doppelnagel. Bei einem herausgesprengten *vorderen* Keil wird ein Doppelnagel mit schiefer Ebene verwandt, bei Brüchen mit einem herausgesprengten *hinteren* Keil ist im allgemeinen die Versorgung mit einem *Drehspreiznagel* notwendig.

Für Frakturen im *distalen Drittel*, die wir — wie gesagt — nicht mehr nageln, ist von Maatz der Doppelnagel mit schiefer Ebene empfohlen worden, da der einfache Nagel die Fraktur nicht ausreichend fixiert.

Marknagelung bei geschlossenem Unterschenkelbruch. Bei der *geschlossenen* Nagelung verwenden wir den BÖHLERschen Schraubenzugapparat, da er die Reposition der Fraktur in ausgezeichneter Weise ermöglicht.

Der Unterschenkelnagel wird nach KÜNTSCHER vorn an der Tuberositas tibiae in die Markhöhle eingeführt. Durch einen Bogenschnitt wird die Tuberositas freigelegt, der Hautlappen herumgeklappt und mit einer Tuchklemme gehalten. Die Wunde soll so angelegt werden, daß der untere Wundwinkel der Einführungsstelle des Nagels am Knochen entspricht. Geschieht dies nicht, so werden die kniewärts gelegenen Wundränder beim Einschlagen des Nagels unnötig gequetscht. BÖHLER empfiehlt, den Nagel *medial vom Ansatz des Lig. patellae* einzuschlagen. *Dies entspricht auch unserem Vorgehen.*

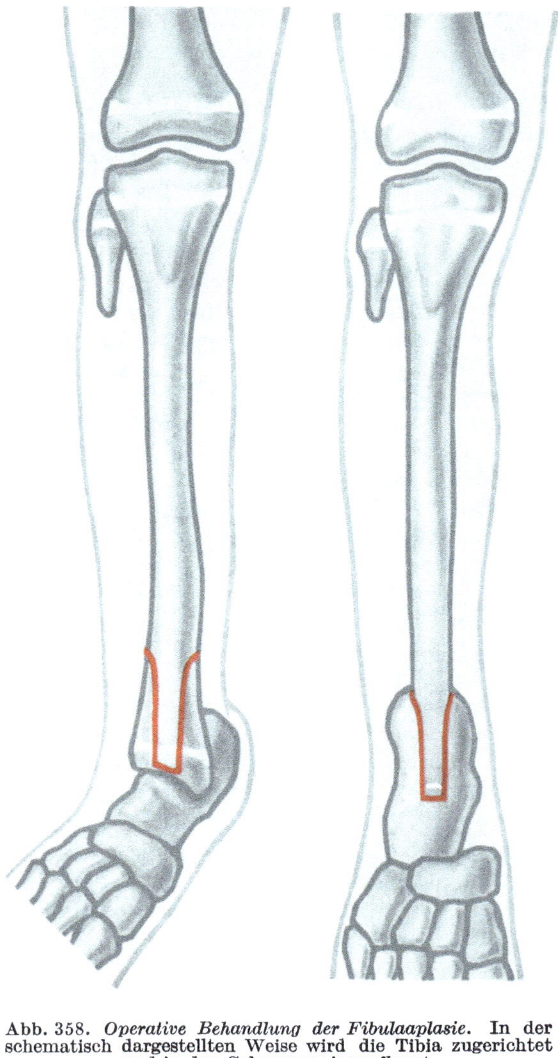

Abb. 358. *Operative Behandlung der Fibulaaplasie.* In der schematisch dargestellten Weise wird die Tibia zugerichtet und in den Calcaneus eingepflanzt.

Der Vierkantpfriem wird mit seiner Spitze auf der Höhe der Tuberositas tibiae mehr senkrecht eingesetzt und je tiefer man in den porösen Knochen eindringt, um so mehr wird der Handgriff gesenkt. Der bajonettförmig abgebogene Pfriem ermöglicht es, einen tangentialen Bohrkanal in die Markhöhle zu legen. Man erleichtert damit das spätere Einführen des Nagels ganz wesentlich.

Nach Eröffnung der Markhöhle wird der Nagel eingesetzt und in die Markhöhle vorgetrieben, wobei die Richtung des Nagels auf die zweite Zehe weist. Der Nagel ist beim Vorwärtstreiben möglichst weit zu senken, damit er ungehindert an der hinteren Innenwand der Markhöhle entlang gleiten kann.

Da der Doppelnagel nicht mehr gleichbleibend gekrümmt ist, so wird der äußere Nagel nicht mehr zuerst eingeschlagen, *sondern es müssen innerer und äußerer Nagel gleichzeitig eingetrieben werden,* um Verklemmungen zu vermeiden. Das Einschlagen des Nagels wird durch Verwenden des Schlagaufsatzes erheblich erleichtert.

Ist der Nagel bis zum Bruchspalt vorgetrieben worden, so wird durch Röntgenkontrolle gesichert, ob die seitliche Dislokation genau korrigiert wurde, so daß sich die Markhöhle des distalen Fragmentes und die Spitze des Nagels gegenüberstehen.

Eine noch bestehende Verschiebung muß ausgeglichen werden. Ist der Nagel in die distale Markhöhle vorgetrieben, so wird die Extension nachgelassen und eine möglichst ideale Reposition der Fraktur angestrebt. Wenn eine gute Stellung erreicht ist, wird das Bein aus der Kniestütze herausgehoben und durch kräftige Schläge mit der Faust auf das Knie der Bruch vollends eingestaucht. Die Hautwunde wird verschlossen und für 24 Std eine Gummilasche eingelegt.

Nach beendeter Operation muß nochmals eine Röntgenkontrolle vorgenommen werden. Besteht noch eine Rekurvation, so ist es möglich, bei bereits liegendem Nagel über einen Holzkeil die leichte Fehlstellung noch auszugleichen. HÄBLER gibt an, daß bei Brüchen im mittleren und oberen Drittel des Unterschenkels auf einen anschließenden ruhigstellenden Verband verzichtet werden kann, wenn der Bruch nach erfolgter Nagelung völlig fest ist. Wir stellen das Bein für einige Tage auf einer BRAUNschen Schiene ruhig.

Im allgemeinen kann der Kranke nach 14 Tagen aufstehen und mit Gipsschiene belasten. Diese kann nach weiteren 3—4 Wochen abgenommen werden, wenn die Fraktur fest erscheint.

Bei Einführung des *Spreiznagels mit schiefer Ebene* können Schwierigkeiten auftreten, wenn der Innennagel seitlich durch die Frakturstelle austritt. KÜNTSCHER schlägt deshalb vor, den Außennagel vollends einzuschlagen, wobei ein weiteres Eindringen in die Markhöhle durch einen Drahtgegenzug mit Gewicht verhindert wird. Um das Eindringen des Innennagels zu ermöglichen, ist eine vorübergehende Dislokation der Fragmente durch Zug und Gegenzug im modifizierten BÖHLER-Gerät erforderlich.

Wird zur Marknagelung am Unterschenkel der *Drehspreiznagel* verwandt, so muß zunächst der Innennagel vollends eingeführt werden. Die Einführung geschieht derart, daß der distale Anteil des Nagels nach vorne konkav gebogen wird. Liegt die Nagelspitze in dem erweiterten Teil der distalen Markhöhle, so wird der Nagel mit einem Schraubenzieher um 180^0 gedreht. Es ist wichtig, daß die Drehung des Nagels ausgeführt wird bevor die Nagelspitze in die Spongiosa des distalen Fragmentes eingedrungen ist.

Nach vollständigem Eintreiben des Nagels wird ein weiteres Eindringen beim nachfolgenden Einschlagen des Außennagels durch einen Haltedraht oder Querstift vermieden. Dazu befindet sich ein querstehendes Loch am Nagelkopfende. Der eingeführte Querstift findet einen guten Widerhalt an der Tuberositas tibiae.

Der Nagel soll im allgemeinen nach Ablauf eines Vierteljahres entfernt werden, da nach dieser Zeit mit einer festen knöchernen Konsolidierung der Fraktur zu rechnen ist. Vor dieser Zeit ist eine Nagelentfernung angezeigt, wenn der Nagel wandert oder benachbarte Gelenke bedroht. Eine weitere Indikation zur vorzeitigen Nagelentfernung besteht bei Knickung des Nagels, Nagelbruch und bei rascher Heilung der Fraktur. Eiterung an der Nageleinführungsstelle oder an der Bruchstelle ist nach KÜNTSCHER *keine* Indikation zur Nagelentfernung.

Bei Entfernung des Spreiznagels ist zu berücksichtigen, daß die Nägel *nacheinander* entfernt werden müssen. Der Nagel mit schiefer Ebene läßt sich nur herausziehen, wenn der andere Nagel bereits entfernt worden ist.

Ein gebrochener Unterschenkelnagel muß ebenfalls bald entfernt werden und wird gegebenenfalls durch einen neuen Nagel ersetzt. KÜNTSCHER schlägt vor, auf die Freilegung der Bruchstelle zu verzichten, um Störungen in der Bruchheilung zu vermeiden. Das distale Nagelstück wird mit der Spitze voran entfernt. Diese wird an der Streckseite der Tibia freigelegt, mit einem Bohrloch versehen und auf einer schiefen Ebene (Spatel, Meißel) herausgeschlagen. Bei dem biegsamen Nagel ist dieses Vorgehen möglich.

Die Marknagelung bei offenem Unterschenkelbruch. KÜNTSCHER weist darauf hin, daß bei Heilung die Vorteile der Marknagelung bei der offenen Fraktur die gleichen sind wie bei geschlossenen Brüchen. Selbst wenn es zu einer Eiterung der Weichteilwunde vor der Bruchstelle kommt, ist nach der Auffassung von KÜNTSCHER die Fraktur ideal ruhiggestellt, was sich für die Infektion selbst günstig auswirkt. Außerdem sei für die notwendige Behandlung die Extremität ungehindert von allen Seiten zugänglich. Demgegenüber stehen jedoch wesentliche Nachteile, wenn es zu einem Fortschreiten der Eiterung entlang des Nagels kommt und man die Bildung von Kronen- und Ringsequestern befürchten muß.

Die Technik der Marknagelung entspricht der bei der geschlossenen Fraktur. Die Einführung des Marknagels in die distale Markhöhle kann unter Sicht des Auges vorgenommen werden. Bei nur kleinen Wunden ist es jedoch zweckmäßiger, die Einführung des Nagels unter Röntgenkontrolle vorzunehmen, weil auf diese Weise eine unnötige Erweiterung der Wunde vermieden wird.

Die Wunden selbst werden nach den Regeln der primären Wundausschneidung versorgt. Ist ein Defekt unvermeidlich, so wird er möglichst mit einer primären Lappenplastik verschlossen, so daß der Knochen bedeckt bleibt. Ist die Wundexcision nicht möglich, so wird nur eine Wundrevision ausgeführt, die groben Verunreinigungen sowie gequetschtes Gewebe werden entfernt, die Wunde wird breit offen gelassen und nur locker mit Gaze ausgelegt.

g) Eingriffe zum Ausgleich knöcherner Verbildungen (Abb. 359).

Indikation. Zur Beseitigung von Deformitäten der Unterschenkelknochen werden Osteotomien ausgeführt. *Angeborene* O-Beine sind nicht Objekt chirurgischer Eingriffe, dagegen wird man versuchen, *erworbene* Deformitäten, sei es, daß sie durch eine krankhafte Veränderung der Knochenfestigkeit, sei es, daß sie als Folge deform geheilter Brüche zustande gekommen sind, durch operative Eingriffe zu beseitigen.

Bei Kleinkindern kann man die Beseitigung der Verkrümmung noch durch die *Osteoklasie* erreichen, wenn man den Eingriff nach Abklingen der Rachitis, jedoch vor Beginn des sklerotischen Stadiums der Ausheilung vornimmt. Die Infraktion wird mit dem Osteoklasten oder über einen Keil am Scheitelpunkt der Krümmung ausgeführt. Auf diese einfache Weise kann man bei Kleinkindern bis zum Beginn des 4. Lebensjahres eine Korrektur erzielen.

Erwähnenswert ist noch die *Bohrosteoklasie* von BRANDES. Bevor man den Knochen abbricht, wird er nach Art der BECKschen Bohrung von einem oder mehreren kleinen Hautschnitten aus angebohrt. Ist der Knochen nicht schon zu stark sklerosiert, so läßt er sich leichter brechen und verspannt sich zugleich besser.

FRITZ LANGE hat darauf hingewiesen, daß man sich vor der Osteoklasie allerdings darüber klar sein muß, ob man durch die Infraktion ein gerades Bein erhält. Er legt die Beine des Kindes so übereinander, daß die Innenflächen der Knie sich berühren. Verlaufen dann aber Schenkel und die obere Hälfte oder die oberen zwei Drittel des Unterschenkels annähernd parallel, dann eignet sich der Fall gut für die Infraktion der Unterschenkel. Wenn aber die obere Hälfte des Unterschenkels im Sinne des Genu valgum abgeknickt ist und die untere Hälfte im Sinne des Crus varum verbogen, dann wird durch die Infraktion des Crus varum das bereits vorhandene Genu valgum erheblich stärker. Man müßte in solchen Fällen im oberen und im unteren Drittel eine Infraktion vornehmen.

Da die Infraktion der Tibia direkt unter dem Kniegelenk meist nicht gelingt, ist daher die Osteotomie vorzuziehen. Liegt die Verbiegung im Oberschenkel und im Unterschenkel, so muß ebenfalls an zwei Stellen osteotomiert werden. Bei älteren Kindern und bei Erwachsenen ist nur die Osteotomie aussichtsvoll.

Fritz Lange hat die V-förmige Osteotomie empfohlen, die sich gegenüber anderen Verfahren der Knochenzertrümmerung heute allgemein durchgesetzt hat. Auch M. Lange empfiehlt sie als zweckmäßigstes Verfahren.

Die Wahl der Osteotomiestelle wird nach dem klinischen und röntgenologischen Befund festgelegt. Fritz Lange hat eine einfache Untersuchungsmethode angegeben: Bei eng aneinandergelegten Knien liegt die Stelle der Osteotomie dort, wo sich die beiden Unterschenkel überkreuzen, meist am Übergang vom mittleren zum distalen Drittel des Unterschenkels.

Bevor man eine Osteotomie durchführt, soll man das Bein als Ganzes betrachten und sich bewußt sein, daß man nicht nur eine gerade Tibia, sondern eine normale Form und Statik des Beines herstellen muß (Fritz Lange). Etwa zusätzlich bestehende Störungen, wie eine Beugekontraktur im Hüftgelenk, sollen zuvor, eventuell nach Tenotomie des M. tensor fasciae latae, redressiert werden.

Die Technik der V-förmigen Osteotomie bei Kindern entspricht der im Allgemeinen Teil (S. 158, Abb. 186) angegebenen. Nach Festlegung der Osteotomiestelle wird über der fibularen Seite der Tibia ein bogenförmiger Schnitt angelegt. Der Periostschlauch wird gespalten und zurückgeschoben, aber sorgfältig geschont. Fritz Lange weist darauf hin, daß er im Gegensatz zu anderen (bis zu 4%) niemals eine Pseudarthrose nach der Osteotomie bei X- oder O-Bein erlebt hat und daß dies sicherlich daher komme, daß er den Periostschlauch besonders sorgfältig ablöst und seine Kontinuität erhält. Außerdem fixiert er für 6 Wochen sehr sorgfältig das Bein.

Der Erhaltung des Periostschlauches kommt also fraglos eine erhebliche Bedeutung zu. Die V-förmige Durchtrennung des Knochens wird mit dem Meißel durchgeführt.

Nach erfolgter Korrektur, die sich ohne Osteotomie der Fibula durchführen läßt, wird die Rotationsstellung geprüft. Eine etwa vorhandene Einwärtsrotation wird durch entsprechende Zurichtung der Osteotomiestelle ausgeglichen.

Die O-Bein-Osteotomie beim Jugendlichen und Erwachsenen muß wegen der zunehmenden ungleichmäßigen Belastung der Kniegelenkflächen durchgeführt werden. Es entwickelt sich sonst zwangsläufig eine Arthrosis deformans. Die Indikation aus kosmetischen Gründen ist nur in Ausnahmefällen und nur beim weiblichen Geschlecht zu stellen. Ist die Verkrümmung im Tibiakopf lokalisiert, so kann man die von Daxel (1949) angegebene *pendelförmige Osteotomie* durchführen.

Technik nach Daxel. Osteotomie der Fibula handbreit unterhalb des Fibulaköpfchens. Dann wird das Schienbein von einem bogenförmigen Schnitt über der Tuberositas freigelegt. Das Periost wird in einer Ausdehnung von 5 cm gespalten und türflügelartig nach tibial und fibular umgeklappt. Der Ansatz des Lig. patellae wird exakt freipräpariert und geschont. Die Tibia wird seitlich vom Ansatz des Lig. patellae V-förmig durchtrennt. Es wird dabei ein Hohmann-Hebel subperiostal eingeführt und die hintere Corticaliswand nicht durchtrennt. Vorn bleibt eine kleine Knochenbrücke mit dem Bandansatz erhalten, die mit einem kleinen Lexer-Meißel unterfahren wird. Nun wird ein kleines

Knochenstück lateral vom zentralen Fragment weggenommen (Abb. 359). Die Führung in der Osteotomieachse ist gewährleistet, da die Bandverbindung zum Ansatz des Lig. patellae an der Tuberositas tibiae erhalten bleibt. Auch eine etwa vorhandene Einwärtsdrehung des Unterschenkels läßt sich gleichzeitig mit der O-Beinstellung korrigieren. Nach ausgeführter Korrektur werden die beiden Bruchenden fest ineinandergestaucht. Darüber wird das Periost durch Einzelnähte verschlossen. Die Muskelfascie wird seitlich auf das Lig. patellae auf-

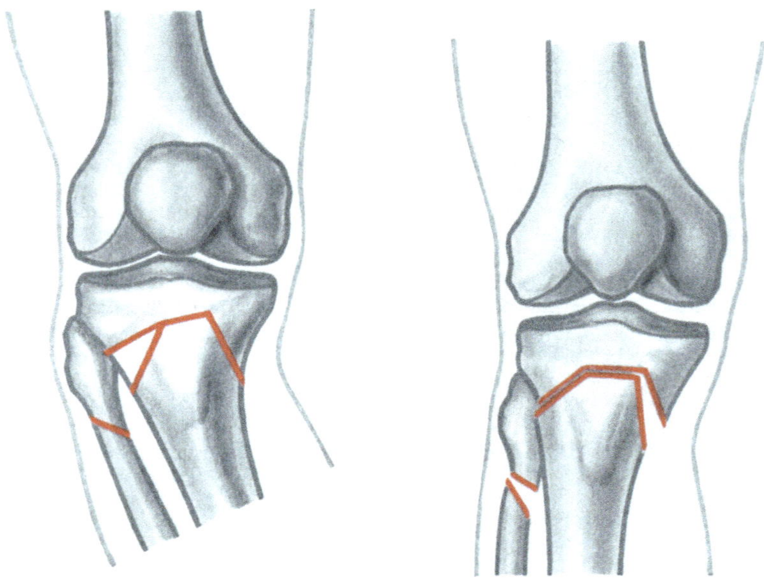

Abb. 359. *Pendelförmige O-Bein-Osteotomie.* Osteotomie der Fibula handbreit unter dem Fibulaköpfchen. Freilegung der Tuberositas durch einen bogenförmigen Schnitt. Spaltung des Periostes. Die Tibia wird seitlich von dem geschonten Ansatz des Lig. patellae V-förmig durchtrennt. Die hintere Corticaliswand bleibt stehen. Vorn bleibt eine kleine Knochenbrücke mit dem Bandansatz erhalten. Abschließend wird ein kleines Knochenstück lateral von den zentralen Fragmenten entfernt.

gesteppt. Dadurch ist eine zusätzliche Fixierung der Osteotomie gewährleistet. Subcutan- und Hautnaht.

Das korrigierte O-Bein wird in einem Beckengipsverband für 6 Wochen ruhiggestellt, danach ist noch für weitere 2 Monate ein Gehgipsverband erforderlich. Nach Abnahme dieses Verbandes ist das Kniegelenk durch eine aktive krankengymnastische Übungsbehandlung zu mobilisieren, in einigen Fällen muß vorübergehend ein Stützverband zum Ausgleich der Knieschwäche angefertigt werden. Es empfiehlt sich, zusätzlich den Schuhaußenrand um 0,5 cm zu erhöhen.

Literatur.

BIER: Über plastische Bildung eines künstlichen Fußes aus der mit ihren Weichteilen bedeckten Tibia nach tiefen Unterschenkelamputationen. Dtsch. Z. Chir. **1892**, 436. ~ Weitere Mitteilungen über tragfähige Amputationsstümpfe im Bereiche der Diaphysen. Arch. klin. Chir. **50**, 356 (1895). — BISCHOFSBERGER: Erfahrungen in der operativen Behandlung der congenitalen Unterschenkelpseudarthrose. Z. Orthop. **78**, 433 (1949). — BLAIR: Comminuted fracture and fracture dislocation. Ann. Surg. **59**, 37 (1943). — BLOCK: Über Stumpfplastiken. Chirurg **2**, 85 (1950). — BLOUNT: Epiphysenwachstumsstörungen und ihre Behandlung (Epiphysiodese). Verh. dtsch. orthop. Ges., Beilage-H. **83** (1942). — BÖHLER: KÜNTSCHERS medullary nailing. J. Bone Surg. **31**, 295 (1949). — BORCHGREVINK: Die

Versorgung von Amputationsstümpfen. Chirurgen-Kongr. **1**, 163 (1920). — BOYD: Congenital pseudarthrosis. J. Bone Surg. **30**, 274 (1948). — BRAGARD: Das Genu valgum. Zbl. orthop. Chir., Beilage-H. **57** (1932). — BRANDES: Zur Heilung größerer Tibiadefekte. Dtsch. Z. Chir. **5**, 155 (1920). ~ Über bogenförmige Osteotomie der Tibia beim Genu valgum. Zbl. Chir. **50**, 1506 (1923). — BÜTTNER u. EYSHOLD: Die angeborenen Verbiegungen und Pseudarthrosen des Unterschenkels. Erg. Chir. **165**, 36 (1950). — BUNGE: Plastische Deckung von Amputationsstümpfen. Dtsch. med. Wschr. **1890**, 352.

DAXEL: Eine neue Form der O-Bein-Osteotomie für Jugendliche und Erwachsene. Med. Klin. **1949**, 920. — DUMPERT: Über LANEsche Platten. Persönliche Mitteilung.

ERTL: Über Amputationsstümpfe. Chirurg **5**, 220 (1949). — EXNER: Zur Klinik und Pathogenese der angeborenen Verbiegungen und Pseudarthrosen des Unterschenkels. Z. Orthop. **82**, 50 (1952).

GREIFENSTEINER: Eine neue Methode zur Behandlung von noch eiternden Pseudarthrosen. Z. Orthop. **77**, 241 (1948).

HAAS: Retardation of bone growth by a wire loup. J. Bone Surg. **27**, 25 (1945). — HÄBLER: Die Indikation zur stabilen Osteosynthese. Mschr. Unfallheilk. **7** (1943). ~ Marknagelung nach KÜNTSCHER. Wien: Urban & Schwarzenberg 1950. — HASS: Konservative und operative Orthopädie. Wien: Springer 1934. — HELLNER: Marknagelung und freie Spanplastik. Chirurg **19**, 241 (1948). — HOHMANN: Behandlung der rachitischen Verkrümmungen an Armen und Beinen. Verh. dtsch. orthop. Ges. **16**, 298 (1921).

JENNY: Über die großen Amputationen an den Extremitäten und die prothetische Versorgung der Amputierten. Hefte Unfallheilk. **39** (1950). — JONES: Operative treatment of chronic dislocation of peroneal tendons. J. Bone Surg. **14**, 574 (1932).

KIRSCHNER: Fascienübernähung. Kongreßbericht. Arch. klin. Chir. **126** (1923). — KLEINSCHMIDT, K.: Über LANEsche Schienen. Persönliche Mitteilung. — KÜNTSCHER: Fortschritte auf dem Gebiete der Marknagelung. Langenbecks Arch. u. Dtsch. Z. Chir. **264**, 547 (1950). ~ Die stabile Osteosynthese. Langenbecks Arch. u. Dtsch. Z. Chir. **270**, 444 (1951).

LANGE, F.: Lehrbuch der Orthopädie. Jena: Gustav Fischer 1928. — LANGE, M.: Chirurgisch-orthopädische Operationslehre. München: J. F. Bergmann 1951. — LEEMANN: Falzspanner zur Falzcerclage von Frakturen. Helvet. chir. Acta **19** (1952). — LINDEMANN: Zur Pathogenese der angeborenen Unterschenkelpseudarthrose. Zbl. orthop. Chir. **74**, 256 (1943). — LÖFFLER: Zur operativen Behandlung hochgradig rachitischer Verkrümmungen. Dtsch. med. Wschr. **1920**, 1274.

MAATZ: Federosteosynthese. Langenbecks Arch. u. Dtsch. Z. Chir. **264**, 521 (1950). ~ Ergebnisse der Marknagelung. Hefte Unfallheilk. **1951**. — MARKIN: Congenital pseudarthrosis of tibia treates by twin grafts. Soc. Med. **38**, 71 (1944). — MEYER-BIESALSKI: Die physiologische Sehnenverpflanzung. In VULPIUS und STOFFEL: Orthopädische Operationslehre. Stuttgart: Ferdinand Enke 1920.

OLLIER: Traité des résections et des opérations conservatrices qu'en practiquer sur le system osseux, Bd. 2, S. 473. Paris: Masson & Cie. 1888.

PHEMISTER: Splint grafts in the treatment of delayed and non-union of fractures. Surg. etc. **52**, 376 (1931). ~ Treatment of ununited fractures by onlay bone grafts without screw or tie fixation and without breaking down of the fibrous union. J. Bone Surg. **29**, 946 (1947). — PITZEN: Zur Diagnose und Behandlung des Crus varum congenitum und der angeborenen Pseudarthrose der Unterschenkelknochen. Z. orthop. Chir. **75**, 183 (1945). — PUTTI: Congrès française de chirurgie 1922.

ROCHER: Über Tibiadefekte. In OMBRÉDANNE-MATHIEU, Traité de chirurgie orthopédique. Paris: Masson & Cie. 1937.

SAEGESSER: Spezielle chirurgische Therapie. Bern: Huber 1953. — SPRINGER: Über Segmentierungsosteotomie. Verh. dtsch. orthop. Ges. **15** (1920). — STRACKER: Die Marknagelung in der Orthopädie. Z. Orthop. **79**, 74 (1949).

THRAP-MEYER: Künstliche Wachstumshemmung. Erfahrungen mit der Epiphysiodese nach der Methode von BLOUNT. Ref. in Z.org. Chir. **123**, 391 (1952).

VERTH, ZUR: Absetzung und Kunstglied. Verh. dtsch. Ges. Orthop. **18**, 216 (1923).

WACHSMUTH: Grundsätzliches zur Amputationstechnik. Dtsch. Mil.arzt 8 (1942). — WATSON-JONES: Marknagelung von Frakturen. Eine Übersicht über die Schwierigkeiten und Komplikationen. J. Bone Surg. **32**, 694 (1950). — WEIL: Endresultate der X-Beinoperationen. Zb. Chir. **53**, 1447 (1926). ~ Über die Epiphysiodese. Verh. dtsch. orthop. Ges., Beilage-H. **83** (1953). — WITTEK: Zur operativen Therapie der seitlichen Kniegelenksverkrümmungen. Beitr. klin. Chir. **46**, 29 (1920).

ZENKER: Zur Behandlung von Pseudarthrosen. Chirurg **17**, 339 (1947).

10. Eingriffe am Fuß.

Die Chirurgie des Fußes nimmt in dieser Operationslehre einen scheinbar unverhältnismäßig großen Raum ein, auch ist die Darstellung breiter als in den übrigen Abschnitten. Dies hat seine besonderen Gründe.

Alle wichtigen Eingriffe am Fuße setzen eine genaue Kenntnis nicht nur der topographisch-anatomischen Verhältnisse, sondern mindestens ebensosehr der statischen und bewegungsphysiologischen Gegebenheiten voraus. Jeder Eingriff bedarf also einer sorgfältigen und möglichst umfassenden Einführung.

Zudem verlangt die bunte Vielfalt der Krankheitsbilder, daß dem Operateur stets eine größere Anzahl operativer Möglichkeiten zur Verfügung steht. Das stets wechselnde Bild, etwa der poliomyelitischen Lähmungen, erlaubt keine „Patentlösungen" und fördert nicht die Entwicklung von „Standardverfahren". So erklärt sich die ungewöhnlich große Anzahl miteinander nah verwandter oder auch voneinander gänzlich verschiedener Operationsverfahren, die — von den ältesten bis zu den jüngsten — auch heute noch im Gebrauche sind.

Wir glauben daher, daß es Aufgabe dieser Operationslehre sein muß, für den Bereich des Fußes sich nicht auf die Darstellung einiger weniger Verfahren zu beschränken, sondern dem Operateur einen möglichst umfassenden Überblick zu vermitteln, damit er dann — frei von jedem Schema — den für den Einzelfall besten Weg zu wählen in der Lage ist.

Allgemeine anatomisch-physiologische Vorbemerkungen (Abb. 360—364).

Die überwiegende Mehrzahl der operativen Eingriffe im Bereiche des Fußes hat die Wiederherstellung seiner Funktion als des wesentlichen Stützorganes des Körpers zum Ziel. Es ist daher zum Verständnis notwendig, die anatomischen, physiologischen und statischen Grundlagen eingehender zu besprechen, als dies bei den übrigen Körperabschnitten notwendig war.

Neben dem Gehirn ist es der Fuß, der ganz besondere, nur dem Menschen eigentümliche Merkmale aufweist, die durch die Aufrichtung des Körpers bedingt sind.

Die Form kann vom fünfstrahligen Fuß des primitiven Wirbeltieres abgeleitet werden. Im Gegensatz zur Hand, die als Greiforgan nur eine geringe Weiterentwicklung erfahren hat, ist der menschliche Fuß zu einem hochspezialisierten, stark beanspruchten und daher auch besonders empfindlichen Organ geworden, das zum Stehen und Gehen dient.

Um das Gewicht des Körpers auf zwei Beinen sicher tragen zu können, ist eine breite Berührung des Fußes mit dem Boden von Vorteil. Sie wird durch seine rechtwinkelige Stellung gegen die Achse des Unterschenkels möglich. Der Unterschenkel steht in der Weise mit dem Fuß in Verbindung, daß ein längerer, aus dem Vortarsus, dem Metatarsus und den Phalangen bestehender Teil als Hebel nach vorne, ein kürzerer aus dem hinteren Anteil des Calcaneus nach hinten gerichtet ist.

Die Auftrittsfläche, die *Fußsohle*, hat eine je nach Beanspruchung mehr oder weniger verhornte Haut, die ähnlich wie die der Handfläche mit senkrecht zur Oberfläche gekammertem Fettgewebe als Druckkissen unterpolstert ist.

Im *Skelet* finden wir an den Zehen- und Mittelfußknochen die fünf Strahlen des primitiven Fußes. Die Zahl der Fußwurzelknochen ist auf sieben zurückgegangen. Sie sind in zwei Reihen angeordnet. Die proximale Reihe besteht nur noch aus dem Talus und dem sehr großen Calcaneus.

Auf die morphologischen Einzelheiten der Fußknochen kann hier nicht näher eingegangen werden. Wir verweisen auf die Lehrbücher der Anatomie (Abb. 360 und 361).

Quere Fußwölbung. Die Phalangen sind annähernd in einer Ebene gelagert und liegen sämtlich, abgesehen von ihrer Krümmung, dem Boden beim Stehen auf.

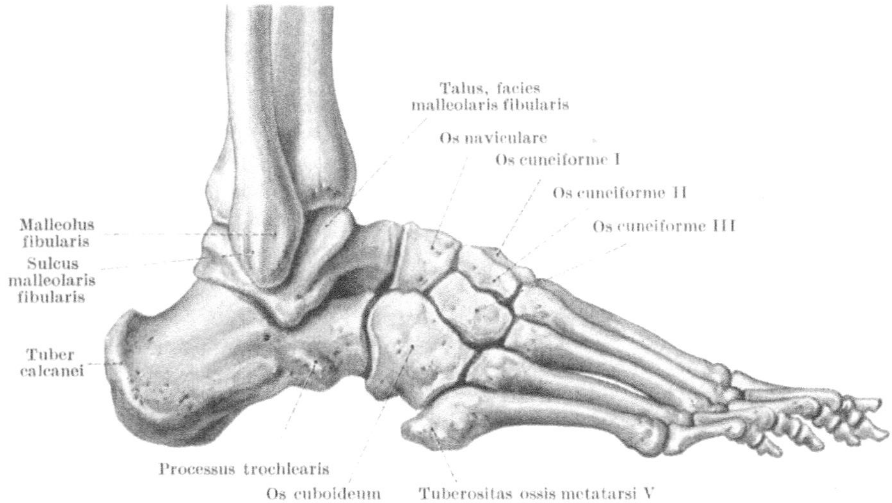

Abb. 360. *Skeletbild des Fußes von fibular gesehen.*

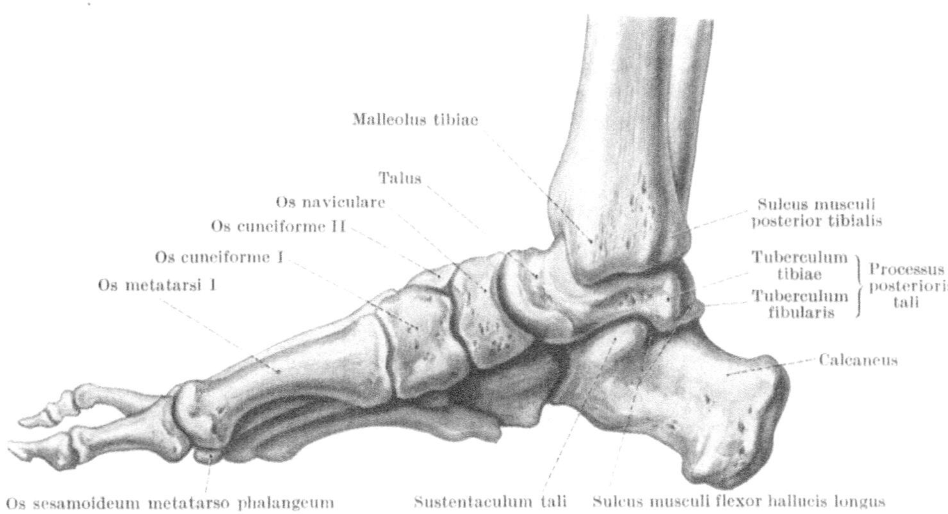

Abb. 361. *Skeletbild des Fußes von tibial gesehen.*

Dagegen bildet die Reihe der Mittelfußknochen eine nach proximal zunehmende quere Wölbung, so daß tibial nur das Köpfchen des Metatarsus I, lateral nur das des Metatarsus V die Auftrittsfläche berührt (Abb. 363).

Längswölbung. In Fortsetzung der drei hochgezogenen tibialen Strahlen der Metatarsalia und Phalangen schieben sich proximal die medialen Fußwurzelknochen schräg über das Cuboid, an welches die tiefer liegenden fibularen Strahlen

Anschluß finden. In der proximalen Tarsalreihe hat sich dieses Übereinanderschieben der zunächst parallel gelagerten Strahlen vollendet, so daß der zum tibialen Anteil gehörende Talus auf den zum lateralen gehörenden Calcaneus zu liegen kommt (Abb. 362). Auf diese Weise entsteht an der Innenseite des normal geformten Fußes eine ausgeprägte Wölbung, die an der Außenseite nur eben angedeutet ist. Es handelt sich hierbei jedoch nicht um ein echtes Gewölbe, das allein durch die Form der Knochen und ihre Stellung zueinander in seiner Lage gehalten werden kann. Erst durch *Bandverbindungen* und *Muskelkraft* wird die Wölbung so widerstandsfähig, daß sie dem Druck des Körpergewichtes standhält.

Eine schematische Darstellung dieser die Wölbung enthaltenden Kräfte gibt Abb. 363.

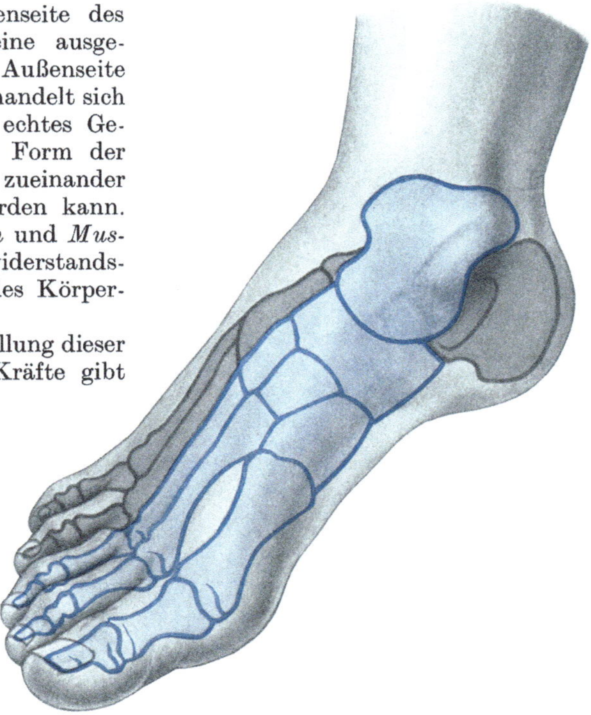

Abb. 362. *Verdrehung des Fußskeletes nach* v. LANZ-WACHSMUTH. Die tibialen Strahlen sind blau, die fibularen schwarz eingezeichnet. In der proximalen Tarsalreihe hat sich das Übereinanderschieben der zunächst parallel gelagerten Strahlen vollendet, so daß der zum tibialen Anteil gehörende Talus auf den zum lateralen gehörenden Calcaneus zu liegen kommt. So entsteht an der Innenseite eine ausgeprägte Wölbung, die an der Außenseite nur angedeutet ist.

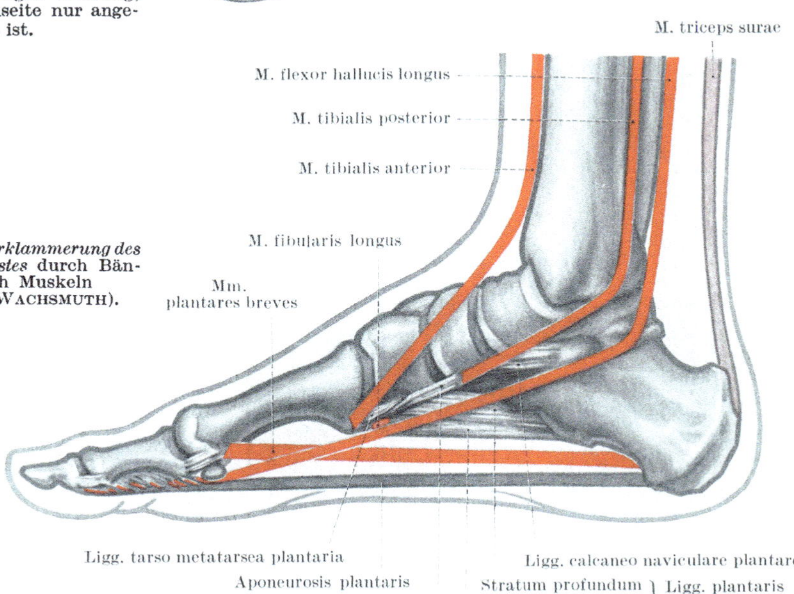

Abb. 363. *Längsverklammerung des statischen Fußgerüstes* durch Bänder und durch Muskeln (nach v. LANZ WACHSMUTH).

Gelenke des Fußes. Bis auf die beiden Sprunggelenke, die Metatarso-Phalangealgelenke sind die einzelnen Knochen des Fußes durch straffe Kapseln und Bänder so fest miteinander verbunden, daß normalerweise nur durch die Elastizität der überknorpelten Gelenkflächen eine Federung und geringe Wackelbewegungen möglich werden.

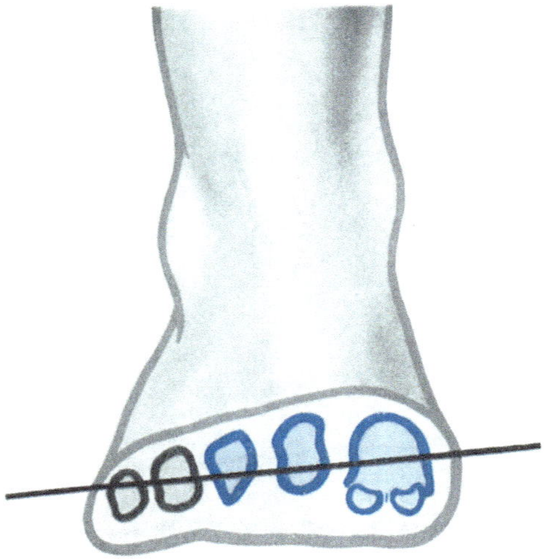

Aber auch diese Bandverbindungen können allein dem Gewicht des Körpers nicht ausreichend Widerstand entgegensetzen, vielmehr gewährleistet erst die kräftige Muskulatur des Fußes und Unterschenkels die Aufrechterhaltung der normalen Fußform.

Lähmungen dieser Muskeln führen mit Sicherheit zu Deformierungen des Knochenaufbaues.

Beim gesunden Fuß wird der Druck des Körpergewichtes nur an drei Punkten vom Fußskelet auf den Boden übertragen, und zwar durch die Köpfchen des

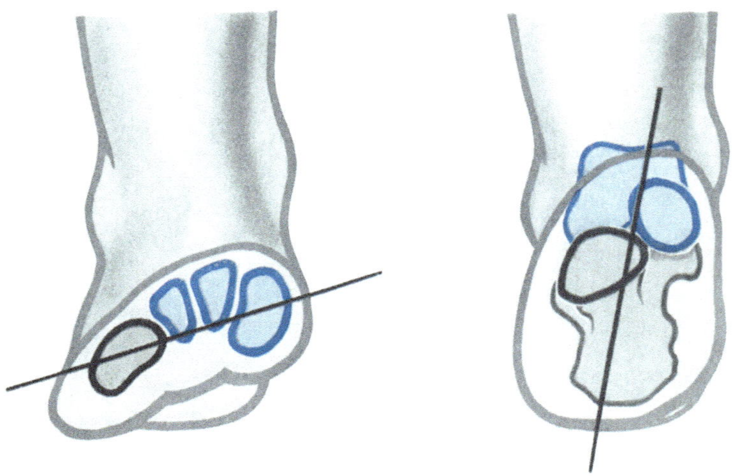

Abb. 364. *Verdrehung des Fußskeletes nach* v. LANZ-WACHSMUTH. Die tibialen Strahlen sind blau, die fibularen schwarz eingezeichnet. Die Phalangen sind in einer Ebene gelagert und liegen dem Boden beim Stehen auf. Die Mittelfußknochen bilden eine nach proximal zunehmende quere Wölbung, so daß tibial nur das Köpfchen des Metatarsus I, lateral nur der Metatarsus V die Auftrittsfläche berührt.

Metatarsus I und V und durch den Calcaneus. Die Gestalt des Fußes ermöglicht, die zu tragende Last des Körpers federnd abzufangen und elastisch zu halten.

Sprunggelenke. Der Fuß ist durch die beiden Sprunggelenke, den Articulus talo-cruralis und den Articulus talo-tarsalis, gegen die Achse des Unterschenkels beweglich. Beide Gelenke sind Scharniergelenke. *Im Articulus talo-cruralis wird im wesentlichen das Heben und Senken des Fußes ermöglicht, im Articulus talo-tarsalis die Pro- und Supination.*

Das obere Sprunggelenk wird gebildet proximal von der durch die beiden Knöchel zur Gabel ergänzten Facies articularis distalis der Tibia, distal von der in dieser Gabel gleitenden Rolle des Talus. Da der äußere Knöchel zum Wadenbein gehört, sind an der Bildung dieses Gelenkes *drei Knochen* beteiligt.

Die gewölbte Gelenkrolle des Talus ist in ihrer Aufsicht nicht ganz rechteckig, sondern nimmt nach hinten an Breite zu, so daß sich bei der Plantarflexion der Talus stärker in die elastische Gelenkgabel einkeilt. Damit ist der plantar gebeugte Fuß besonders fest am Unterschenkel fixiert. Beim Abstoßen des Körpers, beim Gehen, Laufen und Springen, wird dadurch eine besonders günstige Stabilität gewährleistet. Das Gelenk ist durch straffe Seitenbänder, tibial das Lig. deltoides und fibular durch die Ligg. fibulo-talaria und fibulo-calcaneare gesichert. Die

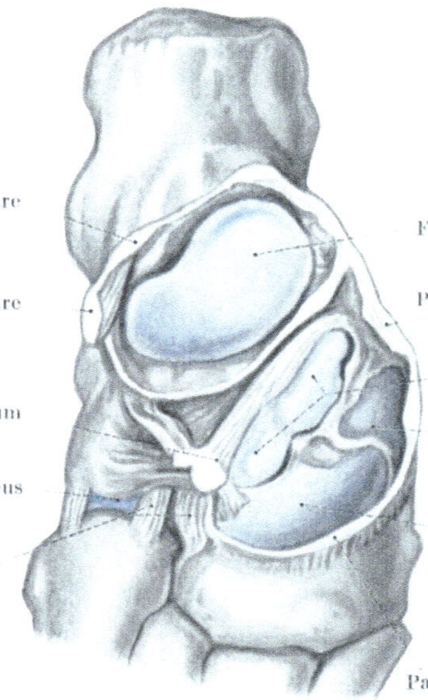

Abb. 365. *Subtalarer Gelenkkörper und Kapselansätze des unteren Sprunggelenkes* (nach v. LANZ-WACHSMUTH).

Sprengung der Gelenkgabel ist bei seitlicher Abknickung des Fußes eine häufige Verletzung. Vielfach reißen die Seitenbänder mit ihrem knöchernen Ansatz ab.

Unteres Sprunggelenk. Seine Gelenkachse steht nicht senkrecht zur Achse des oberen Sprunggelenkes, sondern verläuft von dorsal schräg nach vorne oben und innen. Durch diese Stellung der Achse ist die Supination des Fußes zwangsweise mit einer Adduktion und Senkung der Fußspitze (Maulschellenbewegung), die Pronation mit einer Abduktion und Hebung der Fußspitze gekoppelt. Die Gelenkkörper werden von dem Talus einerseits, dem Calcaneus und dem Os naviculare andererseits gebildet. Durch das Lig. talo-calcaneare interosseum ist das Gelenk in zwei völlig voneinander getrennte Kammern geteilt. Trotz dieser anatomischen Trennung bildet es eine funktionelle Einheit. Alle Bewegungen in beiden Kammern sind gekoppelt und laufen gleichsinnig ab.

Beide Teilgelenke sind zapfenförmig geformt mit dem Unterschied, daß die Facies articularis posterior konkav, die artikulierende Fläche des Calcaneus konvex ist, wogegen die Facies articularis am Taluskopf gewölbt auf die konkave Gelenkfläche des Calcaneus und des Naviculare paßt. Diese zu zwei Knochen gehörende Gelenkfläche wird zwischen Calcaneus und Naviculare durch das mit Gelenkknorpel überzogene Lig. calcaneo-naviculare plantare, das Pfannenband, ergänzt, das einen Teil der tragenden Gelenkfläche bildet. Das Gelenk ist, außer durch das schon erwähnte Lig. interosseum noch durch die teilweise den Talus überspringenden Seitenbänder des oberen Sprunggelenkes mit gesichert.

Die gesamte untere Gelenkfläche wird auch als *subtalare Platte* bezeichnet (Abb. 365). Verletzungen des unteren Sprunggelenkes sind selten.

Der Talus als Gelenkknochen. Die beiden Sprunggelenke sind völlig voneinander getrennt und haben verschiedene Funktionen. Zwischen beiden Gelenken liegt der Talus, der die distale Gelenkfläche des oberen und die proximale

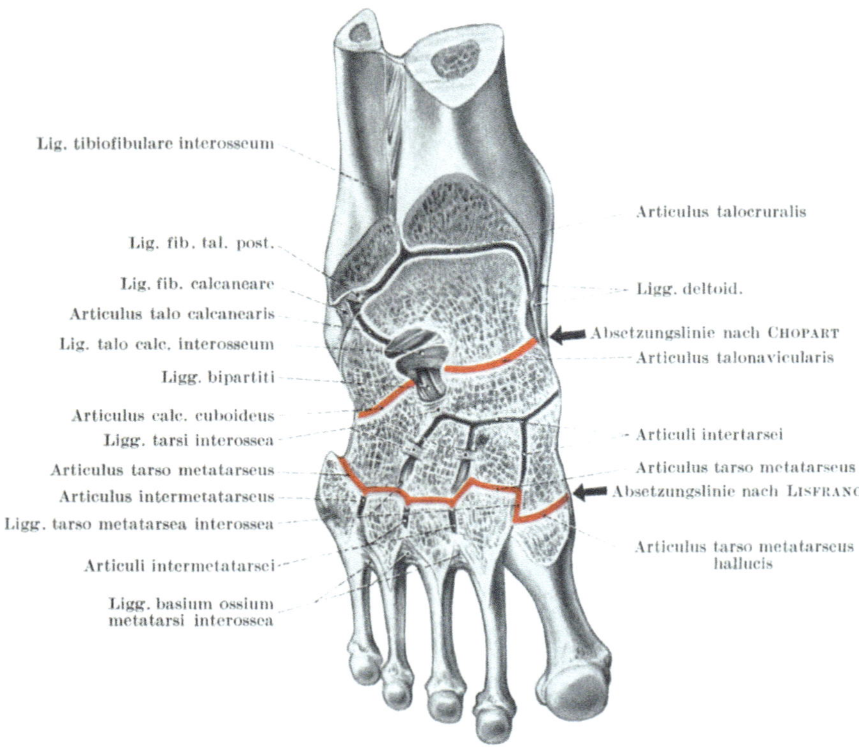

Abb. 366. *Übersicht über die Gelenkspalten und Ligg. interossea des Fußskeletes* (nach v. LANZ-WACHSMUTH).

Gelenkfläche des unteren Sprunggelenkes trägt. Auffallend ist, daß am Talus kein einziger Muskel ansetzt. Alle auf das obere Sprunggelenk wirkenden Muskeln überspringen auch das untere und wirken funktionell auf beide Gelenke ein. Der Talus gehört beiden Gelenken an, kann sich aber nur passiv auf deren Bewegungen einstellen, ähnlich wie es etwa bei einem Meniscus der Fall ist.

Die übrigen Fußgelenke. Annähernd in gleicher Höhe mit der vorderen Kammer des unteren Sprunggelenkes liegt der Articulus calcaneo-cuboideus. Dieses Gelenk stellt, wie schon erwähnt, eine Synarthrose ohne eigene Bewegungsmöglichkeit dar. Mit dem sog. Talo-Naviculargelenk bildet es die CHOPART*sche Gelenklinie*, eine Linie, die CHOPART für die Amputation des Vorfußes empfohlen hat. Die beiden Gelenke haben außer ihrer zur Amputation geeigneten Lagebeziehung normalerweise nicht die mindeste funktionelle Gemeinsamkeit. Die Bezeichnung „CHOPARTsches Gelenk“ ist deshalb anatomisch unzutreffend (Abb. 366).

Die Reihe der Gelenke zwischen dem Os cuneiforme I, II und III und dem Cuboid mit der Basis der Mittelfußknochen wird als LISFRANC*sches Gelenk* bezeichnet. Es handelt sich hierbei jedoch um fünf Gelenke, von denen jedes eine anatomische Einheit bildet. Allerdings sind sie sich in ihrem Bau als federnde Synarthrosen sehr ähnlich, liegen annähernd in einer Ebene und stellen gemeinsam die Verbindung zwischen Tarsus und Metatarsus dar. Diese Gelenke hat LISFRANC für die Amputation des Vorfußes empfohlen (s. Abb. 366).

Die übrigen Synarthrosen des Tarsus und der Metatarsalknochen untereinander bedürfen keiner besonderen Besprechung.

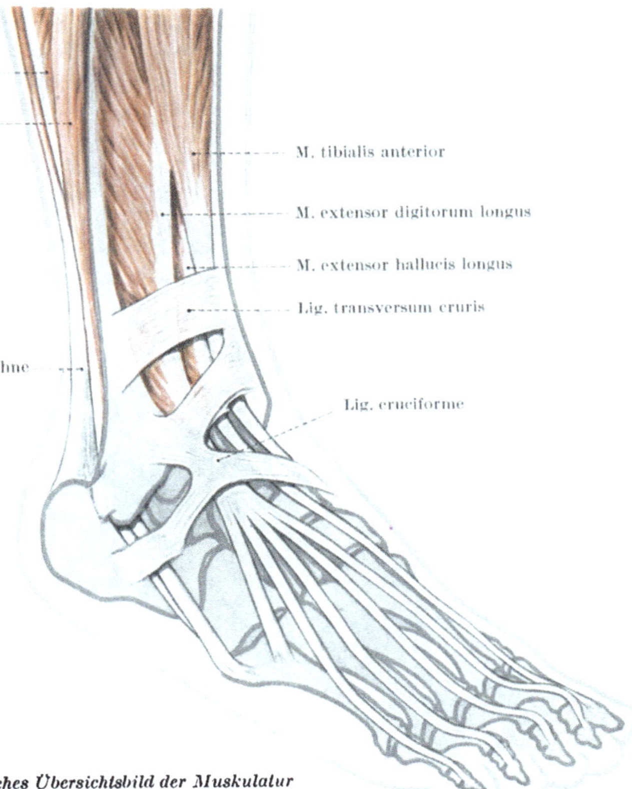

Abb. 367. *Anatomisches Übersichtsbild der Muskulatur des Fußes.*

Die Metatarso-Phalangealgelenke stellen die Verbindung der Mittelfußknochen mit den Zehengrundgelenken dar und erlauben Beugung und Streckung und in geringem Maße seitliche Beweglichkeit.

Die Phalangen. An der Großzehe findet sich nur ein Phalangealgelenk, an den übrigen Zehen je ein proximales und ein distales. Diese Gelenke stehen an der Großzehe in einer Streckstellung von 180^0, an den übrigen Zehen in leichter Beugestellung. Sie erlauben eine einfache Scharnierbewegung im Sinne der Beugung und Streckung.

Muskulatur des Fußes. Der Hauptteil der auf den Fuß wirkenden Muskulatur kommt vom Unterschenkel. *Sie hat nicht nur die Funktion, Bewegungen zu erzeugen, sondern vor allem die Aufgabe, das Gewicht des Körpers elastisch abzufangen und die Lage und Form des Fußes gegen die Schwerkraft zu halten.* Der

M. triceps surae dient zur *Fortbewegung*, während alle übrigen Muskeln als *Stellmuskeln* im wesentlichen auf Form und Stellung des Fußes wirken und die Erhaltung des Gleichgewichtes gewährleisten (Abb. 363, 367). Sie sind in drei Gruppen um den Unterschenkel angeordnet: Die *Streckergruppe*, die *tiefe Beugergruppe* und die *fibulare Gruppe*.

Die *Streckergruppe* besteht aus den Mm. tibialis anterior, extensor hallucis longus und extensor digitorum longus mit dem M. fibularis tertius. Sie liegt dem Schienbein fibular an und bewirkt die Dorsalflexion des Fußes und der Zehen. Sie hat je nach Lage der Ansatzpunkte *supinierende oder pronierende Wirkung*.

Die *tiefe Beugergruppe* verläuft auf der Beugeseite des Unterschenkels und ist vom großen Wadenmuskel bedeckt. Sie besteht aus den Mm. tibialis posterior, flexor hallucis longus und flexor digitorum longus. Sie bewirkt eine Beugung der Zehen, unterstützt den M. triceps surae bei der Plantarflexion des Fußes und hat eine *supinierende Wirkung*.

Die *fibulare Gruppe* liegt der Fibula lateral an. Sie besteht aus den M. fibularis longus und brevis, sie hat eine nach *plantar beugende und pronierende Wirkung*. Der M. fibularis longus wirkt durch den schrägen Verlauf seiner Sehne über die Fußsohle günstig sowohl für die quere als auch die längsgerichtete Fußwölbung. Einzelheiten der Funktion werden in den Kapiteln über Deformitäten des Fußes eingehender besprochen.

a) Eingriffe an der Fußwurzel.

α) Punktion des oberen Sprunggelenkes (Abb. 368 a und b).

Indikation. Die Punktion des oberen Sprunggelenkes ist nur selten angezeigt. Diagnostisch ist sie indiziert beim Vorliegen eines Gelenkempyems oder beim

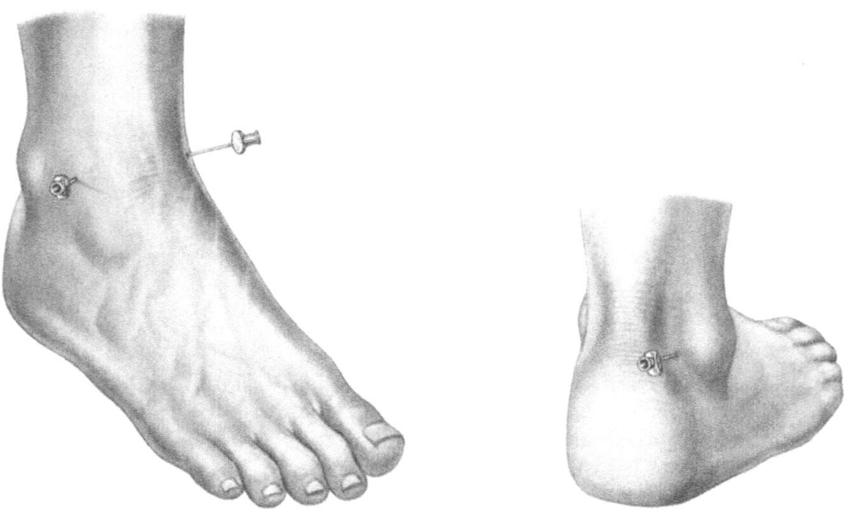

a b

Abb. 368 a u. b. *Punktion des oberen Sprunggelenkes.* a Punktion von vorn fibular und von vorn tibial. b Punktion von hinten fibular.

Verdacht auf einen spezifischen Erguß. In diesen Fällen kommt auch die therapeutische Punktion zur intraartikulären Applikation von antibiotischen oder chemotherapeutischen Mitteln in Frage. Traumatische Ergüsse bedürfen am Sprunggelenk in der Regel nicht der Punktion.

Technik. Zur Punktion werden Einstichstellen gewählt, von denen aus die Gelenke leicht erreicht werden können und wo vor allem eine Verletzung von Gefäßen und Nerven nicht zu befürchten ist. Es darf z. B. nicht hinter dem inneren Knöchel eingegangen werden, weil dort die Vasa tibialia posterioria und der N. tibialis leicht verletzt werden können.

Günstig ist die Punktion schräg von vorne. Bei Ergüssen im oberen Sprunggelenk sind tibial und fibular zwischen den Strecksehnen und den Knöcheln fluktuierende Vorwölbungen zu erkennen. In diese wird etwa fingerbreit oberhalb der Knöchelspitze und vor den Knöcheln die Kanüle schräg nach unten und zur gegenüberliegenden Seite hin in das Gelenkinnere geführt. Die Möglichkeit, das Gelenk leicht zu erreichen, besteht auch beim Einstich schräg von hinten lateral. Man geht einen Querfinger breit hinter der Fibula und zwei Querfinger oberhalb der Malleolenspitze in Richtung auf die Unterschenkelachse ein (Abb. 366a und b).

β) Arthrotomie der Sprunggelenke.

Gezielte Arthrotomien und Drainagen der Sprunggelenke.

Indikation. Im Allgemeinen Teil ist eingehend ausgeführt worden, daß die Drainage der Gelenke heute infolge der Punktionsbehandlung an Bedeutung verloren hat und daß man sie möglichst mit Rücksicht auf die unvermeidliche Sekundärinfektion vermeidet.

Die umschriebenen Arthrotomien der Sprunggelenke dienen daher heute nur noch in Ausnahmefällen der Behandlung von Empyemen, vorwiegend werden sie bei gezielten aseptischen intraartikulären Eingriffen notwendig, also etwa zur Beseitigung eines Gelenkkörpers, von Gelenkfragmenten usw.

Kleine Eröffnung des oberen Sprunggelenkes nach Payr (Abb. 369, 370).

Das obere Sprunggelenk kann von *vorne* und *hinten* eröffnet werden.

Zugang von vorne fibular. Der 6—7 cm lange Hautschnitt verläuft parallel den Zehenstreckern am vorderen Rande des äußeren Knöchels. Der Schnitt wird durch die Höhe der Knöchelspitze halbiert. Das Lig. cruciatum wird durchtrennt, die Strecksehne freigelegt und tibialwärts verzogen. Man dringt nun auf die Gelenkkapsel vor und durchtrennt ihren fibrösen Anteil, unter dem fast immer eine Lage Fettgewebe erscheint. Sodann wird eine Falte der Synovia hochgehalten und das Gelenk eröffnet (Abb. 369).

Zugang von vorne tibial. Der Schnitt liegt in Längsrichtung des Fußes daumenbreit vor dem inneren Knöchel. Die Mitte des Schnittes befindet sich in Höhe der Knöchelspitze. Das Kreuzband wird wie beim lateralen Zugang durchtrennt. Man bleibt medial neben der Sehne des M. tibialis anterior, die bei richtiger Schnittführung nicht ins Gesichtsfeld kommt. Hier findet sich die fibröse Kapsel. Nach ihrer Durchtrennung stößt man wieder auf Fettgewebe, das mit Bindegewebssepten durchzogen ist. Man dringt bis zur Synovia vor und eröffnet das Gelenk (Abb. 370).

Nach Payr sind die „synovialen" Fettkörper bei Kapselphlegmonen von großer Bedeutung, weil sich in ihrem Bereich mit Vorliebe Abscesse bilden, die breit gespalten werden müssen.

Zugang von hinten. Der Hautschnitt wird zwischen Achillessehne und Fibularissehne parallel mit der letzteren 6 cm lang so geführt, daß zwei Drittel des Schnittes über dem äußeren Knöchel zu liegen kommen. Das obere Retinaculum der Fibularissehne wird durchtrennt und, wenn nötig, das Lig. calcaneo-

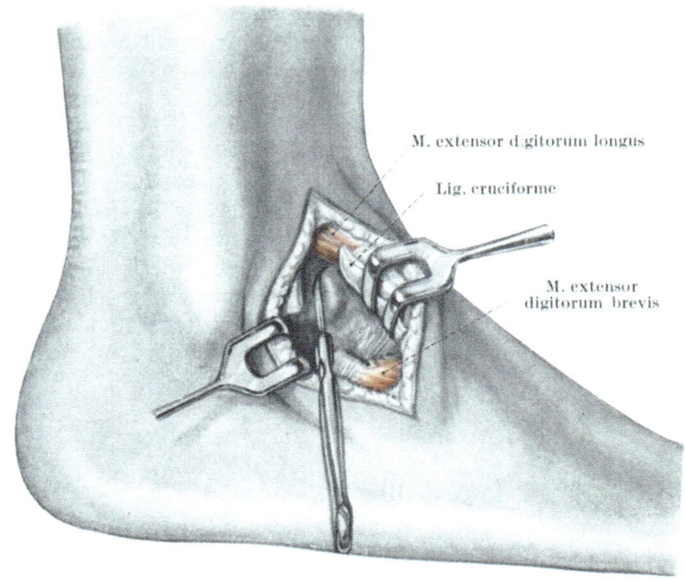

Abb. 369. ***Kleine Eröffnung des oberen Sprunggelenkes von vorne fibular.*** **Der Hautschnitt verläuft am vorderen Rand des äußeren Knöchels, das Lig. cruciatum ist durchtrennt, die Strecksehnen nach medial verzogen, die Gelenkkapsel wird durch einen kleinen Schnitt eröffnet.**

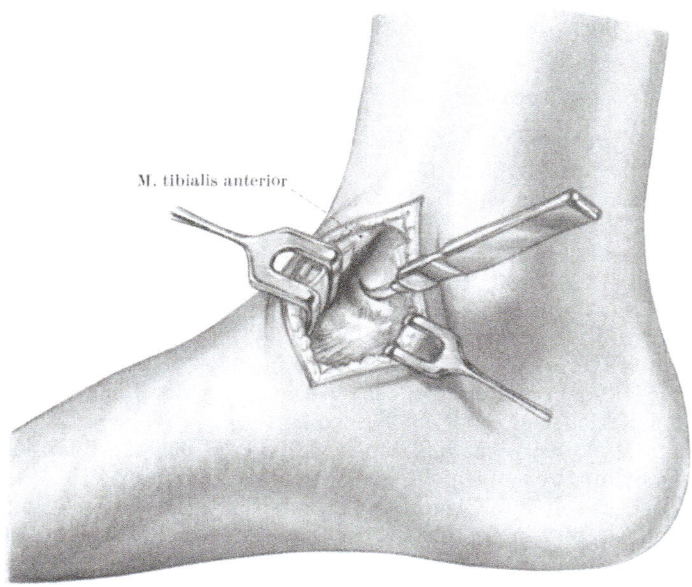

Abb. 370. ***Kleiner Zugang des oberen Sprunggelenkes von vorne tibial.*** **Der Hautschnitt liegt daumenbreit vor dem inneren Knöchel, das Kreuzband ist durchtrennt, die Strecksehnen sind nach lateral verzogen. Die Kapsel des oberen Sprunggelenkes wird durch einen kleinen Einschnitt eröffnet.**

fibulare eingekerbt. Man dringt in dem reichlichen Fettgewebe zwischen der Achillessehne und den Sprunggelenken vor und legt die fibröse Kapsel des oberen Sprunggelenkes frei. Der Fuß wird dorsal flektiert, die Achillessehne nach medial verzogen und das Gelenk eröffnet. Man muß dabei etwa 1,5 cm oberhalb der äußeren Knöchelspitze bleiben, um nicht die Kapsel des darunterliegenden Sprunggelenkes zu verletzen. Im Gegensatz zu der auf S. 340 beschriebenen breiten Freilegung bleibt hier die Achillessehne erhalten (Abb. 371).

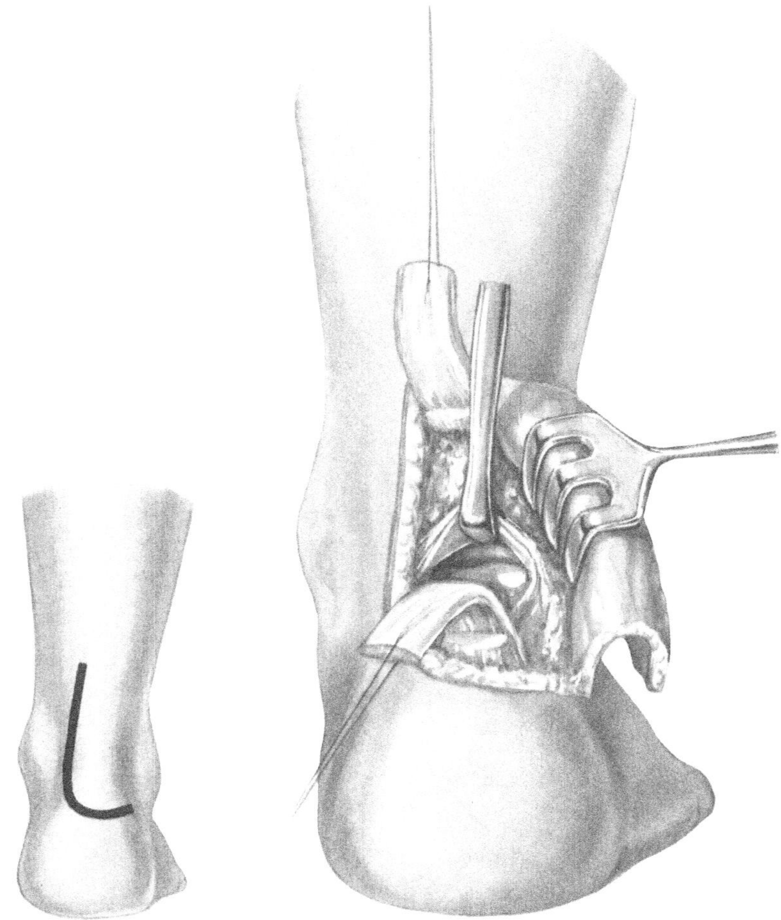

Abb. 371. *Ausgedehnte Eröffnung des oberen Sprunggelenkes von hinten nach* Payr. Durchtrennung der Achillessehne, Einkerbung des Lig. calcaneo fibulare. In dem starken Fettgewebe dringt man zwischen Achillessehne und Sprunggelenk vor und legt die fibröse Kapsel frei. Das Gelenk kann so übersichtlich eröffnet werden.

Kleine Eröffnung des unteren Sprunggelenkes nach Payr.

Zugang von hinten. Man geht zunächst genau so vor wie bei der Eröffnung des oberen Sprunggelenkes. Dann hält man sich etwas tiefer. Oft genügt die Einkerbung des Lig. calcaneu-ficulare nicht mehr, so daß es durchtrennt werden muß. Die Achillessehne wird nach medial verzogen, man dringt durch das Fett bis zum Lig. talo-calcaneare posterior vor und durchtrennt es. Wenn man sich an die Oberfläche des Calcaneus hält, kommt man mit Sicherheit zur Kapsel des unteren Sprunggelenkes; man kann sie bei starker Dorsalflexion des Fußes quer einschneiden.

Ausgedehnte Arthrotomie des Sprunggelenkes von hinten nach Payr.

Die ausgedehnten Arthrotomien von vorne fibular und tibial werden im Zusammenhange mit den Gelenkresektionen im nächsten Abschnitt besprochen. Wir beschränken uns daher hier auf die Schilderung des breiten Zuganges von hinten.

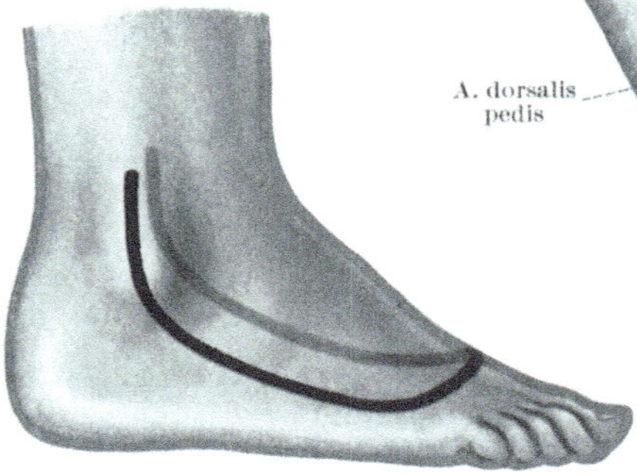

Abb. 372. *Freilegung der Tarsalgelenke nach* Kirschner-Klapp. 1. Akt. Hautschnitt. Dieser beginnt oberhalb des Malleolus fibularis, zieht bis zur Außenkante der Fußsohle und zur Tuberositas des Metatarsale V. Der Schnitt verläuft dann parallel der Lisfrancschen Gelenklinie zur inneren Fußkante und von dort zum inneren Knöchel.

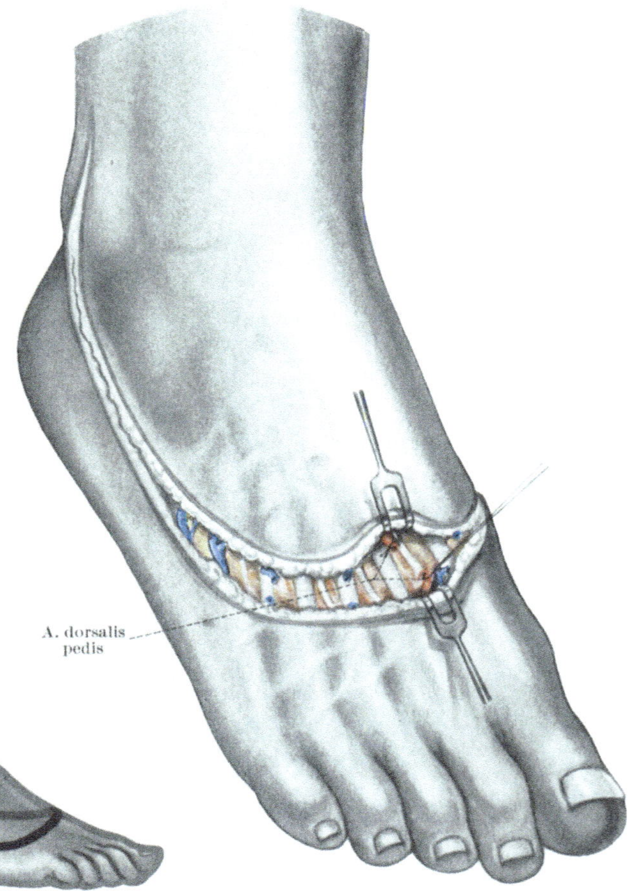

Abb. 373. *Freilegung der Tarsalgelenke nach* Kirschner-Klapp. 2. Akt. Die Haut und das subcutane Gewebe ist in der Schnittrichtung durchtrennt, die A. dorsalis pedis doppelt unterbunden und durchschnitten.

Technik. In Bauchlage des Kranken wird der Hautschnitt zwei Querfinger breit oberhalb des inneren Knöchels am medialen Rande der Achillessehne begonnen und dem äußeren Rande der Sehne entlang knapp bis über ihren Ansatz geführt. Von dort wird er quer über die Achillessehne bis fast zur Spitze des äußeren Knöchels fortgesetzt. Der Hautlappen wird losgelöst und nach oben geschlagen. Die Achillessehne wird dadurch in einer Länge von drei Querfingern freigelegt. Sie wird quer, aber besser in der Frontalebene Z-förmig durchtrennt. Durch das Fettgewebe dringt man zum oberen Sprunggelenk vor.

Es kann in seiner ganzen Breite lateral bis zu den Fibularissehnen eingeschnitten werden. Medial werden die Gefäße und Nerven mit einem stumpfen Häkchen beiseite gezogen. In Dorsalflexion kann der Gelenkspalt breit zum Klaffen gebracht werden. Das Gelenkinnere ist gut zu übersehen. Will man das untere Sprunggelenk erreichen, so muß man sich dicht am Calcaneus halten und kann

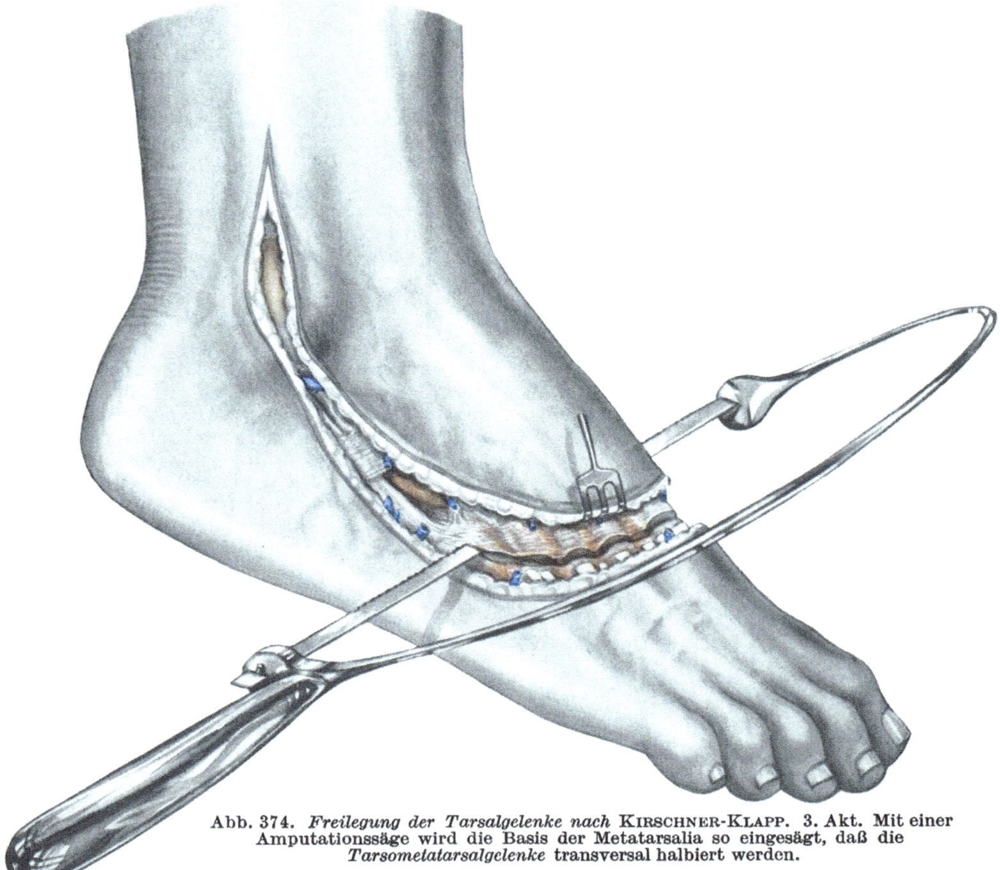

Abb. 374. *Freilegung der Tarsalgelenke nach* KIRSCHNER-KLAPP. 3. Akt. Mit einer Amputationssäge wird die Basis der Metatarsalia so eingesägt, daß die *Tarsometatarsalgelenke* transversal halbiert werden.

es gleichfalls breit eröffnen. Allerdings kommt von hier aus nur die hintere Kammer dieses Gelenkes zur Darstellung.

Radikale Freilegung der großen und kleinen Gelenke des Fußes zum Zwecke der Revision und Resektion.

Indikation. Die Verfahren von KIRSCHNER-KLAPP und von OBALINSKI sind im wesentlichen zur Freilegung und Ausräumung unspezifisch und spezifisch entzündlich erkrankter Gelenke angegeben. Die Tuberkulose macht heute derartig eingreifende Operationen nicht mehr notwendig. Auch die unspezifischen Gelenkempyeme und die Osteomyelitis lassen sich heute so weit antibiotisch oder chemotherapeutisch behandeln, daß keine oder nur lokalisierte Eingriffe erforderlich werden. So werden diese Verfahren heute kaum mehr angewandt, um so weniger, als sie die Statik des Fußes erheblich beeinträchtigen und der Endzustand bei der heutigen Vervollkommnung der Prothesentechnik kaum Vorzüge gegenüber einer Amputation haben dürfte.

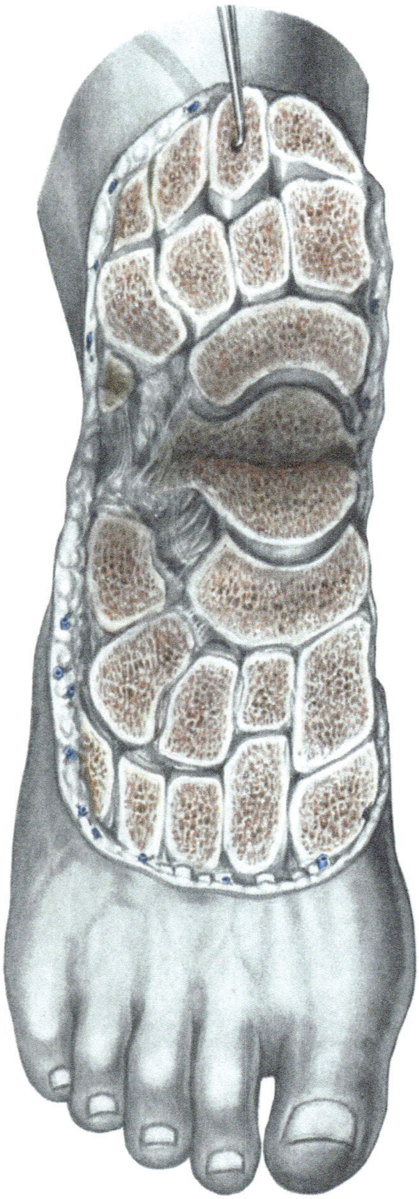

Abb. 375. *Freilegung der Tarsalgelenke nach* KIRSCHNER-KLAPP. 4. Akt. Der Sägeschnitt ist bis zur Spitze beider Knöchel geführt. Der in der Transversalebene gespaltene Fuß wird auseinandergezogen und der Talus mit einem Meißelschlag durchtrennt, so daß das Sprunggelenk eröffnet ist.

Freilegung der Tarsalgelenke nach KIRSCHNER-KLAPP (Abb. 372—376).

Nach KIRSCHNERS Ansicht sind bei Empyemen der Gelenke und bei Osteomyelitis der Knochen die längs verlaufenden Eröffnungsschnitte nicht ausreichend. Er verlangt daher die breite Aufklappung, um Herde auch in den kleinen Gelenken aufzusuchen und gegebenenfalls zu resezieren.

Technik. Es wird in Blutleere gearbeitet. Der überall bis zum Knochen führende lappenförmige Weichteilschnitt beginnt bei dauernd stark plantarwärts gebeugtem Fuß zwei Finger breit oberhalb der Spitze des Malleolus fibularis, ohne die Fibularissehnenscheide zu eröffnen. Er zieht dann über den Knöchel nach abwärts zur Außenkante der Fußsohle und an ihr entlang bis zur Tuberositas des Metatarsus V. Der Schnitt verläuft dann 1 cm distal und parallel der LISFRANCschen Gelenklinie, alle Zehenstrecker und die A. dorsalis pedis durchtrennend, quer über den Fußrücken an die innere Fußkante und von dort zum inneren Knöchel. Die hinter diesem liegenden Gefäße und Nerven müssen geschont werden. Der Schnitt endet 2 cm über der Knöchelspitze. Die Wundränder werden sodann 1 cm weit zum Klaffen gebracht. Die A. dorsalis pedis wird nach oben und unten ligiert. Dann wird mit einer Amputationssäge derart in die Basis der Metatarsi eingesägt, daß die Tarsometatarsalgelenke transversal halbiert werden. Der Sägeschnitt soll bis zur Spitze beider Knöchel geführt werden. Der in der Transversalebene längsgespaltene Fuß wird sodann auseinandergezogen und der freiliegende Talus mit einem Meißelschlag durchschlagen, so daß auch das obere Sprunggelenk eröffnet ist. Soll dieses geschlossen bleiben, so wird nur der Taluskopf nach vorne gespalten. KIRSCHNER berichtet über gute funktionelle Ergebnisse (Abb. 372 bis 376).

Freilegung der Fußgelenke nach OBALINSKI.

Technik. Das Verfahren ähnelt dem soeben geschilderten Vorgehen KIRSCHNERS. OBALINSKI schont zwar die Knochen, eröffnet jedoch nicht die gleiche Zahl von Gelenken. *Der Schnitt wird in der Sagittalebene gelegt.* Als kleiner Längsschnitt wird der Metatarsus und der Vortarsus gespalten, als großer Längsschnitt wird durch Spaltung des Calcaneus auch das untere Sprunggelenk eröffnet.

Die beiden äußeren Zehen werden nach außen, die drei mittleren Zehen nach medial gehalten. Mit einem mittelgroßen Amputationsmesser dringt man durch die Schwimmhaut in den Metatarsalraum vor, der durch Zug an den Zehen möglichst weit auseinandergehalten wird. Es spannen sich die Gelenkkapseln und Bänder an der Basis der Mittelfußknochen an. Sie werden durchtrennt. Dann wird der Schnitt zwischen Cuneiforme und Cuboid weiter fortgesetzt. Bei starkem Zug kann ein Auseinanderklaffen der beiden Fußhälften bis zu einem rechten Winkel erreicht werden. Beim großen OBALINSKI-Schnitt werden nun die

Weichteile über das Fersenbein in Längsrichtung bis zum Tuber calcanei durchtrennt und der Calcaneus in der Sagittalebene völlig durchsägt. Nun läßt sich der Fuß insgesamt auseinanderklappen und das ganze untere Sprunggelenk klar übersehen.

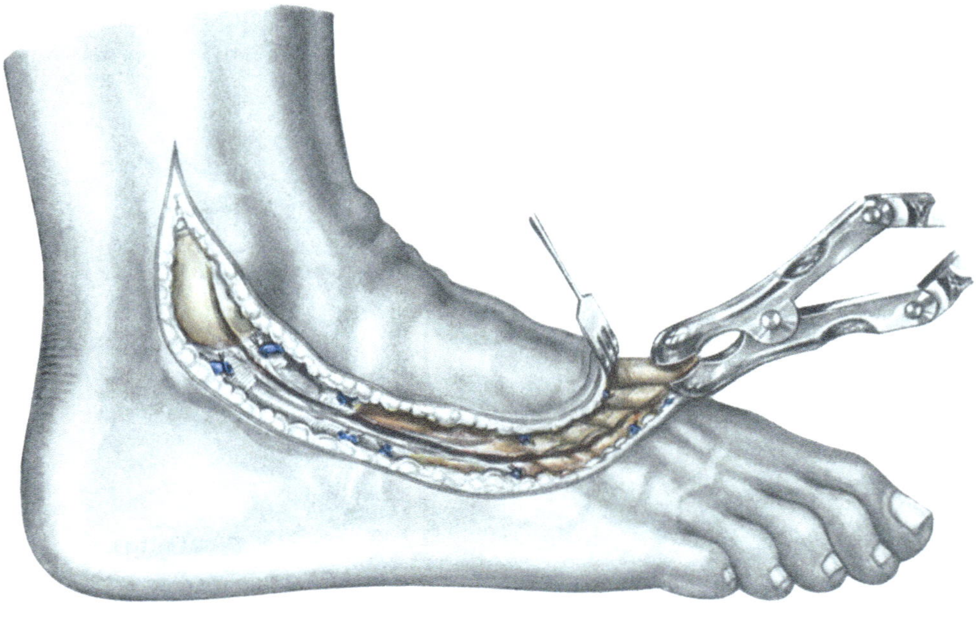

Abb. 376. *Freilegung der Tarsalgelenke nach* KIRSCHNER-KLAPP. 5. Akt. Der Hautlappen ist zurückgeschlagen, die vorspringenden Metatarsalia werden mit dem Luer gekürzt. Danach wird die Hautwunde verschlossen.

γ) Resektion der Sprunggelenke.

Die breiten Eröffnungen der Sprunggelenke sind vor allem zur Resektion der Gelenkflächen bei Tuberkulose entwickelt worden. Heute haben die Resektionen ihre Bedeutung vornehmlich zur funktionellen Ausschaltung der Gelenke (Arthrodese), häufig zusammen mit plastischen Maßnahmen bei Fußdeformitäten und -lähmungen. In diesem Zusammenhange werden sie dort noch einmal besprochen.

Über die allgemeine Indikation zur Resektion s. im Allgemeinen Teil (S. 175).

Resektion des oberen Sprunggelenkes nach KOCHER (Abb. 377, 378).

Technik. KOCHER hat diese Operationsmethode seit 1883 durchgeführt. Zum ersten Male wurde sie von DU MONT beschrieben. Der Hautschnitt wird an der Außenseite des rechtwinkelig gehaltenen Fußes von der Achillessehne beginnend leicht bogenförmig nach unten über die Spitze des Malleolus fibularis bis zu den Extensorensehnen hin geführt. Nach Durchtrennung von Haut- und Unterhautzellgewebe werden die Fibularissehnen bloßgelegt und jede Sehne für sich an zwei verschiedenen Stellen angeschlungen. Zwischen diesen Haltefäden werden die Sehnen durchtrennt. Der Schnitt eröffnet das Talocruralgelenk in seinem äußeren Teil. Man durchtrennt nun die Anheftungspunkte der Bänder am Talus und Calcaneus, dann löst man die Sprunggelenkkapsel auf der vorderen und hinteren Seite der Tibiagelenkfläche möglichst weit zum Malleolus tibialis hin ab, so daß der Fuß ohne Schwierigkeit tibialwärts luxiert werden kann. Bei dieser Bewegung ist darauf zu achten, daß man den Malleolus tibialis nicht durch zu große Gewaltanwendung abbricht. Die Talusrolle sowie das ganze Innere des Sprunggelenkes sind nun deutlich in ihrem vollen Umfange sichtbar. Nach Excision alles Erkrankten wird der Fuß wieder in seine rechtwinkelige Stellung zurückgebracht, die durchtrennten, angeschlungenen Fibularissehnen vereinigt.

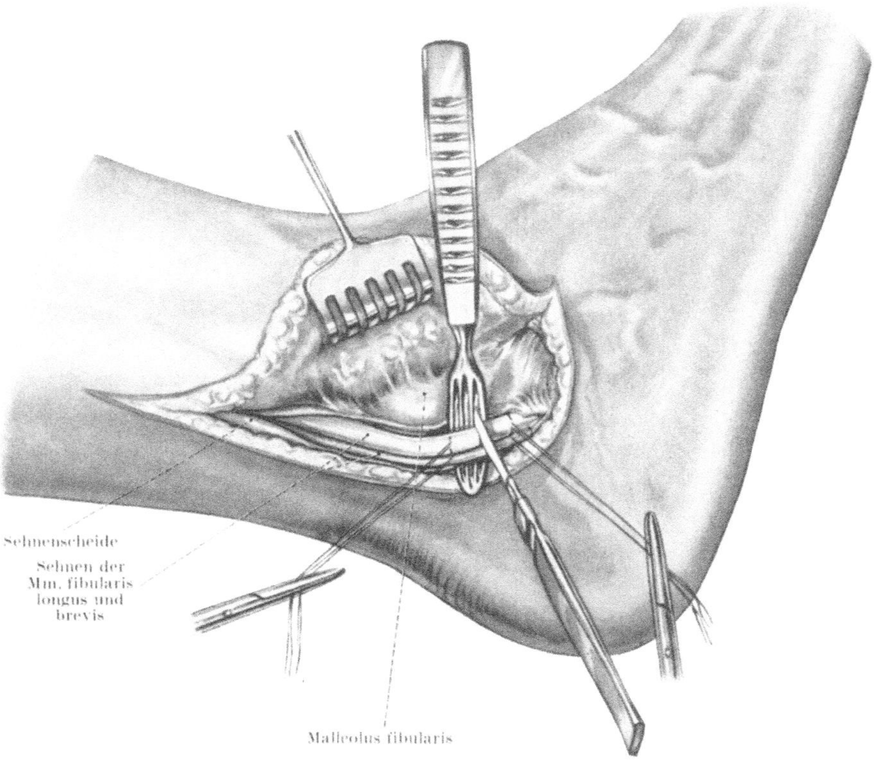

Abb. 377. *Resektion des oberen Sprunggelenkes nach* **KOCHER. 1. Akt. Ausgedehnter, bogenförmiger Hautschnitt um den fibularen Knöchel. Die Fibularissehnen werden dargestellt und jede Sehne für sich angeschlungen. Zwischen diesen Haltefäden werden die Sehnen über einer KOCHER-Rinne mit dem Messer durchtrennt.**

KOCHER hat später die Fibularissehnen nach Möglichkeit geschont und den Hautschnitt mehr bogenförmig gewählt. Er führte ihn in der Höhe der Sprunggelenklinie vom Außenrand der Strecksehnen am Muskelbauch des M. fibularis tertius anfangend bogenförmig über die Spitze des fibularen Knöchels bis zur Achillessehne und noch ein Stück weit parallel dieser Sehne nach oben (Abb. 377 und 378).

Resektion des oberen Sprunggelenkes nach HUETER-HEIDENHAIN.

Technik. Der Hautschnitt wird vom hinteren Rande des Malleolus tibialis unter diesem vorbei über die vordere Linie des Talocruralgelenkes zur Spitze des Malleolus externus und von dessen hinterem Rande ein kleines Stück nach abwärts geführt. Der N. fibularis superficialis wird dabei durchtrennt, die Fascie durchschnitten. Die Sehne des M. tibialis anterior wird in ihrer Scheide aufgesucht und mit einem Catgutfaden angeschlungen. Dasselbe geschieht mit der Sehne des M. extensor hallucis longus. Beide Muskeln werden an diesen Fäden auseinandergezogen und die A. tibialis anterior aufgesucht und unterbunden. Sie wird zusammen mit den begleitenden Venen und dem N. fibularis profundus durchtrennt. Dann werden die angeschlungenen Sehnen distal der Haltefäden

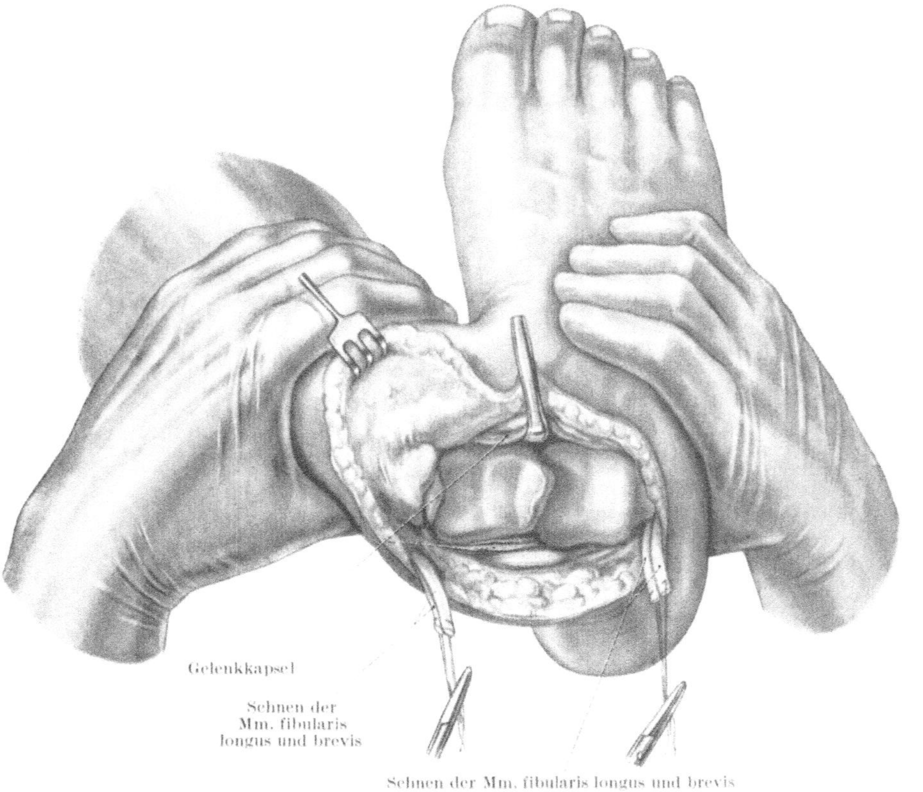

Abb. 378. *Resektion des oberen Sprunggelenkes nach* KOCHER. 2. Akt. Es sind die Anheftungspunkte der Bänder am Talus und Calcaneus durchtrennt und die Kapsel auf der vorderen und hinteren Seite der Tibiagelenkfläche abgelöst. So kann der Fuß ohne Schwierigkeiten nach tibial luxiert werden. Dieser Zugang ergibt einen uneingeschränkten Überblick über das Gelenk.

durchschnitten, mit ihnen zusammen die Sehnen des M. extensor digitorum longus. Die ganze vordere Kapselwand liegt nun frei und wird gespalten. Der Fuß wird dabei in scharfe Plantarflexion gebracht, so daß die sich anspannenden Seitenbänder leicht erreicht und durchtrennt werden können. Nun klafft das Talocruralgelenk weit auseinander, so daß man den Knorpel an Tibia und Fibula so weit gut ablösen kann, als man ihn resezieren will. Man verwendet zweckmäßig eine Bogensäge. Die Gelenkkapsel wird nun überall völlig entfernt, kranke Knochenteile können von der Sägefläche aus leicht abgetragen werden. Dann wird der Fuß in seine normale Lage zurückgebracht, die durchschnittenen Sehnen und Nerven werden genäht. Über die Technik der Sehnennaht s. Allgemeiner Teil (s. S. 46, Abb. 38ff.). Die Sensibilität am Fußrücken stellt sich nach einiger Zeit wieder her.

Resektion des oberen Sprunggelenkes nach Fritz König (Abb. 379 und 380).

Technik. König vermeidet grundsätzlich den Zugang mit querer Durchtrennung der Strecksehnen und anderer wichtiger Weichteile. Auch die Schnittführungen von der Seite lassen nach seiner Meinung zu wünschen übrig, da sie

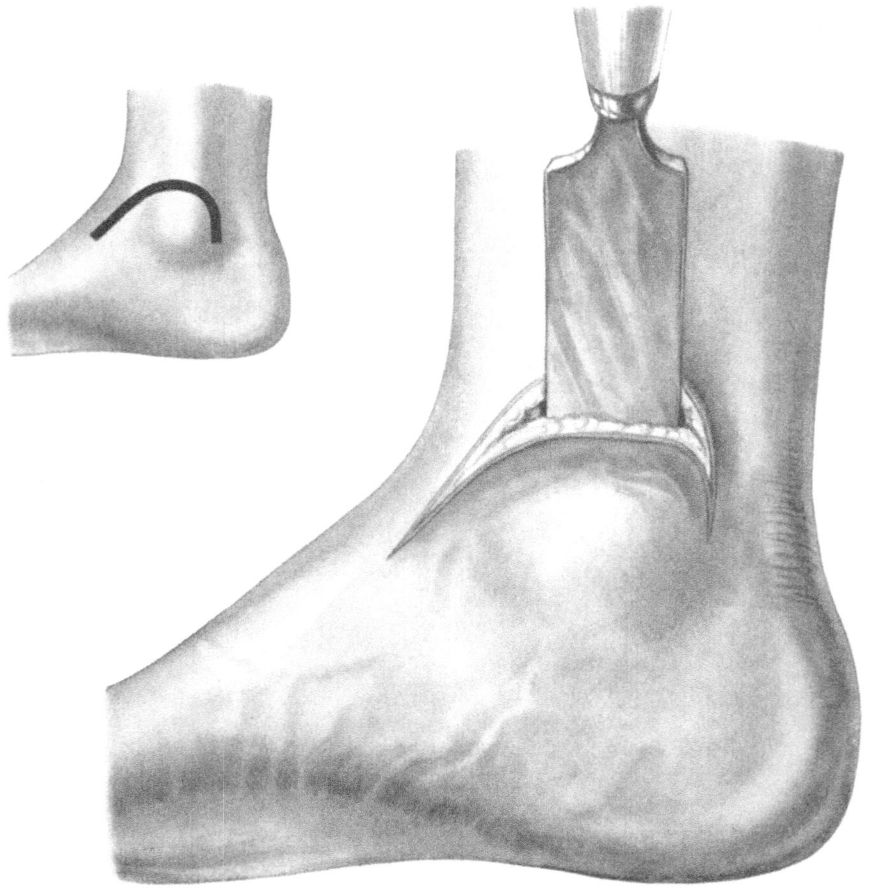

Abb. 379. *Resektion des oberen Sprunggelenkes nach* Fritz König. 1. Akt. Ausgedehnter, bogenförmiger Hautschnitt über dem inneren Knöchel. Im Bereich des Hautschnittes wird das Periost bis auf den Knochen durchtrennt. Mit einem breiten Meißel wird vom oberen Querschnitt aus eine schräge Osteotomie der Tibia bis zur Eröffnung der Articulatio talo cruralis ausgeführt.

zu wenig Übersicht bieten und mit Verletzungen der Seitenbänder verbunden seien. Er führt den Hautschnitt gleich hinter dem Malleolus tibialis beginnend parallel vor den Sehnen im großen Bogen aufwärts steigend, dann ungefähr 4 cm über den Malleolus nach vorne abwärts, so daß der Schnitt einen zungenförmigen Lappen umgrenzt. Im Bereiche des Hautschnittes wird das Periost bis auf den Knochen durchtrennt, vom oberen Querschnitt aus wird eine schräge Osteotomie der Tibia nach außen unten zu bis zur Eröffnung der Articulatio talo-cruralis ausgeführt. Der Schnitt wird durch die Gelenkkapsel abwärts fortgesetzt und zieht hier in Richtung des Innenrandes des M. tibialis anterior noch daumenbreit unter die Malleolenspitze. Rückwärts wird sorgfältig die Sehne des M. tibialis dorsalis geschont, über die der Schnitt abwärts noch hinausgeht. Nunmehr wird der große Weichteillappen nach unten und rückwärts geklappt, wobei nach Bedarf der Schnitt nach unten verlängert werden kann. Dieses Vorgehen gestattet einen guten Einblick in das obere Sprunggelenk. Besonders gegen den Talus und die Tibia zu sind noch weitere Maßnahmen möglich (Abb. 379 und 380).

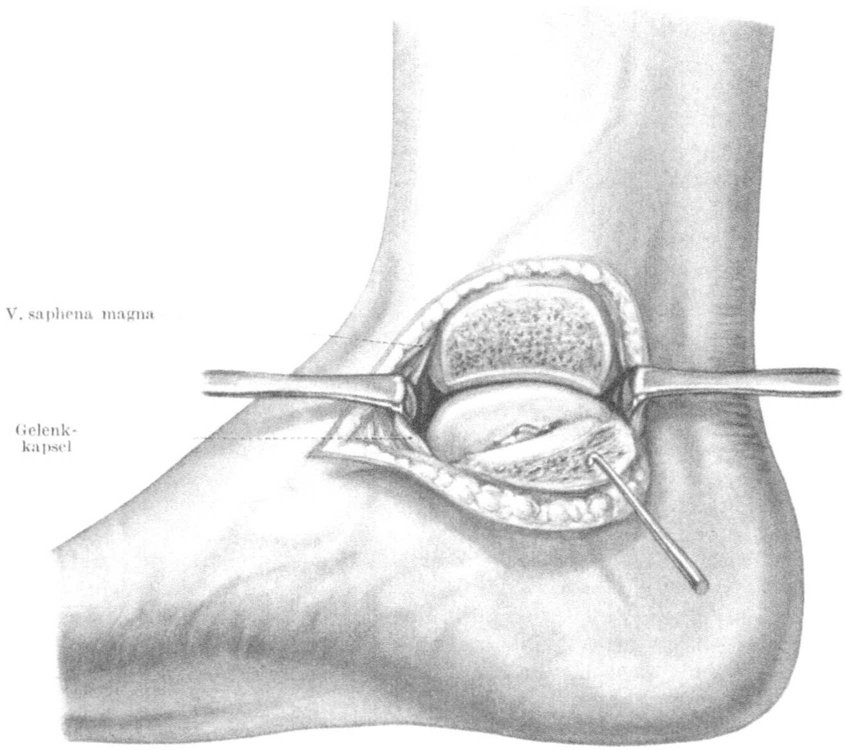

Abb. 380. *Resektion des oberen Sprunggelenkes nach* Fritz König. 2. Akt. Der Schnitt wird durch die Gelenkkapsel nach abwärts fortgesetzt und zieht bis unter die Malleolenspitze. Die Sehne des M. tibialis dorsalis ist zu schonen. Der Weichteillappen wird nach unten geklappt. Man erhält so einen guten Überblick über die Verhältnisse im oberen Sprunggelenk.

Resektion der Gelenke der Chopartschen Linie.

Freilegung und Resektion dieser Gelenke werden im Zusammenhange mit den Arthrodesen auf S. 350ff., Abb. 383ff. dargestellt.

Resektion der Gelenke der Lisfrancschen Linie.

Technik. Man kann die Querresektion dieser Gelenke von zwei Längsschnitten aus durchführen, die tibial und fibular an den Fußkanten verlaufen. Die Weichteile werden von diesen Schnitten aus am Fußrücken vom Knochen abgelöst und das zu entfernende Stück aus dem Tarsus und dem Metatarsus quer herausgemeißelt.

Delbet hat für diese Resektion einen queren Schnitt über den Fußrücken gewählt. Die Weichteile samt den Zehen werden bis auf den Knochen durchtrennt, die Gelenke der LISFRANCschen Linie dargestellt und eröffnet. In zunehmender Plantarflexion des Vorfußes werden die Gelenkkapseln ganz abgelöst, der Metacarpus kann völlig heruntergeklappt werden. Die distalen Gelenkflächen der Fußwurzel und die proximalen der Metatarsalia können nun bequem reseziert werden.

Die Sehnen heilen in dem Narbengebiet wieder an, so daß sogar ihre Beweglichkeit wieder eintreten kann.

δ) Exstirpation einzelner Fußwurzelknochen.

Die Entfernung einzelner Fußwurzelknochen wird hier im Zusammenhang mit den Resektionen besprochen, weil sie im wesentlichen gleichzeitig mit Resektionen der benachbarten Gelenkflächen durchgeführt werden. Eine Besprechung der Exstirpation der kleinen Fußwurzelknochen erscheint nicht notwendig, sie ist am Orte der Wahl von kleinen Schnitten aus ohne Schwierigkeit möglich. Schwieriger ist die Excision des Talus und des Calcaneus.

Exstirpation des Talus.

Indikation. Die totale Entfernung des Talus ist kein ganz seltener Eingriff. Schwere Zertrümmerungsfrakturen können zu seiner völligen oder partiellen Entfernung zwingen. In diesen Fällen hochgradiger Formveränderung des Sprungbeines trägt die Exstirpation zur Stabilisierung und zur Beseitigung der Schmerzen bei. Daß auch nach der Talusentfernung eine gewisse Stabilität erreicht werden kann, zeigen die vielfachen Erfahrungen nach Talusexstirpation bei Fußdeformitäten.

Technik. In der Regel genügt ein Längsschnitt vorne lateral vor dem fibularen Knöchel. Er beginnt handbreit über dem Fußgelenk an der Vorderfläche der Fibula, führt lateral von den Strecksehnen über den fibularen Rand der Fußrolle bis gegen die Tuberositas des Metatarsus V. Der Schnitt dringt gleich in das Fußgelenk ein, so daß Taluskopf und Talusrolle frei werden. Auf dem Talushals wird der Ansatz der Gelenkkapsel nach beiden Seiten hin so weit wie möglich abgelöst, im Sinus tarsi das stramme Lig. interosseum durchtrennt. Dann wird längs des vorderen Randes von Tibia und Fibula die Gelenkkapsel gelöst und seitlich am vorderen und hinteren Ende der Talusrolle das Lig. talo-fibulare anterior und posterior durchschnitten. Außen und entlang des Talusunterrandes wird die Kapselverbindung mit dem Calcaneus gelöst. In forcierter Abduktionsstellung läßt sich nun der Talus so weit emporheben, daß ein Elevatorium unter ihm eingeführt und die Band- und Kapselansätze auch auf der Innenseite abgetrennt werden können. Er läßt sich nun leicht herausnehmen.

Auch in der bei der WHITMAN-Operation beschriebenen Weise läßt sich der Talus bequem auslösen.

Exstirpation des Calcaneus.

Indikation. Die Exstirpation des Calcaneus ist sehr viel seltener als die des Talus. Während die Entfernung des Talus, wie oben erwähnt, für die Stabilität des Fußes verhältnismäßig tragbar ist, bedeutet das Fehlen des Calcaneus eine sehr hochgradige Funktionsminderung, die nur durch orthopädische Hilfsmittel ausgeglichen werden kann. *Die Indikation ist also sehr eng zu stellen*, d. h. im wesentlichen auf Fälle schwerer chronischer Osteomyelitis zu beschränken, bei der die Beseitigung des Eiterherdes eine absolute Indikation darstellt. Kompressionsfrakturen, selbst mit hochgradiger Deformierung des Knochens, können

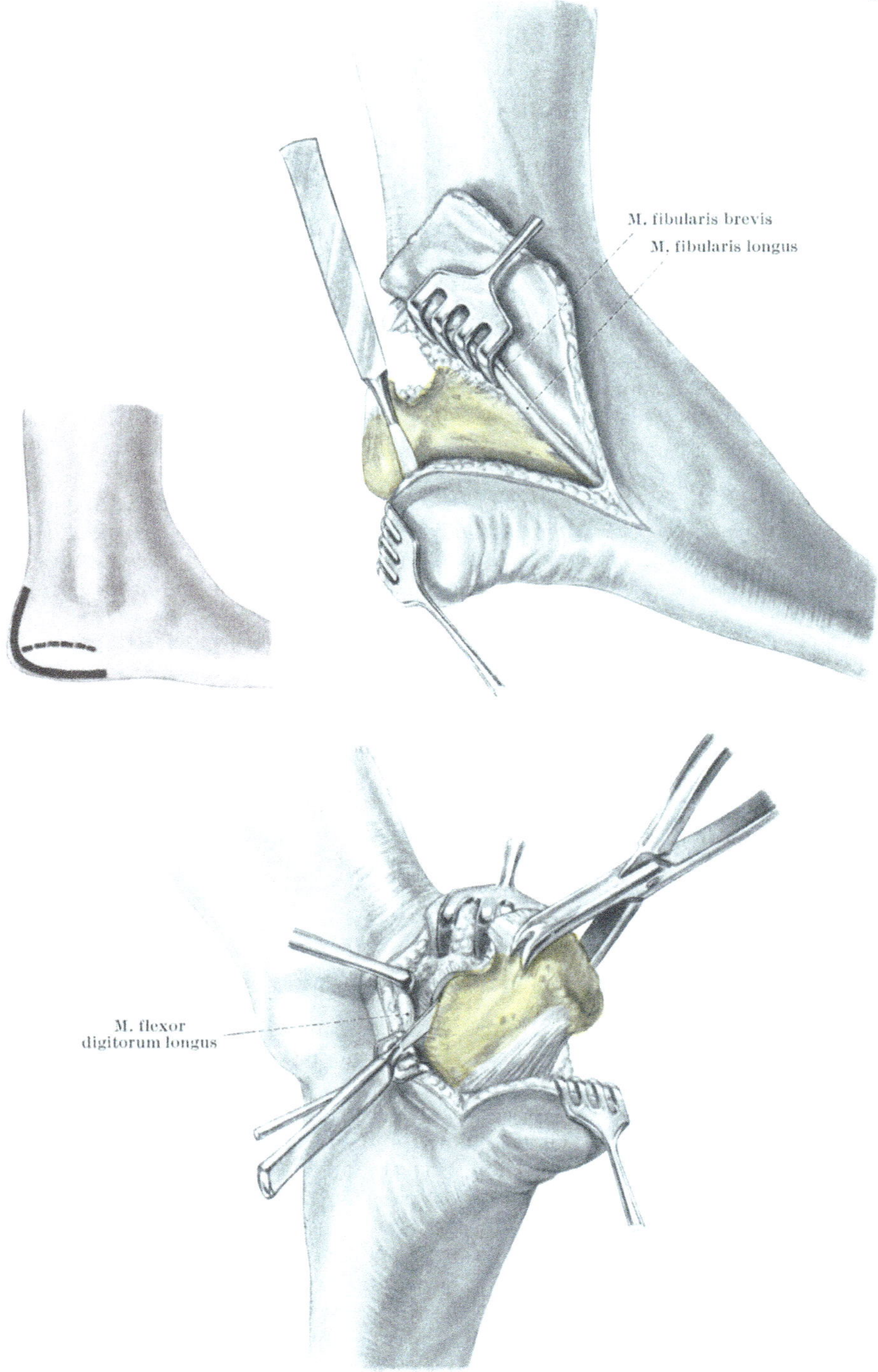

Abb. 381. *Exstirpation des Calcaneus nach* KOCHER. Der Hautschnitt wird auf der tibialen Seite dicht neben und entlang der Achillessehne bis zum unteren hinteren Ende des Tuber calcanei geführt. Auf diesen ersten Schnitt setzt man einen zweiten, der bogenförmig die Ferse umläuft und lateral bis zur Tuberositas des Metatarsus V führt. Durchtrennung der Achillessehne, der Gelenkkapsel und des Lig. calcaneo fibulare. Das Lig. interosseum wird im Sinus tarsi durchschnitten. Die Fersenkappe wird nach medial gezogen und die Sehne des M. tibialis posterior unter dem Sustentaculum losgelöst. Das Lig. calcaneo naviculare wird durchtrennt und die Verbindung zum Talus durchschnitten. So kann der Calcaneus ohne Schwierigkeiten exstirpiert werden.

eine Rechtfertigung für die Exstirpation dieses für die Belastung so wichtigen Knochens nicht abgeben.

Technik. Als der übersichtlichste und schonendste Hautschnitt ist der von KOCHER angegebene anzusehen. Er ermöglicht die Bildung eines großen proximalen Hautlappens und schont die Fußsohle. Dies ist der große Vorteil gegenüber dem in der Mittellinie über die Achillessehne und die Fußsohle verlaufenden Schnitt von LANDERER, bei dem die Narbe auf die Belastungsfläche zu liegen kommt.

Der Hautschnitt wird auf der tibialen Seite dicht neben und entlang der Achillessehne bis zum unteren hinteren Ende des Tuber calcanei geführt. Auf diesen ersten Schnitt setzt man einen zweiten, der bogenförmig die Ferse umläuft und lateral bis zur Tuberositas des Metatarsus V führt. Bei geschmeidigen Weichteilen ist damit genügend Raum geschaffen. Die Achillessehne wird am Tuber abgeschnitten, die Gelenkkapsel des Talocalcanealgelenkes wird am hinteren äußeren Umfange des Calcaneus einschließlich dem Lig. calcaneo-fibulare durchtrennt. Unter Hochziehen der Fibularissehne wird das Lig. interosseum im Sinus tarsi durchschnitten und die Gelenkkapsel zum Os cuboideum mit dem starken Lig. calcaneo-cuboideum abgelöst. Die Fersenkappe wird dann kräftig nach medial hinübergezogen und die Sehne des M. tibialis posterior unter dem Sustentaculum losgelöst und emporgehoben. Das Lig. calcaneo-naviculare wird durchtrennt und endlich die Verbindung zum Talus mit dem Lig. deltoideus durchschnitten. Der Calcaneus wird nun mit einer kräftigen Zange gefaßt und kann ohne Schwierigkeit völlig herausgenommen werden.

ε) Eingriffe zur Beseitigung, Beschränkung und Wiederherstellung der Gelenkbeweglichkeit.

Arthrodese der Fußgelenke.

Durch die Arthrodese werden die Gelenke des Fußes versteift und somit ihrer physiologischen Funktion beraubt. Das bedeutet, daß die Indikation in jedem einzelnen Falle sehr sorgfältig gestellt werden muß. *Die entscheidende Frage, die es zu beantworten gilt, ist, ob durch das Opfern eines oder mehrerer Gelenke der Gesamtfunktion des Fußes gedient wird?*

Heute hat die Arthrodese klar abgegrenzte Indikationsgebiete erhalten, es sind vor allem die *Lähmungen*, die *chronischen Reizzustände bei Arthrosis deformans* und die *Fußdeformitäten*. Die Tuberkulose der Fußwurzelknochen und -gelenke tritt seit Entdeckung der Antibiotica und Chemotherapeutica in diesem Zusammenhang stark zurück.

Die Arthrodese ist am Fuß immer eine eingreifende und in ihrem Erfolg nicht absolut sichere Operation. Es gilt daher, in jedem einzelnen Falle zu erwägen, ob man nicht durch orthopädische Apparate das gleiche Ziel erreichen kann. Häufig ist dies nicht der Fall, da orthopädische Hilfsmittel eine Last für den Kranken bedeuten können. Man wird auf den operativen Eingriff daher im allgemeinen nur dann verzichten, wenn hohes Alter, der Allgemeinzustand oder die lokalen Bedingungen eine Operation untunlich erscheinen lassen.

Die *völlige oder teilweise Lähmung* der Unterschenkel- und Fußmuskulatur, wie wir sie insbesondere als Folge der Poliomyelitis sehen, stellt die häufigste Indikation zur Arthrodese. Die Gelenke, die von Muskeln nicht mehr gehalten und bewegt werden können, werden von jeder geringen Krafteinwirkung in ihre extremen Stellungen gezwungen. Die Kapseln und Bänder sind der übermäßigen Beanspruchung auf die Dauer nicht gewachsen, dehnen sich und es entwickeln sich aus den nicht mehr geführten, der aktiven Kraftentfaltung geraubten Gelenke völlig haltlose *Schlottergelenke*. Auf diese Weise geht dem Fuß die zum Stehen und Gehen notwendige Stabilität verloren. Unter diesen Umständen ist es dann besser, auf die Beweglichkeit ganz zu verzichten und den Fuß in einer für den Gebrauch günstigen Stellung versteifen zu lassen.

Bei *teilweisen Lähmungen* ist allerdings zuvor sorgfältig zu prüfen, ob nicht durch eine *Sehnenverpflanzung* oder eine *Arthrorise* ein funktionell besserer Erfolg zu erreichen ist als durch die Versteifung. Die Sehnenverpflanzung stellt die aktive Beweglichkeit wieder her und ist damit grundsätzlich einer funktionszerstörenden Gelenkversteifung vorzuziehen. Welches der beiden Verfahren in Anwendung kommt, hängt allerdings nicht nur von dem vorliegenden Falle, sondern auch von der persönlichen Einstellung des Operateurs ab, der der Arthrodese mehr positiv oder negativ gegenübersteht.

Es wurde bereits darauf hingewiesen, daß Mißerfolge bei der Arthrodese der Fußgelenke gelegentlich unvermeidbar sind und daß die gewünschte Ankylose nicht immer erreicht wird. Dies trifft vor allem *bei Kindern* zu, da die jugendlichen Knochen noch nicht ausreichend entwickelt sind. Es vergehen daher unter Umständen 2—3 Jahre, bis eine Arthrodese wirklich belastungsfähig wird und man kann gezwungen sein, sie durch einen Apparat eine Zeitlang zu sichern (Schrick). Gelegentlich erreicht man nur eine feste fibröse Versteifung statt der erstrebten knöchernen. Auch sind bei dem Eingriff die Epiphysenfugen gefährdet, deren Verletzung ein vermindertes Längenwachstum zur Folge haben kann. Ein solches kann auch bei Spanarthrodesen durch Hemmung des Knochenwachstum bewirkt werden.

Um die Arthrodese mit Erfolg durchführen zu können, muß also die Knochenentwicklung so weit fortgeschritten sein, daß man unter dem Gelenkknorpel bereits feste Knochen findet. Als frühester Termin für die Entknorpelung wird das 8.—10., oft erst das 12. Lebensjahr angegeben. Frosch empfiehlt, diese Operation nicht vor dem 16. Lebensjahr durchzuführen, andere Autoren raten, die Pubertät abzuwarten.

Völlig anders liegen die Verhältnisse bei *fortgeschrittener und schmerzhafter Arthrosis deformans*. Bei Lähmungen sind die Gelenke an sich verhältnismäßig wenig verändert, die auf die Gelenke wirkenden Muskeln sind außer Funktion gesetzt. Bei der Arthrosis deformans ist es umgekehrt. Die Muskulatur ist intakt, dagegen weisen die Gelenke selbst schwere Veränderungen auf. Durch Randzacken und Wülste, durch Schliffebenen und Knorpeldefekte ist die Beweglichkeit bereits eingeschränkt. Diese morphologischen Veränderungen allein würden allerdings die Ausschaltung eines Gelenkes durch eine Arthrodese nicht rechtfertigen, vielmehr sind es die *Schmerzen*, die uns zu diesem Eingriff veranlassen. Sie können bei chronischen Reizzuständen so hochgradig sein, daß sie völlige Gebrauchsunfähigkeit des Fußes und Arbeitsunfähigkeit bedingen. Das Erzielen von Schmerzfreiheit ist der Erhaltung eines an sich schon in seiner Funktion eingeschränkten Gelenkes bei weitem vorzuziehen.

Die Erfolgsaussichten für das Gelingen der gewünschten Gelenkversteifung sind bei der Arthrosis deformans wesentlich günstiger als bei Lähmungen. Die Gelenke sind an sich schon in ihrer Beweglichkeit stark eingeschränkt, Kapsel und Bänder durch Inaktivität geschrumpft und der normale Muskeltonus bewirkt nach der Operation einen für die Ankylosierung günstigen Druck auf die angefrischten Knochenenden, der bei den durch Lähmungen entstandenen Schlottergelenken in Wegfall kommt. Zur Versteifung genügen daher bei der Arthrosis deformans auch Operationsverfahren, die bei Lähmungen als nicht zuverlässig genug gewertet werden müssen.

Es wurde bereits betont, daß die Arthrodese der Fußgelenke wegen *Tuberkulose von Mittelfußknochen und -gelenken* heute stark an Bedeutung zurückgetreten ist. Wieder sind die Voraussetzungen nicht mit den vorher besprochenen vergleichbar. Ziel der Operation ist, eine exakte Ruhigstellung zu erreichen, die für eine in jedem Falle langsame Heilung die notwendige Grundlage ist. In Gipsverbänden, auf die zusätzlich nicht verzichtet werden darf, ist die Ruhigstellung oft nicht ausreichend. Da jedes nicht radikale Angehen eines tuberkulösen Knochen- oder Gelenkprozesses zu vermeiden ist, soll man das Gelenk bei dem Eingriff nicht eröffnen. Es kommt also im wesentlichen die Herstellung einer Knochenbrücke über die erkrankten Gelenke in Frage, die extraartikuläre Spanarthrodese, mit der gute Erfolge erzielt werden (MEURER). Im Gegensatz zu den Arthrodesen bei Lähmungen und bei der Arthrosis deformans gilt es also zunächst nicht, durch die Versteifung rasch einen belastungsfähigen Fuß zu erreichen. Dies gilt erst auf weite Sicht.

Eine besonders bedeutende Rolle spielt die Arthrodese bei *schweren Fußdeformitäten.* Sie wird hier in der Regel nicht allein, sondern meist in Verbindung mit plastischen Maßnahmen, wie Tenodesen und Sehnenverpflanzungen, Keilosteotomien und Spaneinlagerungen durchgeführt.

Funktionell-anatomische Voraussetzungen der Fußarthrodese.

Für den Erfolg einer Arthrodese ist die richtige Wahl der Gelenke und der Versteifungsstellung ausschlaggebend. Die Grundlagen hierfür lassen sich am besten durch das Studium der Funktion des gesunden Beines, aber auch einer guten Prothese erkennen.

Das Stehen. Beim normalen Stand in Entspannung, also einer lockeren, bequemen Haltung, wird das Becken leicht nach vorne geschoben, das Hüftgelenk wird dadurch in seine extreme Streckstellung von 15° gebracht. Das Kniegelenk bleibt in seiner Ruhestellung von 180°, also gleichfalls in extremer Streckung. *Nur die Füße werden gegen den Unterschenkel in ihren Gelenken in Mittelstellung gehalten,* Hüft- und Kniegelenk werden theoretisch ohne jede Muskelkraft in dieser extremen Stellung einzig und allein durch den Druck des Körpers und durch sehr starke Gelenkbänder fixiert. Beim Kniegelenk trifft dies auch praktisch zu. Beim Hüftgelenk dagegen ist zur Erhaltung des Gleichgewichtes eine geringe Muskelkraft notwendig. *Nur der Fuß muß aktiv mit großer Muskelkraft in seiner Mittelstellung fixiert werden.* Sind beide Beine leicht vorgeneigt, der Rumpf im Hüftgelenk überstreckt und schneidet die Schwerlinie des Körpers den Fuß vor der Achse des oberen Sprunggelenkes, so kann ohne Muskelarbeit eine gewisse Stabilität des Hüft- und Kniegelenkes gewährleistet sein. Beim gelähmten Bein kann diese weitgehende Automatie im Hüft- und Kniegelenk ausgenützt werden, wenn die normale Streckfähigkeit erhalten geblieben ist. Gelingt es uns, sie auch auf das Fußgelenk auszudehnen, so kann mit nur geringer Aktivität ein fester Stand erreicht werden. Die vor dem Sprunggelenk den Fuß schneidende Schwerlinie des Körpers sucht den Unterschenkel gegen den Fuß nach vorne abzuknicken. Durch eine Fixierung des oberen Sprunggelenkes in Mittelstellung oder auch in ganz geringer Dorsalflexion wird dieses Umknicken verhindert. Es muß also der womöglich deformierte, haltlose Fuß durch geeignete Maßnahmen in diese Stellung gebracht und fixiert werden.

Der *gelähmte Fuß* weicht belastet jeder Unebenheit des Bodens im unteren Sprunggelenk in Pro- oder Supination aus. Bei fixiertem Fuß kann der Körper leicht in diesem Gelenk zur Seite abkippen. *Es erscheint also notwendig, diese Bewegungen des Talotarsalgelenkes zu verhindern.* Um beim gelähmten Fuß eine Stabilität zu erreichen, muß dieses Gelenk ausgeschaltet werden. Am günstigsten hat sich dazu eine Stellung in leichter Supination bewährt, weil dadurch einem Absinken der Fußwölbung in Plattfußstellung der beste Widerstand entgegengesetzt ist.

Für das Stehen ist eine völlige Versteifung des oberen Sprunggelenkes nicht unbedingt erforderlich, es ist aber nötig, eine stärkere Dorsalflexion zu verhindern, um das Vornüberfallen des Körpers beim Stand unmöglich zu machen. Die Schwerlinie des Körpers darf den extrem gestreckten Fuß nicht vor den Köpfchen der Metatarsalen schneiden. *Die Winkelstellung des Fußes ist daher von großer praktischer Wichtigkeit.* Bei einer völligen Versteifung wurde früher (Vulpius) eine Mittelstellung von 90° erstrebt. Damit wird der Gang unelastisch und stoßend, normale Schuhe mit Absätzen können nicht getragen werden. So wird jetzt, unter anderen auch von M. Lange empfohlen, eine *leichte Spitzfußstellung* angestrebt. Ihr Grad ist vom Geschlecht des Patienten und vor allem auch von seinem Beruf abhängig. Mäßige Verkürzungen des erkrankten Beines können durch vermehrte Spitzfußstellung ausgeglichen werden.

Das Gehen kann, wie wir beim Prothesenträger beobachten, ebenfalls weitgehend automatisiert werden. Sobald das vorgeschwungene Bein zum Standbein wird, drückt das Gewicht des Körpers das Kniegelenk in extreme Streckstellung. Das gestreckte Bein wird bei der Prothese um ein künstliches Fußgelenk nach vorne geneigt, bei zunehmender Neigung löst sich die Ferse vom Boden. Sobald das Hüftgelenk durchgestreckt ist, beugt sich das Knie automatisch, das Bein schwingt unter dem Körper nach vorne, das Standbein ist wieder zum Spielbein geworden.

Das Einfügen in eine funktionelle Automatie wie bei einer Prothese kann auch beim *gelähmten Fuß* erreicht werden. Wieder ist eine Ausschaltung der Pro- und Supination notwendig, um ein Umkippen des Fußes bzw. des Körpers gegen den Fuß bei Unebenheiten des Bodens zu verhindern. War beim Stehen eine Einschränkung der Dorsalflexion nötig, so muß beim Gehen dazu noch die Plantarflexion verhindert werden, um ein Absinken bzw. Herabfallen der Fußspitze des Spielbeines beim Gehen unmöglich zu machen. Das Aufsetzen des hängenden Fußes ist beim gestreckten Knie unmöglich. Es wird dadurch der harmonische Bewegungsablauf des erkrankten Beines zu einem mühsam, wenig Raum gewinnenden Steppergang. Der Oberschenkel muß bei jedem Schritt stark angehoben werden, um ein Aufsetzen der Fußspitze überhaupt zu ermöglichen.

Notwendige Bewegungseinschränkungen. Es ist also nötig, beim Schlottergelenk, um die Funktion *des Stehens* zu ermöglichen, die *Dorsalflexion*, für die Funktion *des Gehens* die *Dorsal- und Plantarflexion* des Fußes einzuschränken. Theoretisch darf insgesamt nur ein geringer Bewegungsausschlag im oberen Sprunggelenk zwischen ganz leichter Streckung und ganz leichter Beugung erhalten bleiben. Dieser Bewegungsausschlag ist allerdings für das Abrollen des Fußes auf unebenem Gelände von großem Vorteil. Darauf weist vor allem Spitzy hin.

Zur Bewegungseinschränkung der schlotternden Fußgelenke nach Poliomyelitis ist man aus diesen Erwägungen heraus ganz allgemein zu der Ansicht gelangt, durch eine Arthrodese des unteren Sprunggelenkes die Pro- und Supination völlig zu verhindern. Über den Umfang einer Ausschaltung im oberen Sprunggelenk sind die Meinungen sehr geteilt. Vor allem im gebirgigen Gelände wird die Möglichkeit einer gewissen Beweglichkeit zum Abrollen als vorteilhaft empfunden. Niederecker weist allerdings darauf hin, daß viele Kranke mit einer Ankylose des oberen Sprunggelenkes große Bergtouren ausführen konnten.

Bei der Ausschaltung der Fußgelenke darf jedoch nicht ausschließlich mechanisch an die Bewegungsmöglichkeiten dieser Gelenke gedacht werden. Der Fuß ist vor allem biologisch zu bewerten. Es ist zu berücksichtigen, daß bei dem anatomischen Aufbau des Fußes auch die zahlreichen, nicht beweglichen Gelenke durch den Druck des Körpers beansprucht sind. Die Intaktheit dieser Gelenkverbindungen ist für die Bewahrung der Fußform notwendig und ermöglicht erst das Körpergewicht elastisch zu tragen. Es ist selbstverständlich, daß die Ausschaltung eines Gliedes in der Kette der Fußgelenke sich auf alle anderen Kettenglieder auswirken muß. Durch eine Ankylosierung des Talocruralgelenkes werden die nicht in der Bewegungsrichtung liegenden Gelenkflächen des Talotarsalgelenkes übermäßig beansprucht. Wird zusätzlich die hintere Kammer des unteren Sprunggelenkes ausgeschaltet, so wird die vordere Kammer, also das Talonaviculargelenk sowie das Calcaneo-Cuboidgelenk, mehr belastet. Ist eine feste Verbindung all dieser Gelenke mit dem Unterschenkel erreicht, so wirkt sich das Übermaß der Belastung auf die Gelenkverbindungen zwischen Naviculare und den drei Cuneiformia sowie auf die Tarso-Metatarsalgelenke aus. Diese Überbeanspruchung erklärt sich aus dem Gewicht des Körpers, das beim Abrollen über den Hebelarm des Fußes auf diese Gelenke wirkt (Abb. 382).

Aus diesem Grunde hat CODIVILLA *die Forderung gestellt, bei der Arthrodese der Fußgelenke so viele Gelenke der Fußwurzel als möglich zu ankylosieren, damit Fußwurzel und Unterschenkel eine anatomische und funktionelle Einheit bilden können.* Man hat jedoch immer wieder beobachtet, daß bei einer Ankylose des Talocruralgelenkes die an sich geringe Möglichkeit einer Wackelbewegung der Gelenke der CHOPARTschen Linie im Sinne der Dorsal- und Plantarflexion an Umfang zunimmt (HASS). ZIMMERMANN hat eingehende Untersuchungen darüber erhoben und festgestellt, daß in extrem günstigen Fällen eine Beweglichkeit zwischen 80 und 120° möglich wurde, also eine Gesamtexkursion von 40° gegeben war.

Erfolgsaussichten nach Arthrodese des oberen und unteren Sprunggelenkes. Relativ einfach ist die Arthrodese des *unteren Sprunggelenkes.* Bei kaum einer der vielen beschriebenen Operationsmethoden wird über Mißerfolge berichtet. Wesentlich größere Schwierigkeiten bereitet die Ankylosierung des *Talocruralgelenkes.* Dies kann aus der Mechanik beider Gelenke abgeleitet werden. Ein zur Ankylosierung vorbereitetes Gelenk bedarf für lange Zeit einer exakten Ruhigstellung, damit zunächst eine bindegewebige, später eine knöcherne Verwachsung der sich berührenden Knochenflächen entsteht. Jede Bewegung, die zu frühzeitig Veränderungen in der Stellung der Knochen gegeneinander hervorruft, gefährdet deshalb die beginnende Heilung durch Zerreißung der sich bildenden Verwachsungen. Alle Kräfte und Bewegungen, die auf die Längenachse des Fußes wirken, werden durch den relativ langen Hebelarm des Fußes auf den Drehpunkt, das obere Sprunggelenk, übertragen und bewirken leicht Verschiebungen zwischen Tibia und Talus, die in ihrer Kraft durch die Länge des Hebelarmes verstärkt werden. Kräfte, die eine Pro- und Supination des Fußes bewirken, werden dagegen von einem viel kleineren Hebelarm, der nur der Länge des Abstandes der subtalaren Platte vom Boden entspricht, auf das untere Sprunggelenk übertragen. *Darum läßt sich postoperativ ohne Schwierigkeit in diesem Gelenk eine bessere Ruhigstellung erreichen als im oberen Sprunggelenk.* Beim Beginn der Belastung braucht bloß die mit relativ geringer Kraft wirkende Supination und Pronation verhindert zu werden. Im oberen Sprunggelenk wird im Gegensatz dazu bei Beginn der Belastung das Gewicht des ganzen Körpers übertragen und durch den Hebelarm des Fußes verstärkt. Man braucht sich deshalb nicht zu wundern, wenn ein Fußgelenk, das zunächst völlig versteift schien, nach einiger Zeit wieder einen Bewegungsausschlag zeigt.

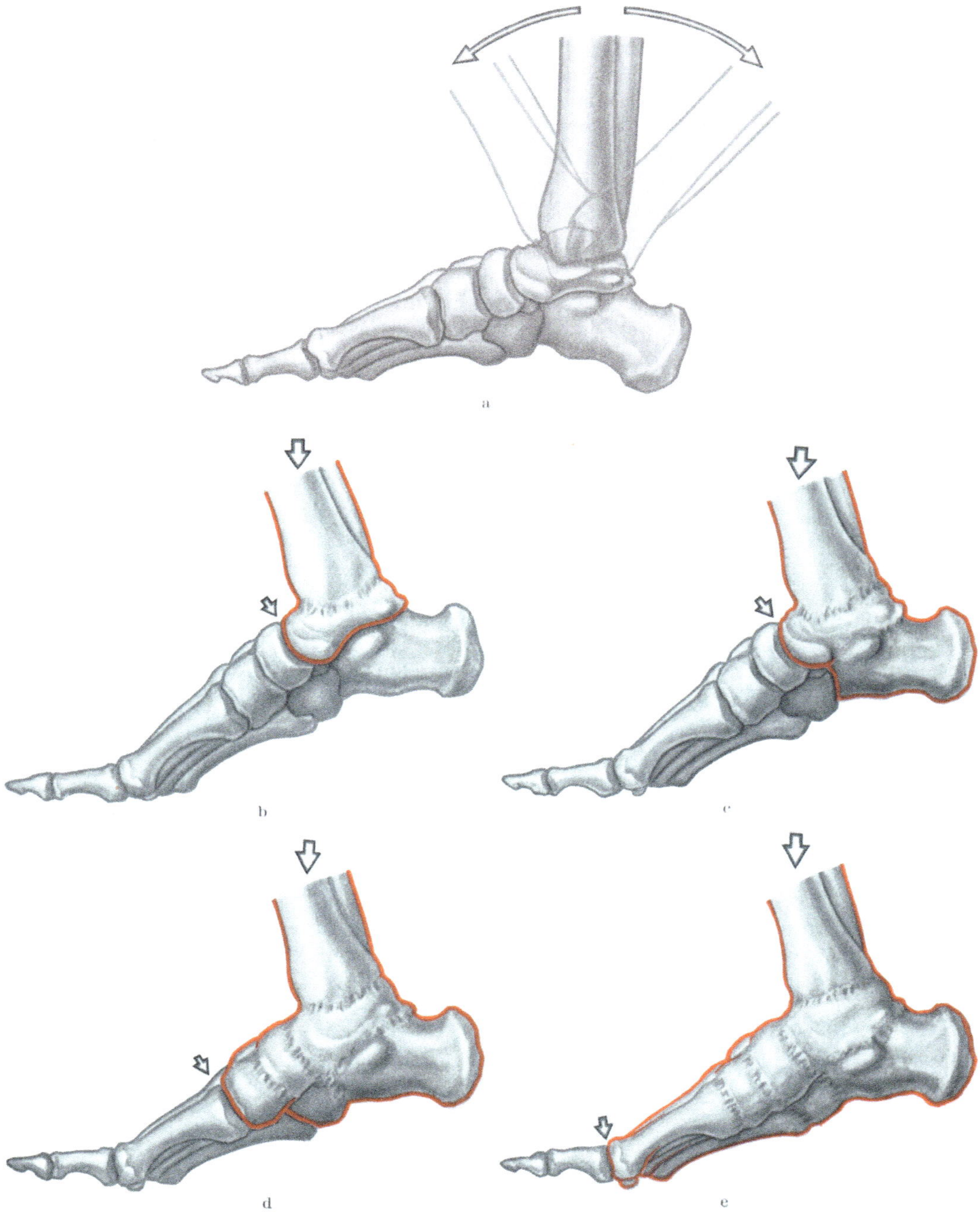

Abb. 382a—e. *Abrollen des Fußes bei Arthrodesen der Fußgelenke.* a Normale Beweglichkeit des oberen Sprunggelenkes, gewöhnliche Beanspruchung der übrigen Fußgelenke. b Arthrodese des oberen Sprunggelenkes, Überbeanspruchung des Talonaviculargelenkes. c Arthrodese des oberen und der hinteren Kammer des unteren Sprunggelenkes, Überbeanspruchung in den Gelenken der CHOPARTschen Linie. d Arthrodese des oberen Sprunggelenkes und sämtlicher tarsalen Gelenkverbindungen, Überbeanspruchung in den Gelenken der LISFRANCschen Linie. e Vollständige Blockbildung sämtlicher Fußgelenke mit Ausnahme der Zehengelenke. Das Abrollen wird im normalen Bewegungsumfang der Metatarsophalangealgelenke durchgeführt.

Außer diesen Erwägungen darf man annehmen, daß angefrischte Gelenkflächen um so fester aneinander heilen, je größer ihr Ausmaß ist. Die Gelenkfläche des oberen Sprunggelenkes ist bei weitem nicht so ausgedehnt wie die des unteren. *Bei einer Entknorpelung der gesamten Gelenkflächen dürfte deshalb auch aus diesem Grunde die Voraussetzung zur Ankylosierung im unteren Sprunggelenk günstiger sein als im oberen.*

Allgemeines zur Technik der Arthrodese.

Zur Durchführung der Arthrodese des Fußes sind zahlreiche Operationsverfahren angegeben worden. Die Verhältnisse am Fuß bedingen besonders große Schwierigkeiten, weil man es nicht mit einem einzelnen, sondern mit mehreren Gelenken zu tun hat, die wohl jedes für sich anatomische Einheiten darstellen, aber doch in engster Abhängigkeit zueinander stehen, auch wenn sie völlig verschiedene Funktionen haben. Zudem ist das Talotarsalgelenk aus mehreren Teilen zusammengesetzt und bildet trotz seiner verschieden gelagerten und geformten Gelenkflächen eine funktionelle Einheit. Außerdem sind die Fußgelenke während der Funktion im allgemeinen stark belastet, da sie den Druck des ganzen Körpers zu übertragen haben.

Es besteht nun die Möglichkeit, je nach Notwendigkeit oder auch Einstellung des Operateurs ein einzelnes, mehrere oder gar alle Gelenke auszuschalten. Kochs-Süchteln hat folgende Möglichkeiten angegeben: 1. Versteifung im Tibiotalargelenk; 2. Versteifung im Subtalargelenk; 3. Versteifung in der Chopartschen Gelenklinie; 4. Versteifung im oberen und unteren Sprunggelenk; 5. Versteifung im unteren Sprunggelenk und in der Chopartschen Gelenklinie; 6. Versteifung im oberen und unteren Sprunggelenk und in der Chopartschen Gelenklinie; 7. Versteifung im oberen und unteren Sprunggelenk, in der Chopartschen und Lisfrancschen Gelenklinie.

Voraussetzung für jede Arthrodese an den Fußgelenken ist, daß bestehende Deformitäten vor der Operation oder durch diese ausgeglichen werden.

Die Arthrodese durch Anfrischung und Resektion (Abb. 383—408).

Die Eröffnung der Gelenke kann in gleicher Weise vorgenommen werden, wie wir sie schon bei der Resektion beschrieben haben. Es werden jedoch von vielen Autoren eigene Zugangswege angegeben. Samter empfahl (1895) den Zugang von hinten. Der Hautschnitt wird in Längsrichtung, 10 cm lang von oben her zum Ansatz der Achillessehne hin geführt. Die Achillessehne wird quer durchtrennt und zunächst das obere Sprunggelenk eröffnet. In starker Dorsalflexion des Fußes wird das Gelenk aufgeklappt und die Knorpelfläche am Talus und an der Tibia einschließlich der Innenseite der Knöchel sorgfältig entfernt. Um eine genügende Festigkeit des Fußes zu erreichen, wird die Arthrodese des Talocalcanealgelenkes angeschlossen. Er sucht damit die von Duchenne beschriebene, besonders starke Beweglichkeit des unteren Sprunggelenkes bei Verödung des oberen zu verhindern. Nach Durchtrennung der Gelenkkapsel werden die Knorpelflächen am Talus und Calcaneus abgetragen, eventuelle Fehlstellungen des Fußes können durch Gerademeißeln des Calcaneus mit einem breiten Meißel beseitigt werden. Nach Naht der Achillessehne Hautnaht. Ein Oberschenkelgips, der 4 Wochen liegen bleibt, sorgt für Ruhigstellung. Samter berichtet von guten Erfolgen seines Operationsverfahrens (Abb. 383).

Seine Methode wurde von Karewsky angegriffen. Dieser hält die Ausschaltung des Talocalcanealgelenkes bei poliomyelitischen Lähmungen nur in ganz seltenen Fällen für notwendig. Er führt nur die Arthrodese des oberen Sprunggelenkes durch und empfiehlt dazu den Zugang von vorne. Ein Durchtrennen der am Fußrücken liegenden Sehnen der gelähmten Streckmuskeln bezeichnet er als belanglos, da diese Sehnen an sich schon außer Funktion gesetzt seien und sogar ohne Naht wieder zusammenwachsen könnten. Nach Arthrodese des oberen Sprunggelenkes hebt er die Fußspitze an und sucht diese Stellung durch Raffung der Gelenkkapseln und der Strecksehnen zu erhalten. Besser als die Ausschaltung des Talocalcanealgelenkes bezeichnet er die Entknorpelung des CHOPARTschen Gelenkes. Dieses hält er für die Stabilisierung des Fußes

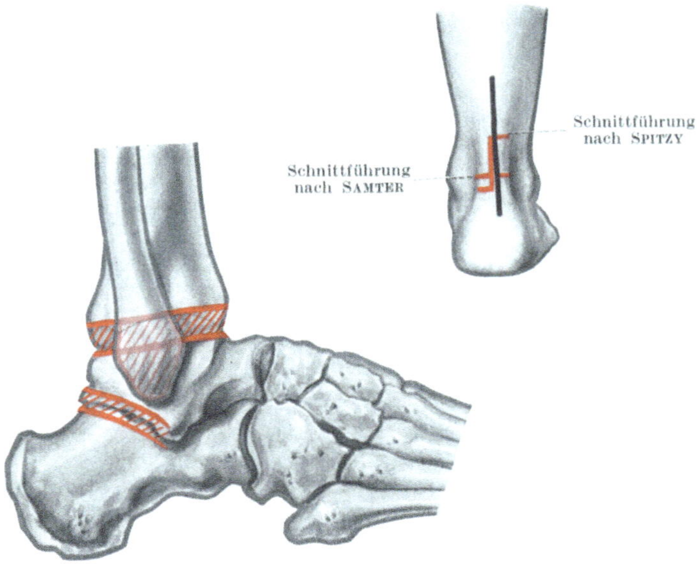

Abb. 383. *Arthrodese nach* SAMTER. Zugang von hinten. Quere Durchtrennung der Achillessehne. Bei dorsaler Flexion des Fußes wird das Gelenk aufgeklappt und die Knorpelfläche am Talus und an der Tibia sorgfältig entfernt. Danach wird die Arthrodese des Talocalcanealgelenkes angeschlossen. Auch hier werden die Knorpelflächen abgetrennt. Naht der Achillessehne, Hautnaht.

für vorteilhaft. Dazu ist allerdings zu sagen, daß beide Autoren damit auf das untere Sprunggelenk einzuwirken trachten, SAMTER auf dessen hinteren, KAREWSKY auf dessen vorderen Anteil (Abb. 384).

SAMTERs Methode wurde von SPITZY aufgenommen und weiterentwickelt. Dieser durchtrennt die Achillessehne nicht mehr mit einem queren Schnitt, sondern Z-förmig. Er nimmt an, daß bei einer einfachen Entknorpelung des Talocruralgelenkes im allgemeinen keine vollständige, sondern nur eine partielle Arthrodese erreicht würde. Es bliebe sehr leicht eine geringe Beweglichkeit dieses Gelenkes erhalten, damit würde allerdings ein günstigeres Abrollen des Fußes in gebirgiger Gegend und auf unebenem Boden ermöglicht. Diese Beweglichkeit werde im allgemeinen als Vorteil empfunden. Nur bei stark ausgeleiertem Gelenk fügt er eine schräge Abmeißelung der Malleolen hinzu. Damit werde es möglich, die vom Knorpel entblößten Flächen in weiter Ausdehnung vollständig aneinander zu bringen und eine Ankylose zu erreichen (s. Abb. 384).

LORTHIOR (Abb. 385) hat zur Ausschaltung der Sprunggelenke (1911) die temporäre Talusresektion angegeben. Von einem lateralen Schnitt wird der Talus aus dem gelähmten Fuß herausgenommen und von seinem Knorpelüberzug allseitig befreit. Dann wird er wieder an seinem alten Platz eingebettet, nachdem vorher auch an Tibia und Fibula, am Calcaneus und am Naviculare die freiliegenden Knorpel entfernt worden sind. Es werden somit durch diese Operation *alle den*

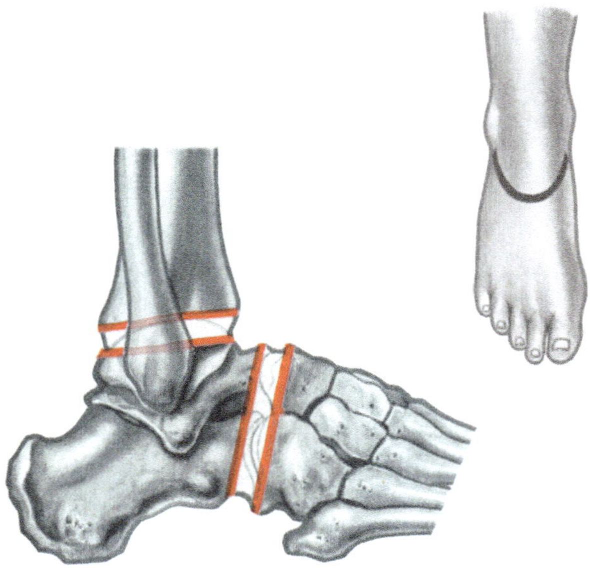

Abb. 384. *Arthrodese nach* KAREWSKY. Zugang von vorn. Bogenförmiger Hautschnitt am Fußrücken, der vom tibialen zum fibularen Malleolus führt. Die gelähmten Strecksehnen werden durchtrennt, Anfrischungsarthrodese des oberen Sprunggelenkes, Entknorpelung des CHOPARTschen Gelenkes.

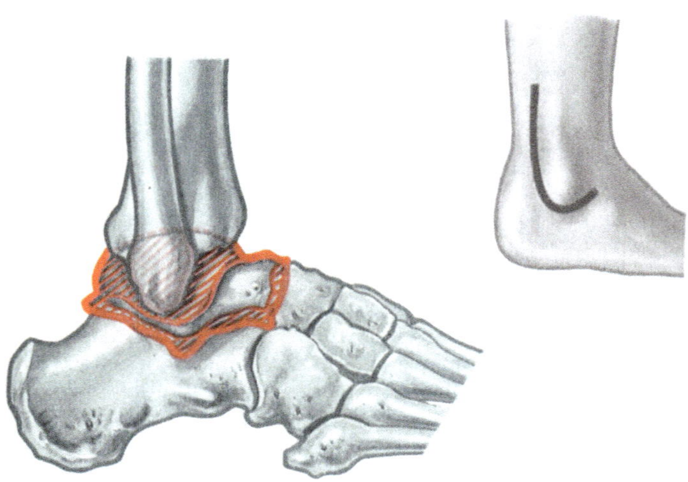

Abb. 385. *Arthrodese nach* LORTHIOR. Der Talus wird von einem lateralen KOCHERschen Schnitt freigelegt, er wird von seinem Knorpelüberzug allseitig befreit. Entknorpelung der Gelenkflächen von Tibia, Fibula, Calcaneus und Naviculare. Somit sind alle drei den Talus berührenden Gelenke angefrischt. Danach wird der Talus zurückverlagert.

Talus berührenden Gelenke angefrischt, so daß es in günstigen Fällen zu einer festen ossären Ankylose im oberen und im gesamten unteren Sprunggelenk kommen muß. Das Verfahren entspricht im wesentlichen dem von OMBRÉDANNE angegebenen. Dieser löst allerdings den Talus nicht vollkommen aus, sondern läßt ihn bei der Entknorpelung am inneren Knöchel hängen. Auch fügt er bei retrakter Achillessehne eine Tenodese hinzu.

Brandes (Abb. 386) hat in einigen Fällen zusätzlich noch die Gelenkflächen zwischen Calcaneus und Cuboid angefrischt, also beide Sprunggelenke und die Gelenke der Chopartschen Linie zur Ankylosierung gebracht.

Als Nachteil dieses Verfahrens wird von einem häufigen Zusammenbruch des Talus berichtet. Auch versteife das obere Sprunggelenk nicht in allen Fällen. Die Resultate seien aber trotzdem gut, die Patienten werden unabhängig von Stützapparaten und können sogar im Laden gekaufte Halbschuhe tragen.

Der herausgenommene und wieder implantierte Talus ist von allen ernährenden Gefäßen isoliert und wenn er auch an seinen alten Ort zurückgebracht wird, so ist er doch biologisch wie ein Autotransplantat zu werten. Es kommt wie bei jedem frei transplantierten Knochen zunächst zu einem Abbau, dann wieder zu einer Regeneration. Der Fuß soll daher ein halbes Jahr in einem Gipsverband ruhiggestellt werden. Die besten Erfolge sind in einem Alter von 12—15 Jahren zu erzielen.

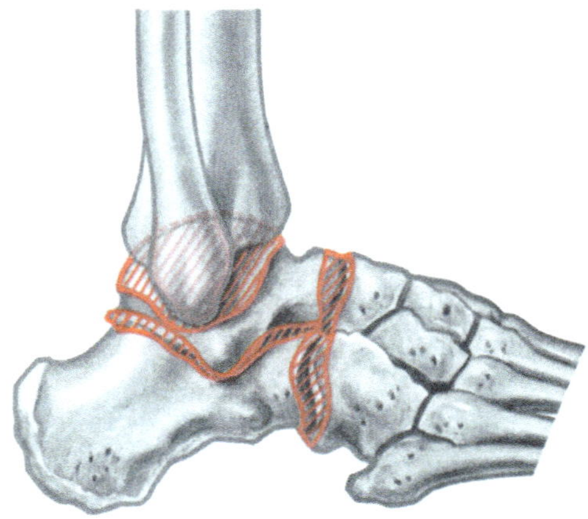

Abb. 386. *Arthrodese nach* Brandes. Freilegung des Talus von einem lateralen Bogenschnitt. Der Talus wird exstirpiert und entknorpelt. Zusätzlich werden die Gelenkflächen zwischen Calcaneus und Cuboid, also beide Sprunggelenke und die Gelenke der Chopartschen Linie, angefrischt und zur Ankylosierung gebracht.

Mau berichtet über dieses Verfahren. Die Fußgelenkarthrodese durch Entknorpelung des herausgenommenen Talus und nachfolgender Reposition mit folgender Ruhigstellung im Gipsverband für ein halbes Jahr ergab im Röntgenbild auffallende Verdichtung des Talus, die einer aseptischen Nekrose entsprach. Nach 2 Jahren war der Talus völlig mit der Umgebung verwachsen. Bei Frühoperationen habe sich nur eine fibröse Ankylose unter Resorption des Talus gebildet, die Funktion sei jedoch günstig gewesen. Die Methode erscheint ihm also nach dem 15. Lebensjahr sehr brauchbar, während sie für das frühe Kindesalter nicht empfehlenswert sei.

Auch Tosetti hat die temporäre Talusresektion empfohlen. Der Hautschnitt wird nach Kocher ausgeführt, weniger günstig hätten sich andere Eröffnungen bewährt. Erforderlich ist vor allem eine schonende Behandlung des Talus, jedes Quetschen mit einer Faßzange soll vermieden werden. Bei Fußdeformitäten wird er, um diese auszugleichen, rücksichtslos modelliert, so daß er sich ohne Zwang, aber auch nicht zu lose in sein Bett wieder einfügen läßt. Es muß eine gute Berührung mit den benachbarten Gelenkflächen gewährleistet sein. Vor dem Einfügen empfiehlt Tosetti ein Auspinseln des Wundbettes und des Talus mit 5%iger Jodtinktur. In leichter Spitzfußstellung kommt das Bein für 6 Wochen in einen Gipsverband, 2 Jahre lang sollen noch Bandschienen getragen werden. Dieses Operationsverfahren sei vor allem bei Spitz- und Klumpfußstellung sowie bei extremer Varusstellung des Fußes zu empfehlen, allerdings seien auch zusätzliche Hilfsoperationen notwendig gewesen. Bei Jugendlichen seien keine Wachstumsstörungen aufgetreten.

Straub (Abb. 387) beschreibt ein Operationsverfahren, in welchem nicht nur eine Entknorpelung beider Sprunggelenke, des Calcaneo-Cuboidgelenkes und der Gelenke zwischen dem Naviculare und den drei Cuneiformia gefordert, sondern bei dem zusätzlich das Mißverhältnis zwischen entknorpeltem Talus und der Malleolengabel dadurch ausgeglichen wird, daß man einen Teil vom Kopf des Talus als Keil in einen sagittal angelegten Spalt des Taluskörpers eintreibt (s. Abb. 387).

Nach Anlegen einer Blutleere am Oberschenkel wird der Fuß in extreme Streckstellung gebracht. Der Hautschnitt wird seitlich annähernd so gelegt, wie ihn KOCHER für die Resektion des Gelenkes angegeben hat. Die oberflächlichen Hautnerven werden dabei nicht geschont. Der Hautlappen wird zurückgeschlagen, die Retinacula der Fibularissehnen werden durchtrennt und in gleicher Richtung nach oben zu wird das Lig. cruciatum aufgeschnitten. Die Sehnen der Mm. fibularis longus und brevis und, wenn vorhanden, auch die des M. fibularis tertius werden durchschnitten. Der M. tensor hallucis brevis und die übrigen kurzen Sehnenstrecker werden vom Calcaneus losgelöst und nach unten fast bis zu den Zehen hin verfolgt. Die Aa. dorsalis pedis und arcuata müssen dabei sorgfältig geschont werden. Nun liegen das Talocruralgelenk und das Talotarsalgelenk in allen ihren Teilen sowie das Calcaneo-Cuboid- und das Cuneo-Naviculargelenk vor. Unter zunehmender Streckung und Supination werden nach Durchtrennung des äußeren Seitenbandes die Gelenke durch Entfernung ihrer Kapseln eröffnet. Dann wird von allen Gelenkflächen und Buchten der Knorpel so sorgfältig wie möglich entfernt. Überall, wo eine spätere Ankylose erwünscht ist, soll die Spongiosa der Knochen sichtbar werden. Die Innenflächen der Malleolen sowie die Seitenflächen des Talus soll man dabei ganz besonders beachten. Der Talus hängt nach diesem Eingriff nur noch an den medialen hinteren und postero-lateralen Bändern, das Naviculare nur an seinen distalen Berührungsflächen. Diese Verbindungen dürfen unter keinen Umständen gelöst werden.

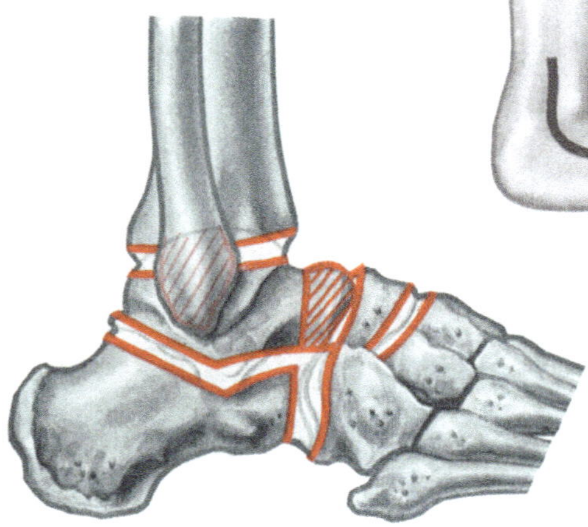

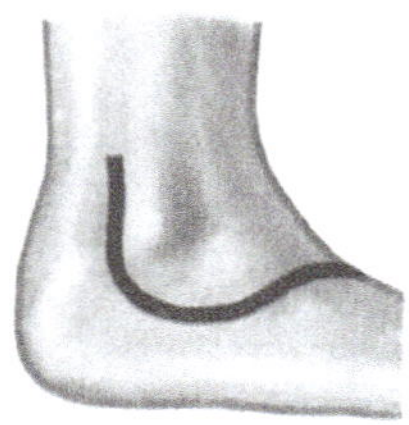

Abb. 387. *Arthrodese nach* STRAUB. Der ausgedehnte Hautschnitt beginnt hinter dem Malleolus fibularis, umkreist diesen bogenförmig und zieht zum Fußrücken. Es werden beide Sprunggelenke entknorpelt, das Calcaneo-Cuboidgelenk und das Gelenk zwischen dem Naviculare und den drei Cuneiformia angefrischt und zusätzlich ein Teil vom Kopf des Talus als Keil in einen sagittal angelegten Spalt des Taluskörpers eingetrieben.

Nun wird der Talus genau in der medialen Sagittalebene mit einem Meißel in zwei Hälften gespalten. Eine Knochenscheibe wird dem Taluskopf entnommen und in den Spalt des Taluskörpers eingekeilt (s. Abb. 387). Dieses Knochenstück soll so breit sein, daß eine feste Berührung der Talusseitenflächen mit der Innenseite der Malleolen erreicht wird. Die durch diesen Eingriff bedingte Verkürzung des Talus ist ohne Bedeutung für die Form und die Funktion des Fußes.

Um eine stärkere Adduktion des Vorfußes zu vermeiden, ist es ratsam, bei der Abtragung der Flächen des Calcaneo-Cuboidgelenkes nicht zu sparsam vorzugehen.

Durch Nähte mit dünnem Catgut wird die Adaptation der Knochenflächen erreicht. Die Wunde wird schichtweise verschlossen. Eine Achillotomie soll,

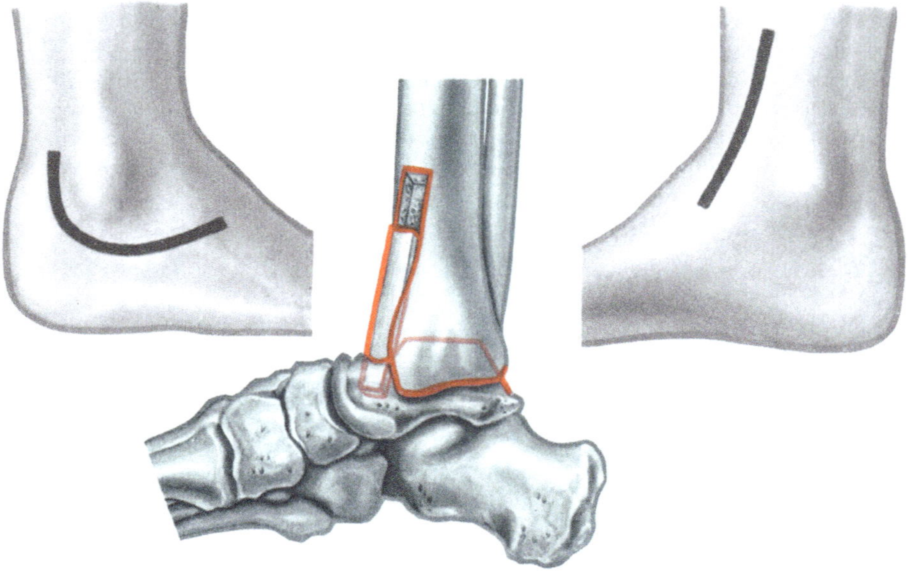

Abb. 388. *Arthrodese nach* Hass. Bogenförmiger Hautschnitt hinter dem äußeren Knöchel. Durchtrennung der Fibularissehne. Eröffnung des Talocruralgelenkes. Die Malleolengabel wird eingefurcht und der dazu passende Taluskörper eingefügt. Anschließend wird das hintere Talocalcanealgelenk entknorpelt. Ein 1 cm breiter und 8 cm langer Knochenspan wird aus der Tibia entnommen, nach distal verschoben und im Taluskopf verankert. Abschließend wird die Tenodese der Mm. extensor pollicis longus und extensor digitorum longus durchgeführt.

wenn nötig, schon vor dieser Operation durchgeführt werden. Die Fixation von Sehnen und Fascien kann nur eine zusätzliche Hilfe für die Arthrodese bedeuten.

Hass (Abb. 388) sucht das Mißverhältnis zwischen Malleolengabel und Talus dadurch auszuschalten, daß er den Taluskörper in eine Mulde der Tibiaunterfläche einsenkt. Er wählt den Hautschnitt dorsal hinter dem äußeren Knöchel, durchtrennt die Fibularissehne und bringt durch stärkere Supination des Fußes das Talocruralgelenk zum Aufklappen. Die Malleolengabel wird kantig eingefurcht und der dazu passend geformte Taluskörper eingefügt. Eine leichte Spitzfußstellung wird dabei angestrebt. Valgus- oder Varusstellung werden durch mehr oder weniger starkes Abtragen des Knochens innen oder außen ausgeglichen. Die Entknorpelung des hinteren Talotarsalgelenkes wird angeschlossen. Im Anschluß daran wird ein 1 cm breiter, 8 cm langer Knochenspan distal aus der

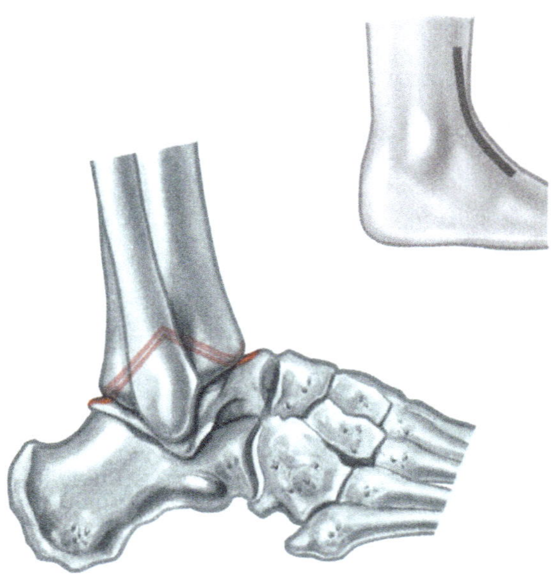

Abb. 389. *Arthrodese des oberen Sprunggelenkes nach* M. Lange. Bogenförmiger, längsgerichteter Hautschnitt vor dem äußeren Knöchel. Verziehung der Sehnen der Extensoren nach medial. Es wird ein breiter Lappen aus der Gelenkkapsel und dem Periost des Talushalses gebildet und nach oben geschlagen. Entknorpelung des Talus. Anfrischen der Tibiagelenkfläche. Beide Knochen werden ineinandergepaßt. Der Periostknochenlappen wird zurückgeschlagen und fest vernäht.

Tibiakante hergestellt, nach unten verschoben und im Taluskopf und -hals verankert. Um die Fußspitzen in gehobener Stellung zu halten, wird die Tenodese der Mm. extensor pollicis longus und extensor digitorum longus angeschlossen. Die von den Muskelbäuchen abgetrennten und zusammengefaßten Sehnen werden in einer an der Innenseite der Tibia gemeißelten Rinne unter dem Periost vernäht.

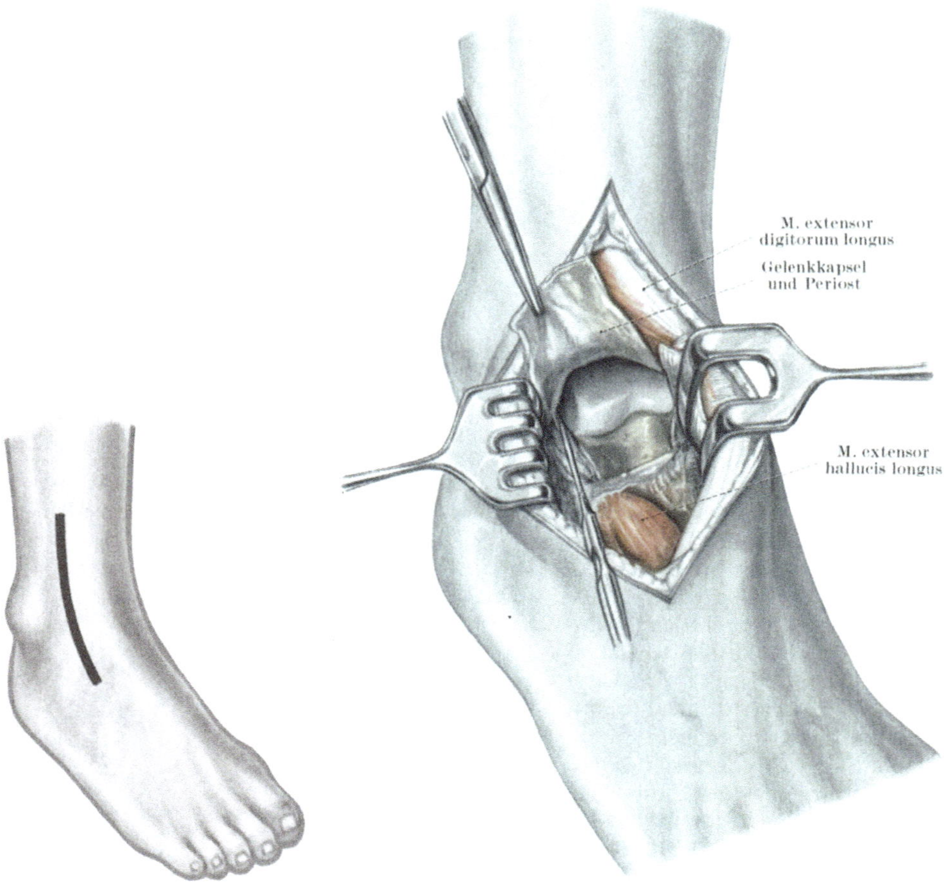

Abb. 390 a. *Arthrodese des oberen Sprunggelenkes nach* M. Lange. 1. Akt. Hautschnitt. 2. Akt. Das obere Sprunggelenk ist durch einen Längsschnitt eröffnet, die Strecksehnen sind nach medial verzogen. Aus der Gelenkkapsel und dem Periost des Talushalses ist ein an der Tibia gestielter Lappen gebildet.

M. Lange (Abb. 389, 390) gibt ein ähnliches Verfahren für die Arthrodese des oberen Sprunggelenkes an. Er wählt den Zugang von vorne außen. Der Schnitt wird bogenförmig in Längsrichtung vor dem äußeren Knöchel geführt. Die Extensorsehnen werden in ihren uneröffneten Sehnenscheiden zusammen mit der A. dorsalis pedis nach medial verzogen. In der ganzen Breite des Gelenkes wird am Talushals ein nach oben an der Vorderkante der Tibia gestielter Weichteillappen gebildet. Die Seitenbänder zwischen den Malleolen und dem Talus werden durchtrennt und durch Plantarflexion des Fußes und Herabziehen des Talus mit einem Knochenhaken das Gelenk aufgeklappt. Die runde Gelenkfläche des

Talus wird entknorpelt und dabei viereckig modelliert. Die distale Gelenkfläche der Tibia einschließlich der Innenseite der Malleolen werden entknorpelt und eine dachgiebelförmige Vertiefung eingegraben, die zur Aufnahme des kantig geformten Talus dienen soll. Beide Knochen werden exakt ineinandergefügt, nachdem die sich berührenden Oberflächen vorher aufgerauht worden sind. Die Einstellung des Talus in die Knochengabel hängt von dem Grad der Spitzfußstellung ab, der erreicht werden soll. Der Periostkapsellappen wird zurückgeschlagen und fest vernäht. Bei Erwachsenen empfiehlt LANGE einen kleinen Knochenspan vom inneren Tibiaende über den Gelenkspalt in den Talus einzutreiben. Der erste Gipsverband soll 4 Wochen liegenbleiben, der darauffolgende Gehgips 3 bis 4 Monate getragen werden. Bei Jugendlichen wird gelegentlich für 1 Jahr ein Apparat angegeben.

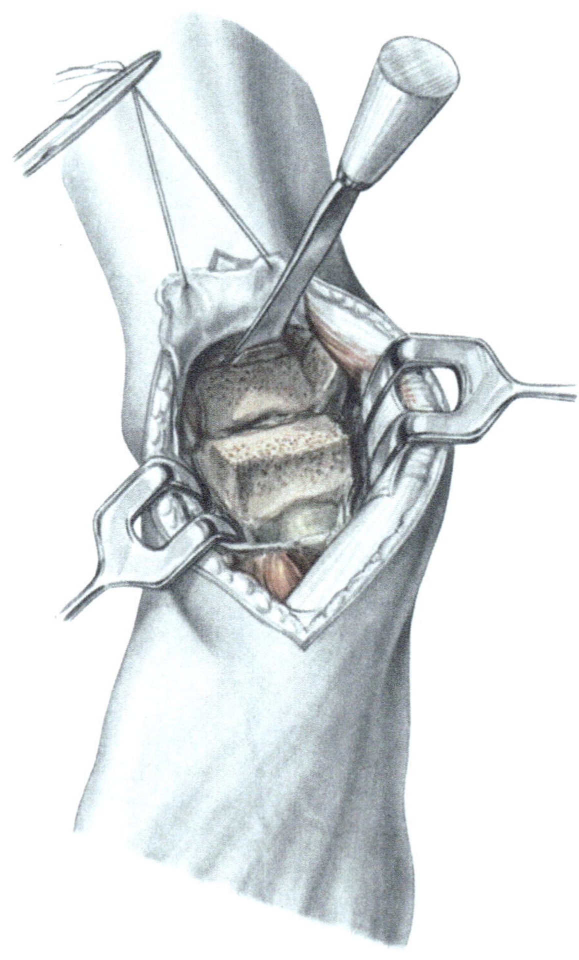

Abb. 390 b. *Arthrodese des oberen Sprunggelenkes nach* M. LANGE. 3. Akt. Die Gelenkfläche des Talus ist viereckig modelliert. In die Gelenkfläche der Tibia ist eine dachgiebelförmige Vertiefung zur Aufnahme des vorgerichteten Talus gebildet.

Um das *Mißverhältnis zwischen Malleolengabel und Talus* bei der Arthrodese auszugleichen, gibt es folgende Möglichkeiten:

1. Die schräge Osteotomie der Malleolenzinken (SPITZY). Durch festes Aufeinanderpressen der Malleolen wird ein inniger Kontakt der Gelenkflächen mit den Seitenflächen des entknorpelten Talus erreicht (Abb. 392).

2. Die Verschmälerung der Malleolengabel (WITTEK). Um das durch die Entknorpelung entstandene Mißverhältnis zwischen der Gelenkgabel, die WITTEK als Pfanne bezeichnet, und der Talusrolle, die er Gelenkkopf nennt, zu beseitigen, wird aus der Berührungsfläche von Tibia und Fibula aus beiden Knochen je eine kleine Scheibe entfernt und das Periost beider Knochen miteinander vernäht. Hierdurch wird die sog. Pfanne verschmälert (Abb. 393).

3. Die Verbreiterung des Talus (STRATZ). In die Sagittalebene des Talus wird ein Spalt gemeißelt und der Knochen so weit auseinandergehebelt, bis sich Talusseitenflächen und Innenseiten der Malleolengabel innig miteinander berühren (Abb. 394).

Auch kann man nach STRAUB die Verbreiterung des Talus dadurch erreichen, daß man den Taluskörper in der Sagittalebene völlig durchtrennt und in den entstandenen Spalt eine Knochenscheibe aus dem Taluskopf hineintreibt (Abb. 395).

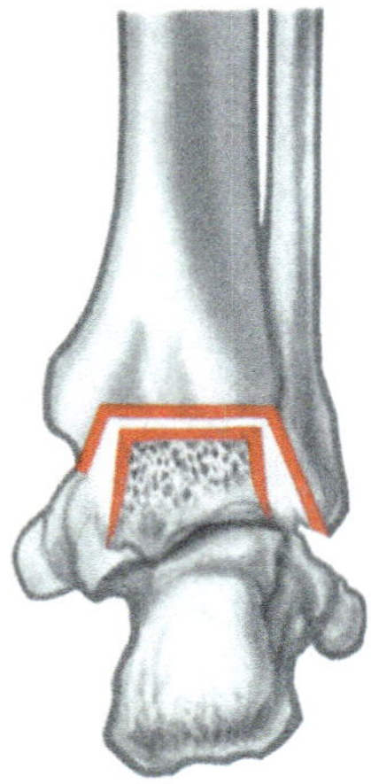

Abb. 391. *Resektion des oberen Sprunggelenkes.* Mangelnde Adaptation der entknorpelten Gelenkflächen nach ausgedehnter Resektion im oberen Sprunggelenk.

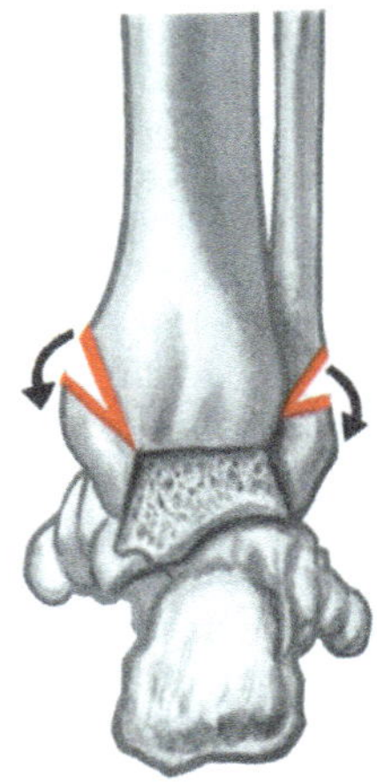

Abb. 392. *Arthrodese des oberen Sprunggelenkes nach* SPITZY. Schräge Osteotomie an beiden Malleolen. Die distalen Fragmente werden nach unten umgeklappt und in innigen Kontakt mit den Seitenflächen des entknorpelten Talus gebracht. Das Gelenk wird so verödet.

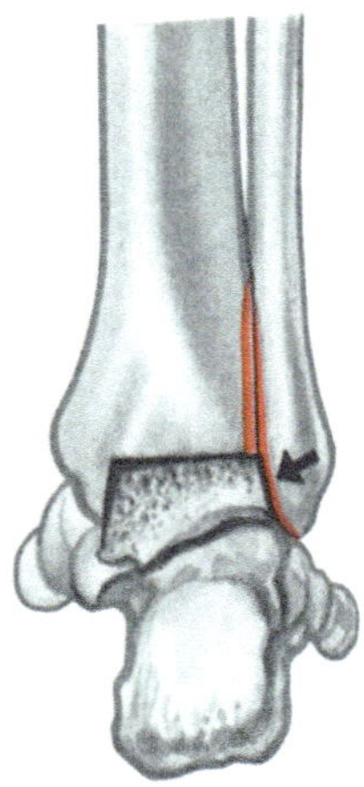

Abb. 393. *Arthrodese des oberen Sprunggelenkes nach* WITTEK. Nach der üblich durchgeführten Entknorpelung soll eine Verschmälerung der Malleolengabel erzielt werden. Es wird daher aus der Berührungsfläche von Tibia und Fibula aus beiden Knochen je eine kleine Scheibe entfernt und das Periost miteinander vernäht.

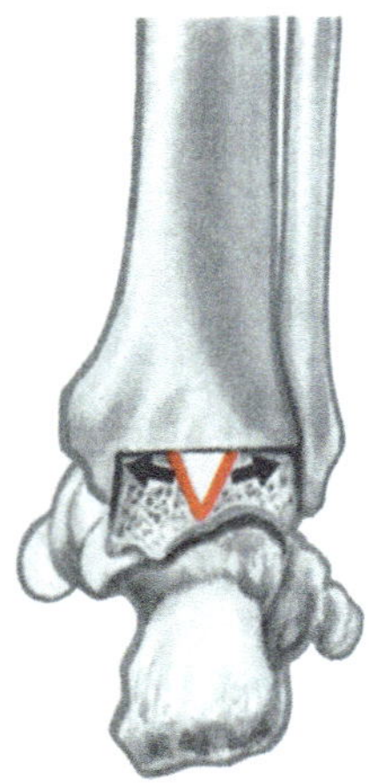

Abb. 394. *Arthrodese nach* STRATZ. Nach der üblichen Entknorpelung wird eine Verbreiterung des Talus angestrebt. In die Sagittalebene des Talus wird ein Spalt gemeißelt und der Knochen soweit auseinander gedrängt, daß sich die Seitenflächen des Talus mit den Innenseiten der Malleolengabel nicht berühren.

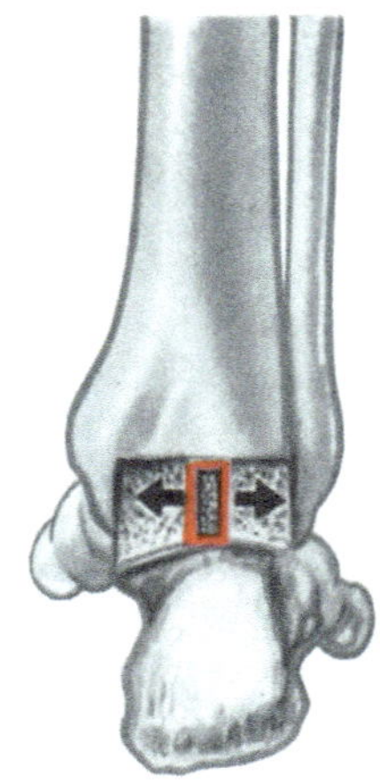

Abb. 395. *Arthrodese nach* STRAUB. Die Verbreiterung des Talus wird durch eine völlige Durchtrennung des Taluskörpers in der Sagittalebene erzielt, indem man in den entstandenen Spalt eine Knochenscheibe aus dem Taluskopf eintreibt.

4. Umformung der distalen Tibiagelenkfläche, in welche der passend modellierte Talus eingeführt wird (HASS und LANGE, Abb. 388, 389).

5. Die Druckarthrodesen (MAXEN). Auf die Einpassung des Talus in die Gelenkgabel wird verzichtet. Die Ankylosierung wird durch Druck zweier angespannter KIRSCHNER-Drähte erreicht (Abb. 396).

Schon bei den funktionell-anatomischen Betrachtungen wurde erwähnt, daß in vielen Fällen bei ganz oder teilweise gelähmten Füßen die Arthrodese beider Sprunggelenke empfehlenswert ist. Viele Autoren begnügen sich jedoch grundsätzlich mit der Ausschaltung des unteren Sprunggelenkes. So führt z. B. HANAUSEK nur die Arthrodese des Talotarsalgelenkes aus und verhindert damit die Pro- und Supination des Fußes. Die Dorsal- und Plantarflexion bleiben erhalten. Seiner Meinung nach bedarf es nur einer Gummibandage, welche den Fuß im Sinne der Dorsalflexion hebt. Der durch dieses Hilfsmittel verursachte Nachteil werde durch eine bessere Funktion aufgehoben.

Die Verödung des unteren Sprunggelenkes wird häufig mit anderen auf das obere Sprunggelenk wirkenden Operationen verbunden, wie Sehnenverpflanzung, Tenodese oder Arthrorise.

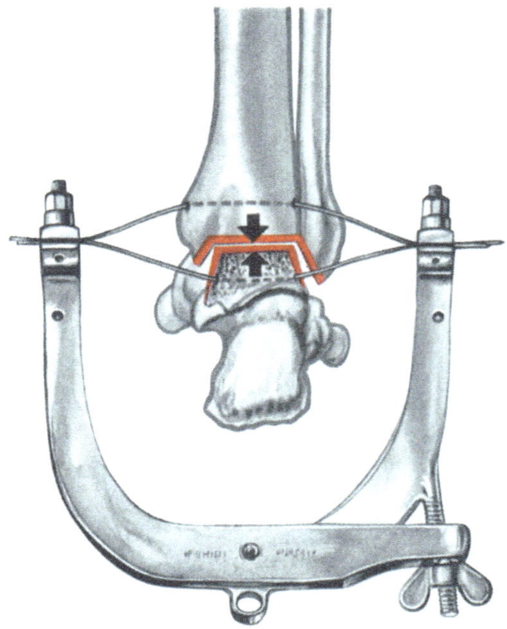

Abb. 396. *Druckarthrodese des oberen Sprunggelenkes nach* MAXEN. Übliche Anfrischung der Gelenkenden. Die Ankylosierung wird durch den Druck zweier angespannter KIRSCHNER-Drähte erreicht. Der erste Draht ist durch die Tibia, der zweite durch den Talus geführt. Sie werden in einem KIRSCHNERschen Spannbügel extrem angespannt.

RYERSON (Abb. 397) hat für seine Art der Arthrodese des unteren Sprunggelenkes den Ausdruck „*Triple-Arthrodese*" geprägt. Durch sein Verfahren wird das Fußskelet in drei Teile zerlegt und nach der Entknorpelung wieder zusammengefügt. Er führt den Hautschnitt vor dem äußeren Knöchel an die Ober- und Außenseite des Fußes zum distalen Rande des Cuboids. Die kurzen Zehenstrecker werden vom Calcaneus abgelöst, man kann aber auch die Muskelbäuche längs spalten. Dann werden subperiostal die Weichteile von der Oberfläche des Fußes abgelöst und nach medial verzogen. Mit einem Osteotom wird der Taluskopf und je nach Bedarf ein Teil seines Halses abgetragen. Dann werden die Gelenkflächen zwischen Calcaneus und Cuboid entfernt. Bei extremer *Valgusstellung* kann das Kahnbein ganz oder teilweise abgetragen werden, im letzteren Falle müssen allerdings die proximalen Gelenkflächen der drei Cuneiformia entknorpelt werden. Bei *Varusdeformität* des Fußes wird den Gelenken der CHOPARTschen Linie ein Keil entnommen, dessen Basis am lateralen Fußrand steht. Vom gleichen Hautschnitt aus werden die Weichteile vom Talushals und vom Calcaneus abgestreift, die Bänder werden durchtrennt, damit ist das Talocalcanealgelenk zugänglich. Man entfernt aus seinen Gelenkflächen den Knorpel mit einer Knochenscheibe. Ist der Calcaneus nach außen geknickt, wird ein größerer Keil an der Innenseite entfernt, umgekehrt ein größerer Keil der Außenseite entnommen. Nach einem Einschnitt um den inneren und äußeren Knöchel wird der Fuß nach rückwärts geschoben, so daß die Traglinie des Körpers mehr zur Mitte des Fußes verlagert wird. *Die Verknöcherung und Verschmelzung der Knochen untereinander tritt schneller ein, wenn die sich berührenden Flächen aufgerauht sind und die Zwischenräume mit Knochenpartikelchen angefüllt werden.*

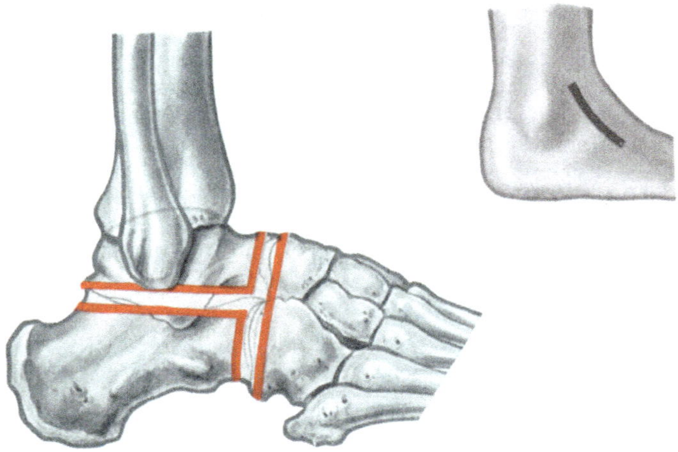

Abb. 397. *Triple-Arthrodese nach* RYERSON. Bogenförmiger Hautschnitt, der vor dem äußeren Knöchel beginnt und bis zum distalen Rande des Cuboid zieht. Ablösung der Zehenstrecker vom Calcaneus. Die Weichteile werden von der Oberfläche des Fußes abgelöst und nach medial verzogen. Vom Taluskopf wird ein größerer Teil abgetragen, das Gelenk zwischen Calcaneus und Cuboid entknorpelt und das Kahnbein teilweise abgetragen. Auch die Gelenkflächen der drei Cuneiformia werden entknorpelt. Vom gleichen Hautschnitt aus werden die Weichteile vom Talushals und Calcaneus abgetragen, das Talocalcanealgelenk eröffnet, man entfernt aus beiden Gelenkflächen den Knorpel mit einer Knochenscheibe. Der Fuß wird nach rückwärts verlagert und die Gelenkflächen aufeinandergestellt.

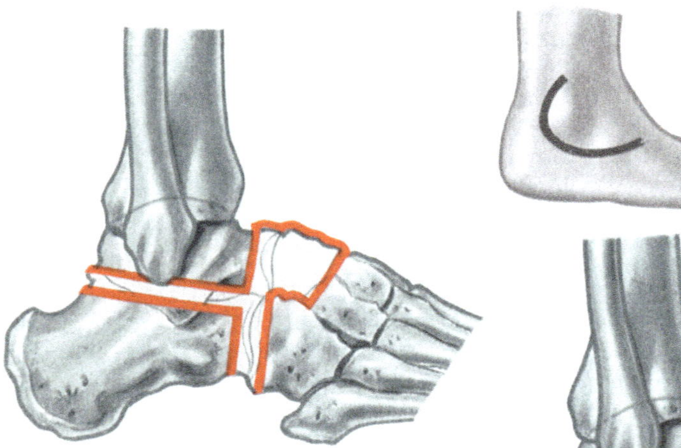

Abb. 398.

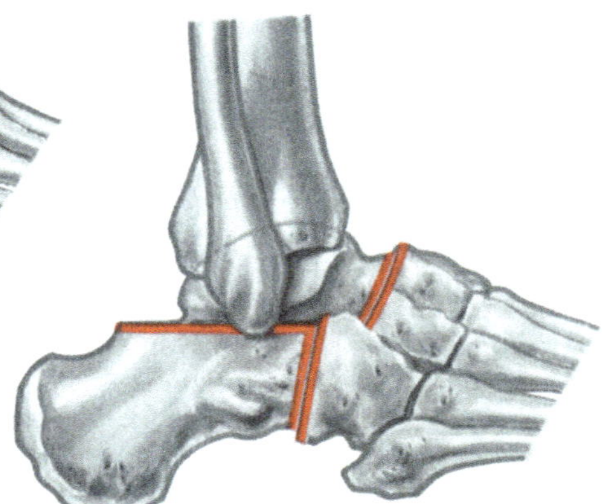

Abb. 399.

Abb. 398 u. 399. *Arthrodese nach* DUNN. Der bogenförmige Hautschnitt beginnt hinter dem äußeren Knöchel und zieht zur Basis des Metatarsale III. Das Calcaneo-Cuboidgelenk wird entknorpelt, der Taluskopf abgetragen. Dann werden die proximalen Gelenkflächen der drei Keilbeine mit dem ganzen Naviculare entfernt. Nach Durchtrennung des Lig. interosseum wird der Fuß im unteren Sprunggelenk nach innen luxiert und die Gelenkflächen des Talocalcanealgelenkes entknorpelt. Der Vorfuß wird zurückgeschoben und hierdurch der Hals des Talus in eine Mulde in die Cuneiformia eingefügt. Gleichzeitig werden Calcaneus und Cuboid in Berührung gebracht.

Eine noch zuverlässigere Fixierung kann dadurch erreicht werden, daß man Kanäle in den Talus, den Calcaneus, das Cuboid und das Naviculare bohrt. Unter Umständen können Drähte gelegt werden. Zum Abschluß der Operation wird noch einmal überprüft, ob die äußere Fußform und die Schwerlinien richtig sind. Der Fuß soll sich in leichter Spitzfußstellung oder im rechten Winkel befinden, das Fußgewölbe symmetrisch sein und die Schwerlinie des Körpers durch die Mitte des Talus führen.

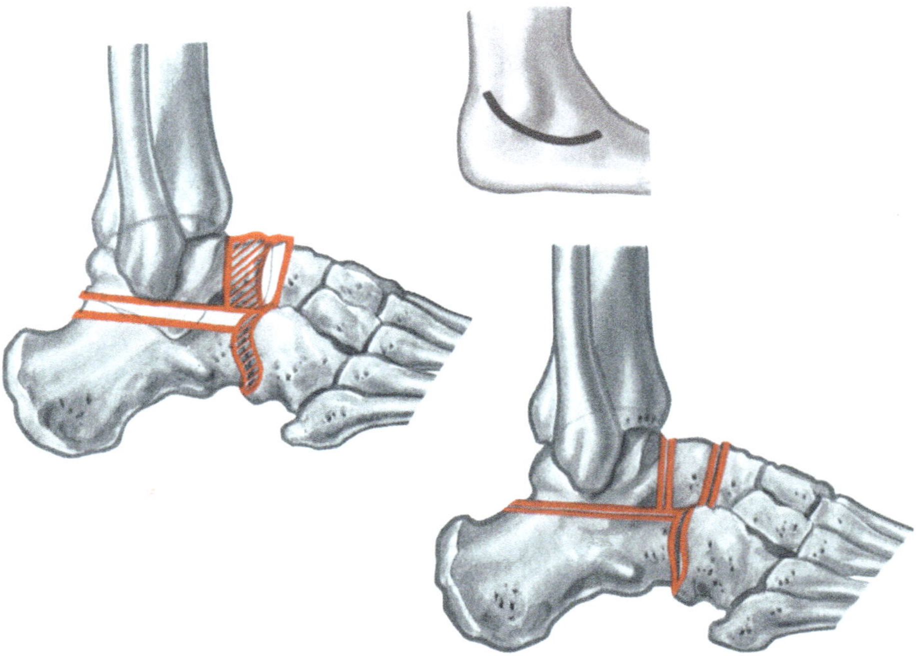

Abb. 400. Abb. 401.

Abb. 400 u. 401. *Arthrodese nach* KITE *mit temporärer Talusexstirpation.* Leicht gebogener Hautschnitt unter dem äußeren Knöchel. Resektion des Calcaneo-Cuboidgelenkes. Die unter dem Talus liegende Knorpelfläche wird mit Einschluß des Sustentaculum tali entfernt. Der Talushals wird durchtrennt und herausgenommen. Entknorpelung der proximalen Kahnbeingelenkfläche. Das geformte Fragment des Taluskopfes wird in den Defekt eingefügt. Die Hohlräume im Bereiche des Sinus tali werden durch zurückbleibende Knochenteilchen ausgefüllt.

Ähnlich ist die Operation von DUNN (Abb. 398, 399). Er geht von einem bogenförmigen Hautschnitt aus, der über und hinter dem äußeren Knöchel beginnt und zur Basis des Metatarsale III verläuft. Gleichfalls werden die Weichteile nach medial verzogen. Mit einem Osteotom wird das Calcaneo-Cuboidgelenk entknorpelt, der Taluskopf knapp über der Gelenkfläche abgetragen. Dann wird die proximale Gelenkfläche der drei Keilbeine mit dem ganzen Naviculare entfernt. Das Lig. interosseum sowie die Knöchelbänder werden durchtrennt, der Fuß im unteren Sprunggelenk nach innen luxiert und die Gelenkflächen des Talocalcanealgelenkes entknorpelt. Der Fuß ist nun dreigeteilt. Um eine Deformität auszugleichen, können die Knochen entsprechend zugerichtet werden. Der Vorfuß wird zurückgeschoben, hierdurch der Hals des Talus in eine in die Cuneiformia eingegrabene Mulde eingefügt und gleichzeitig werden so Calcaneus und Cuboid in Berührung gebracht.

KITE (Abb. 400, 401) gibt das Verfahren einer *temporären Taluskopfresektion* an. Durch die Modellierung des wieder eingepflanzten Knochenstückes können

Deformierungen ausgeglichen werden. Zuerst wird der Sinus tarsi angezeichnet und die obere seitliche Ecke der Calcaneusgelenkfläche umschnitten, um ihre Darstellung zu erleichtern. Dann wird durch Entfernung von angemessenen Knochenteilen das Calcaneo-Cuboidgelenk reseziert. Damit werden seitliche Deformitäten ausgeglichen. Es folgt die Entfernung der unter dem Talus liegenden

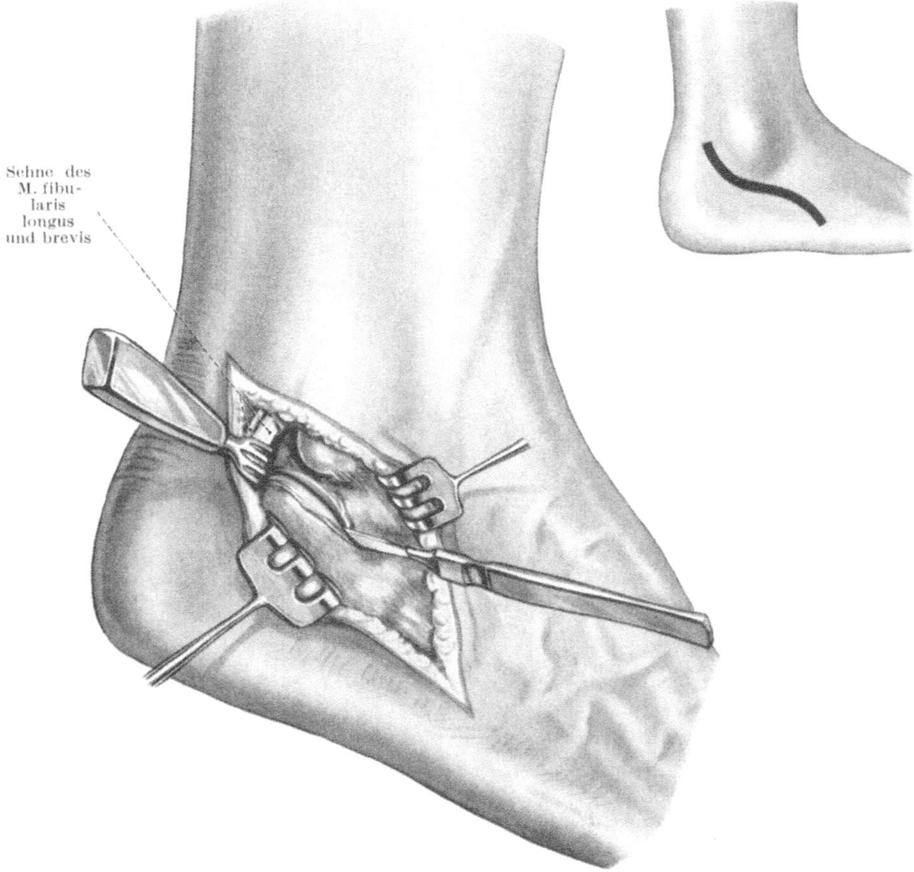

Abb. 402. *Subtalare Arthrodese nach* M. Lange. S-förmig gebogener Hautschnitt unterhalb des äußeren Knöchels, Freilegung der Fibularissehnen, diese werden nach dorsal gehalten und das Talocalcanealgelenk mit dem Messer eröffnet.

Knorpelflächen mit Einschluß des Sustentaculum tali. Die Oberfläche des Taluskopfes und -halses werden mit einem Messer freigelegt, der Talushals wird durchtrennt. Nach Entfernung der Weichteile wird dieses Knochenstück herausgenommen. Die proximale Kahnbeingelenkfläche wird von ihrem Knorpel entblößt. Bei Klumpfußdeformitäten wird das Pfannenband medial und unten eingeschnitten, um eine Korrektur des Fußes besser ausführen zu können. Kite vertritt die „*fischschuppenartige Aufrauhung*" der entblößten Gelenkflächen, um die Verschmelzung der Knochen zu fördern. Das geformte und verkleinerte Fragment von Taluskopf und -hals wird in gewünschter Lage in den Defekt eingefügt. Zurückbleibende Knochenteilchen werden verwendet, um Hohlräume im Bereiche des Sinus tali auszufüllen.

Wenig modifiziert wird diese Operation von HOCKE angegeben. Er betont besonders die Modellierung des Taluskopf-Halsfragmentes, um Deformitäten auszugleichen.

Sparsamer mit der Entfernung von Knochenteilen ist die subtalare Arthrodese von OMBRÉDANNE, die er als „*doppelte Arthrodese*" bezeichnet. Der Hautschnitt wird von ihm gleicherweise wie bei der vorher beschriebenen totalen

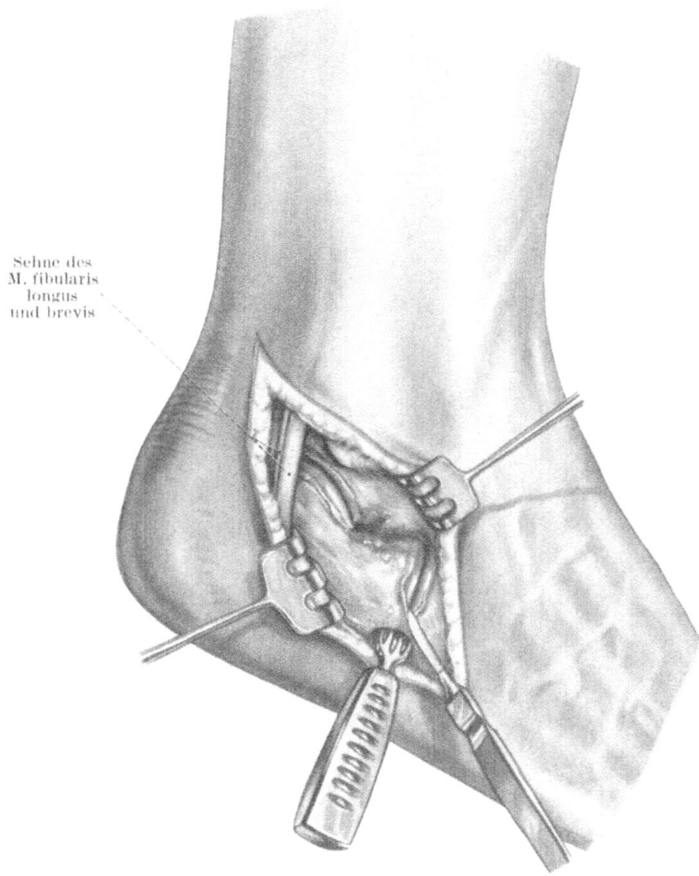

Abb. 403. *Subtalare Arthrodese nach* M. LANGE. Das Calcaneo-Cuboidgelenk wird eröffnet, die Weichteile sind durch eine untergeschobene KOCHER-Sonde geschützt.

Fußarthrodese gewählt. Die Sehnen werden sorgfältig geschont. Zunächst wird das Talonaviculargelenk eröffnet, seine Gelenkflächen werden entknorpelt. Dann wird in gleicher Weise das Calcaneo-Cuboid- und als letztes das Talocalcanealgelenk angegangen. Er weist besonders darauf hin, daß das Alter des Patienten so weit fortgeschritten sein muß, daß man nach Abschälen des Gelenkknorpels auf Knochen stößt. Es muß also das 8.—9. Lebensjahr abgewartet werden. Nach der Arthrodese wird immer die *Tenodese* angeschlossen: bei Varusstellung die der Fibularismuskeln, bei Valgusstellung die des M. tibialis anterior und des M. extensor digitorum longus. Bei *Spitzfuß* mit erhaltener Streckfähigkeit wird die Operation mit einer Verlängerung der Achillessehne, bei *Hohlfuß* mit einer Keilexcision aus den vorderen Gelenken verbunden. Zur

Ruhigstellung wird auf Gipsverband verzichtet. Fuß und Unterschenkel werden für 8—9 Tage ruhiggestellt, dann wird mit Bewegungsübungen begonnen. Nach einem Monat darf der Patient aufstehen.

M. Lange (Abb. 402—404) führt die Arthrodese des *unteren Sprunggelenkes* ähnlich aus. Er wählt die gleiche Schnittführung, die Fibularissehnen werden freigelegt und nach hinten gehalten. Das *Talocalcanealgelenk* wird er-

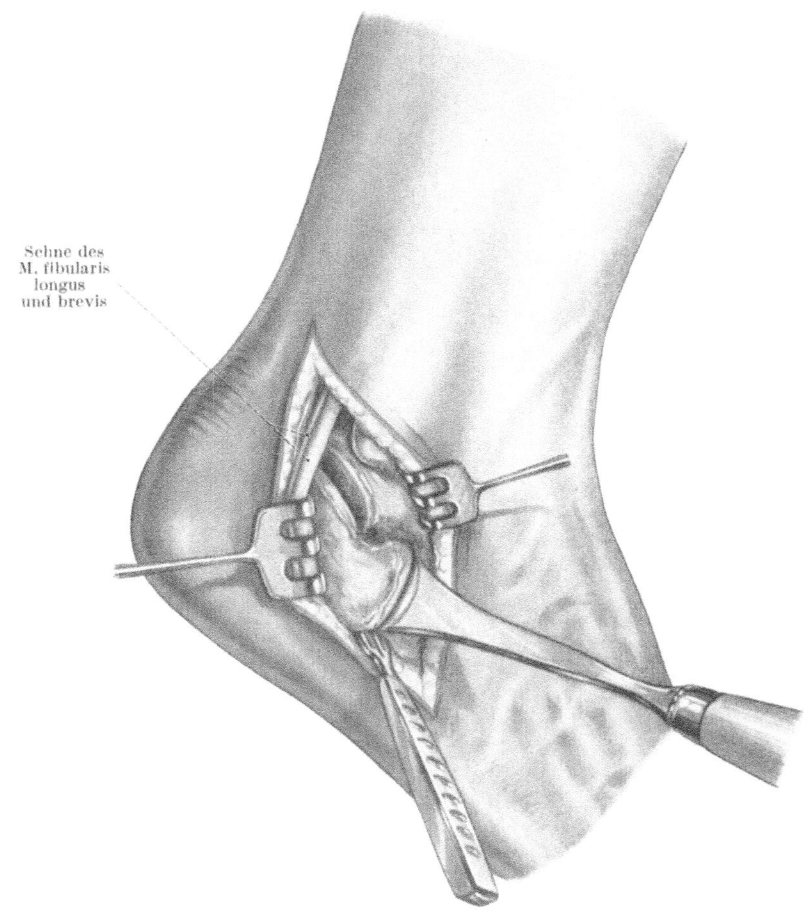

Abb. 404. *Subtalare Arthrodese nach* M. Lange. Mit einem breiten Meißel werden die Gelenkflächen von Calcaneus und Cuboid abgetragen.

öffnet, die Weichteile schützt man mit einer hinter dem Gelenkspalt angelegten Kocher-Sonde. Unter Mitverwendung eines Winkelmeißels wird die Entknorpelung der Gelenkflächen vorgenommen. Der Fuß wird von einem Assistenten nach tibial luxiert und damit das Gelenk breit aufgeklappt. In dieser Stellung läßt sich die Gelenkfläche auch an der Innenseite gut entknorpeln. Das Sustenaculum tali wird abgetragen. Mit einer gebogenen Kocher-Sonde, die um die Knochen der Fußwurzel herumgeschoben wird, werden hierbei die tibial gelegenen Sehnen, die A. tibialis dorsalis und der N. tibialis geschützt.

Beim Klumpfuß entfernt man einen Knochenkeil außen an der Gelenkfläche des Calcaneus, bei Plattfuß wird mehr Knochensubstanz an der Innenseite abgetragen. Zum Abschluß werden die Knochenflächen durch Meißelschläge aufgerauht.

Meist schließt sich die Arthrodese des *Calcaneo-Cuboidgelenkes* an. Der Gelenkspalt wird eröffnet, gegen die Fußsohle hin werden die Weichteile mit einer KOCHER-Sonde geschützt, dann wird mit zwei Meißelschlägen die Knorpelfläche vom Calcaneus und Cuboid entfernt. Vom Knochen wird so viel weggenommen, daß der Vorfuß in eine leichte Abduktionsstellung gebracht werden kann. Vor der Hautnaht sollen die Subcutannähte mit besonderer Sorgfalt gelegt werden.

Der Fuß wird für 3 Wochen in einem leicht gepolsterten Gipsverband ruhiggestellt. Wurde wegen eines Klumpfußes operiert, wird auch das Knie in einer mäßigen Beugung von 130° in diesen Verband mit einbezogen, sonst genügt ein Unterschenkelgips. Nach 3 Wochen wird ein Gehgips angefertigt, der 3 Monate getragen werden soll. Die weitere Nachbehandlung macht man vom Befund abhängig.

Für die Arthrodese des *Talonaviculargelenkes* wird der Hautschnitt an der Innenseite des Fußes über diesem Gelenk geführt. Das Gelenk wird eröffnet und unter dem Schutz von zwei KOCHER-Sonden, die an seinem Rande angelegt sind, werden die Knorpelflächen entfernt. Durch entsprechendes Abtragen von Knochen werden Plattfuß- und Abduktionsstellungen ausgeglichen. Mit schräg geführten Meißelschlägen werden feine Rinnen und Erhebungen wie bei einer Zähnelung hergestellt, in die sich die berührenden Knochenflächen verhaken.

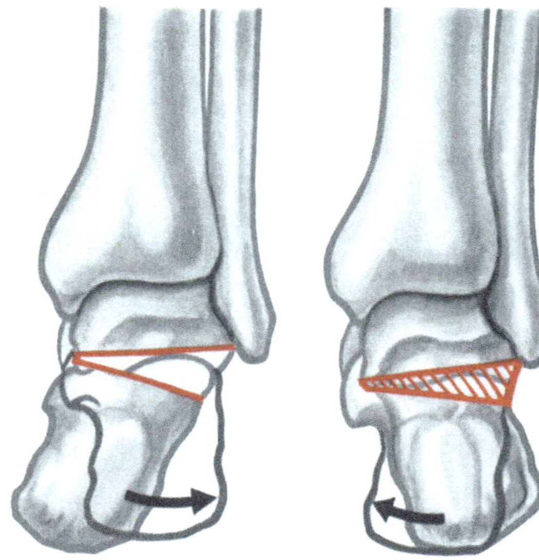

Abb. 405. Abb. 406.

Abb. 405 u. 406. *Arthrodese des unteren Sprunggelenkes nach* HOHMANN *durch Ausschaltung der hinteren Kammer dieses Gelenkes.* 1. Durch Entnahme eines Keiles mit lateraler Basis wird die Valgusstellung ausgeglichen. 2. Durch keilförmige Zwischenlagerung von Knochen zwischen die angefrischten Gelenkflächen von Talus und Calcaneus wird die Varusstellung beseitigt.

LANGE berichtet, daß sich an diesem Gelenk auch die *Querverriegelung* gut bewährt habe. Ein kleiner Knochenspan wird in eine quer über das Gelenk in Talus und Naviculare gemeißelte Rinne eingelagert.

HOHMANN (Abb. 405 und 406) begnügt sich bei der Ausschaltung des unteren Sprunggelenkes mit der Arthrodese der hinteren Kammer dieses Gelenkes. Der Hautschnitt wird leicht bogenförmig bis zur Spitze des äußeren Knöchels geführt, das schräg nach hinten ziehende Seitenband wird durchschnitten, die Fibularissehnen werden nach hinten gezogen. Genau unter der Knöchelspitze kommt man auf die hintere Kammer des Talotarsalgelenkes. Dieses wird durch abwechselnde Pro- und Supination deutlich gemacht. Es ist die größte Gelenkfläche des Calcaneus, die nach vorne zu durch das Lig. talo-calcaneare interosseum begrenzt ist. Bis dorthin werden die Gelenkflächen entknorpelt, die Vorderkammer wird nicht berührt. Durch Supination werden die entblößten Knochenflächen aneinandergepreßt. Beim *Klumpfuß* wird von außen her ein Keil entnommen, beim *Plattfuß* ein aus der Tibia oder bei Keilosteotomie aus dem Naviculare oder Cuneiforme abfallender Knochen als Keil eingelagert.

Die Arthrodese durch Knochenbolzung und Spanverpflanzung
(Abb. 407).

Arthrodese durch Bolzung. Im vorigen Abschnitt sind schon zwei Verfahren erwähnt worden (HASS, LANGE), bei denen die Anfrischungsosteotomie mit einer Spaneinbolzung kombiniert war. Es werden jedoch zahlreiche Methoden angegeben, bei denen die Spaneinpflanzung den wesentlichsten Teil der Operation darstellt.

Bestechend und elegant zur Ausschaltung der Fußgelenke scheint zunächst die zuerst von LEXER angegebene Bolzung (Abb. 407). Durch einen kleinen Eingriff wird das obere und das untere Sprunggelenk versteift.

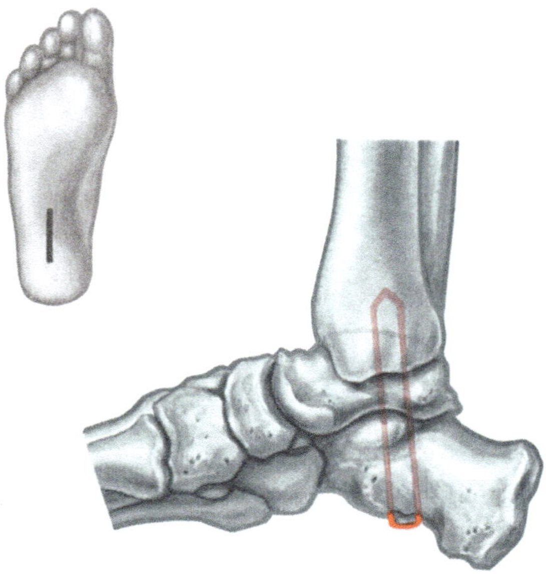

Abb. 407. *Arthrodese nach* LEXER. An der Fußsohle wird im vordersten Abschnitt der Ferse ein 3 cm langer Hautschnitt angelegt. Mit einer Bohrfräse wird ein Kanal durch den Calcaneus und Talus in die Gelenkfläche der Tibia gebohrt. Nach Herausnahme der Fräse wird ein kräftiger Knochenbolzen eingeschlagen. Etwa noch überstehende Knochenteile werden mit der LUERschen Zange entfernt, so daß der Bolzen mit der unteren Fersenbeinfläche abschneidet.

Der Fuß wird in die endgültig gewünschte Stellung gebracht. Dann wird an der Fußsohle im vordersten Abschnitt der Ferse, vor dem Tuber calcanei, eine 3 cm lange Längsincision genau in der Mitte bis auf den Knochen durchgeführt. Während zwei stumpfe Wundhaken die Hautränder samt der längsgespaltenen Plantaraponeurose und der Sehne des M. flexor digitorum brevis auseinanderziehen, wird eine Bohrfräse auf die untere Fläche des Fersenbeines gesetzt und unter genauem Zielen ein Kanal durch den Calcaneus und Talus in die Gelenkfläche der Tibia bis zur Apophyse hin gebohrt. Nach Herausnahme der Fräse wird sofort ein Knochenbolzen an ihre Stelle gebracht. Mit einem Stempel wird dieser durch Hammerschläge so tief eingeschlagen, wie die Fräse gebohrt hatte. Der überstehende Teil wird mit der LUERschen Zange entfernt, damit der Bolzen mit der unteren Fersenbeinfläche abschneidet. LEXER meint, daß dieses Vorgehen bei Erwachsenen unzweifelhaft von Vorteil sei. Auch bei Kindern hat er keinen schädigenden Einfluß gesehen. Hier könnten allerdings als Folge der Bohrverletzung der Wachstumsfuge nachteilige Folgen nicht ausgeschlossen werden.

LEXER beobachtete selbst, daß nach 2 Jahren das Transplantat, soweit es im Knochen lag, in die Struktur der Umgebung übergegangen war, aber in den Sprunggelenken, besonders im oberen, verdünnt schien. Er konnte allerdings auch feststellen, daß sich im Gelenkspalt feine Knochenmaschen bildeten, welche von dem Bolzen auszustrahlen schienen. Er verwandte als Transplantat zunächst autoplastisches Material mit und ohne Periost aus der Tibia des gesunden, aber auch des kranken Beines, einige Male auch Material aus dem Knochen Verstorbener. Später empfahl er, nur Transplantate mit Periost aus der Tibia des gesunden Beines zu entnehmen. Die Verschmälerung im Gelenkspalt führte er auf die Resorption durch Granulationsgewebe zurück. BIER nahm an, daß hier die Wirkung einer osteolytischen Substanz aus der Synovia der Gelenke zu erkennen sei. Es wurde jedoch festgestellt, daß es sich hier nicht um die Wirkung von Resorption handeln könne, sondern um schleichende Frakturen. Sie kommen zustande, wenn mit der Bolzung der Sprunggelenke gleichzeitig eine fehlerhafte Stellung des Fußes korrigiert worden sei und die ruhigstellenden Verbände zu bald entfernt wurden. Das Transplantat allein kann die verbesserte Stellung nicht erhalten und muß bei dem ständig wirkenden seitlichen Hebeldruck einen Schaden erleiden. Man sieht dann etwa in der 12. Woche feine Spalte im Transplantat innerhalb des oberen Sprunggelenkes auftreten, die sich von der Corticalis der einen Seite allmählich bis auf die entgegengesetzte Seite fortsetzen, so daß es schließlich unter geringfügiger Beanspruchung zu einem völligen Bruch kommen muß. HAWLY stellte eine Atrophie des Transplantates im Gelenk nach $^1/_2$ Jahr fest, nach 1 Jahr sei der Span schon völlig resorbiert gewesen.

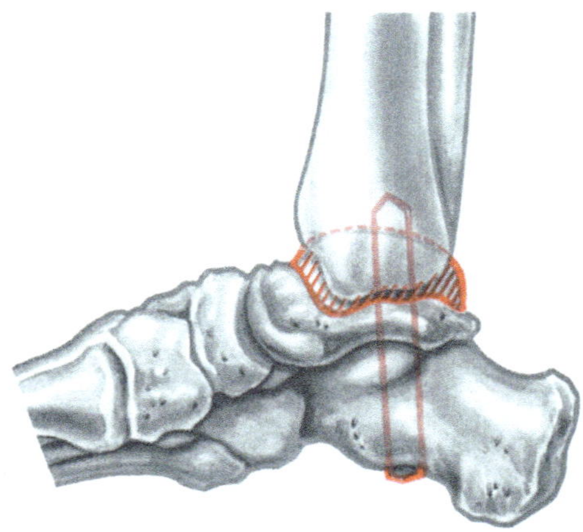

Abb. 408. *Bolzungsarthrodese nach* LEXER, *mit gleichzeitiger Anfrischung des oberen Sprunggelenkes nach* REHN. REHN führt zusätzlich eine Entknorpelung des oberen Sprunggelenkes durch und treibt den Knochenbolzen nicht wie LEXER von der Fußsohle, sondern von medial oben ein.

Auch MÜLLER konnte an Knochenspänen, die er extraartikulär zur Ausschaltung von Gelenken an Kaninchen verwandt hatte, feststellen, daß in Höhe des Gelenkspaltes regelmäßig eine Resorption von Knochensubstanz auftrat, die zu einer Fraktur führte. Da die Späne nicht im Gelenk lagen, kann für diese Erscheinung weder die osteolytische Wirkung der Synovia, noch Granulationsgewebe verantwortlich gemacht werden. Die Ursache war nach MÜLLERs Meinung in mechanischen Momenten, die durch die Beweglichkeit des Gelenkapparates bedingt sind, zu suchen. Es handelt sich also wohl um die Folge einer Überbeanspruchung im Sinne eines Ermüdungsbruches. LEXERs *Originalverfahren ist daher allein ohne Anfrischung des oberen Sprunggelenkes außer bei arthrotisch veränderten Gelenken nicht zu empfehlen.*

Die Bolzungsmethode wurde von REHN übernommen (Abb. 408). Da ihm die Insuffizienz der Bolzen im oberen Sprunggelenk bekannt war, führte er in diesem Gelenk zusätzlich eine Entknorpelung durch und erreichte damit eine völlige Verödung. Außerdem treibt er den Knochenbolzen *nicht von der Fußsohle*, die unverletzt bleibt, ein, sondern von medial oben. Der Operationshergang ist aus den Abb. 409—411 ersichtlich.

Ähnlich geht HATT vor (Abb. 412). Der Hautschnitt wird auf der Tibiakante vom mittleren Knöchel aus bis zum Talushals hin geführt. Das obere Sprunggelenk wird eröffnet, die Gelenkflächen werden zerstört, die Knochen- und Knorpelspäne im Gelenk belassen. Dann wird ein etwa 7 cm langer, $1^1/_4$ cm breiter Knochenspan aus der Tibia entnommen. Mit einem bajonettförmigen Meißel wird durch die bei der Spanentnahme geschaffene Knochenlücke ein Kanal vom Markraum aus durch das distale Tibiaende in den Talus gebohrt. Der Span wird als Bolzen in diesen Kanal eingeführt und mittels eines bajonettförmig gebogenen Vorschlaggerätes bis in den Talus hinein eingetrieben.

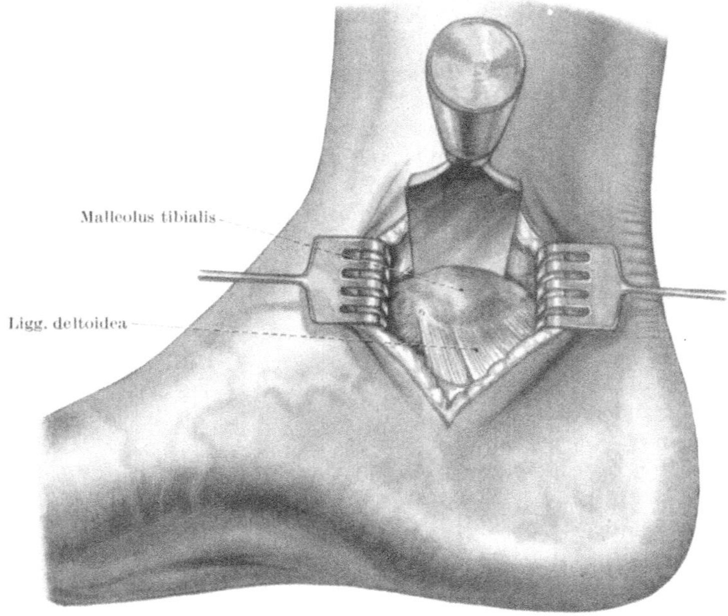

Abb. 409. *Bolzungsarthrodese nach* LEXER-REHN. Senkrechter Hautschnitt über dem inneren Knöchel. Eröffnung des Talocruralgelenkes durch Abschlagen des Malleolus tibialis mit einem breiten Meißel.

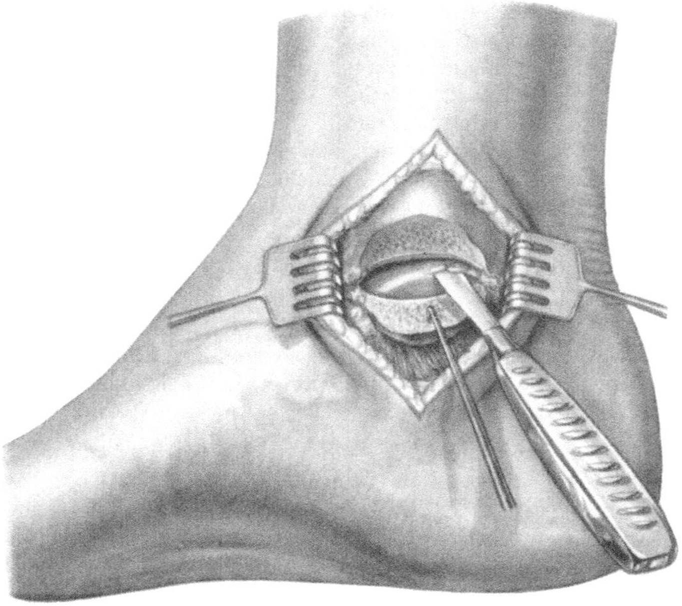

Abb. 410. *Bolzungsarthrodese nach* LEXER-REHN. Der Malleolus tibialis wird nach unten geklappt und mit einem scharfen Haken zurückgehalten. Das Talocruralgelenk wird entknorpelt.

Eine Bolzungsmethode, die sich allerdings nur im oberen Sprunggelenk auswirken kann, wurde von MAKAI (Abb. 413) angegeben. Er führt den Bolzen quer durch beide Malleolen und das Talocruralgelenk. Nach entsprechendem Redressement legt er einen 1,5 cm langen Schnitt über dem inneren Knöchel, der bis auf das Periost geht. Mit einem Hohlmeißel bohrt und meißelt er sich einen Tunnel in

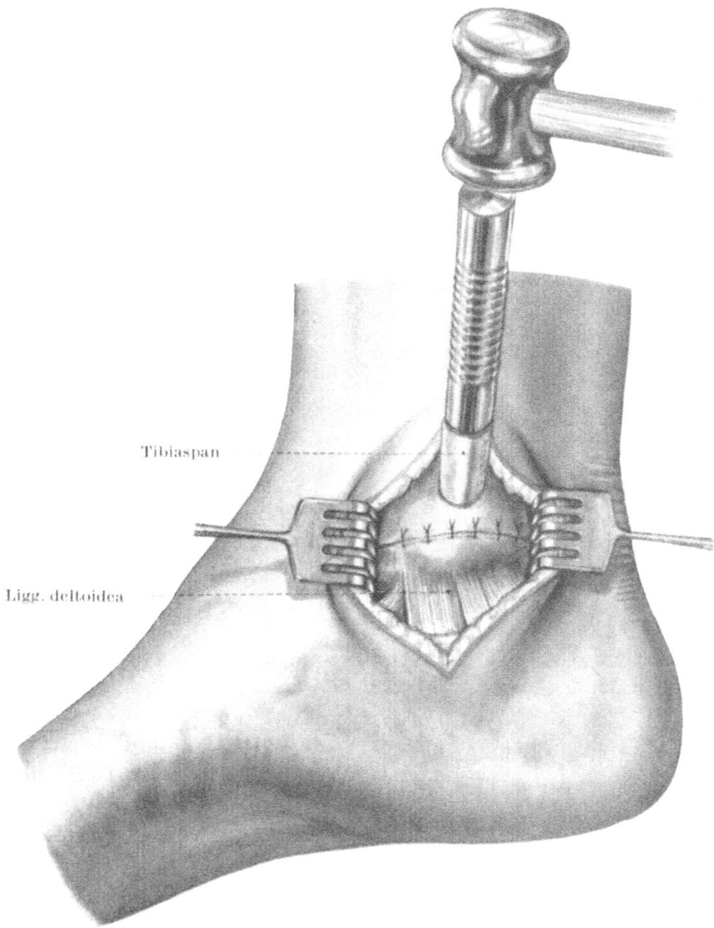

Abb. 411. *Bolzungsarthrodese nach* LEXER-REHN. In den vorgebohrten Kanal wird ein Knochenspan mit einem Vorschlagstück eingetrieben. Danach wird der Malleolus tibialis durch einzelne Periostnähte fixiert.

der Frontalebene, und zwar in der Richtung der Fußgelenkachse quer durch den inneren Knöchel, den Talus und den äußeren Knöchel, bis die Spitze des Meißels unter der Haut am äußeren Knöchel zu bemerken ist. Die abgemeißelten Knochenteile bleiben in dem Kanal liegen, dessen Durchmesser 1 cm betragen soll. Dann wird ein Knochenbolzen aus der Tibiakante, der mit dem Meißel entnommen wurde, samt seinem Periost in den Kanal eingeschlagen. Der dort liegende Knochenbrei wird dabei teilweise in das Gelenk gedrückt. Der Span soll die ganze Dicke der Tibiacorticalis enthalten, sein Querschnitt soll so groß sein, daß das Eintreiben mit dem Hammer nur mit Mühe möglich ist. Wird der

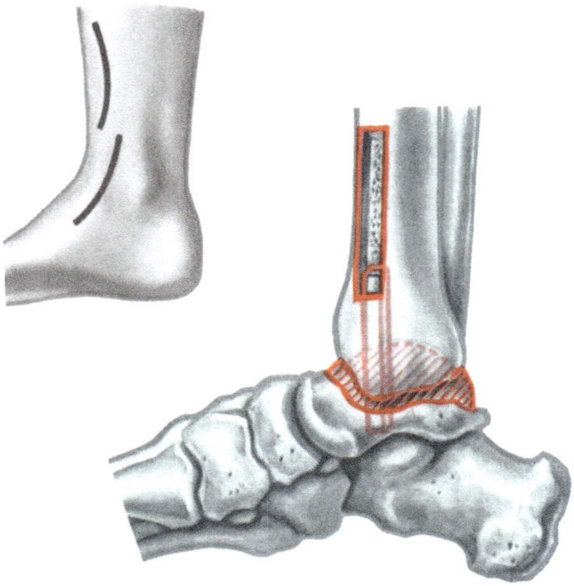

Abb. 412. *Arthrodese nach* HATT. Hautschnitt an der vorderen Tibiakante vom medialen Knöchel bis zum Talus. Eröffnung des oberen Sprunggelenkes, Zerstörung der Gelenkflächen, Knochen- und Knorpelspäne werden in dem Gelenk belassen. Spanentnahme aus der vorderen Tibiakante. Der Span wird von der Entnahmestelle aus in den Markraum eingeführt und durch das distale Tibiaende in den Talus eingetrieben.

Bolzen unter der Haut des äußeren Knöchels fühlbar, so trägt man den überragenden Teil des Transplantates mit dem Luer ab. Die Verwendung einer Bohrfräse zur Herstellung des Kanales wird vermieden, weil eine Hitzeschädigung des Spanbettes beim Bohren befürchtet wird.

Diese Bolzungen haben alle den Vorteil des kleinen Eingriffes, den Nachteil der drohenden Ermüdungsfraktur des Knochenbolzens. MAKAI begegnet dieser durch zusätzliches Einbringen von Gelenkbrei in den Gelenkspalt, REHN und HATT, wie bereits oben erwähnt, durch zusätzliche Entknorpelung. Mit der Verwendung von Elfenbeinstiften hat man durchweg schlechte Erfahrungen gemacht und sie daher aufgegeben.

Arthrodese durch intrakapsuläre Anlagerung

Die *Überbrückung der Gelenke* durch einen Knochenspan kann so gut wie durch Bolzung auch *an den Außenflächen der artikulierenden Knochen* durchgeführt werden. EHALT (Abb. 414) gibt für die Behandlung der fortgeschrittenen Arthrosis der Fußgelenke eine Methode an, die zur gleichzeitigen Versteifung des oberen und unteren Sprunggelenkes führen soll. Er löst innen am Schienbein mit Einschluß des inneren Knöchels einen Span ab, dann meißelt er in den Talus und das Fersenbein eine Rinne von der Breite des Spanes, schiebt den losgelösten Tibiaspan in das vorher geschaffene Bett im Tarsus und überbrückt damit beide Sprunggelenke.

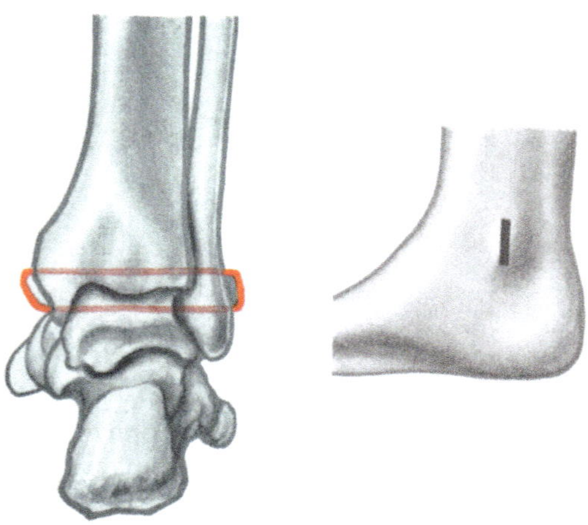

Abb. 413. *Bolzungsarthrodese des oberen Sprunggelenkes nach* MAKAI. 1,5 cm langer, senkrechter Hautschnitt über dem inneren Knöchel. In der Frontalebene wird ein Kanal quer durch den inneren Knöchel, den Talus und den äußeren Knöchel gebohrt. In diesen Bohrkanal wird ein Knochenbolzen aus der Tibiakante eingeschlagen.

SCHEPELMANN (Abb. 415) hat dieses Verfahren von EHALT dadurch verbessert, daß er die Späne nicht nur an der Innenseite, sondern auch an der Außenseite anbringt, so daß beide Gelenke überbrückt werden. Beiderseits wird über die Knöchel ein Längs-

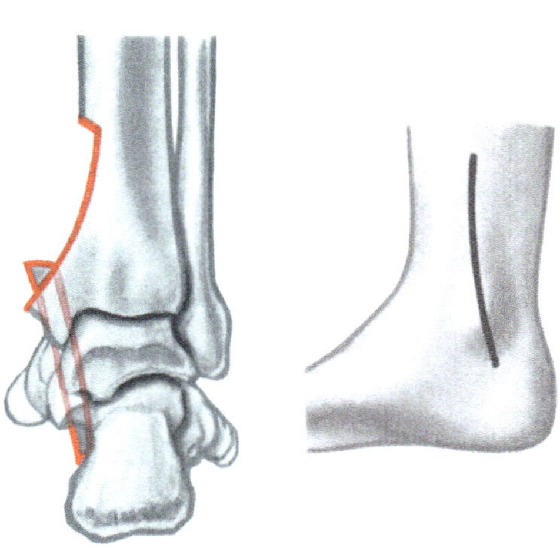

Abb. 414. *Arthrodese des oberen und unteren Sprunggelenkes nach* EHALT. Ausgedehnter, leicht bogenförmig verlaufender Längsschnitt über dem inneren Knöchel. Von der inneren Schienbeinkante wird ein Span abgemeißelt und ein Bett im Talus und Calcaneus gebildet. In dieses Bett wird der losgelöste Tibiaspan eingefügt. Er überbrückt somit beide Sprunggelenke.

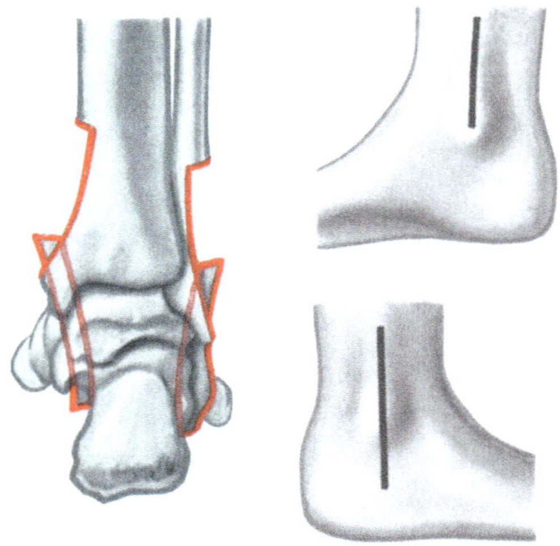

Abb. 415. *Arthrodese des oberen und unteren Sprunggelenkes nach* SCHEPELMANN. Ausgedehnte Längsschnitte über dem inneren und äußeren Knöchel. Aus dem unteren Ende des Schien- und Wadenbeines werden Knochenspäne von 6 cm Länge herausgemeißelt. Bildung eines Bettes im Talus und Calcaneus. Die Späne werden nach unten verschoben, in ihr neues Bett mit den Meißelflächen hineingepreßt und das Periost mit dem Periost der Umgebung vernäht.

schnitt gelegt, dann aus dem unteren Ende des Schien- und Wadenbeines je ein Knochenspan von 5—6 cm Länge und Bleistiftdicke herausgemeißelt. Die dadurch entstandene Rinne wird über die Knöchel hinaus nach unten in das Sprung- und Fersenbein hinein verlängert. Die Späne werden nach unten verschoben, in ihr neues Bett mit ihren Meißelflächen hineingepreßt und ihr Periost mit dem Periost der Umgebung in der neuen Lage vernäht. Nach einem Gipsverband von 6 Wochen sei die Arthrodese fest.

Ähnlich ist das Verfahren von FRIEDLAND (Abb. 416). Er begnügt sich jedoch nicht mit einem einfachen dünnen Span, sondern nimmt eine prismatische Knochenplatte, die er von der Innenseite her in einen tiefen Spalt in die drei sich berührenden Knochen einfügt.

Nachdem er aus der Vorderfläche der Tibia des gesunden oder auch des kranken Beines sein Transplantat entnommen hat, das etwa ein Drittel der Tibialänge und fast die Breite ihrer vorderen Innenfläche umfassen soll, legt er den Hautschnitt vom inneren Malleolus nach unten und etwas nach hinten bis zum Fersenbein. In der Wunde werden die Sehnen freigelegt,

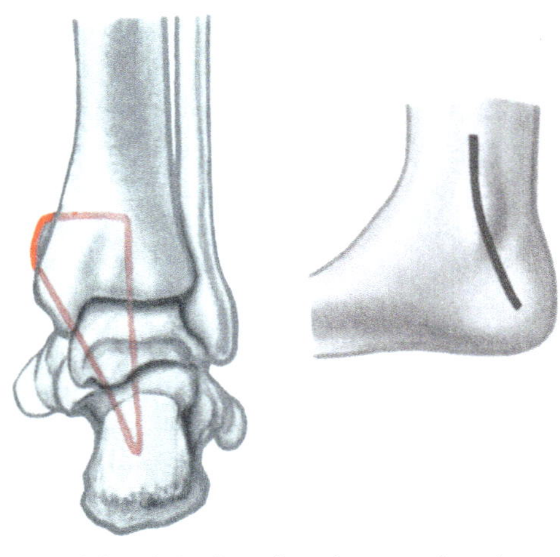

Abb. 416. *Arthrodese des oberen und unteren Sprunggelenkes nach* FRIEDLAND. Nach vorn konvex gebogener Längsschnitt über den inneren Knöchel, der bis zum Fersenbein reicht. Die Sehnen der Mm. tibialis posterior und flexor digitorum longus werden zurückgezogen. Auch die Sehne des Großzehenstreckers wird geschont. Mit einem Meißel wird parallel zum Hautschnitt eine tiefe Spalte in dem medialen Knöchel und dem Talus gebildet und eine prismatische Knochenplatte aus der Tibia eingefügt. Der Calcaneus darf nicht vollständig gespalten werden. Es wird zusätzlich eine Tenodese der Strecksehnen angeschlossen.

oberflächlich der M. tibialis posterior, darunter der M. flexor digitorum longus. Beide werden mittels Haken zurückgezogen und, wenn unbedingt nötig, durchtrennt. Etwas tiefer, unmittelbar unter der Articulatio talocalcanea wird die Sehne des langen Großzehenstreckers aufgesucht und sorgfältig beiseite gehalten. Unter ihr liegen die großen Gefäße und Nerven, die gleichfalls geschont werden sollen. Der Fuß wird in die gewünschte Stellung gebracht. Mit einem Meißel wird parallel zum Hautschnitt eine tiefe Spalte in den medialen Knöchel und dem Talus gebildet. Um diesen Spalt in den Calcaneus fortzusetzen, ohne die Gefäße und Nerven

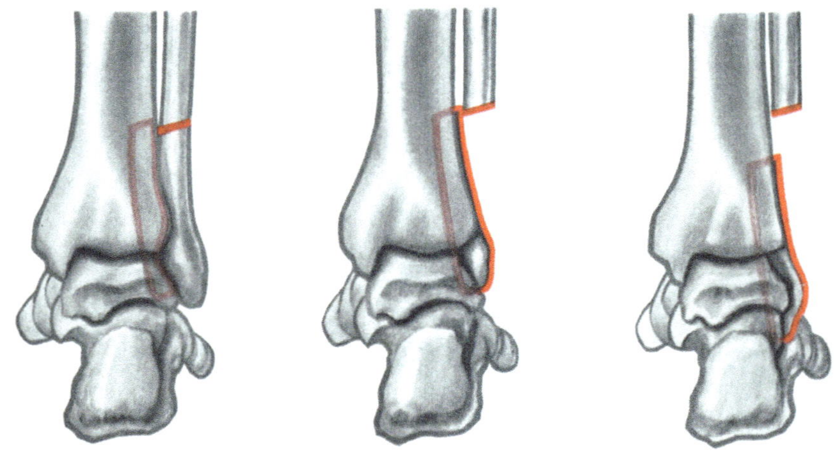

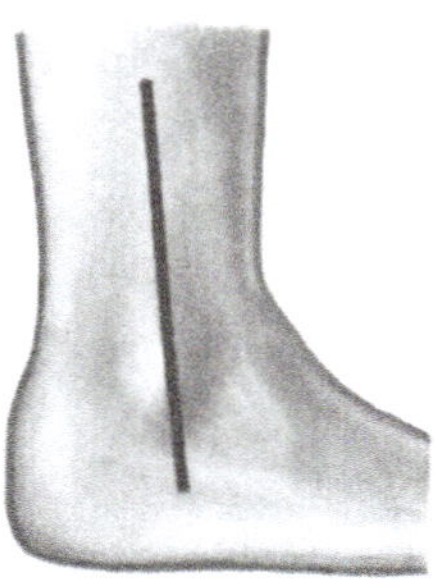

Abb. 417. *Arthrodese des oberen und unteren Sprunggelenkes nach* Marquardt. Bis zum Calcaneus reichender Längsschnitt an der Außenseite des Unterschenkels. Das distale Drittel des Wadenbeines wird freipräpariert und an seiner Innenseite entknorpelt. Die Fibula wird drei Querfinger über dem oberen Sprunggelenk durchtrennt. Das freiliegende obere Sprunggelenk wird außen entknorpelt. Mit einem Hohlmeißel wird eine längs verlaufende Rinne in Tibia und Talus geschlagen. Die Rinne wird nach vorn so geformt, daß die Tibia- und Talusoberfläche unterminiert werden. Das resezierte Fibulastück wird in diese Rinne eingepaßt.

zu durchtrennen, wird der Griff des Meißels nach oben gewendet, so daß sein scharfes Ende fibular an den Gefäßen vorbei in den Calcaneus eindringen kann. Es muß vermieden werden, den Calcaneus völlig zu spalten. Um den Effekt der Operation zu vergrößern und die Lage der Zehen zu korrigieren, wird eine Verkürzung oder Tenodese der Strecksehnen angeschlossen. Ein Gipsverband wird nach der Operation angelegt und bleibt bei Erwachsenen 3, bei Kindern 4 Monate liegen.

Marquardt (Abb. 417) benützt das gesamte distale Fibulaende als Span. Bemerkenswert bei seinem Verfahren ist, daß er das Transplantat nicht nur in eine tiefe Rinne einlegt, sondern daß diese Rinne die Außenfläche der Tibia unterminiert. Das eingelegte Transplantat wird dadurch von einem Tibiasporn gehalten bzw. überlagert.

Der Hautschnitt wird schräg über den äußeren Knöchel gelegt und das distale Drittel des Wadenbeines vollständig freipräpariert. Das Wadenbein wird mit einem Meißel abgelöst und der Knorpel an seiner Gelenkfläche entfernt, dann drei bis vier Querfinger über dem oberen Sprunggelenk durchtrennt. Das nun freiliegende obere Sprunggelenk wird von außen her entknorpelt, auf eine Aufklappung wird dabei verzichtet. Dann wird mit einem großen Hohlmeißel eine längs verlaufende Rinne in Tibia und Talus geschlagen. Die Rinne wird nach vorne zu so geformt, daß die Tibia- und Talusoberfläche teilweise unterminiert wird. Die anfallenden Knochenbröckel werden in den Gelenkspalt geschoben. Das Fibulastück wird in die Rinne eingepaßt, eine Naht ist nicht notwendig. Die Fibularissehnen werden über den Span zurückgelagert und ihr Mesotenonium mit der Fascie vernäht.

Ist auch die Arthrodese des Talotarsalgelenkes beabsichtigt, so muß der Span länger gewählt und die Rinne in den Calcaneus fortgeführt werden. Nach der Operation wird für 3 Wochen ein Liegegips gegeben, für weitere 9 Wochen ein Gehgips. Nach dieser Zeit seien die Gelenke meist versteift.

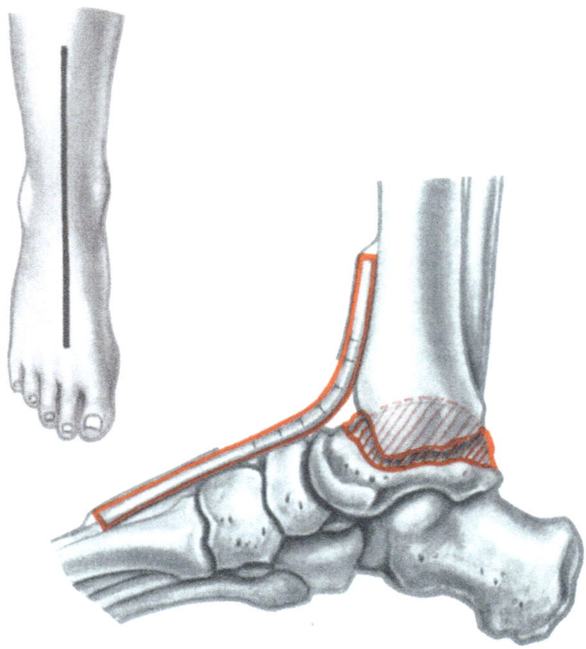

Abb. 418. *Arthrodese nach* KORNEW. Hautschnitt von der Vorderseite des distalen Unterschenkeldrittels bis zu den Metatarsalköpfchen. Das Periost und die oberflächliche Corticalisschicht werden mit einem Meißel eingeschnitten und nach beiden Seiten umgeklappt. In diese Rinne wird ein Rippenstück eingelagert, dessen Periost an der konvexen Seite erhalten ist. Die Rippe wird mit dem Periostlappen bedeckt. Zusätzlich wird eine Entknorpelung im Talocruralgelenk durchgeführt.

KORNEW (Abb. 418) verwendet als Span Material aus einer Rippe. Er legt den Hautschnitt an der Vorderseite des Unterschenkels vom unteren Drittel an nach unten über den Fußrücken bis zu den Metatarsalköpfchen. Das Periost und die oberflächliche Schicht der Corticalis wird im Verlauf des Hautschnittes mit einem Osteotom oder Meißel eingeschnitten und nach beiden Seiten aufgeklappt, so daß zwei Periostlappen entstehen. In die Rinne zwischen die Lappen wird ein Rippenstück eingelagert, dessen Periost an der konvexen Seite erhalten ist. Die natürliche Krümmung der Rippen kann bei Kindern durch Biegen, sonst durch Einkerbungen an der konkaven Seite, soweit nötig, verstärkt werden. Fehlerhafte Stellungen werden gleichzeitig ausgeglichen. Die Rippe wird mit dem Periostlappen bedeckt. Zusätzlich wird die Entknorpelung im Talocruralgelenk ausgeführt. Das Rippenstück wird aus der 7. oder 8. Rippe in der Axillarlinie entnommen. Die Fixation des Fußes wird eine vollkommene, da außer den Sprunggelenken auch die Gelenke der CHOPARTschen und LISFRANCschen Linie überbrückt werden.

Arthrodese durch extraartikuläre Spananlagerung

Die Überbrückung der Fußgelenke durch Spantransplantation braucht nicht unbedingt mit einer Eröffnung der Gelenke verbunden zu sein, sie läßt sich vielmehr auch *extraartikulär* durchführen. Nach experimentellen Ergebnissen von Wereschtsinski ist die parartikuläre Transplantation der intraartikulären vorzuziehen. *Man wird dieses Vorgehen in allen Fällen dann wählen müssen, wenn es sich um tuberkulöse Erkrankungen der Fußwurzelknochen handelt.*

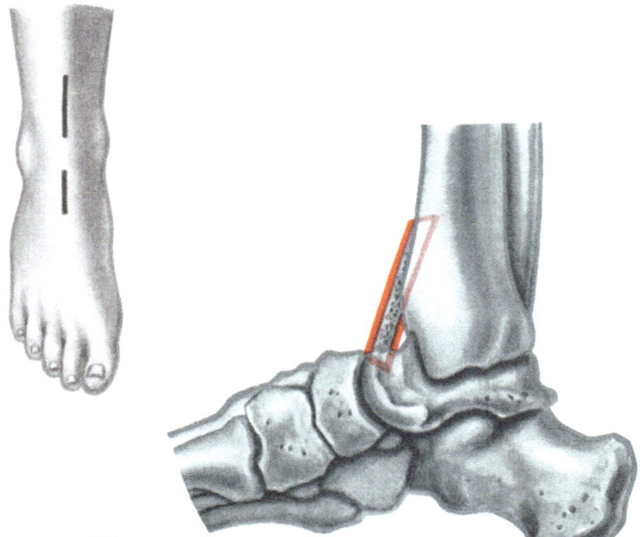

Abb. 419.

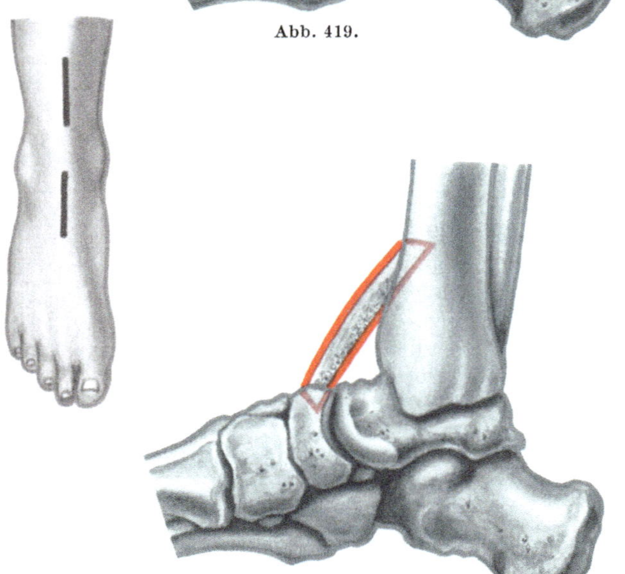

Abb. 420.

Abb. 419 u. 420. *Arthrodese nach* Kosinsky. Es werden zwei Hautschnitte kranial und distal des Sprunggelenkes an der Streckseite angelegt. Subcutan werden diese miteinander verbunden. In den Kanal wird ein Rippenstück oder ein Tibiaspan eingeführt. Dieser Span wird oben in die Tibiavorderfläche und unten zur Ausschaltung des oberen Sprunggelenkes in den Talus oder zur Ausschaltung beider Sprunggelenke in das Naviculare eingebolzt.

Kosinski (Abb. 419, 420) führt dazu je einen Hautschnitt an der Streckseite über und unter dem Sprunggelenk. Beide Hautschnitte werden subcutan miteinander verbunden. In den Kanal wird als Transplantat ein Rippenstück oder ein Tibiaperiostknochenlappen eingeführt. Der Span wird oben an der Tibiavorderfläche, unten zur alleinigen Ausschaltung des oberen Sprunggelenkes in den Talus oder zur Ausschaltung beider Sprunggelenke in das Naviculare eingebolzt. Bei der weiteren Beobachtung habe sich im allgemeinen eine Verdickung des Spanes gezeigt. Die gefürchtete Abbauzone in Gelenkhöhe sei am Transplantat nicht beobachtet worden. Von elf operierten Fällen habe es nur einmal eine quere Fraktur gegeben.

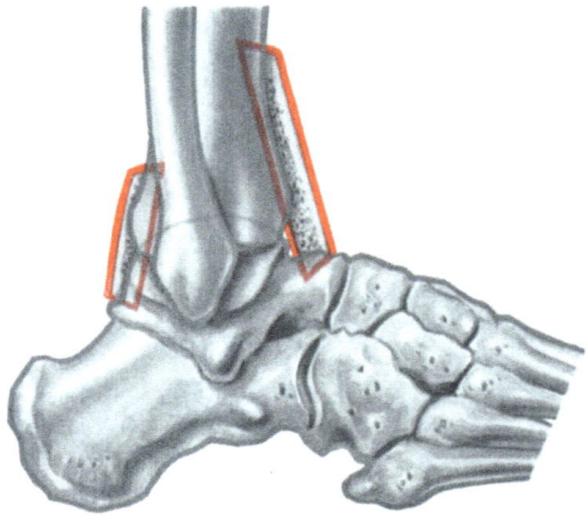

Abb. 421. *Arthrodese nach* BRSCHOSOWSKI. Es werden Transplantate aus der 8. und 9. Rippe entnommen. Der erste Span wird oben in die Schienbeinkante und unten in den Talus eingebolzt. Der zweite Span wird in die Hinterfläche der Tibia und in den Talus eingeschlagen.

MEURER entnimmt aus der unteren vorderen Tibiakante einen periostgedeckten Span von 8 cm und verschiebt diesen so weit nach distal, bis das Talocrural- und das Talonaviculargelenk überbrückt sind. Das proximale Ende des Spanes wird in das Wundbett der Tibia eingebettet, das distale in einen Spalt, der in das Naviculare eingeschlagen ist.

BRSCHOSOWSKI (Abb. 421) legt Überbrückungsspäne vorne und hinten über das Gelenk. Die Transplantate werden mit Periost aus der 8. und 9. Rippe entnommen. Das vordere soll eine Länge von 7—8 cm haben, das hintere darf etwas kürzer sein. Die Späne werden in Rinnen eingelegt, die man in die sich berührenden Knochen eingefügt hat.

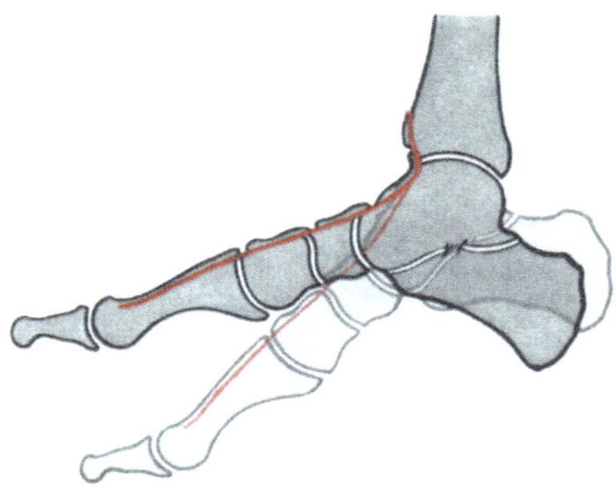

Abb. 422. FOURNIER-*Plastik nach* SCHULZE. Der Hautschnitt verläuft vom Grundgelenk der 5. Zehe entlang dem äußeren Fußrand bogenförmig um den Malleolus externus herum und endet oberhalb des Sprunggelenkes. Die Strecksehnen werden im Zusammenhang mit der Haut vom Fußrücken abgehebelt, so daß nur noch die kurzen Zehenstrecker am Knochen haften. Im Verlaufe des ganzen Hautschnittes wird das Periost gespalten. Mit einem breiten Meißel wird vom ganzen Fußrücken bis zu den Zehengrundgelenken ein dünner Periostknochenlappen abgetrennt. Der Periostlappen soll an seiner distalen Basis hängenbleiben. Es sind so sämtliche Fußgelenke eröffnet. Der Fuß wird nun in die gewünschte Stellung gebracht und der Lappen der neuen Lage angepaßt und vernäht.

Arthrodese durch Aufklappung nach KIRSCHNER-KLAPP.

Verwandt der Spanverschiebung ist die *dorsoplantare Aufklappung* zur Ankylosierung aller Tarsalgelenke nach KIRSCHNER-KLAPP zu werten (s. S. 340, Abb. 370—372).

Nicht so eingreifend wie die Aufklappung des Fußes nach KLAPP ist die FOURNIER-Plastik nach SCHULZE (Abb. 422). Der Fuß wir nach innen rotiert gehalten, der Hautschnitt verläuft etwa von der Höhe des Grundgelenkes der 4. und 5. Zehe entlang dem äußeren Fußrand über dem Metatarsus V bogenförmig um den Malleolus externus, um oberhalb des Sprunggelenkes sein Ende zu finden. Beide Hautränder werden zurückpräpariert, dann die Strecksehnen im Zusammenhang mit der Haut mittels eines breiten Elevators vom Fußrücken abgehebelt, so daß nur noch die kurzen Zehenstrecker am Knochen haften. Dann werden die Retinacula der Fibularismuskeln eröffnet und ihre Sehnen mit

Haken nach lateral gehalten. Im Verlaufe des Hautschnittes wird das Periost bis in den Knochen hinein gespalten. Anschließend wird von diesem Schnitt aus mit einem breiten Meißel über den ganzen Fußrücken hin bis zu den Zehengrundgelenken und über Fibula und Tibia ein dünner Periostknochenlappen von wenigen Millimetern Dicke abgetrennt. Das Herstellen dieses Lappens ist wegen der Wölbungen der Knochenoberflächen nicht ganz einfach. Bei Kindern läßt es sich leichter durchführen als bei Erwachsenen. Bei diesen ist vor allem im Bereiche der Tibia oftmals die Nachhilfe mit einem Hammer notwendig. Der so gebildete Lappen wird proximal abgetrennt und bleibt distal hängen. *Auf diese Weise sind sämtliche Fußgelenke eröffnet.* Nun wird der Fuß in die gewünschte Stellung gebracht und der Lappen der neuen Lage angepaßt. Gewöhnlich wird er nach proximal etwas zu lang und muß gekürzt werden. Die eröffneten Gelenke werden bei der Verschiebung des Lappens überbrückt. Gegebenenfalls kann eine Entknorpelung des oberen Sprunggelenkes angeschlossen werden, sonst bleibt in diesem Gelenk eine gewisse Beweglichkeit zurück, die allerdings oftmals nicht unerwünscht ist. *Das Wesentliche ist, die seitlichen Kippbewegungen, also Pro- und Supination, auszuschalten.*

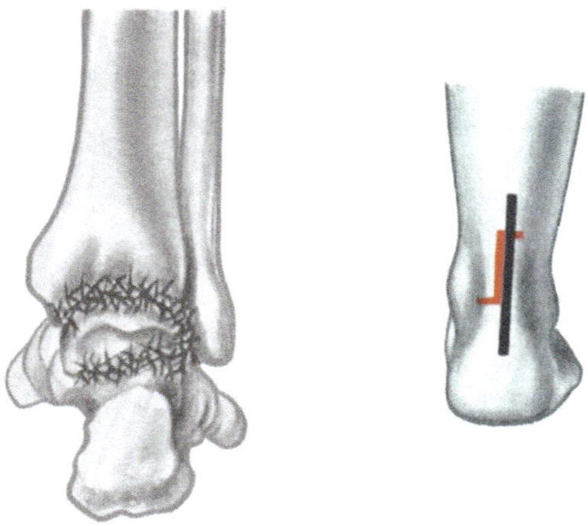

Abb. 423. *Arthrodese durch Aufsplitterung nach* Coenen. Längsschnitt über der Achillessehne, Z-förmige Durchtrennung der Sehne, die Gelenkfläche der Tibia, der Malleolen, des Talus und des Calcaneus werden aufgesplittert. Es entsteht so eine plastische Knochenmasse.

Arthrodese durch Aufsplitterung (Abb. 423—425).

Bei diesem Verfahren werden die sich berührenden Knochen im Gelenk mit geeigneten Instrumenten in mehr oder weniger große Splitter zerteilt. Coenen (Abb. 423) wählt bei dieser Operation den Zugang von hinten. Die Achillessehne wird Z-förmig durchtrennt, die Kapseln des Sprunggelenkes werden aufgeschnitten, dann muß die Gelenkfläche der Tibia einschließlich der Malleolen, des Talus und auch des Calcaneus in feine Splitter verwandelt werden, bis eine plastische Knochenmasse entsteht. Coenen hat insgesamt neun Fälle auf diese Weise operiert. Bei zwei älteren Patienten blieb die Versteifung aus, so daß er später von hinten her Tibiaspäne in die Gelenke einlegen mußte. Dadurch erreichte er eine vollständige Konsolidierung.

Bouvier (Abb. 424) legt den Hautschnitt seitlich, in der von Kocher angegebenen Weise. Das Talocruralgelenk wird aufgeklappt und einschließlich der Malleoleninnenfläche völlig entknorpelt. Dann werden die gesamten Fußwurzelknochen unter Schonung der weggehaltenen Sehnen durch zwei bis drei parallel laufende, übereinanderliegende Meißelschläge durchgeschlagen. Der Meißel muß die Breite des Talus haben. Darauf werden mit einem kleinen Meißel durch bohrende Bewegungen die sich berührenden Tarsalgelenke zerstört. Der Malleolus externus wird von unten her in der Sagittalebene gespalten und der gelenknahe Teil gegen den Talus hin geknickt. Die äußere Hälfte, an der der Bandapparat ansetzt, bleibt in der alten Lage stehen.

Ein viel schonenderer Eingriff ist die Aufsplitterung nach Pitzen (Abb. 425). Wenn bei guter Fußstellung *lediglich das obere Sprunggelenk* eines Erwachsenen zu versteifen ist, wird das Gelenk von einem kleinen Längsschnitt aus zwischen äußerem Knöchel und den Extensoren eröffnet. Aus dem unteren Tibiaende und der Talusrolle wird mit einem Hohlmeißel ein mindestens wallnußgroßes Stück herausgeschlagen und mit einer Knochenschere in kleine Splitter zerteilt. Der so gewonnene Knochenmörtel wird dann fest in das Loch gedrückt, die Wunden mit ein paar Nähten geschlossen und der Fuß in einem Gipsverband ruhiggestellt. Der Unterschenkel wird in einem Liegegips für 4 Wochen ruhiggestellt, dann sei das Gelenk meist versteift. Für weitere 4—6 Wochen wird ein

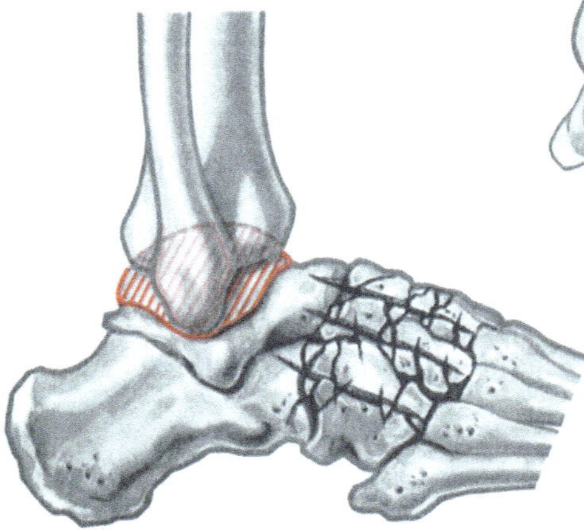

Abb. 424. *Arthrodese nach* Bouvier. Kocherscher Hautschnitt. Entknorpelung des Talocruralgelenkes. Die gesamten Fußwurzelknochen werden durch drei parallellaufende, übereinander liegende Meißelschläge durchgeschlagen. Der Malleolus externus wird von unten gespalten und der gelenknahe Teil gegen den Talus abgebogen.

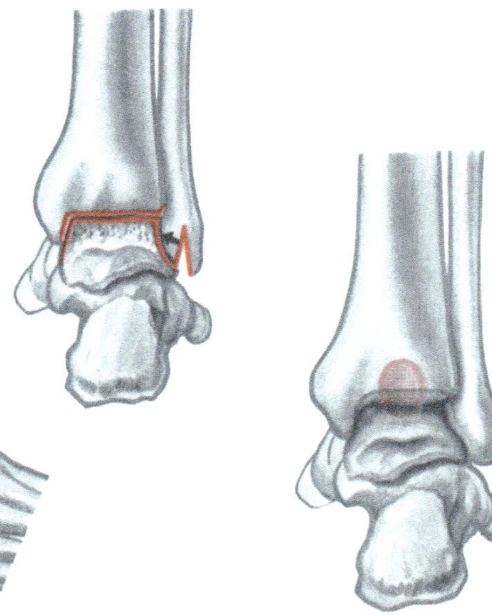

Abb. 425. *Arthrodese nach* Pitzen. Es wird aus dem unteren Tibiaende und der Talusrolle ein wallnußgroßes Stück herausgeschlagen und in kleine Splitter zerteilt. Der so gewonnene Knochenbrei wird fest in den entstandenen Defekt gedrückt, die Wunden werden verschlossen, der Fuß wird in einem Gipsverband ruhiggestellt.

Gehgips angelegt. Je geringer vor der Operation die Beweglichkeit im Gelenk, je jünger der Patient, um so rascher kommt es zur Verknöcherung. Schon nach 8 Wochen kann eine feste Versteifung beobachtet werden. Nach Pitzen gibt es keine andere Operation zur Versteifung des oberen Sprunggelenkes, die technisch so einfach sei, wie diese Plombierung.

Arthrodese durch Drehosteotomie (Abb. 426).

Von anderen Gesichtspunkten ausgehend als die Arthrodese durch Entknorpelung, Spanung oder Aufsplitterung ist das von Hoffmann-Kuhnt (Abb. 426) entwickelte Verfahren der Drehosteotomie entstanden, das wir als Milgramsches Verfahren am Kniegelenk schon im Allgemeinen Teil erwähnten (s. dort S. 158, Abb. 185). Davon ausgehend, daß auf intakte Gelenke nicht nur starke Muskelkräfte wirken, sondern der Fuß zusätzlich sehr großen statischen und kinetischen Kräften ausgesetzt ist, sucht er das Gelenk durch eine Umdrehung um 90° völlig auszuschalten. Dieser Eingriff ist beim Sprunggelenk ohne große Schwierigkeit auszuführen. Das Gelenk wird von vorne her eröffnet. Man geht zwischen dem M. tibialis anterior und dem M. extensor hallucis longus ein. Der Fuß wird in der Stellung gehalten, die für die spätere Versteifung gewünscht ist. Unter dem Schutz von HOHMANN-Hebeln wird ein diagonal gestellter Würfel aus der Tibia und dem Talus mit Einschluß des oberen Sprunggelenkes herausgemeißelt, um 90° gedreht und in das alte Bett so eingesetzt, daß das Gelenk von seiner horizontalen Lage in die vertikale gebracht wird.

Zusätzlich kann das untere Sprunggelenk durch Entknorpelung von einem kleinen Bogenschnitt unter dem äußeren Knöchel verödet werden, vom gleichen Schnitt aus auch die Gelenke der CHOPARTschen Linie.

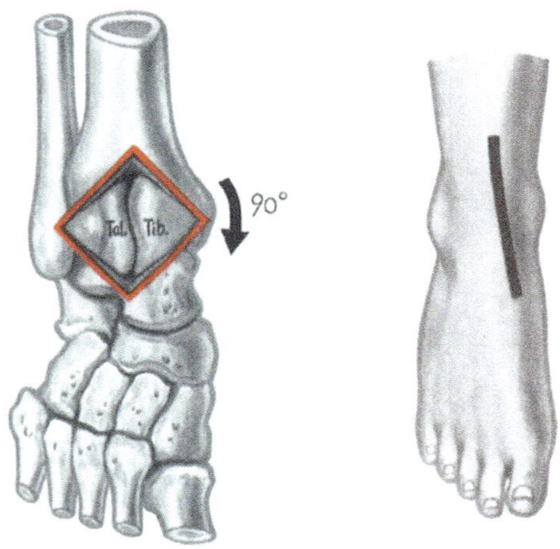

Abb. 426. *Arthrodese durch Drehosteotomie nach* HOFFMANN-KUHNT. Eröffnung des Sprunggelenkes von vorn. Es wird ein diagonal gestellter Würfel aus der Tibia und dem Talus mit Einschluß des oberen Sprunggelenkes herausgemeißelt. Dieser Würfel wird um 90° gedreht und in das alte Bett so eingesetzt, daß das Gelenk von seiner horizontalen Lage in die vertikale gebracht wird.

Tenodese der Sprunggelenke.

Indikation. Zweck der Tenodese ist es, ein Gelenk auszuschalten oder es in seiner Beweglichkeit stark einzuschränken. Die Indikationen zu diesem Eingriff waren zunächst die gleichen wie bei der Arthrodese. Der wesentliche Unterschied gegenüber der Arthrodese besteht darin, daß die Gelenke nicht eröffnet werden müssen und ein größerer Eingriff am Knochen vermieden wird.

Man verwendet im allgemeinen die *Sehnen gelähmter Muskeln,* die möglichst weit proximal an den Muskelbäuchen abgetrennt werden, und befestigt sie in der gewünschten Stellung der Gelenke am Knochen. Sie werden somit zu einem Band, welches das Gelenk überbrückt und hält.

Je nachdem, ob die Tenodese an einer oder an mehreren Seiten des Gelenkes durchgeführt und welche Gelenkstellung gewählt wurde, kann eine annähernd vollkommene oder teilweise Versteifung erreicht werden.

Es hat sich jedoch gezeigt, daß die Tenodesen der funktionellen Beanspruchung meist nicht gewachsen sind. Dies trifft insbesondere für Kinder und Jugendliche zu. Es mag dabei eine Rolle spielen, daß die Sehnen gelähmter den Sehnen gesunder Muskeln nicht gleichwertig sind. Sehnen entsprechen in ihrer Zugfestigkeit und damit in ihrem Querschnitt der Kraft der Muskeln, die an ihnen einen Zug ausüben. Einem schwachen Muskel entspricht eine schwache, relativ dünne Sehne, einem starken eine kräftige, dicke Sehne. Bei Zu- und Abnahme der Muskelkraft spielen sich auch an der Sehne Formveränderung und Belastungsfähigkeit im richtigen Verhältnis ein.

So ist es zu verstehen, daß die Sehnen gelähmter Muskeln durch deren Inaktivität im Laufe der Zeit sowohl einer Atrophie als auch einer Degeneration anheimfallen.

Bei der Tenodese werden die nicht völlig intakten Sehnen der Wirkung gesunder Muskeln ausgesetzt. Am Fuße tritt auch noch die Beanspruchung durch die Schwerkraft des Körpers hinzu. *Die Erfahrung zeigt, daß die durch Tenodese neu geschaffenen Bandsehnen dem Zuge häufig nicht standhalten und sich überdehnen. Damit sind sie funktionell ausgeschaltet.*

Es mag auch eine Rolle spielen, daß der Zug auf Sehnen im allgemeinen durch den Muskeltonus federnd abgefangen wird. Sogar die Haltebänder an den Gelenken werden vor plötzlichem, ruckartigem Zug durch Muskelwirkung im allgemeinen geschützt. Kann dieser Schutz bei einer unvorhergesehenen kraftvollen Bewegung nicht rasch genug in Aktion treten, so werden ja schon an intakten Gelenkbändern Schäden beobachtet, um so mehr sind sie bei künstlichen Bandsehnen zu erwarten, denen der Muskelschutz fehlt.

Im allgemeinen wird die Tenodese daher als selbständige Operation zur Fixierung einer Gelenkstellung oder Korrektur einer Fehlstellung nicht mehr durchgeführt. Dagegen kann sie in Verbindung mit anderen operativen Maßnahmen, vor allem mit Muskelverpflanzungen und Teilarthrodesen, Gutes leisten.

Die Tenodese wurde von CODIVILLA zur Behandlung des Schlotterfußes als selbständige Operation angegeben. SPITZY beschrieb die Herstellung einer ,,Bandsehne" aus der Achillessehne beim Hackenfuß, auf welche gesunde Muskeln verpflanzt wurden.

WILHELM tritt vor allem im Zusammenhange mit Sehnenverpflanzungen bei Klumpfuß, Knickfuß und Hackenfuß für die partielle Tenodese ein. Er hat die Tenodese auch als völlige Gelenkbindung bei Lähmung der gesamten auf den Fuß wirkenden Muskulatur ausgeführt, allerdings gibt er an, in einzelnen dieser Fälle zusätzlich die Arthrodese ausgeführt zu haben. M. LANGE lehnt dagegen die Fußtenodese bei einer poliomyelitischen Lähmung beim Kinde oder Jugendlichen als selbständige Operation ab und erkennt sie nur als zusätzlichen Eingriff an. Nur beim Erwachsenen führt er die Tenodese der Strecksehnen allein durch. Beim älteren Erwachsenen hat er, um die Arthrodese im Talocalcaneargelenk zu vermeiden, auch die Tenodese der Fibularissehnen durchgeführt.

Technik. Für den Erfolg der Tenodese ist neben der Belastungsfähigkeit der neu gebildeten Bandsehne die Befestigung am Knochen von ausschlaggebender Bedeutung. Allen Verfahren ist gemein, daß die Sehnen möglichst weit von ihrem Ansatz abgetrennt werden sollen.

CODIVILLA bildete in entsprechender Entfernung vom Gelenk einen seitlich gestielten Periostlappen, unter dem eine Rinne gemeißelt wurde. In diese Rinne wird unter entsprechender Spannung die Sehne eingebettet und der Periostlappen darüber befestigt.

Ähnlich ging VULPIUS vor.

Am zweckmäßigsten ist das heute wohl vorwiegend verwandte Verfahren, die Sehnenenden durch einen Bohrkanal des Knochens zu ziehen und schlingenförmig miteinander zu vernähen. M. LANGE hatte mit diesem Verfahren gute Erfolge.

Arthrorise des oberen Sprunggelenkes.

Indikation. Während die Arthrodese zur Versteifung des Sprunggelenkes führt, verringert die Arthrorise den Bewegungsausschlag des Gelenkes. Der Erfolg wird ohne dessen Zerstörung ausschließlich durch extraartikuläre Maßnahmen erzielt. Angezeigt ist die Arthrorise bei nur teilweiser Lähmung. Die pathologischen Bewegungen werden verhindert, der gewünschte Bewegungsausschlag wird erhalten, die Überdehnung der nicht völlig gelähmten Muskeln wird beseitigt.

Die Wirkung der nicht gelähmten Antagonisten wird durch diesen Eingriff wieder ermöglicht.

Die wesentlichen Indikationen für die Arthrorise des oberen Sprunggelenkes stellen *Spitzfuß* und *Hackenfuß* dar. Sinngemäß wird die Begrenzung der pathologischen Beweglichkeit beim Spitzfuß hinten liegen müssen *(hintere Arthrorise)*, beim Hackenfuß vorne *(vordere Arthrorise)*.

Vordere Arthrorise (Abb. 427, 428).

Indikation. Als erster hat Putti die Arthrorise am oberen Sprunggelenk angegeben. Durch Einschränkung der Dorsalflexion am vollständig gelähmten Bein wollte er eine günstige Stabilisierung erreichen. Voraussetzung zu diesem

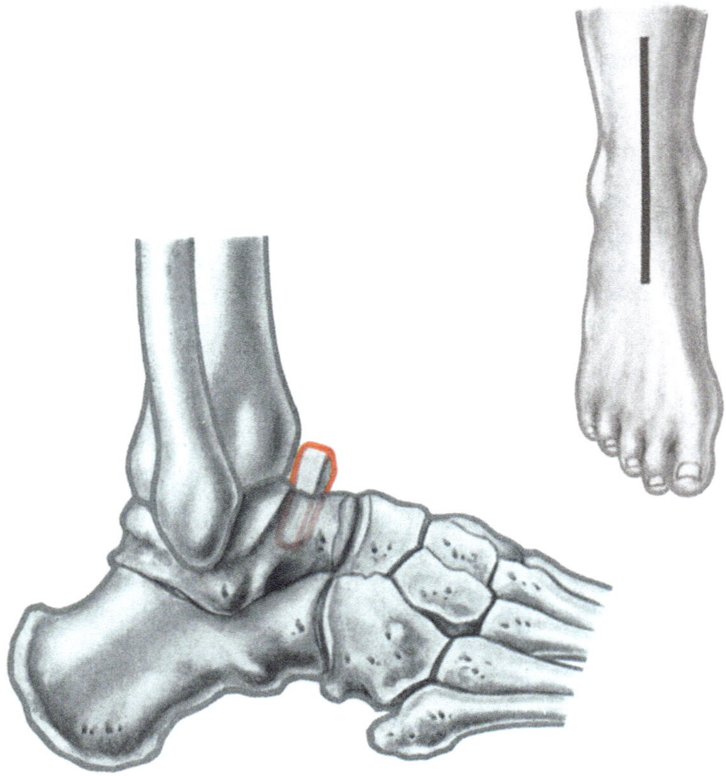

Abb. 427. *Vordere Arthrorise des oberen Sprunggelenkes nach* Putti. Vorderer Längsschnitt. Spaltung des Lig. cruciatum. Das Gefäßnervenbündel wird nach medial verzogen. Eröffnung der Gelenkkapsel. Man schneidet in die Talusrolle etwa 20 mm tief ein und entnimmt von der Vorderfläche der Tibia einen Knochenspan von dreimal 2 cm, den man so in die Furche am Talus einkeilt, daß er 15 mm herausragt.

Eingriff ist die ausreichende Streckfähigkeit im Hüft- und Kniegelenk. Um die Beweglichkeit in den Sprunggelenken nicht völlig aufzugeben, wollte er die Arthrodese vermeiden. Die Tenotomie der Achillessehne und der Strecksehnen allein erschien ihm nicht zuverlässig genug.

Technik. Putti legt einen Längsschnitt in der Medianebene, der im distalen Drittel der Tibia beginnt und bis zum Fußrücken verläuft (s. Abb. 428). Die Endäste des N. fibularis superficialis werden geschont, das Lig. cruciatum wird zwischen den Sehnen der Mm. extensor hallucis longus und extensor digitorum longus gespalten, das Gefäßnervenbündel nach medial verzogen. Die Gelenkkapsel wird sodann eingeschnitten, das Sprunggelenk in einer Plantarflexion von 110° gehalten. Man schneidet dann in die Talusrolle etwa 15—20 mm tief ein, indem man das Messer direkt am Rande der Tibiafläche entlangführt. Von der Vorderfläche der Tibia entnimmt man nun einen Knochenspan von dreimal 2 cm Größe, den man in die Furche am Talus einkeilt, so daß er 10—15 mm herausragt. Der freie Rand des Spanes wird geglättet, die Wunde schichtweise verschlossen (Abb. 427).

Die Bildung des vorderen Keiles wurde von PUTTI auch noch in anderer Weise vorgenommen (Abb. 428). Mit dem Meißel wird aus dem vorderen Teil des Talus unter Mitnahme eines Teiles seiner vorderen Gelenkfläche ein Keil herausgeschlagen, der unter die Gelenkrolle des Talus eingefügt wird und damit den vorderen Rand des oberen Sprunggelenkes hebt.

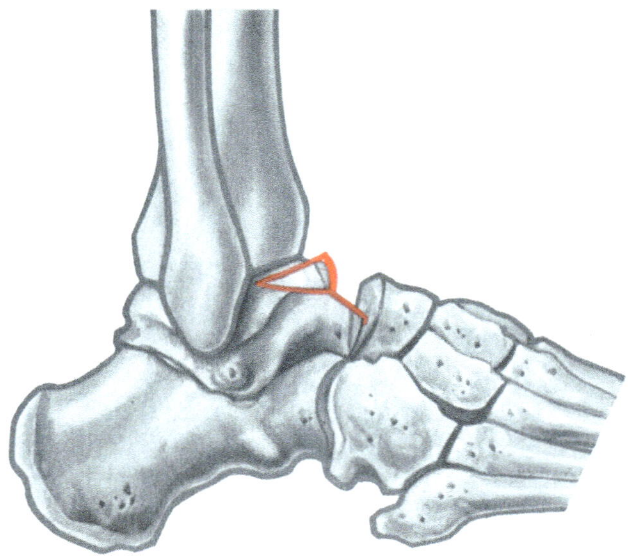

Abb. 428. *Vordere Arthrorise des oberen Sprunggelenkes nach* PUTTI. Es wird aus dem vorderen Teil des Talus ein Keil entnommen. Dieser wird unter die Gelenkrolle des Talus eingefügt und hebt somit den vorderen Rand des oberen Sprunggelenkes.

Für $2^1/_2$—3 Monate wird ein Gipsverband in Spitzfußstellung von 110° angelegt, für weitere 6 Monate gibt man eine Nachtschiene. Zum Gehen soll ein Schuh mit hohem Schaft und breitem, niederem Absatz getragen werden.

Die verbleibende Gelenkbeweglichkeit gibt dem Fuß eine gute Elastizität, der leichte Spitzfuß ist beim Gehen nicht hinderlich, der Bewegungsausschlag schmerzlos.

Gelegentlich wurde von PUTTI zusätzlich eine subtalare Arthrodese und eine Verkürzung der Achillessehne vorgenommen.

Hintere Arthrorise (Abb. 429—437).

Indikation. Die hintere Anschlagsperre am oberen Sprunggelenk ist vor allem beim *Lähmungsspitzfuß* angezeigt. Am günstigsten wirkt sie sich aus, wenn die Wadenmuskulatur ganz oder wenigstens teilweise erhalten ist, da durch diesen Eingriff die Überdehnung der noch funktionsfähigen Muskeln beseitigt wird. Auch wird durch die Arthrorise wenigstens ein Teil der Funktion der ausgefallenen Antagonisten ersetzt und hierdurch das statische Gleichgewicht verbessert.

CAMPBELL hat zusätzlich die subtalare Arthrodese ausgeführt, weil durch sie die unkontrollierbare seitliche Beweglichkeit des Fußes ausgeschaltet wird, ohne die Dorsal- und Plantarflexion zu beeinträchtigen. *Unbedingt notwendig wird die zusätzliche subtalare Arthrodese, wenn noch weitere Fehlformen bestehen, die auf diese Weise ausgeglichen werden können.*

Die Technik der hinteren Anschlagsperre beruht auf der Verpflanzung von Knochen auf die Oberfläche des Talus oder Calcaneus knapp hinter den

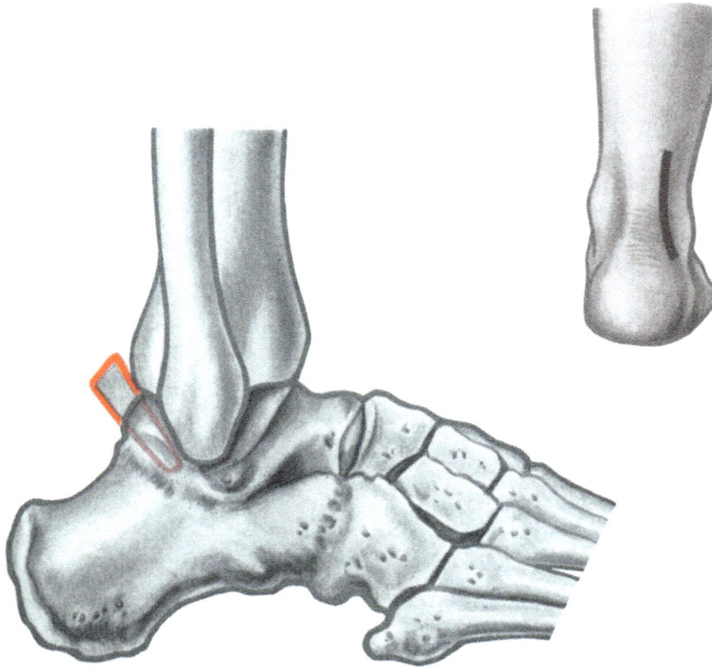

Abb. 429. *Hintere Arthrorise des oberen Sprunggelenkes nach* CAMERA. Bogenförmiger Längsschnitt an der fibularen Seite der Achillessehne. Ein frei transplantierter Knochenspan wird auf die Oberfläche des Talus und des Calcaneus verpflanzt. Es kommt zu einer knöchernen Vereinigung und Bildung eines Widerlagers. Die Plantarflexion ist somit eingeschränkt.

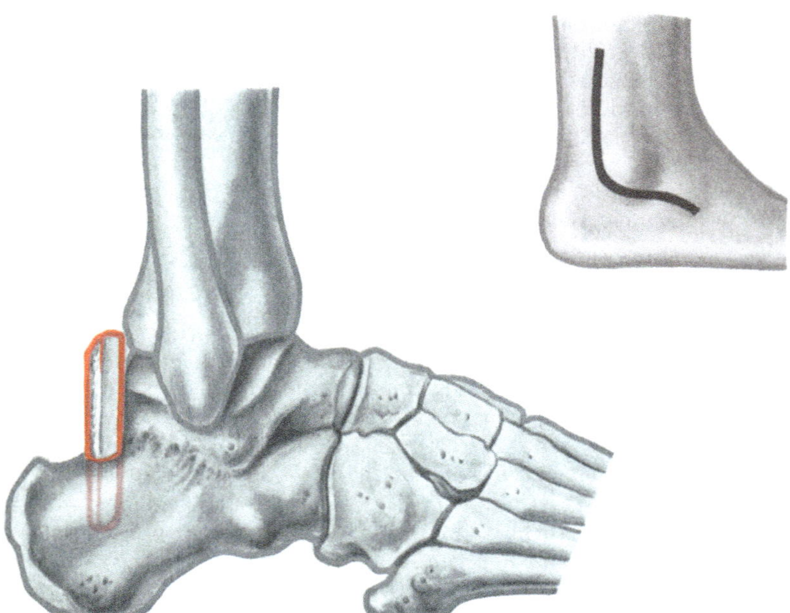

Abb. 430. *Hintere Arthrorise nach* M. LANGE. Es wird ein Tibiaspan in die Oberfläche des Fersenbeines verpflanzt und gleichzeitig eine Arthrodese des Talocalcanealgelenkes durchgeführt.

Sprunggelenken. Das Transplantat verschmilzt mit diesen Knochen und bildet ein Widerlager, das an die hintere und untere Fläche der Tibia anschlägt und damit die Plantarflexion begrenzt. Die Einfügung eines Knochenspanes in den Talus wurde von CAMERA angegeben (Abb. 429). Sie ist technisch schwieriger durchzuzuführen uud gibt einen weniger starken Widerhalt als die heute allgemein gebräuchlichen Verfahren.

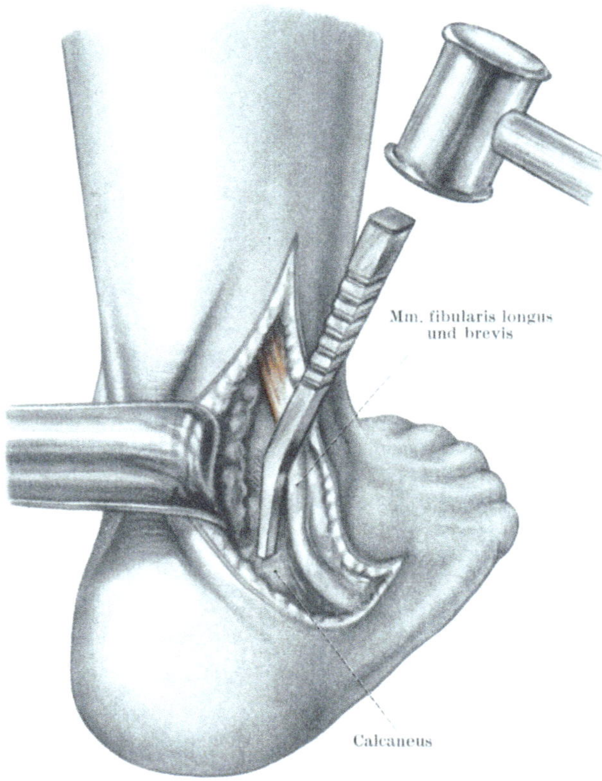

Abb. 431. *Hintere Arthrorise nach* M. LANGE. 1. Akt. Die subtalare Arthrodese ist bereits durchgeführt. Der Hautschnitt wird bogenförmig nach kranial verlängert. Mit einem Winkelmeißel wird eine kraterförmige Öffnung in den Calcaneus geschlagen. Die Fibularissehnen werden dabei nach vorn verzogen.

Eine Weiterentwicklung bedeutet das Verfahren von OMBRÉDANNE, der einen sehr viel längeren Knochenspan aus der Tibia entnimmt und ihn in Talus und Calcaneus schräg eintreibt. Bei beiden Verfahren wird eine gleichzeitige Arthrodese des Talocalcaneargelenkes und des Calcaneo-Cuboidgelenkes empfohlen.

Das heute wohl gebräuchlichste Verfahren, das insbesondere auch von M. LANGE empfohlen wurde, beruht auf der Einpflanzung eines Tibiaspanes in die Oberfläche des Fersenbeines mit gleichzeitiger Arthrodese des Talocalcaneargelenkes (Abb. 430).

M. LANGE geht folgendermaßen vor (Abb. 431, 432):

Zunächst wird die subtalare Arthrodese durchgeführt. In Verlängerung des dazu notwendigen Hautschnittes wird ein Längsschnitt neben der Achillessehne weitergeführt. Zu deren Entspannung wird der Fuß in Plantarflexion gehalten und die hintere Oberfläche des Calcaneus und die Rückfläche des Talus freigelegt. Nun wird der Fuß stark dorsal flektiert und unter Benutzung eines Winkelmeißels eine kraterförmige Öffnung in den Calcaneus gebildet. Der Meißel ist von hinten oben ein wenig schräg nach vorne zu gerichtet. Die richtige Stellung des Fußes für das Transplantat wird mit dem eingelegten Meißel geprüft. Ein der Tibia entnommener periostbedeckter Knochenspan wird mit Hilfe eines

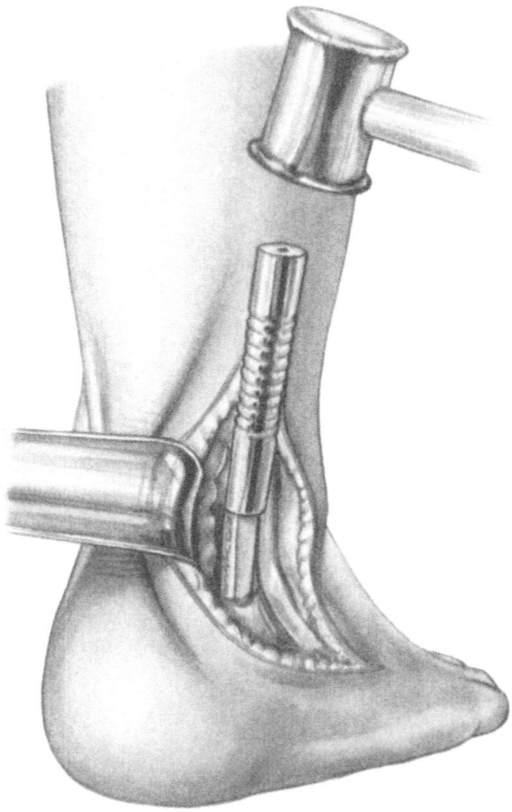

Abb. 432. *Hintere Arthrorise nach* M. LANGE. 2. Akt. Ein aus der Tibia entnommener periostbedeckter Knochenspan wird mit einem Vorschlagstück fest in das Fersenbein eingeschlagen. Das überschüssige Periost des Spanes wird auf der Oberfläche des Calcaneus ausgebreitet, um eine knöcherne Verschiebung mit dem Sperriegel zu bewirken.

gewinkelten Vorschlagstückes tief und fest in das Loch im Fersenbein eingeschlagen. Die Stellung im Talocruralgelenk soll rechtwinkelig sein, weil der Fuß später noch etwas nachgibt. Das überschüssige Periost des Spanes wird auf der Calcaneusoberfläche ausgebreitet, um eine knöcherne Verbindung mit dem Sperriegel zu fördern.

HACKENBROCH hat anfangs einen Tibiaspan zwischen hinterem Calcaneusfortsatz und Tibia verspreizt, später hat er den Span von der Hinterfläche der Tibia entnommen und in seinem Bett so weit nach unten geschoben, bis er mit dem Calcaneus Fühlung bekam.

Wieder anders ist CAMPBELL vorgegangen (Abb. 433—435). Der Hautschnitt wird am Innenrande der Achillessehne von der Tuberositas des Fersenbeines aus 7,5—10 cm lang aufwärts geführt. Die Achillessehne wird, wenn sie verkürzt ist, Z-förmig verlängert, sonst zieht man sie zur Seite. Ein weiterer gerader Schnitt wird in der Mitte über der Hinterfläche des Knöchelgelenkes gelegt, von dort aus werden die Sehnen des langen Großzehenbeugers nach medial verzogen. Mit einem kräftigen Periostelevator wird ein pyramidenförmiger Hohlraum gebildet, der die Rückfläche der Tibia, das obere und untere Sprunggelenk, sowie die Oberfläche des Talus frei werden läßt. Nun wird der Fuß dorsal flektiert und damit die Hinterfläche des Talus ins Blickfeld gebracht. Dieser Teil des Talus wird reseziert und direkt unter der Resektionsstelle eine

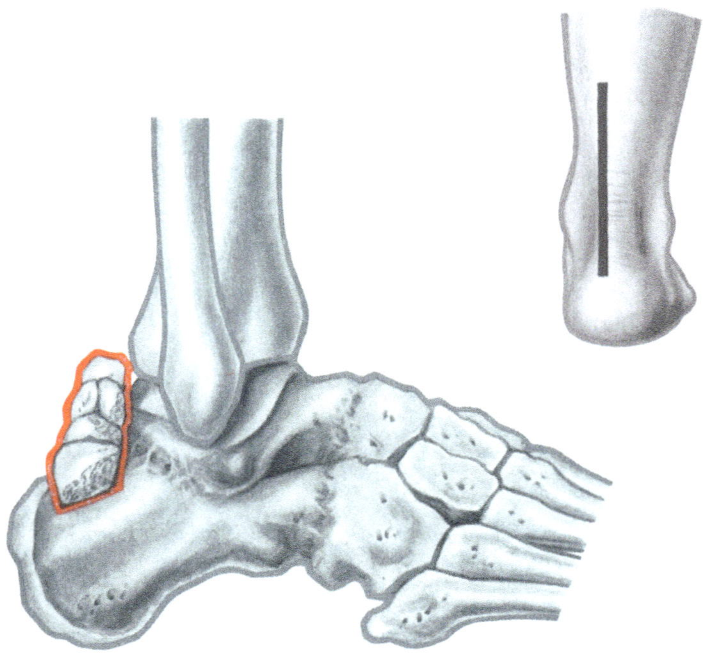

Abb. 433. *Hintere Arthrorise nach* CAMPBELL. Gerader Hautschnitt in der Mittellinie über der Hinterfläche der Knöchelgegend. Teilresektion aus der Hinterfläche des Talus, Ausmuldung der Calcaneusoberfläche. Nach Entknorpelung werden die bei der Arthrodese des unteren Sprunggelenkes gewonnenen Knochenstücke, vor allem Teile aus dem Talus, in die Mulde des Calcaneus eingepflanzt.

keilförmige Mulde aus der Calcaneusoberfläche gehöhlt. Man muß sehr darauf achten, die Rückfläche der Tibia nicht zu entblößen, da sonst die Transplantate sich mit ihr knöchern verbinden könnten. Dies würde zu einer Ausschaltung des Talocruralgelenkes führen. Da man den Vorfuß gewöhnlich durch eine „Triple-Arthrodese" stabilisiert hat, kann man die angefallenen Knochenspäne zur Einpflanzung verwenden. Diese Knochenteile werden vom Knorpel entblößt und der größte, gewöhnlich der Taluskopf oder das Kahnbein, wird in die an der Calcaneusoberfläche gefertigte Mulde eng an die Rückseite des Talus eingepflanzt. Kleine Knochenstückchen werden dann neben und auf dem Knochenkeil pyramidenförmig angeordnet. Der entfernte Knorpel wird mosaikartig ringsherum an die Pyramide angefügt, um Verklebungen mit der Umgebung zu verhindern.

Es ist nicht unbedingt nötig, das Transplantat aus dem Vorfuß zu nehmen. Der Erfolg ist jedoch ebenso gut, als wenn von anders her knorpelloser Knochen verwendet wird. Die Weichteile werden fest vernäht, um die Transplantate in ihrer Lage zu halten. Die Achillessehne wird, gegebenenfalls unter gleichzeitiger Verlängerung, wieder vereinigt, dann wird die Fascie und die Haut genäht.

Campbell stellt den Fuß in einer 90°-Stellung im Gipsverband ruhig; wird in Dorsalflexion eingegipst, so kann ein Hackenfuß entstehen, in Plantarflexion läßt sich das Transplantat nicht richtig angleichen und die Korrektur erscheint gefährdet.

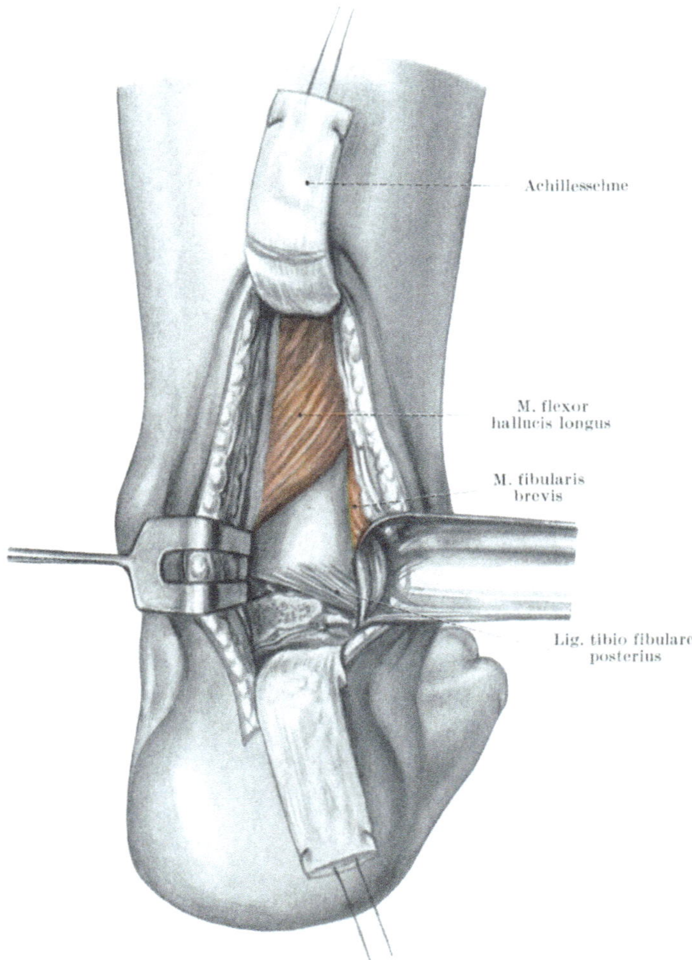

Abb. 434. *Hintere Arthrorise nach* Campbell. 1. Akt. Die Achillessehne ist Z-förmig durchtrennt, die Weichteile werden mit stumpfen Haken nach medial und lateral verzogen. Der Processus tali ist abgetragen, es wird nun eine Mulde in dem Corpus calcanei gebildet.

In den Gips werden über dem Fußrücken und den Knöcheln Fenster geschnitten, um der Weichteilschwellung Raum zu bieten. Nach 3 Wochen wird ein Gehgips angefertigt, mit dem 8 Tage später belastet werden darf. Acht Wochen nach der Operation wird für 6 Monate bis 1 Jahr ein Schienenhülsenapparat verpaßt, der eine begrenzte Beweglichkeit im Knöchelgelenk zuläßt.

Wenn der Vorfuß schon bei der Ausführung der Arthrorise stabilisiert war, so kann man die angegebene Technik in der Weise modifizieren, daß man von der hinteren Oberfläche des Calcaneus Knochenspäne nach vorne und oben gegen den Talus hin hochschlägt, die am Calcaneus gestielt bleiben. Dieses Verfahren wurde von NOVÉ JOSSERAND angegeben (Abb. 436).

Das Verfahren von GILL läßt sich einfach ausführen (Abb. 437). Es wird ein Spalt in die hintere Oberfläche der Talusrolle gemeißelt und in diesen Spalt ein keilförmiges Knochenstück aus der Calcaneusoberfläche eingefügt. Dadurch

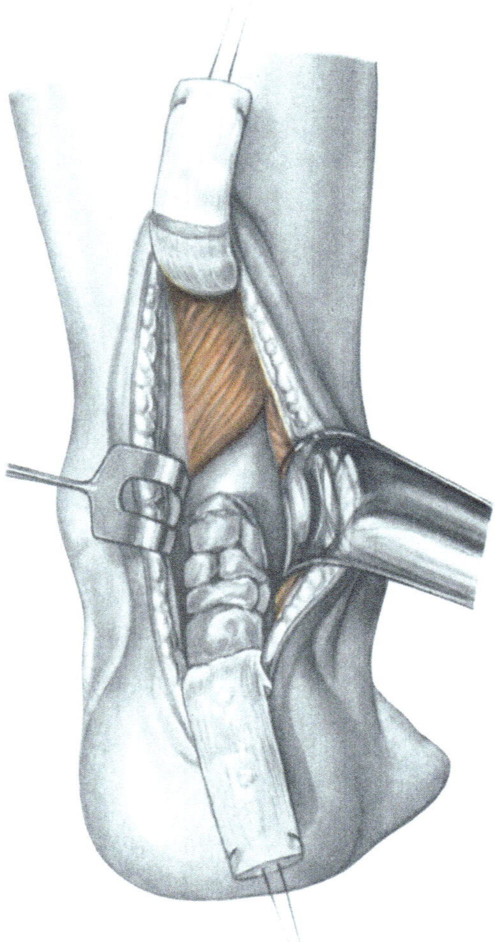

Abb. 435. *Hintere Arthrorise nach* CAMPBELL. 2. Akt. Die bei der Anfrischung der Mittelfußgelenke gewonnenen Knochenstückchen werden neben dem verlagerten Knochenkeil pyramidenförmig aufgebaut.

schlägt die hintere Talusrolle bei der Plantarflexion an die Tibia an und verhindert ein Absinken des Fußes. Auch diese Operation wird, wenn nötig, mit einer Stabilisierung der Tarsalgelenke verbunden.

Durch einen längsgestellten Hautschnitt wird die Achillessehne Z-förmig durchtrennt. Nach der Darstellung des Knöchelgelenkes und der Calcaneusoberfläche wird der Fuß in größtmögliche Dorsalflexion gebracht. Damit kommt die hintere Gelenkfläche des Talus ins Blickfeld. Mit einem breiten, dünnen Osteotom wird der Knorpel und eine dünne Scheibe des Talus gegen den hinteren

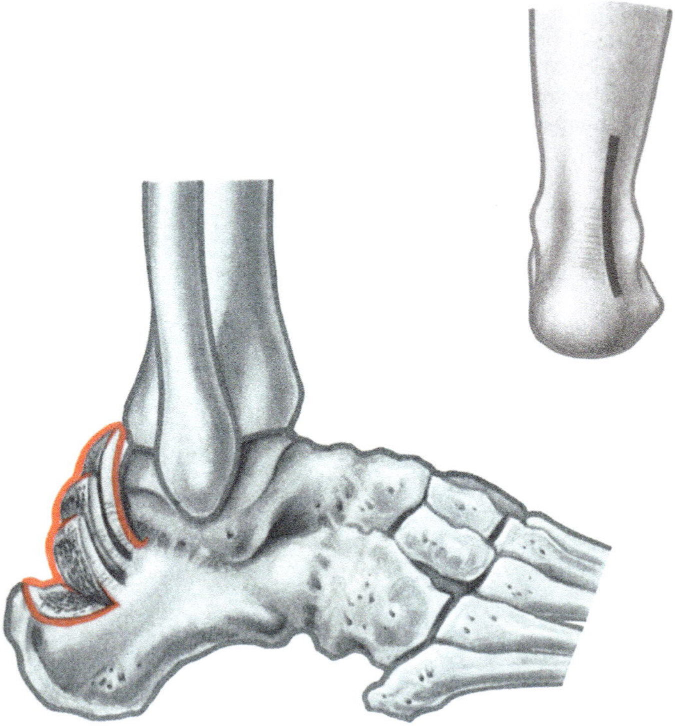

Abb. 436. *Hintere Arthrorise nach* NOVÉ JOSSERAND. Es werden von der hinteren Oberfläche des Calcaneus Knochenspäne nach vorn und oben gegen den Talus hochgeschlagen. Diese Späne bleiben am Calcaneus gestielt.

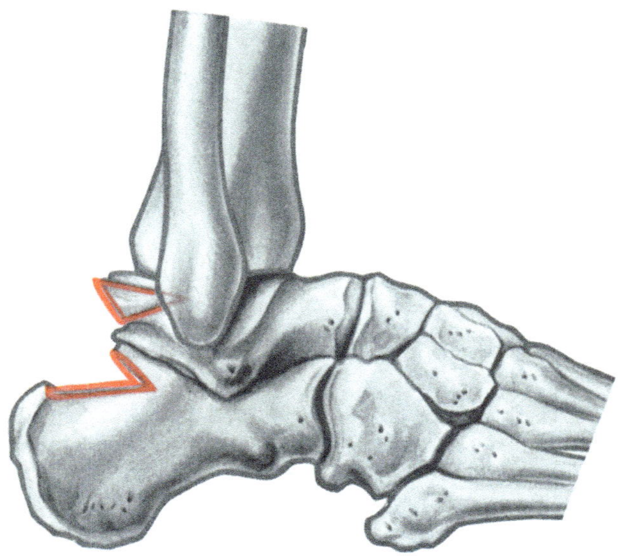

Abb. 437. *Hintere Arthrorise nach* GILL. Es wird ein keilförmiges Knochenstück aus der Calcaneusoberfläche entnommen und dieses in einen Spalt der Talusrolle eingefügt. Dadurch schlägt die hintere Talusrolle bei der Plantarflexion an die Tibia an und verhindert ein Absinken des Fußes.

Rand der Tibia hochgehoben. Nun wird ein Knochenkeil aus der Calcaneusoberfläche entnommen und in den so geschaffenen Defekt fest eingetrieben. Damit ist der Fuß in Dorsalflexion gehalten, die Achillessehne und die Wunde werden wie üblich genäht. Ein Gipsverband wird für 3 Monate angepaßt.

Arthroplastik der Sprunggelenke.

Plastische Operationen zur Wiederherstellung des oberen Sprunggelenkes.

Indikation. *Am unteren Sprunggelenk* kommen mobilisierende Eingriffe nicht in Frage. Das Gelenk ist einerseits so kompliziert gebaut und andererseits der durch seine Ausschaltung bedingte funktionelle Ausfall so gering, daß man von Mobilisierungsversuchen bisher abgesehen hat.

Anders am *oberen Sprunggelenk*. Der funktionelle Ausfall ist deutlicher, das Abrollen des Fußes beim Gehen, vor allem auf Unebenheiten, ist stark behindert, der Gang ist plump, es müssen immer Schuhe mit gleichhohen Absätzen getragen werden. Das Gelenk ist an sich zur Plastik gut geeignet, seine Form ist einfach, die Beweglichkeit ist nur in einer Ebene möglich. Es sind auch gute Erfolge der Sprunggelenkplastik beschrieben worden. Der Eingriff ist wohl nicht ganz einfach, bedeutet aber kein großes Risiko für den Patienten, da der Ausgangszustand bei einem Mißerfolg durch spätere Arthrodese rasch wiederhergestellt werden kann.

Trotzdem wird sie kaum noch ausgeführt. Der Eingriff kommt im wesentlichen nur bei jüngeren Menschen in Frage. Aber gerade bei diesen wird der Ausfall der Beweglichkeit im Talocruralgelenk weitgehend durch die kompensatorische Zunahme des Bewegungsausschlages in den Gelenken der CHOPARTschen und LISFRANCschen Linie ausgeglichen, so daß, wie NIEDERECKER berichtet, Patienten mit versteiftem oberen Sprunggelenk sogar Bergtouren unternehmen können. *Wir sind der Ansicht, daß Größe und Risiko des Eingriffes durch den zu erwartenden funktionellen und kosmetischen Erfolg keineswegs gerechtfertigt erscheinen.*

Der funktionelle Ausfall durch Versteifung ist nicht hochgradig, die kosmetische Beeinträchtigung kann zwar bei einigen Berufen für die Patienten eine wesentliche Rolle spielen. Im allgemeinen ist er jedoch nicht sehr hoch zu werten.

Als Gegenindikation werden von GEBHARDT und SCHULZE ausgedehnte Vernarbungen, Narbenverwachsungen, Tiefenempyeme, Narben der Muskeln und Muskeldefekte sowie Callusmassen angegeben, die das Gleiten verhindern. Bei Schwerarbeitern, wo Standfestigkeit verlangt wird, ist die Plastik wertlos.

Aussichtsreich seien vor allem Teilplastiken zur Entfernung partieller bindegewebiger Verwachsungen, Narben des Bandapparates, Verknöcherungen und Verwachsungen der Seitenbänder.

Als kleiner plastischer Eingriff kann bei schweren arthrotischen Veränderungen, wie von PAYR beschrieben, das Abmeißeln von Randzacken die eingeschränkte Beweglichkeit verbessern.

Die totale Gelenkplastik käme vor allem bei bindegewebigen Versteifungen in Frage.

Entschließt sich ein Operateur trotz der vielfachen Bedenken, die gegen diese Operation bestehen, zum Eingriff, so soll er zunächst sehr sorgfältig prüfen, ob der Kranke auch die notwendige Bereitschaft und Willensstärke besitzt, sich der schmerzhaften Nachbehandlung zu unterziehen. Auch sollte dem Kranken vor der Operation deutlich gesagt werden, daß die Erfolgsaussichten durchaus unsicher sind.

Technik der Plastik des oberen Sprunggelenkes nach Lexer. Der Weichteilschnitt wird bogenförmig von der Mitte der Malleolen über den Fußrücken distal bis zum Lisfrancschen Gelenk geführt. Die durchtrennten Sehnen werden mit dem Hautlappen nach oben geklappt. Dann wird die Synostose mit einem Hohlmeißel gelöst, wobei die Talusrolle ungefähr ihre normale Gestalt erhalten soll. Die Malleolengabel wird zu einer halbmondförmigen Mulde ausgehöhlt, in welche die neugeformte Talusrolle paßt. Nachdem man die Beweglichkeit zwischen

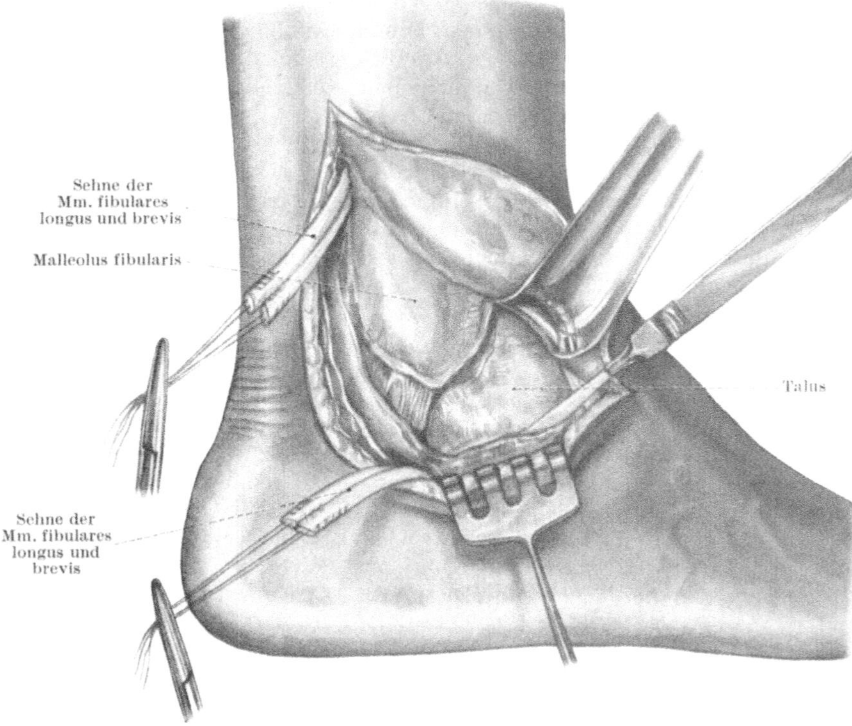

Abb. 438. *Stabilisierung des Fußes durch Talusexstirpation nach* Whitman. 1. Akt. Der bogenförmige Hautschnitt verläuft über den äußeren Knöchel bis zum Talus. Der Weichteillappen wird nach dorsal geschlagen, die Fibularissehnen aus ihren Retinacula gelöst und durchtrennt. Die Sehnenenden werden mit Catgutfäden angeschlungen. Mit einem Messer wird der Talus von seinen Verbindungen mit dem benachbarten Knochen gelöst.

diesen Knochen durch extreme Beugung und Streckung erprobt hat, wird die Talusrolle mit Fettgewebe bekleidet. Der sorgfältig geschonte Rest der Seitenbänder wird mit Knopfnähten befestigt. Lexer hat von acht operierten Fußgelenkankylosen berichtet. Es handelte sich um traumatische Veränderungen schwerster Art, fünfmal nach Luxationsfrakturen, dreimal nach Schußverletzungen. In sieben Fällen ist ausreichende Belastungsmöglichkeit und Bewegungsfreiheit bei guter Stellung erreicht worden. In einem Fall war die Beweglichkeit gering geblieben.

Technik der Plastik des oberen Sprunggelenkes nach Payr. Das obere Sprunggelenk wird mit dem Kocherschen Schnitt von der Außenseite her freigelegt. Die Fibularissehnen werden dabei durchtrennt, die Sehnen der Beuge- und Streckmuskulatur werden sorgfältig geschont. Die vorderen und hinteren Kapselteile werden völlig abgetragen, die inneren Kapsel- und Bänderanteile sollen geschont werden. Zur Interposition wird ein freier Fascienlappen oder ein gestielter Sehnenmuskellappen verwandt, den man in den Gelenkspalt hineinschlägt.

Über den Erfolg des Verfahrens berichtet PAYR: „Mit der Mobilisierung der Talocruralgelenke, mit der wir hoch befriedigende Erfolge nach schweren Kriegsverletzungen erzielt haben, sind wir überhaupt wesentlich freigebiger geworden."

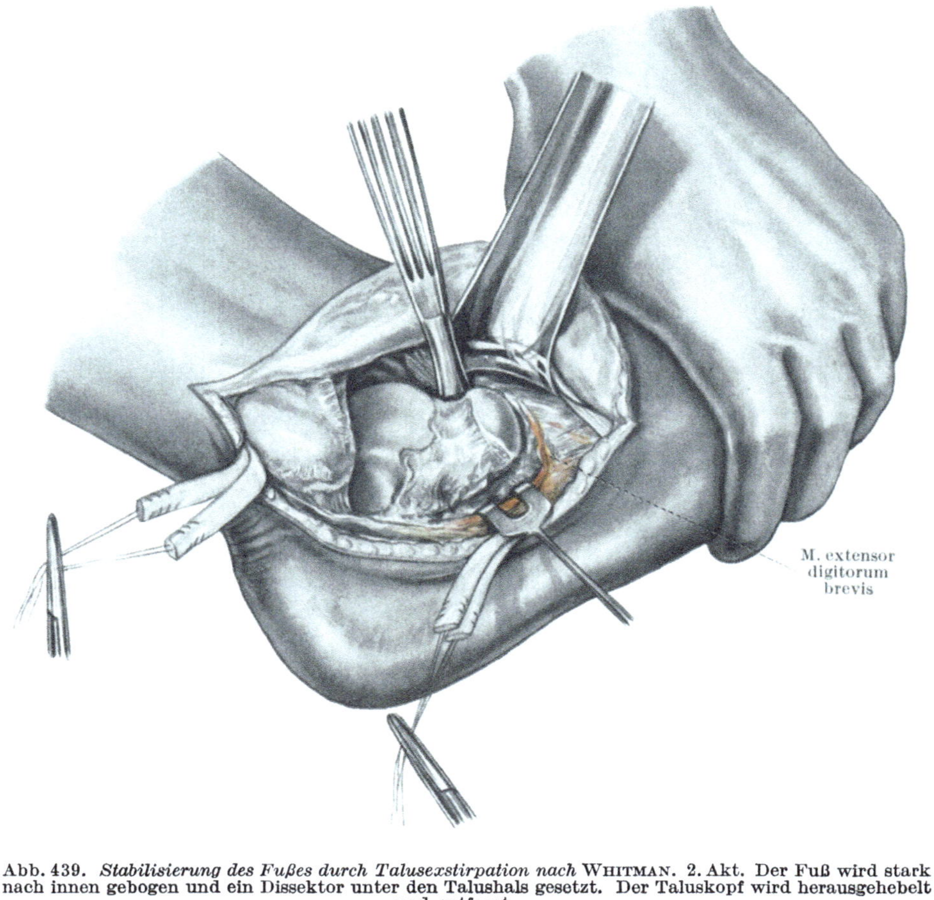

Abb. 439. *Stabilisierung des Fußes durch Talusexstirpation nach* WHITMAN. 2. Akt. Der Fuß wird stark nach innen gebogen und ein Dissektor unter den Talushals gesetzt. Der Taluskopf wird herausgehebelt und entfernt.

Stabilisierung des Fußes durch Talusexstirpation und Rücklagerung nach WHITMAN (Abb. 438—441).

Indikation. Das Verfahren von WHITMAN, das insbesondere in Amerika sehr gebräuchlich ist, spielt eine besondere Rolle. Es den Arthrodesen zuzurechnen, erscheint nicht gerechtfertigt, da es sich hier nicht um die Versteifung eines Gelenkes, sondern vielmehr um die Bildung eines neuen Gelenkes handelt, das dem Fuße bei teilweiser oder völliger Lähmung der Unterschenkelmuskulatur eine ausreichende Beweglichkeit und einen guten Halt geben soll. Es ist damit im weiteren Sinne als ein *plastisches Verfahren* anzusehen.

Das Verfahren, das in einer Entfernung des Talus und Rücklagerung des Fußes besteht, hat viele Kritiker gefunden. Insbesondere wird ihm die Entwicklung arthrotischer Veränderungen nachgesagt. Auch der unschöne Fuß und der in vielen Fällen vorhandene plumpe Gang wird beanstandet. Andererseits ist von zahlreichen amerikanischen Chirurgen wiederholt betont worden, daß bei entsprechend eng gestellter Indikation die Erfolge ausgezeichnet sind. Über volle Sportfähigkeit wird berichtet.

Die Operation soll nur zwischen dem 5. und 15. Lebensjahr bei Kindern mit Fehlstellungen des Calcaneus vor allem in Valgusstellung ausgeführt werden.

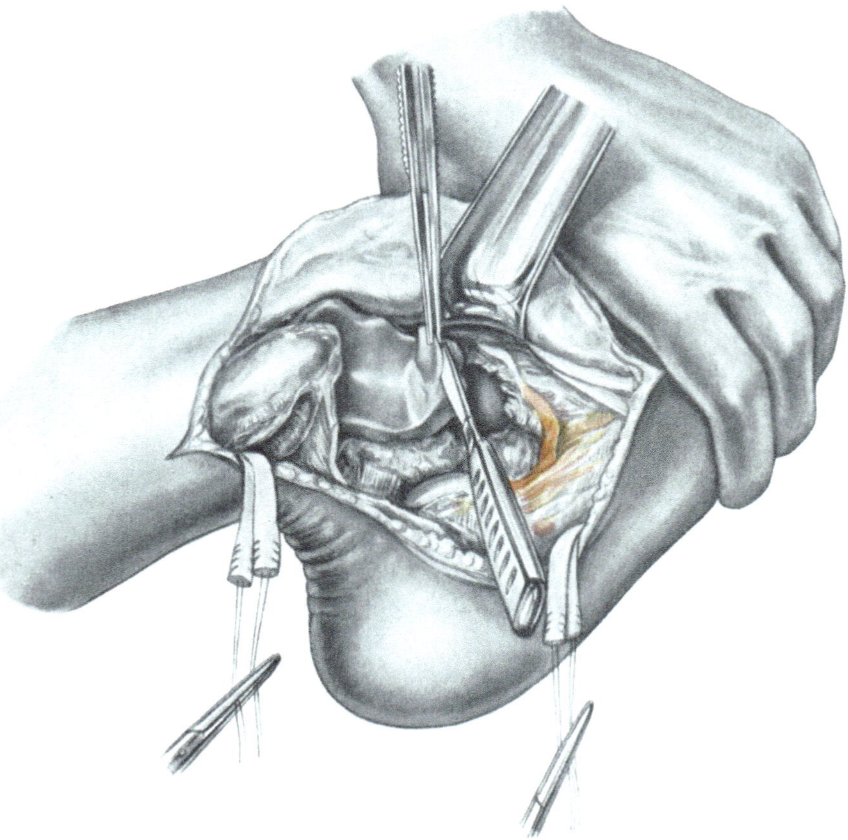

Abb. 440. *Stabilisierung des Fußes durch Talusexstirpation nach* WHITMAN. 3. Akt. Bei der nun anschließenden Modellierung wird eine kleine Knochenscheibe von beiden Malleolenspitzen entfernt, um ein Anpassen an das Naviculare und Cuboid zu erreichen. Auch von diesen beiden Knochen wird eine kleine Scheibe entfernt.

Hierfür war diese Operation ursprünglich vorgesehen. Bei Varusstellung des Calcaneus muß diese vorher ausgeglichen werden (R. und A. McAUSLAND). Besonders angezeigt soll das Verfahren sein bei Hackenfuß und Fallfuß ohne Klumpfußkomponente, bei spastischen Lähmungen und als Folge einer erfolglosen Verlängerung der Achillessehne (THOMPSON, CARMACK und HALLOCK, EVANS). Bei skeletmäßig fixierten Deformierungen, wie etwa beim angeborenen Klumpfuß, soll das Verfahren nicht durchgeführt werden (R. und A. McAUSLAND).

Technik. Der Eingriff wird in Blutleere vorgenommen. Der Hautschnitt entspricht etwa dem KOCHERschen Schnitt zur Resektion. Er verläuft bogen- oder L-förmig um den äußeren Knöchel nach vorne bis über den Taluskopf.

Der oben entstandene Lappen wird hochgezogen, die Sehnen der Fibularismuskeln werden aus ihren Retinacula gelöst und durchtrennt, ihre Enden mit Catgutfäden angeschlungen. Dann wird um die Außenfläche des Talus ein Schnitt geführt, der ihn von allen seinen Verbindungen mit den benachbarten Knochen befreit. Besondere Sorgfalt muß man am Taluskopf walten lassen. Der Fuß wird nun stark nach innen gebogen und mit Hilfe eines stumpfen Dissektors, der unter den Talushals gesetzt wird, der Talushals — mit dem Kopf zuerst — herausgehebelt und entfernt, ein Handgriff, der — gewandt durchgeführt — nur 30 sec beanspruchte. Um ein neues, standfestes Gelenk zu bilden,

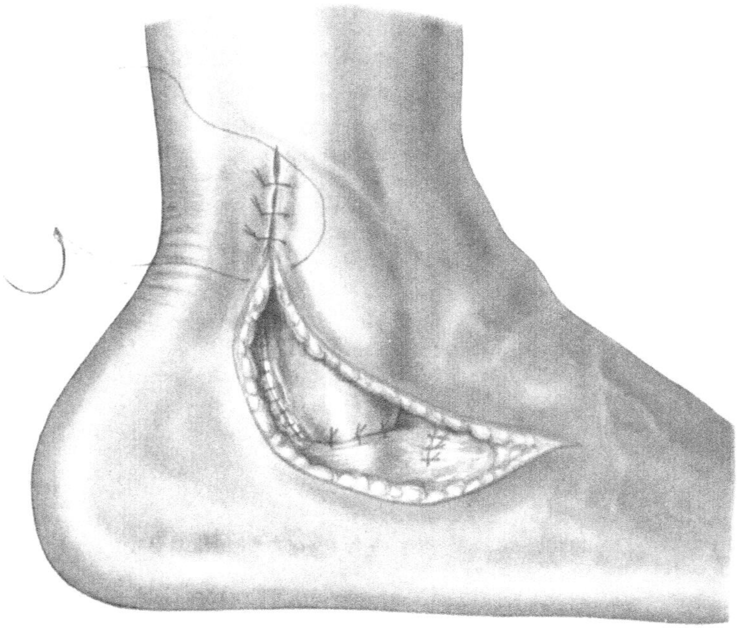

Abb. 441. *Stabilisierung des Fußes durch Talusexstirpation nach* WHITMAN. 4. Akt. Der Fuß ist nach rückwärts verlagert und sorgfältig in die neue Stellung eingepaßt. Die Fibularissehnen werden vernäht, danach die Wunden schichtweise verschlossen.

ist vor dem Zurücksetzen des Fußes ein gewisses Modellieren nötig. Das innere Seitenband muß vor allem bei Klumpfußstellung vom tibialen Knöchel abgetrennt werden. Wenn notwendig, wird eine kleine Knochenscheibe von beiden Malleolenspitzen entfernt, um ein Anpassen an das Naviculare und Cuboid zu erreichen. Von den Seiten dieser beiden Knochen wird gleichfalls eine kleine Scheibe entfernt, dann werden Taschen für die Knöchel gebildet. Jetzt wird der Fuß nach rückwärts verlagert und in dieser Stellung sorgfältig eingepaßt. *Diese Rückwärtsversetzung des Fußes, welche die Pro- und Supination durch den Knochenkontakt zwischen Naviculare und Fibula verhindert, ist das Wesentlichste der Operation.* Die Sehnen der Fibularismuskeln werden an ihre Durchtrennungsstelle oder an die Achillessehne angeheftet, dann wird die Haut genäht (Abb. 438 bis 441).

Nach der Operation wird ein Oberschenkelgips bei geringer Kniebeugung und geringer Valgus- und Spitzfußstellung des Fußes angelegt. Nach 10 Tagen darf mit Krücke aufgestanden werden. Für weitere 5—6 Monate wird der Gips so oft wie nötig gewechselt.

ζ) Eingriffe bei Erkrankungen und Verletzungen an den Weichteilen der Fußwurzel.

Eingriffe bei Ganglien.

Indikation. Ganglien finden sich vor allem bei gleichzeitigen Fehlformen des Fußes, insbesondere beim Plattfuß. Sie haben ihren Sitz dann meist im Bereiche der Fußwurzelgelenke. Hier können sie durch den Druck des Schuhwerks erhebliche Beschwerden verursachen, so daß ihre operative Behandlung angezeigt ist.

Die Technik entspricht der bei den Ganglien der Hand üblichen (s. S. 509, 1. Teilband, Abb. 607—609).

Eingriffe bei Schleimbeutelentzündungen.

Indikation. Die Schleimbeutel spielen am Fuß eine große Rolle. Außer den an typischer Stelle gelagerten, können sie sich bei Fehlformen des Fußes und bei Druck des Schuhwerks an den verschiedensten atypischen Stellen entwickeln. Ihre Behandlung ist vordringlich, aber *vorwiegend konservativ*. In den meisten Fällen läßt sich auch eine hochgradige Bursitis durch entsprechende Entlastung der Druckstelle zum Abklingen bringen, sei es, daß es gelingt die Deformität zu beseitigen, sei es, daß man sich mit palliativen Maßnahmen, wie durckentlastenden, den Schleimbeutel aussparenden Verbänden behilft.

Besonders häufig entzündet sich der subcutane Schleimbeutel über dem Cuneiforme I durch Druck bei beginnenden Senkfüßen. Hier ist die operative Entfernung kontraindiziert, da bei Fortbestehen der Deformität und des Druckes auch nach der Entfernung des Schleimbeutels sich in kurzer Zeit ein neuer bildet. Zudem bedeutet jede Narbenbildung über dieser druckgefährdeten Stelle einen zusätzlichen Schaden.

Ebenso soll man bei der nicht seltenen Bursitis achillea zunächst durch Ruhigstellung und lokale Entzündungsbehandlung versuchen, eine Heilung herbeizuführen. Dies wird in weitaus den meisten Fällen gelingen. Nur in Ausnahmefällen ist bei immer rezidivierender Schleimbeutelentzündung und beim Versagen jeder konservativen Behandlung die Entfernung der Bursa achillea erlaubt.

Technik der Exstirpation der Bursa achillea. Die Bursa wird von einem Längsschnitt neben der Achillessehne freigelegt, die Sehne mit einem breiten Haken seitlich verzogen, der Schleimbeutel im ganzen aus der Umgebung ausgelöst und entfernt.

Die Entzündung des Schleimbeutels über dem ersten Mittelfußköpfchen beim Hallux valgus kann nur durch eine kausale Therapie, d. h. durch eine Beseitigung der Deformität geheilt werden.

Eingriffe an der Achillessehne (Abb. 442—447).

Indikation. Keine andere Sehne des menschlichen Körpers ist in der Chirurgie, vor allem der orthopädischen Chirurgie, von gleicher Bedeutung. Sie ist die stärkste Sehne des Körpers. Ihre Durchtrennung führt mit Sicherheit zur Hackenfußbildung. Ihre Veränderung im Sinne der Verkürzung oder der Verlängerung, ist bei zahlreichen Fußdeformitäten notwendig. Oft ist sie die Ursache von Deformitäten und oft der Schlüsselpunkt, an dem das chirurgische Wirken seinen Hauptangriffspunkt hat.

Verletzungen der Achillessehne sind durchaus nicht selten. Bekannt ist ihre Durchtrennung mit der Sense. Bei der offenen Durchtrennung ist wegen der Gefahr der Hackenfußbildung die *sofortige operative Versorgung* notwendig. Es kommen aber auch subcutane Rupturen der Sehne vor. Diese entstehen nach Überschreitung des Leistungshöhepunktes (zwischen dem 25. und 30. Lebensjahr nach STUCKE) durch Abnahme der Gewebselastizität, Degeneration, Trauma als Folge einer Summierung aller dieser Faktoren. Auch reine Ermüdungsrupturen kommen vor.

Während man sich über die Notwendigkeit der operativen Behandlung von *veralteten subcutanen Sehnenrissen* einig ist, sind die Ansichten über die konservative oder operative Behandlung der *frischen Rupturen* geteilt. Die überwiegende Mehrzahl setzt sich heute allerdings für die Frühoperation nicht nur der totalen, sondern auch der vermutlich partiellen subcutanen Ruptur ein (HAGEMEYER, v. REDWITZ, STUCKE, TOYGAR, WEDEL), wobei auf die schwierige differentialdiagnostische Unterscheidung zwischen den beiden Formen der Ruptur besonders hingewiesen, ja das Vorkommen von partiellen Einrissen sogar in Frage gestellt wird (v. REDWITZ). Das Erhaltenbleiben der aktiven Plantarflexion schließt den totalen Abriß nicht aus, der sich durch den Ausfall des Zehenstandes eindeutig manifestiert. Beim partiellen Abriß kann der Achillessehnenreflex teilweise erhalten sein.

Traumatische Durchtrennung. Eine offene, glatte Durchtrennung der Achillessehne fordert eine sofortige Versorgung durch Naht. Zur Entspannung der Sehne ist dabei Spitzfußstellung notwendig, die auch bei der unbedingt nötigen dreiwöchigen Ruhigstellung im Gipsverband beibehalten werden muß.

Die Nahttechnik soll so gewählt sein, daß einerseits ein Ausreißen der Fäden vermieden wird und andererseits eine gute Adaptation gewährleistet ist (siehe Kapitel „Sehnennähte", Allgemeiner Teil, S. 48ff.). Zur Sicherung der Naht kann nach KIRSCHNER eine Manschette aus frei transplantierter Fascie um die Nahtstelle gelegt werden, es kann aber auch aus dem Sehnenspiegel des M. gastrocnemius ein unten gestielter Lappen über die Nahtstelle geschlagen und am distalen Sehnenstumpf oder am Calcaneus befestigt werden. Bei *veralteten Rupturen* kann die *Verlängerung der Achillessehne* notwendig werden (s. Allgemeiner Teil, S. 53, Abb. 59).

Verlängerungen und Verkürzungen der Achillessehne. Die beim Spitzfuß und Klumpfuß verkürzte Achillessehne ist eine der wesentlichen, die Deformierung fixierenden Momente. Auch beim Plattfuß kann die Achillessehne zu kurz sein. Aber auch die zu lange Achillessehne sowie ihr völliger Funktionsausfall hat schwerwiegende Folgen im Sinne des Pes calcaneus.

Maßnahmen zur Verlängerung der Achillessehne sind deshalb in der Orthopädie und Chirurgie häufige und entscheidende Eingriffe, sie dürften sogar die ersten chirurgisch-orthopädischen Eingriffe überhaupt gewesen sein.

Tenotomie der Achillessehne (Achillotomie). Man unterscheidet die *subcutane* Achillotomie, bei der durch kleine Stichöffnungen in der Haut ein Tenotom eingeführt und die Sehne durchtrennt wird, von der *offenen*. Das erstere Verfahren hat den Nachteil, daß keine Kontrolle durch Sicht möglich ist, leichter Verletzungen benachbarter Organe vorkommen und daß bei völliger Durchtrennung eine Wiedervereinigung der Sehnenstümpfe ausbleiben und ein Hackenfuß entstehen kann. In der voraseptischen Zeit war das subcutane Vorgehen von Vorteil, weil bei der kleinen Hautverletzung eine Wundinfektion nicht sehr zu fürchten war. Ist primäre Heilung eingetreten, so bleiben keine nennenswerten Narben zurück. Die subcutane Achillotomie wird mit einem schmalen Skalpell oder einem Tenotom, einem zur Schneide hin leicht gebogenen, vorne stumpfem Messer, ausgeführt.

Technik der subcutanen Achillotomie. Der Kranke wird auf dem Bauch gelagert, das Kniegelenk wird gestreckt, das Fußgelenk dorsal flektiert gehalten. Man kann nun die Sehne entweder von der Haut her in die Tiefe oder von der Tiefe zur Haut hin durchschneiden. Bei kleinen Kindern ist nach KÖNIG der

Schnitt von der Oberfläche her in die Tiefe zu empfehlen. In diesem Falle wird der Fuß zunächst in Plantarflexion gebracht, um die Haut über der Sehne zu entspannen und das Tenotom leichter einführen zu können. Nun wird die Haut etwa 1—2 cm über dem Sehnenansatz durchstochen und das Tenotom zwischen Sehne und Haut vorgeschoben, bis es am anderen Rande der Sehne an der Haut anstößt. Die Schneide des Tenotoms wird gegen die Sehne hin gerichtet und der Fuß mit steigender Kraft in Dorsalflexion gebracht. Dadurch wird die Sehne gegen das Tenotom gedrückt, mit welchem nun geringe sägende Bewegungen ausgeführt werden, bis die Sehnenenden mit einem Geräusch auseinanderweichen.

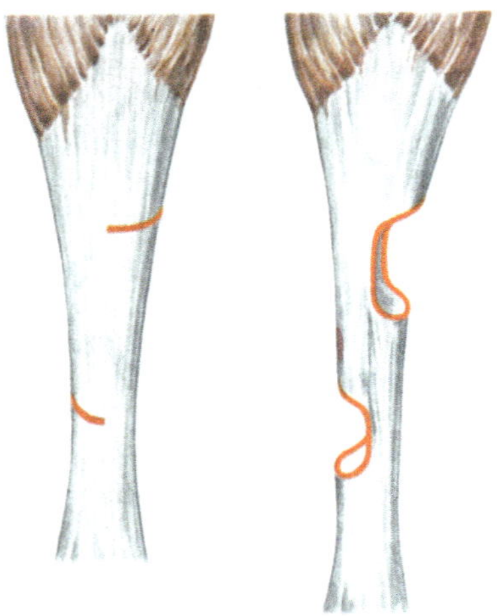

Abb. 442. *Z-förmige subcutane Achillotomie nach* BAYER.

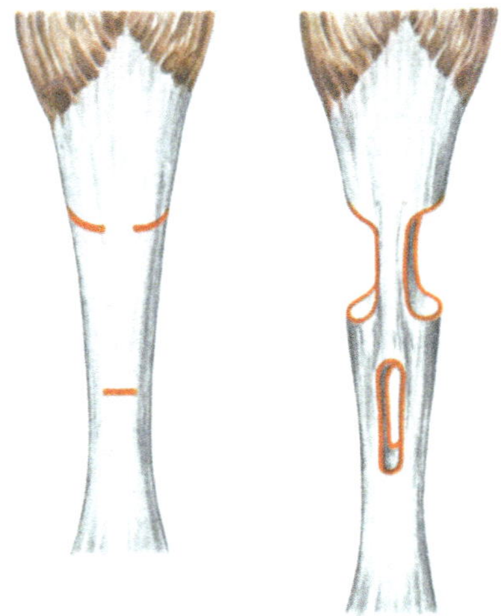

Abb. 443. *Subcutane Achillotomie nach* BAYER, *modifiziert nach* HÜBSCHER.

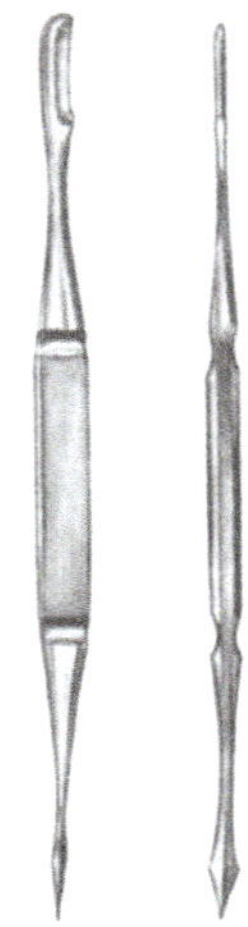

Abb. 444. *Tenotom zur Achillotomie nach* HÜBSCHER.

Wird die Durchtrennung, wie es üblich ist, von der Tiefe her in Richtung auf die Haut durchgeführt, so wird das Tenotom knochenwärts der Achillessehne bis zur Haut der anderen Seite geführt. Unter vermehrter Dorsalflexion und leichten Bewegungen des Messers wird die Sehne durchtrennt.

Im allgemeinen treten nach diesen kleinen Eingriffen keine nennenswerten Blutungen auf. Die Verletzung der A. tibialis posterior muß und kann auf jeden Fall vermieden werden. Leichtere Blutungen lassen sich durch Kompression und Hochlagerung des Beines ohne Schwierigkeiten stillen.

BAYER hat die Z-förmige Verlängerung der Achillessehne empfohlen, die er zunächst nur offen, dann aber auch subcutan mit einem Tenotom ausgeführt hat. Die Durchschneidung der Sehnenhälften wird in der Weise ausgeführt, daß ein schmales Tenotom subcutan bis zur Mitte der Sehne vorgeschoben wird und die Sehnenhälften von der Oberfläche her in Richtung auf den Knochen durchtrennt werden. *Wegen der genauen Bemessung der Sehnenmitte ist diese Führung des Tenotoms günstiger als der sonst übliche umgekehrte Weg.* Der obere Schnitt wird tibial in Höhe des Überganges der Sehne zum Muskel, der untere fibular am Calcaneus gelegt. Bei Dehnen der Sehne aus der Spitzfußstellung teilen sich die Sehnenhälften, ohne sich voneinander zu trennen. Der intakte Hautüberzug adaptiert, wie BAYER betont, die Querschnitte der Sehnen besser als es durch Naht möglich wäre. Die beiden kleinen Stichöffnungen heilen rasch (Abb. 442).

HÜBSCHER hat die BAYERsche Methode modifiziert. Er durchtrennt die Sehne nicht in zwei Hälften, sondern macht proximal zwei Einschnitte in die Ränder der Sehne, die jeweils ein Drittel ihrer Breite ausmachen. Distal geht er mit einem besonders konstruierten Tenotom in die Mitte der Sehne ein und durchschneidet hier die Fasern des mittleren Drittels. Beim Auseinanderziehen gleitet dieses zwischen den äußeren Lappen wie ein Zapfen. Die Verlängerung wird so weit wie nötig durchgeführt, die drei Sehnenlappen werden durch den Hautschlauch gut zusammengehalten (Abb. 443, 444).

Die offene Tenotomie. *Die subcutane Achillotomie ist heute zugunsten der offenen Tenotomie im allgemeinen verlassen worden.* Dies hat seinen Grund im wesentlichen darin, daß die moderne Asepsis auch größere Eingriffe erlaubt, ohne daß die Gefahr der Wundinfektion vermehrt wird. Andererseits hat die offene Achillotomie den großen Vorteil der Übersichtlichkeit. Die entstehenden Narben sind ohne Bedeutung. Die Verlängerung der Sehne soll genau bemessen und durch die Naht ein mögliches Auseinanderweichen der Sehnenstümpfe vermieden werden.

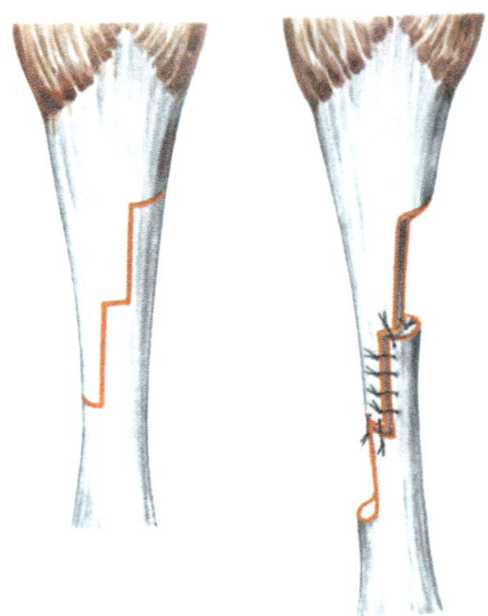

Abb. 445. *Treppenförmige offene Achillotomie nach* v. HACKER.

Die offene, Z-förmige Tenotomie wurde, wie erwähnt, zuerst von BAYER ausgeführt. Ist nur eine mäßige Verlängerung notwendig, so ist es möglich, die Sehnenstümpfe durch eine Seit-zu-Seit-Naht aneinander zu fixieren. Wird eine erhebliche Verlängerung notwendig, so muß eine End-zu-End-Naht der Stumpfquerschnitte in Kauf genommen werden.

Die Schnittführung des Z-förmigen Sehnenschnittes kann von erheblicher Bedeutung sein. Wir weisen darauf bei der Besprechung der Fehlformen des Fußes wiederholt hin. Je nachdem, ob man den unteren Abschnitt fibular- oder tibialwärts legt, wird die Achillessehne im ganzen nach tibial oder nach fibular verlagert. Dadurch wird im ersteren Falle die supinierende Wirkung des M. triceps surae verstärkt, im zweiten abgeschwächt. *Man wird daher beim Knickfuß den unteren Einschnitt grundsätzlich fibular, beim Klumpfuß tibial anlegen.*

Ist die Stellung des Fußes im unteren Sprunggelenk befriedigend, so ist eine Z-förmige *Verlängerung in der Frontalebene* nach PRIOLEAU zu empfehlen, ein Verfahren, das sich heute allgemeiner Beliebtheit erfreut. Zur Freilegung kann ein seitlich neben der Achillessehne verlaufender Längsschnitt oder ein steil gestellter Schrägschnitt dienen, der über die Achillessehne verläuft. Die Achillessehne wird freigelegt, isoliert und mit zwei Spateln an den Stellen unterfahren, wo die Querschnitte des Z liegen sollen. In der Regel wird der untere Querschnitt unmittelbar oberhalb des Sehnenansatzes am Fersenbein liegen, der obere etwa 5—10 cm proximal.

Technik der offenen Tenotomie. Man legt mit dem Messer einen Querschnitt unmittelbar oberhalb des Ansatzes in die Sehne, der jedoch nur die Hälfte der Sehnendicke durchtrennt. Das Messer wird nun in die Längsrichtung gedreht und durchtrennt die Sehne frontal in der notwendigen Länge. Der entstandene obere Lappen wird während der Teilung nach oben gehalten. In der gewählten

Höhe wird das Messer wieder senkrecht zum Verlauf der Sehne gestellt und die tiefere Sehnenhälfte durchschnitten. Nun wird der Fuß langsam dorsal flektiert und sich anspannende Stränge werden durchtrennt, bis die freie Dorsalflexion möglich ist. Bei Fixierung des Fußes in rechtwinkeliger Stellung werden die beiden halbierten Sehnenflächen sorgfältig miteinander vernäht.

Um der Naht noch größere Sicherheit durch bessere und ausgedehntere Adaptation der Sehnenenden zu geben, hat v. HACKER in verschiedener Höhe der Achillessehne nicht mit zwei, sondern mit drei queren Einschnitten die Durchtrennung vorgenommen, so daß die Schnittflächen treppenförmig wurden. Durch

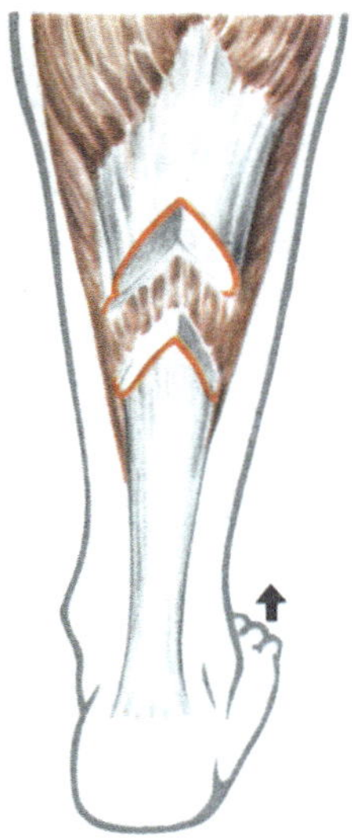

Abb. 446. *Achillotomie nach* VULPIUS, sog. Rutschenlassen der Sehne.

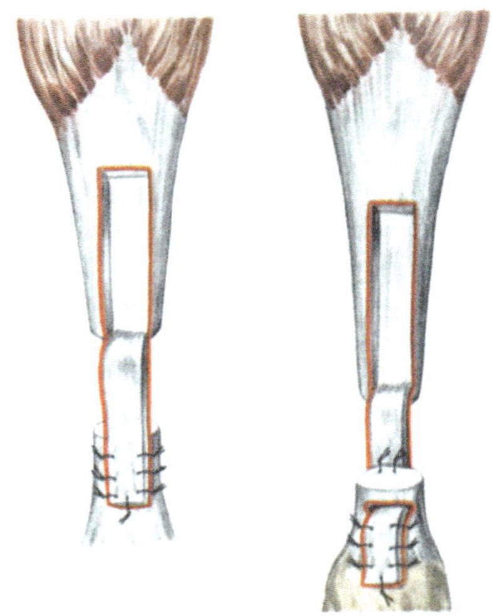

a b

Abb. 447 a u. b. a *Offene Achillotomie nach* VULPIUS. b *Offene Achillotomie nach* BRAGARD.

Ineinanderpassen der letzten Stufe des proximalen mit der letzten Stufe des distalen Sehnenendes konnte er sowohl End-zu-End- als auch Seit-zu-Seit-Nähte zur festen Verbindung anlegen (Abb. 445).

VULPIUS hat bei seiner Methode des *Rutschenlassens* die Schnitte etwas höher in den Ansatz der Sehne am M. gastrocnemius gelegt. Dadurch, daß er nur die oberflächlichen Sehnenschichten durchtrennt, den Muskel jedoch erhält und ihn durch Dehnung vom Ansatz nach oben rutschen läßt, bleibt die Kontinuität gewahrt. Auf Nähte kann verzichtet werden. Es lassen sich so Veränderungen bis zu 3 cm erreichen (Abb. 446).

Etwas unter der Mitte des Unterschenkels werden Haut und Fascie durch einen leicht schräg verlaufenden Längsschnitt gespalten. Im Bereich dieses Schnittes wird nun, während der Fuß in Dorsalflexion gehalten wird, die Endsehne des M. gastrocnemius quer, schräg oder besser in Form eines umgekehrten V schichtweise durchschnitten. Sind die Sehnenfasern durchtrennt, so weichen bei Dorsalflexion des Fußes die Muskelfasern auseinander und die Fehlform des Fußes läßt sich korrigieren. In der Tiefe der Wunde wird die hier mehr oder weniger innig mit der Gastrocnemiussehne verschmolzene Endsehne des M. soleus sichtbar. Diese wird in gleicher Schnittführung durchtrennt. In der Tiefe der Wunde tauchen die Muskelfasern des M. soleus auf, die durch forciertes Redressieren des Fußes gedehnt und zum Teil rupturiert werden, ohne daß es zu einer

Kontinuitätsdurchtrennung kommt. Ihr Zusammenhang mit der Achillessehne bleibt gewahrt.

Die Diastase zwischen den Sehnenstümpfen wird später durch narbiges und tendinöses Gewebe überbrückt.

Plastische Überbrückung von Defekten. Lassen sich nach Verlängerung der Achillessehne die beiden Sehnenstümpfe infolge eines so entstandenen größeren Defektes nicht vereinigen, so kann man nach KIRSCHNER eine Fascienmanschette zwischenschalten oder auch nach VULPIUS einen nach unten gestielten Fascienlappen dem Sehnenspiegel des M. gastrocnemius entnehmen, ihn nach unten klappen und unter Überbrückung des Defektes am distalen Sehnenstumpf befestigen (Abb. 447a).

BRAGARD hat diesen Lappen durch den zentral durchbohrten distalen Sehnenstumpf gezogen und am Calcaneus befestigt (s. Abb. 447b).

η) Eingriffe bei typischen Verletzungen des oberen Sprunggelenkes und der Fußwurzelknochen.

Eingriffe bei Knöchelbrüchen. Die operative Behandlung von Knöchelbrüchen gehört zu den Ausnahmen. Sie bleibt im wesentlichen den Fällen mit starker Dislokation eines größeren Fragmentes und veralteten, schlecht geheilten Frakturen vorbehalten.

Wir selbst sind bezüglich der operativen Indikation sehr zurückhaltend. Insbesondere vermeiden wir soweit wie irgend möglich das Versenken von Fremdkörpern, da sie in diesem Bereich unter besonders ungünstigen Bedingungen stehen. Führen die konservativen Maßnahmen nicht zu einem Ergebnis, so genügt es im allgemeinen, blutig zu reponieren und nach Korrektur zu fixieren, ohne daß man gezwungen ist, Fremdkörper zu versenken. Das trifft auch sinngemäß für die durch Osteotomie korrigierten, in schlechter Stellung verheilten Frakturen zu.

Abgesprengte Fragmente der vorderen oder hinteren Tibiakante bedürfen dann einer operativen Behandlung, wenn sie stark disloziert sind und einen wesentlichen Teil der Gelenkfläche darstellen. Ihre Befestigung erfolgt durch Periost-Catgutnähte oder durch Umschlingung mit Catgut- oder Seidenfaden. Nur selten wird eine Fixation durch eine Schraube notwendig sein, wobei dann darauf zu achten ist, daß man nicht unnötig große Schrauben verwendet.

Schlecht geheilte *Pronationsfrakturen* werden freigelegt, an der Bruchstelle osteotomiert und nach einwandfreier Reposition mit Drahtzug behandelt.

Bei schlecht geheilten *Supinationsfrakturen* wird der äußere Knöchel durch einen Bogenschnitt freigelegt und in Gelenkhöhe aus ihm ein keilförmiges Stück mit lateraler Basis entfernt. Die Varusstellung bestimmt die Höhe des Keiles. Von einem zweiten Schnitt über dem inneren Knöchel wird die alte Bruchstelle des tibialen Malleolus dargestellt und vom Schienbein eine sagittale Lamelle von 3 mm Dicke entfernt (BÖHLER). Erst jetzt läßt sich die Fraktur reponieren und die Malleolengabel in normaler Breite wiederherstellen.

Veraltete dorsale Luxationsfrakturen werden grundsätzlich operativ behandelt. Nach dem Vorschlag von BÖHLER durchtrennt man die Achillessehne und legt von hier den äußeren Knöchel frei, um ihn an der Bruchstelle abzulösen. Sodann wird der innere Knöchel von einem Längsschnitt aus dargestellt und das hintere Dreieck der Tibia abgeschlagen. Nun treibt BÖHLER einen Nagel durch den Calcaneus und einen weiteren durch das obere Schienbein und reponiert im Schraubenzug.

Ist eine exakte Reposition nicht zu erlangen, so empfiehlt es sich, bei alten Verrenkungsbrüchen die *Arthrodese* vorzunehmen.

Eingriffe bei Talusfrakturen. Gelingt bei einem Talusbruch mit Verrenkung nach hinten die Reposition im Schraubenzug nicht, so ist die *blutige Reposition* zu versuchen. Der Talus wird von einem Längsschnitt freigelegt, der tibial neben der Achillessehne verläuft. Die Sehne selbst wird temporär Z-förmig durchtrennt, um genügende Übersicht zu erhalten. Läßt sich die Reposition auch auf diese Weise nicht durchführen oder ist der Talus so zertrümmert, daß auf eine Heilung in ausreichender Stellung nicht zu hoffen ist, so kann die Talusexstirpation angezeigt sein. Ist das funktionelle Ergebnis nicht befriedigend, so muß man an eine *Arthrodese* denken.

Schwere Kompressionsbrüche des Fersenbeines müssen aufgerichtet werden. Die verschiedenen Verfahren (Böhler, Westhues usw.) gehören nicht in diese Operationslehre. Auf die einschlägigen Lehrbücher der Frakturbehandlung wird verwiesen. Sonstige operative Maßnahmen sind nicht angezeigt.

ϑ) Eingriffe beim Calcaneussporn (Abb. 448).

Indikation. Als Calcaneussporn bezeichnet man eine Knochenzacke, die sich am Ansatz der Plantaraponeurose an der Unterfläche des Calcaneus befindet. Als Ursache ist von Spitzy ein übergroßer Zug der Plantaraponeurose und der dort ansetzenden Fußmuskeln angenommen worden. Der Calcaneussporn kann sehr schmerzhaft sein und die Funktion des Fußes stark beeinträchtigen. Die ganze Auftrittsfläche der Ferse, selbst die Seitenflächen, können übermäßig empfindlich werden. Meist bildet sich über dem Sporn ein Schleimbeutel, der Reizerscheinungen und entzündliche Veränderungen aufweist. Es finden sich jedoch auch zahlreiche Fälle von Calcaneussporn, die röntgenologisch als Zufallsbefunde erkannt werden, jedoch keinerlei Beschwerden verursachen. Man kann wohl annehmen, daß nicht der Sporn an sich unter allen Umständen die Ursache der Schmerzen sein muß, sondern daß diese vielmehr durch einen Reizzustand der Weichteile bedingt sind. Da die Beschwerden nach operativer Entfernung des Sporns unverändert bleiben können, da andererseits rezidivierende Knochenwucherungen nach der Operation, ohne Schmerzen auszulösen, auftreten können, erscheint uns der Wert einer operativen Entfernung des Fersenbeinsporns zweifelhaft. Diese Ansicht wird auch von anderen vertreten. Bestehen, wie häufig, gleichzeitig Plattfüße oder eine Valgusstellung des Calcaneus, so ist die Behandlung dieser Leiden durchzuführen. Im allgemeinen kommt man mit Einlagen aus, die mit Aussparungen zur Druckentlastung des Sporns versehen sind.

Auch Hohmann ist sehr zurückhaltend in der Indikation zur operativen Behandlung. Er kann sich nur dann zur Operation entschließen, wenn alle Mittel der mechanischen Orthopädie versagen sollten, und das sei ungemein selten der Fall. Wir können dieses Urteil nur selbst bestätigen.

Wenn in der verdickten Bursa, ähnlich wie bei Sehnenscheidenhygromen, sich harte Körperchen fühlen lassen, so müsse selbstverständlich operativ vorgegangen werden.

Technik nach Hohmann. Zum Abtragen des Sporns empfiehlt Hohmann das Aufklappen der Fersenweichteile.

Von einem Hufeisenschnitt, der die ganze Fersenkappe in toto ablöst, wird der Sporn mit dem Meißel entfernt, mit ihm ein vorhandener, verdickter Schleimbeutel. Auf die Nn. calcanei ist dabei zu achten. Häufig bleibe nach der Operation für längere Zeit eine gewisse Empfindlichkeit der Ferse zurück, die das Tragen von Einlagen für einige Zeit notwendig mache.

Technik nach CAMPBELL. Den Sporn trägt CAMPBELL von einem medialen Hautschnitt aus ab.

Die Tuberositas calcanei wird medial durch einen Hautschnitt an der Innenseite des Calcaneus nahe der plantaren Fersenfläche erreicht. Die Plantaraponeurose und der Ursprung der kurzen Beuger werden durchtrennt und subperiostal abgestreift. Damit wird der Knochenkamm oder der überschüssige Knochen dargestellt. Dieser wird mit einem Osteotom abgetragen und die belastete Calcaneusoberfläche mit einer Feile geglättet.

Nach 14 Tagen wird mit einem Gummischwamm unter der Ferse in Schuhen belastet.

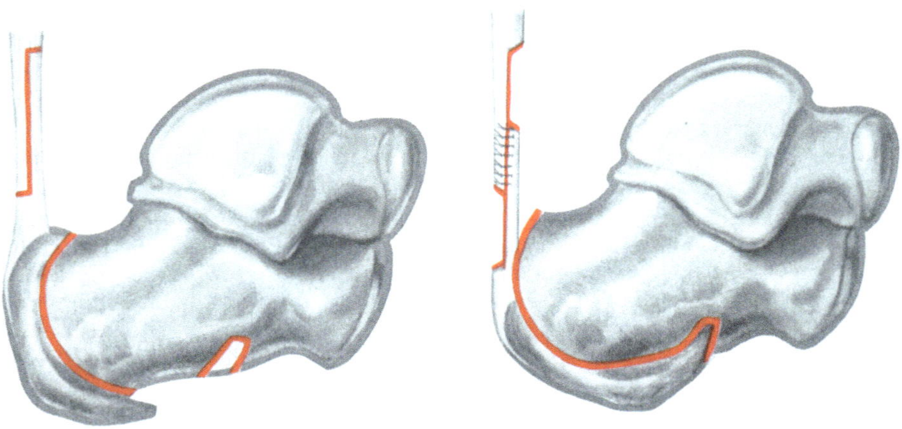

Abb. 448. *Operation des Calcaneussporns nach* STEINDLER *und* SMITH. Bogenförmiger Hautschnitt über der Achillessehne bis zur Tuberositas calcanei. Abschieben des Periost. Bogenförmige Osteotomie des Calcaneus vom Ansatz der Achillessehne bis zum Ansatz der Plantarfascie. Aus der Unterfläche des distalen Fragmentes wird ein Keil entnommen. Z-förmige Verlängerung der Achillessehne. Nun wird das hintere Fragment nach vorn oben gedreht, bis der Sporn sich in die Lücke einpaßt.

Selbst wenn dieser Sporn sich wieder bilde, bleibe der Schmerz gewöhnlich aus, es sei denn, daß versehentlich eine Bursa zurückbleibe oder indirekt durch Narbenbildung über der Seite des Sporns erneut Beschwerden auftreten.

Technik nach STEINDLER und SMITH. Von STEINDLER und SMITH wurde zur Behandlung des Calcaneussporns eine Rotationsosteotomie nach vorne oben angegeben. Dieses Verfahren wird angewandt, wenn die konservative Behandlung oder das einfache Abtragen des Sporns fehlschlägt. Die Spitze des Sporns wird völlig entlastet, der hintere Teil des Calcaneus wird so weit gedreht, bis der Sporn vertikal zu liegen kommt.

Der Hautschnitt beginnt außen am Fuß, 2,5 cm über dem Ansatz der Achillessehne, und führt bogenförmig nach vorne unten zum seitlichen Fußrand bis zur Tuberositas calcanei. Das Periost wird abgeschoben, um die ganzen hinteren und unteren Teile des Calcaneus freizulegen. Dann wird eine bogenförmige Osteotomie ausgeführt, die vor dem Ansatz der Achillessehne beginnt und bis zum Ansatz der Plantarfascie führt, so daß die Ebene der Osteotomie in einem rechten Winkel zum Calcaneus steht. Der Unterfläche des vorderen Fragmentes wird ein Keil entnommen. Nach Verlängerung der Achillessehne wird das hintere Fragment nach vorne und oben gedreht, bis der Sporn sich in die durch die Keilentnahme geschaffene Lücke einpaßt. Eine enge Berührung der Fragmente wird mit Hilfe eines STEINMANN-Nagels oder Stahlstiftes erreicht (Abb. 448).

b) Eingriffe bei Eiterungen an Fußsohle und Zehen.

α) Eingriffe beim Kragenknopfabsceß.

Allgemeine Vorbemerkungen. Wie an der Hohlhand, so ist auch an der Fußsohle der Druckbau für Erkennung und Behandlung von Eiterungen von größter Bedeutung. Auch hier ist die Druckkonstruktion so eingerichtet, daß die Fußsohle ihrer funktionellen Aufgabe, als Auftrittsfläche zu dienen, nachkommen kann. Sie ist weder faltbar, noch verschieblich. Entsprechend der Hohlhand ist auch an der Fußsohle die Lederhaut durch *vertikale, subcutane Druckkammern* an der Plantaraponeurose befestigt. Intracutane oder subcutane Eiterungen werden durch die vertikal gestellten Kammerwände abgeriegelt und so dazu gezwungen, sich frühzeitig in die Tiefe auszudehnen. Diese Neigung wird dadurch verstärkt, daß die starke Hornhaut das Durchbrechen der Eiterung nach außen verhindert. Sie entwickeln sich auf dem Wege des geringsten Widerstandes und breiten sich erst in der subaponeurotischen Schicht aus. Es entstehen so zwei Eiterherde, von denen der eine *subcutan*, der andere *subaponeurotisch* liegt und die nur durch eine schmale Verbindung, eine subcutane Druckkammer, miteinander in Verbindung stehen („Kragenknopfabsceß").

Indikation. Schwielenabscesse der Fußsohle sind außerordentlich schmerzhaft. Das kollaterale Ödem veranlaßt den Anfänger nicht selten, die Stelle der Eiterung über dem Fußrücken anzunehmen und hier die vermutete Fußrückenphlegmone zu incidieren. Bei jeder Schwellung des Fußes ist sorgfältig mit einer Knopfsonde die Fußsohle abzutasten. Wird an einer umschriebenen Stelle ein starker Druckschmerz angegeben, so ist die Diagnose des nicht seltenen Schwielenabscesses sicher.

Technik. Der kleine Eingriff muß in Blutleere durchgeführt werden, da nur dann eine Übersicht über die Ausdehnung des eitrigen Prozesses möglich ist.

Über der Stelle der größten Druckempfindlichkeit wird die Schwiele zunächst tangential mit dem Skalpell abgetragen, bis sich der kleine intracutane Absceß entleert. *Hiermit darf sich der Operateur keinesfalls begnügen!* Bei vorsichtigem Sondieren gelangt man so gut wie immer in die zum subaponeurotischen Absceß führende Fistel, aus der sich auf Druck Eiter entleert. Der tiefe Absceß muß durch ausreichende Spaltung der Plantaraponeurose freigelegt werden.

β) Eingriffe beim Unguis incarnatus.

Indikation. Das Einwachsen der Zehennägel ist ein häufiges Leiden, das vor allem den Nagel der Großzehe an der Außenseite, gelegentlich auch an der Innenseite oder an beiden Seiten befällt. Gelegentlich kommt es auch an der Kleinzehe vor.

In leichteren Fällen kann man die Heilung mit konservativen Maßnahmen erzielen, jedoch sind die Rezidive meist unvermeidlich, so daß die nicht unerheblichen Beschwerden schon frühzeitig ein operatives Vorgehen rechtfertigen.

Die operative Behandlung kann in einer Teilentfernung oder in einer Entfernung des ganzen Nagels bestehen.

Technik der teilweisen Entfernung des Nagels. Besteht der krankhafte Zustand nur an einer Seite, so genügt im allgemeinen die Teilentfernung. Der seitliche Nagelrand und die angrenzenden Weichteile werden keilförmig excidiert, wobei darauf zu achten ist, daß der Keil den gesamten Nagelfalz umschließt und weder Granulationsgewebe, noch Epithelreste zurückbleiben. Nur dann sind Rezidive sicher zu vermeiden.

Die entstandene Wunde läßt man im allgemeinen per secundam heilen. Zur Beschleunigung empfiehlt RESCHKE, einen kleinen THIERSCH-Lappen auf die Wunde zu legen. HILZE zieht die Wundränder mit einem schraubenförmig geführten Heftpflasterstreifen zusammen und erreicht damit sowohl eine beschleunigte Heilung wie auch ein gutes kosmetisches Ergebnis.

Technik der Entfernung des ganzen Nagels. Ist das Nagelbett beidseits erkrankt, so wird der Nagel entweder insgesamt mit einer flachen Zange gefaßt und herausgedreht oder er wird, wie es schon bei den Fingernägeln erwähnt wurde (s. S. 517, Abb. 617—619), mit einer Schere in der Mittellinie durchschnitten und jeder Teil für sich gefaßt und herausgerollt.

Das entzündliche Granulationsgewebe ist mit dem scharfen Löffel, besser noch durch Keilexcision zu entfernen. Auch hier ist das Auflegen eines THIERSCH-Läppchens zur Verkürzung der Heilungszeit empfohlen worden.

HÄGLER hat nicht nur den Nagel mit dem Nagelfalz entfernt, er hat die Haut seitlich des Nagels so weit mobilisiert, daß er sie über dem Nagelbett zusammenziehen und vernähen konnte. Damit wird das Nagelbett sicher verödet.

EICHELBAUM hat durch Verschiebung eines Visierlappens von proximal nach distal eine völlige Deckung des Nagelbettes erreicht. Er führt dazu einen leicht bogenförmigen queren Hautschnitt etwas distal des Großzehengelenkes am Zehenrücken, unterminiert die Hautbrücke zwischen diesem Schnitt und dem Nagelbett. Er kann daraufhin die entstandenen Lappen nach distal über das Zehenbett hochschieben und mit der Umrandung der Wundfläche vernähen. Der Defekt am Zehenrücken läßt sich ohne Schwierigkeit durch drei Nähte schließen.

ZWIRN verlängert die angefrischten Seitenränder des Nagelbettes durch zwei Längsschnitte nach proximal auf den Zehenrücken, mobilisiert den dadurch entstandenen Hautlappen, zieht ihn nach distal über das Zehenbett und kann ihn mit dessen Rändern mühelos vernähen.

c) Amputationen und Exartikulationen im Bereiche des Fußes.

Allgemeine Betrachtungen zur Indikation. Bei der früheren primitiven Prothesentechnik mußte man bestrebt sein, die Amputationen am Fuße so sparsam wie möglich zu gestalten, um jede unnötige Verkürzung weitgehendst zu vermeiden. Andererseits mußte am Stumpfende eine Auftrittsfläche geschaffen werden, die beim Stehen belastungsfähig war und beim Gehen nach Möglichkeit ein Abrollen des Fußes erlauben sollte. Auf diese Weise konnte man auf Prothesen weitgehend verzichten.

Die so hergestellten Stümpfe hatten wohl zum Teil eine ausreichende Funktion, ein immerhin bedeutender Prozentsatz der Fußamputierten konnte jedoch ohne Beschwerden nicht belasten. Auch die kosmetischen Erfolge waren teilweise sehr unbefriedigend. Eine Verkürzung war fast nie zu vermeiden.

Seit der Verbesserung der Ersatzgliedertechnik, die eine Entlastung der Stumpfenden gebracht hat und ein gutes Abrollen des künstlichen Fußes ermöglicht, können Prothesen des gesamten Fußes, die am Unterschenkel ansetzen, meist ohne oder nur mit geringen Beschwerden getragen werden. Der funktionelle, aber auch der kosmetische Erfolg ist im allgemeinen so günstig, daß man materialsparende Amputationen mit Erhaltung von funktionell nicht vollwertigen Teilen des Fußes im allgemeinen nicht mehr ausführt, sondern lieber im Unterschenkel absetzt. Andererseits soll aber der Fuß erhalten werden, wenn nur seine distalen Anteile abgesetzt werden müssen, da der Verlust der Zehen und eines Teiles des Mittelfußes seine Funktion als Auftrittsfläche nicht wesentlich beeinträchtigt.

So haben die Amputationen und Exartikulationen im Bereiche der Fußwurzel immer mehr an Bedeutung und Wichtigkeit eingebüßt, teilweise sind sie nur noch von historischer Bedeutung.

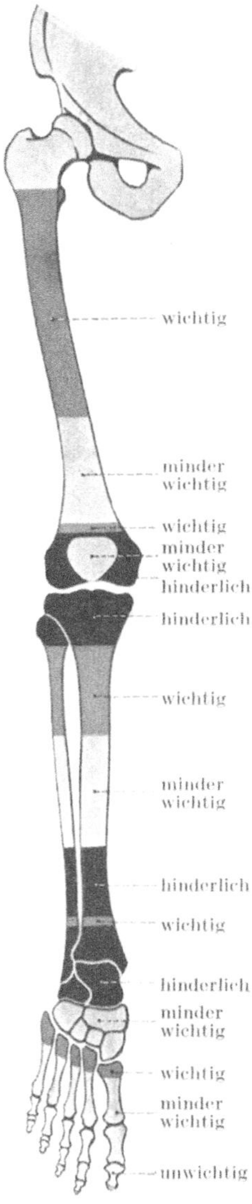

Abb. 449. *Wertigkeit einzelner Abschnitte des Beinskeletes bei Amputationen nach* ZUR VERTH.

Der funktionelle Wert der einzelnen Fußabschnitte ist am besten den von ZUR VERTH aufgestellten Schemata zu entnehmen (Abb. 449).

Er bezeichnet die untersten 6 cm des Unterschenkels als hinderlich, ebenso die proximale Reihe der Fußwurzelknochen. Die distale Reihe hält er für minderwertig, nur die Basis der Metatarsalia erscheint ihm wichtig, wogegen Schaft und Köpfchen sowie die Zehen gleichfalls als minderwertig bezeichnet werden. Damit sind die typischen Exartikulationen nach SYME, PIROGOFF und LISFRANC mit ihren Modifikationen von ihm abgelehnt. Die LISFRANC-Stümpfe seien manchmal recht gut, man könne mit einem zweckmäßig gebauten Schuh allein auskommen, aber im allgemeinen sei der Erfolg nicht zufriedenstellend. Besser sei die Amputation nach SHARP-JÄGER durch die Mittelfußknochen, bei welcher die Sehnenansätze und ein größerer Teil der Fußwölbung erhalten bleiben. Darüber hinaus sei der Verlust der vorderen Fußteile abnehmend zu den Nagelgliedern der Zehen hin funktionell nicht hoch zu werten. Die Amputation von einzelnen Zehengliedern wird von SCHANZ abgelehnt, weil die Stümpfe nur hinderlich seien und die Absetzung im Grundgelenk bessere Ergebnisse brächten.

Wir wissen zwar aus vielfachen Kriegs- und Nachkriegserfahrungen, daß diese Bewertung im großen und ganzen richtig ist. Sie trifft jedoch nicht auf den *kurzen Pirogoff* zu, wie wir schon auf S. 187, Bd. I erwähnt haben. Der gut gedeckte, kurze Pirogoff bedeutet fraglos gegenüber dem üblichen Unterschenkelstumpf einen wesentlichen Vorteil, wenn er schmerzfrei und belastungsfähig ist. Er macht den Kranken von der Prothese unabhängiger. Wir konnten dies bei zahlreichen eigenen und anderwärts operierten Fällen immer wieder feststellen.

Bei allen Amputationen und Exartikulationen am Fuß soll die Schnittführung, wenn irgend möglich, so gelegt sein, daß später die Narben nicht auf die Fußsohle zu liegen kommen. Weichteillappen zur Stumpfdeckung sind am besten der Planta zu entnehmen, weil sie durch die derbe Haut und durch die druckpolsterartigen Fettunterlagen besonders widerstandsfähig sind.

α) Amputationen und Exartikulationen im Bereiche des oberen Sprunggelenkes (Abb. 449—456).

Exartikulation des Fußes nach SYME. Das Verfahren hat wohl nur noch historische Bedeutung. Es stellt im Prinzip eine Exartikulation im oberen Sprunggelenk mit Entfernung der proximalen Gelenkfläche dar. Die Länge des Stumpfes ist für den Prothesensitz äußerst ungünstig.

Der Verlauf der Operation stellt sich folgendermaßen dar:

Von der Spitze des äußeren Knöchels wird ein Steigbügelschnitt über die Fußsohle bis 12 mm unter den inneren Knöchel geführt. Die Weichteile werden durch senkrecht gegen den Knochen gerichtete Schnitte dicht am Calcaneus abgelöst. Durch einen Querschnitt, der die Enden des Steigbügelschnittes miteinander verbindet, werden die Weichteile nach vorne zu durchtrennt. Das obere Sprunggelenk wird eröffnet und der Talus nach Durchschneidung seiner lateralen und hinteren Bandverbindung exartikuliert. Jetzt wird die Oberfläche des Fersenbeinfortsatzes freigelegt und die Exartikulation mit querer Durchschneidung der Achillessehne vollendet. Die Knöchel werden von den Weichteilen entblößt und mit einer dünnen Knochenscheibe der Tibia abgesägt. Die Fersenkappe wird nach vorne hochgeschlagen und mit den Strecksehnen des Unterschenkels und der Haut vernäht. Die A. tibialis posterior soll möglichst weit distal durchtrennt werden, um die für die Ernährung der Fersenkappe wichtigen Abzweigungen zu erhalten.

Linhart hat die Methode von Syme wenig modifiziert angegeben. Er läßt den Steigbügelschnitt über die Fußsohle bis zur Plantaraponeurose verlaufen. Am Hautlappen verbleibt nur das subcutane Fettgewebe, nicht die Muskelteile wie bei der Durchtrennung bis

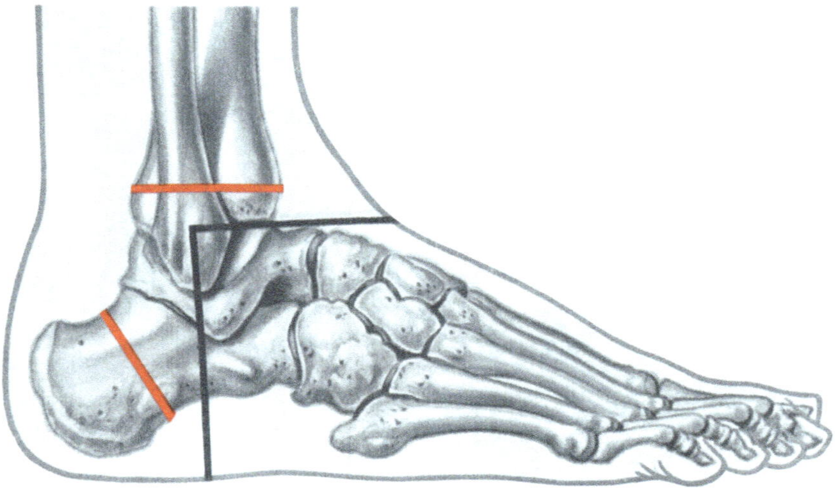

Abb. 450 a. *Osteoplastische Amputation nach* Pirogoff. Der Fuß wird knapp über dem Talocruralgelenk abgesetzt. Der Tibiastumpf wird mit dem rückwärtigen Teil des Fersenbeines gedeckt. Die Resektionslinien sind rot eingezeichnet. Der Hautschnitt wird steigbügelartig von den Malleolen aus über die Fußsohle gelegt und die Weichteile werden bis auf den Knochen durchtrennt. Ausführliche Technik s. Text.

auf den Knochen. Die Achillessehne wird nicht quer abgeschnitten, sondern dicht am Calcaneus von ihrem Ansatz abgelöst. Die Gefahr, bei der Loslösung der Achillessehne, die an dieser Stelle dünne Haut zu verletzen, ist damit vermieden.

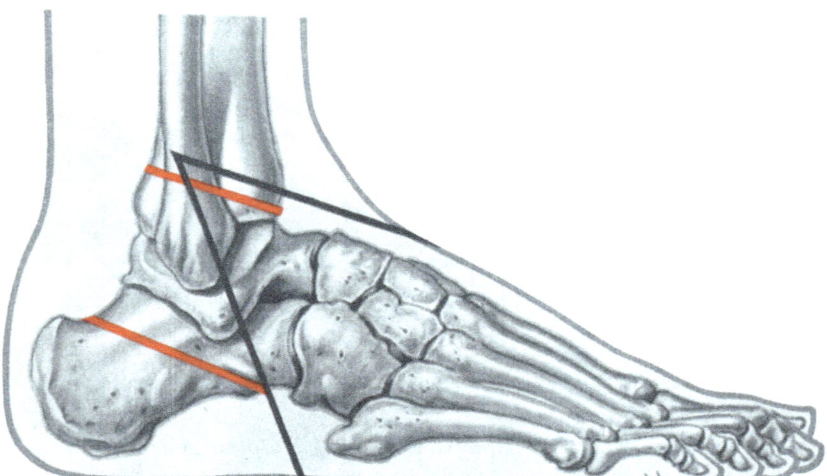

Abb. 450 b. *Osteoplastische Amputation nach* Pirogoff-Günther. Im Gegensatz zum Pirogoffschen Verfahren werden die Resektionslinien an der Tibia und am Calcaneus nicht horizontal, sondern von schräg vorn unten nach hinten oben geführt, um die Belastungsfläche des Calcaneus nicht zu verändern.

Samter kommt bei der Exartikulation im Talocruralgelenk mit einem einfachen Zirkelschnitt aus. Die Malleolen werden quer, bei Hautmangel schräg abgetrennt. Die Knorpelfläche der Tibiaepiphyse läßt er stehen. Er hat über gute Erfolge berichtet, bei Kindern werde das Längenwachstum des Unterschenkels nicht gestört.

Osteoplastische Amputation nach Pirogoff. Über Vorteile und Gefahren der Pirogoffschen Operation ist bereits früher berichtet worden (s. S. 187). Wir selbst vertreten die Ansicht, daß bei strenger Indikationsstellung und exakter technischer Durchführung der „kurze Pirogoff", also bei Absetzung der Unterschenkelknochen proximal der Malleolen, ein ausgezeichneter Stumpf ist.

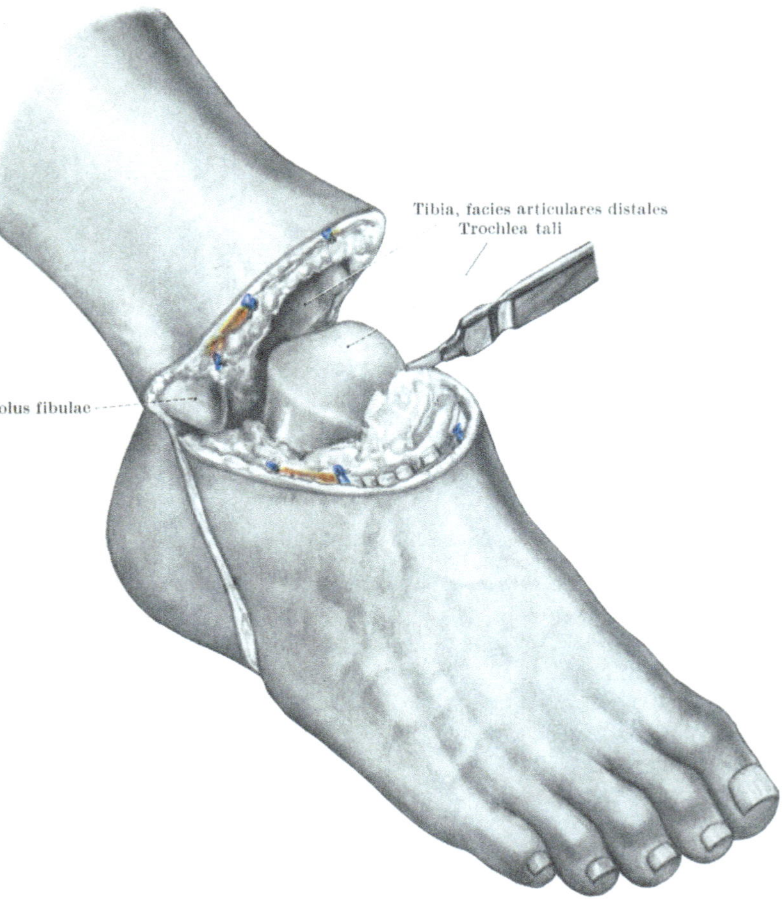

Abb. 451. *Osteoplastische Amputation des Fußes nach* Pirogoff-Günther. 1. Akt. Steigbügelschnitt von den Malleolen schräg nach vorn zur Chopartschen Gelenklinie. Plantarflektion des Fußes, Durchtrennung der Gelenkkapsel, Unterbindung der Gefäße. Das Gelenk ist eröffnet.

Pirogoff setzt den Fuß knapp über dem Talocruralgelenk ab. Um eine gute Auftrittsfläche zu erhalten, deckt er den Tibiastumpf mit dem rückwärtigen Teil des Fersenbeines (Abb. 449).

Der Schnitt wird steigbügelförmig von den Malleolen aus über die Fußsohle gelegt, die Weichteile werden bis auf den Knochen durchtrennt. Dann wird der Fuß in Plantarflexion gebracht und ein bogenförmiger, nach unten leicht konvexer Schnitt quer über die Fußgelenke von einem Knöchel bis zum anderen geführt. Das obere Sprunggelenk wird eröffnet, bei zunehmender Plantarflexion werden Seitenbänder und Gelenkkapsel durchschnitten bis der Fuß im Talocruralgelenk nach hinten luxiert ist. Auf die A. tibialis posterior ist zu achten. Nunmehr wird der Calcaneus dicht hinter dem Gelenk quer in der Ebene des Sohlenschnittes vertikal durchsägt. Nachdem die Malleolen von den Weichteilen entblößt sind, werden sie mit einer dünnen Knochenscheibe der Tibiagelenkfläche

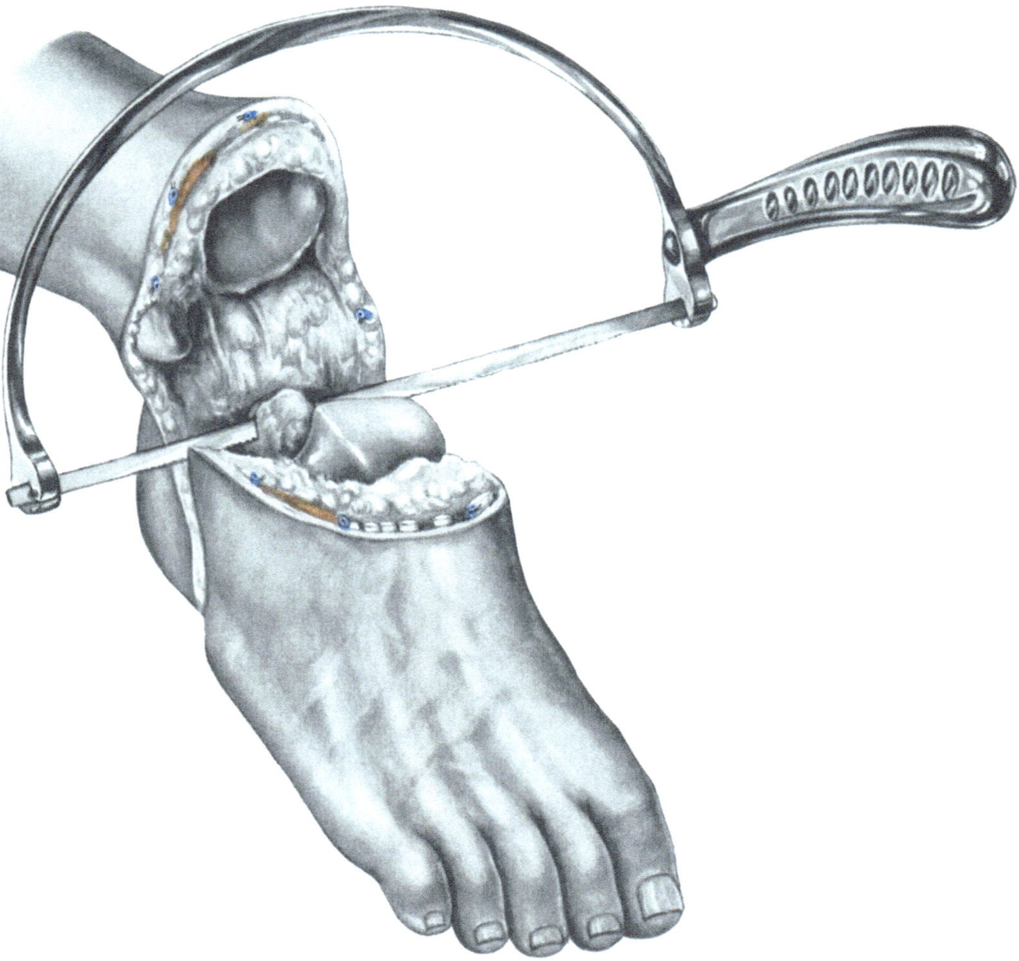

Abb. 452. *Osteoplastische Amputation des Fußes nach* PIROGOFF-GÜNTHER. 2. Akt. Das obere Sprunggelenk wurde eröffnet, nach Durchtrennung der Seitenbänder der Fuß im Talocruralgelenk luxiert. Die A. tibialis posterior ist hierbei zu schonen. Nun wird der Calcaneus dicht hinter dem Gelenk schräg durchsägt. Danach wird eine dünne Knochenscheibe von der Tibiagelenkfläche mit der Säge entfernt.

abgesägt. Die Gefäße werden unterbunden, dann wird die Sägefläche des Calcaneus auf die des Unterschenkelknochens gelegt. Die Anpassung muß sich bequem durchführen lassen. Die Weichteile werden durch tiefgreifende Nähte vereinigt, die Wunde wird drainiert. Zur Fixierung der angefrischten Knochen genügt meist eine feste Binde, später ein Heftpflasterverband. Die Knochen verschmelzen nur langsam, im allgemeinen erst, wenn der Stumpf belastet wird.

Die nach diesem Originalverfahren gewonnene Auftrittsfläche entspricht nicht der normalen Belastungsfläche des Calcaneus.

Um diesen Nachteil zu vermeiden, hat GÜNTHER (Abb. 450—454) die Sägeflächen an der Tibia nicht mehr horizontal, sondern durch Tibia und Calcaneus in gleichem Winkel schräg von vorne unten nach hinten oben geführt. Der Steigbügelschnitt wird von den Malleolen schräg nach vorne zur CHOPARTschen Linie hin gelegt und der obere Hautlappen durch eine Schnittführung bis zum proximalen Rande des Kahnbeines gleichfalls größer gestaltet. Die Adaptation der Sägeflächen von Tibia und Calcaneus gelingt leicht, die neue Auftrittsfläche ist mit Sohlenhaut gedeckt. *Wir selbst haben mit diesem Verfahren die besten Erfahrungen gemacht.*

Andere Chirurgen wie PASQUIER, v. ESMARCH und LE FORT durchsägen die Ferse horizontal. LE FORT (Abb. 455, 456) läßt den Sohlenschnitt 2 cm unter der Spitze des Malleolus externus beginnend leicht bogenförmig bis unter das Cuboid und das Naviculare laufen. Der Schnitt endet 3 cm unter dem inneren Knöchel. Dorsal werden

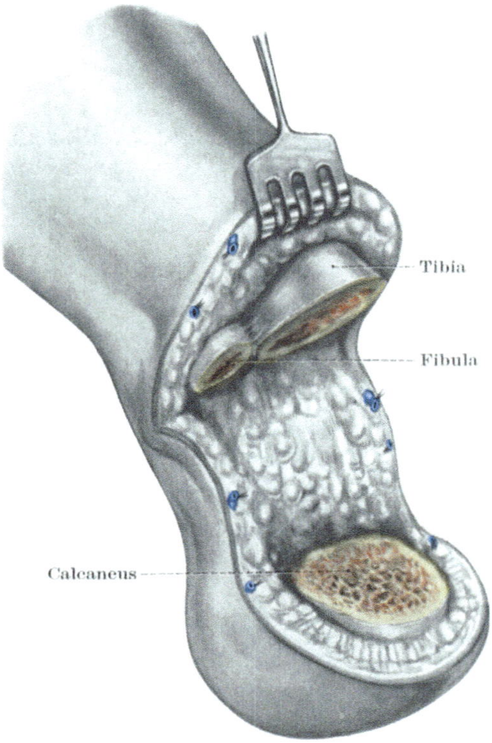

Abb. 453. *Osteoplastische Amputation des Fußes nach* PIROGOFF-GÜNTHER. 3. Akt. Nach Glättung der resezierten Flächen und durchgeführter Blutstillung wird die Sägefläche des Calcaneus auf den Unterschenkelknochen aufgepaßt.

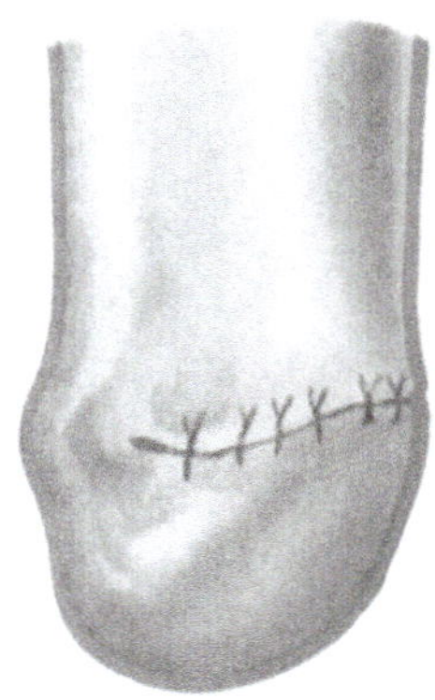

Abb. 454. *Osteoplastische Amputation des Fußes nach* PIROGOFF-GÜNTHER. 4. Akt. Die Weichteile sind durch tiefgreifende Nähte vereinigt. Zur Fixierung legt man am günstigsten eine elastische Binde an.

die gleichen Punkte in einem konvexen Bogen, der vorne bis zur CHOPARTschen Linie verläuft, verbunden. Die Oberfläche des Calcaneus wird so weit freigelegt, daß man mit einer Stichsäge hinter dem oberen Rande des Tuber calcanei und dem Achillessehnenansatz und horizontal nach vorne bis in die Gelenke der CHOPARTschen Linie sägen kann. Tibia und Fibula werden quer abgesetzt.

v. BRUNS hat die Schnittfläche an der Tibia konvex, am Talus konkav geformt und damit eine gute Adaptation dieser Knochen erreicht.

HANAUER hat das PIROGOFFsche Verfahren dadurch zu verbessern gesucht, daß er das Tibiaende in das entsprechend vorbereitete Fersenbein einbolzt und mit einem Nagel befestigt (Abb. 456).

TAUBER hat eine Modifikation angegeben, die auch dann noch zur Anwendung gebracht werden kann, wenn Teile des Fersenbeines oder größere Hautpartien im Fersenbereich erkrankt sind. Der Hautlappen wird nicht dorsal, sondern seitlich gebildet, der Calcaneus in der Sagittalebene geteilt, so daß ein seitlicher Weichteil-Knochen-Lappen entsteht. Dieser wird nach Absetzung des distalen Tibiaendes nach innen geklappt und deckt die Schnittflächen der Tibia.

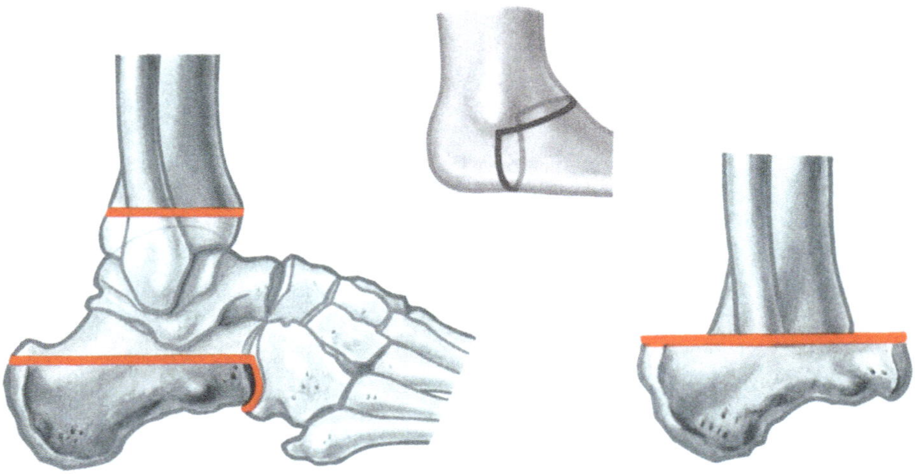

Abb. 455. *Osteoplastische Amputation des Fußes nach* PIROGOFF-LE FORT. Der Hautschnitt beginnt unter der Spitze des Malleolus externus und verläuft bogenförmig bis unter das Cuboid und Naviculare. Der Schnitt endet 3 cm unter dem inneren Knöchel. Die beiden Punkte werden dorsal durch einen konvexen Bogenschnitt verbunden. Tibia und Fibula werden quer abgesetzt. Mit einer Stichsäge wird der Calcaneus hinter dem oberen Rande des Tuber calcanei bis zur CHOPARTschen Gelenklinie abgesetzt. Beide resezierten Flächen werden dann aufeinandergestellt.

OEHLECKER hat einen sog. „*hohen Pirogoff*" empfohlen. Er hat bei stark infizierten Wunden, bei denen der Pirogoff primär nicht durchzuführen war, die Tibia relativ hoch abgesetzt. Mit einem Weichteillappen hat er ein zur Deckung geeignetes Calcaneusstück abgetrennt. Erst nach Reinigung der Wunden hat er den geschrumpften Weichteil-Knochen-Lappen hochgeklappt und vernäht. Das Fersenbeinstückchen sei meist gut erhalten und lasse sich dann ohne Schwierigkeit an das Tibiaende anpassen.

Ein hoher „Pirogoff" wurde auch schon von KOCHER nach Amputationen des Unterschenkels im unteren Drittel beschrieben.

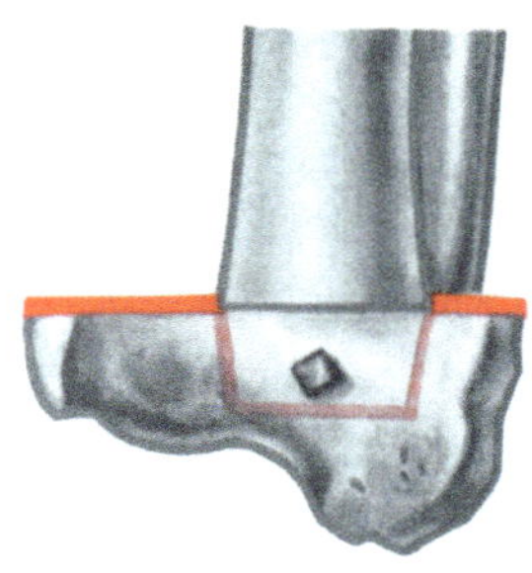

Abb. 456. *Osteoplastische Amputation des Fußes nach* PIROGOFF-HANAUER. Das distale Tibiaende wird in das Fersenbein eingebolzt und hier mit einem Nagel befestigt.

β) Osteoplastische Tarsalresektion nach WLADIMIROFF-v. MIKULICZ (Abb. 457, 458).

Indikation. Es handelt sich hier an sich strenggenommen nicht um eine Amputation oder Exartikulation, trotzdem soll dieses Verfahren in diesem Abschnitt besprochen werden, weil es den osteoplastischen Amputationen im Sinne PIROGOFFs näher verwandt ist, als den Resektionen, zu denen es eigentlich gehört.

Bei schweren Verletzungen im Bereiche der Ferse, wenn die übrigen Teile des Fußes, vor allem der Mittelfuß und die Zehen ungeschädigt erhalten waren, hat WLADIMIROFF den erkrankten Tarsus entfernt und den um 90° plantar flektierten Vorfuß an die Tibia angefügt. Eine Amputation des ganzen Fußes war damit nicht mehr nötig. Durch die Senkrechtstellung des Fußes wurde eine

Verkürzung vermieden. Die Köpfchen der Metatarsalia und die rechtwinkelig nach dorsal flektierten Zehen dienen als neue Auftrittsfläche, die sich beim Gehen ausreichend abrollen läßt.

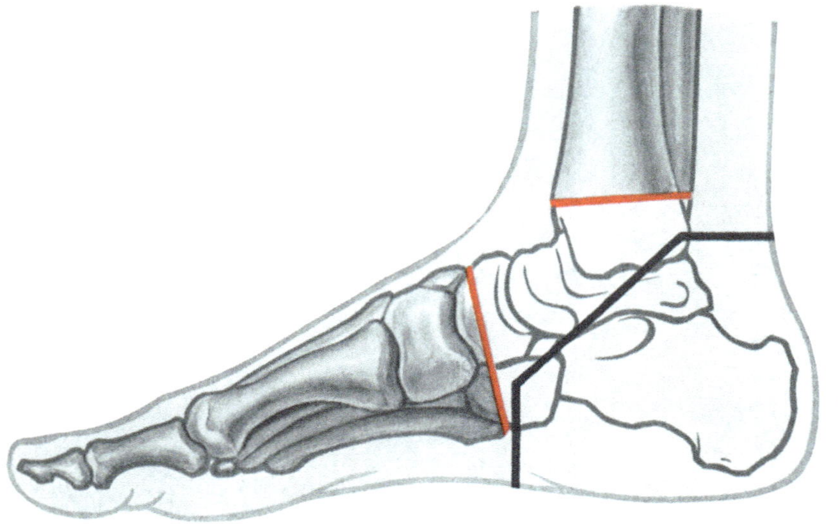

Dieses Verfahren wurde vor allem durch v. MIKULICZ weiterentwickelt und empfohlen.

Eine Indikation zu dieser Operation besteht heute wohl kaum noch. Sowohl funktionell als auch kosmetisch ist eine Amputation des Unterschenkels an typischer Stelle vorzuziehen. Die Fortschritte der Prothesentechnik hatten diese Operationen überflüssig gemacht.

Denkbar ist der Eingriff heute eigentlich nur noch bei ausgedehnter Verletzung der Ferse, wenn der Kranke mit der Amputation nicht einverstanden ist und die Erhaltung des Vorfußes wünscht. In diesen Fällen ist es durchaus berechtigt, da über günstige Ergebnisse berichtet wurde.

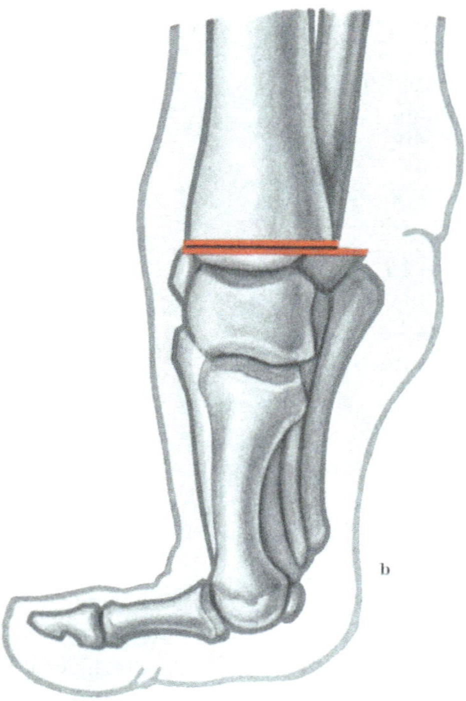

Abb. 457a u. b. *Osteoplastische Tarsalresektion nach* WLADIMIROFF-V. MIKULICZ. a Hautschnitt und Resektionslinien des Knochens. b Die Sägeflächen von Tibia und Tarsus sind aneinandergefügt, so daß Unterschenkel und restlicher Fuß in eine Linie gestellt sind. Die Metatarsalköpfchen und die Zehen dienen als Auftrittsfläche.

Technik. Die Operation wird in Bauchlage ausgeführt. Das Messer wird am inneren Fußrand in Höhe des Kahnbeines angesetzt, der Schnitt wird quer durch die Planta pedis bis hinter die Tuberositas des Metatarsale V gezogen. Die Endpunkte dieses Schnittes werden nach hinten über die Malleolen miteinander verbunden. Der Talus wird im oberen Sprunggelenk herausgelöst, Talus und Calcaneus werden sodann sorgfältig von den Weichteilen des Fußrückens abgetrennt und in der CHOPARTschen Linie exartikuliert. Von hinten her werden die Gelenkflächen der Tibia mit den Malleolen und die Gelenkflächen des Naviculare und Cuboids abgesägt. Somit werden das obere Sprunggelenk, der ganze Talus und Calcaneus sowie die Hinterfläche des Kahnbeines und Würfelbeines reseziert. Die vordere Hälfte des Fußes hängt nur noch an einer drei bis vier Querfinger breiten Weichteilbrücke, die aus der Dorsalhaut und den Sehnen besteht. Nach der Blutstillung werden die Sägeflächen von Kahn- und Würfelbein auf die von Tibia und Fibula adaptiert. In dieser Stellung wird

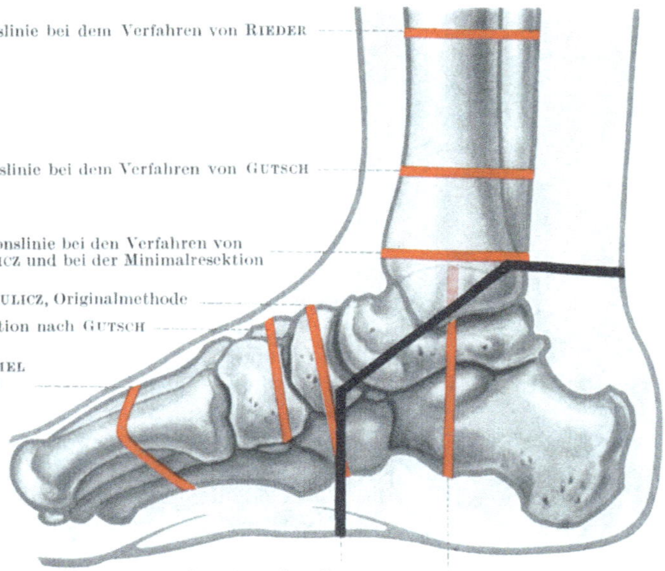

Abb. 458. *Osteoplastische Tarsalresektion*. Schematische Darstellung verschiedener Modifikationen des Originalverfahrens von WLADIMIROFF-V. MIKULICZ.

eine knöcherne Vereinigung angestrebt, so daß die Mittelfußknochen in Verlängerung des Unterschenkels senkrecht nach abwärts stehen (Abb. 457, 458).

Das Körpergewicht drückt auf die Metatarsalköpfchen, die rechtwinkelig dorsal flektierten Zehen sollen die Berührungsfläche mit dem Boden vergrößern. Somit ist eine relativ günstige Auftrittsfläche geschaffen, das Bein ist nicht verkürzt, beim Gehen ist ein Abrollen über die Zehen möglich. Nach der Heilung muß ein orthopädischer Schuh getragen werden.

LUSANNNA gibt eine Abänderung der Operationsmethode an, die eine Verbesserung der Stabilität bezweckt und das Bein verlängert.

Zunächst wird die Arthrodese des unteren Sprunggelenkes einschließlich der Gelenke der CHOPARTschen Linie sowie eine Durchtrennung der Plantaraponeurose durchgeführt. Es kommt zur Plattfußbildung mit Verschmelzung der Fußwurzelknochen zu einem Block. Nach 4 Monaten wird die eigentliche Operation in der Modifikation nach FRANKE vollzogen. Hierbei werden alle Sehnen verlängert und eine Gesamtverlängerung des Fußes um 11 bis 15 cm erreicht, ohne daß Gefäße und Nerven geschädigt werden. Die Prothese ist ohne Schwierigkeit anzufertigen, der Gang bleibt durch die Erhaltung des LISFRANCschen Gelenkes und der Zehengrundgelenke elastisch.

Zahlreiche Modifikationen des Originalverfahrens, vor allem bezüglich der Ausdehnung der Resektion, zeigt ein entsprechendes Schema (Abb. 458).

γ) Amputationen und Exartikulationen im Bereiche der Fußwurzel.

Absetzung des Vorfußes nach CHOPART (Enucleatio pedis in tarso) (Abb. 459—462).

Indikation. Kaum eine Operation hat ein gleiches Auf und Ab in der Wertung zu verzeichnen wie die Operation nach CHOPART. Von HEISTER zum ersten Male empfohlen, wurde sie von VIVIER in Rocheford 1780 zum ersten Male ausgeführt. VIVIER hat jedoch das Verfahren nicht selbst veröffentlicht, so daß es wieder in Vergessenheit geriet. Von CHOPART (1791) neu erarbeitet, ist es seitdem unter seinem Namen bekanntgeworden. Die Linie beider Gelenkflächen, in welcher die Operation geführt wurde, das Talonavicular- und das Calcaneo-Cuboidgelenk erhielt den allerdings anatomisch unzutreffenden Namen „CHOPARTsches Gelenk". Wir sprechen besser von einer CHOPARTschen Linie (Abb. 459).

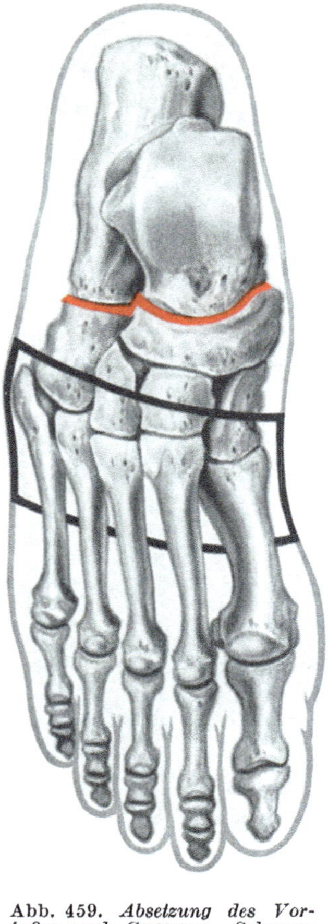

Abb. 459. *Absetzung des Vorfußes nach* CHOPART. Schematische Darstellung. Die CHOPARTsche Linie (das Talonavicular- und das Calcaneo-Cuboidgelenk) sind rot eingezeichnet.

Der Wert dieser Operation ist von Anfang an umstritten gewesen. Ein Gegner war schon JEAN DOMINIQUE LARREY, der Leibarzt Napoleons und technische Meister der Amputation, der der Amputatio cruris den Vorzug gab.

Mit der Einführung der Antisepsis und Asepsis hat die Absetzung nach CHOPART zunächst wieder erheblich an Bedeutung gewonnen, bis die technische Vervollkommnung des Prothesenbaues sie zugunsten der Unterschenkelamputation wieder in den Hintergrund verwies. In neuester Zeit gewinnt die Operation in verschiedenen zweckmäßigen Modifikationen wieder mehr an Bedeutung.

Technik. Im Laufe der Zeit wurden sehr verschiedenartige Hautschnitte angegeben, Ovalärschnitt, Rakettschnitt und vor allem verschiedenartige Lappenbildung. Es lohnt sich nicht, im einzelnen auf sie einzugehen. Empfehlenswert ist es jedenfalls, einen großen Lappen von der Fußsohle zu bilden, diesen nach oben zu klappen und an einen kurzen dorsalen Lappen zu fixieren. Auf diesen dorsalen Lappen kann man unter Umständen sogar verzichten.

CHOPART selbst hat zwei viereckige Lappen gebildet. Nach Durchtrennung der Haut werden das Lig. talo-naviculare dorsale und die Gelenkkapsel durchtrennt, der Vorfuß wird stark plantar flektiert. Vom offenen Talonaviculargelenk wird das Calcaneo-Cuboidgelenk angegangen, das eröffnet wird. Dann wird der Vorfuß noch weiter plantarwärts heruntergedrückt, die eröffneten Gelenke werden aufgeklappt, das Pfannenband und das Lig. calcaneo cuboideum plantare werden vom Kahn- bzw. Würfelbein abgelöst. Dann wird ein Amputationsmesser zwischen die Weichteile des Fußes und die Knochen geschoben. Der Fuß wird gestreckt und ein plantarer Lappen, der nach vorn bis zu den Köpfchen der Mittelfußknochen reicht, gebildet. Dieser wird nach oben geschlagen und vernäht (Abb. 460—462).

Nachteile des Chopartschen Stumpfes. Der Nachteil der Chopartschen Exartikulation liegt in der Störung bzw. Beseitigung der Gleichgewichtslage des Fußes. Die Fußwölbung wird an dem höchsten Punkt ihres Bogens durchtrennt

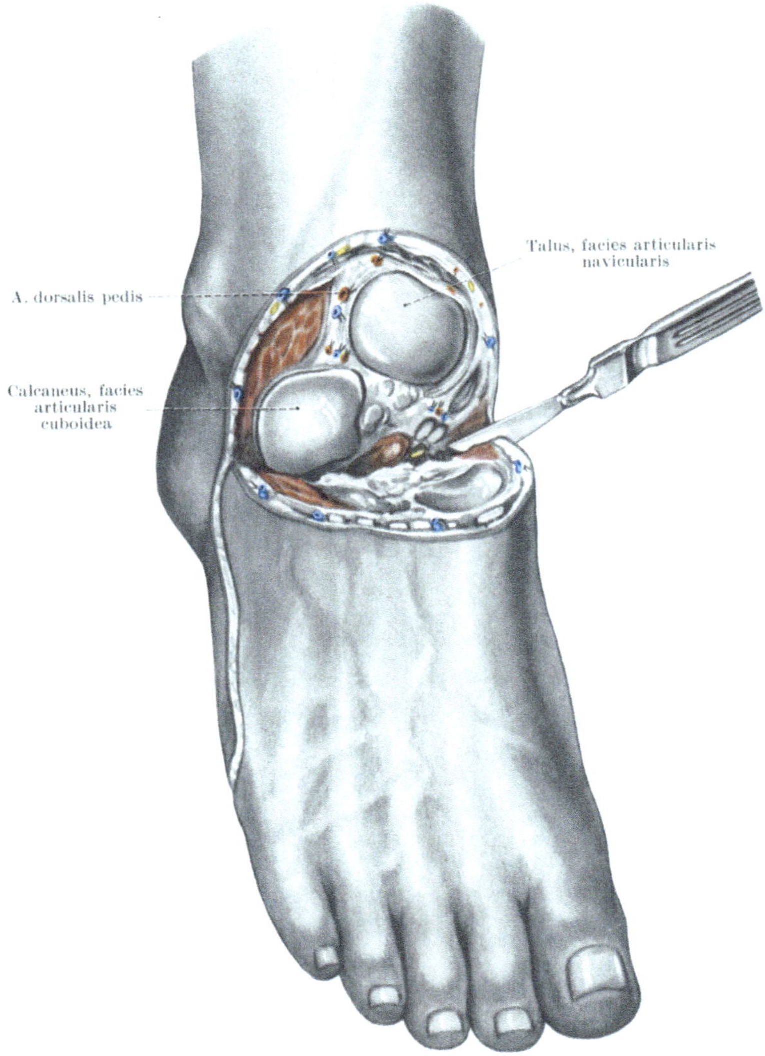

Abb. 460. *Absetzung des Vorfußes nach* Chopart. 1. Akt. Nach Durchtrennung der Haut werden das Lig. talonaviculare dorsale und die Gelenkkapsel gespalten, der Vorfuß plantar flektiert und am proximalen Rande des Naviculare auf das Calcaneo-Cuboidgelenk vorgegangen. Dieses Gelenk wird eröffnet.

und der vordere Teil abgetragen. Der hintere Anteil des Bogens trägt daher die ganze Last des Körpers und wird deshalb plantarwärts um die Sprunggelenkachse geschwenkt. Dazu kommt noch, daß sämtliche die Fußwölbung hebenden Muskeln in Wegfall geraten sind und der uneingeschränkt wirkenden Kraft der Achillessehne zur Erhaltung eines Muskelgleichgewichtes nichts Gleichwertiges entgegengesetzt werden kann. Es ist daher unvermeidlich, daß durch diese gemeinsame

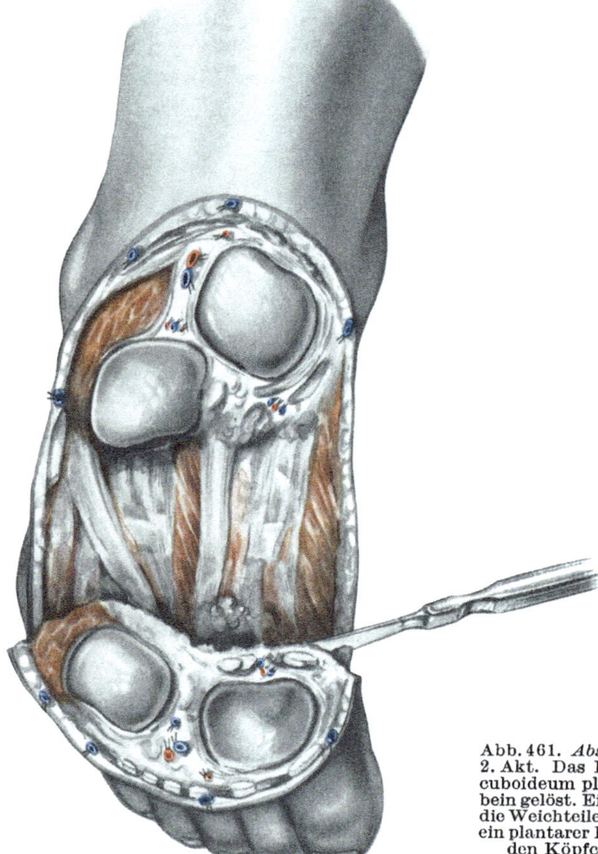

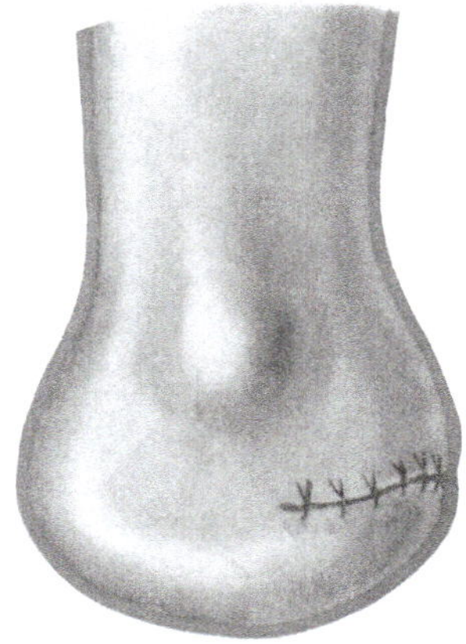

Abb. 462. *Absetzung des Vorfußes nach* Chopart. 3. Akt. Der plantare Lappen wird nach oben geschlagen und mit Einzelnähten befestigt.

Abb. 461. *Absetzung des Vorfußes nach* Chopart. 2. Akt. Das Pfannenband und das Lig. calcaneo cuboideum plantare sind vom Kahn- bzw. Würfelbein gelöst. Ein Amputationsmesser wird zwischen die Weichteile und die Knochen geschoben. Es wird ein plantarer Lappen gebildet, der nach vorn bis zu den Köpfchen der Mittelfußknochen reicht.

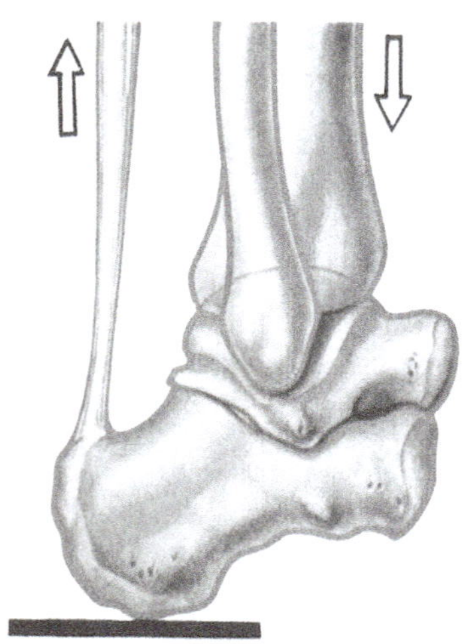

Abb. 463. *Nachteile des* Chopart-*Stumpfes. Schematische Darstellung von Talus und Calcaneus bei Normalstellung des Fußes nach der Absetzung des Vorfußes nach* Chopart.

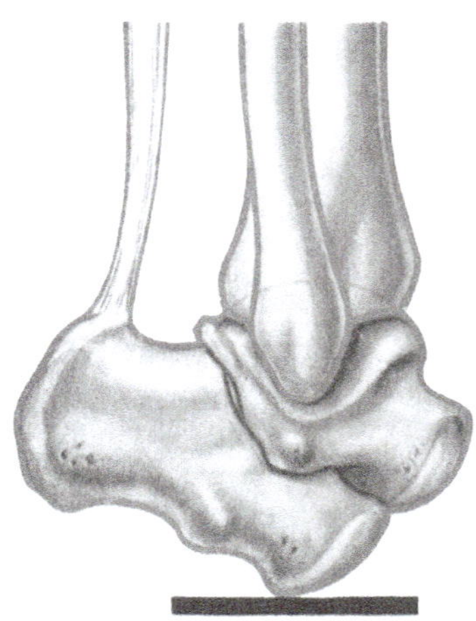

Abb. 464. *Nachteile des* Chopart-*Stumpfes. Spitzfußstellung von Talus und Calcaneus durch Schwerkraft des Körpers und Zug des M. triceps surae nach Absetzung des Vorfußes nach* Chopart.

Krafteinwirkung von Körperschwere und Muskelzug das Fersenbein in Equinusstellung gedrückt und gezogen wird, bis der untere Rand seiner vorderen Gelenkfläche als alleinige Auftrittsstelle den Boden berührt. Wenn nicht schon an den unter Spannung und Druck gesetzten Narben Ulcerationen auftreten, so entstehen sie leicht an dieser Stelle (Abb. 463, 464).

Außer diesem Abkippen der restlichen Fußwurzel im Sinne des Spitzfußes muß beim CHOPARTschen Stumpf notwendigerweise auch eine Valgusstellung auftreten, weil der verlagerte Calcaneus bei fortwirkender Belastung in so starke Pronationsstellung gedrängt wird, daß sogar der höher stehende Talus ebenfalls den Boden berühren kann (Abb. 465).

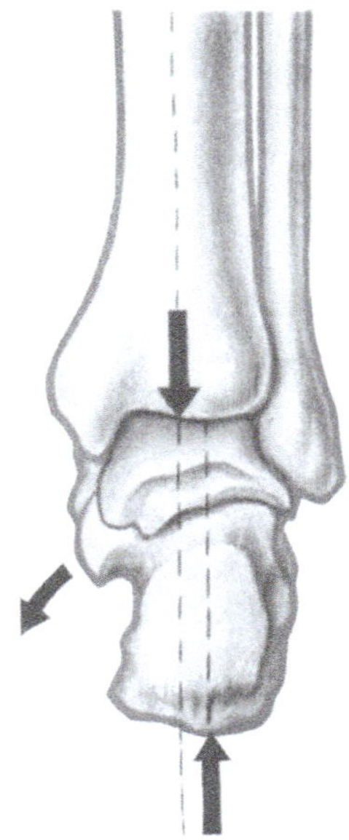

Abb. 465. *Nachteile des* CHOPART-*Stumpfes. Ansicht von hinten.* Es muß eine Valgusstellung auftreten, weil der verlagerte Calcaneus bei fortwirkender Belastung in eine so starke Pronationsstellung gedrängt wird, daß sogar der höher stehende Talus ebenfalls mit dem Boden in Berührung kommt.

Modifikationen des Verfahrens. Um den an sich günstigen CHOPARTschen Stumpf von diesen Nachteilen zu befreien, sind zahlreiche Modifikationen angegeben worden.

HELFERICH hat den Vorsprung des Calcaneus plantar unter der Gelenkfläche zum Cuboid abgetragen. Im Falle einer Fußlähmung führte er mit gutem Erfolg zusätzlich eine Arthrodese im oberen Sprunggelenk durch.

BAYER (Abb. 466) verpflanzte quer auf die angefrischten Gelenkflächen von Talus und Calcaneus einen Span, den er aus dem Metatarsale V entnahm. Er hofft, durch Fixation von dorsal flektierenden Muskeln an diesem Span eine Verbesserung der Stellung des Stumpfes zu erzielen.

Eine Beurteilung dieser Modifikationen durch zahlreiche Autoren ist erfolgt. Es steht fest, daß man auf diese Weise einen guten, tragfähigen Stumpf erreichen kann (LINHART, SCHANZ, TREMMERT).

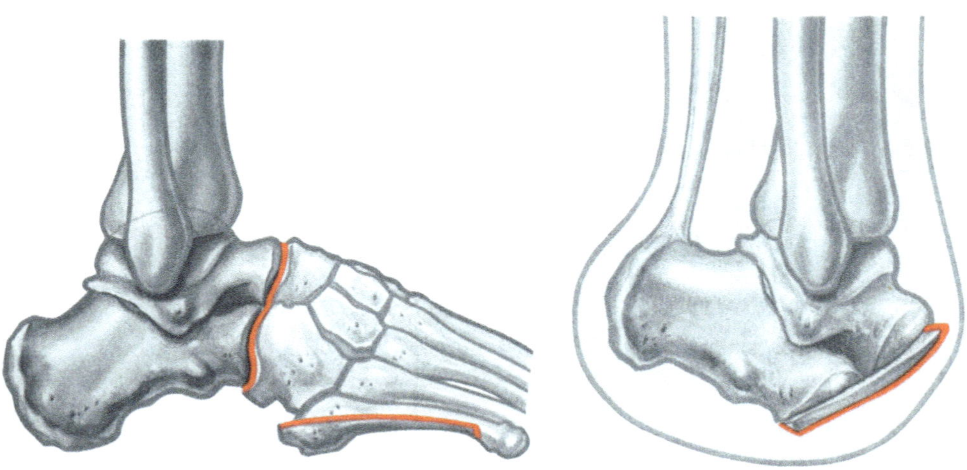

Abb. 466. *Absetzung des Vorfußes nach* CHOPART *mit osteoplastischer Stumpfdeckung nach* BAYER. Auf die angefrischten Gelenkflächen des Talus und Calcaneus wird ein Span verpflanzt, der aus dem Metatarsale V entnommen wurde. Es soll durch Fixation der dorsal flektierenden Muskeln an diesem Span eine Verbesserung der Stellung des Stumpfes erzielt werden.

In jüngster Zeit hat HILGENFELD sich mit dem Problem des CHOPART-Stumpfes beschäftigt. Um einerseits die Equinusstellung des restlichen Tarsus und andererseits das Abkippen in Valgusstellung zu verhindern, hat er eine ausgiebige Resektion des Talocalcanealgelenkes ausgeführt und den verbliebenen

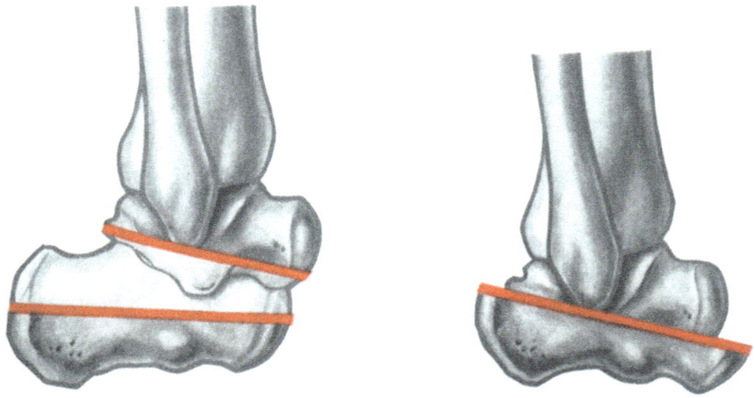

Abb. 467. *Absetzung des Vorfußes nach* CHOPART *mit osteoplastischer Stumpfdeckung nach* HILGENFELD. Es wurde versucht, eine Verbesserung des CHOPART-Stumpfes durch Resektion des Talocalcanealgelenkes zu erzielen. Die roten Linien zeigen die Resektionsflächen an.

Teil des Calcaneus nach vorn und medial verschoben. Er erreicht hierdurch eine günstigere Stabilität der Fußwurzel und ein besseres Abrollen (Abb. 467).

Später hat HILGENFELD diese Verschiebung nach einer horizontalen Durchtrennung des Calcaneus und nach Zurichten seines proximalen Anteiles durch-

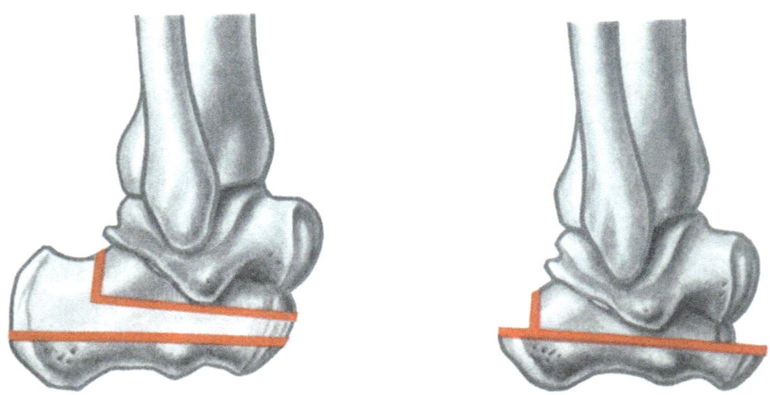

Abb. 468. *Absetzung des Vorfußes nach* CHOPART. *Modifikation nach* HILGENFELD. Durch eine plastische Osteotomie des Calcaneus rückt der Rest dieses Knochens weiter nach vorn und medial. Dadurch wird eine günstigere Stabilität der Fußwurzel und ein besseres Abrollen erzielt.

geführt (Abb. 468). Nach seinen Angaben erlauben die erhaltenen und funktionstüchtigen Gelenke nicht nur ein gutes Abrollen des Restfußes beim Gehen und eine Anpassung an die Unterlage, sondern es wird auch durch die Gelenkbewegung die Durchblutung im Stumpf gefördert, so daß die sonst häufig beobachtete Atrophie der Haut sich nicht entwickelt.

Absetzung des Mittelfußes nach Lisfranc (Exarticulatio metatarsea) (Abb. 469—473).

Indikation. Lisfranc hat diese Operation zu Beginn des vorigen Jahrhunderts beschrieben. Sie wurde vorher schon von Heister und Garencot erwähnt.

Die Absetzung in der Lisfrancschen Gelenklinie bietet an sich günstigere statische Bedingungen als die Operation nach Chopart, da wenigstens geringe

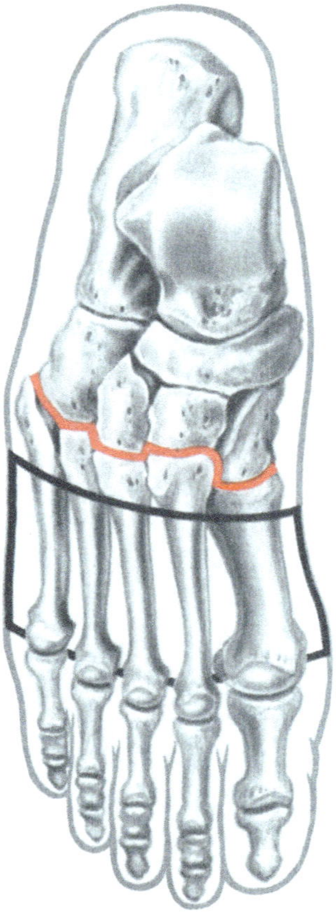

Abb. 469. *Absetzung des Mittelfußes nach* Lisfranc. Schematische Darstellung. Die Resektionslinie ist rot eingezeichnet.

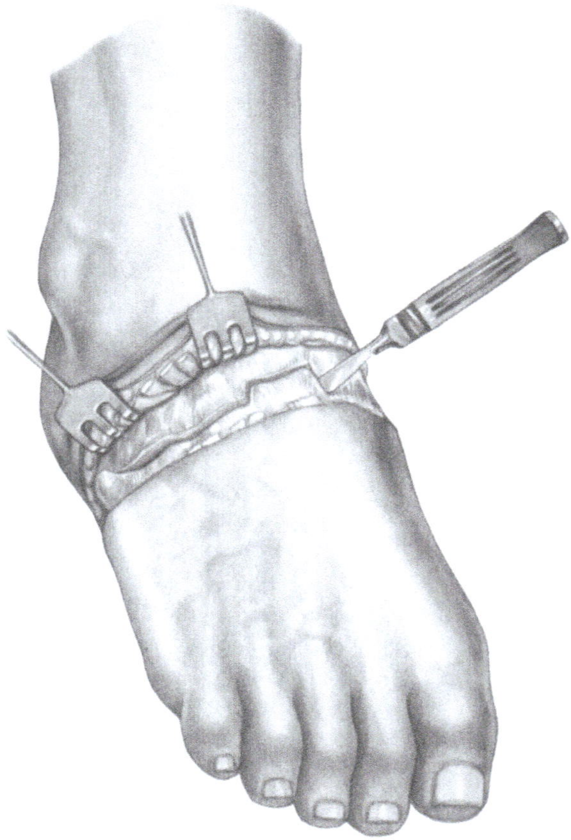

Abb. 470. *Absetzung des Mittelfußes nach* Lisfranc. 1. Akt. Bogenförmiger Hautschnitt am Fußrücken etwas distal von der Lisfrancschen Gelenklinie. Der dorsale Schnitt durchtrennt die Weichteile bis auf den Knochen.

Muskelkräfte an dem vorderen, als Hebel wirkenden Anteil des Fußes erhalten bleiben. Hierdurch ist der Kraft des M. triceps surae, wenn auch kein ausreichender, so doch ein die Funktion verbessernder Widerstand entgegengesetzt. Allerdings ist ein Absinken des Fußgewölbes durch den Fortfall der Metatarsen und der Phalangen unvermeidbar (Abb. 469).

Technik. Lisfranc (Abb. 470—473) hat einen Bogenschnitt am Fußrücken angegeben, also einen kleinen dorsalen Lappen gebildet. Auch hier sind zahlreiche Variationen des Hautschnittes beschrieben worden. Vor allem wird empfohlen, dorsal und plantar Hautlappen zu bilden, wobei Sorge zu tragen ist, daß die entstehenden Narben weder auf der Fußsohle, noch über dem Stumpf, sondern möglichst dorsal gelegt werden sollen.

Der dorsale Schnitt führt quer über den Fußrücken etwas distal der LISFRANCschen Gelenklinie schräg von außen proximal nach innen distal von einem Fußrand zum anderen bis auf den Knochen. Von den Enden dieses queren Schnittes

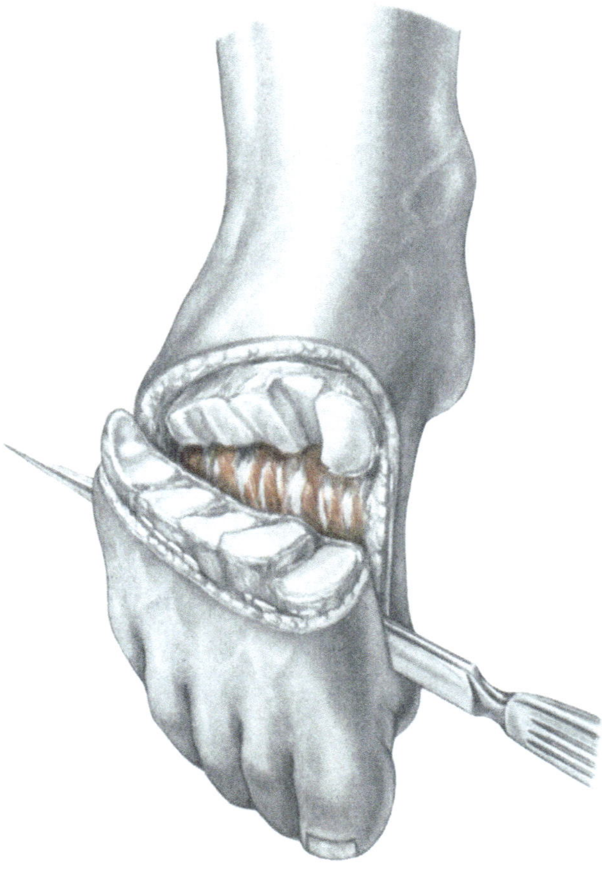

Abb. 471. *Absetzung des Mittelfußes nach* LISFRANC. 2. Akt. Der Vorfuß wird nach unten gedrückt. Die Tarsometatarsalgelenke werden eröffnet. Durchtrennung der seitlichen Kapselteile und Bänder. Durch weiteres Herabdrücken des Fußes werden die Gelenke völlig aufgeklappt und die plantaren Kapselanteile durchtrennt. Die Weichteile werden von den Metatarsalen so weit abgelöst, daß man das Amputationsmesser einlegen kann. Dies wird bis zu den Köpfchen der Mittelfußknochen durchgezogen und hier die Haut durchtrennt.

wird an den Fußkanten beiderseits in Längsrichtung weiter nach distal eingeschnitten. Die Weichteile werden nach proximal ein kleines Stück losgelöst, bis man die Gelenke gut übersehen kann. Dann wird der Vorfuß nach unten gedrückt, die Tarsometatarsalgelenke werden eröffnet. Es ist darauf zu achten, daß diese Gelenke nicht genau in einer Ebene stehen. Vor allem springt die Basis des Metacarpale II nach proximal vor und muß sorgfältig ausgelöst werden. Nun werden die seitlichen Kapselteile und Bänder durchtrennt. Während man lateral arbeitet, ist es günstig, sich durch Adduktion des Fußes bessere Übersicht zu verschaffen. Ist man an der Innenseite beschäftigt, so wird der Vorfuß adduziert. Jetzt können durch Herabdrücken des Fußes die Gelenke aufgeklappt und die plantaren Kapselanteile und Bänder durchtrennt werden. Die Weichteile werden von den Metatarsalen so weit abgelöst, bis man ein Amputationsmesser einlegen kann. Dieses wird bis zu den Köpfchen der Mittelfußknochen durchgezogen. Dort wird die Haut durchtrennt. Der Lappen muß auf der Innenseite etwas länger sein als außen, er wird hochgeklappt und am dorsalen Wundrand vernäht.

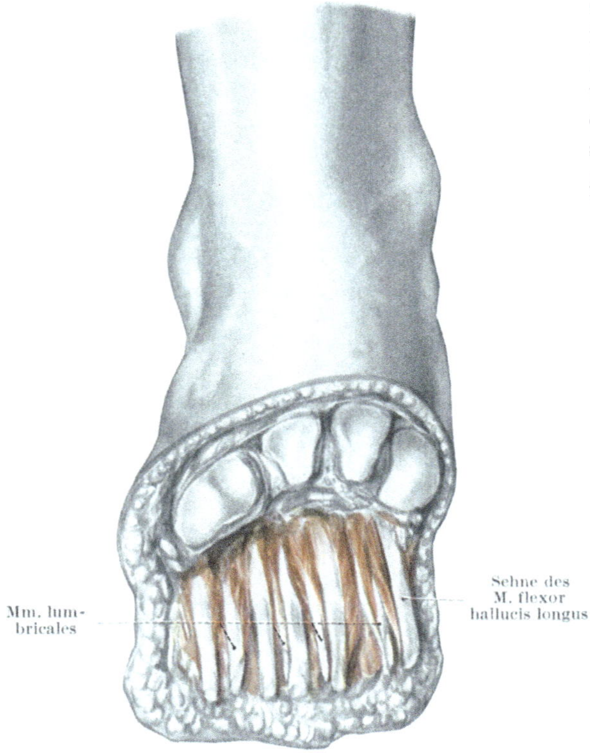

Abb. 472. *Absetzung des Mittelfußes nach* Lisfranc. 3. Akt. Die Haut ist in Höhe der Köpfchen der Mittelfußknochen durchtrennt. Der Lappen soll auf der Innenseite etwas länger sein als außen.

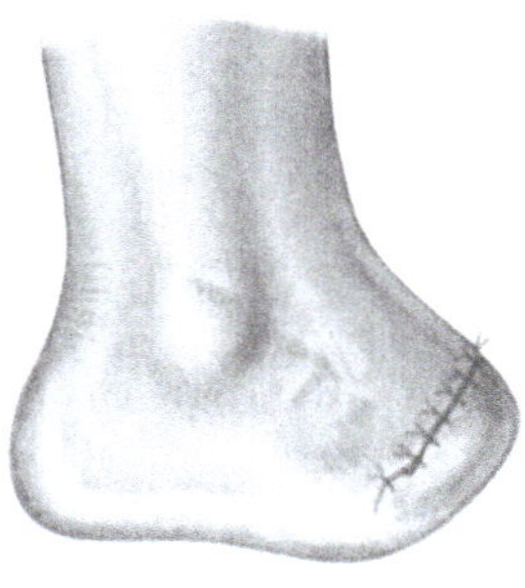

Abb. 473. *Absetzung des Mittelfußes nach* Lisfranc. 4. Akt. Der plantare Weichteillappen wird hochgeschlagen und am dorsalen Wundrand vernäht.

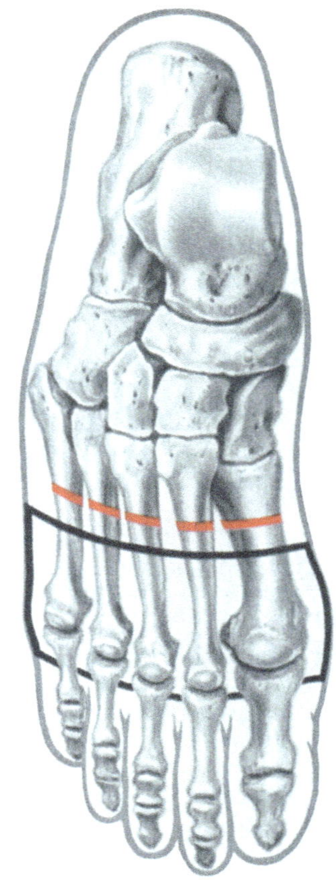

Abb. 474. *Amputation des Vorfußes nach* Sharp-Jäger. Schematische Darstellung. Absetzung im Bereich der Mittelfußknochen. Außer den Zehenmuskeln bleiben alle Muskelansätze erhalten, die für die Statik des Fußes erforderlich sind.

δ) Amputationen und Exartikulationen im Bereiche des Mittelfußes und der Zehen.

Amputation des Vorfußes nach Sharp-Jäger (Abb. 474—477).

Indikation. Als erster hat Sharp (1765) die partielle Absetzung des Fußes durch Amputation im Metatarsus empfohlen (Abb. 474). Zur Verth erkennt die von SHARP gewählte Höhe der Absetzung im Bereiche der Mittelfußknochen in seinen Schemata ausdrücklich an. Die Operation hat den Vorteil, daß außer den Zehenmuskeln alle Muskelansätze erhalten bleiben, so daß die Statik des Fußes befriedigend und eine ausreichende Auftrittsfläche erhalten bleibt. Selbstverständlich müssen Einlagen und orthopädische Schuhe getragen werden.

Technik. Der Weichteillappen zur Deckung der Operationswunde soll nach Möglichkeit plantar entnommen werden, dorsal nur dann, wenn an der Sohle nicht genügend gesunde Haut erhalten ist.

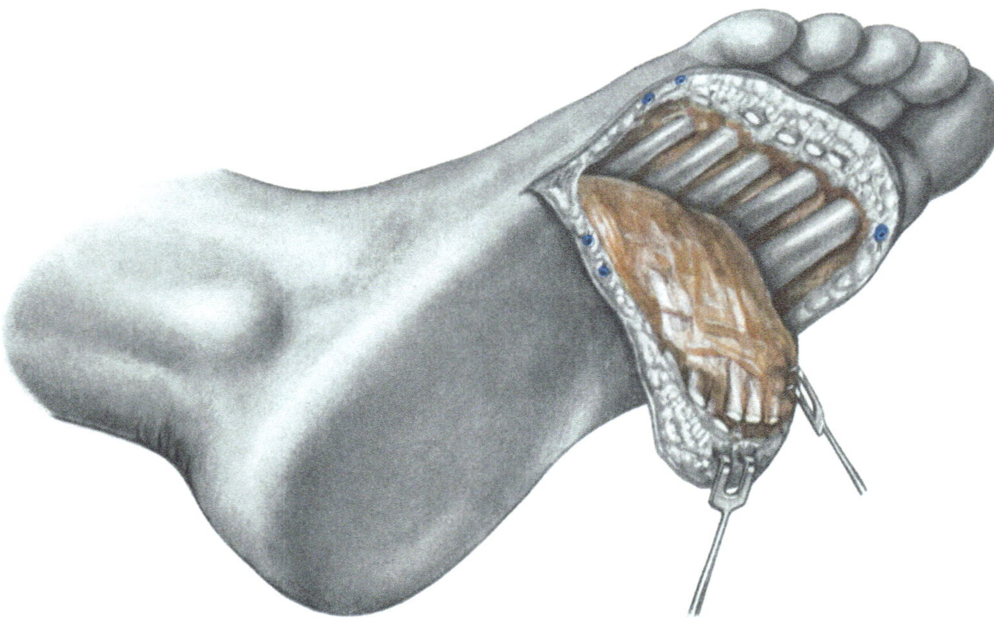

Abb. 475. *Amputation des Vorfußes nach* SHARP-JÄGER. 1. Akt. Es wird ein großer plantarer Weichteillappen gebildet. Die Weichteile werden bis auf den Knochen durchtrennt. Danach müssen die Weichteile zwischen den Mittelfußknochen durchtrennt werden.

Es wird ein plantarer Weichteillappen gebildet, der dorsale Hautschnitt wird bis auf den Knochen ähnlich wie bei der LISFRANC-schen Operation geführt, nur weiter nach distal verschoben. In der Amputationswunde werden die Weichteile zwischen den Mittelfußknochen durchtrennt. Je nach Notwendigkeit können die Metatarsalia mehr proximal oder mehr distal durchsägt werden, jedenfalls braucht man nicht mehr als ein Drittel ihrer Länge zu erhalten. Mit einem schmalen Messer geht man in den Sägespalt ein, durchtrennt sodann die dorsalen Weichteile, der plantare Hautlappen wird dorsal vernäht (Abb. 475—477).

Exartikulation und Amputation einzelner Mittelfußknochen mit zugehöriger Zehe (Abb. 478—479).

Indikation. Die Exartikulation einzelner Tarsometatarsalgelenke hat gegenüber der Amputation der Metatarsalia keine Vorzüge. Sie wird nur durchgeführt, wenn die Art des Leidens die völlige Entfernung des Mittelfußknochens fordert.

Technik. Der Hautschnitt wird als Rakettschnitt plantar in der Falte zwischen Fußsohle und Zehe um die Zehe herumgeführt, dorsal eine kleine, nach proximal gerichtete Spitze bildend. Von dort aus wird bei der *Exartikulation* ein gerader Schnitt bis über das Tarsometatarsalgelenk geführt (Abb. 478). Die Strecksehne wird möglichst weit zentral durchtrennt, die Kapsel des Tarsometatarsalgelenkes ringsherum durchtrennt. Auch die Beugesehnen werden weit zentral durchschnitten und der Mittelfußknochen mit der daran haftenden Zehe herausgelöst. Beim 1. und 5. Strahl wird der längs gerichtete Hautschnitt medial bzw. lateral über die Kante des Vorfußes gelegt (Abb. 479). Die Auslösung der Basis des Os metacarpale I macht wegen ihrer Größe oft Schwierigkeiten.

Von dem gleichen Zugang aus, nur mit einem kürzeren Längsschnitt, wird die *Amputation* einzelner Mittelfußknochen ausgeführt (s. Abb. 478). An der Amputationsstelle werden die Weichteile und das Periost soweit wie möglich abgelöst, der Knochen am besten mit einer GIGLI-Säge durchtrennt.

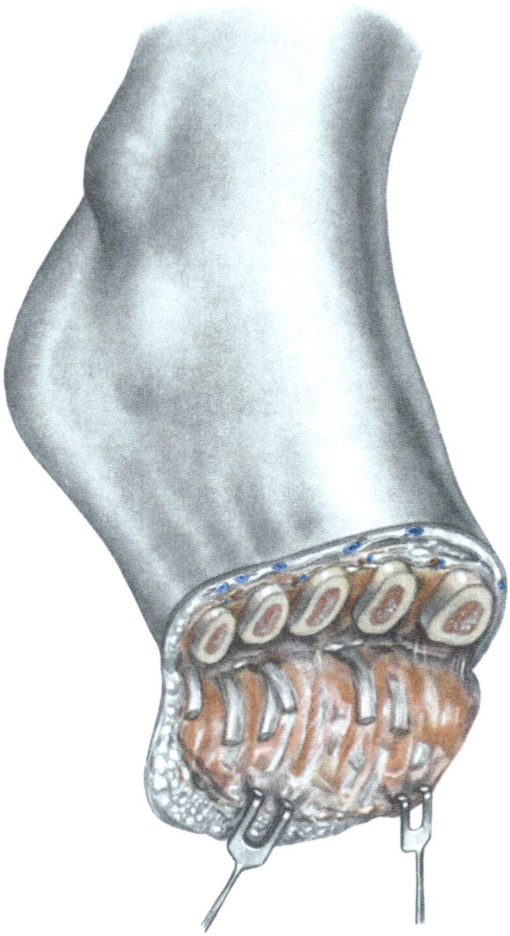

Abb. 476. *Amputation des Vorfußes nach* SHARP-JÄGER. 2. Akt. Die Metatarsalia sind durchsägt, man braucht nicht mehr als ein Drittel ihrer Länge zu erhalten. Mit einem schmalen Messer sind die dorsalen Weichteile durchtrennt und die durchschnittenen Gefäße ligiert.

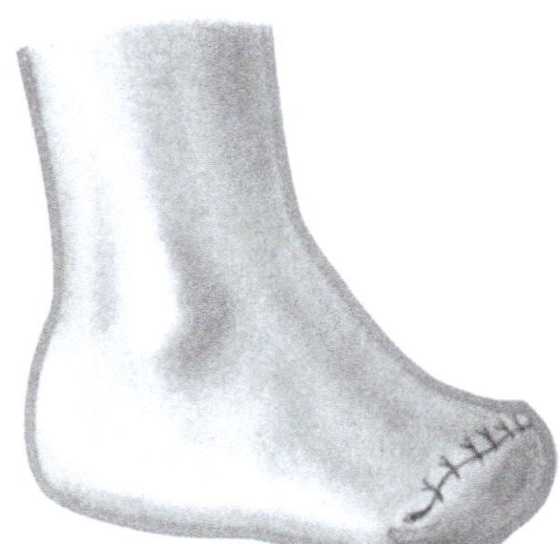

Abb. 477. *Amputation des Vorfußes nach* SHARP-JÄGER. 3. Akt. Der plantare Weichteillappen ist hochgeklappt und wird an den dorsalen Wundrand mit Einzelnähten fixiert.

Exartikulation sämtlicher Zehen (Abb. 480, 481).

Technik. Der dorsale Weichteilschnitt wird in Höhe der Digitalfalte quer über sämtliche Zehen geführt. Die Zehen werden nun stark gebeugt und die Strecksehnen möglichst hoch durchtrennt. Man zieht sodann die nur an den Beugesehnen und den plantaren Weichteilen hängenden Zehen unter weiterer Beugung nach unten und durchtrennt die plantaren Weichteile so hoch wie möglich. Hierdurch entsteht ein ausreichend großer plantarer Lappen, der zur Deckung der Metatarsalköpfchen ausreicht. Der Knorpel der Metatarsalköpfchen wird abgetragen und der Lappen durch Hautnaht mit dem dorsalen Wundrand vereinigt (Abb. 480, 481).

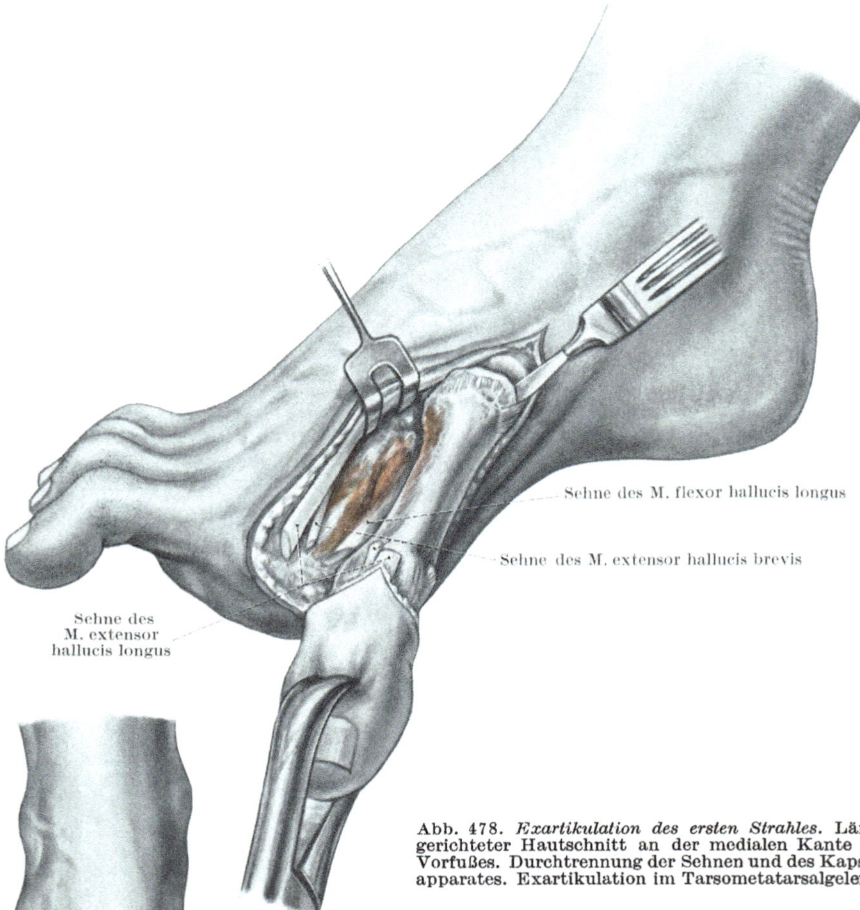

Abb. 478. *Exartikulation des ersten Strahles.* Längs gerichteter Hautschnitt an der medialen Kante des Vorfußes. Durchtrennung der Sehnen und des Kapselapparates. Exartikulation im Tarsometatarsalgelenk.

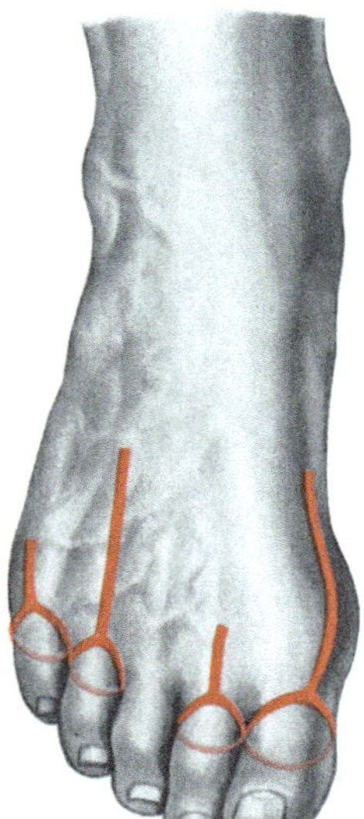

Abb. 479. *Verschiedene Schnittführungen zur Exartikulation und Amputation einzelner Mittelfußknochen und einzelner Zehen.*

Exartikulation einzelner Zehen (Abb. 482—484).

Indikation. An den Zehen ist es nicht ratsam, partielle Amputationen und Exartikulationen durchzuführen, da die Stummel hinderlich sein können. Es ist besser, im Metatarso-Phalangealgelenk zu exartikulieren.

Technik. Die Exartikulationen an den Zehen werden in gleicher Weise wie an den Fingern ausgeführt. Für die Interphalangealgelenke ist der ovaläre Schrägschnitt von proximal oben nach distal unten, für die Zehengrundgelenke der Rakettschnitt mit dorsalem Längsschnitt angezeigt. An den beiden äußeren Zehen soll der Längsschnitt nicht seitlich über den Metatarsalen geführt, sondern etwas mehr dorsal verlegt werden, um die Narbe nicht in den Bereich des seitlichen Schuhdruckes kommen zu lassen (Abb. 482—484).

Ersatz des Os metacarpale I durch Umkehrplastik.

Indikation. Das Os metacarpale I ist ein statisch besonders wichtiger Knochen. Bei Erkrankungen, welche eine Entfernung dieses Knochens fordern, kann man daher versuchen, ihn zu ersetzen. Einleuchtend ist das Verfahren von JOHANNSEN, der den ersten Mittelfußknochen herauslöst und durch die Knochen der großen Zehe Ersatz schafft.

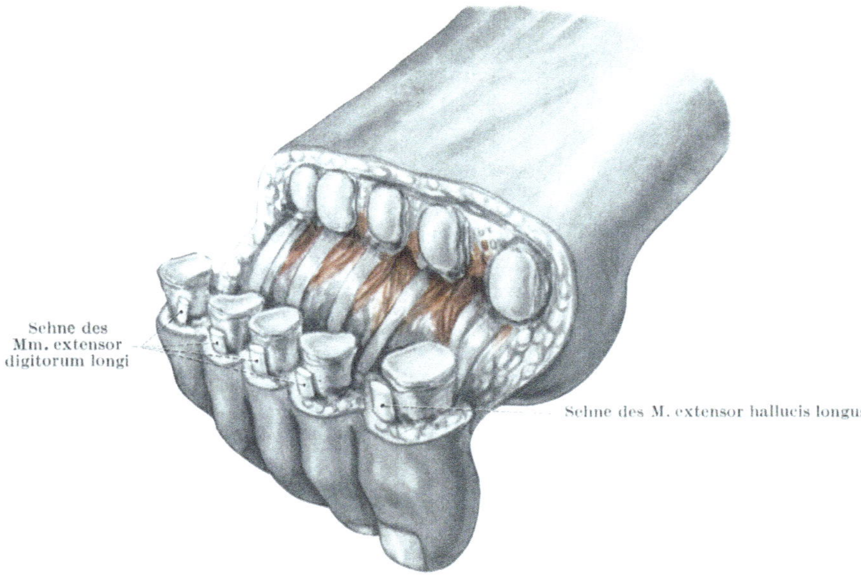

Abb. 480. *Exartikulation sämtlicher Zehen.* 1. Akt. Dorsaler Weichteilschnitt in Höhe der Digitalfalte. Bei Beugung der Zehen werden die Strecksehnen durchtrennt. Durchtrennung der Gelenkkapseln. Danach werden die plantaren Weichteile soweit wie möglich distal durchschnitten. So entsteht zur Deckung der Metatarsalköpfchen ein großer plantarer Lappen. Die Knorpel der Metatarsalköpfchen werden abgetragen.

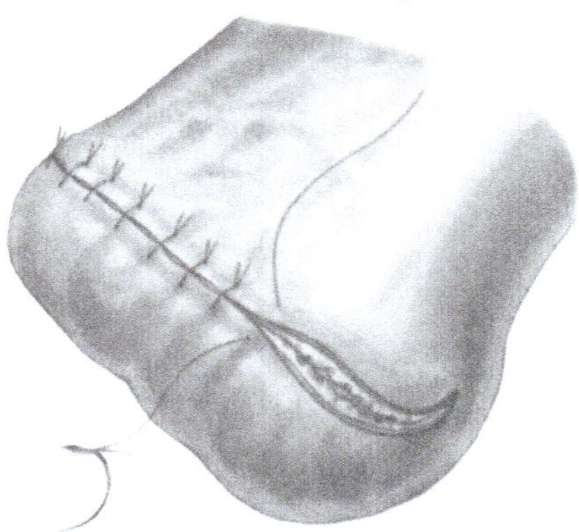

Abb. 481. *Exartikulation sämtlicher Zehen.* 2. Akt. Der plantare Weichteillappen wird durch Hautnähte mit dem dorsalen Wundrand vereinigt.

Technik. In typischer Weise wird das Os metatarsale I in beiden Gelenken exartikuliert und entfernt. Von der Großzehe werden sodann Haut, Nagel und Sehnen abgelöst und die Spitze der Endphalange amputiert. Nun wird eine Arthrodese im Phalangealgelenk der Zehe durchgeführt. Die Großzehe wird schließlich um 180° gedreht und die Endphalange in das Cuneiforme eingebolzt.

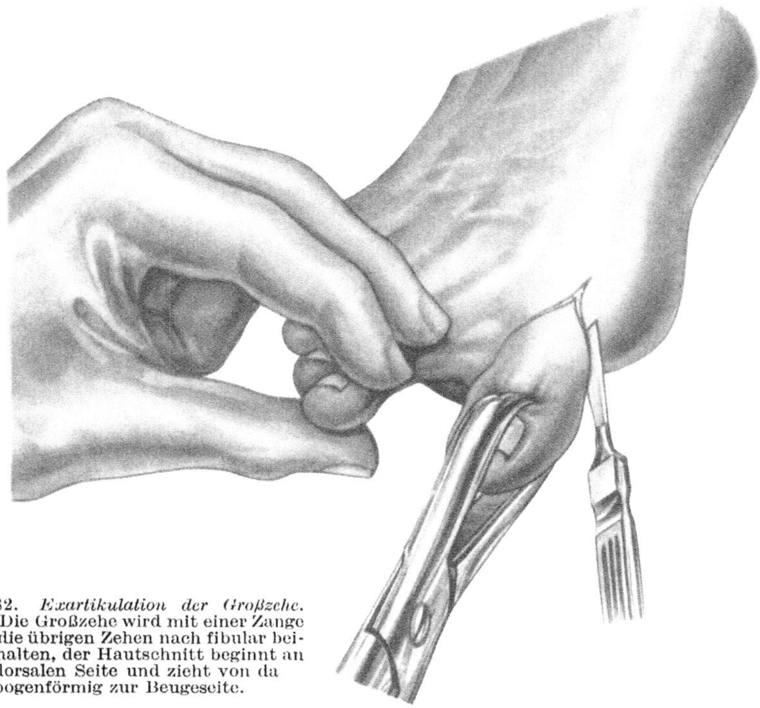

Abb. 482. *Exartikulation der Großzehe.* 1. Akt. Die Großzehe wird mit einer Zange gefaßt, die übrigen Zehen nach fibular beiseite gehalten, der Hautschnitt beginnt an der dorsalen Seite und zieht von da bogenförmig zur Beugeseite.

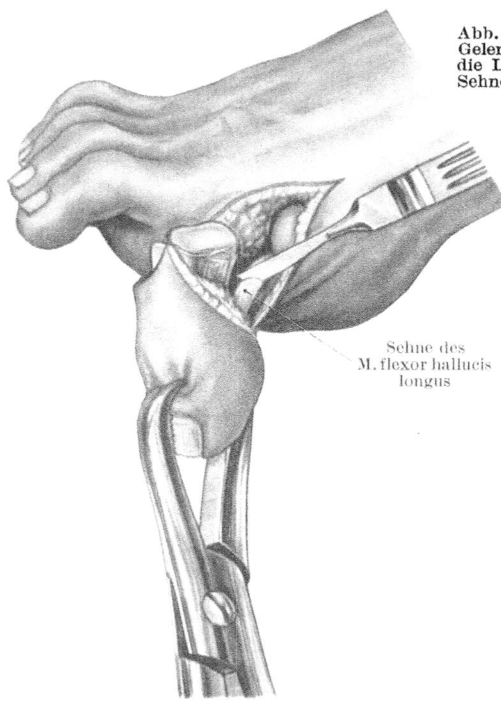

Abb. 483. *Exartikulation der Großzehe.* 2. Akt. Die Gelenkkapsel ist durchtrennt, durch Beugung wird die Luxation erreicht. Mit einem Messer werden die Sehnen durchschnitten. Danach Durchtrennung der volaren Weichteile.

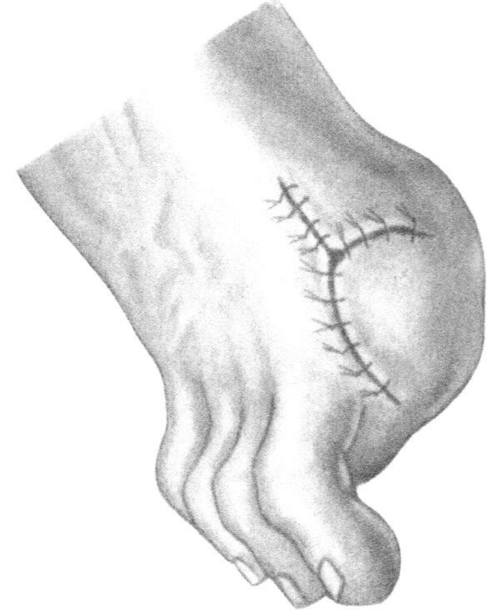

Abb. 484. *Exartikulation der Großzehe.* 3. Akt. Der dorsale Längsschnitt ist durch Einzelnähte verschlossen. Nun wird der seitliche plantare Lappen hochgeschlagen und an den oberen Wundrand angeheftet.

d) Eingriffe bei Fehlformen des Fußes.

α) Eingriffe beim Klumpfuß.

Der Klumpfuß ist die häufigste *angeborene* Deformität des Fußes. Er wird meist einseitig, seltener doppelseitig, bei Knaben doppelt so oft wie bei Mädchen beobachtet. Außerdem ist die *erworbene* Klumpfußentstehung auf Grund ganz verschiedener Ursachen nicht allzu selten.

Der Klumpfuß steht in Supination und Plantarflexion, der sog. Equino-Varus-Stellung. Der Vorfuß ist adduziert.

Bezüglich der Ätiologie des angeborenen Klumpfußes (Vererbung, Hemmungsmißbildung, intrauterine Druckeinwirkung usw.) sei auf die einschlägigen orthopädischen Lehrbücher verwiesen.

Beim *erworbenen* Klumpfuß ist der kausale Zusammenhang am leichtesten bei der post*traumatischen* Deformierung zu erkennen. Durch den Unfall werden die pronierenden und dorsal beugenden Muskeln infolge Verletzung ihrer Sehnen oder Nerven ausgeschaltet. Das Überwiegen der ungeschädigten Antagonisten bringt dann den Fuß in die gefürchtete Equino-Varus-Stellung. Auch Narbenschrumpfungen der Weichteile an der inneren Fußseite nach Verbrennungen, Verletzungen und lange dauernden Eiterungen können zu dieser Fehlform führen.

Weitaus die meisten Fälle von erworbenem Klumpfuß sind jedoch *Lähmungsfolgen*. Häufigste Ursache ist die Poliomyelitis. Dabei ist zu bemerken, daß eine alleinige Lähmung der pronierenden und dorsal flektierenden Muskeln zur Entstehung des Klumpfußes nicht nötig ist. Bei lange dauernder Bettruhe wird durch das Gewicht des Fußes und durch den Druck der Bettdecke die Funktion der für die Entstehung des Klumpfußes in Frage kommende Muskel unterstützt. Der Bau des unteren Sprunggelenkes bringt es mit sich, daß die Plantarflexion mit der Supination im Sinne der sog. *Maulschellenbewegung* gekoppelt ist, so daß durch Unachtsamkeit in der Pflege nicht nur ein Spitzfuß, sondern auch ein Klumpfuß entstehen kann.

Indikation. Der Klumpfuß beeinträchtigt die Leistungsfähigkeit sehr stark. Wegen der Plantarflexion ist ein ordentliches Abrollen der Sohle nicht möglich. Durch die Supination ist die Fußsohle nicht mehr bodenwärts gerichtet, sondern nach innen bzw. hinten, in extremen Fällen sogar nach oben, so daß die Auftrittsfläche auf die äußere Fußkante oder in ganz besonders schweren Fällen sogar auf den Fußrücken verlagert wird. Sogar der Taluskopf und -hals werden als Auftrittsfläche beobachtet. Dort findet sich eine Hornschwiele, unter ihr meist ein Schleimbeutel, der zu Reizzuständen, Entzündungen und sogar Eiterungen mit Fistelbildungen führt, so daß durch die Deformierung nicht nur eine Behinderung beim Gehen und Stehen vorliegt, sondern auch starke Schmerzen ertragen werden müssen. Zudem ist beim *einseitigen* Klumpfuß die Standfestigkeit durch die kleine Auftrittsfläche beeinträchtigt. Das Gehen wird durch die Unmöglichkeit, ordentlich abzurollen unbeholfen und unsicher. Die Einwärtsdrehung des Fußes hat eine Innenrotation des Hüftgelenkes zur Folge, die zusätzlich den harmonischen Bewegungsablauf beim Gehen stört. Der nach innen gedrehte Fuß hindert beim Vorwärtsführen des Beines und verlangt eine gleichzeitige stärkere Abduktion in der Hüfte. Beim doppelseitigen Klumpfuß ist die funktionelle Beeinträchtigung noch schwerer. Der Kranke ist auf die Hilfe von Stöcken angewiesen.

Bei dieser hochgradigen *funktionellen* und *kosmetischen Störung*, die häufig zudem eine starke *psychische Belastung* des Kranken bedingt, ist über die Notwendigkeit einer Korrektur nicht zu streiten. Aufgabe der Behandlung muß es sein, bei Wiederherstellung einer annähernd normalen äußeren Form das bestmögliche funktionelle Ergebnis zu erzielen.

Anatomische Vorbemerkungen.

Um die operative Behandlung des Klumpfußes anschaulicher und verständlicher zu machen, seien kurze anatomische Vorbemerkungen erlaubt.

Wie schon erwähnt, ist der Klumpfuß eine Deformität, die sich im wesentlichen in einer Plantarflexion und Varusstellung des Fußes sowie in einer Adduktion des Vorfußes manifestiert. Bei dieser Stellung sind sämtliche Weichteile der Fußinnenseite sowie die strangartig vorspringende Achillessehne und die hinteren Kapselanteile des oberen Sprunggelenkes verkürzt oder geschrumpft. Auch die Gelenkkapseln und die Knochen des Fußes haben sich der Fehlform angepaßt. Von den Gelenken ist das obere Sprunggelenk in Plantarflexion subluxiert und wie das untere in Supination abgewichen. Die Gelenke der LISFRANCschen Linie sind adduziert.

An den Knochen zeigt der Talus starke Veränderungen. Seine Gelenkrolle ist abgeflacht, nach medial abgeschrägt, der Knorpel ist an den vorderen Teilen der Rolle, die keine Berührung mit der Tibia haben, geschwunden. Der Taluskörper ist nach hinten ausgezogen, der Talushals ist verkürzt und gedrungen, der Taluskopf ist nach unten gerichtet.

Am Calcaneus ist der verkürzte und nach oben gezogene Fersenfortsatz auffällig. Der ganze Knochen steht in Varusstellung und Plantarflexion. Der Processus anterior ist ungewöhnlich hoch entwickelt, so daß er vermehrt die Pronation hemmt. Dagegen ist das Sustentaculum tali zurückgebildet oder fehlt ganz, so daß es als Supinationshemmung ausfällt. Die Gelenkfläche zum Cuboid ist nach innen verlagert, die Gelenkfläche zum Talus schaut nach oben und innen und findet ganz außen an der höchsten Stelle Berührung mit dem äußeren Knöchel. Das Cuboid ist nach innen abgewichen und bei älteren Klumpfüßen subluxiert. Das Naviculare ist gedrungener als es der Norm entspricht.

Insgesamt ist der Klumpfuß kleiner als der normale Fuß. Dies zeigt sich, wenn bei einseitigem Leiden mit der gesunden Seite verglichen werden kann. Die große Zehe erscheint verlängert, es handelt sich aber um eine „scheinbare“ Verlängerung, die auf die Adduktion des Fußes zurückgeführt werden muß.

Auffallend ist die Form der Wade, die zwar in ihrem oberen Drittel kräftig entwickelt, in den unteren Teilen aber recht dünn ist. Diese charakteristische Form kann wohl auf die beim angeborenen Klumpfuß in Erscheinung tretenden merkwürdigen degenerativen Veränderungen der Streck- aber auch der Beugemuskulatur zurückgeführt werden, bei welcher neben normalen Myofibrillenbündeln solche mit ganz geringem Querschnitt der einzelnen Fasern den dadurch insgesamt schwächeren Muskel bilden. Diese Erscheinung wird vor allem von MAU als Beweis der neuromyopathischen Entstehungstheorie des Klumpfußes angeführt.

Eingriffe beim angeborenen Klumpfuß.

Allgemeine Bemerkungen zur Indikation.

Übereinstimmend wird von fast allen Orthopäden heute die Notwendigkeit der frühzeitigen Klumpfußbehandlung anerkannt. *Je frühzeitiger die Behandlung beginnt, desto größer sind die Aussichten der konservativen Behandlung.* Man soll mit der konservativen Behandlung, dem Redressement, so frühzeitig beginnen, daß die Kinder vollständig geheilt sind, wenn sie laufen lernen (REICHARD). Im allgemeinen führt die orthopädisch-konservative Behandlung dann zum Erfolg und macht eine blutige Behandlung unnötig. Die Notwendigkeit der frühzeitigen Klumpfußbehandlung ist heute allgemein anerkannt (LANGE, F., SPITZY, BRAUN, DREESMANN, DEBRUNNER, TIRCH, HOHMANN, LÖFFLER, v. OETTINGEN u. a.).

Weniger übereinstimmend sind die Meinungen in der Frage, ob man versuchen soll, ganz ohne blutige Maßnahmen auszukommen und nur wenn nötig am Ende der konservativen Behandlung kleine operative Korrekturen vorzunehmen oder ob man besser von vornherein operative Maßnahmen in den Behandlungsplan das Redressement mit einbeziehen soll.

Feststeht, daß trotz aller guten Erfolgsaussichten der unblutigen Behandlung auf operative Maßnahmen häufig nicht verzichtet werden kann. Einerseits werden die Kinder oft nicht frühzeitig genug gebracht und die Behandlung wird daher nicht rechtzeitig begonnen und auch nicht immer mit der nötigen Konsequenz durchgeführt. Andererseits dürfte in zahlreichen Fällen auch bei einwandfreier konservativer Behandlung wohl eine Verbesserung, aber keine vollständige Umformung in eine normale Form erreichbar sein. Nach LINDEMANN ist es immerhin ein Drittel der unblutig behandelten Klumpfüße, die keine guten Ergebnisse zeitigen.

Da eine spätere operative Korrektur der verbliebenen Fehlstellung ohne Nachteil möglich ist, erscheint es jedenfalls berechtigt, zunächst sich auf unblutige Maßnahmen zu beschränken. So verzichten z. B. DEBRUNNER, LÖFFLER und auch SPITZY zunächst ganz auf die Redression der Spitzfußstellung, weil sie bei dem manuellen Redressement der übrigen Formabweichungen nicht auf den Gegenhalt der Achillessehne verzichten wollen. Mit der Achillotomie und Durchtrennung der dorsalen Kapselanteile an den Sprunggelenken schließen sie ihre Behandlung ab.

Andere Autoren, wie REICHARD und MILLER, leiten die Behandlung mit der Achillotomie ein. Da der „*Schlüssel des Klumpfußes*“ an der Ferse und im Talocalcanealgelenk zu suchen sei, wollen sie zuerst die Fehlform des Rückfußes beseitigen. Nur wenn der Calcaneus in die richtige Stellung gebracht sei, könne erfolgreich das Redressement vorgenommen werden.

Unblutige Behandlung des angeborenen Klumpfußes.

Es ist nicht die Aufgabe einer Operationslehre, die verschiedenen unblutigen Maßnahmen und Möglichkeiten zum Redressement des Klumpfußes zu besprechen. Sie sollen hier nur erwähnt werden, soweit sie die Voraussetzungen von chirurgischen Eingriffen sind und durch diese ergänzt werden. *Gerade beim Klumpfuß lassen sich blutige und unblutige Maßnahmen nicht voneinander trennen, sondern sollen sinnvoll miteinander verbunden werden.*

So verlangt SPITZY nicht nur bei Säuglingen, sondern ganz allgemein, daß jedem blutigen Eingriff zur Klumpfußbeseitigung ein Redressement vorausgehen solle.

Aber auch die unblutigen Maßnahmen sind nicht ganz ungefährlich. Die Möglichkeit der Fettembolie bei der gewaltsamen Umformung sei nur erwähnt. BÜRKLE DE LA CAMP hat durch eingehende Untersuchungen festgestellt, daß es zu schweren Schädigungen der Gewebe kommen kann. Auf die Möglichkeit späterer posttraumatischer Arthrosen weist MILLER hin.

Die andere Gefahr ist, daß beim Versuch, die Spitzfußstellung zu beseitigen, zwar der Vorfuß angehoben wird, das Wichtigste aber, die Stellung der Ferse, unbeeinflußt bleibt. Das Längsgewölbe des Fußes wird, wie HOHMANN betont, dorsal aufgebogen und oft genug direkt durchgeknickt, so daß ein Schaukelfuß, die extremste Form des Plattfußes, entstehen muß.

Eingriffe beim Säuglingsklumpfuß zur Ergänzung des unblutigen Redressements (Abb. 485—489).

Die Operationen beim Säuglingsklumpfuß sollen nur eine Ergänzung der unblutigen Behandlung sein, die auf ein Minimum zu beschränken sind, vor allem auf die Durchtrennung der Achillessehne und die der Plantarfascie.

MILLER nimmt an, daß die Korrektur des Rückfußes die Grundlage der Klumpfußbehandlung sei. Dieser Korrektur steht vor allem die verkürzte Achillessehne im Wege. Er führt deshalb frühzeitig die offene Z-förmige Verlängerung der Achillessehne aus. Da beim Klumpfuß der Ansatz der Achillessehne am Fersenbein nach tibial verlagert ist, legt er den Z-förmigen Schnitt zur Verlängerung der Sehne so, daß der Wirkungspunkt mehr nach fibular verlagert wird (Abb. 485).

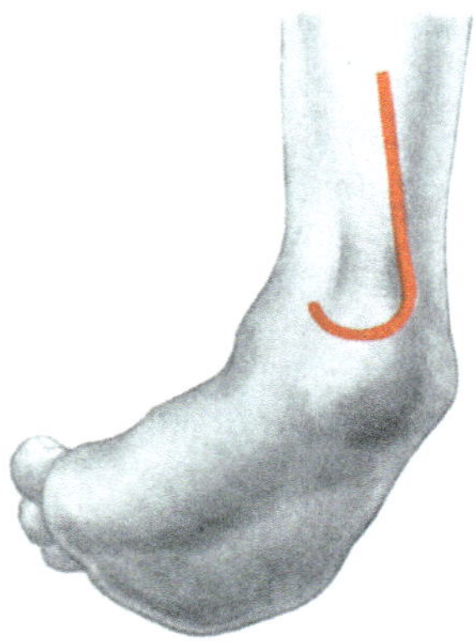

Abb. 485. *Klumpfußoperation nach* DEBRUNNER. 1. Akt. Senkrechter Hautschnitt über der Achillessehne, der Schnitt verläuft dann bogenförmig um den Ansatz der Sehne am Fersenbein.

Die Erfahrung hat gezeigt, daß die Tenotomie allein oft nicht genügt. Vom gleichen Schnitt aus werden die geschrumpften und verdickten dorsalen Kapselanteile beider Sprunggelenke entfernt, die mit der verkürzten Achillessehne zusammen den Calcaneus in seiner Fehlstellung fixiert halten.

Relativ bald wird die operative Korrektur der Calcaneusstellung auch von SCHEEL gefordert. Er läßt frühzeitig täglich redressieren. Die Spitzfußstellung bleibt zunächst unberücksichtigt, um nicht durch ungeschicktes, übertriebenes Bewegen eine Aufbiegung des Fußes zu verursachen. Er kann sich des Eindrucks nicht erwehren, daß die schonende, aber extrem durchgeführte Behandlung durch Redressements mit und ohne Narkose, Gips- und Schienenverbänden vielfach die Ursache ist von ganz unbefriedigenden Resultaten hinsichtlich Form und Beweglichkeit des Fußes, des Rezidives und der Spätschädigung im Sinne der Arthrosis deformans usw. Die frühzeitige blutige Operation zur Ausschaltung aller Hindernisse gegen die Wiederherstellung der normalen Form und Funktion sei in Wirklichkeit unendlich viel schonender als die Verfahren, die unter Vermeidung möglichst aller blutigen Maßnahmen zum Ziel kommen wollen.

Er betont die Vermehrung des Bindegewebes beim Klumpfuß in den Fascienlogen und die Hypertrophie der Sehne des M. tibialis posterior. Die hypertrophischen und geschrumpften Bindegewebsmassen im Bereiche der Achillessehne werden entfernt, die bindegewebigen Verwachsungen gelöst und eine Verlängerung der Achillessehne und der Sehne des M. tibialis posterior durchgeführt.

Um ein Rezidiv durch Narbenschrumpfung zu verhindern, wird das Fersenbein subcutan vor dem Achillessehnenansatz mit einem starken Seidenfaden umschlungen, nach unten gezogen und in korrigierter Stellung mit einem Quengel gehalten.

LÖFFLER, DEBRUNNER u. a. suchen die Klumpfußstellung ohne Berücksichtigung des Spitzfußes auszugleichen. Sie fürchten gleichfalls das Aufbiegen des Vorfußes beim Redressement im Sinne der Dorsalflexion. Zum Ausgleich der Varus- und Adduktusstellung wollen sie auf den Gegenhalt der Achillessehne nicht verzichten.

Debrunner führt diese Maßnahmen im 8.—14. Monat aus. Erst wenn der Fuß bis auf den einzigen Fehler der Achillessehnenkontraktur erfolgreich umgeformt ist, wird die Sehne, die bisher als Gegenhalt für die Umbiegungskraft gedient hat, verlängert. Um das Fersenbein in die gewünschte Lage zu bringen, muß es aus seiner Steilstellung aufgerichtet werden. Oft genügt die Verlängerung

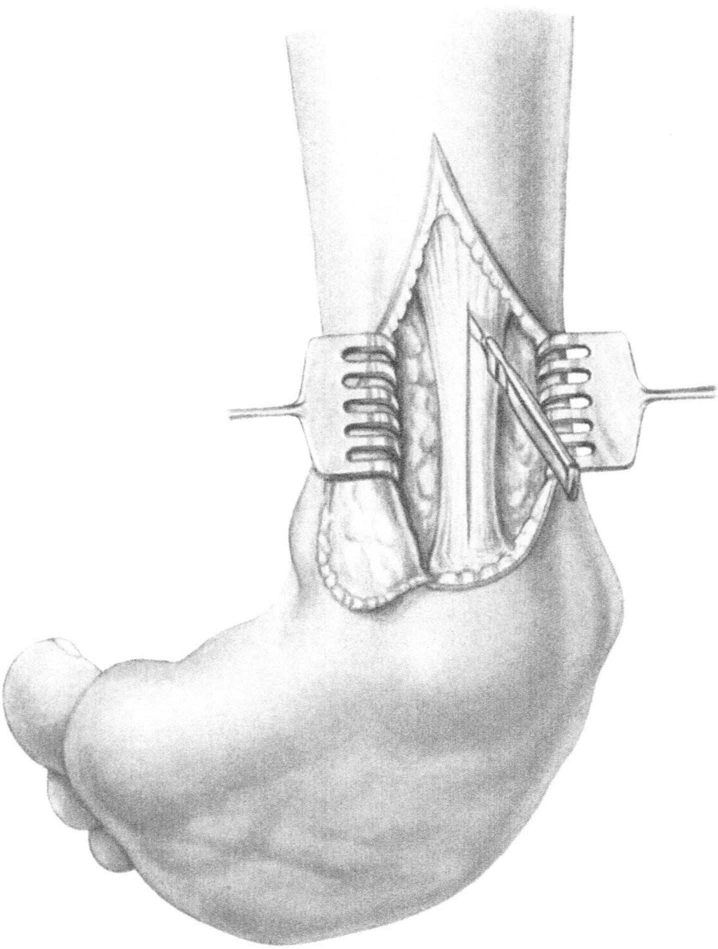

Abb. 486. *Klumpfußoperation nach* Debrunner. 2. Akt. Die Wundränder werden mit scharfen Haken auseinandergehalten, die Achillessehne freipräpariert. Die Sehne wird in der Sagittalebene in der Längsrichtung mit einem Messerchen gespalten.

der Achillessehne, gelegentlich müssen allerdings auch die geschrumpften hinteren Kapselanteile des unteren Sprunggelenkes durchtrennt werden. Er bevorzugt die offene Durchschneidung.

Technik nach Debrunner. Das Kind wird narkotisiert auf den Bauch gelegt, so daß der Fuß die Tischkante gerade noch überragt. Es wird eine Blutleere angelegt, der Fuß wird in Dorsalflexion gehalten. Der Schnitt beginnt in der Mitte des Überganges der Achillessehne in das Muskelfleisch, führt schräg nach außen unten und verläuft 1 cm lateral parallel der Achillessehne nach unten und umfaßt bogenförmig den Ansatz der Achillessehne am Fersenbein. Die

Sehne wird freipräpariert und mit einem Elevatorium unterfahren und auch von dem nach vorne zu liegenden Fettgewebe befreit. Mit einem spitzen Messerchen wird die Sehne in der Sagittalebene von ihrem Ansatz am Knochen nach oben zu in Längsrichtung so weit gespalten, wie es für die Korrektur notwendig

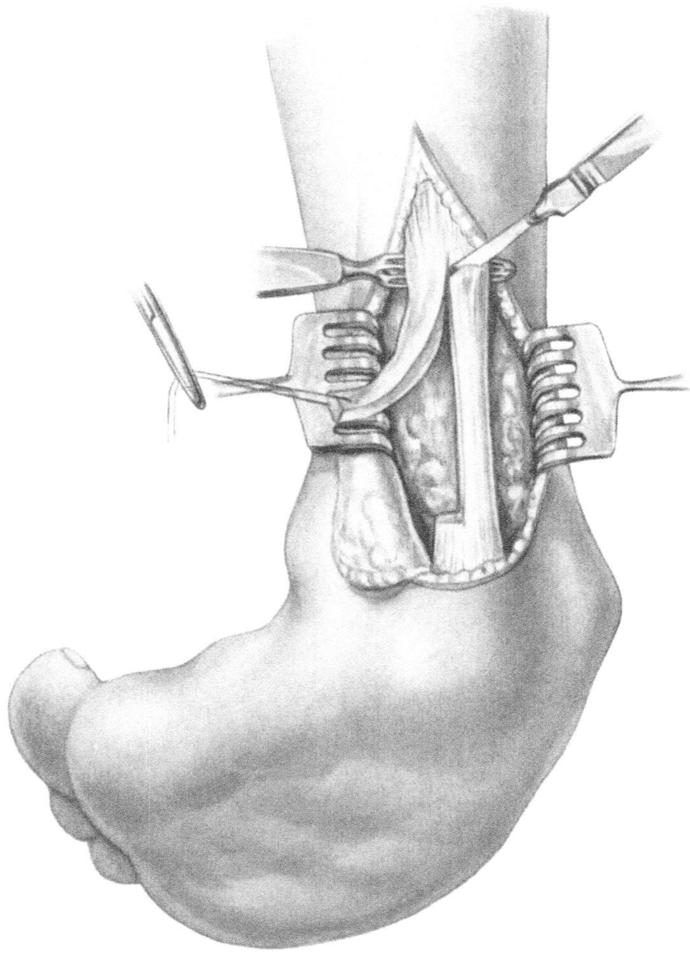

Abb. 487. *Klumpfußoperation nach* DEBRUNNER. 3. Akt. Der mediale Teil der Sehne wird distal durchtrennt und mit einem Faden angeschlungen, der laterale Teil wird proximal mit dem Messer durchtrennt.

ist. Dann wird mit einer Schere der mediale Teil der Sehne distal, der laterale proximal abgetrennt. Bei der späteren Vereinigung soll der Ansatz dadurch mehr nach lateral verlagert werden, um die supinatorische Kraft des M. triceps surae zu schwächen. Die Enden der Sehne werden auseinandergeschlagen, um etwaige übriggebliebene Sehnenstränge durchtrennen zu können.

Ist die Dorsalflexion durch Anspannung der rückwärtigen Kapselabschnitte behindert, so wird der Calcaneus mit einem scharfen Haken nach unten gezogen und die Gelenkkapsel mit einer feinen Schere durchschnitten, so daß man von hinten in das obere Sprunggelenk sehen kann. Wenn nötig, werden noch die seitlichen Verstärkungsbänder, die Ligg. lanciniata eingekerbt. Der Fuß gibt nun nach und der Calcaneus kann in die richtige Stellung gebracht werden. Die Achillessehne wird dann nach entsprechender Verschiebung Seit-zu-Seit ver-

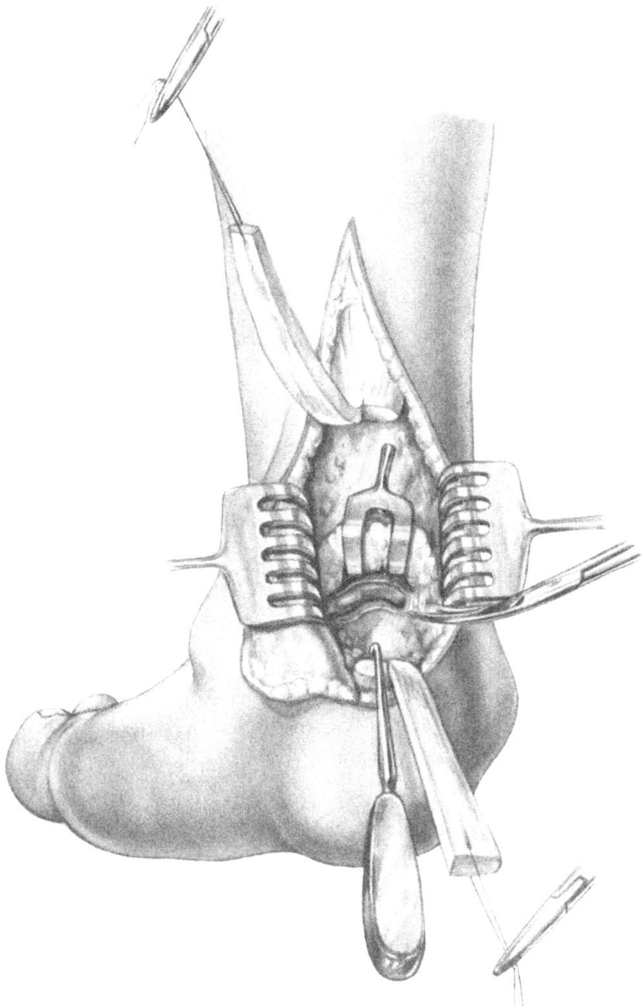

Abb. 488. *Klumpfußoperation nach* DEBRUNNER. 4. Akt. Der Calcaneus wird mit einem scharfen Haken nach distal gezogen und die Gelenkkapsel mit einer Schere eingeschnitten. Manchmal müssen auch die Ligg. lanciniata eingekerbt werden.

näht und die Wunde mit Subcutan- und Hautnähten verschlossen. Für 3 Wochen wird ein Gipsverband in nicht übertriebener Korrektur angelegt, dann beginnt die übliche Nachbehandlung (Abb. 485—489).

Durch eine noch nicht korrigierte Vorfußadduktion wird nach DEBRUNNERs Beobachtung die Funktion nicht wesentlich gestört, vor allem wenn sie nicht als Begleitsymptom eines Hohlfußes auftritt. Die Einwärtsdrehung bildet sich auch von selbst weitgehend zurück. Es handelt sich also gewöhnlich um kosmetisch unerfreuliche Überreste, die dem Fuß sonst nicht schaden können. Nur in schweren Fällen wird die Sehne des M. fibularis brevis in folgender Weise verkürzt.

Der Hautschnitt wird vom unteren Ende des äußeren Knöchels zur Tuberositas des Metatarsus II geführt. Das prämalleolare Sehnenstück wird gerafft und die Fäden werden durch ein Bohrloch geschlungen, das senkrecht durch die oft knorpelige Basis des 5. Mittelfußknochens angelegt wird. Das geraffte Sehnenende wird noch mit feinsten Seidennähten an die benachbarten Sehnenscheiden und das Periost genäht.

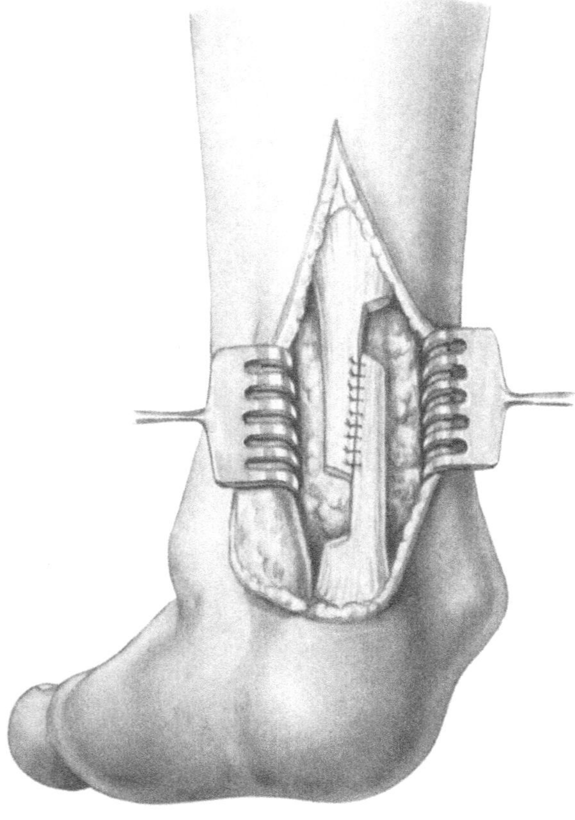

Abb. 489. *Klumpfußoperation nach* DEBRUNNER. 5. Akt. Nach Korrektur wird die Achillessehne wieder vernäht und die Wunde durch subcutane Hautnähte verschlossen.

Ein Gipsverband für 4 bis 5 Wochen soll eine möglichst sichere Schrumpfung gewährleisten.

Sollte das Resultat nicht ganz befriedigend sein, so kann später ein kleiner Keil mit lateraler Basis aus dem Bereich des 5. und 4. Mittelfußknochens entnommen werden (s. GAUGELE). Man wartet damit, bis eine ausreichende Ossifikation eingetreten ist.

Auch LÖFFLER beläßt bei der unblutigen Redression die Spitzfußstellung, um am Ende der unblutigen Behandlung als Schlußakt die Achillessehne operativ zu verlängern. Er legt sie von einem Längsschnitt frei, läßt aber das lockere Bindegewebe um die Sehne, die Verschiebeschicht, unberührt. Unter Schonung dieses Gewebes schneidet er mit einem Tenotom von der Mitte der Sehne her distal die mediale Sehnenhälfte durch, proximal die laterale. Durch manuelles Redressement läßt sich die Sehne verlängern. Wenn die bindegewebige Hülle erhalten bleibt, füllen sich die Hohlräume mit Blut, so daß eine Regeneration gut eintreten kann.

Primäre operative Behandlung des Säuglingsklumpfußes (Abb. 490).

Es wurde schon darauf hingewiesen, daß die primäre operative Behandlung im Säuglingsalter heute kaum noch Anhänger findet. Die beiden folgenden Verfahren sollen lediglich der Vollständigkeit der Darstellung dienen.

RIOSALIDO hat die Tarsektomie mit Durchschneidung der Achillessehne schon bei Kindern unter 1 Jahr vorgenommen. Bei ganz kleinen Kindern führt er den Eingriff in Lokalanaesthesie durch, bei Kindern über 3 Jahre in Allgemeinnarkose. Von einem Horizontalschnitt an der Außenseite wird ein Knochenkeil, der Stücke des Calcaneus, das Cuboid und des Cuneiforme III enthält, herausgeholt. Bei schweren Fällen wird gleichzeitig von einem Schnitt an der Innenseite eine Verlagerung der Sehne des M. tibialis anterior vorgenommen (Abb. 490).

Auch Contargyris führt schon im 1. Lebensjahr operative Maßnahmen durch.

Nach einem manuellen Redressement von 5—10 min werden unterhalb der Spitze des inneren Knöchels alle Weichteile an der Innenseite des Sprunggelenkes einschließlich des inneren seitlichen Gelenkbandes durchtrennt. Die Gefäße sind zu schonen. Hierauf wird durch nochmaliges manuelles Redressement die Korrektur vervollständigt. Auf diese Weise gelingt es, den Klumpfuß bis auf die Spitzfußstellung zu beseitigen. In der gleichen Sitzung oder einige Tage später, dem einzelnen Falle entsprechend, wird durch Achillotomie die noch verbliebene Fehlstellung beseitigt. Die Wunde bleibt offen, es wird eine Klumpfußschiene angelegt. Nach 3 Wochen tritt gewöhnlich die Heilung ein. Nach diesem Zeitpunkt soll noch ein- bis zweimal in der Woche redressiert werden. Am Ende des 3. Monats kann man einen Schienenhülsenapparat geben.

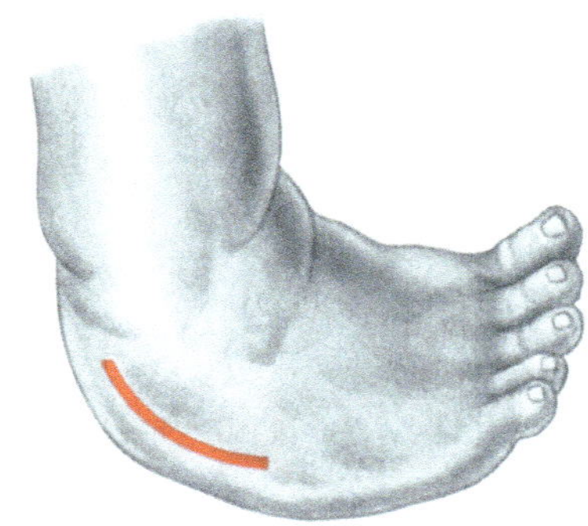

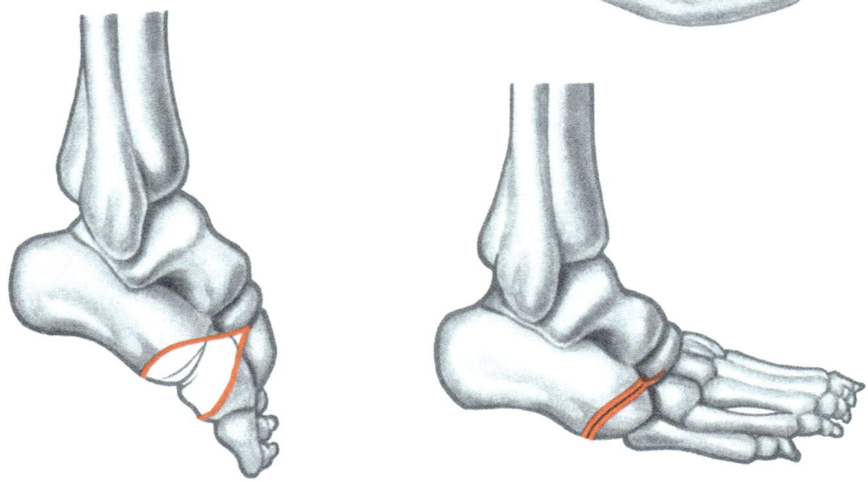

Abb. 490. *Operative Behandlung des Säuglingsklumpfußes nach* Riosalido. Horizontalschnitt an der Außenseite des Fußes. Es wird ein Knochenkeil, der Teile des Calcaneus, des Cuboids und des Cuneiforme III enthält, exstirpiert und so die Deformierung ausgeglichen.

Operative Klumpfußbehandlung bei älteren Kindern und Erwachsenen (Abb. 491—495).

Ist es nicht gelungen, den Klumpfuß im 1. Lebensjahr zu beseitigen, beginnt das Kind den deformierten Fuß zu belasten, so nimmt durch die fehlerhafte Statik die abnorme Stellung der einzelnen Gelenkabschnitte zu. Nur noch leichte Klumpfüße lassen sich mit den einfachen, in der Säuglingszeit angewandten Methoden umformen. Das manuelle Redressement wird kaum noch genügen. Es kommen derbere Methoden mit Osteoklasten und Umpressungen mit anderen Geräten in Frage. Versagen auch diese Eingriffe, so tritt die operative Behandlung in ihr Recht.

Über die Berechtigung eines primären operativen Eingriffes bei Klumpfüßen der Erwachsenen herrscht keine Übereinstimmung unter den Orthopäden. Vulpius bezeichnet ihn sogar als einen Kunstfehler und auch Spitzy tritt zunächst für die unblutige Behandlung ein. Andererseits muß aber doch auf die Gefahren der mit großer Gewaltanwendung durchgeführten unblutigen Umformung wiederholt hingewiesen werden, ja man kann sogar den Standpunkt vertreten, *daß operative Eingriffe möglicherweise schonender sind als durch stumpfe Gewalt verursachte Verletzungen der Weichteile, Gelenke und Knochen.* Je älter das Kind wird, desto weiter schreitet die Deformierung des Skelets fort und desto größerer Widerstand wird durch die stärker entwickelten Knochen und Bänder der Umformung entgegengesetzt. Die bei der Klumpfußkorrektur unvermeidlichen Weichteilverletzungen müssen beim Erwachsenen daher erheblich sein.

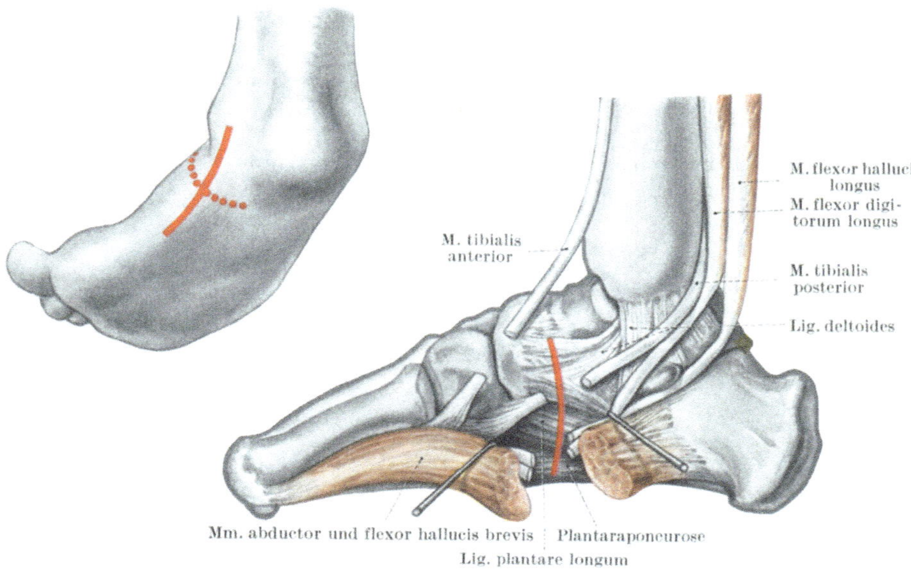

Abb. 491. *Klumpfußoperation nach* PHELPS. Querschnitt über dem Talonaviculargelenk oder Längsschnitt vom inneren Knöchel bis zur Innenseite des Taluskopfes. Folgende Weichteile werden durchtrennt: M. tibialis anterior, Plantaraponeurose, Mm. abductor und flexor hallucis brevis, M. flexor hallucis longus, M. tibialis posterior und das Lig. deltoides. Durch einen weiteren, hier rot eingezeichneten Querschnitt wird das Talonaviculargelenk eröffnet und die sich anspannenden Gelenkbänder durchtrennt.

Wieder kann, wie beim Säuglingsklumpfuß, die operative Behandlung als Ergänzung oder Abschluß der unblutigen Maßnahmen durchgeführt werden. Mit gutem Recht werden aber auch von vornherein operative Maßnahmen vorgenommen.

Es kommen Eingriffe an den Weichteilen, Eingriffe an den Knochen oder an Weichteilen und Knochen in Frage. Welche Wege im einzelnen eingeschlagen werden, hängt weitgehend von der persönlichen Einstellung und Erfahrung des Operateurs ab. Auf keinen Fall kann man behaupten, daß Weichteiloperationen schonender sein müssen als plastische Eingriffe an den Knochen und Gelenken.

LEXER vertritt den Standpunkt: „Soweit es sich um Wiederherstellung der Form und der Stellung des Fußes handelt, stehen die Eingriffe am Skelet obenan, zur Verbesserung der Funktion hingegen, wie namentlich am paralytischen Klumpfuß, die Operationen an den Sehnen. Da, wo der Verbesserung der Form sich verkürzte Sehnen und Bänder als Hindernis entgegenstellen, müssen sie durch Verlängerung beseitigt werden."

Technik nach PHELPS. Durchtrennung aller die Pronation und Abduktion hindernden Weichteile Abb. 491.

Während ein Assistent den Fuß in Abduktion zu bringen sucht, wird die Haut durch einen in der Höhe des Talonaviculargelenkes angelegten Querschnitt oder besser durch einen vom inneren Knöchel bis zur Innenseite des Taluskopfes reichenden Längsschnitt gespalten. Nun werden alle Weichteile, die an der medialen Fußkante Widerstand leisten, durchschnitten. So durchtrennt man die Sehne des M. tibialis anterior, die Plantaraponeurose, die Fasern der Mm. abductor und flexor hallucis brevis, die Sehnen der langen Zehenbeuger, die des M. tibialis posterior und zum Schluß in der Tiefe das Lig. deltoideum. Nach jedem Schnitt wird mit erneuter Kraftanstrengung der Fuß redressiert. Kann er dann immer noch nicht in Überkorrektur gebracht werden, so eröffnet man das Talonaviculargelenk, dringt in dieses ein und durchtrennt von hier

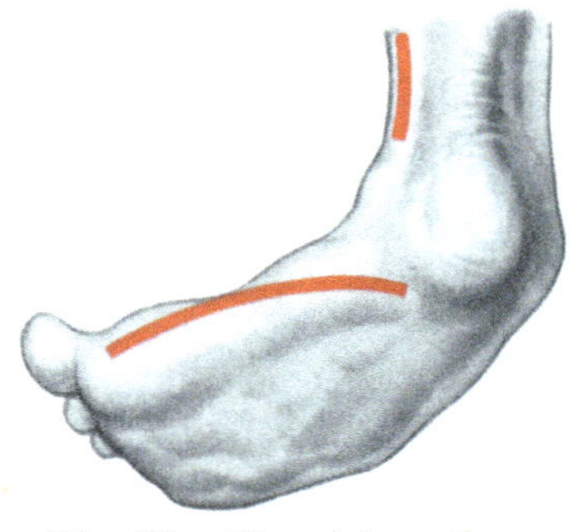

Abb. 492. *Klumpfußoperation nach* WULLSTEIN. 1. Akt. Bogenförmiger Hautschnitt an der inneren Fußkante.

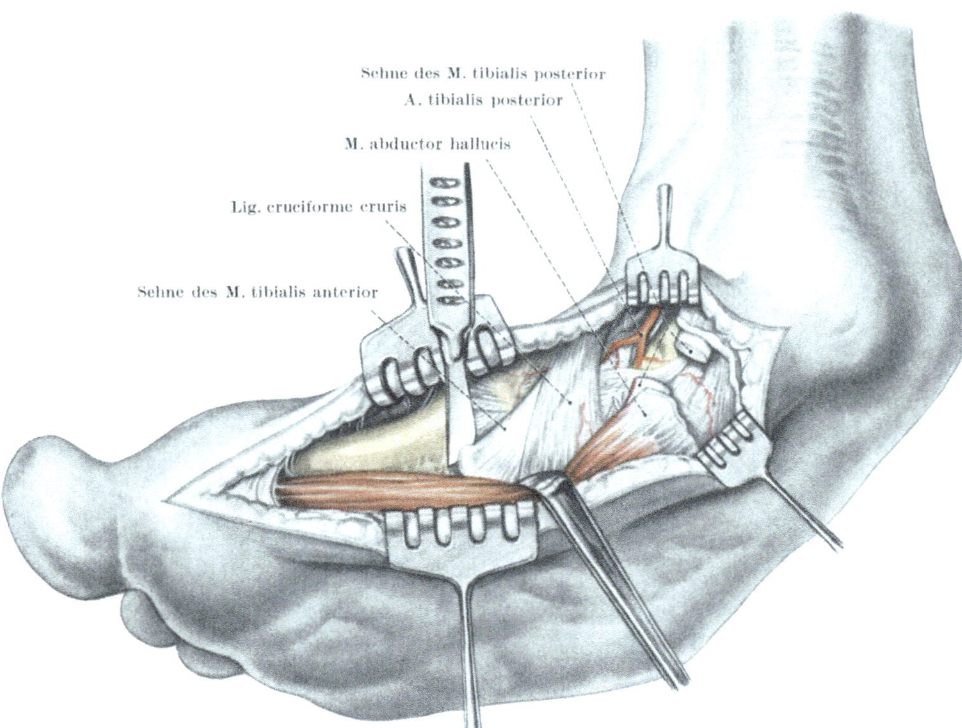

Abb. 493. *Klumpfußoperation nach* WULLSTEIN. 2. Akt. Die Mm. abductor hallucis und tibialis posterior werden kurz vor ihrem Ansatz am Calcaneus durchtrennt. Der M. tibialis anterior wird mit einem Knochenscheibchen von seinem Ansatz abgelöst.

aus alle sich anspannenden Gelenkbänder. Selten wird man noch zu Knochenoperationen schreiten müssen. Die durchtrennten Weichteile werden nicht genäht.

Die PHELPSsche Operation hinterläßt eine große Wunde, die sich per granulationem unter dem Gipsverband schließen muß und eine starke Narbenretraktion zur Folge hat.

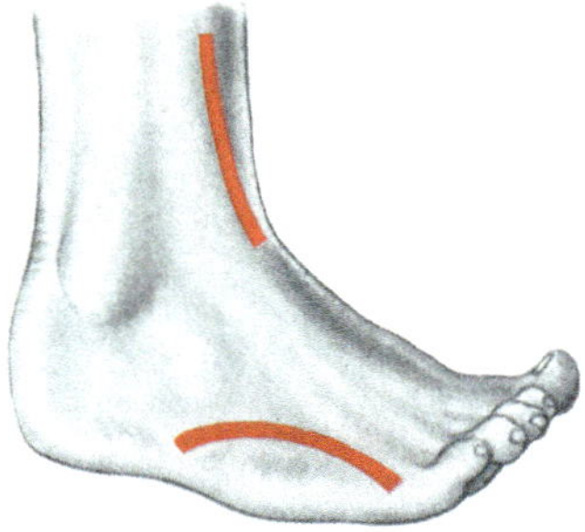

Abb. 494. *Klumpfußoperation nach* Wullstein. 3. Akt. Die erste Hautwunde ist verschlossen. Ein weiterer Schnitt wird an der Vorderseite des Unterschenkels über den Sehnen der Extensoren gelegt.

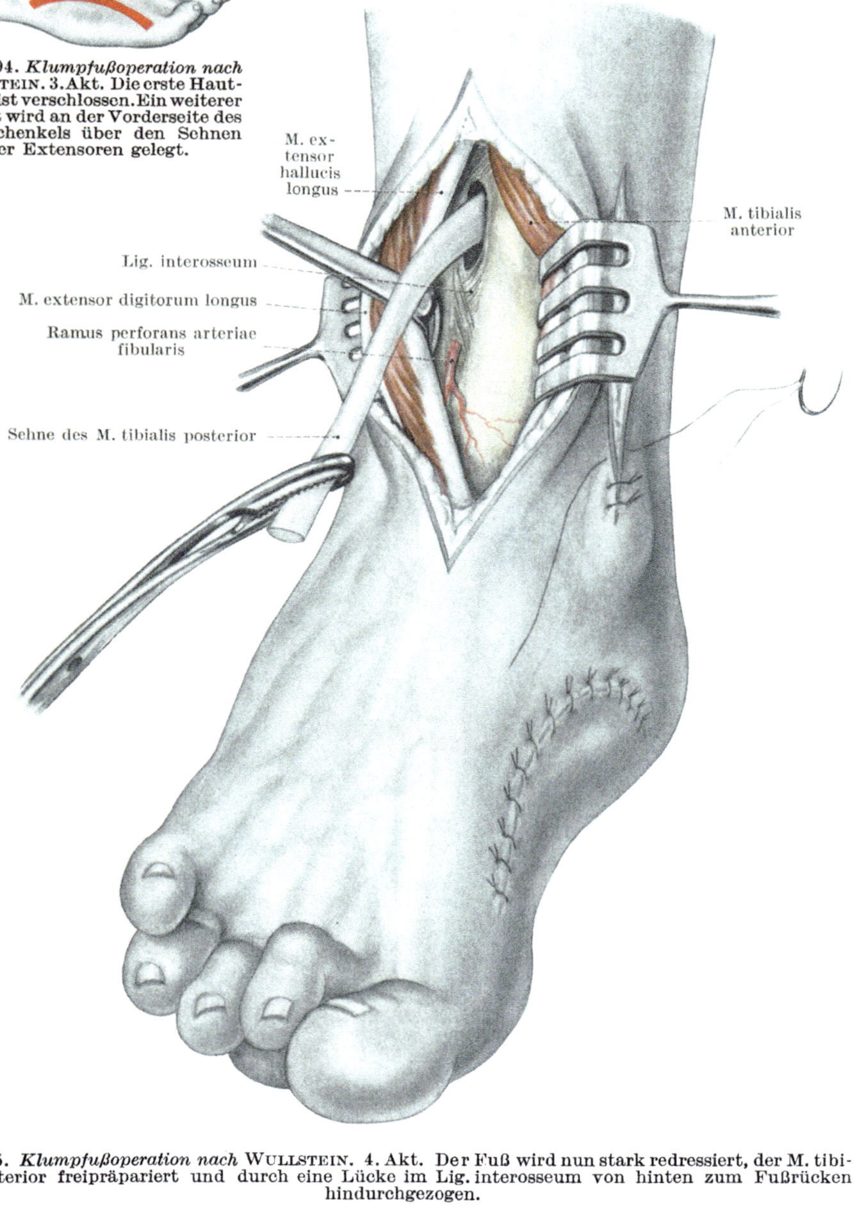

Abb. 495. *Klumpfußoperation nach* Wullstein. 4. Akt. Der Fuß wird nun stark redressiert, der M. tibialis posterior freipräpariert und durch eine Lücke im Lig. interosseum von hinten zum Fußrücken hindurchgezogen.

Technik nach Brockman. Ähnlich ist die Operation nach Brockman, die bei Kindern von 3—8 Jahren ausgeführt wird.

Ein Hautschnitt wird von der Außenseite des Fußes über den Calcaneus und die plantaren Muskeln geführt. Die Fascie wird soweit wie möglich nach

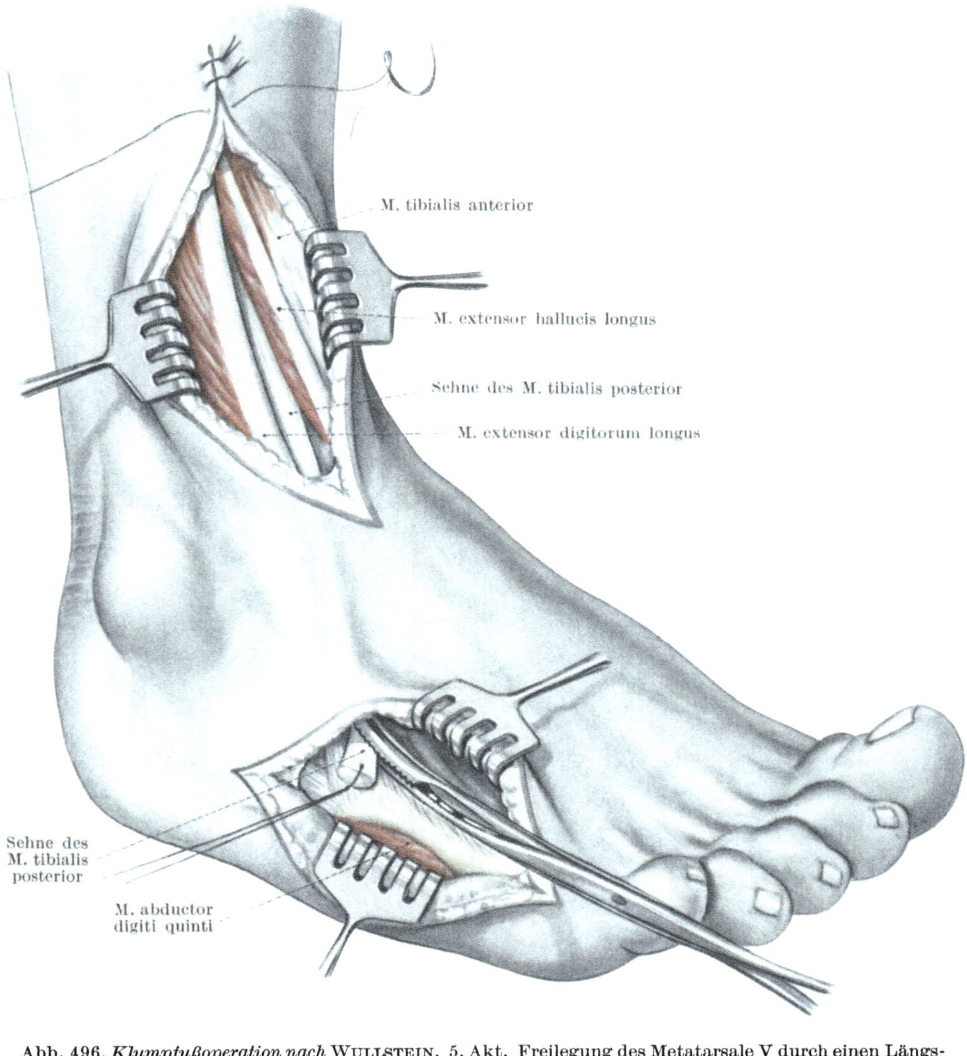

Abb. 496. *Klumpfußoperation nach* Wullstein. 5. Akt. Freilegung des Metatarsale V durch einen Längsschnitt. Die Sehne des M. tibialis posterior wird nach distal verlagert, mit einer Kornzange in diese Wunde gezogen und hier am Metatarsale V subperiostal vernäht. Danach wird die obere Hautwunde geschlossen.

hinten und innen losgelöst. Dann wird ein weiterer Schnitt an der Innenseite des Fußes gelegt, die sich anspannenden Muskelansätze werden völlig abgetrennt. Die Sehnenscheide des M. tibialis posterior wird angehoben und dort eröffnet, wo sie dem Kahnbein entlang läuft. Die Sehne wird, wenn sie verkürzt ist, durchtrennt. Darauf wird alles Gewebe von der Unterfläche der Tarsalen losgelöst, um die Unter- und Innenfläche des Kahnbeines sowie des Sustentaculum darzustellen. Durch Bewegungen des Fußes zeichnet sich das Gelenk zwischen Kahnbein und Talus ab, so daß man alle Bänder an seiner Innenseite durchtrennen kann. Der Fuß läßt sich jetzt abduzieren und nach dorsal beugen. Talus und Calcaneus können in ihre normale Lage reponiert werden. Man muß

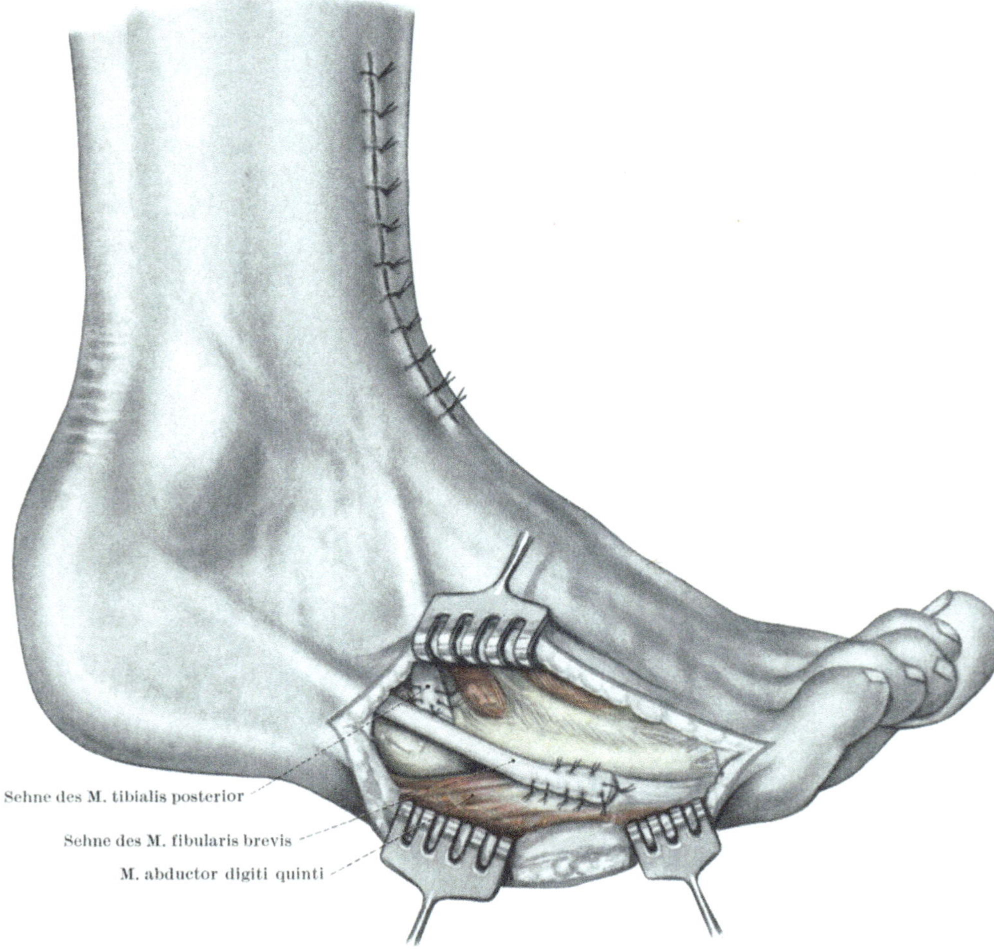

Abb. 497. *Klumpfußoperation nach* WULLSTEIN. 6. Akt. Der Ansatz des M. fibularis brevis wird freigelegt und der M. abductor digiti quinti vom Grundgelenk der Kleinzehe abgelöst. Die mit einer dünnen Knochenscheibe vom Metatarsale V abgetrennte Sehne des M. fibularis brevis wird auf den Ansatz des M. abductor digiti quinti aufgenäht.

den Fuß ohne Gewaltanwendung in die richtige Stellung bringen können, andernfalls sind Weichteilkontrakturen zu fürchten, die den Erfolg gefährden.

Technik nach WULLSTEIN. WULLSTEIN ist in seinem Vorgehen zurückhaltender. Er beschränkt sie auf die mediale kurze Sohlenmuskulatur, die nötigenfalls durch die der Plantaraponeurose ergänzt wird. Dafür wird eine Achillessehnenverlängerung und eine Verpflanzung der Mm. tibialis posterior und fibularis brevis durchgeführt.

Nach Anlegen einer Blutleere wird der erste Hautschnitt an der inneren Fußkante in konvexem Bogen vom Großzehengrundgelenk bis zum Calcaneus geführt. Die Mm. abductor hallucis brevis und extensor digitorum brevis werden unter Schonung der A. tibialis posterior knapp am Calcaneus durchtrennt. Dann werden die Ansätze der Mm. tibialis anterior und posterior mit etwas Periost abgelöst (Abb. 492, 493).

Jetzt wird über einem Holzkeil manuell redressiert. Sollte die Korrektur der Klumpfußstellung noch nicht ganz gelingen, so wird die Plantaraponeurose von der kurzen Zehenmuskulatur abpräpariert und distal im Bedarfsfalle auch mit mehreren Schnitten durchtrennt.

Durch einen längs gestellten neuen Hautschnitt an der Innenseite des Unterschenkels, der bis zum tibialen Knöchel geht, wird eine Kornzange in den Bereich der ersten Wunde geführt und die Sehne des M. tibialis posterior hochgezogen. Dann wird die Achillessehne nach VULPIUS oder PAYR verlängert (s. Allgemeiner Teil, S. 51, Abb. 57, 58).

Der erste Hautschnitt wird geschlossen, ein weiterer auf der Vorderseite des Unterschenkels über den Extensorensehnen bis zum oberen Sprunggelenk gelegt. Durch Vorziehen der Mm. extensor hallucis longus und extensor digitorum longus wird die Membrana interossea dargestellt, mit einem Péan durchstoßen und durch die aus 1—1,5 cm erweiterte Lücke in der Membran die Sehne des M. tibialis posterior nach vorne gezogen (Abb. 494, 495).

Die Operationswunde an der Innenseite des Unterschenkels wird jetzt vernäht. Nun wird durch einen weiteren konvex bogenförmigen Hautschnitt an der Innenseite des Fußes vom Kleinzehengrundgelenk bis zum Calcaneus die Haut zum oberen Schnitt tunneliert und mit einer Kornzange die Sehne des M. tibialis posterior heruntergezogen und bei rechtwinkelig gehaltenem Fuß je nach Spannung auf das Periost des Metatarsale IV, V oder den dazwischenliegenden Intertarsalraum verpflanzt. Sie kann auch auf die Sehne des M. fibularis tertius angenäht werden. (Abb. 496).

Sind die Zehenstrecker zu lang geworden, so werden ihre Sehnen im oberen Hautschnitt gerafft. Dieser wird darauf geschlossen.

Dann wird die Sehne des M. abductor digiti quinti bis zu ihrem Ansatz freipräpariert und der Ansatz der mit etwas Periost abgelösten Sehne des M. fibularis brevis darauf verpflanzt. Die Haut des letzten Schnittes wird genäht, in redressierter Stellung bei Entspannung der verpflanzten Sehnen wird ein Gipsverband angelegt (Abb. 497).

HEIDRICH hat über ausgezeichnete Dauererfolge nach diesem Eingriff berichtet. Er hatte nur besonders rigide und wiederholt redressierte, immer wieder rezidivierte Klumpfüße zur Operation ausgesucht.

LUDLOFF gibt als Folge dieses Eingriffes an, daß durch die Ausschaltung der normalen Wirkung des M. tibialis posterior nach kurzer Zeit ein Plattfuß entstehen könne, dem man den einstigen Klumpfuß nicht mehr ansehe.

Sehnenverpflanzungen werden mit Erfolg vor allem beim paralytischen Klumpfuß durchgeführt. Weitere Operationsverfahren werden dort besprochen.

Knochenoperationen beim rebellierenden Klumpfuß, dem Klumpfuß älterer Kinder und Erwachsener.

Eingriffe an den Tarsalknochen.

Exstirpation des Talus.

Die Talusexstirpation zur Beseitigung des Klumpfußes ist ein Verfahren, das heute offensichtlich nur noch sehr selten ausgeführt wird. Gelegentlich finden sich im Schrifttum noch Befürworter bei besonders schweren Fällen (z. B. CAMPBELL).

Die Operation wurde beim Klumpfuß 1872 von Lund zum ersten Male ausgeführt. Kocher gibt in seiner Operationslehre an, daß bei Klumpfußbildung der Talus öfter entfernt werden müsse. Tillmanns tritt für die Talusexstirpation in Fällen von schweren veralteten Klumpfüßen ein. Davon ausgehend, daß der Talus der beim Klumpfuß am stärksten deformierte Knochen ist, hat auch Hoffa dieses Verfahren empfohlen. Stich weist darauf hin, daß der Verlust des Talus durch Veränderungen an anderen Knochen zum Teil ausgeglichen werden kann.

De Forest-Villard empfiehlt diese Operation unter folgenden Voraussetzungen: Bei Erwachsenen mit starken Knochendeformitäten, bei nichtbehandelten Kindern von 5 bis 15 Jahren, deren Tarsus durch die Belastung stark verschoben wurde, bei Fällen, die nach gewöhnlichen Operationsmethoden rezidiviert sind und ausnahmsweise bei jungen Kindern, bei denen die Fußknochen von Anfang an außerordentlich unnachgiebig und die Bewegungen in den Gelenken sehr eingeschränkt sind. Die Talusentfernung sei in den Fällen, bei denen überhaupt Eingriffe am Knochen notwendig seien, die beste Methode, da sie einen gut beweglichen Fuß schaffe. Operationen an der Achillessehne wären dabei nur selten notwendig.

Debrunner, Dietrich und viele andere lehnen die nur noch selten ausgeführte Operation beim Klumpfuß ab. Dietrich begründet seine Ablehnung dieser Operation, die er als unzweckmäßig und unphysiologisch bezeichnet, damit, daß die Entfernung des Talus den für Statik und Mechanik des Fußgewölbes wichtigsten Knochen opfert und das für die Bewegung des Fußes wichtigste Gelenk zerstört, so daß Hohl- oder Plattfußbildung die sichere Folge seien.

Exstirpation mehrerer Tarsalknochen.

Noch eingreifender als die Talusexstirpation ist der von Championière empfohlene Eingriff. Er hat nur noch historisches Interesse.

Von einem medial-dorsalen Schnitt aus entfernt er der Reihe nach den Talus, das Cuboid und die Cuneiformia, wenn es zur Erreichung völliger Modellierbarkeit notwendig ist, auch die vorderen Anteile des Calcaneus bis zu zwei Dritteln.

Der Fuß wird gekürzt, der Metatarsus wird an den Fersenstumpf herangedrückt, Bänder, Sehnen und Muskeln werden sorgfältig geschont.

Außer einem etwas kräftigeren Stiefel zum Gehen bedürfe es später keiner Hilfsmittel, orthopädische Apparate seien nicht vonnöten.

Entfernung von Knochenkernen aus den Tarsalknochen zur Korrektur des Klumpfußes.

Dieses Verfahren wurde von Ogston angegeben. Durch die Wegnahme von Knochenkernen aus den Tarsalknochen werden diese leicht modellierbar, so daß ohne Schwierigkeit eine günstige Skeletstellung erreicht werden könne.

Bei rebellischen Klumpfüßen, die in den ersten Lebensjahren nicht oder erfolglos behandelt worden sind, werden die Kerne der in Frage kommenden, die Deformität verschuldenden Tarsalknochen (Talus, Calcaneus, Cuboid) unter Zurücklassung der Knorpelhülle entfernt. Dadurch werden die Fußwurzelknochen so weich und biegsam wie eine „ausgequetschte Citrone“ und setzen der Rückführung des Fußes in normale Stellung keinen Widerstand entgegen. Die Operation wird bei Kindern bis zu 6, höchstens 8 Jahren ausgeführt.

Der Hautschnitt beginnt vor dem äußeren Knöchel und führt in flachem Bogen nach abwärts bis über das Cuboid hinweg. Nach Freilegung der Fußwurzel wird die Knorpelhülle der einzelnen Knochen incidiert und der Knochenkern excochleiert. Der Kern der Talusrolle wird geschont. Nach sorgfältiger Anlegung von tiefen und oberflächlichen Nähten wird über dem Verband des redressierten Fußes ein Gipsverband gelegt. Das Blutgerinnsel im Zentrum der ausgehöhlten Fußwurzelknochen organisiert sich und verknöchert später von der stehengebliebenen Knorpelhülle aus.

Lauenstein berichtet über gute Erfolge des Ogstonschen Verfahrens. Er betont die leichte Formbarkeit des Fußes nach der Entkernung der Knochen. Die Nachbehandlung erscheint gegenüber anderen Methoden verkürzt, schon nach 8 Wochen könne man die Kinder mit festem Schuhwerk gehen lassen.

Röntgenologisch sei eine Regeneration der entfernten Knochenkerne schon nach 6—8 Wochen festzustellen. Somit scheint keine Gefahr einer Wachstumsstörung des Fußes zu bestehen.

Debrunner beschränkt die Excochleation des Talus auf Klumpfüße im Alter von 2—5 Jahren, bei denen eine Kompression des Sprungbeines infolge seiner Elastizität nicht gelingt. Sie wird von einem kleinen Hautschnitt aus mit einem scharfen Löffel vorgenommen, der durch eine lochförmige Knorpelwunde ins Innere des Knochens geführt wird. Durch kräftige Umpressung wird die verbleibende Knochenschale zusammengedrückt und den neuen Lageverhältnissen angepaßt.

Keilosteotomien und Keilresektionen der Tarsalknochen und Gelenke zur Klumpfußbeseitigung.

Hier soll durch Keilentnahme der Klumpfuß in eine normale Form gebracht werden.

Technik nach Debrunner. Bei diesem Verfahren wird ein mit seiner Basis nach lateral oben gerichteter Keil aus dem Tarsus entnommen. Auf die Gelenke wird keine besondere Rücksicht genommen.

Von einem Hautschnitt, der vom Scheitel der Fußwölbung senkrecht auf die Verbindungslinie vom äußeren Knöchel zur Tuberositas des Metatarsale V führt, wird die Haut bis auf die Fascie durchtrennt. Die Gehschwiele wird gegebenenfalls ovalär umschnitten und als Ganzes exstirpiert. Die Fibularissehnen werden freigelegt und nach hinten verzogen. Die Extensorensehnen, Gefäße und Nerven als einheitliches Paket werden nach medial gehalten. Nun kann man sich subperiostal, der Oberfläche des Skelets folgend, vorarbeiten. Die Sehne des M. tibialis anterior liegt geschützt in der Tiefe. Auf dem Skeletkomplex läßt sich ein Keil, dessen Basis lateral und aufwärts gerichtet ist, mit dem Knorpelmesser umreißen. Der Muskelbauch des M. extensor digitorum brevis wird dabei durchschnitten. Mit einigen Meißelschlägen und Scherenschnitten wird der Keil aus seiner Verbindung mit der Umgebung gelöst. Er enthält gewöhnlich eine Kalotte des Taluskopfes, Teile des Kahnbeines, des mittleren und seitlichen Keilbeines sowie des Würfelbeines, ohne sich an bestimmte Grenzlinien zu halten. Je besser vorher umgepreßt wurde, um so kleiner werden seine Ausmaße. Der vollständig bewegliche Vorfuß läßt sich mit derben Seidenfäden in guter Stellung fixieren. Es genügt, die sich von selbst schließenden Hautränder mit einigen Knopfnähten zu adaptieren. Der durch die Entfernung der Gehschwiele entstandene Hautdefekt ist durch die Keilentnahme ausgeglichen.

Zur Einstellung des Fersenbeines in Valgusstellung ist gelegentlich eine Keilentnahme aus diesem Knochen notwendig.

In Ausnahmefällen habe sich die Verpflanzung des Ansatzes des M. tibialis anterior auf den lateralen Fußrand gut bewährt.

Wiederholt mußte die Spitzfußstellung durch Verlängerung der Achillessehne ausgeglichen werden.

Technik nach Hohmann. Auch Hohmann tritt für eine operative Behandlung des veralteten, rezidivierten und oft in seinem Bau veränderten Klumpfußes ein. Außer einer Keilentnahme aus dem unteren Sprunggelenk mit lateraler Basis verlängert er die Achillessehne.

Hohmann durchschneidet mit dem von Vulpius angegebenen Hautschnitt die hinteren Kapselanteile und die Bänder des oberen und unteren Sprunggelenkes. Man kann daraufhin mit Hilfe eines in das obere Ende des Calcaneus eingesetzten Hakens diesen genügend herunterholen.

Sodann wird von einem leicht bogenförmigen Schnitt um den Fibulaknöchel das untere Sprunggelenk freigelegt und aus ihm ein schmaler Keil mit lateraler Basis geschlagen. Dadurch wird gleichzeitig eine Arthrodese dieses Gelenkes ausgeführt und eine Korrektur der Supinationsstellung des Calcaneus erzielt. Eine horizontale Keilosteotomie aus dem Calcaneus, die HOHMANN früher empfohlen hatte, ist nicht mehr nötig. Der Fuß bleibt durch die Arthrodese sicher in der gewünschten Mittelstellung zwischen Pro- und Supination stehen.

Um die Adduktion des Vorfußes zu beseitigen, macht HOHMANN unter Fortführung des lateralen Schnittes eine vertikale Keilosteotomie aus dem lateralen Fußrand, und zwar aus dem vorderen Teil des Calcaneus und dem Cuboid. Die Basis des Keiles muß lateral und plantar liegen, um die Adduktion zu korrigieren und gleichzeitig das zu tief gelegene Cuboid zu heben.

Im allgemeinen genügen diese Maßnahmen vollständig. In seltenen Fällen erscheint es nötig, am medialen Fußrand in offener Wunde die zu stark gespannte Sehne des M. tibialis posterior zu durchtrennen oder gespannte Weichteile, wie den M. abductor hallucis oder die Plantarfascie durch Einkerbung zu verlängern. Langdauernde Gipsfixierung bis zu 3 Monaten ist unter allen Umständen notwendig.

Technik nach PORT. Auch bei diesem Verfahren wird ein Knochenkeil aus den Gelenken der CHOPARTschen Linie und aus dem Talocalcanealgelenk entnommen.

Der Hautschnitt beginnt über dem Malleolus fibularis, führt abwärts bis fingerbreit unter die Knöchelspitze, dann oberhalb des Fußrandes entlang bis zur Basis des Metatarsus V und von dort aufwärts über den Fußrücken soweit wie nötig. Die Fibularissehnen können manchmal geschont werden. Wenn sie stören, werden sie durchtrennt. Haut und sämtliche Weichteile mit Muskeln und Sehnen werden teils scharf, teils mit einem Rasparatorium abgelöst und nach oben präpariert. Die Ablösung muß in einem Zug bis über den inneren Rand des Fußskelets durchgeführt werden. Dabei wird das Talocruralgelenk geschont. In der Gegend des CHOPARTschen Gelenkes soll auch der untere Fußrand dargestellt sein, so daß man einen Knochenhebel darunter führen kann. Nun wird dieses Gelenk in seiner ganzen Ausdehnung eröffnet, alle störenden Verbindungen werden gelöst, bis man den Vorfuß rechtwinkelig nach innen abbiegen und das ganze Gelenk bis zu seinen medialen Bandverbindungen übersehen kann. Erst wenn dies geschehen ist, eröffnet man das Talocalcanealgelenk. Auch dieses wird so weit frei gemacht, daß sich die Ferse rechtwinkelig nach unten wegklappen läßt und man einen bequemen Einblick in das Gelenk erhält. Wenn beide Kammern des Gelenkes übersichtlich freiliegen, wird zunächst vom Naviculare und Cuboid die Gelenkfläche abgeschlagen, darauf ebenso vom Talus und Calcaneus. Es müssen genügend große keilförmige Stücke entfernt werden, um den Vorfuß in die gewünschte leichte Abduktionsstellung zu bekommen. Darauf werden ebenso keilförmig die oberen und unteren Gelenkflächen des gesamten Talotarsalgelenkes abgemeißelt, bis die Ferse in leichte Valgusstellung gebracht werden kann. Nirgends darf ein Rest der Knorpelfläche stehenbleiben. Da der Vorfuß auch etwas gedreht werden muß, passen die Knochenflächen nicht ganz gut zusammen. Nachträgliche Korrekturen werden noch notwendig, besonders im unteren Teil. Schließlich müssen sämtliche Knochenflächen in engem Kontakt miteinander stehen. Nach der Wiedervereinigung der Fibularissehnen werden Haut und Weichteile vernäht. Da die scharf gespannte Plantarfascie die Korrektur hindert, muß sie durch einen bogenförmigen Schnitt, der längs des inneren Fußrandes verläuft, entfernt werden.

Technik nach Campbell. Ein ähnliches Verfahren gibt Campbell an, das eine Kombination verschiedener Operationsmethoden zur Klumpfußbehandlung darstellt. Im Gegensatz zu Port werden auch an den Weichteilen wesentliche Eingriffe vorgenommen.

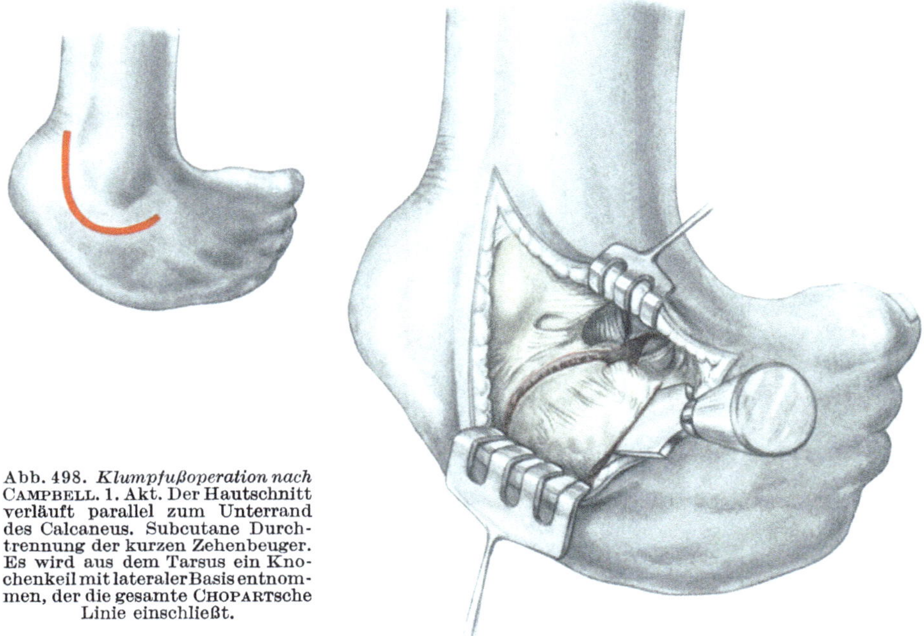

Abb. 498. *Klumpfußoperation nach* Campbell. 1. Akt. Der Hautschnitt verläuft parallel zum Unterrand des Calcaneus. Subcutane Durchtrennung der kurzen Zehenbeuger. Es wird aus dem Tarsus ein Knochenkeil mit lateraler Basis entnommen, der die gesamte Chopartsche Linie einschließt.

Der Hautschnitt wird an der Innenseite des Fußes parallel dem Unterrand des Calcaneus geführt. Die Ansätze der Plantarfascie und der kurzen Zehenbeuger werden entweder nach dem Steindlerschen Verfahren von der Unterseite des Calcaneus abgelöst oder subcutan durchtrennt. Der Fuß wird dann gewaltsam mit einem Thomas-Apparat oder mit Hilfe eines keilförmigen Blockes überkorrigiert. Ist die Korrektur der Varus- oder Hohlfußkomponente nicht ausreichend, so wird das gesamte untere Sprunggelenk und das Calcaneo-Cuboidgelenk mit einem anterio-lateralen oder einem Kocherschen Resektionsschnitt dargestellt. Dann wird dem Tarsus ein Knochenkeil mit lateraler Basis entnommen, der die Gelenke

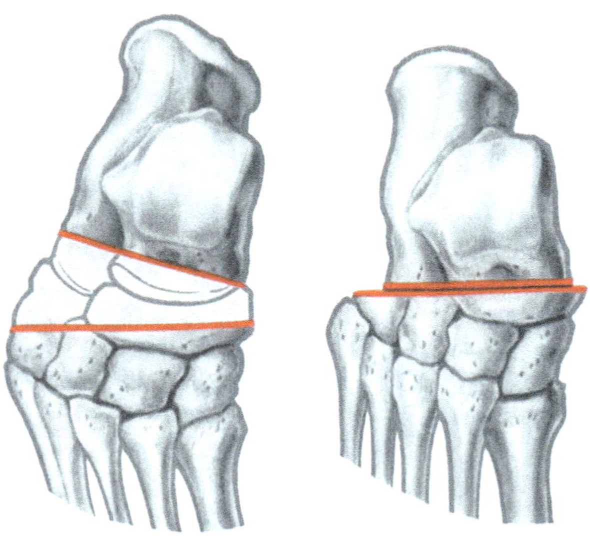

Abb. 499. *Klumpfußoperation nach* Campbell. Der entnommene Knochenkeil aus dem Tarsus ist in der schematischen Darstellung rot umrandet. Das zweite Bild zeigt den Zustand nach Korrektur.

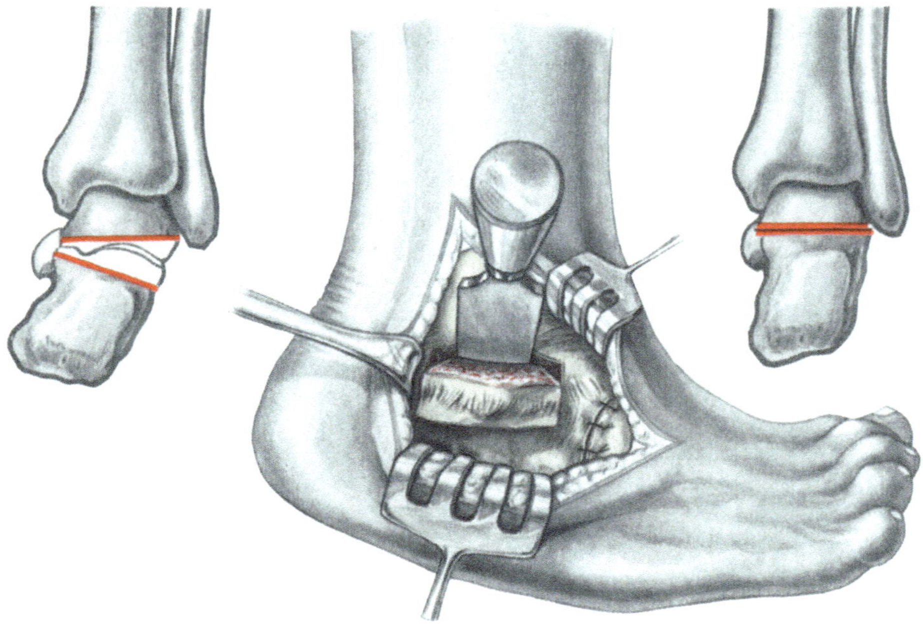

Abb. 500. *Klumpfußoperation nach* CAMPBELL. 2. Akt. Vom gleichen Schnitt aus wird das Talocalcanealgelenk dargestellt. Um die Varusstellung auszugleichen, wird ein Knochenkeil mit lateraler Basis mit einem Meißel entfernt. Die schematischen Darstellungen zeigen den Knochenkeil rot umrandet und den Zustand nach Korrektur der Varusstellung.

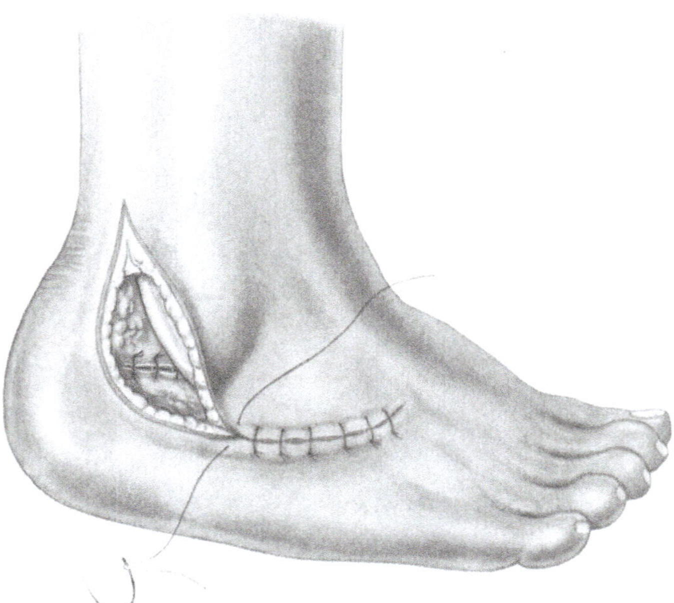

Abb. 501. *Klumpfußoperation nach* CAMPBELL. 3. Akt. Naht der Kapsel und Verschluß der Hautwunde.

der CHOPARTschen Linie insgesamt einschließt. Der Knochenkeil muß so groß sein, daß durch seine Entnahme die Adduktionsstellung völlig ausgeglichen werden kann (Abb. 499—501). Der Fuß wird jetzt in normale Stellung gebracht, dann wird das Talocalcanealgelenk vom gleichen Schnitt aus dargestellt. Wieder wird ein Knochenkeil mit lateraler Basis entnommen, um die Varusstellung des Calcaneus auszugleichen und ihn in die Schwerlinie unter den Talus stellen zu können.

Am Ende wird nach Z-förmiger Verlängerung der Achillessehne und querer Durchtrennung der Kapsel des unteren Sprunggelenkes die Spitzfußstellung manuell ausgeglichen. Bei extremer Equino-Varus-Stellung Erwachsener kann eine noch radikalere Knochenentnahme notwendig werden, um die Korrektur der Varusstellung zu erreichen. Die Keilexcision aus dem „Chopart" umschließt dann den vorderen Teil des Talus und Calcaneus, das ganze Kahnbein, einen größeren Teil des Cuboids und der seitlichen Cuneiformia. Eine ausgedehnte Resektion der Calcaneusoberfläche, der unteren Talusanteile oder gar die Entfernung des gesamten Talus kann notwendig werden, ehe Form und Stellung des Fußes genügen.

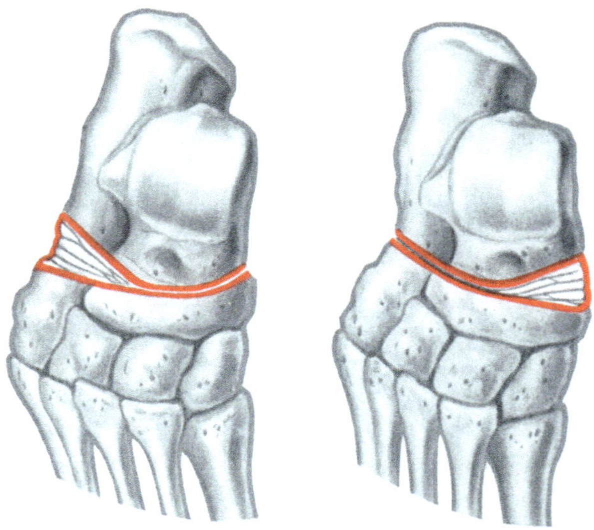

Abb. 502. *Klumpfußoperation nach* WILMS. Schematische Darstellung. Es wird ein Knochenkeil an der Außenseite aus dem Calcaneus und der Unterfläche des Talus entnommen. Durch Pronation des Vorfußes wird die Fehlstellung ausgeglichen. Die entnommenen Knochenkeile werden an der medialen Seite in das Talonaviculargelenk eingepflanzt.

Technik nach WILMS. Hierbei wird ein lateral entnommener Keil medial in das Talonaviculargelenk eingesetzt. Es werden mit zwei Horizontalschnitten außen das Calcaneo-Cuboidgelenk, innen das Talonaviculargelenk freigelegt. Die Gelenke werden eröffnet und mit einem Meißel die Verbindung zwischen Talus und Naviculare soweit wie möglich durchtrennt. Dann werden vom Calcaneus außen und von der Unterfläche des Talus schwache Knochenscheiben mit einem Meißel entfernt, so daß es gelingt, durch Pronation des Vorfußes die Innenkante des Fußes zu senken, die äußere zu heben und den ganzen Vorfuß mit Calcaneus gegen den Talus zu verschieben, so daß er in eine gute Stellung kommt und ohne Fixation stehenbleibt. Die entnommenen Knochenteile werden innen in das Talo-Navicular-gelenk eingepflanzt (Abb. 502).

Technik nach LEXER. Für die operative Umformung des Fußskelets befolgt LEXER auch beim Klumpfuß nach Möglichkeit das Prinzip der Keilentnahme aus dem Knochen, um eine Versteifung von Gelenken zu verhindern. Dies sei bei hochgradigen Veränderungen seltener möglich als beim Plattfuß. Es sei aber auch kein Nachteil, weil stark veränderte Gelenke vorliegen oder bei Lähmungen die Versteifung erstrebt werden muß.

Zur Erhaltung der Gelenke der CHOPARTschen Linie nimmt LEXER eine bogenförmige Keilosteotomie aus dem Talus mit einem sehr breiten Hohlmeißel vor. Die nach oben offene und halbmondartig geformte Basis des Keiles liegt außen über der höchsten Stelle des veränderten Talus und nimmt dessen Wucherungen mit fort. Es ergibt sich damit, wenn man die störenden Randwulstbildungen entfernt hat, eine bedeutsame Pronation und Abduktionsmöglichkeit des ganzen Fußes. Die Pronation wird sodann noch durch die malleolenbruchähnliche Osteotomie

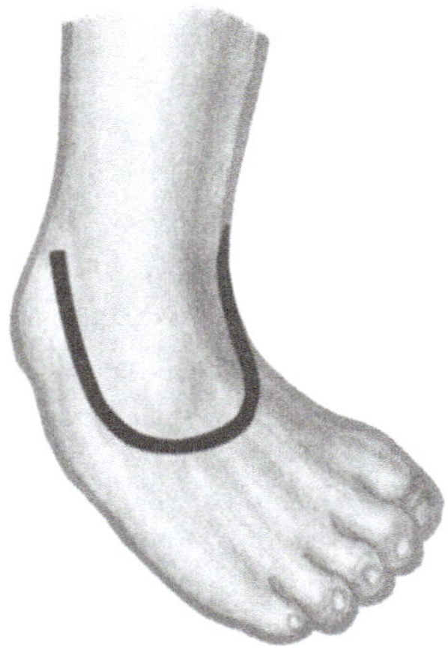

Abb. 503. *Klumpfußoperation nach* Lexer. 1. Akt. Hautschnitt.

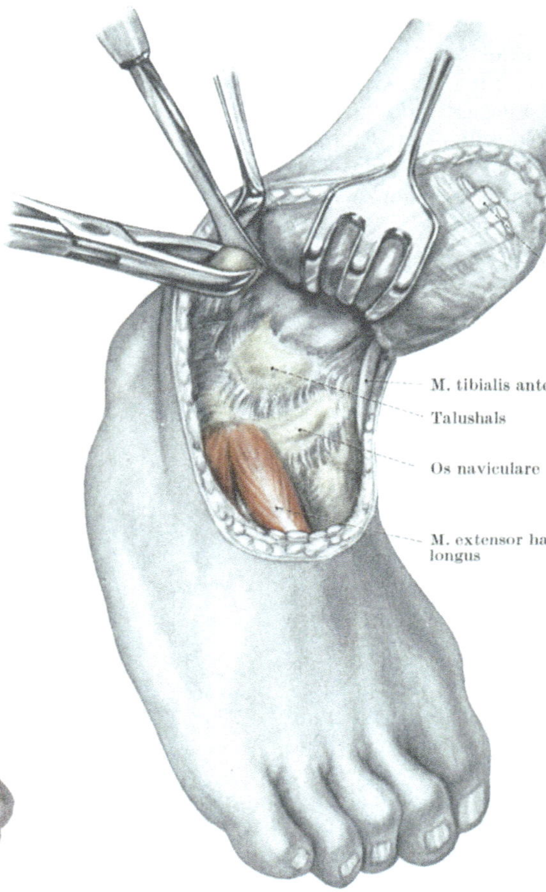

Abb. 504. *Klumpfußoperation nach* Lexer. 2. Akt. Ein Weichteillappen mit Einschluß der Strecksehnen wurde am Fußrücken gebildet und nach oben geschlagen. Aus der Fibula wird ein 3 cm langes Knochenstück reseziert.

vermehrt, bei der eine nach unten sich verdickende Knochenscheibe flach abgeschlagen und die Fibula drei Finger breit oberhalb des Knöchels subperiostal durchtrennt wird. Es wird nicht wie beim Plattfuß ein keilförmiges Stück vom inneren Knöchel entfernt, sondern es werden aus der Fibula an der Durchtrennungsstelle 3 cm reseziert, am besten schräg von hinten nach vorne abwärts. Der innere Knöchel verschiebt sich bei kräftiger Pronation samt seinem Bandapparat stark nach unten, bleibt aber in Berührung mit der Knochenwundfläche, an der er mit Periostnähten befestigt werden kann. Der untere Fibulateil dagegen rückt nach oben, und zwar bei genügender subperiostal vorgenommener Resektion ohne Knickung. Nur da, wo auch eine starke Innenrotation der unteren

Abschnitte der Unterschenkelknochen zu beseitigen ist, verschiebt sich der äußere Knöchel mit leichter Knickung nach hinten, während die abgetrennte Scheibe des inneren etwas nach vorne verlagert zu befestigen ist.

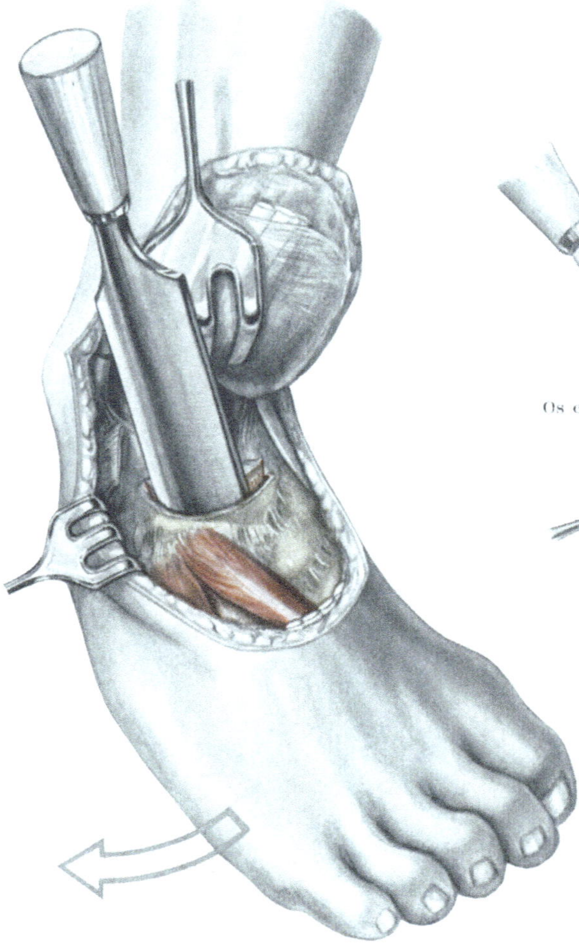

Abb. 505. *Klumpfußoperation nach* LEXER. 3. Akt. Mit einem breiten Hohlmeißel wird ein halbmondförmiger Keil aus dem Talushals herausgeschlagen.

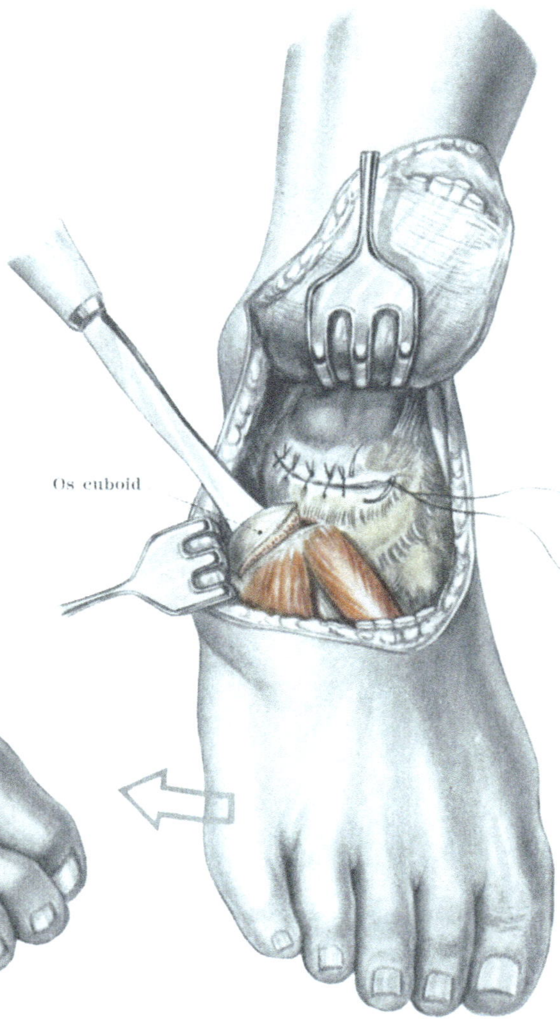

Abb. 506. *Klumpfußoperation nach* LEXER. 4. Akt. Bei der Redression des Fußes hat sich die im Talushals entstandene Lücke geschlossen. Von lateral wird aus dem Cuboid ein Knochenkeil entnommen.

Die Abduktion des vorderen Fußabschnittes wird daraufhin noch durch eine kräftige Keilresektion aus dem Cuboid vermehrt. In einigen Fällen mußte noch in zweiter Sitzung die Basis des Metatarsus I schräg durchmeißelt werden, um auch eine genügende Pronation und Abduktion der vordersten Tarsalabschnitte zu erreichen.

Die verkürzte Sehne des M. tibialis posterior wird verlängert.

Bei veralteten Spitzklumpfüßen sei noch die Verlängerung der Achillessehne und die Verkürzung sämtlicher bei der Lappenbildung durchtrennter Sehnen des M. extensor digitorum longus nötig (Abbildung 503—508).

Technik nach Mau. Das Verfahren besteht aus einer horizontalen Osteotomie des Calcaneus mit Lateralverschiebung des unteren Fragmentes einschließlich des Achillessehnenansatzes.

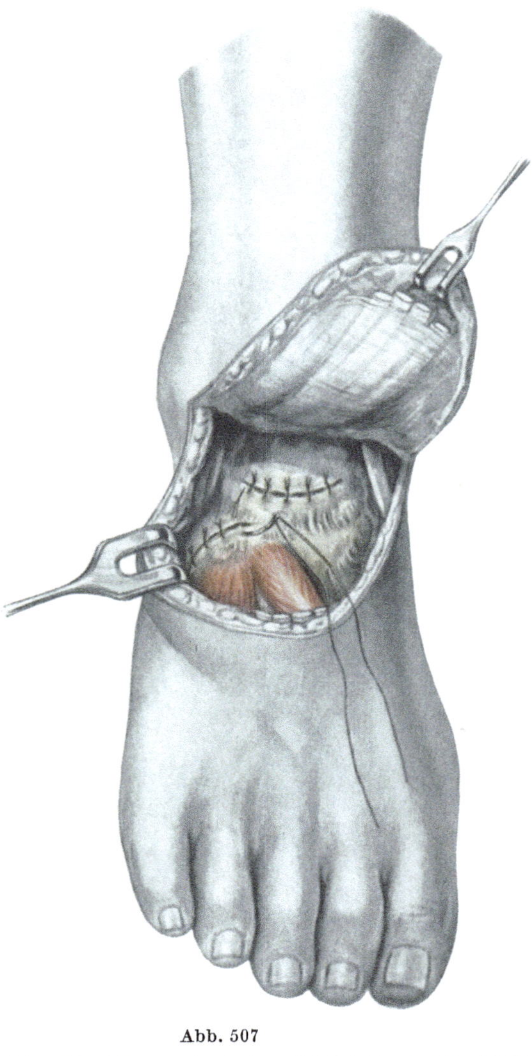

Abb. 507

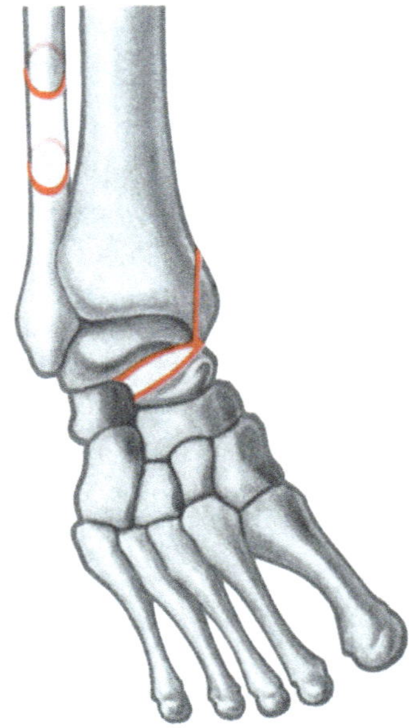

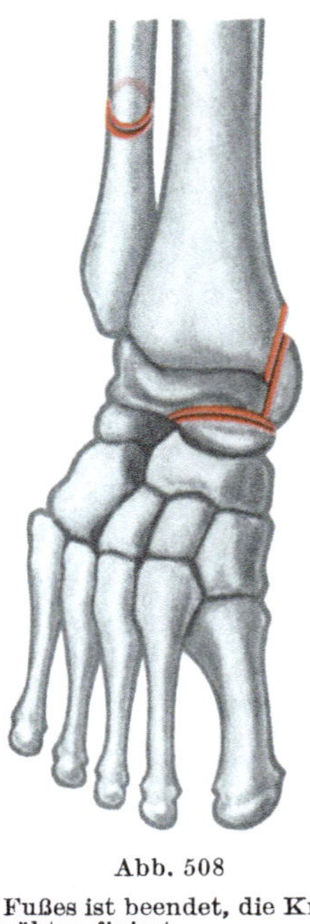

Abb. 508

Abb. 507. *Klumpfußoperation nach* Lexer. 5. Akt. Die Resektion des Fußes ist beendet, die Knochenlücke im Cuboid ist geschlossen und wird mit Periostnähten fixiert.

Abb. 508. *Klumpfußoperation nach* Lexer. BogenförmigeKeilosteotomie aus dem Talus. Die Pronation wird durch die malleolenbruchähnliche Osteotomie erzielt, bei der eine nach unten sich verdickende Knochenscheibe flach abgeschlagen und die Fibula drei Finger breit oberhalb des Knöchels subperiostal durchtrennt wird. Es werden hier an der Fibula schräg von hinten nach vorn 3 cm reseziert. Anschließend Keilresektion aus dem Cuboid und Verlängerung der Sehne des M. tibialis posterior.

Ein Bogenschnitt unterhalb des äußeren Knöchels legt die äußere Seitenfläche des Calcaneus frei. Die Sehnenscheiden der Fibularismuskeln werden nicht eröffnet, sondern insgesamt nach oben abgeschoben. Nach der horizontalen Keilosteotomie und Durchtrennung der weichen Corticalis mit einem breiten Meißel wird mit diesem das untere Fragment nach lateral gehebelt, wobei die feststehende untere Kante des oberen Fragmentes als Hypomochlion dient. Hat man die Fragmente auch vorne vollständig voneinander getrennt, so geht die Verschiebung verhältnismäßig leicht vor sich. Zu achten ist darauf, daß die Osteotomieflächen einander gut anliegen. Die Fixation des unteren Fragments in der neuen Lage erfolgt durch zwei kräftige Catgutnähte, welche das Periost des oberen Fragments mit dem des unten vorspringenden Knochens verbinden. Ohne Subcutannähte wird die Haut geschlossen. Die Höhe der Basis des zu entnehmenden Keiles richtet sich nach dem Grade der Deformierung des Calcaneus und beträgt gewöhnlich 1—2 cm.

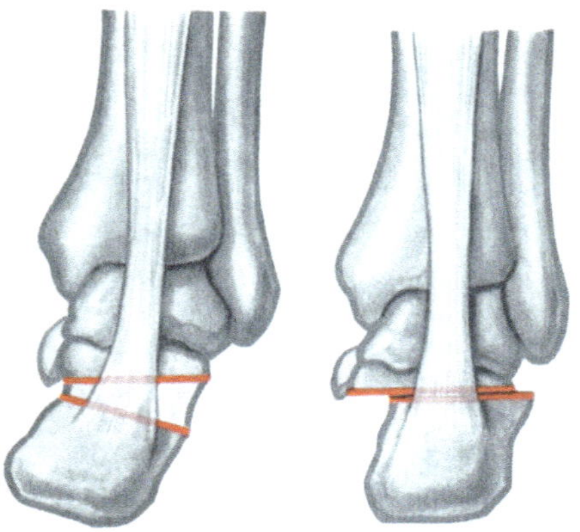

Abb. 509. *Klumpfußoperation nach* MAU. Nach horizontaler Osteotomie des Calcaneus wird das distale Fragment mit dem Achillessehnenansatz nach lateral verschoben.

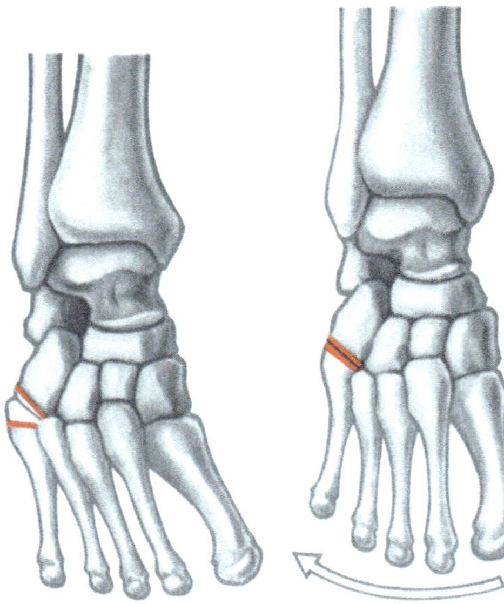

Abb. 510. *Klumpfußoperation nach* GAUGELE. Die Basis des 5. Mittelfußknochens wird entfernt und die gegenüberliegende Seite des Würfelbeines angefrischt. Danach kann der Vorfuß nach fibular abduziert und die Fehlstellung ausgeglichen werden.

Für 14 Tage wird ein gut gepolsterter Gipsverband angelegt, dann werden die Fäden entfernt und für 5 Wochen ein schwach gepolsterter Gehgips gegeben.

Die anfängliche Verdickung der Ferse bildet sich allmählich entsprechend dem Umbau des Calcaneus zurück. Das Verfahren wird in Verbindung mit der lateralen Keilosteotomie angewandt (Abb. 509).

Eingriffe an den Mittelfußknochen.

Resektion aus der Basis des Metatarsale I zur Beseitigung der Adduktion des Vorfußes nach korrigiertem Klumpfuß.

Wurde durch Redression eine weitgehende Korrektur der Klumpfußstellung erreicht, bleibt häufig als letztes eine Adduktionsstellung des Vorfußes, besonders der Großzehe übrig. Diese Fehlstellung ist oft der Grund für Rezidive und beeinträchtigt das endgültige Resultat.

Technik nach G**AUGELE**. Zur Beseitigung dieser Adduktion empfiehlt GAUGELE folgendes Verfahren:

Der Schnitt wird längs des äußeren Fußrandes 1 cm oberhalb der Sohlenfläche geführt, der Knochen wird freigelegt. Mit einem Messer wird die Basis des 5. Mittelfußknochens entfernt und die gegenüberliegende Seite des Würfelbeines angefrischt. Man fühlt bei der Operation sofort, daß der bisherige Widerstand, welcher den Ausgleich des konvexen Bogens am Außenrande des Fußes vereitelt hatte, wegfällt.

Eine knöcherne Verwachsung zwischen dem Metatarsus V und dem Cuboid erfolge nicht immer, die Resultate seien jedoch durchaus gut (Abb. 510).

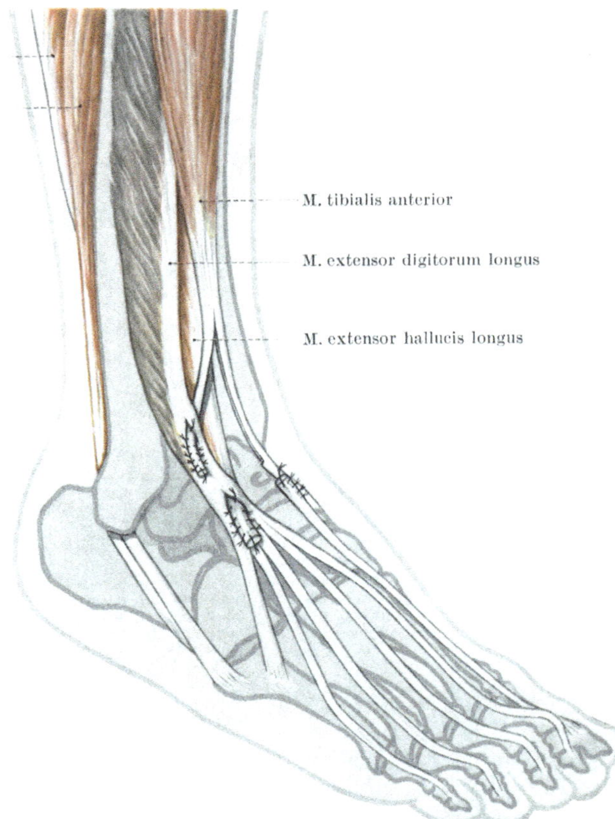

Abb. 511. *Sehnenverpflanzung beim paralytischen Klumpfuß nach* VULPIUS. Schematisch. Der M. extensor hallucis longus wird durch einen Teil des M. tibialis anterior verstärkt. Im M. extensor digitorum longus wird distal für den M. extensor hallucis longus und proximal für den M. tibialis anterior ein Knopfloch gebildet, die Sehnenenden hineingezogen und vernäht.

Eingriffe beim paralytischen Klumpfuß (Abb. 511).

Indikation. Der paralytische Klumpfuß entsteht infolge Lähmungen der Mm. fibulares und des M. extensor digitorum longus. Auch der Ausfall einzelner dieser Muskeln kann diese Fehlform verursachen.

Sind genügend gesunde Muskeln am Unterschenkel vorhanden, so kann man versuchen, durch deren Verpflanzung auf die gelähmte Muskulatur den Ausfall zu beheben. Hierdurch kann die Korrektur der Fehlstellung des Fußes und ein ausgezeichneter funktioneller Erfolg erreicht werden.

Selbstverständlich müssen vor der Verpflanzung alle die Korrektur des Fußes hemmenden Weichteilfixierungen gelöst und auch etwa vorhandene Knochenhemmungen beseitigt sein. In leichten Fällen ist dazu konservative Behandlung ausreichend. Meist jedoch wird auf eine Verlängerung der Achillessehne und eine Durchtrennung der dorsalen Kapselanteile des oberen Sprunggelenkes nicht verzichtet werden können.

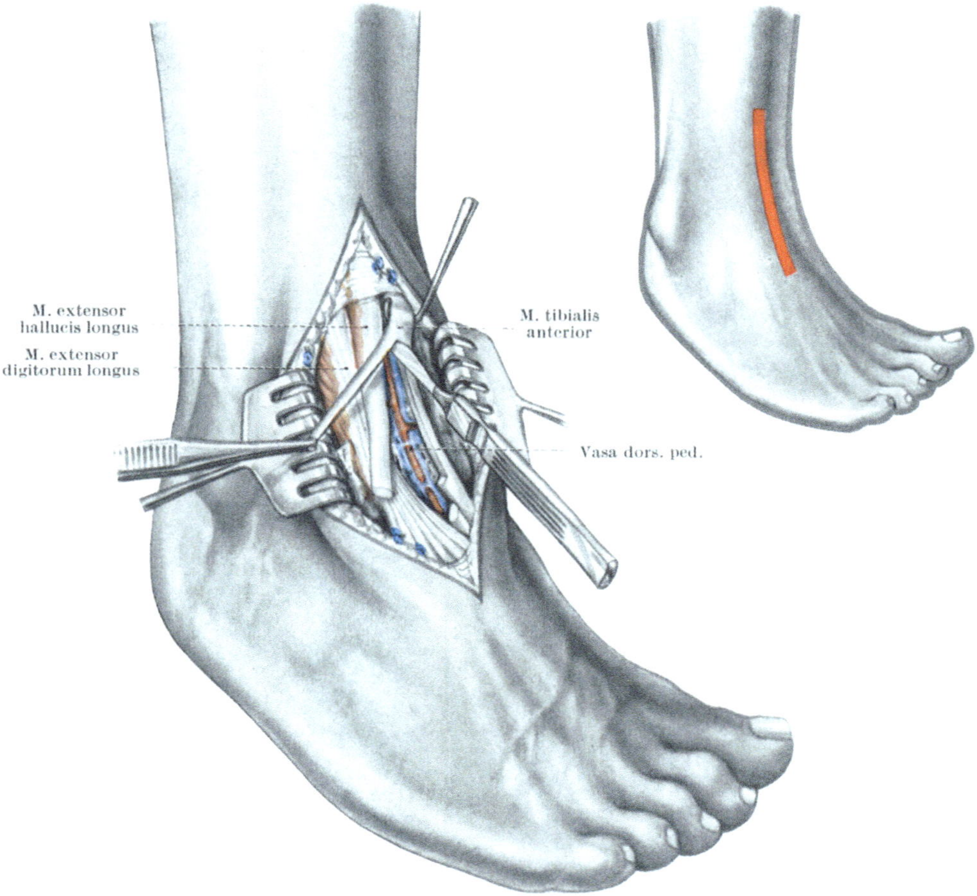

Abb. 512. *Klumpfußoperation nach* Vulpius. 1. Akt. Längsschnitt an der Vorderseite des Fußes über den Sehnen der Extensoren. Durchtrennung der Sehne des M. extensor hallucis longus, Abspaltung derSehne des M. tibialis anterior.

Da die Klumpfußstellung durch den Ausfall verschiedener Muskeln der Extensor- und Fibularisgruppe verursacht sein kann, da auch gleichzeitig die Antagonisten gelähmt sein können, ist genau zu prüfen, welche Muskeln ersetzt werden müssen und welche zum Ersatz zur Verfügung stehen. *Aus diesem Grunde gibt es beim paralytischen Klumpfuß zahlreiche Möglichkeiten der Muskelverpflanzung.*

Bei *ungünstigen* Muskelverhältnissen ist eine Wiederherstellung der aktiven Beweglichkeit nicht zu erreichen. Aber auch in Fällen, wo die Muskelkraft *sehr erheblich geschwächt* ist, kann nur die Versteifung durch die Arthrodese der Fußgelenke eine Wiederherstellung der Stand- und Gehfähigkeit bringen. Sind noch *funktionstüchtige* Muskeln vorhanden, die eine aktive Beweglichkeit des Fußes erlauben, aber für eine entsprechende Stabilisierung nicht ausreichen, so ist ebenfalls notwendig, durch die Arthrodese des unteren Sprunggelenkes die

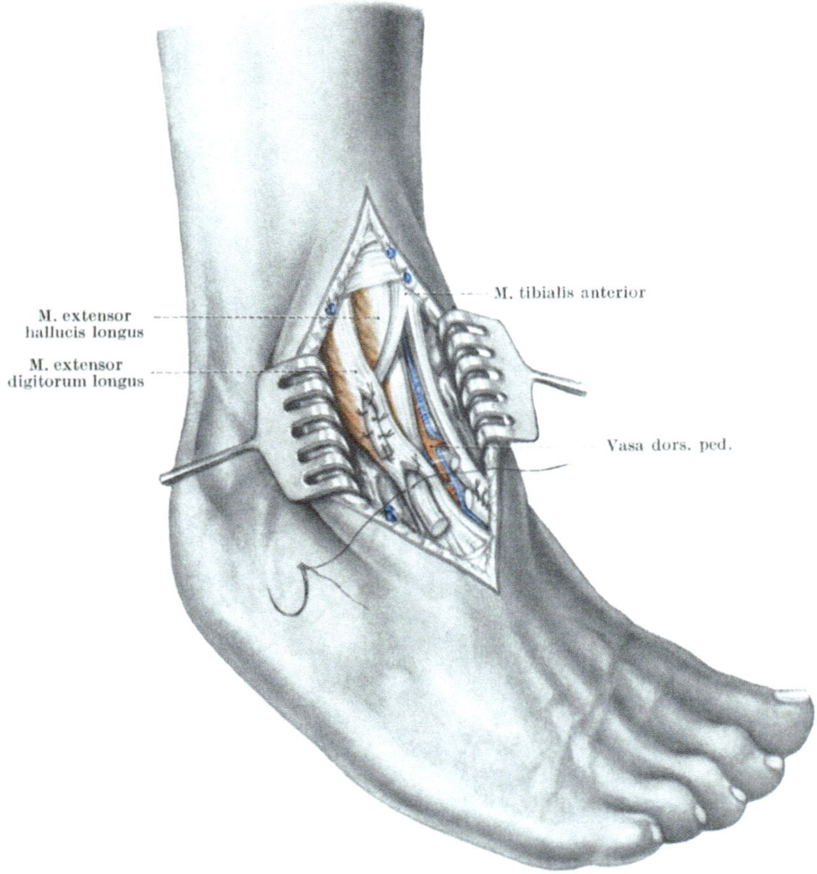

Abb. 513. *Klumpfußoperation nach* VULPIUS. 2. Akt. Der abgespaltene Teil der Sehne des M. tibialis anterior wird durch einen Schlitz des M. extensor digitorum longus geführt und vernäht. Die durchtrennte Sehne des M. extensor hallucis longus wird durch einen weiter distal gelegenen Schlitz des M. extensor digitorum longus gezogen und ebenfalls vernäht.

Standfestigkeit zu gewährleisten. Man kann die Beweglichkeit im oberen Sprunggelenk als Scharniergelenk erhalten und durch relativ geringe Muskelkraft die aktive Beugung und Streckung bei entsprechender Muskelverpflanzung erreichen.

Schließlich kann man aber auch versuchen, durch Arthrodesen, Arthrorisen oder Tenodesen die störende Supinationsstellung zu korrigieren und die Gelenke sonst unberührt zu lassen.

So haben wir es, wie allgemein bei Lähmungen des Fußes, mit *Weichteiloperationen*, vor allem Sehnenverpflanzungen, mit *Eingriffen am Knochen* und mit der *Kombination beider Verfahren* zu tun.

Es ist nicht möglich und auch nicht notwendig, alle Möglichkeiten und Kombinationen der Sehnenverpflanzungen beim Klumpfuß im einzelnen zu erläutern. Da der endgültige Operationsplan oft erst während des Eingriffes festgelegt werden kann, muß die chirurgische Erfahrung und das Einfühlungsvermögen des Operateurs für funktionelle Notwendigkeiten freie Gestaltungsmöglichkeit haben.

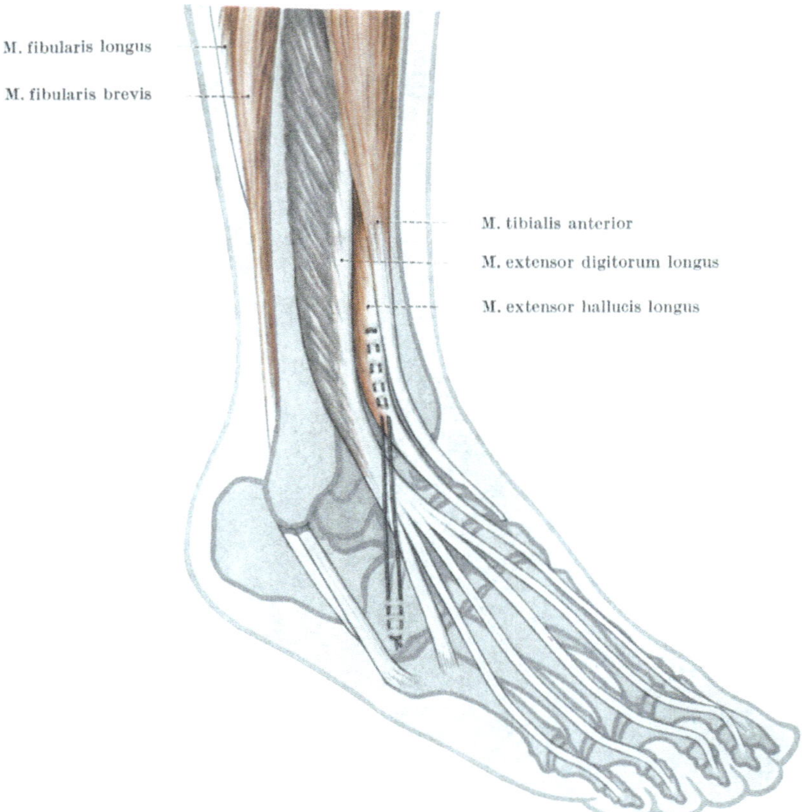

Abb. 514. *Sehnenverpflanzung bei paralytischem Klumpfuß nach* F. LANGE. An den M. extensor hallucis longus werden seidene Sehnen angeheftet und diese am Cuboid befestigt.

Technik nach VULPIUS. Nach einem energischen Redressement des Fußes, das auch schon vorher in einer eigenen Sitzung durchgeführt werden kann, führt VULPIUS die Sehnenverpflanzung durch. Als Kraftspender wählt er den M. extensor hallucis longus, den er durch einen Teil des M. tibialis anterior verstärkt. Die Schwächung dieses Muskels führt zu einer Schwächung der supinierenden Kräfte. Im M. extensor digitorum longus wird distal für den M. extensor hallucis longus, proximal für den abgespaltenen Teil des M. tibialis anterior ein Knopfloch gebildet. Die Sehnenenden werden in diese Knopflöcher hineingezogen und an der Empfängersehne fest vernäht. Der Fuß wird dabei in Abduktion, Dorsalflexion und Pronation gehalten (Abb. 511—513).

Technik nach F. LANGE. Seidene Sehnen werden an den M. extensor hallucis longus gehängt und am Cuboid fixiert. Die Sehne des Großzehenbeugers wird dazu von einem Schnitt am Fußrücken unter dem Lig. cruciatum freigelegt. Zwei Seidenfäden werden in die Sehne eingeflochten und subcutan zum Cuboid geführt, das durch einen eigenen Schnitt dargestellt wird. Dort werden die Fäden bei korrigierter Stellung des Fußes befestigt (Abb. 514).

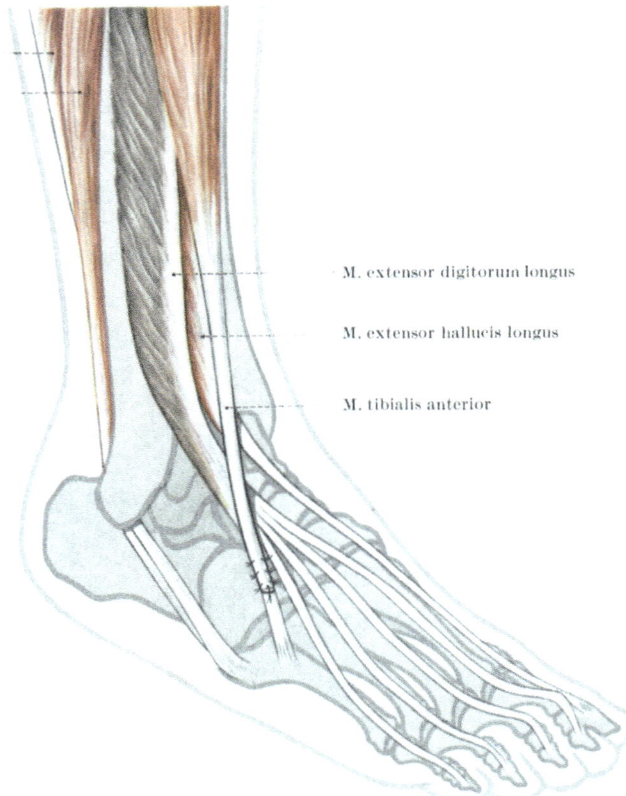

Abb. 515. *Sehnenverpflanzung beim paralytischen Klumpfuß nach* CODIVILLA. Zum Ersatz der dorsalflektierenden und pronsierenden Wirkung des langen Zehenstreckers verwendet CODIVILLA entweder den M. extensor hallucis longus oder, wie in der Abbildung dargestellt, den M. tibialis anterior.

Technik nach CODIVILLA. Zum Ersatz des langen Zehenstreckers verwendet CODIVILLA entweder den M. extensor hallucis longus oder den M. tibialis anterior.

Ausgehend von einem kurzen Schnitt am Fußrücken wird die Sehne des M. extensor hallucis longus so weit distal wie möglich durchtrennt. Das periphere Ende wird an der Strecksehne der 2. Zehe befestigt. Durch einen kurzen Schnitt über dem Metatarsus V wird die Sehne des M. fibularis tertius freipräpariert. Nun wird ein Schnitt an der Vorderseite im unteren Drittel des Unterschenkels in Längsrichtung ausgeführt. Dort wird die Sehne des langen Großzehenstreckers herausgezogen und subcutan zum Ansatz des M. fibularis tertius geführt und an diesem fest vernäht.

Verwendet man den M. tibialis anterior, so wird analog verfahren (Abb. 515).

Auch bei Lähmung der Fibularismuskeln kann der gesunde M. tibialis anterior oder M. extensor hallucis longus als Kraftspender Verwendung finden. Man kann diese Muskeln direkt am Cuboid befestigen, hier aber auch an die Fibularissehnen anheften.

Sehr geeignet zum Ersatz der fibularen Muskelgruppe ist auch der M. tibialis posterior, der von seinem Ansatz abgelöst, hinter der Achillessehne nach lateral

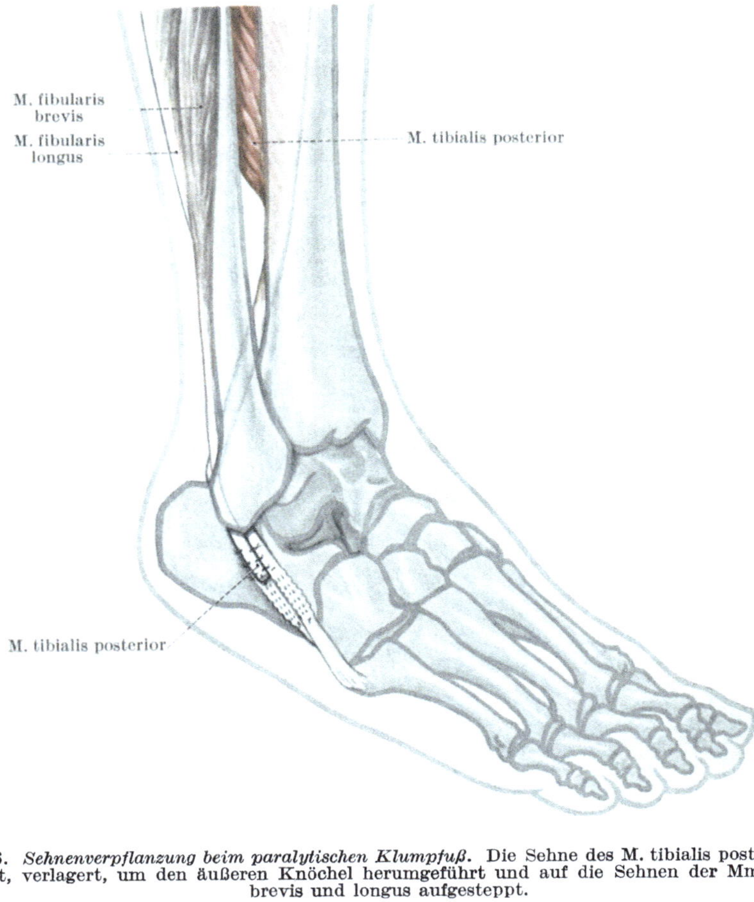

Abb. 516. *Sehnenverpflanzung beim paralytischen Klumpfuß.* Die Sehne des M. tibialis posterior wird freigelegt, verlagert, um den äußeren Knöchel herumgeführt und auf die Sehnen der Mm. fibularis brevis und longus aufgesteppt.

verzogen und nach VULPIUS mittels eines Knopfloches, aber auch in jeder beliebigen anderen Weise an der Sehne des M. fibularis longus oder des M. fibularis brevis befestigt werden kann. Eine Verkürzung der nach der Korrektur zu lange gewordenen Fibularissehne erhöht die Stabilität, worauf auch WULLSTEIN hinweist (Abb. 516).

Technik nach FORNI und GIORDANI. Bei diesem Verfahren wird die Sehnenverpflanzung durch eine Verlängerung der Sehne der medialen Beuger und der Achillessehne ergänzt, sowie Tenodese und Stabilisierung des Fußes durch die Arthrodese.

Nach genauer elektrischer Wertbestimmung wird die Sehne des M. tibialis anterior auf das Metatarsale V oder III gepflanzt. Eine Überkorrektur muß vermieden werden. Bei Lähmung des M. tibialis anterior und des M. extensor digitorum longus wird die Sehne des M. extensor hallucis longus auf das Metatarsale IV verpflanzt. Dazu ist im kindlichen Alter eine Verlängerung der geschrumpften medialen Beuger sowie eine Tenodese der Fibularissehnen

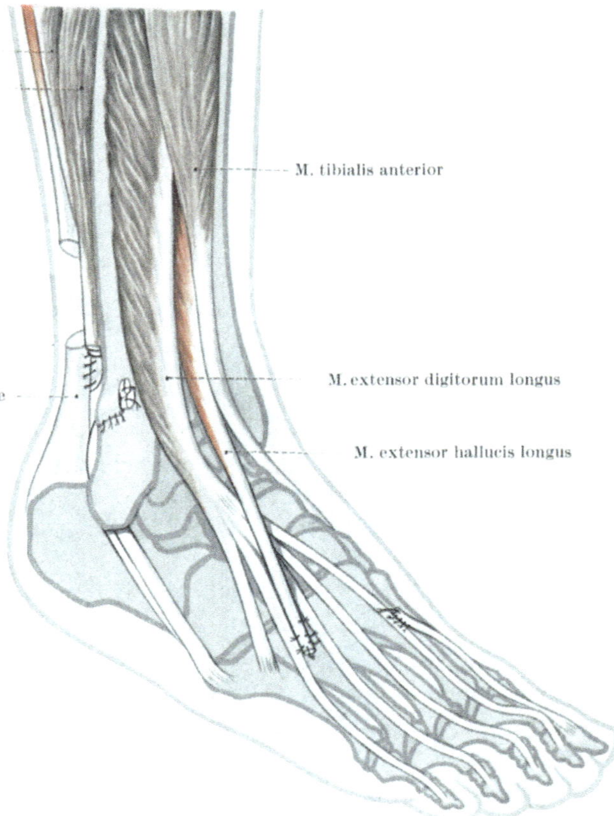

Abb. 517. *Sehnenverpflanzung bei paralytischem Klumpfuß* mit Lähmung des M. tibialis anterior *nach* FORNI *und* GIORDANI. Die Sehne des M. tibialis anterior wird auf das Metatarsale III oder V verpflanzt. Der M. extensor hallucis longus wird auf das Metatarsale IV eingesetzt. Tenodese der Fibularissehne und Verlängerung der Achillessehne.

am unteren Unterschenkeldrittel ausreichend. Vom 14. Lebensjahr an soll eine Keilosteotomie ausder CHOPARTschen Gelenklinie und eine subtalare Arthrodese ausgeführt werden (Abb. 517, 518).

Technik nach WILHELM. Das Verfahren ist dem von FORNI und GIORDANI ähnlich.

Wenn notwendig, wird zunächst die Achillessehne Z-förmig verlängert. Dabei ist zu achten, daß das äußere Sehnenstück unten stehenbleibt, während das innere verschoben wird. Von einem kleinen Schnitt aus wird das distale Ende der Sehne des M. tibialis anterior mit seinen Ausstrahlungen freigelegt und abgelöst. Von einem weiteren Schnitt in Höhe des Lig. transversum wird die Sehne nach oben herausgeholt. Ein dritter Schnitt wird parallel dem Metatarsus IV gelegt und mit dem zweiten Schnitt durch einen subcutanen Tunnel verbunden. Die Sehne wird heruntergezogen und am Periost und an den Strecksehnen vernäht.

Nun kann die Tenodese ausgeführt werden. Von einem Bogenschnitt von dem Köpfchen des Metatarsale IV bis hinter den Knöchel werden die Fibularissehnen dargestellt und ausgelöst. Das Periost am äußeren Knöchel wird ein-

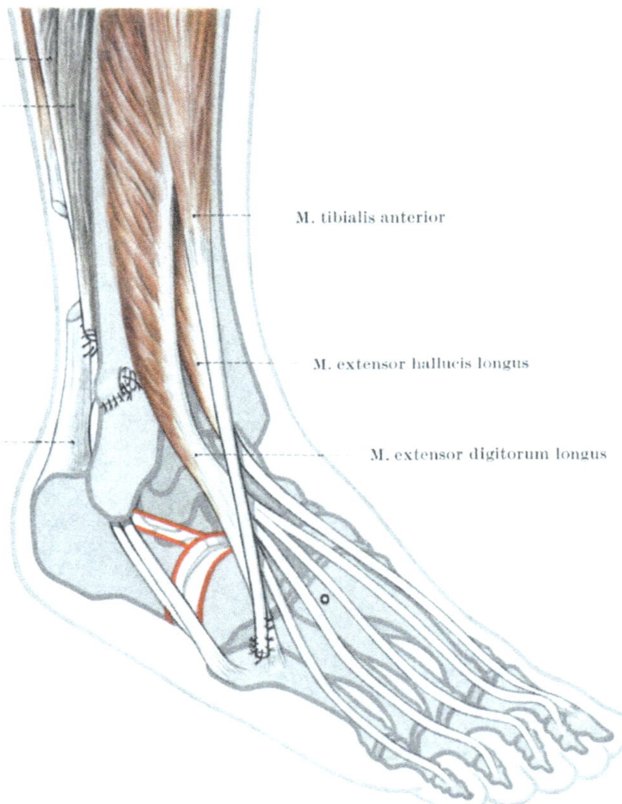

Abb. 518. *Sehnenverpflanzung bei paralytischem Klumpfuß nach* FORNI *und* GIORDANI. Bei erwachsenen Kranken wird zusätzlich zur Sehnenverpflanzung eine Keilosteotomie aus der CHOPARTschen Gelenklinie und eine subtalare Arthrodese ausgeführt.

geschnitten und beiseite gezogen. Es wird jetzt im Knöchel eine 1 cm tiefe, nach oben auslaufende Knochenrinne gebildet. Die Sehnen werden in diese Rinne eingebettet und das Periost darüber vernäht (Abb. 519).

Technik nach GARCEAU. Für den rebellischen Klumpfuß hat GARCEAU die Verpflanzung der Sehne des M. tibialis anterior auf das Metatarsale V empfohlen. Dieses Verfahren erscheint auch bei paralytischem Klumpfuß angezeigt.

Ein 2,5 cm langer Schnitt wird knapp oberhalb des Knöchelgelenkes über die Sehne des M. tibialis anterior gelegt. Der Sehnenansatz wird dargestellt, abgelöst und oben aus dem Schnitt herausgezogen. Eine gebogene Klemme wird von oben her unter das Kreuzband nach distal herunter zum proximalen Ende des Metatarsale V geschoben. Über diesem Knochen wird eingeschnitten, er wird dargestellt und durchbohrt. Die Sehne wird mit einem Faden angeschlungen, durch den Kanal und das Bohrloch geführt und fest verankert. Ist die Sehne für dieses Verfahren zu kurz, wird sie in das Cuboid eingepflanzt (Abb. 520).

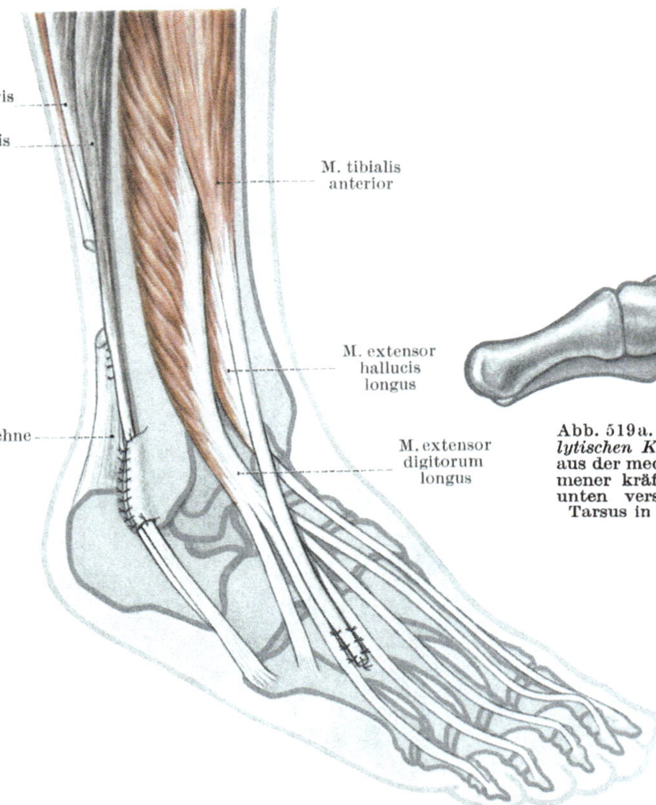

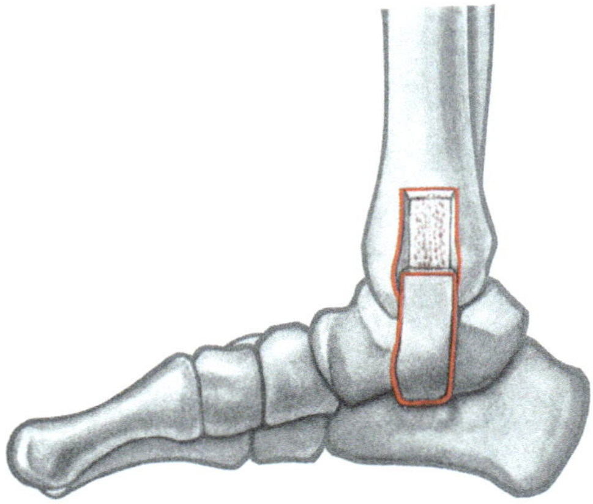

Abb. 519a. *Operation des kindlichen paralytischen Klumpfußes nach* Bauer. Ein aus der medialen Knöchelgegend entnommener kräftiger Knochenspan wird nach unten verschoben. Dadurch wird der Tarsus in günstiger Stellung gehalten.

Abb. 519. *Sehnenverpflanzung bei paralytischem Klumpfuß nach* Wilhelm. Z-förmige Verlängerung der Achillessehne. Es wird die Sehne des M. tibialis anterior freigelegt, durch einen subcutanen Tunnel nach distal verlagert und an der Strecksehne und am Periost vernäht. Die Fibularissehnen werden in eine Rinne hinter dem äußeren Knöchel verlagert und das Periost darüber vernäht.

Technik nach Bauer. Bei kindlich-paralytischem Klumpfuß führt Bauer die von Löffler angegebene operative Verlängerung der Knöchelgabel durch.

Von der Innenseite des unteren Schienbeinendes wird unter Einschluß des Knöchels eine breite periostbedeckte Knochenspange ausgelöst, nach distal verschoben und mit dem derben Gewebe der Ferseninnenseite verbunden. Es ist darauf zu achten, daß vom ursprünglichen Knöchel eine schmale Spange stehenbleibt, die das obere Sprunggelenk abdichtet. Es werden sonst Auflösungen der Späne beobachtet (Abb. 519a).

Nach der Operation wird für 6—8 Wochen eingegipst.

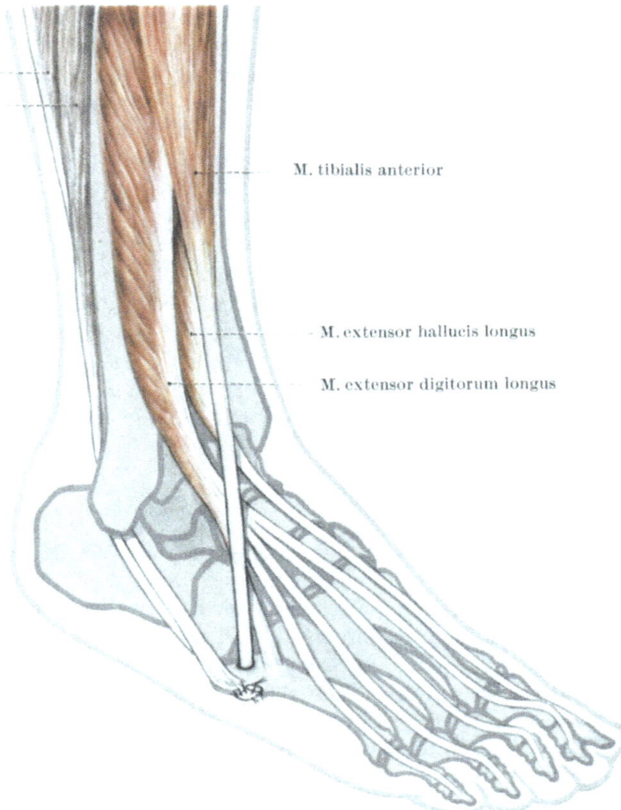

Abb. 520. *Sehnenverpflanzung beim paralytischen Klumpfuß nach* GARCEAU. Die Sehne des M. tibialis anterior wird freigelegt, abgelöst, verlagert, mit einem Faden angeschlungen und durch ein Bohrloch am proximalen Ende des Metatarsale V gezogen und hier fest vernäht.

β) Eingriffe beim Hohlfuß (Abb. 521—534).

Allgemeine Vorbemerkungen. Unter Hohlfuß versteht man eine Fehlform des Fußes, die vor allem durch einen ungewöhnlich hohen Bogen der längsgerichteten Fußwölbung auffällt. Diese Erhöhung der Fußwölbung kann verschiedene Ursachen haben. Man kann annehmen, daß ähnlich wie beim Plattfuß und beim Hohlfuß Muskeln des Unterschenkels und des Fußes die deformierenden Kraftquellen darstellen. Dabei können verschiedene Muskeln und Muskelgruppen als Ursache der Fehlform in Frage kommen. Es werden Störungen im Gleichgewicht zwischen M. tibialis anterior und M. fibularis longus beobachtet sowie Verschiebungen im Ansatz der Mm. tibialis anterior und fibularis brevis, aber auch das Überwiegen der langen Zehenstrecker sowie eine Schwäche oder Lähmung der Mm. interossei wird als Ursache für die Hohlfußbildung angegeben.

Der Hohlfuß tritt in verschiedenen Graden auf, von einer angedeuteten Form, die noch im Bereiche der normalen Schwankungsbreite liegt, bis zu einer die Gestalt und die Funktion des Fußes schwer beeinträchtigenden Fehlform.

Die leichteste Form, der Fuß mit ,,hochgesprengtem" Längsgewölbe und hohem Reihen (HOHMANN) gilt als kosmetisch und funktionell besonders hochwertig. Dagegen ist bereits der Übergang zum ,,Ballenfuß" (GAUGELE) von verminderter Leistungsfähigkeit. Die ausgesprochene Hohlfußbildung mit Adduktion des Vorfußes und Varus-, gelegentlich auch Valgusstellung der Ferse verursacht eine starke Funktionsstörung, die noch hochgradiger wird, wenn sich der Fuß zum „Klauenhohlfuß" mit Überstreckung der Zehen in den Grundgelenken und Beugung in den distalen Gelenken ausgebildet hat. Die Dorsalflexion eines solchen Fußes ist eingeschränkt, der Gang ist schwerfällig, das Abrollen behindert, die Füße knicken leicht um. Starke Schmerzen werden in dem Ballen des Vorfußes angegeben und machen längeres Stehen und Gehen oftmals unmöglich. Diese Art des Hohlfußes tritt nach HOHMANN vor allem im schulpflichtigen Alter in Erscheinung und zeigt eine Neigung zur Progredienz.

Indikation. Bei den leichteren und mittelschweren Graden des Hohlfußes ist ein chirurgisches Vorgehen nicht angezeigt. Bei Kindern soll in jedem Falle zunächst ein Versuch mit konservativen Maßnahmen vorgenommen werden. Die schweren Fälle, die die soeben geschilderten Störungen der Belastungsfähigkeit des Fußes aufweisen und mit starken Schmerzen verbunden sind, bedürfen der operativen Korrektur. *Entscheidend sind die subjektiven Beschwerden des Kranken.*

Eingriffe an den Weichteilen.

Die zahlreichen und sehr verschiedenartigen Weichteiloperationen suchen meist an den *Sehnen* der Muskeln anzugreifen, deren verstärkter Tonus als Ursache für die Deformierung angesehen wird. Vor allem wird von vielen Autoren versucht, die für die Entstehung des Hohlfußes als Ursache angenommene Störung des Gleichgewichtes zwischen dem M. tibialis anterior und dem M. fibularis longus durch Eingriffe an den Sehnen dieser Muskeln auszugleichen.

Eine weitere Gruppe von Operationen sucht durch eine *Verpflanzung der langen Zehenstrecker* oder wenigstens des M. extensor hallucis longus eine Korrektur sowohl der Klauenstellung der Zehen als auch des Hohlfußes zu erreichen. Für den ausgefallenen oder schwach gewordenen M. tibialis anterior sucht der lange Zehenstrecker kompensatorisch einzutreten, durch seine Wirkung wird nicht nur der Vorfuß gehoben, sondern es kommt vor allem zur Klauenstellung der Zehen. Die dorsal flektierten Grundphalangen drücken die Köpfchen der Mittelfußknochen plantarwärts und bewirken damit deren Steilstellung (HACKENBROCH). Durch diese Steilstellung und das Tiefertreten des Zehenballens wird eine starke Überhöhung der Fußwölbung hervorgerufen. Um diese Veränderungen an den Zehen und dem Längsgewölbe auszugleichen und zugleich das gestörte Muskelgleichgewicht zu verbessern, werden die Extensorensehnen in die Köpfchen der Mittelfußknochen eingepflanzt. Selbstverständlich müssen bei fest fixierten Fehlformen alle Weichteilhemmungen, vor allem an der Fußsohle, und störende knöcherne Veränderungen durch später zu beschreibende geeignete Maßnahmen beseitigt sein.

Ein weiterer, von manchen Operateuren eingeschlagener Weg besteht in der *Durchtrennung der Sohlenweichteile,* in der sie die entscheidende Operation für die Korrektur des Hohlfußes sehen.

Eingriffe an den Sehnen.

Technik nach SCHULZE-GOCHT. Es wird bei diesem Verfahren versucht, die den Vorfuß pronierende, die Ferse supinierende Wirkung des M. fibularis longus dadurch auszuschalten, daß dieser Muskel lateral am Fuße durchtrennt und seine Sehne mit der Sehne des M. fibularis brevis verbunden wird. Diesen Eingriff hat SCHULZE-GOCHT an zwei verschiedenen Stellen ausgeführt. Einmal durchtrennt er die Sehne des M. fibularis longus peripher der knorpeligen Verdickung, welche die Umbiegungsstelle am Cuboid markiert. Die Fläche des Knorpels wird

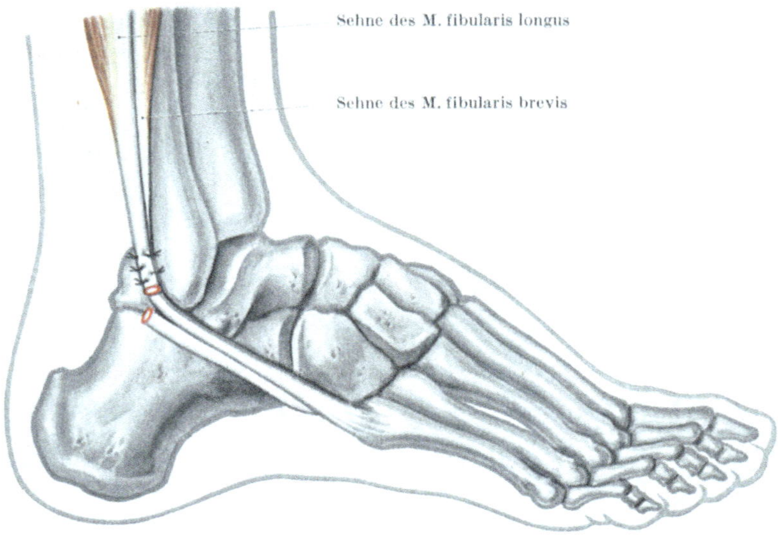

Abb. 521. *Hohlfußkorrektur nach* SCHULZE-GOCHT. Die Sehne des M. fibularis longus ist hinter dem Malleolus durchtrennt. Das Ende der Sehne ist auf die Sehne des M. fibularis brevis unter Spannung aufgenäht.

abgetrennt und das abgeflachte Sehnenende auf die Ausstrahlung der Sehne des M. fibuliars brevis aufgenäht. Zum anderen ging SCHULZE-GOCHT über den

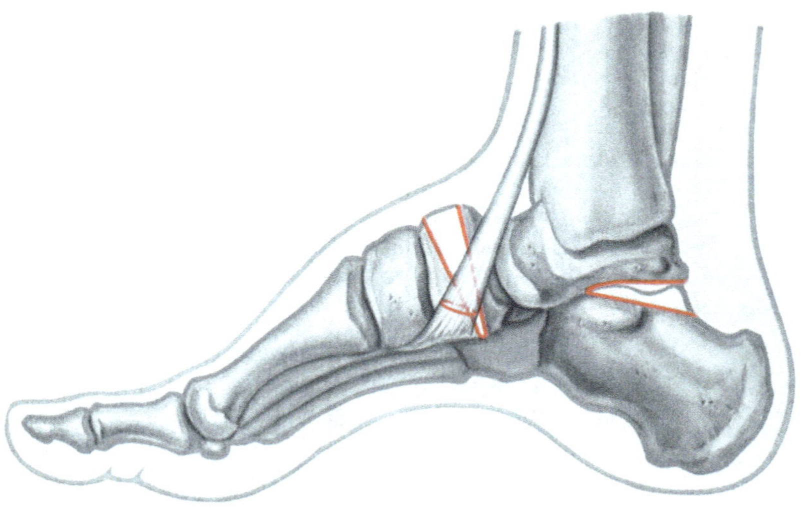

Abb. 522. *Hohlfußkorrektur nach* HOFFMANN-KUHNT. 1. Akt. Zur Korrektur des Hohlfußes wird aus der hinteren Kammer des unteren Sprunggelenkes und aus dem Os naviculare ein Keil entnommen. Die Sehne des M. tibialis anterior wird an ihrem Ansatz durchtrennt.

Malleolen ein und hat an dieser Stelle die durchtrennte Sehne des M. fibularis longus an der Sehne des M. fibularis brevis fixiert. In schweren Fällen war zusätzlich eine subcutane Fasciotomie an der Fußsohle notwendig, auf die wir später zurückkommen werden.

Hierdurch wird gleichzeitig die Klauenstellung der Großzehe korrigiert, die durch das Tiefertreten des Großzehenballens als Folge des vermehrten Zuges durch den M. fibularis longus verursacht wird (Abb. 521).

Technik nach Hoffmann-Kuhnt. Der beim Hohlfuß nach proximal und medial verschobene Ansatz der Sehne des M. tibialis anterior wird auf das Metatarsale I verlagert.

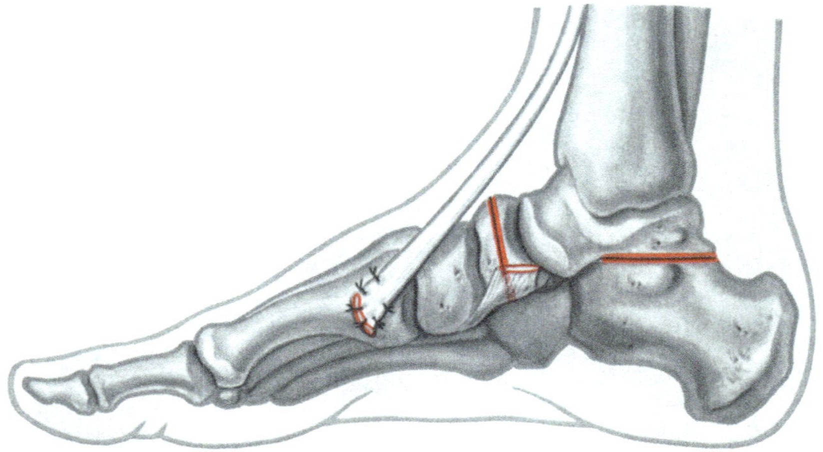

Abb. 523. *Hohlfußkorrektur nach* Hoffmann-Kuhnt. 2. Akt. Die Hohlfußdeformität ist nach der Keilentnahme ausgeglichen. Die Sehne des M. tibialis anterior wird mit ihrem Ansatz an die Basis des Os metatarsale I fixiert.

Zunächst wird das untere Sprunggelenk entknorpelt und dabei ein schmaler, horizontal liegender Keil mit lateraler Basis entnommen, um die Varusstellung der Ferse zu beseitigen. Um eine rasche Vereinigung der Osteotomieflächen zu erzielen, werden diese mit einem scharfen Meißel etwas aufgepflügt. Nun wird von einem Schnitt, der dorsal am Fußrücken angelegt wird, ein Knochenkeil mit dorsaler und lateraler Basis zum Ausgleich der Adduktion und Plantarflexion des Vorfußes aus der Cuboid- und Keilbeingegend entnommen. Setzt die Plantarfascie der Korrektur Widerstand entgegen, so wird sie subcutan mit einem Tenotom durchtrennt. Nun wird die Sehne des M. tibialis anterior aufgesucht, deren Ansatz man beim Hohlfuß stets weit nach hinten innen bis in die Gegend des Chopartschen Gelenkes verlagert findet. Sie wird so weit mobilisiert, daß sie sich dorsal an die Basis des 1. Metatarsalknochens heranziehen läßt. Hier wird sie mit kräftigen Seidenfäden unter Spannung periostal verankert (Abb. 522, 523).

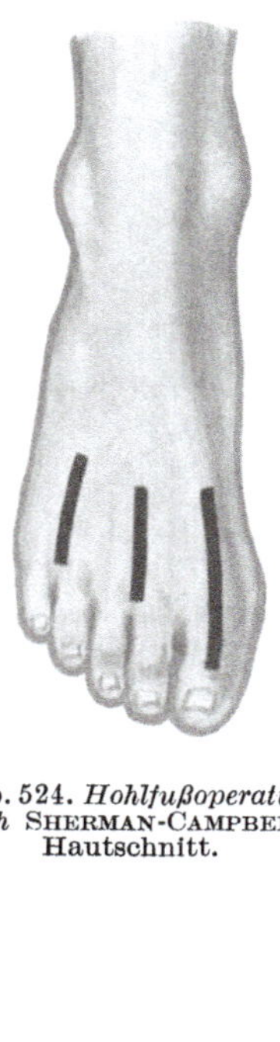

Abb. 524. *Hohlfußoperation nach* Sherman-Campbell. Hautschnitt.

Technik nach Sherman-Campbell. Das von Sherman 1904 beschriebene Verfahren wurde von Campbell modifiziert, um es mit dem gegenwärtigen Stand der chirurgischen Technik in Einklang zu bringen. Die Extensorensehnen und die Zehengrundgelenke werden durch Längsschnitte dargestellt. Der erste verläuft parallel der Sehne des langen Großzehenstreckers, der zweite zwischen dem 2. und 3., der dritte zwischen dem 4. und 5. Mittelfußknochen. Nach Durchtrennung der Extensorensehnen werden die Kapseln der Zehengrundgelenke quer eingeschnitten, die Beugesehnen der 2.—5. Zehe unter den gebeugten Grundgelenken werden mit einem Tenotom durchtrennt. Das Phalangealgelenk der großen Zehe wird reseziert und damit die Beugekontraktur ausgeglichen. Die Ankylosierung soll in gestreckter Stellung stattfinden. Die proximalen Sehnenenden werden durch Kanäle gezogen, die quer durch die Metatarsalköpfchen

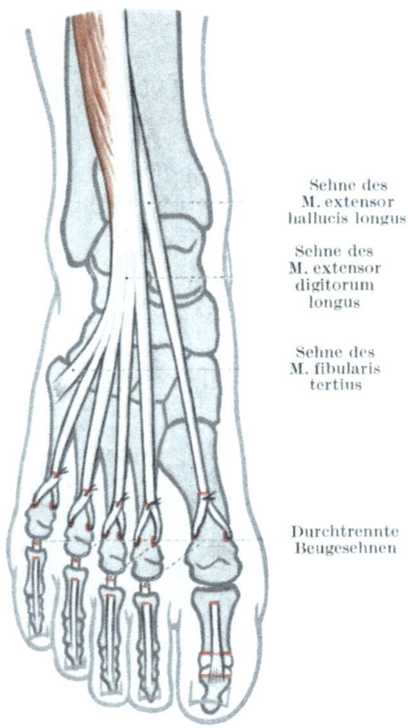

Abb. 525. *Hohlfußoperation nach* SHERMAN-CAMPBELL. Die Sehnen des M. extensor digitorum longus und des M. extensor hallucis longus sind möglichst weit peripher durchtrennt. Die Grundgelenke der Zehen zwei bis fünf sind eröffnet, die Beugesehnen dieser Zehen mit einem Tenotom durchschnitten. Das Phalangealgelenk der großen Zehe ist zur Anyklosierung reseziert.

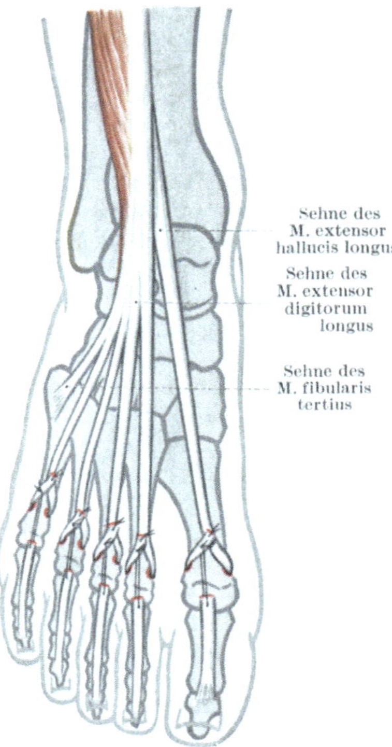

Abb. 526. *Hohlfußoperation nach* LANGE. Die proximalen Enden der in Höhe der Grundgelenke durchtrennten Strecksehnen eins bis fünf sind durch Knochenkanäle durch die Köpfchen der Metatarsalen gezogen und in sich vernäht. Die peripheren Sehnenstümpfe sind durch Seidenfäden mit den proximalen Sehnenschlingen verbunden.

gebohrt sind, und werden bei genügender Länge in sich vernäht. Einfach ist das Anlegen der Bohrlöcher an den randständigen Mittelfußknochen. Bei den übrigen wird ein Kanal von beiden Seiten der Köpfchen her nach schräg unten gebohrt. Die Bohrlöcher treffen sich im Zentrum des Knochens.

Der Fuß wird fest auf eine metallene Sohlenplatte gewickelt und eine Watterolle quer über die Metatarsalköpfchen gelegt. Nach Entfernung der Fäden wird für 3—6 Wochen ein Gipsverband in überkorrigierter Stellung angefertigt. Danach befestigt man quer über die Fußsohle unterhalb der Metatarsalköpfchen einen kleinen Stollen, der Absatz wird entfernt. Dadurch kommt der Fuß beim Gehen in eine mäßige Dorsalflexion (Abb. 524, 525).

Technik nach SCHERB. Auch SCHERB führt diese Operation an Fällen von nicht contractem Klauenhohlfuß durch, bei denen die Klauenstellung der Zehen beim Stand ausgeglichen ist. Von einem oder mehreren Schnitten am Fußrücken aus werden die langen Extensorensehnen freigelegt und die Höhe der Grundgelenke durchtrennt. Die Sehnenenden werden durch die quer durchbohrten Köpfchen der Metatarsalen gezogen und unter maximaler passiver Dorsalflexion des Fußes mit der nun gespannten Sehne gekreuzt und vernäht. Bei contractem Hohlfuß ist diese transmetatarsale Fixation der Sehnen der langen Zehenstrecker nur wirksam, wenn vorher die gesamten Weichteile der Sohle von ihrem Ansatz am Calcaneus abgelöst werden.

LANGE durchtrennt gleichfalls die Extensorensehnen, allerdings ist dies nur ein Teil seines Operationsverfahrens. Auch er zieht die proximalen Sehnenenden durch Knochenkanäle der Metatarsalköpfchen. Aber auch die distalen Sehnenenden fixiert er wieder, und zwar mit kurzen Seidenfäden an den proximalen Sehnenanteilen (Abb. 526).

LACKNER berichtet von der GOCHTschen Klinik, daß zur Stärkung des M. tibialis anterior und des M. fibularis tertius die Sehne des langen Zehenstreckers auf die Ansatzstelle des M. tibialis anterior verpflanzt wurde.

Auch JONES begnügt sich mit der Verlagerung des M. extensor hallucis longus. Dieser verpflanzt die Sehne auf den Mittelfußknochen.

Als weitere Entstehung des Klauenhohlfußes kann in manchen Fällen eine Schwächung oder Lähmung der Mm. interossei angenommen werden. Beim Ausfall dieser Muskeln lassen sich die Zehen nur noch in ihren distalen, nicht mehr in ihren Grundgelenken aktiv beugen. Auch hier werden die Köpfchen der Mittelfußknochen nach unten gedrückt und es kommt zu einer Subluxation der Metatarsalköpfchen und langsam zur Hohlfußbildung. GÖRRES und PAUWELS haben die Verpflanzung der langen Zehenbeuger auf die Grundphalangen angegeben. DAUBENSPECK hat die PAUWELSsche Operation modifiziert und mit bestem Erfolg ausgeführt.

Technik nach PAUWELS-DAUBENSPECK. Der Kranke wird auf dem Bauch gelagert, seine Fußspitzen überragen den Tischrand. Der Hautschnitt wird 2 mm proximal der Interdigitalfalten quer über die Metatarsalköpfchen gelegt. Die Enden des Schnittes biegen am Fußrand nach proximal und verlaufen noch 1—2 cm parallel der Metatarsalia. Der Hautlappen wird 2 cm weit abpräpariert und nach oben gezogen. Ohne die Nerven und Gefäße zu verletzen, werden die Sehnenscheiden freipräpariert und in Längsrichtung gespalten. An allen Zehen, mit der fünften beginnend, werden die beiden Sehnen hervorgezogen und mit einem dicken Seidenfaden möglichst weit proximal angeschlungen und der Faden geknüpft. Die beiden Fadenenden sollen dabei gleich lang bleiben. Nun wird die Rückwand der Sehnenscheide und das Periost über der Grundphalanx längs eingeschnitten und nach beiden Seiten hin mit einem 5 mm breiten Raspatorium, dessen letzte 2 cm fast rechtwinkelig abgebogen sind, abgeschoben. Wieder an der kleinen Zehe beginnend, werden die beiden Fadenenden mit einer kleinen kräftigen Nadel von innen her beiderseits durch das abgeschobene Periost gestochen. Dabei soll möglichst wenig von dem angrenzenden Fett mitgefaßt werden. Die Fäden werden wieder aus der Wunde herausgeführt. Bei maximaler Beugestellung der Zehen zieht man die Fäden an, die Sehnen werden dadurch subperiostal gelagert. Wenn nun die beiden Fäden geknüpft sind, legt sich die Innenseite des Periostes auf die Sehnen.

Dieses Verfahren wird an allen Zehen durchgeführt. Nach den Subcutannähten wird die Haut dicht vernäht. Die Beugestellung der Zehen darf nicht aufgegeben werden, bis der angelegte Gipsverband erhärtet ist. Der Fuß wird in Spitzfußstellung fixiert. Der Gips muß auf der Streckseite die Zehen überragen und auf der Beugeseite bis zu den Grundgelenken reichen. Nach 4 Wochen wird er entfernt. Acht Tage lang werden Massagen und vorsichtige Bewegungsübungen ausgeführt, dann wird der Fuß belastet. Der Spitzfuß kommt dabei rasch zum Verschwinden. Mit der Belastung soll sich besonders bei Kindern und Halbwüchsigen in verhältnismäßig kurzer Zeit zunächst der Hohlfuß abflachen und die Adduktion des Vorfußes zurückgehen. Schließlich korrigiert sich auch die Varusstellung der Ferse langsam.

Durchtrennung der Fußsohlenweichteile (Abb. 527).

Bei den an den Zehen durchgeführten Operationen wurde schon darauf hingewiesen, daß in schweren Fällen eine Durchtrennung der Weichteile der

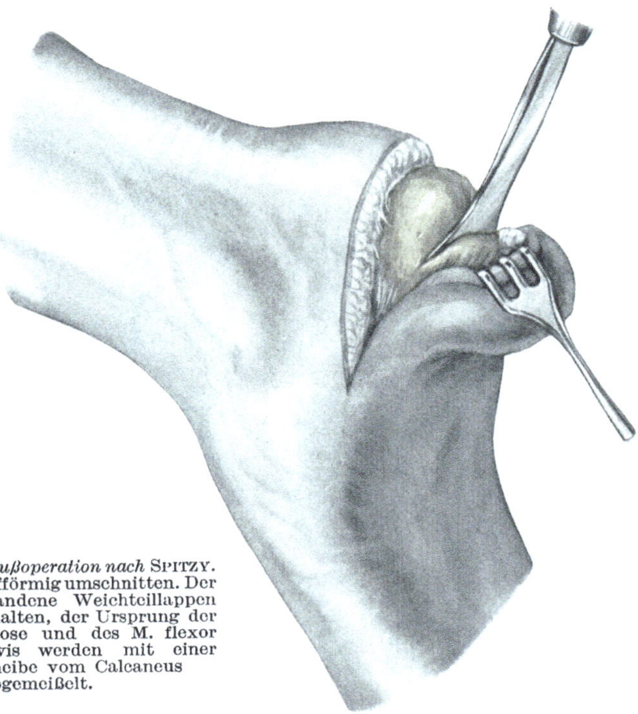

Abb. 527. *Hohlfußoperation nach* SPITZY. Die Ferse ist hufförmig umschnitten. Der dadurch entstandene Weichteillappen nach unten gehalten, der Ursprung der Plantaraponeurose und des M. flexor digitorum brevis werden mit einer Knochenscheibe vom Calcaneus abgemeißelt.

Sohle durchgeführt werden muß, um auch hier die Verspannungen zu lösen, die eine Streckung und damit Abflachung der Fußwölbung verhindern. Für manche Autoren ist in schweren Fällen diese Maßnahme die Voraussetzung für Operationen an den Sehnen (F. LANGE, LEXER, SHERMAN, SCHERB). Bei den bisher beschriebenen Arten des Hohlfußes dürften die Muskeln der Sohle wohl selten die Ursache für die Mißbildung sein, meist sind vielmehr sämtliche Muskeln und Bänder und vor allem die Plantaraponeurose so stark verkürzt, daß durch diese Verkürzung der Fuß in seiner Fehlstellung gehalten wird, auch wenn andere korrigierende Operationen ausgeführt worden sind.

Subcutane Fasciotomie. Die einfachste Maßnahme zur Durchtrennung der Sohlenweichteile ist die subcutane Fasciotomie, die meist in Verbindung mit anderen Operationen durchgeführt wird und auch von M. LANGE empfohlen wurde. Es genügt jedoch in vielen Fällen nicht, nur die oberflächlichste Schicht der Sohlenweichteile, die Plantaraponeurose zu durchtrennen, da auch die Muskeln und die tieferen Bänder gespannt und verkürzt sind. Es ist dann besser, die Weichteildurchtrennung unter Sicht vorzunehmen.

Offene Durchtrennung der Sohlenweichteile nach Spitzy. Sptizy umschneidet dazu die Fußsohle in einer Linie, die dem hinteren oberen Rande eines Pantoffels entspricht. Der ganze Lappen wird samt den darunterliegenden Weichteilen vom Calcaneus abgelöst. Erreicht man den Ansatz der Plantaraponeurose, so schlägt man ihn und den Ansatz des M. flexor digitorum brevis vom Calcaneus ab. Dieser ganze Lappen, jetzt aus Sohlenhaut, Unterhautzellgewebe, Plantaraponeurose, M. flexor digitorum brevis, M. flexor hallucis brevis und M. quadratus

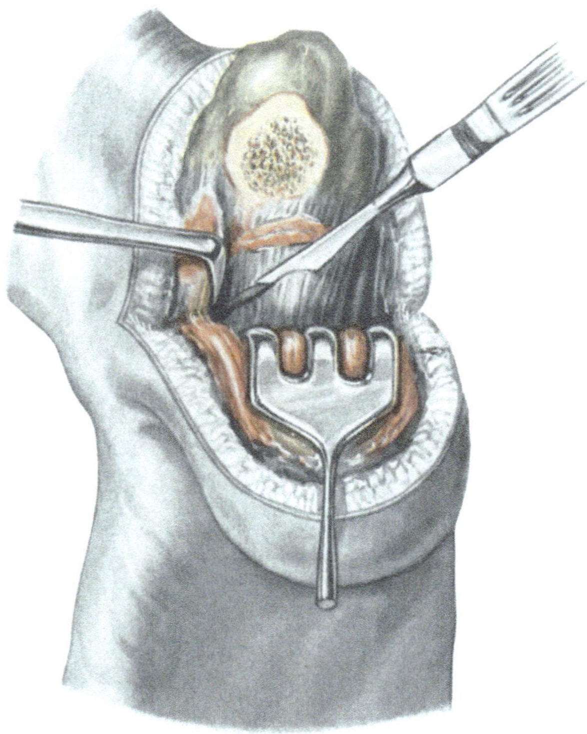

Abb. 528. *Hohlfußoperation nach* Spitzy. Der Weichteillappen ist völlig umgeschlagen. In der Tiefe werden der M. flexor hallucis brevis und Quadratus plantae vom Knochen scharf abgelöst. Danach wird die Redression vorgenommen.

plantae bestehend, wird vom knöchernen Fußgerüst abpräpariert und nach vorne geschlagen. Auf die A. tibialis posterior und die Sehne des M. fibularis longus ist zu achten. Das in der Tiefe erscheinende Lig. plantare longum wird gleichfalls durchschnitten. Der Fuß wird redressiert, die sich dabei anspannenden Bänder werden durchtrennt. Nun verlängert sich der Fuß um etwa 3 cm und der Calcaneus läßt sich mehr horizontal stellen. Der Weichteillappen wird zurückgeschlagen, die durch die Verlängerung des Fußes entstandene Hautlücke wird durch seitliche Vereinigung der Unterschenkelhaut geschlossen.

Ist noch eine Klauenzehenstellung vorhanden, so wird die Krallenfußoperation angeschlossen (Abb. 527, 528).

Technik nach Gaugele. Ähnlich verläuft die von Gaugele angegebene Operation. Der Hautschnitt wird etwas tiefer gelegt, die Ferse am Übergang zur Sohlenhaut lappenförmig umschnitten und abpräpariert. Unter dem Fett wird die vom Tuber calcanei nach vorne ziehende Plantaraponeurose gefunden. Der Verlauf der A. tibialis posterior und des N. tibialis sei bei der Operation störend. Bei vorsichtigem Abpräparieren können diese Versorgungsbahnen geschont werden. Am Tuber calcanei werden die Aponeurose und sämtliche Muskeln durchschnitten. Jetzt gibt der Hohlfuß meist schon stark nach. Redressiert man weiter, so kracht das vorher gänzlich unnachgiebige Fußgewölbe meist bald zusammen. Durchschneidet man noch — wie es STRACKER tat — das Lig. calcaneo naviculare plantare und das Lig. calcaneo cuboideum plantare, so hört jeder Widerstand

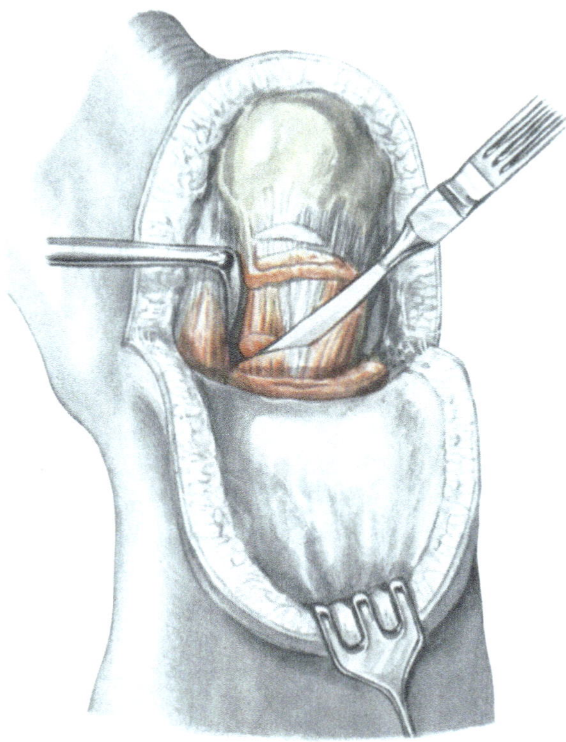

Abb. 529. *Hohlfußoperation nach* GAUGELE. Hufeisenförmiger Hautschnitt um die Ferse. Mit einem Messer wird die Plantaraponeurose und die kurze Fußmuskulatur knapp am Calcaneus abgetrennt.

auf. Das Unangenehme ist, daß man zu der aseptischen blutigen Operation das nur schwer aseptisch zu haltende Redressement hinzufügen muß. Die Wunde ist nach dem Redressement noch einmal zu besichtigen, weil bei der Verlängerung des Fußes um 2—3 cm die Nähte übermäßig gespannt werden. Die Resultate seien ausgezeichnet (Abb. 529).

Bedenklich und möglicherweise folgenschwer ist die Durchschneidung des Pfannenbandes. Da dieses Band einen Teil der subtalaren Platte darstellt und bei der Erhaltung der Fußwölbung eine entscheidende Rolle spielt, weil seine Durchtrennung dem Talus einen Teil seiner Tragfläche raubt und eine spätere narbige Wiedervereinigung sehr unwahrscheinlich ist, erscheint dieser einfache Eingriff einschneidender und gefährlicher als eine Keilosteotomie, bei der die Kontinuität der Knochen wiederhergestellt wird.

Technik nach CAMPBELL. Ähnlich wird die Tenotomie und Fasciotomie von CAMPBELL beschrieben. Der Patient wird so gelagert, daß sein Hüftgelenk in

150°-Stellung zu stehen kommt, das Kniegelenk wird gestreckt und der Fuß in extreme Dorsalflexion gezwungen. Ein Tenotom oder schmales Skalpell wird an der Innenseite der Ferse angesetzt und der gemeinsame Ursprung der kurzen Zehenbeuger und der Plantarfascie quer zum Knochen durchtrennt. Das Messer wird dann mit seiner Schneide nach vorne gedreht, alle Gewebe, die dem Knochen anliegen, werden in einer Ausdehnung von 2,5 cm und mehr durchtrennt. Durch Palpation kann man einige straffe Fasern der Plantarfascie gewöhnlich in der Nähe des äußeren Fußrandes finden. Auch diese werden im Bedarfsfall durchschnitten. Nach Wunsch kann der Schnitt für den nächsten Akt der Operation verlängert werden. Mit einem Periostelevator wird alles Gewebe vom Calcaneus

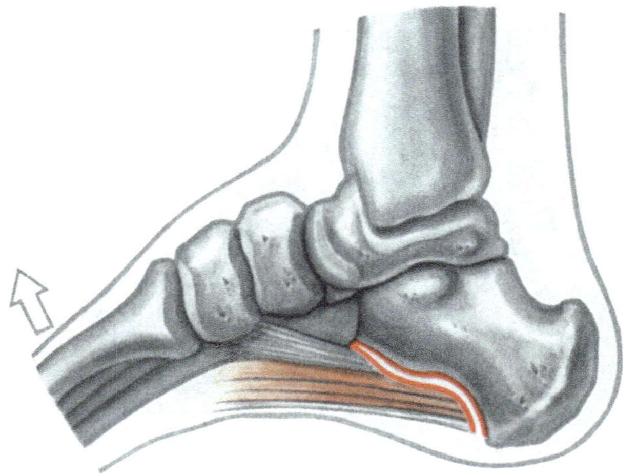

Abb. 530. *Hohlfußoperation nach* CAMPBELL. Die Sohlenweichteile werden mit dem Messer vom Calcaneus abgelöst.

nach vorn subperiostal abgestreift. Der Hohl- oder Klauenfuß wird dann kraftvoll durch starke Dorsalflexion ausgeglichen. Ein Stiefelgips hält für 6 Wochen den Fuß in korrigierter Stellung. (Abb. 530)

Technik nach LEXER. Der Hautschnitt ist wesentlich kleiner. Er wird an der Innenseite des Fußes von der Mitte des hinteren Fersenrandes beginnend nach vorne bis etwa in Höhe des LISFRANCschen Gelenkes geführt. Das dicke Fettpolster an der Ferse verhindert eine für das Auftreten des Fußes ungünstige Vernarbung mit den Knochen. Es muß beim Auseinanderziehen der Wundränder geschont werden. Ist der Ursprung der Plantaraponeurose am Fersenbein erreicht, so wird am Höcker des Calcaneus ein schmaler, sehr scharfer Meißel quer eingesetzt und sämtliche Ursprünge des Bandes vom Knochen abgeschabt, ohne das Periost zu verletzen und ohne vom Knochen selbst ein Scheibchen abzulösen. Auch bei der folgenden, in ähnlicher Weise vorgenommenen Abtrennung des M. flexor digitorum brevis und des M. abductor hallucis wird darauf Bedacht genommen, daß bei diesem Abschaben möglichst das Periost geschont wird und keine Knochenteile an den Muskelansätzen hängenbleiben. Knochenwucherungen, die hieraus entstehen können, werden möglicherweise später beim Auftreten störend empfunden. Jetzt zieht man den hinteren Fersenbeinabschnitt mit einem Knochenhaken stark nach oben, während gleichzeitig der Mittel- und Vorfuß in Dorsalflexion gedrängt wird. Nun erkennt man in der Tiefe der Wunde, welche Stränge noch Hindernisse für die Verflachung des Gewölbes abgeben. Diese betreffen den Ursprung des M. quadratus plantae und darunter das Lig. calcaneo-cuboideum. Mit quer gestelltem Meißel lassen sich auch diese Gebilde unter Schonung des Knochens mit schabenden Bewegungen ablösen (Abb. 531).

Technik nach Steindler. Die von Steindler angegebene Abstreifoperation *(stripping operation)* ist dem von Lexer angegebenen Eingriff sehr ähnlich.

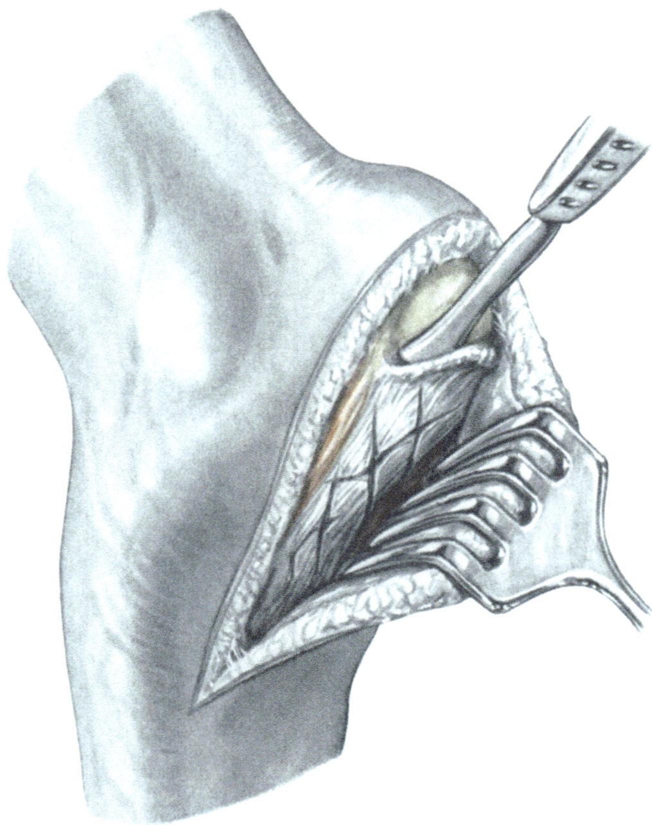

Abb. 531. *Hohlfußoperation nach* Steindler. Der Hautschnitt wird, die Ferse umkreisend, an der inneren Fußkante gelegt. Die Plantaraponeurose wird freipräpariert und an mehreren Stellen kreuzweise incidiert. Im Anschluß daran wird die kurze Fußmuskulatur einschließlich des M. abductor digiti quinti vom Calcaneus abgelöst.

Bei leichten Graden der Deformierung soll dieses Verfahren allein genügen. Bei extremen und starren Veränderungen, bei Verformungen der Tarsalknochen wird diese Operation in Verbindung mit plastischen Eingriffen am Knochen vorgenommen. Der Hautschnitt wird an der Innenseite des Fersenbeines bis etwa 3,5 cm vor den inneren Calcaneushöcker geführt. Die Unterfläche der Plantaraponeurose wird in ihrer ganzen Ausdehnung vom Fette freipräpariert. Die Aponeurose wird dann kreuzweise eingeschnitten, bis an die Stelle, wo sie in die Unterfläche des Calcaneus übergeht. Die von der Plantaraponeurose bedeckten Muskeln einschließlich des M. abductor digiti quinti werden vom Periost des Calcaneus mit einem stumpfen Instrument abgeschoben. Die Durchtrennung wird bis zu den Verbindungen des Calcaneus mit dem Cuboid fortgesetzt, das Lig. plantare longum wird gleichfalls durchtrennt. Dieses Band ist oft verkürzt und verursacht dann eine Konkavität an der Außenseite des Fußes. Bei der Abtrennung dicht am Knochen werden die plantaren Gefäße und Nerven nicht berührt. Wenn alle Weichteile durchtrennt sind, wird der Fuß in Korrektur gezwungen.

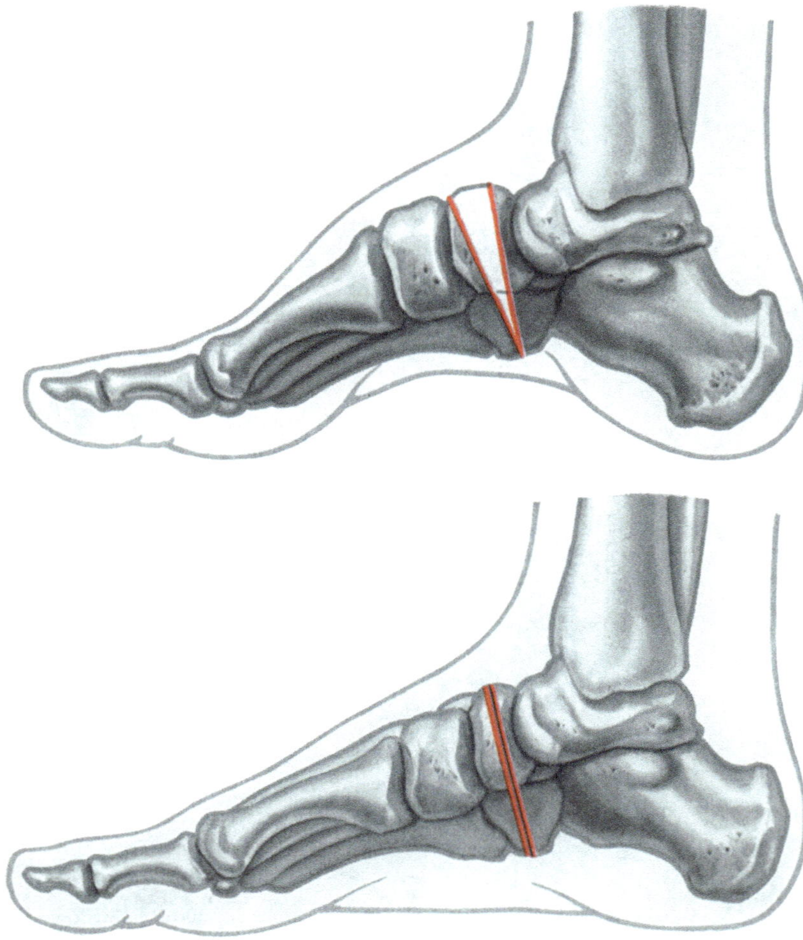

Abb. 532. *Hohlfußoperation nach* Cole. Aus dem Naviculare und dem Cuboid werden ein Keil mit der Basis nach oben entnommen und so die Fehlstellung ausgeglichen.

Die Abtrennung von Corticalis mit der Aponeurose und den Muskelansätzen soll vermieden werden, andernfalls kann sich überschüssiger Knochen an der Plantarfläche bilden und bei Belastung Schmerzen verursachen. Diese Komplikation sei nicht zu fürchten, wenn man, im Gegensatz zu Lexer, ein *stumpfes* Instrument verwende oder wenn die Muskeln knapp am Periost mit einem Skalpell, nicht mit einem scharfkantigen Meißel abgelöst würden.

Eingriffe an der Achillessehne.

Eingangs wurde erwähnt, daß bei Hohlfüßen stärkeren Grades die Achillessehne stark gespannt ist und hervortritt. Meist in Verbindung mit anderen Operationen wurde deshalb gelegentlich eine Verlängerung der Achillessehne durchgeführt, um eine Entspannung herbeizuführen. Sowohl HACKENBROCH als auch FRÄNKEL und andere Autoren treten für diese Maßnahme ein. Es muß dazu bemerkt werden, daß die vermehrte Spannung der Achillessehne meist auf eine *relative* Verkürzung durch die vermehrte Steilstellung des Calcaneus zurückgeführt werden muß. Mit der Verlängerung der Achillessehne wird sehr leicht die Steilstellung des Calcaneus, die eine Komponente des Hohlfußes darstellt, verstärkt. Die Fehlform wird infolgedessen vermehrt und nicht behoben. HOHMANN lehnt die Verlängerung der Achillessehne bei Hohlfuß mit allem Nachdruck schärfstens ab.

Eingriffe an den Knochen.

Bei stark ausgeprägtem, lange bestehendem Hohlfuß ist eine Korrektur allein durch Weichteiloperationen nicht immer möglich. *Die durch Veränderungen am Skelet bedingten oder fixierten Fehlformen müssen durch Eingriffe am Knochen beseitigt werden.* Meist werden sie mit Operationen an den Weichteilen zusammen vorgenommen.

Vordere tarsale Keilosteotomie (Abb. 533).

Dieses Vorgehen kann für sich allein bei Hohlfüßen mit Varusstellung des Calcaneus genügen, wenn das Muskelgleichgewicht nicht zu sehr gestört ist. Die Klauenstellung der Zehen und eine Kontraktion der Weichteile braucht kein Hinderungsgrund zu sein. Die Beweglichkeit im unteren Sprunggelenk bleibt erhalten, wenn das Talonaviculargelenk geschont wird. Dieses Gelenk als Teil des unteren Sprunggelenkes müßte bei seinem Ausfall das ganze Talotarsalgelenk ausschalten. HOHMANN weist darauf hin, daß Eingriffe am ,,Chopart" das untere Sprunggelenk unerwünscht versteifen. Er führt deshalb nur noch die Osteotomie am Os cuneiforme aus.

Auch LEXER lehnt die vielfach geübte Keilentnahme aus der Wölbung des Fußes ab, wenn sie mit einer Opferung von Gelenken verbunden wird, ebenso die Entfernung des Kahn- oder Würfelbeines. Er versucht, durch Entnahme glatter Knochenkeile aus dem Naviculare und Cuboid und eines möglichst bogenförmigen Keiles aus dem Talus die Richtigstellung des Gelenkes zu erreichen. HOHMANN hat gegen die Keilentnahme aus dem Talushals mit dorsaler Basis Bedenken, weil hier nicht der Scheitel der Deformierung liegt, da der Talus schon nach dorsal verlagert ist und seine Keilentnahme aus dem Hals eine Dorsallagerung noch vermehren würde.

COLE geht folgendermaßen vor: Über dem Fußrücken liegender Längsschnitt, der vom ,,Chopart" bis zur Mitte der Mittelfußknochen reicht. Die Extensoren werden zwischen der 3. und 4. Sehne geteilt und auseinandergezogen. Das Periost wird in Längsrichtung eingeschnitten und nach medial und lateral abgeschoben. Wenn die distale Knochenreihe sicher erkannt ist, wird eine fast vertikale, quer verlaufende Osteotomie in der Mitte des Naviculare und des Cuboid bis zur Unterfläche des Tarsus geschlagen. Eine zweite Osteotomie wird mehr distal schräg nach hinten unten ausgeführt, so daß ein Knochenkeil entsteht. Der Abstand bei der Osteotomie am Fußrücken hängt von der Größe des Keiles ab, der notwendig ist, um die Fehlform auszugleichen. Der Vorfuß wird nach Fortnahme des Keiles hochgedrückt und so der durch die Keilosteotomie entstandene Defekt geschlossen. Das Periost wird mit Einzelnähten genäht.

Gelegentlich wird zusätzlich eine *Verpflanzung der Extensorensehnen auf den Tarsus* notwendig. In diesem Falle können die Sehnen auf dem Osteotomiespalt befestigt werden. Gewöhnlich lassen sich die Zehen auch ohne diesen Eingriff strecken, indem sie der Korrektur des Hohlfußes folgen.

Der dorsale Keil braucht nicht unbedingt aus dem Tarsus entnommen werden. HACKENBROCH hat ihn dem Metatarsus I entnommen und zusätzlich die Sesambeine unter dem Großzehenballen entfernt. In dem von ihm beschriebenen Fall trat eine Heilung allerdings erst nach einer zusätzlichen Verpflanzung des langen Streckers der großen Zehe ein. FRÄNKEL führte die Keilentnahme gleichfalls am Mittelfußknochen des ersten Strahles aus, und zwar in der Technik, die LUDLOFF für die Operation bei Hallux valgus beschrieben hat. Durchschneidungen

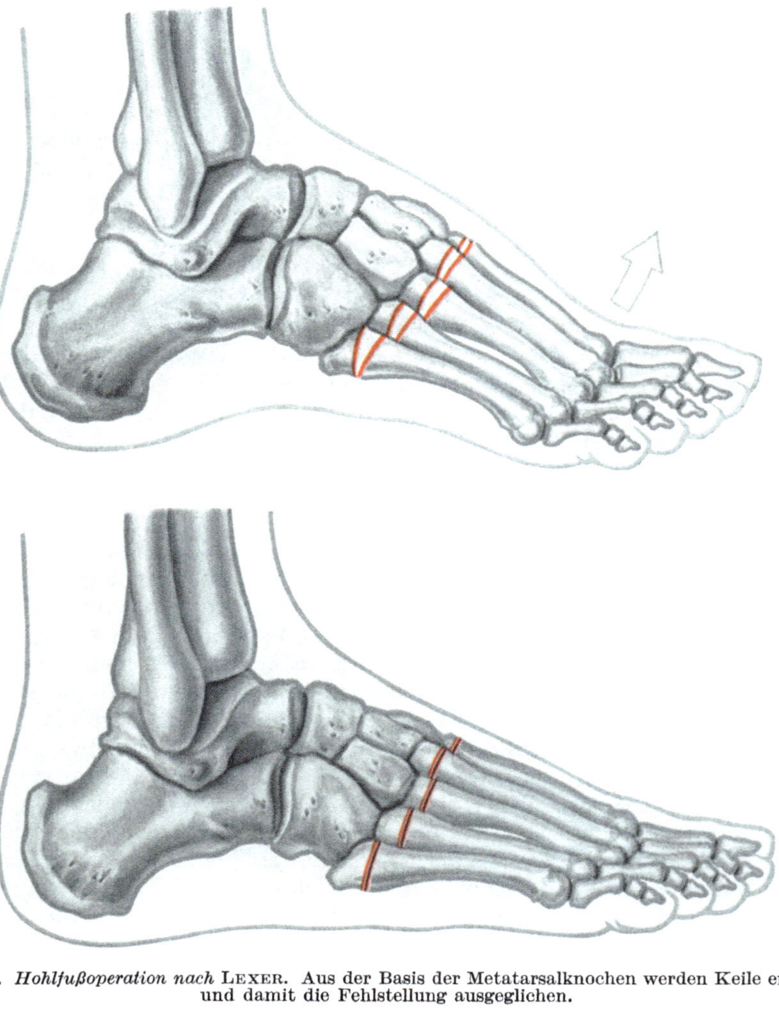

Abb. 533. *Hohlfußoperation nach* LEXER. Aus der Basis der Metatarsalknochen werden Keile entfernt und damit die Fehlstellung ausgeglichen.

der Sehnen der Zehenbeuger und der anliegenden Gelenkkapseln werden nach Bedarf hinzugefügt. Gleichzeitig hält FRÄNKEL eine plastische offene Verlängerung der Achillessehne für notwendig.

Bei *Klauenhohlfuß* nimmt auch LEXER den Keil aus der Basis der Metatarsalen, da in der Gegend des LISFRANCschen Gelenkes die größten Beschwerden bestünden. Von einem Bogenschnitt über dem Fußrücken werden sämtliche Strecksehnen durchtrennt. Die Mittelfußknochen legt man an ihrer Basis frei und entnimmt aus allen Metatarsalen einen Keil, den größten aus dem 5., den kleinsten aus dem 1. Mittelfußknochen. Die Entwicklung und Aufrichtung des Vorfußes macht dann keine Schwierigkeiten.

Weniger Rücksicht auf die Tarsalgelenke wird bei dem Verfahren genommen, das LACKNER von der GOCHTschen Klinik beschreibt. Die Keilentnahme wird dort bei älteren Kranken ausgeführt, wenn Weichteiloperationen nicht mehr aussichtsreich erscheinen. Der Keil wird aus dem Naviculare und dem Cuboid dort entnommen, wo die Fußwölbung am höchsten erscheint. Liegt diese Stelle nahe dem Calcaneus, so wird das CHOPARTsche Gelenk reseziert. Liegt der höchste Punkt mehr distal, so wird der Keil dicht oberhalb des LISFRANCschen Gelenkes entnommen.

SCALONE begnügt sich nicht mit einer einfachen Keilentnahme. Bei einem 18jährigen Kranken mit Hohlfuß führte er eine dorsale keilförmige Tarsektomie aus und pflanzte den Keil mit seiner Basis nach plantar gerichtet wieder ein. Die Einheilung gelang unter Erhaltung der erreichten Form.

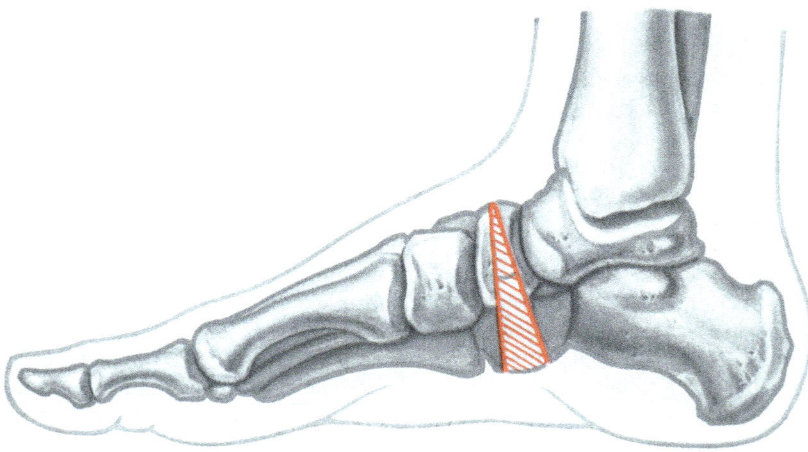

Abb. 534. *Hohlfußoperation nach* SCALONE. Es wird ein mit seiner Basis nach oben gerichteter Keil aus Naviculare und Cuboid entnommen und um 180° gedreht von unten her in die entstandene Lücke eingefügt.

Besteht in Verbindung mit dem Hohlfuß eine Varusstellung der Ferse, so genügen zur Stabilisierung und zur Korrektur der Stellung die bisher beschriebenen Maßnahmen oft nicht.

LEXER hat in solchen Fällen die Tuberositas des Fersenbeines mit einem Meißel abgeschlagen, mit der Achillessehne nach außen verlagert und durch einen Nagel festgehalten.

Auch SCHERB verlagert den Ansatz der Achillessehne nach lateral, wenn das supinierende Übergewicht des M. triceps surae und des M. tibialis posterior zu groß ist.

In Fällen sehr ausgedehnter Supination des Calcaneus haben sowohl LEXER wie HACKENBROCH ähnlich wie beim Klumpfuß mit der knöchelbruchähnlichen Osteotomie und subperiostaler Resektion der Fibula von der Osteotomiestelle aus Erfolge angegeben.

Meist jedoch wird eine *subtalare Arthrodese* am zweckmäßigsten sein. Bei der Verödung des Talotarsalgelenkes kann durch Keilentnahme die Stellung des Calcaneus sowohl in der frontalen als auch in der sagittalen Ebene ohne Schwierigkeit korrigiert werden. LANGE tritt bei schweren und mittelschweren Fällen für diesen Eingriff ein, gleichfalls HOHMANN bei schweren Fällen und Supination des Calcaneus. Die Technik dieses Eingriffes wurde bei der Besprechung der Fußarthrodesen im einzelnen geschildert (s. S. 345, Abb. 378 ff.).

Spezielle Eingriffe bei Klauenzehen.

γ) Eingriffe beim Hackenfuß.

Allgemeine Vorbemerkungen. Als stärkster Grad des Hohlfußes wird häufig der Hackenfuß bezeichnet. Es besteht zwar eine gewisse Ähnlichkeit in der Form, die Entstehung dieser beiden Fehlformen ist jedoch voneinander völlig verschieden. Gemeinsam ist beiden die Erhöhung der Längswölbung des Fußes. Beim Hackenfuß ist die Ursache der Deformierung im Gegensatz zum Hohlfuß in dem völligen oder teilweisen Ausfall des M. triceps surae zu finden. Dieser Ausfall kann zentral bedingt sein, meist als Folge einer Poliomyelitis, er kann aber auch durch Verletzung mit Durchtrennung der Achillessehne ausgelöst werden. Sogar die Achillotomie oder sonstige zu forsch durchgeführte Verlängerungen der Achillessehne wurden als Ursache festgestellt.

Auffallend beim Hackenfuß ist vor allem die *Steilstellung der Ferse.* Der hintere Hebelarm des Fußes kann durch sie völlig verschwinden. Die Ferse kommt nicht mehr mit der nach vorne gerichteten normalen Auftrittsfläche in Berührung mit dem Boden, sondern mit ihrer dafür völlig ungeeigneten und nicht ausreichend überpolsterten Rückfläche. Der Vorfuß ist sehr stark dorsal flektiert, so daß beim Belasten eines hochgradigen Hackenfußes die Zehenballen in der Luft schweben. Damit fehlt beim Stand ein stabiles Gleichgewicht. Der Gang ist stapfend, unbeholfen, ein normales Abrollen des Fußes ist unmöglich. Bei jeder Belastung treten Schmerzen auf.

Indikation. Da in allen Fällen durch das starke Überwiegen der Sohlenmuskulatur, das durch die Heber der Ferse nicht gehemmt wird, eine Hohlfußstellung mit Verkürzung der plantaren Weichteile eingetreten ist, muß bei längerem Bestehen des Leidens, so wie es beim Hohlfuß beschrieben wurde, eine Durchtrennung der Sohlenweichteile durchgeführt werden.

Meist ist von konservativen Maßnahmen keine Verbesserung der Stellung, auch keine Hilfe gegen die Schmerzen zu erwarten. Fast immer wird ein aktives operatives Vorgehen notwendig.

Durch die Operation des Hackenfußes soll vor allem die Steilstellung des Calcaneus rückgängig gemacht werden.

Eingriffe an den Weichteilen.

Sehnenverpflanzung (Abb. 535—540).

Um an Stelle des gelähmten M. triceps surae den Muskeln der Fußsohle einen Antagonisten zu verschaffen, hat man versucht, durch Verpflanzung der Sehnen gesunder Muskeln auf die Achillessehne einen Ausgleich zu schaffen. Es sollte dadurch nicht nur die Fehlform beseitigt werden, vor allem erstrebte man eine aktive kraftvolle Plantarflexion des Fußes. *Die Fähigkeit, beim Stehen die Ferse vom Boden zu erheben, der Zehenstand, ist das beste Zeichen einer gelungenen Operation.* Vor dem Eingriff soll man sich ein klares Bild über den Zustand sowohl der kraftempfangenden als auch der kraftspendenden Muskel gemacht haben. Ist der M. triceps surae nur teilweise gelähmt, so kann mit einem relativ schwachen Kraftspender ein guter Erfolg erzielt werden. Sehr wesentlich bei der Kraftübertragung ist, daß eine Überdehnung nur teilweise gelähmter Muskeln beseitigt wird. Die überdehnten, funktionslos gewordenen Muskelfasern können damit die Fähigkeit kraftvoller Kontraktion zurückerhalten. Auf diese Weise hat die Verpflanzung von Muskelkraft auf einen teilweise gelähmten Muskel eine doppelte Wirkung, erstens durch die Wirkung der übertragenen Kraft und zweitens durch die Aufhebung der Überdehnung des teilweise gelähmten Muskels, der sich dadurch erholt und eine Kräftigung erfährt.

Die erste Sehnenverpflanzung überhaupt, und zwar am Hackenfuß, ausgeführt zu haben, ist das große Verdienst NICOLADONIS (s. Allgemeiner Teil S. 56, Abb. 67). 1882 hat er diesen Eingriff geschildert. Da die Sehnenverpflanzung gerade beim Hackenfuß besondere Schwierigkeiten bereitet, so ist es erklärlich, daß NICOLADONI mit dem Erfolg seiner Verpflanzung nicht zufrieden war und längere Zeit diese Operation nicht mehr ausgeführt hat.

Der Hautschnitt wurde 12 cm lang am vorderen Rande der Fibularissehnen bis zum Knöchel geführt, dort umbiegend 6 cm weit waagrecht nach hinten fortgesetzt. Die Fibularissehnen werden mit Einschluß des untersten Teiles der Muskelbäuche freipräpariert, losgelöst und in Höhe der Malleolen durchschnitten. Ein dreieckiges Stückchen wird seitlich aus der

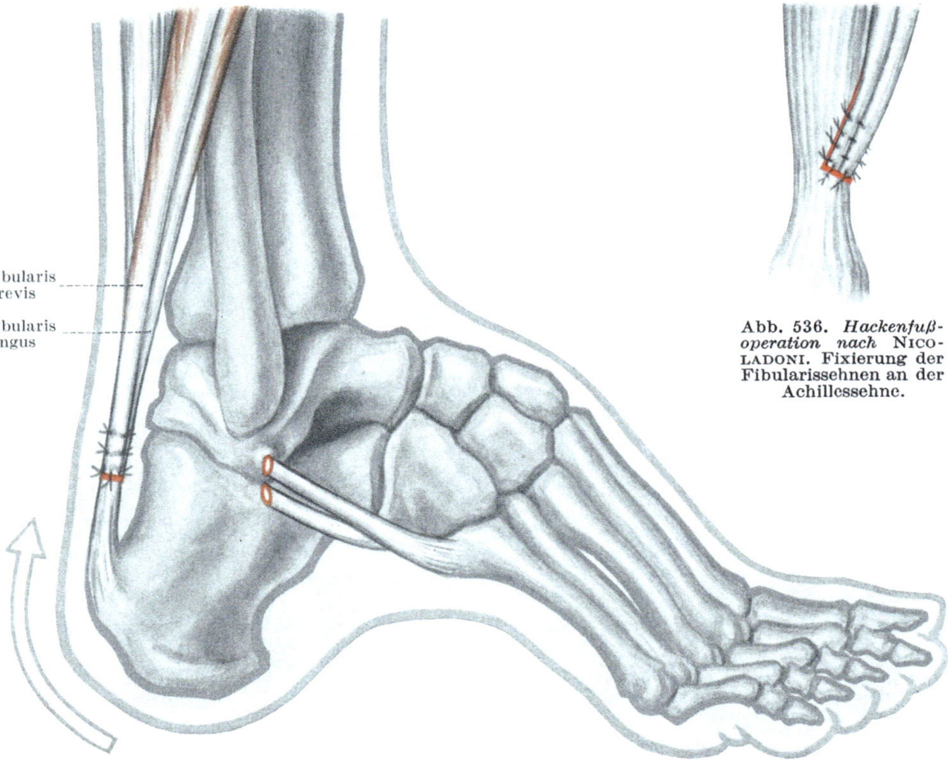

Abb. 535. *Hackenfußoperation nach* NICOLADONI. Die Sehnen der Mm. fibularis brevis und longus sind abgetrennt und seitlich in die Achillessehne eingefügt.

Abb. 536. *Hackenfußoperation nach* NICOLADONI. Fixierung der Fibularissehnen an der Achillessehne.

Achillessehne excidiert und in die entstandene Lücke die Fibularissehnen wie Reiser in einen Baum eingepflanzt. Um die Nahtstellen zu entlasten, werden die verpflanzten Sehnen etwas weiter proximal mit Silberdraht an der Haut fixiert.

Der Mißerfolg der Operation war wohl vor allem darauf zurückzuführen, daß die Fibularismuskeln nicht in der Lage sind, den gelähmten M. triceps surae voll zu ersetzen. Sie werden nicht nur der Kraft der Antagonisten entgegengestellt, sondern sind der ganzen Schwerkraft des Körpers, die beim Abrollen des Fußes zur Wirkung kommt, ausgesetzt. Zu schwache verpflanzte Muskeln werden, wie SPITZY sagt, zerdehnt, ähnlich wie ein Gummiband durch zu große Beanspruchung (Abb. 535, 536).

Technik nach v. DITTRICH. Bei diesem Verfahren werden beiderseits der Achillessehne kraftspendende Muskeln eingepflanzt. In maximaler Spitzfußstellung wird ohne vorhergehendes Redressement der M. fibularis longus, lateral der M. flexor hallucis longus auf die mediale Seite des Calcaneus neben dem Ansatz der Achillessehne verpflanzt und subperiostal befestigt. Er berichtet von guten Erfolgen (Abb. 537).

Technik nach Nilsonne. Hier werden noch weitere Muskeln als Kraftspender verwandt. Nilsonne operiert in Blutleere. Der Hautschnitt wird 15—20 cm lang über die Achillessehne gelegt. Diese wird mittels schräger Durchschneidung oder besser durch eine Raffnaht nach Lange verkürzt, so daß ein leichter Spitzfuß entsteht. Ein Assistent hat während der ganzen Dauer der Operation den Fuß in dieser Stellung zu halten. Die tiefen Waden- sowie die Fibularismuskeln werden vom Fußgelenk aufwärts mit Einschluß eines Teiles der Muskelbäuche freigelegt. Unter kräftigem Herunterziehen werden die nicht durchtrennten Fibularissehnen an den lateralen Rand der Achillessehne genäht. Der M. flexor hallucis longus, dessen Muskelfleisch weit herabreicht und deshalb eine kurze Sehne hat, wird ziem-

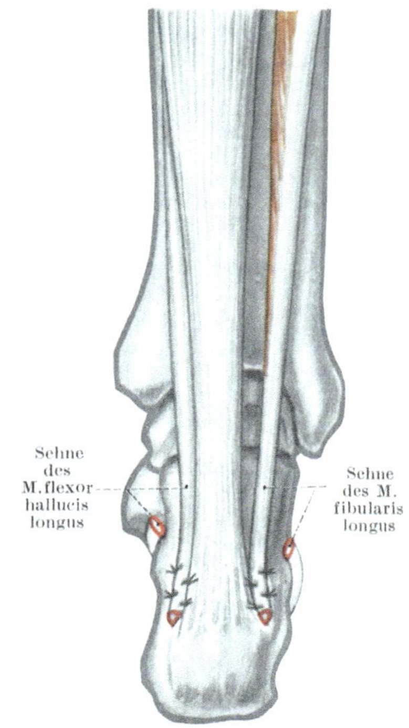

Abb. 537. *Hackenfußoperation nach* v. Dittrich. Die abgetrennten Sehnen der Mm. flexor hallucis longus und fibularis longus sind innen und außen knapp oberhalb des Ansatzes an die Achillessehne angenäht.

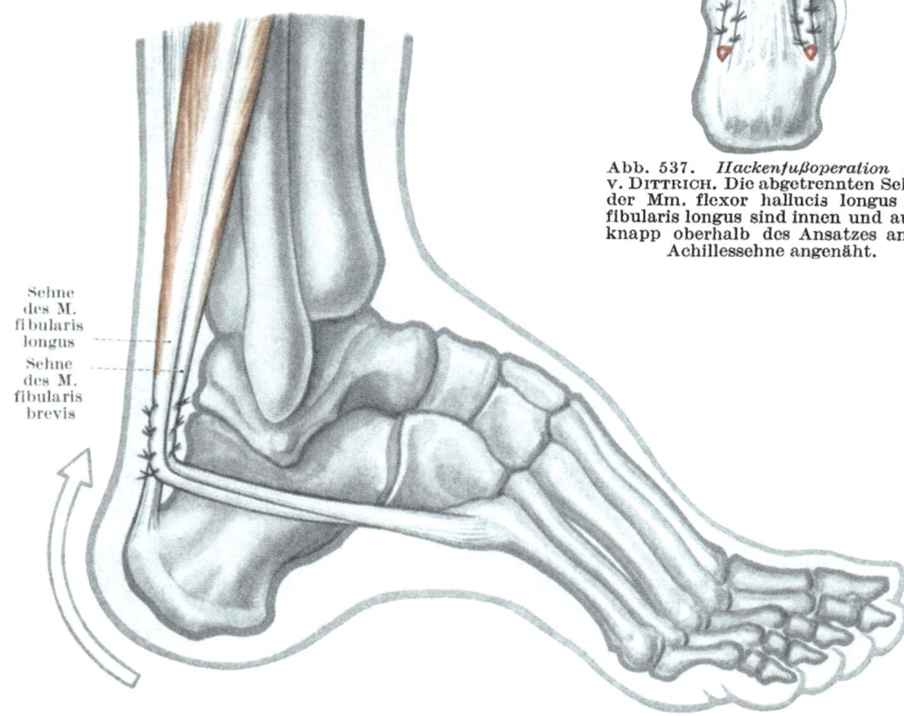

Abb. 538. *Hackenfußoperation nach* Nilsonne. Ansicht von tibial. Die Achillessehne ist durch Raffnähte gekürzt. Die Sehnen der Mm. tibialis posterior und flexor hallucis longus sind nach unten gezogen und mit der Innenseite der Achillessehne vernäht.

lich distal an den medialen Rand der Achillessehne befestigt. Über ihn wird der M. tibialis posterior und der M. flexor digitorum longus unter Spannung angenäht. Als Nahtmaterial wird Seide verwandt. Die Fascie wird nicht vernäht, um Spannungen und Adhäsionen über dem jetzt breiten Sehnenspiegel zu vermeiden. Zum

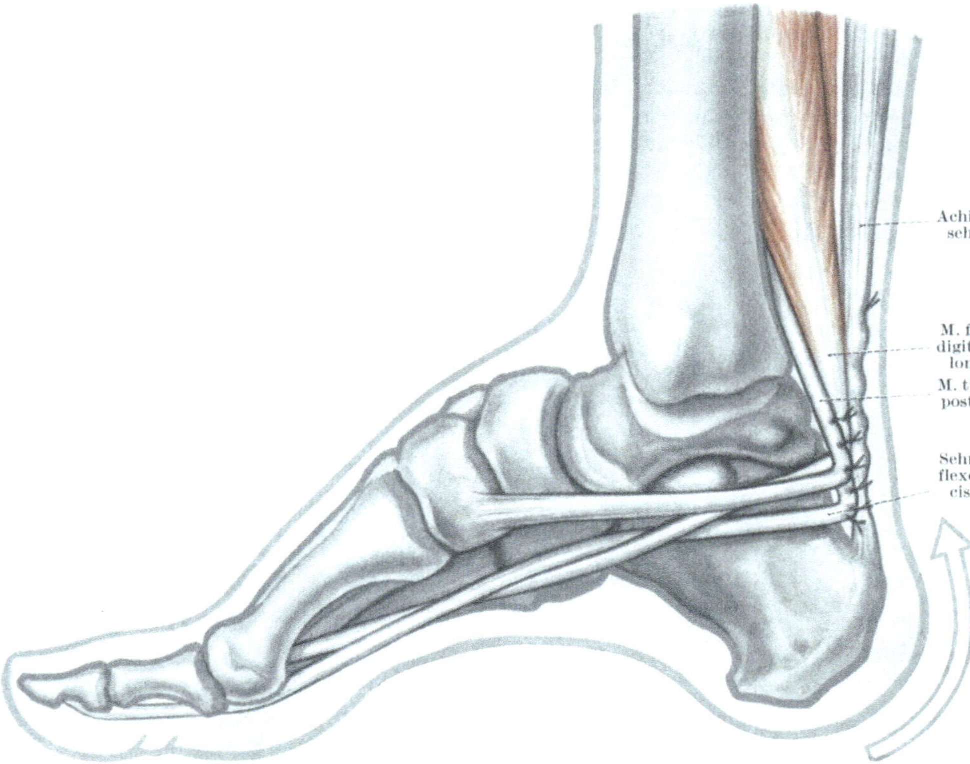

Abb. 539. *Hackenfußoperation nach* NILSONNE. Ansicht von fibular. Die Sehnen der Mm. fibularis longus und brevis sind seitlich an die Achillessehne angenäht.

Abschluß werden Subcutan- und Hautnähte gelegt. Für 3—4 Wochen wird in starker Spitzfußstellung ein Gipsverband angelegt. Die besten Ergebnisse wurden zwischen dem 5. und 15. Lebensjahr erreicht, bei Mißerfolgen waren die verpflanzten Muskeln nicht voll leistungsfähig. In schweren Fällen und bei Erwachsenen wurde zusätzlich die subtalare Arthrodese durchgeführt (Abb. 538—540).

Eine Verbesserung gegenüber den vorher beschriebenen Eingriffen stellt außer der vermehrten, übertragenen Muskelkraft die Verkürzung der Achillessehne dar, die die Kraftspender vor Überdehnung schützen soll.

Technik nach HASS. Bei der Verpflanzung der Sehnen wird gleichzeitig eine Korrektur der Valgus- oder Varusstellung der Ferse versucht.

Bei *Valgusstellung* verpflanzt HASS den M. fibularis brevis auf die mediale Seite des Achillessehnenansatzes. Es wird ein 6 cm langer Hautschnitt entlang der Innenkante der Achillessehne bis auf das Tuber calcanei geführt. Die Innenseite des Achillessehnenansatzes wird ein wenig geschlitzt, das Periost am Fersenbeinhöcker in zwei Lefzen gespalten und dazwischen eine kleine Knochenrinne

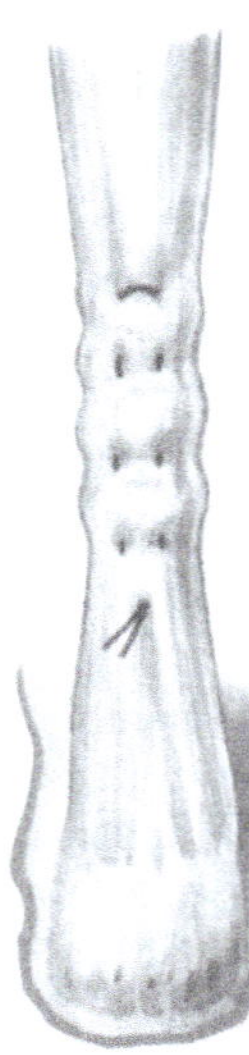

Abb. 540. *Hackenfußoperation nach* NILSONNE. Raffnaht der Achillessehne.

ausgemeißelt. Durch das lockere Bindegewebe zwischen Tibia und Achillessehne wird unter Schonung der Gefäße und Nerven schräg nach oben ein Kanal gebohrt. Die Sehne des M. fibularis brevis wird durch zwei Schnitte vom Ansatz gelöst und durch den Kanal gezogen. Das Ende wird in der Rinne an der Achillessehne sowie unter das Periost in den Knochen eingelagert und vernäht.

In Supinations- und Spitzfußstellung wird für 8 Wochen ein Gipsverband angelegt.

Bei dem seltenen *Pes calcaneus varus* wird der M. tibialis posterior in gleicher Weise auf die Außenseite des Achillessehnenansatzes verpflanzt (Abb. 541, 542).

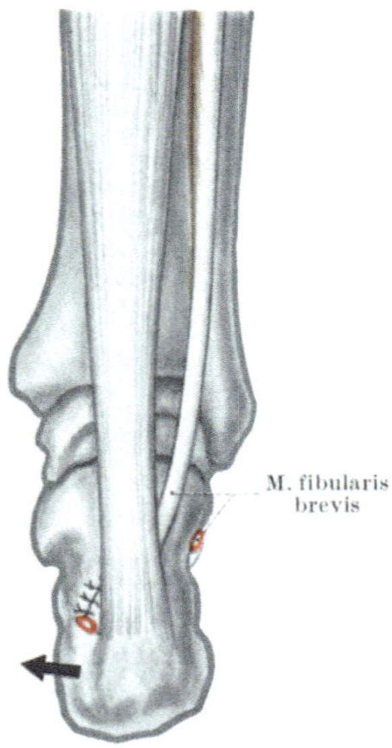

Abb. 541. *Hackenfußoperation nach* HASS. Bei gleichzeitiger Valgusstellung wird die abgetrennte Sehne des M. fibularis brevis tibial an die Achillessehne angelagert.

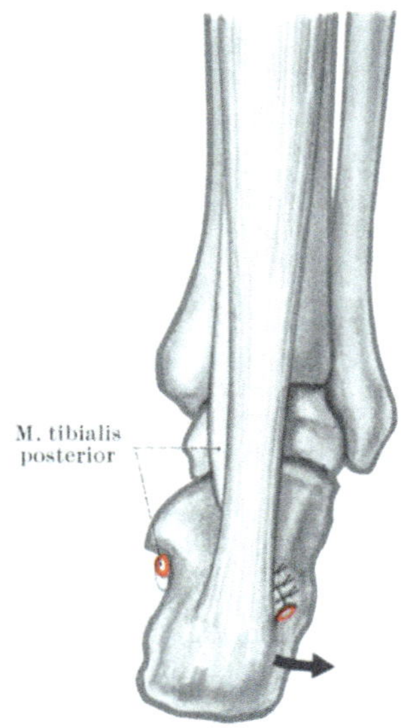

Abb. 542. *Hackenfußoperation nach* HASS. Bei gleichzeitiger Varusstellung wird die abgetrennte Sehne des M. tibialis posterior fibular an die Achillessehne angelagert.

Technik nach F. LANGE. Bei der Kraftübertragung auf die Achillessehne verwendet FRITZ LANGE zusätzlich noch seidene Sehnen. Bei einer nur teilweisen Lähmung des M. gastrocnemius, wenn die Hälfte oder ein Drittel seiner Kraft erhalten ist, genügt zur Wiederherstellung der Funktion nach seiner Meinung eine Raffung der Achillessehne, die Fehlform des Fußes muß vorher redressiert sein.

Genügt die Raffung nicht, so führt er gesundes Muskelmaterial zu. Ist die Parese des M. gastrocnemius nicht schwer, so verpflanzt er den M. fibularis longus auf die Achillessehne. Die Spendersehne wird durch einen Schlitz der Empfängersehne gezogen und durch mehrere Nähte befestigt. Ist noch mehr Muskelmaterial notwendig, so empfiehlt er, am M. flexor hallucis longus und M. flexor digitorum longus im unteren Drittel des Unterschenkels 3—4 cm lange seidene Sehnen zu befestigen und an der Achillessehne zu verankern. Die ziemlich beträchtliche plantar flektierende Wirkung dieser Muskeln, die BIESALSKI schon beim gesunden Fuß nachgewiesen hat, wird noch gesteigert, ohne daß die Muskeln durch den operativen Eingriff nennenswert geschädigt werden.

Die völlige Verpflanzung der Zehenbeuger ist wegen der Gefahr der Krallenzehenbildung nicht zu empfehlen. Als weiterer Kraftspender käme noch der

M. tibialis posterior in Frage. Man kann ihn ungestraft verwenden, wenn auch seine Antagonisten, die Mm. fibulares, dem gleichen Zweck geopfert werden.

Ist eine Operation wegen schwerer Lähmung des M. gastrocnemius glücklich beendet, so muß nach F. LANGE der Fuß 4—6 Monate lang in der korrigierten Stellung gehalten werden.

Korrektur des Hackenfußes durch einen Seidenfaden. Bei völliger Lähmung des M. gastrocnemius hat FRITZ LANGE zur Sicherung der Spitzfußstellung einen Seidenfaden verwandt, den er durch zwei Bohrkanäle des Calcaneus und zur hinteren Tibia proximal des tibialen Malleolus führt. Die Tibia wird hier wiederum zweimal durchbohrt, die beiden Enden des Seidenfadens durch die beiden Bohrlöcher gezogen und hier in Spitzfußstellung des Fußes miteinander vereinigt (Abb. 543).

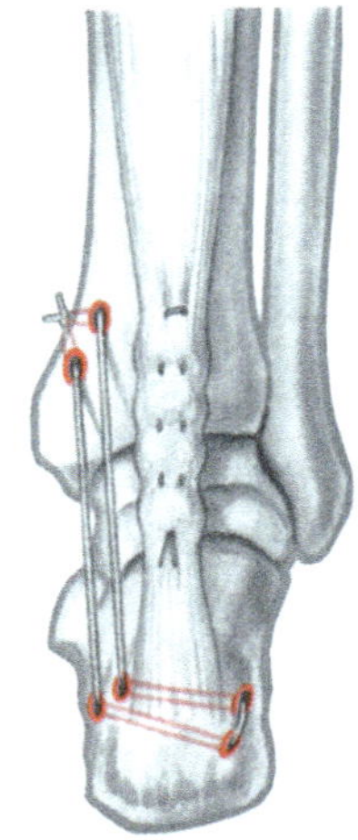

Abb. 543. *Korrektur des Hackenfußes mittels eines Seidenfadens nach* F. LANGE. Die Achillessehne ist durch Raffnähte verkürzt. Der Calcaneus wird durch einen Seidenfaden nach oben gezogen und an der Tibia verkürzt.

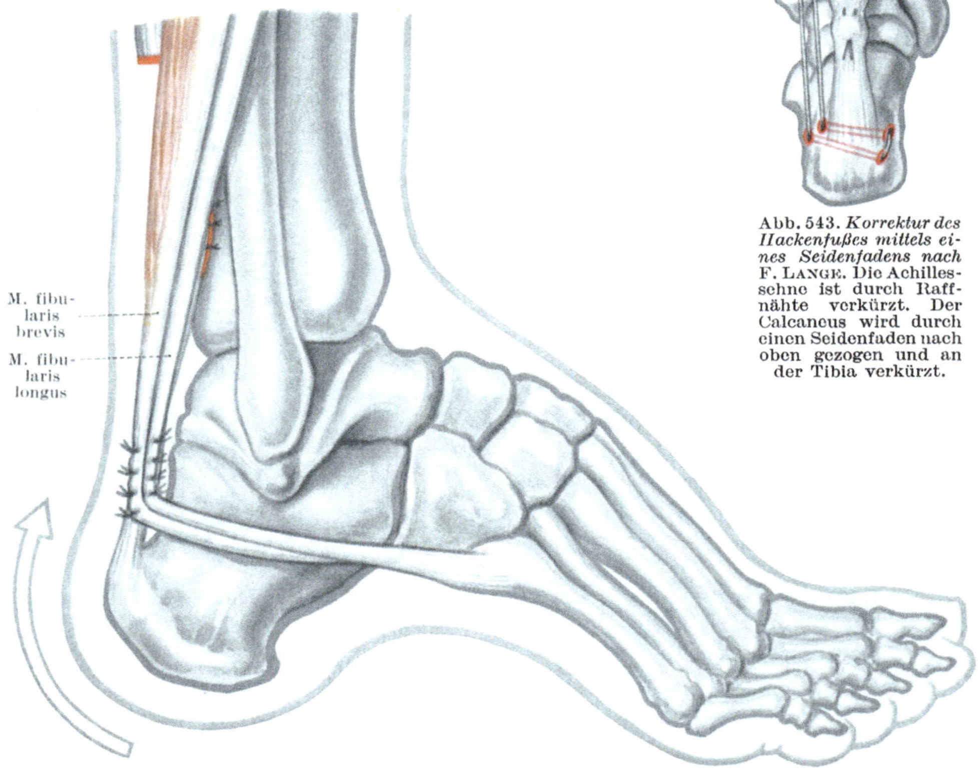

Abb. 544. *Hackenfußoperation nach* SPITZY. Ansicht von fibular. Die Achillessehne ist am Übergang zum Muskel abgetrennt und unter Spannung an die Hinterfläche der Tibia fixiert. Die Sehnen der M. fibularis longus und brevis sind nach hinten gezogen und, ohne sie zu durchtrennen, seitlich an der Achillessehne angenäht.

Tenodese und Sehnenverpflanzung (Abb. 544, 545).

Eine weitere Möglichkeit, die Fehlstellung der Ferse nach ihrer Korrektur zu fixieren, ist die Tenodese der Achillessehne. Nach dem Redressement wird die Achillessehne möglichst proximal durchtrennt und ihr freies Ende in Spitzfußstellung am Schienbein befestigt, so daß ein Wiedereintreten der Steilstellung des Calcaneus verhindert wird.

Bei der Lähmung eines Muskels sind auch meist die zugehörigen Sehnen geschädigt, haben an Zugfestigkeit eingebüßt und fasern leicht auf. Nach der Tenodese wirkt der ständige Zug der gesunden Antagonisten, so wie bei der Funktion die ganze Körperschwere, auf das neue Hemmungsband. Es ist dieser Beanspruchung nicht gewachsen, wird gedehnt, womöglich zerfasert und damit außer Funktion gesetzt.

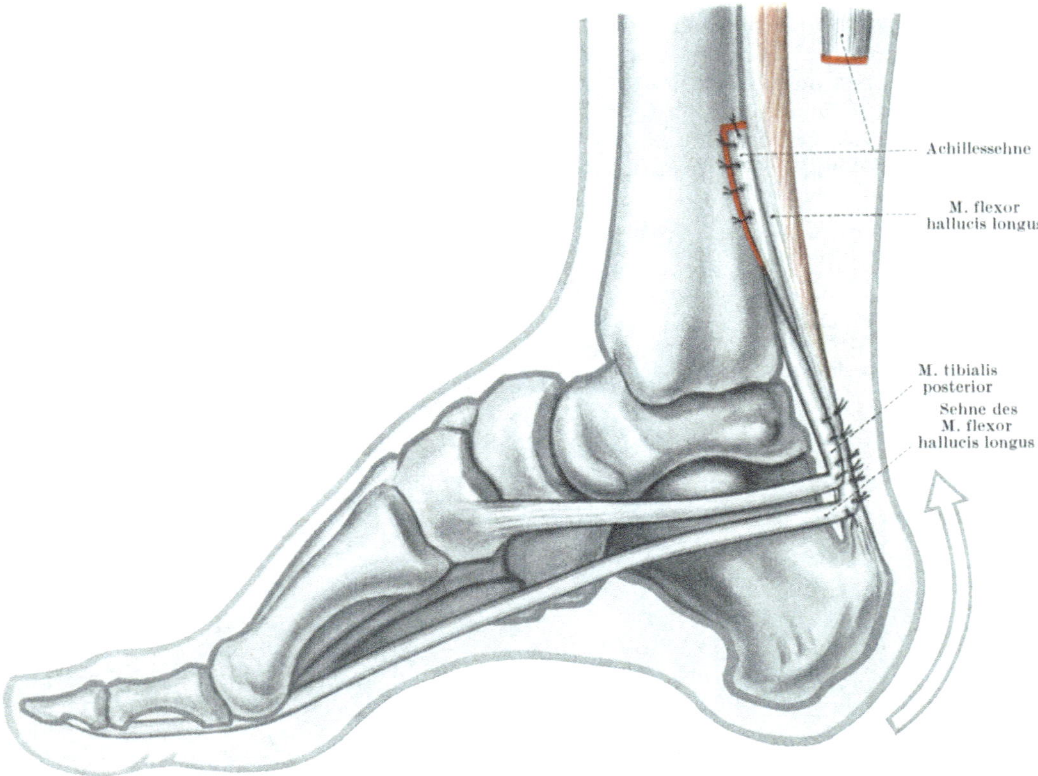

Abb. 545. *Hackenfußoperation nach* Spitzy. Ansicht von tibial. Die nach hinten gezogenen Sehnen der Mm. tibialis posterior und flexor hallucis longus sind an der Innenseite der Achillessehne angenäht.

Aus diesem Grunde ist man von der Tenodese als alleiniger Maßnahme zur Korrektur des Hackenfußes abgekommen. In Verbindung mit anderen Operationen, vor allem mit der Sehnenverpflanzung wird sie mit gutem Erfolg ausgeführt. Selbstverständlich ist sie nur dann angezeigt, wenn man die Gewißheit hat, daß der M. triceps surae völlig gelähmt ist und eine Erholung nicht erwartet werden kann.

Technik nach Spitzy. Die Achillessehne wird 10 cm über dem Calcaneus abgetrennt und mit der Tibia durch Knochennähte fest verbunden. Der Fuß wird dabei in leichter Spitzfußstellung gehalten. Durch diese mittels der Achillessehne durchgeführte Bandbildung ist eine Dorsalflexion ausgeschlossen, eine weitere Plantarflexion dagegen möglich. Nun werden die beiden Fibularismuskeln, der M. flexor hallucis longus und der M. tibialis posterior, ohne daß sie durchtrennt werden, nach hinten an die Bandsehne angelagert und entweder mit ihr direkt vernäht oder am Tuber calcaneus befestigt.

Durch diese Maßnahme wird die Bandsehne von den Muskeln vor Überdehnung geschützt, andererseits entlastet die Bandsehne die Muskeln, so daß auch ihre Überlastung vermieden wird.

Wilhelm spaltet die von ihren Muskelbäuchen abgetrennte Achillessehne V-förmig in zwei Teile und bettet ihren lateralen Anteil am äußeren, ihren medialen am inneren Knöchel in eine dort angebrachte Knochenrinne ein. Es muß dadurch eine Spitzfußstellung fixiert werden.

Zusätzlich werden Muskelverpflanzungen durchgeführt.

Eingriffe an den Knochen (Abb. 546).

Besteht in Verbindung mit dem Hackenfuß eine Varusstellung der Ferse, so genügen zur Stabilisierung und zur Korrektur der Stellung die bisher beschriebenen Maßnahmen meist nicht. Lexer hat in solchen Fällen die Tuberositas calcanei mit einem Meißel abgeschlagen und mit dem Ansatz der Achillessehne nach außen verlagert (Abb. 546). Auch Scherb gibt das gleiche Operationsverfahren an, wenn das supinatorische Übergewicht des M. triceps surae und des M. tibialis posterior zu groß ist. Meist wird eine subtalare Arthrodese notwendig sein. Bei der Verödung des Talotarsalgelenkes kann durch Keilentnahme aus dem Knochen die Stellung des Calcaneus sowohl in der Frontalebene als auch in der Sagittalebene korrigiert werden. Lange tritt bei schweren und mittelschweren Fällen für diesen Eingriff ein, gleichfalls Hohmann in schweren Fällen, wenn eine Supinationsstellung des Calcaneus besteht. Die Technik dieses Eingriffes wurde bei der Besprechung der Fußgelenkarthrodesen im einzelnen erläutert.

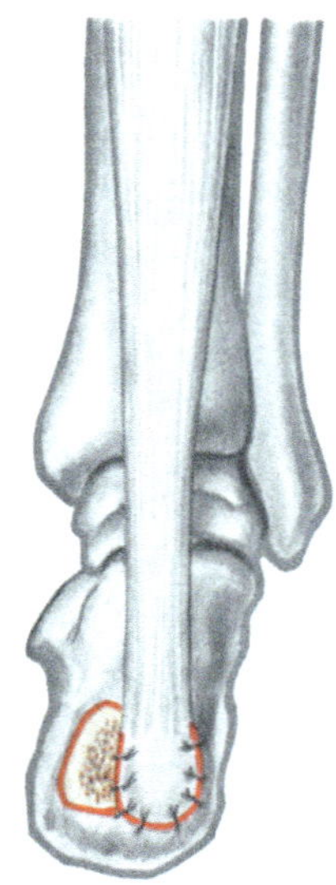

Abb. 546. *Verlagerung des Ansatzes der Achillessehne nach* Lexer.

Technik nach Campbell. Er empfiehlt die „*Triple-Arthrodese*" mit Keilentnahme aus dem „Chopart" und dem Talocalcanealgelenk. Vorher muß mit einer Durchtrennung der Fußsohlenweichteile die Behebung der Deformität soweit wie möglich durchgeführt sein.

Das Calcaneo-Cuboid-, das Talonavicular- und das Talocalcanealgelenk wird so dargestellt, wie es bei der Triple-Arthrodese schon besprochen wurde (Abb. 547a und b). Mit einem Osteotom wird aus dem Talonavicular- und Calcaneo-Cuboidgelenk ein Knochenkeil entfernt. Der Keil soll so groß sein, daß die nach der vorhergegangenen Korrektur durch Weichteildurchtrennung an der Fußsohle zurückgebliebene Hohlfußdeformierung völlig ausgeglichen wird. Der Vorfuß wird in Dorsalflexion gedrängt, die angefrischten Knochenflächen werden aneinandergebracht, um festzustellen, ob noch eine Fehlstellung geblieben ist. Reicht die Korrektur aus, so wird als nächstes das Talocalcanealgelenk dargestellt und eine keilförmige Resektion mit der Basis nach hinten ausgeführt. Damit sind sowohl die Steilstellung des Calcaneus wie der Hohlfuß korrigiert. Vor dem Wundverschluß empfiehlt es sich, noch einmal zu kontrollieren, ob die angefrischten Knochenflächen eng genug aneinanderliegen.

Gleich nach der Operation wird ein Gipsverband in leichter Spitzfußstellung und mäßiger Kniebeugung angelegt. Um die Fußsohle so gut wie möglich zu strecken, wird bei der Anfertigung des Gipses ein starker Druck auf die Sohle ausgeübt.

a

b

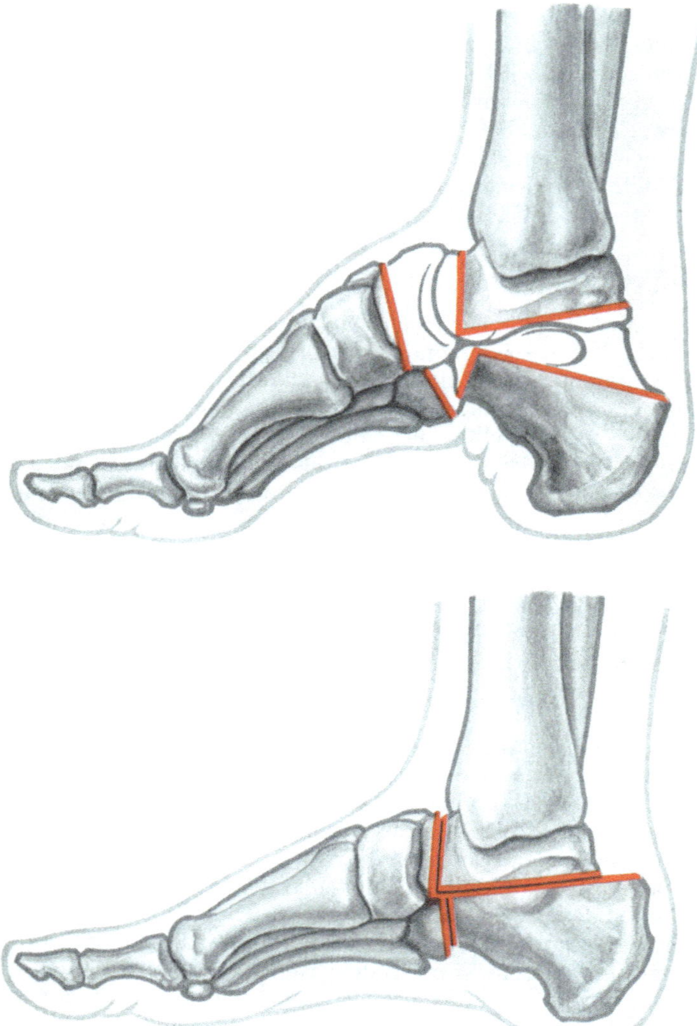

Abb. 547 a u. b. *Hackenfußoperation durch „Triple-Arthrodese" nach* Campbell. a Es sind die Resektionslinien am unteren Sprunggelenk und Calcaneo-Cuboidgelenk eingezeichnet. Die zu entnehmenden Knochenkeile sind ausgespart. b Nach der Keilentnahme sind die resezierten Knochen aufeinander gestellt. Die Hackenfußstellung ist dadurch ausgeglichen.

Technik nach Hoffa-Vulpius. Um die Steilstellung des Calcaneus zu beseitigen und der Achillessehne bessere Zugbedingungen zu verschaffen, verlagern Hoffa und Vulpius den distalen Anteil des Calcaneus nach hinten oben. Das Fersenbein wird von einem medialen Schnitt aus freigelegt, das Periost eingeschnitten und der Knochen in einer schräg von unten vorne nach oben hinten ziehenden Linie mit einem Meißel durchschlagen. Bei dem Versuch, das losgemeißelte Knochenstück mit kräftigen Haken in die gewünschte Lage zu verschieben, leisten die am Calcaneus entspringenden kurzen Fußmuskeln und die Plantaraponeurose Widerstand. Man löst deshalb alle diese Gebilde vom Knochen ab, hütet sich aber, ihn völlig aus dem Zusammenhang mit den Weichteilen zu befreien. Dann erst kann das gelöste Stück des Calcaneus an die richtige

Stelle gebracht werden. Folgt, wie das meistens geschieht, der Calcaneusosteotomie eine Sehnenverpflanzung, so ist man in der Regel nicht genötigt, dem abgemeißelten Teil durch besondere Naht oder Nagelung einen Halt zu verleihen. Durch die Sehnenüberpflanzung wird so viel Spannung erzielt, daß der Knochen von selbst an der richtigen Stelle bleibt.

Für dieses Vorgehen tritt auch LEXER ein (s. S. 487).

Bisweilen bewirkt eine kleine keilförmige Resektion mit aufwärts gewandter Basis kosmetisch noch günstigere Resultate als die einfache Osteotomie des Calcaneus.

Aufrichtung der Talusrolle nach PUTTI. Bei der Hackenfußstellung ist die Talusrolle in ihrem oberen Anteil auffallend abgeflacht und muß gehoben werden. Diese Abflachung der vorderen oberen Gelenkfläche ermöglicht überhaupt erst die abnorme übertriebene Dorsalflexion des Fußes. Um eine Beschränkung der Dorsalflexion zu erreichen, hat PUTTI, wie an anderer Stelle beschrieben wurde, das Einschlagen eines Tibiaspanes von vorne her in den Talus empfohlen. Eine solche knöcherne Sperre genüge aber nicht bei der Hackenfußstellung. Die knöcherne Sperre gegen die übermäßige Dorsalflexion wird dadurch erreicht, daß die gesamte obere vordere Gelenkfläche des Talus durch einen Knochenspan gehoben wird.

Der Hautschnitt führt vom inneren Knöchel entlang der Innenseite des Fußrückens. Die Sehnen des M. tibialis anterior und der Extensoren werden beiseite geschoben. Der Talushals wird bis zum Ansatz der Kapsel des oberen Sprunggelenkes freipräpariert. Diese wird mit einem Rasparatorium leicht nach oben verschoben. Unterhalb der Gelenkfläche wird ein LEXER-Meißel angesetzt und etwa 1—1,5 cm tief eingeschlagen. Danach wird der vordere Teil der Gelenkfläche gehoben. In den Knochenspalt werden Knochenstückchen eingelagert, die bei der Operation am unteren Sprunggelenk gewonnen wurden. In Ausnahmefällen sei das Einfügen eines Tibiaspanes erforderlich.

δ) Eingriffe beim Spitzfuß.

Allgemeine Vorbemerkungen. Beim Spitzfuß, dem Pes equinus, ist der Fuß in ungewöhnlicher Streckung, d. h. in Plantarflexion fixiert. Ein reiner Spitzfuß ist selten. Meist ist gleichzeitig eine Varus-, seltener eine Valgusstellung zu beobachten. An dieser Stelle sei nur von solchen Fehlformen gesprochen, bei welchen diese zusätzlichen Fehlstellungen wegen Geringfügigkeit keine eigene einschneidende Behandlung erfordern.

Nur in 4,2% der Fälle ist der Spitzfuß angeboren, bei den übrigen 95,8% ist die Fehlform nach der Geburt erworben (HOFFA).

Der seltene *angeborene Spitzfuß* ist als Hemmungsmißbildung aufzufassen. Der in den ersten embryonalen Monaten normalerweise gestreckte Fuß bleibt in dieser Lage stehen. Ein intrauteriner Raummangel kann für die Spitzfußentstehung nicht als Ursache angenommen werden, da der beschränkte Raum die Füßchen des Feten eher in Dorsalflexion pressen würde.

Im allgemeinen handelt es sich um einen *erworbenen Spitzfuß*. HOFFA spricht je nach der Entstehungsursache vom cicatriciellen, desmogenen, myogenen, neurogenen, arthrogenen, kompensatorischen und traumatischen Spitzfuß.

Die größte Anzahl dieser erworbenen Fehlformen ist paralytischer Natur und als Folge von *poliomyelitischen Lähmungen aufgetreten*. BESSEL-HAGEN fanden bei 69 Fällen 54 Lähmungsspitzfüße. Eine wichtige Rolle spielen allerdings neben der Poliomyelitis auch die *posttraumatischen Lähmungen* durch Ausfall des N. fibularis.

Die Entstehung des Spitzfußes bei Lähmungen ist leicht zu erklären. Sind allein die Strecker des Fußes ausgefallen oder in ihrer Kraft beeinträchtigt, so folgt der Fuß dem an sich schon überwiegenden, jetzt aber völlig ungehemmten

Zug der Wadenmuskulatur in Equinusstellung. Verkürzung der Kapseln und Bänder des Talocruralgelenkes einerseits, der Achillessehne andererseits sind auf längere Sicht, wenn keine vorbeugenden Maßnahmen es verhindern, die unausbleibliche Folge.

Ist der Fuß völlig gelähmt, so fällt er durch seine eigene Schwere in die Equinusstellung zurück.

Beim psottraumatischen Spitzfuß ist weiterhin bemerkenswert, daß er nicht selten auch auf lokale Einwirkungen, zum Teil als vermeidbare Folge ärztlicher Behandlung, wie etwa fehlerhafte Ruhigstellung im Gipsverband oder lang dauernder Druck der Bettdecke auf die Fußspitzen, zurückgeführt werden muß. So ist seine Entstehung vermeidbar, es sei denn, daß späterer Narbenzug oder progrediente Weichteilschrumpfungen sicher manchmal den Verlauf bestimmen.

Der zum Ausgleich einer Beinverkürzung entwickelte *kompensatorische Spitzfuß* kann sich in der gewohnheitsmäßigen Plantarflexion fixieren. Er wird aber auch bewußt durch chirurgische Eingriffe bei Arthrodesen des oberen Sprunggelenkes vom Chirurgen hergestellt, um Verkürzungen auszugleichen. An sich wird meist bei der operativen Versteifung im Talocruralgelenk eine geringe Spitzfußstellung angestrebt, weil dies für die Funktion am günstigsten ist (s. bei Arthrodese, S. 353).

Von einem „Spitzfuß" kann man nur sprechen, wenn der Fuß in einem Winkel von über 90° zum Unterschenkel steht und dorsal nicht über den rechten Winkel gebeugt werden kann. Der Grad des Spitzfußes schwankt zwischen 90 und 180° in schwersten Fällen.

Sehnen, Gelenkkapseln und Bänder passen sich in ihrer Länge der Fehlstellung an und verursachen zunächst eine Weichteilsteife. Schwere Fälle zeigen bald Veränderungen der Gelenkstellung und Verformungen der Knochen.

Nach einiger Zeit entwickelt sich eine Subluxation in den Gelenken der CHOPARTschen Linie und vor allem eine Verkürzung der Achillessehne sowie eine Schrumpfung der dorsalen Kapselanteile des oberen Sprunggelenkes. Später kommt es dann bei einer Subluxation im Talocruralgelenk zu Atrophien der vorderen Abschnitte der Talusrolle und zu einer Abflachung und Ausziehung ihrer hinteren Partien. Es treten Veränderungen des Taluskopfes und des Talonaviculargelenkes auf. Der Fersenfortsatz des Calcaneus ist stark angehoben und kann sogar mit dem Unterschenkel in Berührung treten. Die Zehen sind beim Auftreten rechtwinkelig gestreckt, eine neugebildete Gelenkfläche der Zehengrundgelenke kann sich dorsal an den Köpfchen der Metatarsalknochen entwickeln. Der Knorpel an den normalen Gelenkflächen der Metatarsalköpfchen schwindet.

Indikation. Der einseitige Spitzfuß bedeutet eine sehr starke Behinderung des Kranken, der doppelseitige, auch schwächeren Grades ermöglicht das unbehinderte Gehen nur mit orthopädischen Hilfsmitteln. Der Gang des Kranken mit einseitigem Spitzfuß wird hinkend und unelastisch, ein Abrollen des Fußes ist nicht mehr möglich, weil nur die Tarsalköpfchen und Zehen den Boden berühren. Um besser gehen zu können, wird das Knie gebeugt und das Bein bei jedem Schritt nach außen geworfen. So kommt es zu einem hüpfenden Gang. Das Gehen mit doppelseitigem stärkerem Spitzfuß ist ohne Krücken kaum möglich.

Ist beim paralytischen Spitzfuß die Streckmuskulatur der Zehen gelähmt, so werden diese nach plantar flektiert und das Belasten des Fußes ist nur auf der Dorsalseite der Zehen und auf dem Fußrücken möglich. Ähnlich wie beim Klumpfuß treten durch diese unphysiologische Beanspruchung der Haut am Dorsum der Zehen und des Fußes Schwielen und Schleimbeutel auf.

Es ist daher verständlich, daß man sich nur in leichteren Fällen des Spitzfußes mit konservativen orthopädischen Maßnahmen behelfen kann. Schwerere Fehlformen verlangen die Korrektur, die im allgemeinen nur operativ sein kann.

Eingriffe zur Beseitigung des Spitzfußes.

Eingriffe an den Weichteilen.

Wesentlich für die Behandlung ist es, ob die Spitzfußstellung allein durch Weichteilkontrakturen bedingt oder aber knöchern fixiert ist.

Bei der Behandlung des paralytischen Spitzfußes muß vor allem ein Ersatz für die funktionsunfähig- oder -untüchtig gewordene Muskulatur geschaffen werden.

Bei dem allein durch Weichteilveränderungen entstandenen Spitzfuß kann in leichten Fällen eine konservative Behandlung versucht werden. Ist bei stärkeren Graden, wie in den meisten Fällen, das Leiden durch eine Verkürzung der Achillessehne bedingt, so kann es durch eine *Verlängerung der Achillessehne* auch wieder behoben werden. Es kann eine subcutane, einfache oder Z-förmige Achillotomie durchgeführt werden. Man kann diese Sehne aber auch durch Rutschenlassen nach Vulpius verlängern (s. Allgemeiner Teil, S. 50, Abb. 56). Im allgemeinen ist eine offene, Z-förmige Verlängerung dieser Sehne zu empfehlen, weil das Maß der Verlängerung genau dosiert werden kann und kaum von Zufälligkeiten und technischen Unzulänglichkeiten abhängig ist. Es wäre für den Kranken sehr nachteilig, wenn nach einer völligen Durchtrennung der Achillessehne zur Beseitigung des Spitzfußes ein Pes calcaneus entstünde, wie es gelegentlich beschrieben wurde.

Die Z-förmige Verlängerung beim *reinen* Spitzfuß muß in der *Frontalebene* ausgeführt werden, da sich die Verlängerung in der Sagittalebene auf die Pro- und Supination des Fußes durch Verlagerung des Sehnenansatzes auswirken muß. Nur bei gleichzeitiger Varus- oder Valgusstellung kann durch die Verschiebung des Angriffspunktes gleichzeitig diese Fehlstellung korrigiert werden.

Die Technik der Tenotomie und Z-förmigen Achillessehnenverlängerung ist an anderer Stelle dieses Buches eingehend besprochen und bedarf keiner weiteren Erläuterung (s. S. 50).

Bei länger bestehender Spitzfußstellung ist nicht nur die Achillessehne verkürzt, sondern es sind gleichzeitig die hinteren Kapselanteile des oberen Sprunggelenkes geschrumpft. Diagnostisch läßt sich dies leicht erkennen. Bei der reinen Achillessehnenverkürzung kann der Fuß bei gebeugtem Knie durch Entlastung der Wadenmuskulatur in bessere Dorsalflexion gebracht werden. Bei einer Schrumpfung der Gelenkkapsel bleibt dieser Kunstgriff ohne Wirkung auf die Stellung des Fußes.

In solchen Fällen genügt es nicht, die Achillotomie auszuführen, es muß gleichzeitig die Hemmung der Dorsalflexion an der Gelenkkapsel des oberen Sprunggelenkes beseitigt werden. Nach der Z-förmigen Durchtrennung der Achillessehne werden der zentrale und periphere Stumpf nach oben bzw. unten geschlagen, so daß man sich durch das Fettgewebe zur Kapsel des oberen Sprunggelenkes vorarbeiten kann. Nach querer Durchtrennung der Kapsel läßt sich die Fehlstellung meist korrigieren. Sind immer noch Hemmungen vorhanden, so müssen auch die seitlichen Kapselanteile eingekerbt werden. Die nach der Korrektur breit klaffende Kapsel darf nicht genäht werden.

Eingriffe an den Knochen (Abb. 548).

Bei gut erhaltener Unterschenkelmuskulatur oder operativ wiederhergestelltem Muskelgleichgewicht kann die Richtigstellung des Fußes durch Veränderungen am Talus verhindert werden. Der vordere Teil der Talusgelenkrolle hat die

Malleolengabel nach vorne zu verlassen. Nur die hinteren Anteile der Gelenkrolle stehen mit ihr in Berührung.

LEXER entnimmt, um den Spitzfuß zu korrigieren, aus dem Talus ähnlich wie beim Hohlfuß einen breiten Knochenkeil, dessen Basis nach oben gerichtet ist.

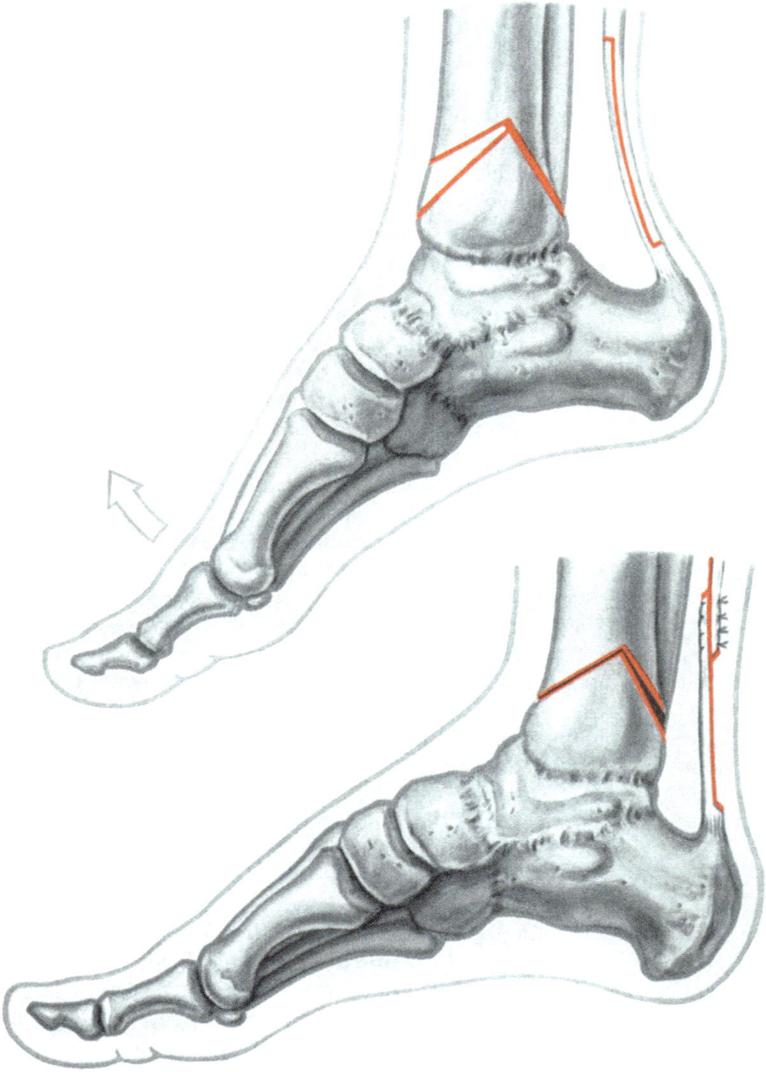

Abb. 548. *Spitzfußoperation nach* M. LANGE. Im distalen Tibiaabschnitt wird eine V-förmige Osteotomie durchgeführt. Aus dem vorderen Osteotomieabschnitt wird ein Keil entnommen. Nach Z-förmiger Verlängerung der Achillessehne kann die Fehlstellung ausgeglichen werden.

Bestehen aber noch gleichzeitig, wie häufig in veralteten Fällen, Versteifungen der Sprunggelenke, so bliebe nach LEXER nur die Wahl zwischen einer operativen Versteifung in richtiger Stellung, vor allem bei Lähmungen, oder der operativen Wiederherstellung des oberen Sprunggelenkes durch Gelenkplastik bei gesunder Muskulatur. Unserer Meinung nach soll die Gelenkplastik nur unter besonders günstigen Voraussetzungen ausgeführt werden und kommt im allgemeinen zur Korrektur des Spitzfußes kaum je in Betracht.

Ist der Spitzfuß durch eine Ankylose im Talocruralgelenk fixiert, so läßt man dieses Gelenk unberührt und strebt die Korrektur durch eine supramalleoläre Osteotomie an, die durch eine Achillessehnenverlängerung ergänzt sein muß.

Die operative Beseitigung eines knöchern versteiften Spitzfußes ist nur in hochgradigen Fällen angezeigt, wenn ein ausgesprochenes Gehhindernis besteht. Bei Ankylose im oberen Sprunggelenk ist eine leichte Spitzfußstellung günstig, weil dann Schuhe mit Absätzen getragen werden können und ein Abrollen des Fußes eher möglich ist als bei einer Stellung von 90^0.

Technik nach M. Lange. Es wird eine V-förmige Osteotomie mit Entnahme eines Keiles aus der Tibia vorgenommen, bei der die Spitze des V nach oben zeigt. Die Korrektur erfolgt durch Keilentnahme aus der Tibia.

Der bogenförmige Hautschnitt wird zwei Querfinger oberhalb vom Sprunggelenk dicht neben der vorderen Schienbeinkante geführt. Der Knochen wird V-förmig durchmeißelt. Um den Spitzfuß gut ausgleichen zu können, ist von der vorderen Kante des zentralen Bruchstückes ein Knochenkeil wegzunehmen, damit sich das periphere Fragment gut in den Bruchspalt einlegen läßt. Das Periost wird sorgfältig vernäht (Abb. 548).

Eingriffe bei spastischem Spitzfuß.

Indikation zur Stoffelschen Operation. Dieser Eingriff bezweckt die Beseitigung der *spastischen* Kontrakturen zentraler Hemiplegien und Diplegien. Die Kontrakturen müssen auf bestimmte Muskeln und Muskelgruppen lokalisiert sein. Durch Ausschalten bestimmter Komplexe der spastischen Muskelmasse wird die Energie der spastischen Muskeln herabgesetzt, ihr Übergewicht beseitigt. *Zu diesem Zwecke erfolgt der Eingriff an den motorischen Nerven, von denen bestimmte Teile reseziert werden.* Nur bei stark ausgeprägter Kontraktur darf operiert werden.

Kontraindikationen sind: Diffuse Spasmen, erhebliche Athetose, zu jugendliches Alter und Intelligenzdefekte stärkeren Grades.

Das operative Vorgehen. Der spastische Spitzfuß wird durch die spastische Kontraktur der Plantarflektoren des Fußes erzeugt. Zu diesen Muskeln sind der M. triceps surae, der lange Beuger der Zehen und Großzehe, der M. tibialis posterior und der M. fibularis longus zu zählen.

Handelt es sich um einen hochgradig spastischen Spitzfuß, so muß die Kraft des M. triceps surae sehr erheblich vermindert werden. Man reseziere dann zwei Drittel der Nervenäste, die in die beiden Gastrocnemiusköpfe eindringen, sowie die ganze Soleusbahn.

In *leichten* Fällen schaltet man die Hälfte der Nervenäste für die Mm. gastrocnemii und die ganze dorsale Soleusbahn aus.

In Ausnahmefällen kann man schon mit der Resektion eines Drittels der Nervenäste für die Mm. gastrocnemii und der Hälfte der dorsalen Soleusbahn sich begnügen. Doch wird davor gewarnt, zu wenig zu resezieren.

In *mittelschweren* und *schweren* Fällen von spastischem Spitzfuß versäume man nie die Bahnen für die Zehenbeuger aufzusuchen und sehr stark zu schädigen. Denn abgesehen davon, daß die Zehenbeuger eine nicht unerhebliche Rolle bei der Plantarflexion des Fußes spielen, ist ein Spasmus dieser Muskeln beim Gehen sehr störend.

Ein Zusammenwachsen der Nervenstümpfe wird durch die Größe der resezierten Stücke (5—7 cm) unwahrscheinlich gemacht. Wer ganz sicher gehen will, kann beide Stümpfe wie ein Gefäß ligieren und den proximalen mit nach proximal gewendeter Wundfläche durch eine Naht an benachbartes Gewebe befestigen. Dann ist eine Wiedervereinigung der Stümpfe ausgeschlossen.

Die Wertung der Stoffelschen Operation ist heute keineswegs einheitlich. Neben begeisterten Anhängern finden sich skeptische Beurteilungen. Raschenburg hält die Stoffelsche Operation für das Verfahren der Wahl zur Beseitigung des spastischen Spitzfußes bei cerebraler Hemiplegie und Littlescher Erkrankung.

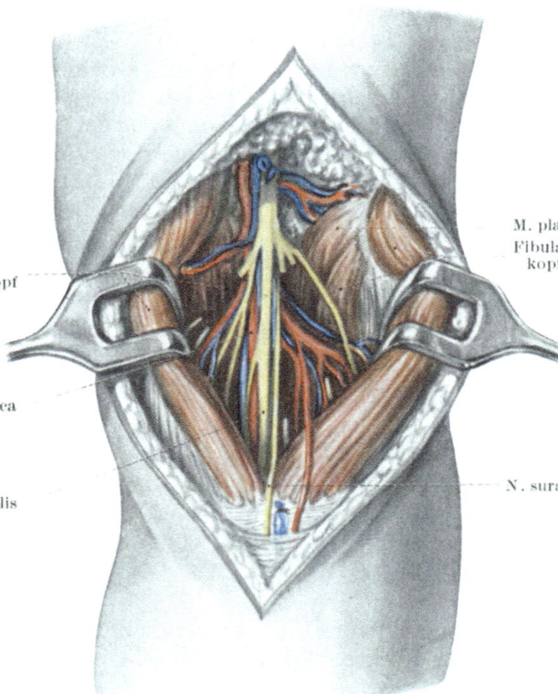

Abb. 549. *Nervenresektion nach* Stoffel *zur Beseitigung des spastischen Spitzfußes.* Der N. tibialis wird zwischen den Gastrocnemiusköpfen aufgesucht. Aus der Hälfte seiner Muskeläste werden 5—7 cm lange Strecken entfernt.

Er hatte hier 50% Dauererfolge. Allerdings waren Nachoperationen (Tenotomie der Achillessehne, des M. tibialis posterior oder einfache Sehnenverpflanzung) gelegentlich noch notwendig. Ebenso berichten von guten Erfolgen Fründ, Cramer, Bundschuh, Hass u. a. Sie alle sehen in der Ausschaltung des N. tibialis einen wesentlichen Fortschritt.

Andere Autoren sind von dem Wert der Stoffelschen Operation weniger überzeugt. Für das Verfahren spreche die Geringfügigkeit des Eingriffes, dagegen die Unsicherheit der Wirkung. Ferner liege die Gefahr einer zu starken motorischen Schwächung namentlich bei nicht ganz einwandfreier Ausführung vor. Zudem beobachte man häufig nach anfänglichen postoperativen Besserungen wenig befriedigende Endergebnisse (Kirsch, Köllicker, Lehmann, Schanz u. a.).

M. Lange hält bei der Behandlung des spastischen Spitzfußes die Wahl der Operation für weniger wichtig als ihre sorgfältige Durchführung und die konsequente Nachbehandlung.

Fehlschläge seien bei der STOFFELschen Operation wie bei der Achillessehnentenotomie möglich. Doch scheinen sie nach Nervenresektionen häufiger zu sein. LANGE selbst bevorzugt beim kindlichen spastischen Spitzfuß die offene Tenotomie, beim Erwachsenen vor allem nach zentralen Nervenverletzungen wendet er gerne die Nervenresektion an. Allerdings käme man bei diesen Fällen mit der Nervenoperation allein oft nicht aus und es sei wegen der starken Kontrakturen noch eine offene Tenotomie der Achillessehne hinzuzunehmen.

Die STOFFELsche Operation zur Beseitigung des Spitzfußes hat offensichtlich die großen Erwartungen, die zunächst in sie gesetzt wurden, nur teilweise erfüllt.

Modifikation der STOFFELschen Operation nach SCHANZ. Bei schweren Spasmen, die so ausgeprägt sind, daß sie auf die Extremität störend wirken und keine Aussicht besteht, die Funktionsfähigkeit zu erreichen, hat SCHANZ eine Abänderung der STOFFELschen Operation angegeben.

Er durchsticht den N. tibialis mit einem dünnen Thermokauter in verschiedenen Richtungen. An Stelle der spastischen wird eine schlaffe Lähmung gesetzt, ohne daß gleichzeitig ein vollständiger sensibler Ausfall entsteht. Die Resultate seien dauerhafter und gegenüber Rezidiven zuverlässiger als die durch die STOFFELsche Operation erzielten.

Eingriffe beim paralytischen Spitzfuß.

Der paralytische Spitzfuß ist die Folge von Lähmungen der Extensoren des Fußes, wenn die Wadenmuskulatur ganz oder teilweise erhalten ist. Um die Deformierung auszugleichen, muß der Wirkung vor allem des M. triceps surae ein Widerstand entgegengesetzt werden. Dies kann einerseits durch *Muskelverpflanzungen* geschehen, für die natürlich ausreichend gesunde, verpflanzungsfähige Muskeln zur Verfügung stehen müssen. Durch dieses Vorgehen soll die aktive Dorsalflexion des Fußes wieder ermöglicht werden. Andererseits kann man durch Eingriffe am Knochen die Plantarflexion des Fußes einschränken und damit der Einwirkung der Wadenmuskulatur eine knöcherne Barriere entgegensetzen. Diese Barriere wird in Form der *vorderen Anschlagsperre* angewandt und ist bei dem Kapitel der Arthrorise des Fußgelenkes eingehend besprochen (s. S. 387, Abb. 429ff.). Einige für den Spitzfuß besonders geeignete, ähnlich wirkende Knochenoperationen werden in diesem Abschnitt noch zusätzlich dargestellt.

Vor Ausführung sowohl einer Sehnenverpflanzung als auch einer Arthrorise müssen die an den Weichteilen und Knochen sekundär aufgetretenen, den paralytischen Spitzfuß fixierenden Veränderungen beseitigt sein. Vor allem ist fast immer die *Achillotomie* angezeigt, wenn man ein Rezidiv vermeiden will.

Eingriffe an den Weichteilen (Abb. 550, 551).

Technik nach VULPIUS. Ist der Spitzfuß durch eine *isolierte Lähmung* des M. tibialis anterior verursacht, so gibt VULPIUS folgendes Verfahren an:

Er überzeugt sich zunächst durch Inspektion von der Beschaffenheit der Muskeln nach Freilegung der Extensoren, daß ausschließlich der M. tibialis anterior die Zeichen einer Lähmung erkennen läßt. Der an der Vorderseite des Unterschenkels gelegte Hautschnitt wird vorläufig wieder mit einer Klemme geschlossen.

Besteht ein Spitzfuß leichteren Grades, so wird die Achillessehne subcutan plastisch nach BAYER tenotomiert oder man läßt sie auf dem Muskelbauch „*rutschen*“. Steht aber zu befürchten, daß nach Korrektur der pathologischen

Fußstellung eine stärkere Verschiebung der Sehnenenden eintreten wird, so führt Vulpius die Achillotomie offen aus. Bei den Querschnitten ist darauf zu achten, daß man distal nach lateral und proximal nach medial schneidet. Auf diese Weise wird eine supinierende Wirkung erzielt, die beim Ausfall des M. tibialis anterior von Vorteil ist.

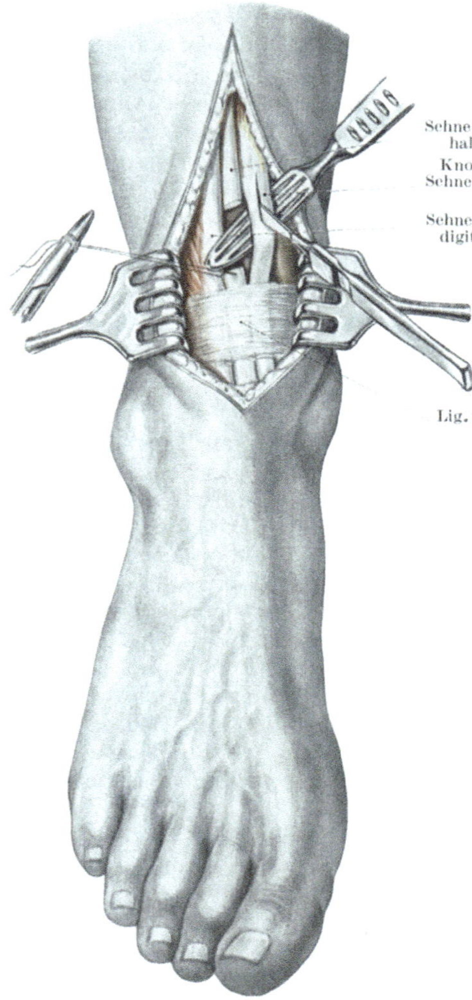

Abb. 550. ***Spitzfußoperation nach* Vulpius *bei Lähmung des M. tibialis anterior.*** **Nach offener Verlängerung der Achillessehne wird die Sehne des M. extensor hallucis longus durchtrennt. In die Sehne des M. tibialis anterior wird ein knopflochförmiger längsgerichteter Schnitt geführt.**

Nach Durchtrennung der Sehne wird der Fuß redressiert und die Stümpfe der Achillessehne werden in der gewünschten Verlängerung vernäht.

Nach der Hautnaht des dorsalen Schnittes wird die vordere Wunde wieder eröffnet. Einige Zentimeter oberhalb des Lig. transversum wird durch die Sehne des M. extensor hallucis longus ein Haltefaden gelegt und proximal dieses Fadens die Sehne durchtrennt, ohne die Sehnenscheide zu eröffnen. Nun wird die Sehne des M. tibialis anterior schonend in einer Ausdehnung von 4—6 cm isoliert. In der Mitte zwischen dem oberen Rande des Lig. transversum und den letzten Muskelfasern des M. tibialis anterior wird ein Knopfloch gelegt. Dieses darf auf keinen Fall zu hoch sein, vor allem nicht in der Muskulatur liegen. Durch dieses 1 cm lange, längsgestellte Knopfloch wird der M. extensor hallucis longus, der hoch genug mobilisiert wurde, durchgezogen und vernäht. Es ist darauf zu achten, daß der Fuß in korrigierter Stellung bleibt und der M. tibialis

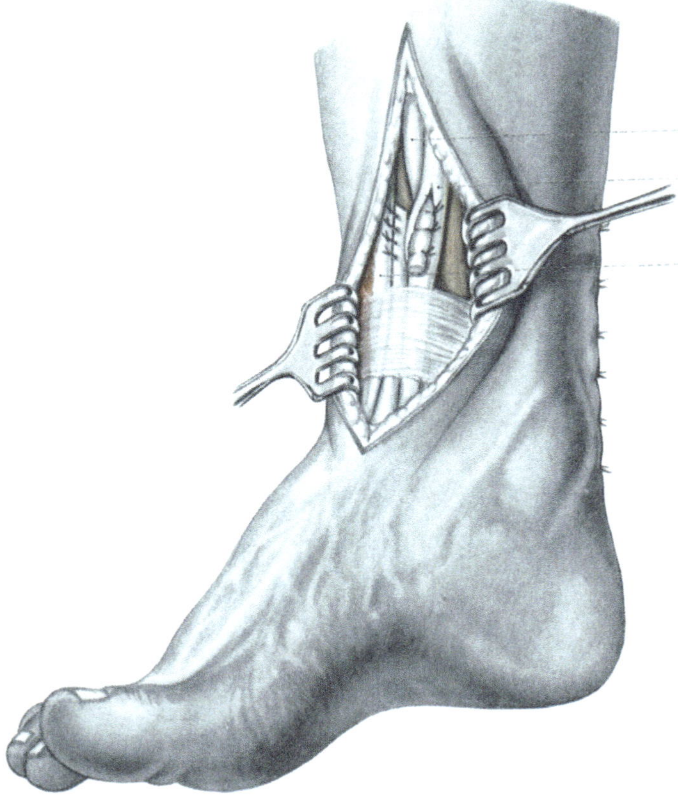

Abb. 551. *Spitzfußoperation nach* VULPIUS *bei Lähmung des M. tibialis anterior.* **Das distale Ende der Extensor hallucis longus-Sehne ist in das Knopfloch der Sehne des M. tibialis anterior eingenäht. Der distale Stumpf ist an den M. extensor digitorum longus fixiert.**

anterior dauernd bis zum Festwerden des Gipsverbandes entspannt wird. Ist der proximal von der Überpflanzungsstelle gelegene Abschnitt des M. tibialis anterior sehr erschlafft, was gewöhnlich der Fall ist, so wird er verkürzt.

Der periphere Stumpf des M. extensor hallucis longus wird aufsteigend mit zwei oder drei Nähten am M. extensor digitorum longus befestigt, wobei man den Haltefaden als erste Knopfnaht benützt. Diese Befestigung muß unter guter Spannung vorgenommen werden, um eine spätere Beugestellung der Großzehe zu vermeiden.

Nun wird die Hautwunde geschlossen, der Fuß steht im rechten Winkel, bei Verkürzung des Beines in Equinusstellung, supiniert und leicht adduziert, die Großzehe ist etwas überstreckt.

Technik nach Fritz Lange. *Bei völlig gelähmtem M. tibialis anterior* gibt Fritz Lange folgendes Verfahren zur Spitzfußbeseitigung an. Es soll nur bei leichtem Spitzfuß und bei nicht bedeutender Valgusstellung ausgeführt werden.

Wenn die Mm. extensor digitorum und extensor hallucis longus in gutem Zustande sind, so ist am besten das Aufhängen einer seidenen Sehne am M. ex-

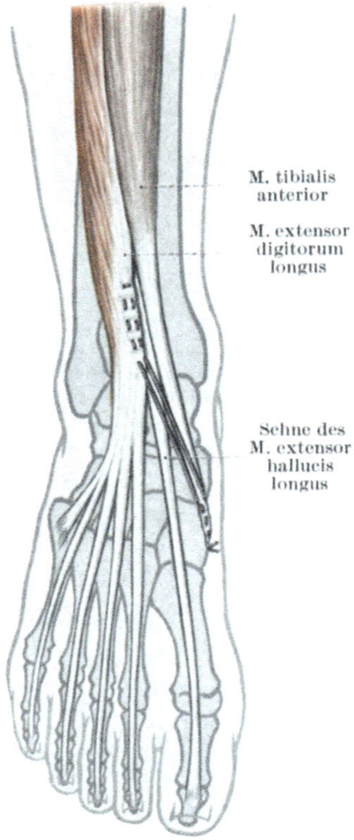

Abb. 552.

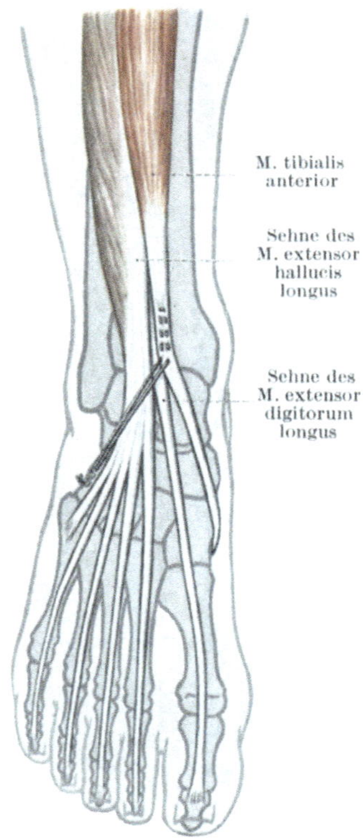

Abb. 553.

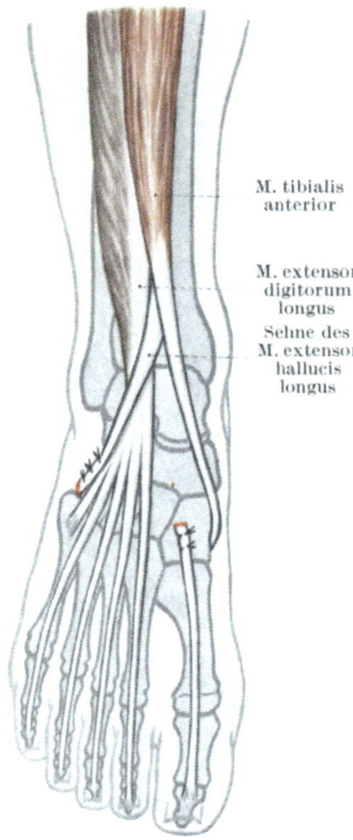

Abb. 554.

Abb. 552. *Operationsverfahren beim paralytischen Spitzfuß nach* F. Lange. Bei Lähmung des M. tibialis anterior kann eine seidene Sehne vom M. extensor digitorum longus an den inneren Fußrand auf das Os cuneiforme I gespannt werden.

Abb. 553. *Operationsverfahren beim paralytischen Spitzfuß nach* F. Lange. Bei Lähmung des M. extensor digitorum longus kann eine seidene Sehne vom M. tibialis anterior an den lateralen Fußrand auf das Cuboid fixiert werden.

Abb. 554. *Operationsverfahren beim paralytischen Spitzfuß nach* F. Lange. Bei Lähmung des M. extensor digitorum longus kann die Sehne des M. extensor hallucis longus auf das Cuboid verlagert werden. Der distale Stumpf wird am Os cuneiforme I befestigt.

tensor digitorum longus und Verankerung am Ansatz des M. tibialis anterior oder periostal am Cuneiforme I. Dadurch wird die vorhandene Muskelkraft gleichmäßig auf den inneren und äußeren Fußrand verteilt.

Wer seiner Asepsis nicht sicher ist und sich nicht getraut, eine seidene Sehne einzupflanzen, kann den M. extensor hallucis longus in der Mitte des Fußrückens durchschneiden und am inneren Fußrand periostal vernähen.

Bei Lähmung des M. extensor digitorum longus wird die Sehnenverpflanzung grundsätzlich wie beim Ausfall des M. tibialis anterior durchgeführt.

Man führt entweder eine seidene Sehne vom M. tibialis anterior oder einen ganzen Ersatzmuskel (M. extensor hallucis longus oder M. fibularis longus) zum

Cuboid. Wählt man den Ansatzpunkt am Cuboid, bekommt man einen viel kräftigeren Pronator und einen wirksameren Dorsalflektor, als wenn man an den Grundphalangen der Zehen angreift.

Bei Lähmungen des M. tibialis anterior und M. extensor digitorum longus, wenn alle anderen Muskeln vorhanden sind, nimmt man den M. flexor digitorum

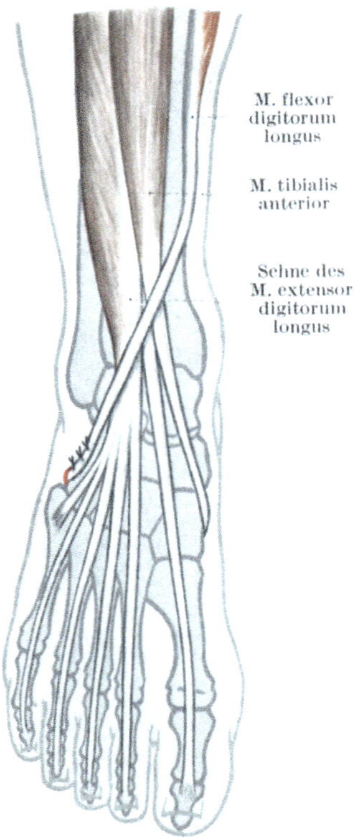

Abb. 555.

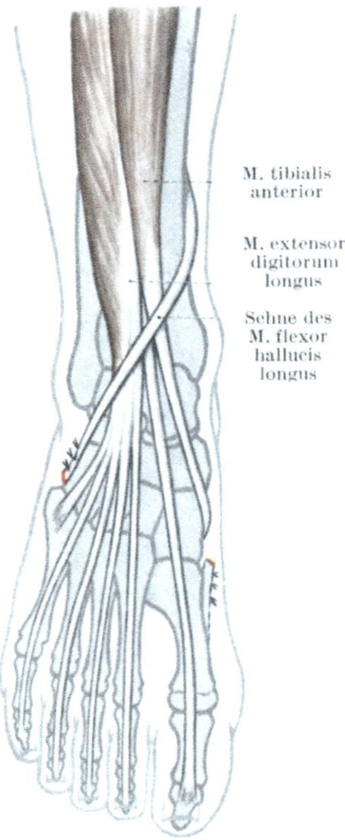

Abb. 556.

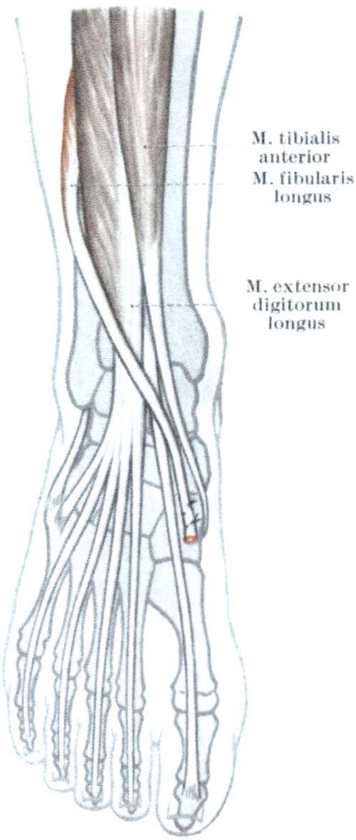

Abb. 557.

Abb. 555. *Operationsverfahren beim paralytischen Spitzfuß nach* F. Lange. Bei Lähmung der Mm. tibialis anterior und extensor digitorum longus kann die Sehne des M. flexor digitorum longus auf das Cuboid verpflanzt werden.

Abb. 556. *Operationsverfahren beim paralytischen Spitzfuß nach* F. Lange. Bei der gleichen Lähmung kann auch die Sehne des M. flexor hallucis longus auf das Cuboid verlagert werden. Allerdings muß der distale Sehnenstumpf zur Vermeidung einer Klauenzehenstellung am Knochen verankert werden.

Abb. 557. *Operationsverfahren beim paralytischen Spitzfuß nach* F. Lange. Bei der gleichen Lähmung kann auch die Sehne des M. fibularis longus auf das Os cuneiforme I verpflanzt werden.

oder M. flexor hallucis oder auch den M. fibularis longus als Ersatzmuskel. Nimmt man den M. flexor digitorum, so wird die durch sein Überwiegen häufig eintretende Krallenstellung der Zehen beseitigt.

Wählt man den M. flexor hallucis longus und bleibt der M. extensor hallucis longus stehen, so kommt es zu einer lästigen Streckkontraktur der Großzehe. Um diese zu vermeiden, muß der periphere Sehnenstumpf des M. flexor an einen benachbarten Muskel vernäht oder auch der M. extensor verpflanzt werden.

Als Ansatzpunkte der neuen Muskeln ist die Plantarfläche des Naviculare, das Cuneiforme I oder das Cuboid zu verwenden.

Technik nach Hass. Zunächst wird eine Redression des Spitzfußes durchgeführt und in korrigierter Stellung ein Gipsverband angelegt. Es sei erstaunlich, wie sehr sich dabei die gedehnten und vorher wie gelähmt aussehenden Dorsalflektoren erholen, sofern noch ein Rest von Muskelenergie in ihnen vorhanden war.

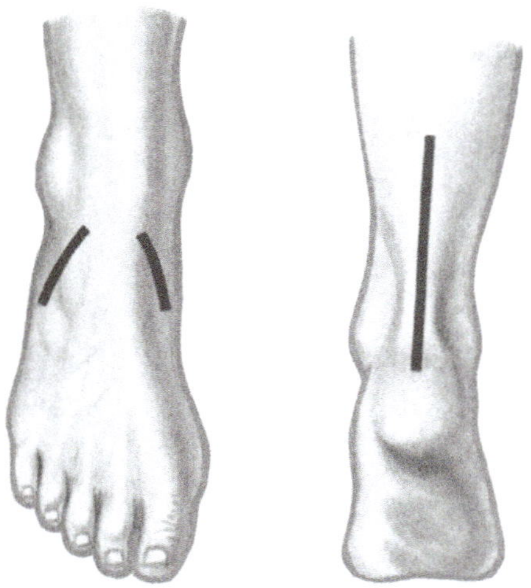

Abb. 558. *Korrektur des paralytischen Spitzfußes nach* Hass. Hautschnitt.

Um einem Rezidiv vorzubeugen und dem M. gastrocnemius ein Gegengewicht zu verschaffen, wird in allen hochgradigen Fällen eine Sehnenplastik empfohlen. Hass entnimmt den Kraftspender aus Teilen des M. gastrocnemius. Dies hat den Vorteil, daß der die Fehlstellung bewirkende Muskel geschwächt wird.

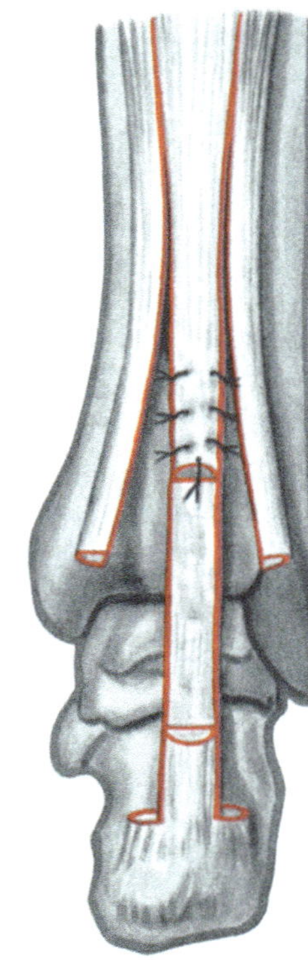

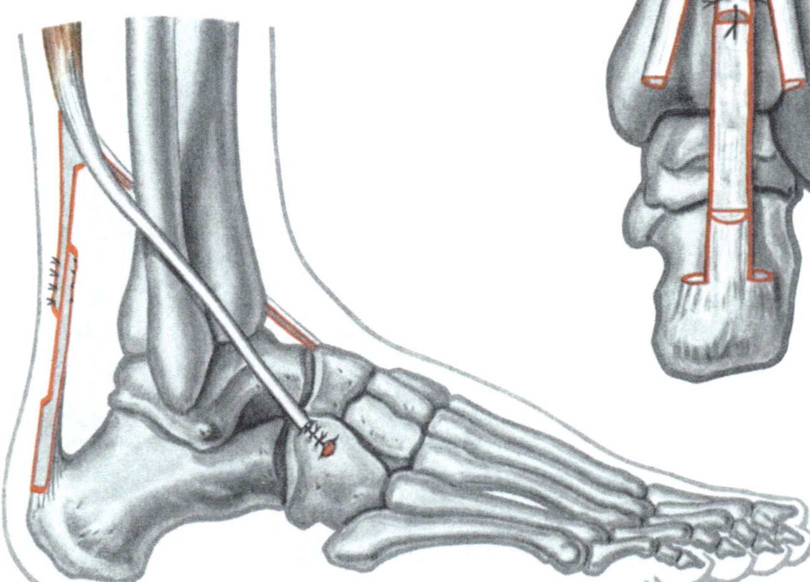

Abb. 559. *Korrektur des paralytischen Spitzfußes nach* Hass. Von der Achillessehne wird medial und lateral ein Teil abgespalten und auf das Cuboid bzw. das Naviculare verpflanzt. Der verbleibende Teil der Achillessehne wird Z-förmig verlängert.

Über dem Os cuboideum und naviculare wird jeweils schräg nach oben ein Hautschnitt geführt. Von beiden Wunden aus wird vor den Malleolen die Haut tunneliert.

Nun wird der Kranke in Bauchlage umgedreht und durch einen medialen Längsschnitt das untere Drittel der Achillessehne freigelegt. Das Peritenonium wird sorgfältig geschont. Dann wird am Innen- und Außenrande je ein Teil der Achillessehne der Länge nach abgespalten und vom Calcaneus abgetrennt. Es verbleibt die Hälfte der Sehne, die man frontal soweit wie möglich verlängert. Hierauf werden die beiden Zipfel der Achillessehne durch die vorgebohrten Hautkanäle zum Cuboid und Naviculare geführt und dort verankert. Am besten werden sie dazu in eine vorher geschaffene Knochenrinne versenkt und vernäht. Sind die Zipfel zu kurz, so müssen sie am M. fibularis tertius und am Ansatz des M. tibialis anterior befestigt werden.

Sind nur noch wenige Muskeln am Unterschenkel funktionstüchtig, so kann nach Spitzy ein einfaches Ginglymusgelenk geschaffen werden.

Das untere Sprunggelenk wird versteift und nun werden sämtliche noch vorhandenen funktionstüchtigen Muskeln so verteilt, daß man jene, die eine plantarflektierende Komponente haben, an der Achillessehne bzw. am Tuber calcanei festnäht und jene, die eine fußhebende Wirkung haben, möglichst in der Mitte des Fußristes und möglichst weit vorne befestigt, um so den Plantarbeugern ein möglichst kräftiges Gegenspiel zu bieten.

Diese Vereinfachung des Gelenkmechanismus kann bei allen durch Lähmung verursachten Deformitäten, wie Spitz-, Platt-, Klump- und Hackenfuß, Verwendung finden, bei denen eine Erreichung allseitiger Beweglichkeit mangels ausreichender Energiespender nicht anzustreben ist.

Spitzy hält es für besser, in der Indikationsstellung eher skeptisch, als vertrauensselig zu sein. Einfache Mechanismen seien komplizierten, nicht genügend beherrschten vorzuziehen. *Eine gute Arthrodese sei besser, als eine komplizierte, schlecht funktionierende Sehnenplastik.* Die besten Erfolge seien durch die Kombination der Verfahren zu erreichen.

Eingriffe an den Knochen (Abb. 560).

Die gebräuchlichste Knochenoperation beim paralytischen Spitzfuß ist die hintere Anschlagsperre, die Arthrorise. Sie wurde in einem eigenen Abschnitt gesondert besprochen (s. S. 492).

Es sind jedoch noch andere Operationen beschrieben, die ähnlich wie die Arthrorise die Plantarflexion beseitigen können.

Technik nach Lambrinudi. Der Taluskopf wird reseziert und die hierdurch entstandene scharfe vordere Kante des Taluskörpers in einer am Naviculare gebildeten Kerbe wie Nut und Feder verankert. Dadurch kommt der Talusrest in extreme Spitzfußstellung, der Fuß selbst wird horizontal gestellt.

Dem Röntgenbild entsprechend werden die Umrisse des Calcaneus und die Begrenzungen des Fußes mit Ausnahme des Talus in Papier ausgeschnitten. Vor der Operation muß an diesem Schnitt genau festgestellt werden, wieviel Knochen am Talus zu beseitigen ist, um eine gute Stellung des Fußes zu erhalten.

Im allgemeinen ist eine Spitzfußstellung von 95—100^0 anzustreben, nur bei Beinverkürzungen ist eine stärkere Equinusstellung wünschenswert.

Der Tarsus wird durch einen Kocher-Schnitt freigelegt, die Fibularissehnen werden Z-förmig durchtrennt, das Talonavicular- und Calcaneo-Cuboidgelenk werden eröffnet, das Lig. interosseum und die äußeren Knöchelbänder werden durchschnitten, so daß man den Talus vollkommen nach medial luxieren kann. Die vor der Operation bestimmte Größe des Knochenkeiles wird von der Unterfläche des Talushalses und -körpers abgetragen. Die Verwendung einer kleinen

Handsäge ermöglicht größere Genauigkeit als der Gebrauch von Hammer und Meißel. Der Knorpel und Knochen der Calcaneusoberfläche wird in einer Weise abgetragen, daß eine der horizontalen Fußachse parallel liegende Ebene entsteht. Als nächstes wird eine Kerbe über die ganze Kahnbeinoberfläche und bis zum Calcaneo-Cuboidgelenk geformt und dabei genügend Knochen entnommen, so daß jede seitliche Deformierung ausgeglichen wird. Die scharfe Vorderkante des Talusrestes wird fest in diese vorbereitete Rinne eingekeilt und Calcaneus und Talus in enge Berührung gebracht. Man muß achtgeben, daß man den

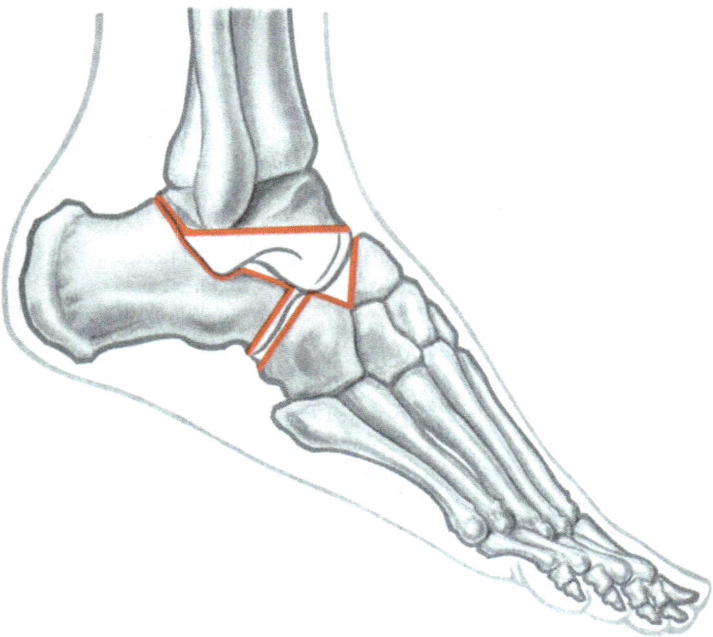

Abb. 560. *Spitzfußoperation nach* LAMBRINUDI. Die Resektionslinien zu einer Triple-Arthrodese mit teilweiser Entfernung von Taluskopf und Hals und zur Modellierung des Os naviculare sind eingezeichnet. Nach der Resektion ist die Spitzfußstellung ausgeglichen, der am Taluskopf entstandene Knochensporn ist in die unter dem Os naviculare gebildete Kerbe eingefügt.

„Schnabel" des Talus medial gut in die Rinne des Kahnbeines hineinbringt, andernfalls wird der Fuß nicht fest genug zum Talus und zur Malleolengabel gestellt.

Nun wird der Fuß in gewünschter Stellung zur Beinachse gehalten und kann nicht weiter nach plantar gebeugt werden, weil der Talus im oberen Sprunggelenk in extremer Plantarflexion gehalten ist. Die Fibularissehnen werden genäht und die Wunde wie üblich geschlossen.

Technik nach Böhme. Eine Einpflanzung der in Equinusstellung gebrachten Talusrolle wird in etwas anderer Weise von Böhme empfohlen. Er reseziert den unteren Teil des Taluskörpers, läßt nur ein dreieckiges Knochenstück unter der unberührten oberen Gelenkfläche stehen, das er in den Calcaneus einpflanzt, und verwendet den Taluskopf und -hals, den er um 150° gedreht in das Naviculare einpflanzt, als vordere Anschlagsperre.

Von einem bogenförmigen Hautschnitt auf der Außenseite des Rückfußes wird die Talusrolle V-förmig vom übrigen Talus gelöst. Der Taluskopf wird möglichst nahe der Trochlea mit einem geraden Meißelschlag abgelöst und herausgenommen. Auch der untere Teil des Taluskörpers wird entfernt. Es ist nun genügend Platz, um die subtalare Platte entknorpeln zu können. Nötigenfalls

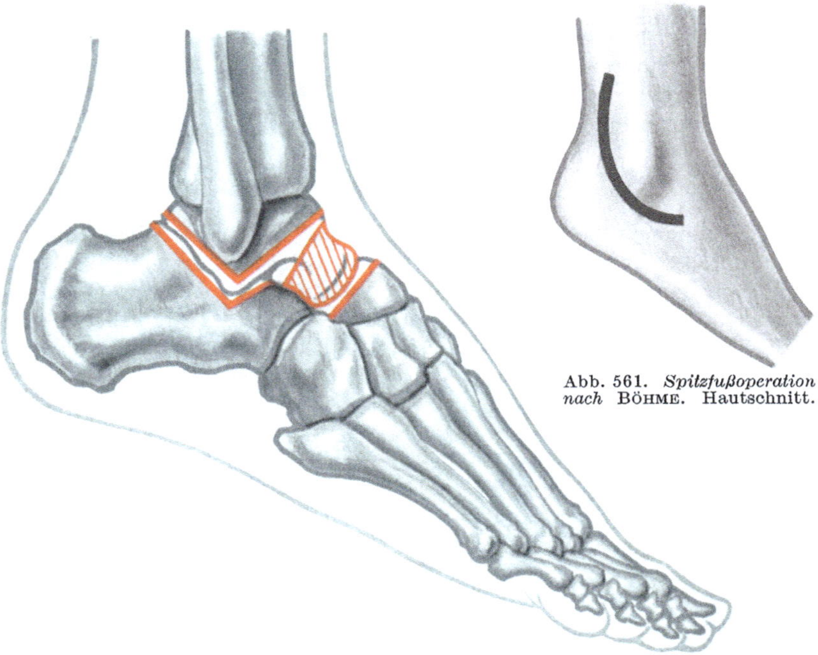

Abb. 561. *Spitzfußoperation nach* BÖHME. Hautschnitt.

Abb. 562. *Spitzfußoperation nach* BÖHME. Resektionslinien zur Arthrodese des unteren Sprunggelenkes mit temporärer Resektion des Taluskopfes.

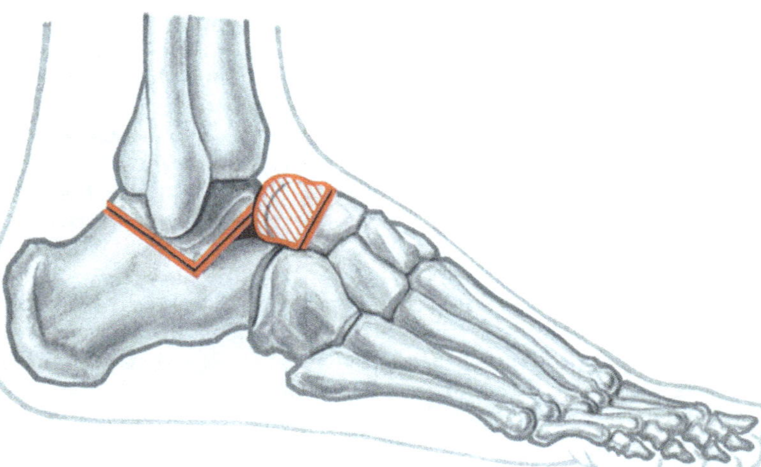

Abb. 563. *Spitzfußoperation nach* BÖHME. Die Spitzfußstellung ist ausgeglichen, der Taluskörper ist in den Calcaneus eingefügt. Der Taluskopf ist um 180° gedreht und in das Os naviculare eingefügt, er bildet so eine vordere Anschlagsperre.

wird auch das Calcaneo-Cuboidgelenk angefrischt. Im Calcaneus wird ein Lager geschaffen, in das die Talusrolle nach vorne zu hineingekippt wird. Der Sinus tarsi wird dadurch ausgefüllt, die Talusrolle wird zu einem Teil des Calcaneus.

Die Gelenkfläche der Tibia liegt nun auf dem hinteren Teil der Talusrolle, die Plantarflexion ist dadurch eingeschränkt. Nun wird der herausgenommene Taluskopf mit seiner Gelenkfläche nach hinten schauend an das angefrischte Naviculare angefügt. Da die Talusrolle tiefer verlagert wurde, ist damit eine vordere Anschlagsperre hergestellt. Der Fuß wird in etwa 120° (leichte Spitzfußstellung) eingestellt.

Eine hintere Anschlagsperre nach CAMPBELL kann im Bedarfsfalle angeschlossen werden (s. bei Arthrorise, S. 492).

ε) Eingriffe beim Plattfuß.

Allgemeine Vorbemerkungen. Der Knick-Plattfuß ist die häufigste Fehlform des Fußes. Die längsgestellte Fußwölbung ist eingesunken, so daß die ganze Sohle auf dem Boden platt aufliegt. Zudem ist die Ferse in stärkere Pronation abgewichen, so daß ihre Achse mit der Achse des Unterschenkels einen leicht erkennbaren, nach außen geöffneten Winkel, einen „Knick" bildet. So ist die Bezeichnung „*Knick-Plattfuß*" oder „*Pes plano valgus*" entstanden. Der Vorfuß ist in leichte Abduktion gedrängt, auch die quere Fußwölbung kann verschwunden sein (Spreizfuß). Der Winkel, den der Calcaneus in der Sagittalebene mit der Auftrittsfläche bildet, hat sich verringert oder ist ganz aufgehoben, so daß die Unterfläche des Fersenbeines dem Boden aufliegt. Der Talus ist vom Calcaneus nach innen unten abgeglitten und bildet an der Innenseite des Fußes eine deutliche Vorwölbung. Der Taluskopf ist nach innen unten gedreht, in seltenen Fällen berührt er den Boden. Das Talonaviculargelenk ist subluxiert.

Indikation. Für die Frage, ob ein operativer Eingriff zur Korrektur des Plattfußes angezeigt ist, ist die Entstehungsursache (angeborener, erworbener, rachitischer oder Lähmungsplattfuß) von untergeordneter Bedeutung. Entscheidend ist auch nicht der Grad der Plattfußbildung, sondern ausschließlich die gestörte Funktion und der Schmerz.

Wir unterscheiden verschiedene Grade der Deformierung:

Der *weiche, ausgleichbare Plattfuß* ist oft nur bei Belastung zu erkennen. Man ist gelegentlich erstaunt, wie hochgradig dann die Deformität in Erscheinung tritt. Vielfach kann die Senkung willkürlich ausgeglichen werden, zumindest ist es möglich, ihn ohne Schwierigkeiten und ohne Schmerzen manuell in seine richtige Form zu bringen. Gelegentlich verursacht er keinerlei Beschwerden, oft werden Schmerzen nur nach längerer Belastung im Fußgewölbe und längs des Schienbeines angegeben. *Fast immer genügt konservative Behandlung.*

Der physiologische Plattfuß des Neugeborenen darf nicht Objekt ärztlichen Geschehens werden.

Der *spastische Plattfuß* verursacht fast immer stärkere Beschwerden. Eine Korrektur der Fehlstellung ist weder willkürlich noch durch einfache manuelle Eingriffe möglich. Die manuelle Redression selbst läßt sich in manchen Fällen selbst in Narkose nicht durchführen. Die Fibularissehnen treten stark hervor und sind verspannt. Auch die Achillessehne zeigt einen vermehrten Tonus und oftmals bestehen die Zeichen eines entzündlichen Reizzustandes. Arthrotische Gelenkveränderungen sind nicht selten. Auch in diesen Fällen soll zunächst eine konservative Therapie versucht werden. Durch entsprechende orthopädische Behandlung läßt sich im Großteil dieser Fälle ein befriedigender Erfolg erzielen. *Nur dann, wenn die konservativen Maßnahmen nicht zu einer Besserung der Beschwerden führen, soll die Operation erwogen werden.*

Anders steht es mit dem *knöchern fixierten Plattfuß*. Infolge seines langen Bestehens haben sich die Gelenke und Knochen der Fehlform angepaßt. Die

Gelenkkapseln und -bänder werden einerseits überdehnt, andererseits tritt eine Schrumpfung der Weichteile ein. Die Gelenke sind fast immer arthrotisch verändert. Diese Fehlform läßt sich durch konservative Maßnahmen nicht beseitigen. Ob nun ein ausgedehnter operativer Eingriff angezeigt ist, läßt sich aus dem äußeren Bild keineswegs ableiten. Wir finden immer wieder Kranke, die durchaus in diese Gruppe des knöchern fixierten Plattfußes gehören und durch diese Deformität nicht wesentlich behindert sind. *Es dürfen bei den Erwägungen zur Operationsindikation nur die Schmerzen und die herabgesetzte Gebrauchsfähigkeit des Fußes entscheidend sein.*

Zusammenfassend ist zu betonen, daß die anatomische Veränderung des Fußes niemals den alleinigen Ausschlag für eine operative Korrektur geben darf,

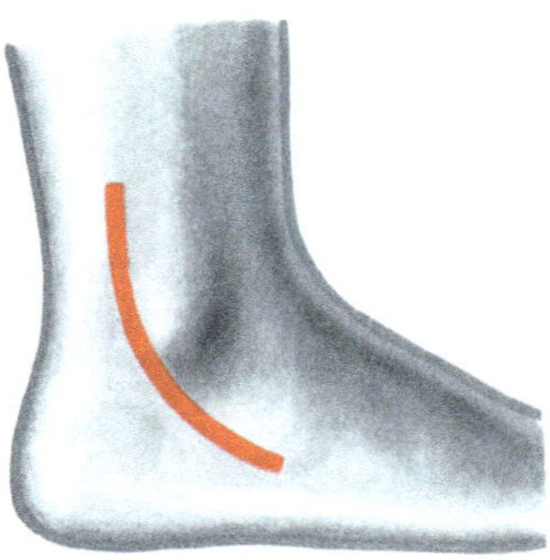

Abb. 564. *Plattfußoperation nach* SCHULZE-GOCHT. Bogenförmiger Hautschnitt hinter dem äußeren Knöchel.

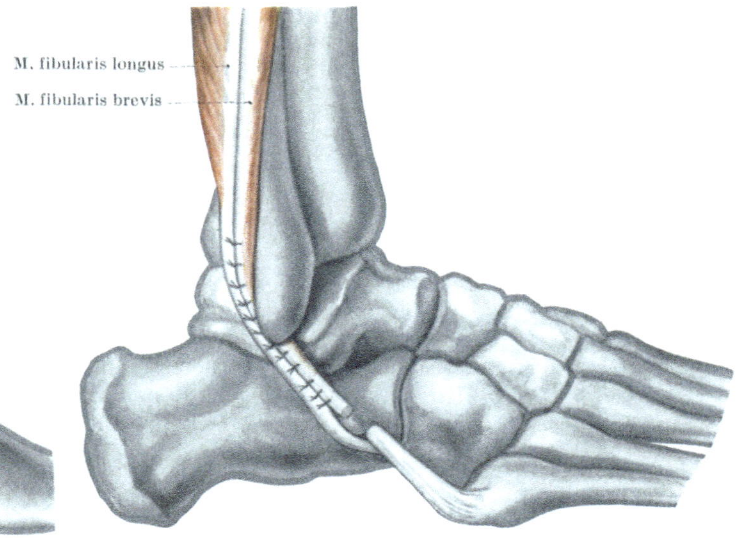

Abb. 565. *Plattfußoperation nach* SCHULZE-GOCHT. Die abgetrennte Sehne des M. fibularis brevis wird auf den M. fibularis longus verpflanzt.

da Kranke mit hochgradigen Plattfüßen oft über keine oder nicht nennenswerte Beschwerden klagen und voll leistungsfähig sind.

Eine Operation ist in der Regel nur dann berechtigt, wenn die konservativen orthopädischen Maßnahmen nicht zu einem befriedigenden Ergebnis geführt haben.

Vor jeder Operation sollen chronische Reizzustände beseitigt und festgestellt werden, welche Veränderungen an den Knochen, Gelenken, Bändern und Sehnen vorliegen und welche Maßnahmen notwendig sind und ausreichen, um die Fehlform zu beseitigen und einen größtmöglichen funktionellen Erfolg gewährleisten.

Die schematische Anwendung bestimmter Operationsverfahren, die nicht die Besonderheit jedes einzelnen Falles berücksichtigt, kann zu Mißerfolgen führen.

Ausreichend lange Entlastung, orthopädische Maßnahmen und krankengymnastische Übungsbehandlung sind für die Sicherung des Operationserfolges unerläßlich.

Im orthopädischen Schrifttum besteht keinerlei Einheitlichkeit in der Beurteilung der zahlreichen Operationsverfahren. Man gewinnt vielmehr den Eindruck, daß das operative Vorgehen weitgehend von der persönlichen Einstellung und Erfahrung der jeweiligen Operateure abhängt, die sich in eines der zahlreichen Verfahren eingearbeitet und es zum Teil modifiziert haben. Überwiegend werden Operationen durchgeführt, die sowohl Eingriffe an den Knochen mit solchen an den Weichteilen kombinieren.

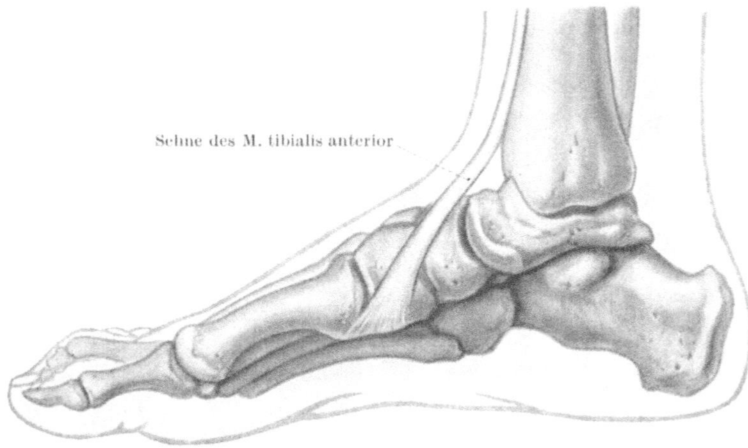

Abb. 566. *Ansatzverhältnisse des M. tibialis anterior. Normaler Ansatz.*

Eingriffe an den Sehnen allein werden beim Plattfuß vielfach abgelehnt. So schreibt z. B. HOHMANN, diese Operationen hätten nur noch historisches Interesse, weil die Muskellänge sich nach der Korrektur meist von selbst reguliere

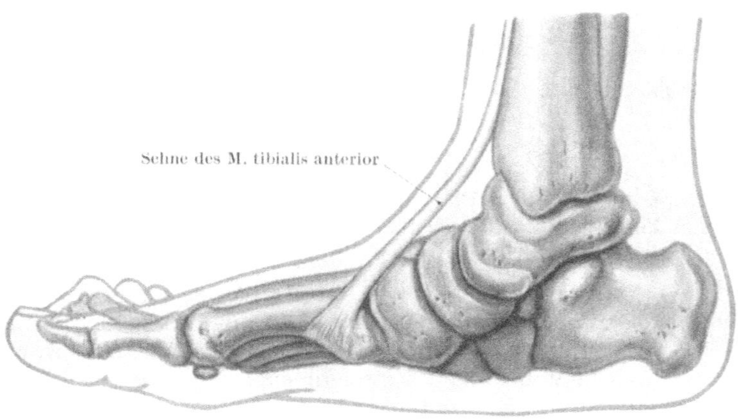

Abb. 567. *Ansatzverhältnisse des M. tibialis anterior.* Der Ansatz ist beim Plattfuß nach distal auf die Basis des Metatarsus I verlagert.

und andererseits der Muskel kein Fixationsorgan sei, also bei nicht ausgeglichenem Plattfuß sich zwangsläufig wieder dehnen müsse.

Der Übersichtlichkeit halber sollen hier die wichtigsten Verfahren nach Gruppen getrennt besprochen werden. Auf die Kombinationsmöglichkeiten mit anderen Maßnahmen wird jeweils hingewiesen.

Eingriffe zur Beseitigung des Plattfußes.

Eingriffe an den Sehnen (Abb. 565, 566).

Wegen des originellen Gedankens soll die temporäre Achillessehnendurchschneidung zur Korrektur des Plattfußes nach Nicoladoni kurz erwähnt werden, die allerdings nur historisches Interesse hat. Von dem Gedanken ausgehend, daß bei Durchtrennen der Achillessehne infolge Überwiegens der Sohlenmuskulatur eine Erhöhung des Fußgewölbes bis zur Hackenfußbildung eintritt, hat Nicoladoni die Achillissehne temporär durchtrennt. Hatte

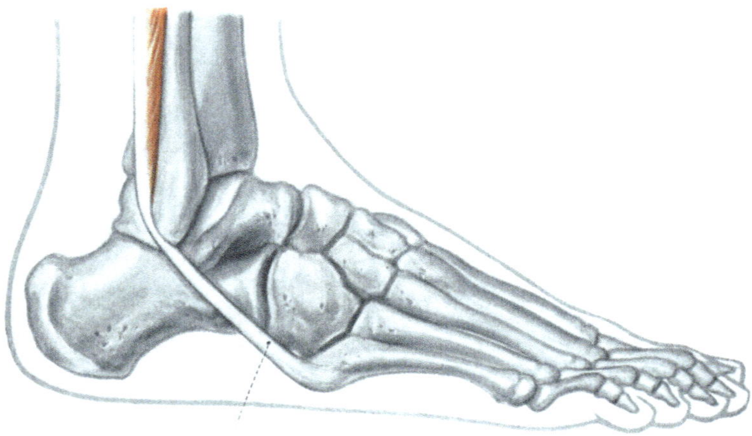

Abb. 568. *Ansatzverhältnisse des M. fibularis brevis.* Normaler Ansatz.

sich durch die ungehemmte Wirkung der Sohlenmuskulatur die Fußwölbung neu gebildet, so näh er die Achillessehne wieder zusammen. Dieses Verfahren ist allerdings außerordentlich gefährlich, da bei einer Insuffizienz der Achillessehnennaht oder einer zu weitgehenden Verlängerung dieser Sehne mit Sicherheit eine Überkorrektur des Fußes in Hackenfußstellung eintreten muß. Mit Recht hat daher vor allem Hohmann vor dieser Operation gewarnt.

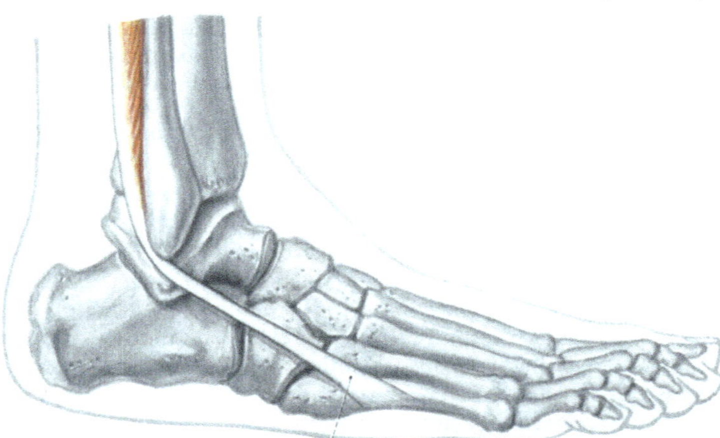

Abb. 569. *Ansatzverhältnisse des M. fibularis brevis.* Beim Plattfuß ist der Ansatz mehr nach distal verlagert.

Technik nach Schulze-Gocht. Aus der Überlegung heraus, daß der M. fibularis longus die Längswölbung des Fußes zu halten imstande ist, hat Schulze-Gocht ein einfaches Operationsverfahren entwickelt. Nach seiner Meinung entsteht der Knick-Plattfuß durch eine isolierte Schwächung oder Lähmung des M. fibularis longus. Dieser hebt nicht nur die Außenkante der Fußwurzel oder des Mittelfußes wie der M. fibularis brevis, er sei auch kein Antagonist des M. tibialis anterior, sondern unterstütze diesen in seiner Funktion, indem er die Ferse nach einwärts in Supination, den Vorfuß nach auswärts in Pronation kante. Auf den gesamten Fuß soll sich diese Funktion im Sinne der Gewölbevermehrung auswirken. Es kann deshalb durch Verstärkung der Kraft des M. fibularis longus die Platt-Knickfußstellung bekämpft werden, vor allem, wenn der M. fibularis brevis geschwächt wird, der in gewissem Sinne hier als Antagonist wirkt. SCHULZE-

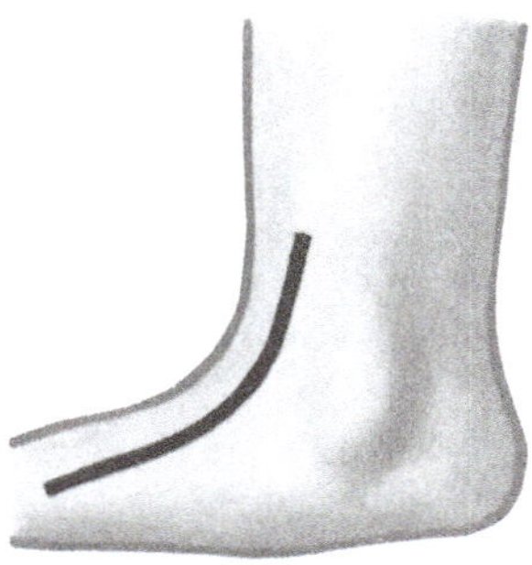

Abb. 570. *Plattfußoperation nach* MÜLLER. 1 Akt. Hautschnitt.

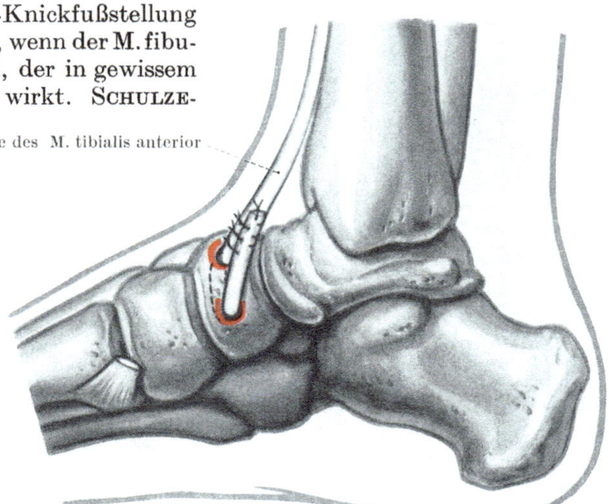

Abb. 571. *Plattfußoperation nach* MÜLLER. 2. Akt. Die Sehne des M. tibialis anterior wird an ihrem Ansatz abgelöst, durch einen Bohrkanal des Naviculare gezogen und in sich vernäht.

GOCHT verpflanzt deshalb die abgetrennte Sehne des M. fibularis brevis auf die des M. fibularis longus. Dieses Verfahren sei vor allem *bei kindlichen Plattfüßen* von Erfolg. Voraussetzung ist, daß die Fehlform nicht fixiert ist (Abb. 565).

Der Hautschnitt wird im Verlauf der Fibularissehnen unmittelbar über dem äußeren Knöchel geführt. Die Fibularissehnen und die unteren Teile der Muskelbäuche werden freigelegt, der M. fibularis longus nach proximal, der M. fibularis brevis nach distal gezogen. Die Sehne des M. fibularis brevis wird in möglichst großer Ausdehnung mit der des M. fibularis longus vernäht. Unterhalb der Nahtstelle wird die Sehne abgetrennt.

Verlagerung des Ansatzes. Beim paralytischen Plattfuß hat sich gezeigt, daß durch den Ausfall bestimmter einzelner Muskeln mit Sicherheit eine Plattfußdeformität entsteht. Damit ist wohl bewiesen, daß diese Muskeln beim Gesunden maßgeblich beteiligt sind, die Fußwölbung zu erhalten, und zwar in einem Maße, daß andere Stützkomponente beim Ausfall dieser Muskeln versagen.

Geht man davon aus, daß die Wirkung eines Muskels nicht nur von seiner absoluten Kraft, sondern vor allem von seinen Ansatzverhältnissen in bezug zu den Gelenken zur Geltung kommt, so ist verständlich, daß für eine bestimmte Funktion, in diesem Falle Hebung der Fußwölbung, durch eine Verlegung des Ansatzes diese Funktion verbessert werden kann.

NIEDERECKER hat an einem reichhaltigen Operationsmaterial festgestellt, daß die Ansatzverhältnisse des M. tibialis anterior und der M. fibularis tertius bei einer großen Anzahl von Plattfüßen nicht der Norm entsprechen und daß durch den ungewöhnlichen Ansatz dieser Muskeln aus einer die Fußwölbung erhaltenden eine herabdrückende Wirkung entstehen kann. In diesen Fällen ist eine Sehnenverlagerung von einschneidender Bedeutung. Er berichtet über ausgezeichnete Erfolge (Abb. 566—569).

KIDNER weist darauf hin, daß bei Vorhandensein eines Os tibiale externum oder eines Os supranaviculare der Ansatz des M. tibialis anterior nach distal verlagert sei. Dies habe ein Absinken der Fußwölbung zur Folge. Die Behandlung ist eine Befestigung der Sehnen an der Unterfläche des Naviculare.

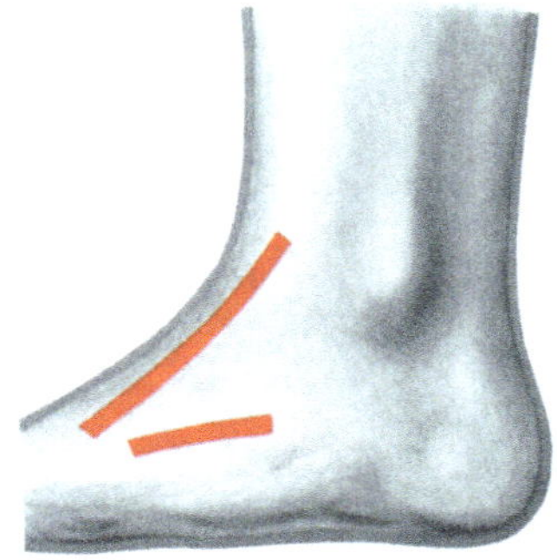

Abb. 572. *Plattfußoperation nach* MÜLLER-NIEDERECKER. Hautschnitt über dem Naviculare und ein zweiter über der Sehne des M. tibialis anterior.

Als erster hat MÜLLER die Verpflanzung der Sehnen des M. tibialis anterior zur Behebung des Plattfußes auf das Naviculare empfohlen. Die Sehne wird von ihrem Ansatz gelöst, durch einen Kanal gezogen, den man durch das Naviculare gebohrt hat, und in sich vernäht (Abb. 570, 571).

Technik nach NIEDERECKER. Dieses Verfahren wurde vor allem von NIEDERECKER weiterentwickelt. Die Voraussetzung für die Operation ist eine gute Funktion des M. tibialis anterior. Nach sorgfältiger physikalischer Vorbehandlung, bei schweren Fällen durch Redressement und Gipsverbände, bei Spannungen der Achillessehne und der Fibularissehne durch Verlängerung derselben, wird die Operation ausgeführt.

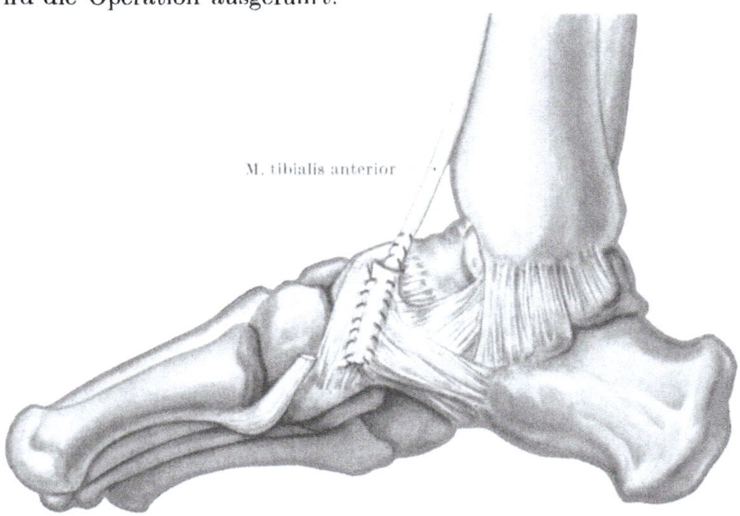

Abb. 573. *Plattfußoperation nach* MÜLLER-NIEDERECKER. Es wird mit einem Meißel ein Tunnel durch das Naviculare geschlagen. Die Sehne des M. tibialis anterior wird mit einem starken Seidenfaden durchflochten und durch diesen Tunnel gezogen. Die Sehne wird mit dem Kapselbandapparat fest vernäht.

Ein Hautschnitt wird an der Innenfläche des Fußes in Längsrichtung über das Naviculare geführt, ein zweiter über der Sehne des M. tibialis anterior bis hinauf über das Sprunggelenk. Mit dem ersten Schnitt wird das Naviculare freigelegt. Die Ligg. calcaneo naviculare und deltoideum bleiben unverletzt. Dann wird mit einem Meißel ein oberflächlicher Tunnel durch das Naviculare gegraben. Von einem zweiten Schnitt aus wird die bis über das Sprunggelenk freigelegte Sehne distal abgetrennt, mit stärkster Seide durchflochten und durch den Tunnel gezogen. Dazu eignet sich am besten ein flach gekrümmtes, einem

Elevatorium ähnliches Instrument mit einer Öse. Klemmen sind ungeeignet. Das seitliche Band wird gerafft und die Sehne im Kanal fest vernäht. Sie darf in ihrem Verlauf nicht geknickt sein und muß ungehindert gleiten können (Abb. 572).

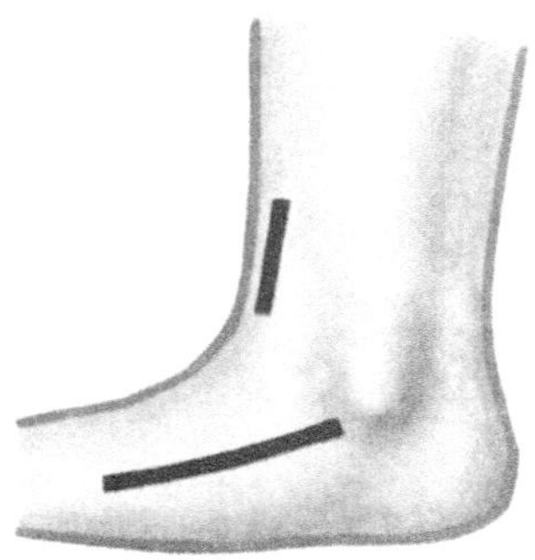

Abb. 574. *Plattfußoperation nach* MÜLLER-NIEDERECKER. 1. Akt. Hautschnitt über der Sehne des M. tibialis anterior, ein zweiter Schnitt verläuft über dem Naviculare.

Ist ein M. fibularis tertius vorhanden, so wird dieser gleichfalls durch den Kanal am Naviculare verankert. Notfalls wird aus dem Talushals ein Knochenkeil mit lateraler Basis entnommen.

Technik nach HOFFMANN-KUHNT. Die Sehnenverlagerung wird mit einer Keilentnahme aus dem Talonaviculargelenk verbunden und dieser Keil von hinten her in die rückwärtige Kammer des Talocalcanealgelenkes verpflanzt. In leichten Fällen bei Kindern kann auf eine zusätzliche Knochenoperation verzichtet werden. Bei allen stärkeren Graden sei ohne ausgiebige Knochenkorrektur sicherlich kein Dauererfolg zu erzielen.

Technik nach BREITENFELDER. Ein ähnliches Verfahren der Sehnenverlagerung wird von BREITENFELDER angegeben. In Blutleere wird ein Hautschnitt an der medial-dorsalen Seite des Fußes geführt, der etwas distal vom oberen Sprunggelenk, etwa in Höhe der Sehne des M. tibialis anterior beginnt und schräg nach medial vorn unten zum Naviculare läuft oder leicht distalwärts umbiegt. Die Haut wird beiderseits losgelöst, umgeschlagen und auseinandergehalten. Im oberen Wundwinkel wird die Sehnenscheide des M. tibialis anterior

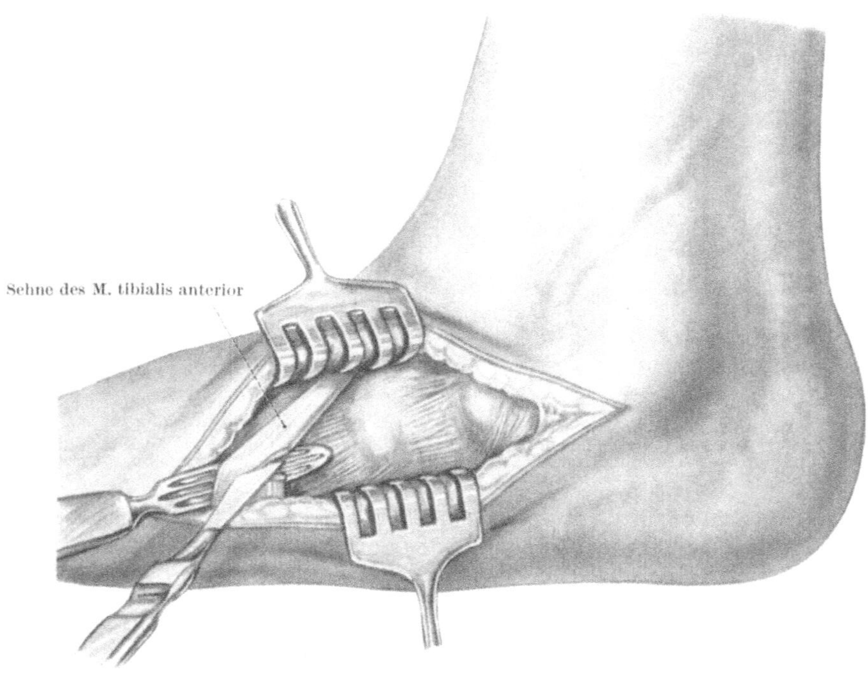

Abb. 575. *Plattfußoperation nach* MÜLLER-NIEDERECKER. 2. Akt. Die Sehne des M. tibialis anterior wird freigelegt und an ihrem distalen Ende durchtrennt.

aufgesucht und nach oben und unten mit einer Schere soweit wie möglich gespalten. Man geht dabei über die Grenze des Hautschnittes hinaus. Aus dem medialen plantaren Rand des Naviculare wird mit einem Knorpelmesser eine schmale dorsal konkave Rinne geschnitten. Ein Os tibiale externum wird, wenn vorhanden, entfernt. Von dieser Rinne aus entfernt man nach oben mit einem Raspatorium die Weichteile bis in Höhe der Tibialissehne. In die Rinne wird

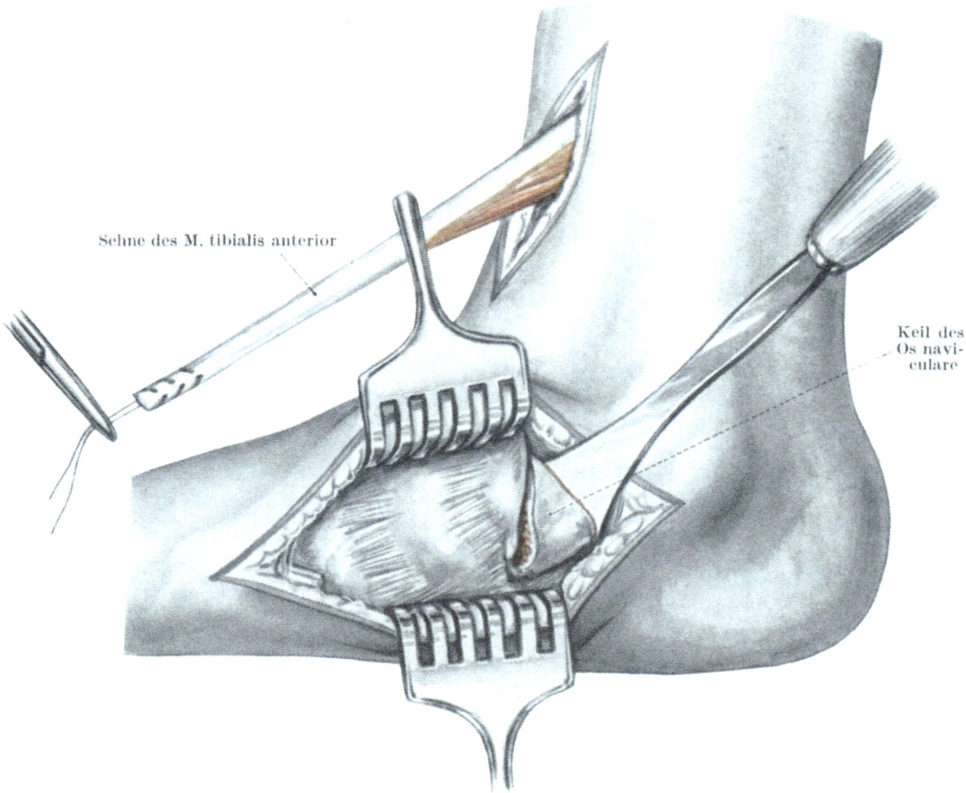

Abb. 576. *Plattfußoperation nach* MÜLLER-NIEDERECKER. 3. Akt. Es wird ein Keil mit lateraler Basis aus dem Naviculare entfernt.

dann ein breiter, gerader Meißel eingesetzt, 1—1,5 cm eingeschlagen und das Knochenstückchen nach oben geklappt. Durch die plantare Randpartie der nun entstandenen Knochenmulde legt man drei Supramidfäden am proximalen und am distalen Ende, einen dritten zwischen diesen beiden. In maximaler Supination und Spitzfußstellung läßt sich mit Hilfe eines Elevatoriums die Tibialissehne unter der unterminierten Weichteilbrücke durchziehen und ohne Abtragung ihres Ansatzes in die Mulde am Naviculare hineinhebeln. Dort muß sie zunächst festgehalten werden, damit der Knochendeckel nicht abbricht. Nun wird mit einer starken Nadel, etwa in der Mitte des Knochendeckels ein Loch gebohrt, durch das der Reihe nach die drei an der plantaren Begrenzung der Knochenmulde liegende Fäden geführt werden. Der Knochendeckel wird fest angedrückt und die Fäden werden geknotet. Jetzt hält die verlagerte Sehne unverrückbar fest und fixiert den Fuß in einer Supinations-, Adduktions- und

Spitzfußstellung. Die unterminierte Weichteilbrücke wird durch Subcutannähte befestigt, die Haut mit Catgutnähten geschlossen.

Die besten Operationserfolge wurden bei Jugendlichen vom 11.—13. Lebensjahr erzielt. Nach dem 15. Lebensjahr führt BREITENFELDER die Operation nicht mehr aus. Das Verfahren eigne sich nur für ausgesprochene lockere Knick-Senkfüße (Abb. 579, 580).

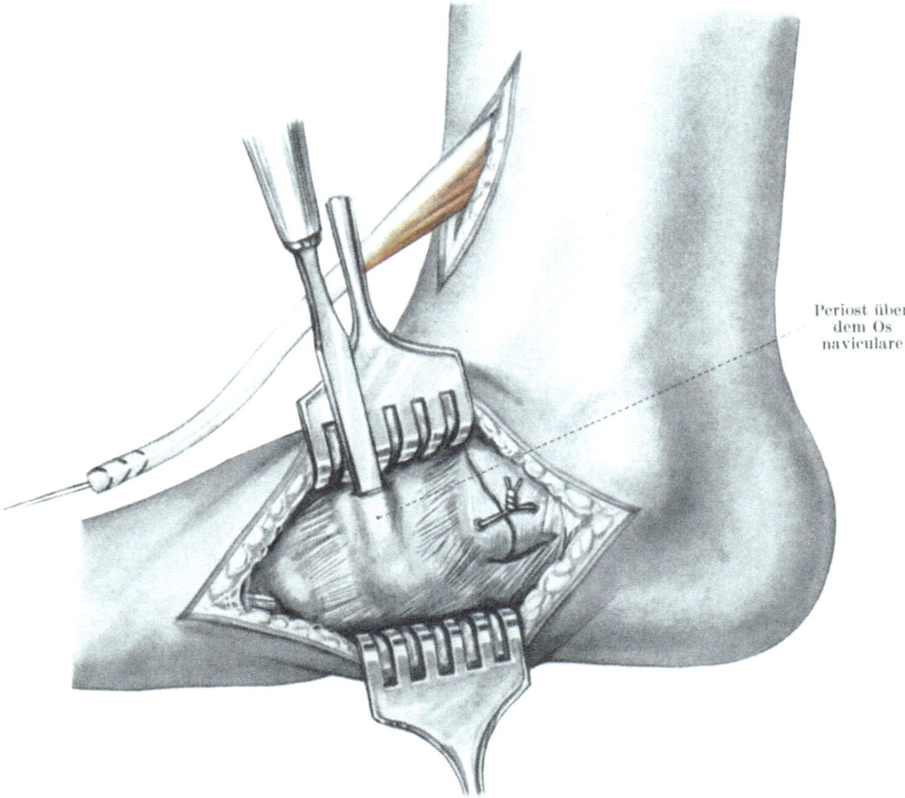

Abb. 577. *Plattfußoperation nach* MÜLLER-NIEDERECKER. 4. Akt. Nach Entnahme des Keiles werden die beiden Knochenflächen durch eine Drahtnaht adaptiert. Mit einem Meißel wird weiter distal ein Tunnel durch das Os naviculare geschlagen.

Technik nach KIDNER. Ist ein Os tibiale externum als überzähliger Knochen medial neben dem Kahnbein vorhanden, so inseriert meist die Sehne des M. tibialis posterior an ihm. Sie verläuft mehr quer über die mediale Oberfläche des Kahnbeines als unter ihm, wodurch der normale Aufhängemechanismus des Längsgewölbes verlorengeht. In solchen Fällen hat KIDNER das Os tibiale externum entfernt und die Sehne an der Unterfläche des Naviculare befestigt.

Bandersatz durch Seide nach HOHMANN. Beim schlaffen, bänderschwachen Pes valgus bzw. Pes plano valgus sucht HOHMANN in schweren, sonst nicht beeinflußbaren Fällen das Abweichen in Valgusstellung durch Angreifen am Bandapparat zu verhindern. Der Fuß wird an den beiden lockeren Ausweichstellen, dem Talocalcaneal- und dem Talonaviculargelenk, durch feste Seidenfäden zu sichern gesucht.

Der Hautschnitt beginnt hinter dem inneren Knöchel und führt in plantarkonvexem Bogen bis zum Talonaviculargelenk. Man geht auf das Sustentaculum tali ein, eröffnet die darunterliegende Sehnenscheide des M. tibialis posterior und zieht die Sehne mit einem runden Haken plantarwärts. Mit einem dünnen Handbohrer wird von unten das Sustentaculum durchbohrt, der Bohrer nach oben durch das Lig. calcaneo tibiale in Längsrichtung in den Tibiaknöchel geführt,

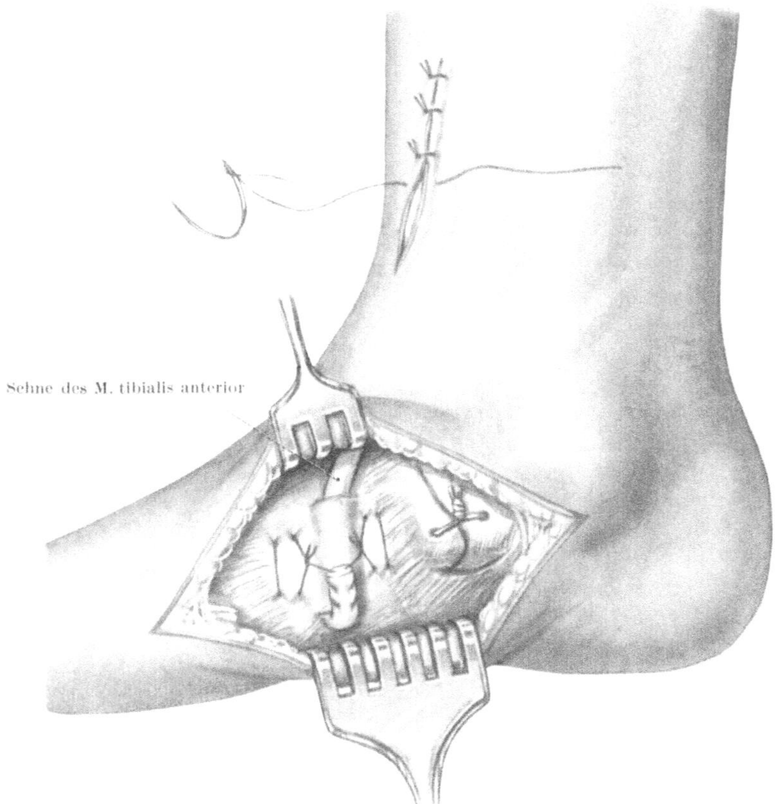

Abb. 578. *Plattfußoperation nach* MÜLLER-NIEDERECKER. 5. Akt: Die obere Wunde wird vernäht, die Sehne des M. tibialis anterior mit einem Seidenfaden durchflochten und durch den Tunnel im Os naviculare gezogen. Hier wird die Sehne fest mit dem Bandapparat vernäht.

so daß dort ein Knochenkanal entsteht. Von unten nach oben wird durch diesen ein Faden mit stärkerer TURNER-Seide gezogen. Genau parallel zu diesem Kanal wird durch die gleichen Knochen und Weichteile etwas dorsal ein weiterer angelegt, durch den der Faden von oben nach plantarwärts unter das Sustentaculum gezogen wird. Der Rückfuß wird in maximale Supination gebracht, die fest angezogenen Fadenenden werden doppelt geknüpft. Dann wird die Sehne des M. tibialis posterior zurückverlagert und ihre Scheide geschlossen.

Jetzt wird das Talonaviculargelenk gesichert. Durch den Ansatz der Sehne des M. tibialis posterior und durch das Pfannenband wird ein kräftiger Seidenfaden gezogen, nach oben zum Ansatz des inneren Seidenbandes und zum Knöchel geführt und unter Spannung geknüpft.

Der Fuß wird für 6 Wochen im Gipsverband in Supinationsstellung ruhiggestellt, mit Einlagen und Heftpflasterverbänden wird weitere Nachbehandlung durchgeführt. Auf passive Übungen muß zunächst verzichtet werden (Abb. 581, 582).

Stützung des Fußes durch Periostlappen. LÖFFLER hat die Fußwölbung durch einen der Tibia entnommenen und nach unten über den Talus und Calcaneus

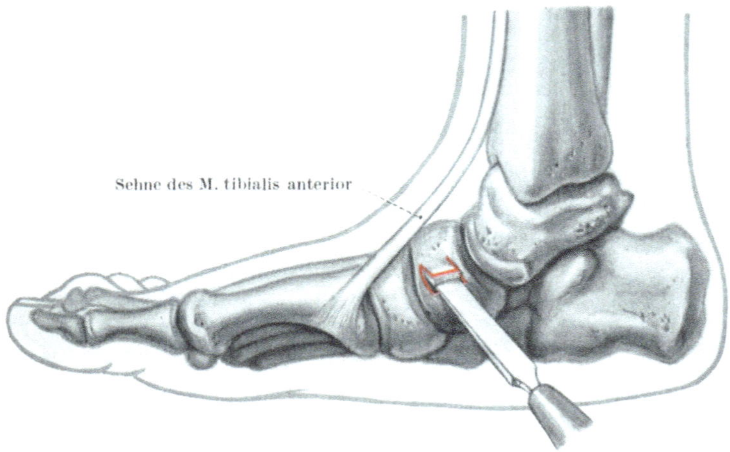

Abb. 579. *Plattfußoperation nach* BREITENFELDER. 1. Akt: Nach Freilegung der Sehne des M. tibialis anterior wird aus dem medialen Rand des Naviculare mit dem Knorpelmesser eine schmale konkave Rinne herausgemeißelt. In diese Rinne wird mit einem geraden Meißel das Knochenstückchen nach oben geschlagen.

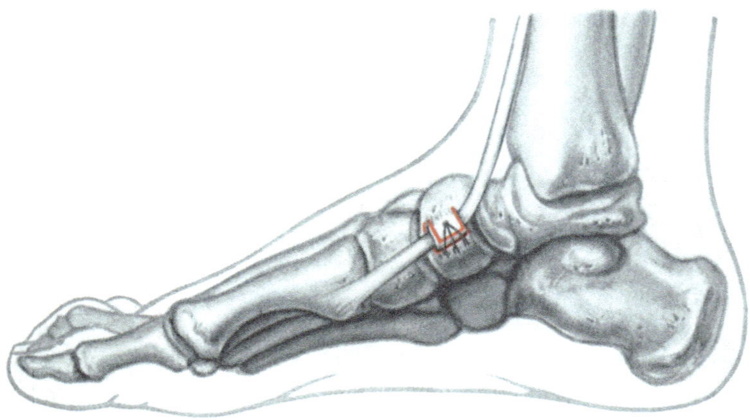

Abb. 580. *Plattfußoperation nach* BREITENFELDER. 2. Akt: Mit Hilfe eines Elevatoriums wird die Sehne des M. tibialis anterior in Supination und Spitzfußstellung in die Mulde des Naviculare hineingehebelt. Der Knochendeckel wird zurückgeschlagen und durch Periostnähte wieder fest fixiert.

geklappten Periostlappen zu halten versucht. Der Hautschnitt wird leicht bogenförmig in Längsrichtung vor dem inneren Knöchel geführt. Die Seitenfläche der Tibia wird proximal freigelegt und ein Periostlappen von oben her losgelöst. Er bleibt am inneren Knöchel gestielt, wird über dem Talus bis auf den Calcaneus heruntergeschlagen und in Supinationsstellung unter stärkster Spannung fest vernäht (Abb. 583, 584).

KATZENSTEIN hat keinen gestielten, sondern in gleicher Weise einen frei transplantierten Periostlappen verwandt.

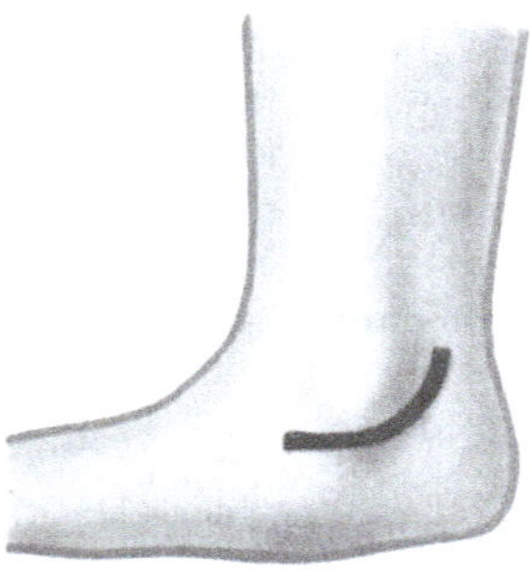

Abb. 581. *Plattfußoperation nach* Hohmann. 1. Akt. Bogenförmiger Hautschnitt hinter dem inneren Knöchel bis zum Talonaviculargelenk.

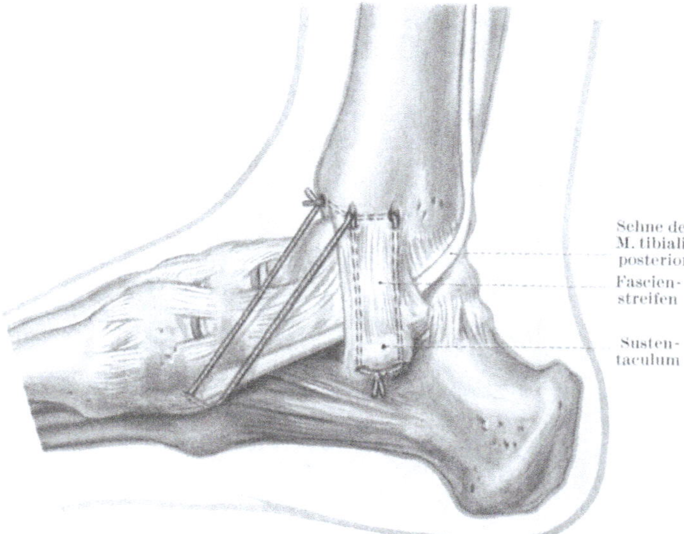

Abb. 582. *Plattfußoperation nach* Hohmann. 2. Akt. Mit zwei Seidenfäden, von denen der erste den inneren Knöchel mit dem Sustentaculum, der zweite den inneren Knöchel mit dem Ansatz des M. tibialis posterior verbindet, wird die Fußwölbung wiederhergestellt und gehalten.

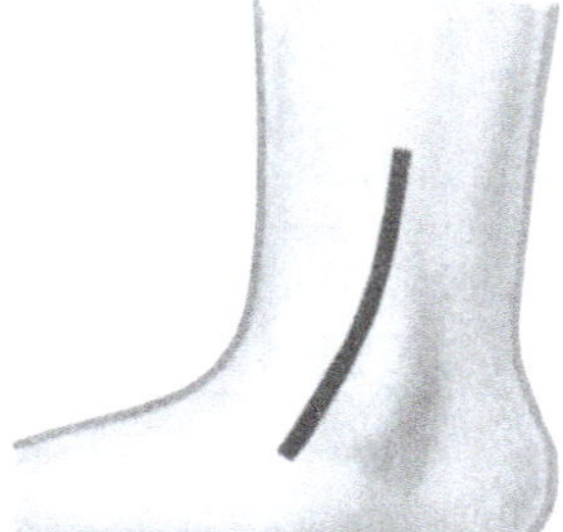

Abb. 583. *Plattfußoperation nach* Löffler. 1. Akt. Leicht bogenförmiger Hautschnitt vor dem inneren Knöchel.

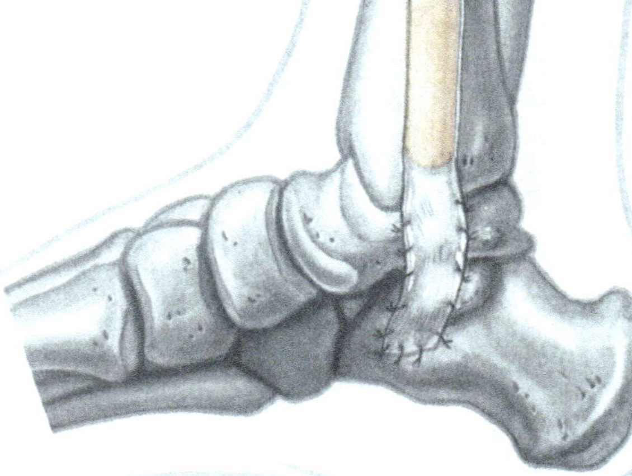

Abb. 584. *Plattfußoperation nach* Löffler. 2. Akt. Die Tibiafläche wird freigelegt und ein Periostlappen nach unten umgeschlagen. Er bleibt am inneren Knöchel gestielt und wird über den Talus bis auf den Calcaneus heruntergeschlagen. Hier in Supinationsstellung fest vernäht.

Eingriffe an den Knochen (Abb. 585—601).

Plattfußkorrektur durch Unterschenkelosteotomie. Trendelenburg hat bei schlecht geheilten Unterschenkelbrüchen mit ausgeprägter Valgusstellung, bei denen ähnliche Beschwerden angegeben wurden wie bei einem schweren Plattfuß, Tibia und Fibula knapp über dem Talocruralgelenk osteotomiert. Die Schwerlinie des Körpers, die auf die Fußsohle projiziert nach medial abgewichen war, wurde wieder in die Mitte der Fußsohle gebracht. Der vorher auf den Stock angewiesene Patient konnte wieder ohne Beschwerden gehen.

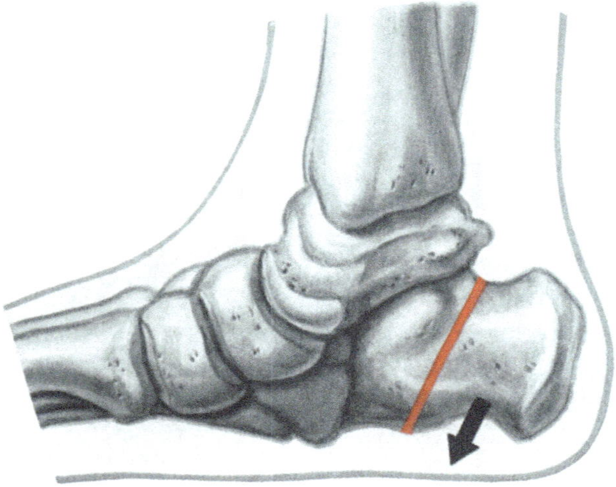

Abb. 585. *Osteotomie des Calcaneus nach* Gleich. 1. Akt. Es wird eine schräg von oben hinten nach unten vorn verlaufende Osteotomie des Calcaneus durchgeführt.

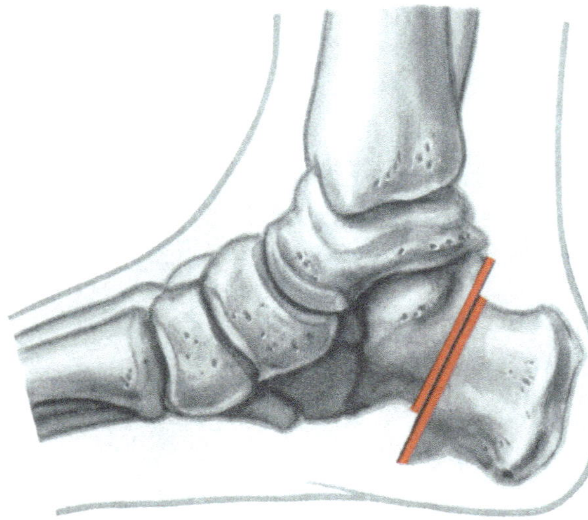

Abb. 586. *Osteotomie des Calcaneus nach* Gleich. 2. Akt. Der Calcaneus wird in Richtung der Osteotomie nach distal verlagert.

Wegen der Ähnlichkeit der Beschwerden wurde diese supramalleoläre Osteotomie mit Korrektur der Valgusstellung auch bei schweren, knöchern fixierten Plattfüßen ausgeführt. Dicht oberhalb der Malleolen wird innen und außen je ein 1 cm langer Schnitt durch die Haut bis auf den Knochen geführt. Der Fuß wird auf einem quer untergeschobenen Sandsack fest gelagert. Der Knochen wird zuerst auf der einen, dann auf der anderen Seite quer durchmeißelt. Der noch stehengebliebene Rest der Tibia wird durchgebrochen. Nun läßt sich der Fuß mit Leichtigkeit so weit supinieren, daß die Unterschenkelachse die Mitte der Planta schneidet. Der Fuß wird in dieser Stellung eingegipst. Später muß noch einige Zeit ein Stützapparat getragen werden, der Erfolg sei gut gewesen, sogar die Fußwölbung habe sich wieder gebildet.

Hohmann hält diese Operation nur in seltenen Fällen für indiziert, weil der Fuß zwar in toto supiniert, aber nicht in sich korrigiert werde.

Osteotomie des Calcaneus. Gleich hat beim Plattfuß eine neue Fußwölbung dadurch zu bilden versucht, daß er eine schräg von oben hinten nach unten vorne verlaufende Osteotomie durch den Calcaneus durchführt und den Calcaneus in Richtung der Osteotomie nach unten verlagert. Er hat auch eine Keilresektion von unten her mit plantarer Basis aus dem Calcaneus mit und ohne Verschiebung nach unten empfohlen. Vom traumatischen Plattfuß nach Calcaneusfraktur ausgehend, glaubte er durch diese gewissermaßen architektonische Operation die Fehlstellung beseitigen zu können (Abb. 585—588).

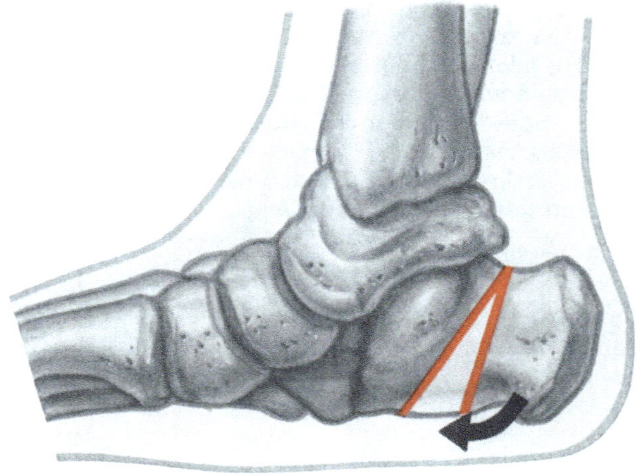

Abb. 587. *Osteotomie des Calcaneus nach* GLEICH. 3. Akt. Aus dem Calcaneus wird ein Keil mit plantarer Basis entnommen.

Dieses Verfahren wurde an der EISELSBERGschen Klinik etwas modifiziert ausgeführt und von v. FRISCH beschrieben. Eine Keilosteotomie wurde von ihm nicht durchgeführt. Er berichtete über gute Erfolge, *das Verfahren hat sich jedoch nicht allgemein eingebürgert.*

Arthrodese des unteren Sprunggelenkes. Eine supramalleoläre Osteotomie führt auch PAVLIK durch. Er verbindet diesen Eingriff mit der Resektion des Talonaviculargelenkes. Bei schwersten Graden des Plattfußes empfiehlt er die Gelenkresektion sub talo mit Resektion des Calcaneo-Cuboidgelenkes, die Entfernung des Taluskopfes und die des gesamten Naviculare, also eine völlige Arthrodese des unteren Sprunggelenkes. *Dieser Eingriff ist in der Plattfußbehandlung umstritten.*

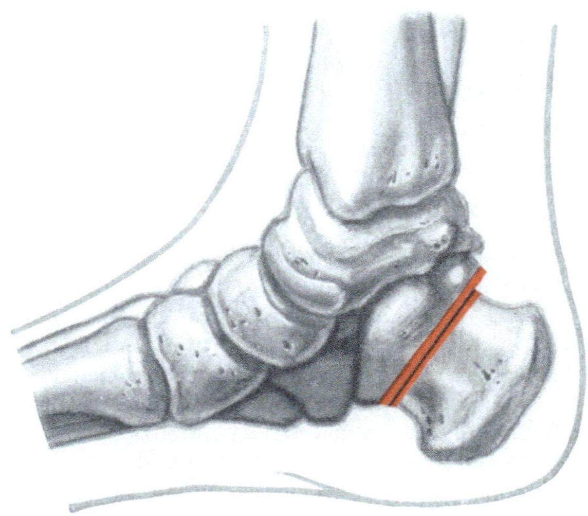

Abb. 588. *Osteotomie des Calcaneus nach* GLEICH. 4. Akt. Das distale Fragment ist nach Keilentnahme nach vorn verlagert.

Die Arthrodese des unteren Sprunggelenkes ist wohl in der Lage, die Fehlstellung bei Plattfuß zu korrigieren, man muß aber bedenken, daß mit der Verödung dieses Gelenkes die seitliche Beweglichkeit des Fußes in Pronation und Supination vollkommen ausgeschaltet ist. Immer wieder muß daran erinnert werden, daß das Talonaviculargelenk ein Teil des unteren Sprunggelenkes ist und daß mit seinem Ausfall die Pronation und Supination des Fußes stark beeinträchtigt wird. Wenn es auch mit dem Calcaneo-Cuboidgelenk in einer Ebene liegt und wenn beide Gelenke zusammen als CHOPARTsches Gelenk bezeichnet werden, so haben sie keine gemeinsamen Funktionen, sondern nur enge topographische Beziehungen. Das Calcaneo-Cuboidgelenk ist eine Synarthrose, in der normalerweise nur geringe Wackelbewegungen möglich sind. Nach der subtalaren Arthrodese tritt in beiden Gelenken zusammen eine gewisse kompensatorische, passive Plantar- und Dorsalflexion ein. Daß auch eine Drehbewegung in diesen

Gelenken bei einer Ausschaltung der hinteren Kammer des unteren Sprunggelenkes zur Anpassung des Vorfußes an die Auftrittsfläche möglich werden kann, wird von M. LANGE erwähnt. Auch hier dürfte es sich mehr um eine kompensatorische Lockerung des Gelenkes, als um eine gelenkte Bewegung handeln.

CAMPBELL weist darauf hin, daß die Arthrodese eines oder mehrerer Hauptgelenke des Tarsus zweifelsohne eine gute Korrektur der Plattfußstellung ermöglichen könne, die Ausschaltung der seitlichen Fußbewegung jedoch ein schwerwiegender Nachteil sei. Nur ganz ausnahmsweise sollte diese Operation in der Jugend ausgeführt werden. Vor allem sei dieses Verfahren bei ausgeprägten Fällen von lange bestehendem Plattfuß mit arthrotischen Veränderungen und contracten Gelenken angezeigt.

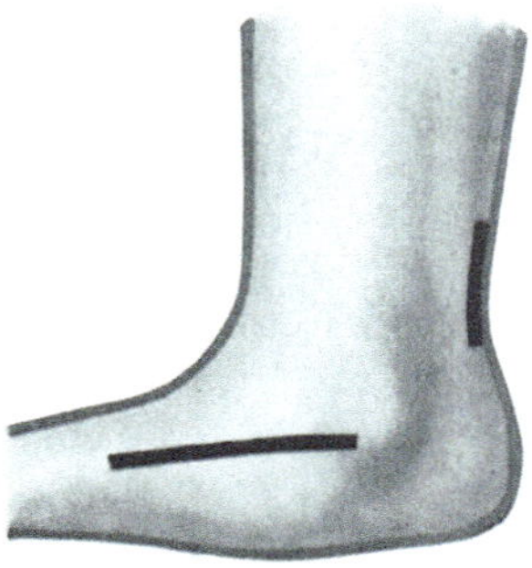

Abb. 589. *Plattfußoperation nach Miller.* Hautschnitt.

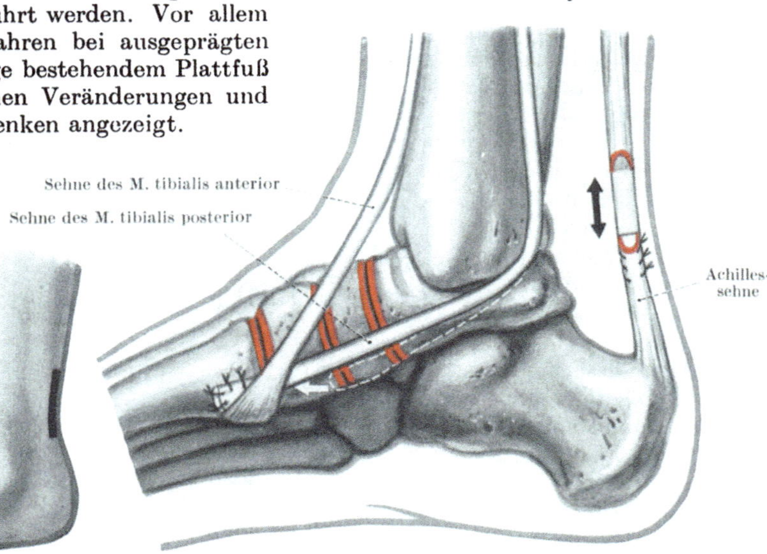

Abb. 590. *Plattfußoperation nach* MILLER. Die Gelenkflächen zwischen Talus und Naviculare, Naviculare und Cuneiforme I sowie Cuneiforme I und Metatarsus I sind entknorpelt. Der Ansatz des M. tibialis posterior ist nach vorne auf die Basis des Metatarsus I verlagert, die Achilles Z-förmig verlängert.

Als erster hat OGSTON die *Resektion des Talonaviculargelenkes* bei Plattfuß ausgeführt. Wohl in der Annahme, daß die Plattfußdeformität in einer Schwäche des Talonaviculargelenkes begründet sei, hat OGSTON dieses Gelenk reseziert und mit zwei Elfenbeinbolzen, die vom Kahnbein aus schräg in den Talus geschlagen werden, eine Ankylose dieses Gelenkes erreicht.

Er hat über gute Erfolge berichtet. Wenn diese Operation auch wohl nur in seltenen Fällen eine ausreichende Behandlung darstellt, so wurde doch zum ersten Male versucht, operativ an den Knochen der Fußwölbung anzugreifen und von dort aus die Fehlform zu beseitigen, ein Weg, der weiterentwickelt wurde und als der erste Schritt für das jetzt vielfach angewandte Verfahren der Resektionen und Keilentnahmen aus diesem Gelenk oder dem benachbarten Knochen gilt.

Technik nach MILLER. Eine beachtenswerte Plattfußoperation wurde von MILLER beschrieben, welche die Verschmelzung einzelner kleiner Tarsalgelenke zur Folge hat. Durch dieses Verfahren wird ein ausreichender kosmetischer Erfolg sichergestellt, ohne den Bewegungsausschlag des Fußes ernstlich zu beeinträchtigen. CAMPBELL hat diese Operation in den meisten Fällen mit gutem Erfolg ausgeführt.

Der Hautschnitt wird entlang der inneren Fußfläche über die Körper des Kahnbeines und des inneren Keilbeines geführt und endet an der Basis des

1. Mittelfußknochens. Dieser Schnitt ermöglicht die Übersicht über das Pfannenband und die Ansätze der Mm. tibialis anterior und posterior. Nach Ablösen der subcutanen Fascie wird ein dünnes Knochenscheibchen seitlich aus dem Kahnbein und dem inneren Keilbein entnommen. So werden die Gelenke zwischen Talus und Naviculare, Naviculare und Cuneiforme I und Cuneiforme I mit der Basis des Metatarsale I dargestellt. Die kleineren Gelenkbänder werden subperiostal nach oben und unten abgelöst und erhalten, damit man sie später wieder über die Gelenke legen kann. Die dargestellten Gelenkflächen werden entknorpelt. Wenn Taluskopf und -hals abnorm lang sind und die Innenkante des Keilbeines hypertrophiert ist, kürzt man den Talushals durch Keilentnahme. Dann wird die Achillessehne verlängert. Wenn der Vorfuß adduziert wird, dreht sich der 1. Mittelfußknochen in die richtige Stellung. Das Knochensegment mit dem Ansatz des Pfannenbandes und der Sehne des M. tibialis posterior wird als nächstes nach vorne gezogen, unter Spannung unter dem Ansatz des M. tibialis anterior vorbeigeführt und an den Körper des inneren Keilbeines und die Basis des 1. Mittelfußknochens verpflanzt. Der Ansatz des M. tibialis anterior wird nicht gestört (Abb. 589, 590).

Campbell hat festgestellt, daß auf diese Weise sogar bei extremem Plattfuß eine vollkommene Korrektur der Längsfußwölbung gesichert wird, wenn dieses Verfahren durch eine Keilresektion zwischen den Kahnbein-Keilbeingelenken und weiter durch eine seitliche Osteotomie des Cuboid ergänzt wird, um eine ausreichende Adduktion und Rotation des Vorfußes zu ermöglichen.

Technik nach Hoke. Auch Hoke strebt eine Verschmelzung des Kahnbeines mit den Ossa cuneiformia an. Von einem Schnitt an der Innenseite des Fußes wird das Kahnbein-Keilbeingelenk dargestellt. Die sich berührenden Flächen beider Gelenke werden einschließlich der proximalen Gelenkfläche des mittleren Keilbeines abgetragen. Der Fuß und das vordere Ende des 1. Mittelfußknochens werden in Spitzfußstellung gehalten und quer über das Gelenk aus Kahnbein und innerem Keilbein eine Rinne gemeißelt. In diese wird ein gleichgeformter Tibiaspan eingesetzt, welcher das Gelenk überbrückt. Kleine Knochenspäne werden in die übriggebliebenen Hohlräume gesteckt und der Periostlappen darübergelegt (Abb. 591, 592).

Technik nach M. Lange. Die Arthrodese des hinteren unteren Sprunggelenkes hat M. Lange zur Behandlung schwerer Fußdeformitäten, insbesondere des Platt- und Klumpfußes, empfohlen. Zweck dieser Arthrodese ist, bei schweren Fußverbiegungen wieder eine feste hintere Auftrittsfläche und Unterstützungsfläche für den Fuß zu schaffen, die senkrecht unter der Achse des Unterschenkels liegt. So werden Valgus- und Varusstellung ausgeglichen und zugleich die arthrotischen Veränderungen am Talocalcanealgelenk entfernt. Man beseitigt hierdurch die Ursache hartnäckiger Schmerzen. Das Verfahren dient zugleich der Verhütung des Plattfußrezidives.

Das Gelenk wird mit zwei Schnitten von außen und von innen her eröffnet. Die verkürzten Fibularissehnen, die den Zugang zum Gelenk versperren, werden abgetragen. Die Sehne des M. fibularis longus wird Z-förmig durchschnitten, damit sie am Ende der Operation wieder lose zusammengenäht werden kann. Die Sehne des M. fibularis brevis wird an ihrem Ansatz mit einem Perioststückchen abgetrennt und weiter hinten wieder angenäht. Beim Abtragen der Knochenflächen ist darauf zu achten, daß an der Außenseite nicht unnötig Knochen entfernt wird. Der Schnitt an der Innenseite reicht von dicht unterhalb der Malleolenspitze bis zum vorspringenden Taluskopf. Auf die Sehne des M. tibialis posterior muß sorgfältig geachtet werden. Wenn man diese nach unten hält, läßt sich das Talocalcanealgelenk an der Innenseite leicht öffnen. Zum Ausgleich der

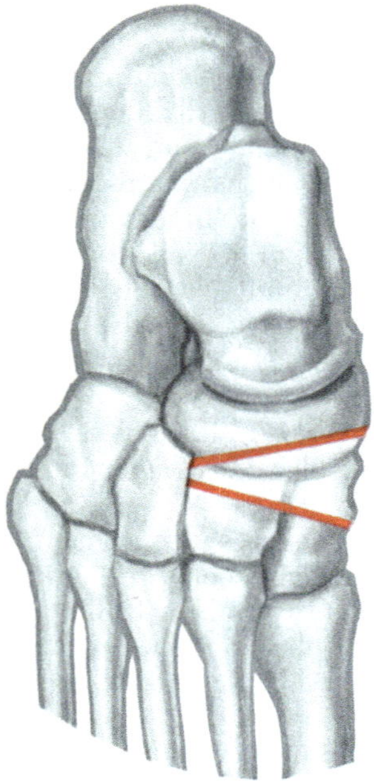

Abb. 591. *Plattfußoperation nach* Hoke. 1. Akt. Aus dem Tarsus wird ein Keil mit tibialer Basis aus dem Bereich des Cuneo-Naviculargelenkes entnommen.

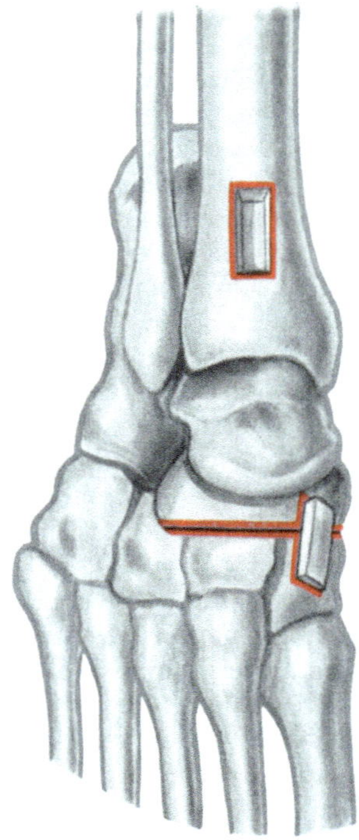

Abb. 592. *Plattfußoperation nach* Hoke. 2. Akt. Durch Berührung der Schnittflächen am Naviculare und dem Cuneiforme I und II ist die Plattfußstellung ausgeglichen. Die Ankylosierung wird durch Einfügen eines Tibiaspanes gefördert.

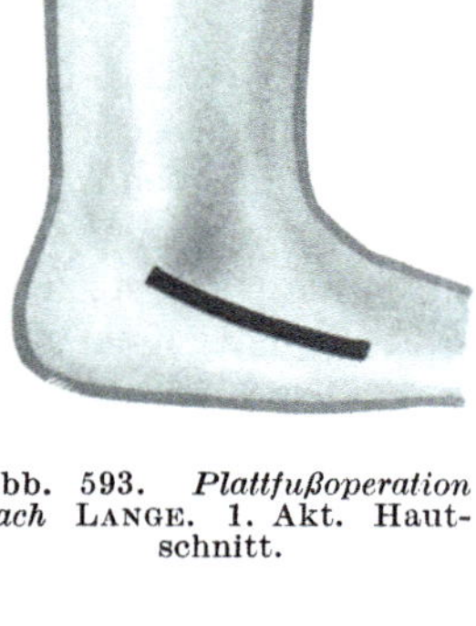

Abb. 593. *Plattfußoperation nach* Lange. 1. Akt. Hautschnitt.

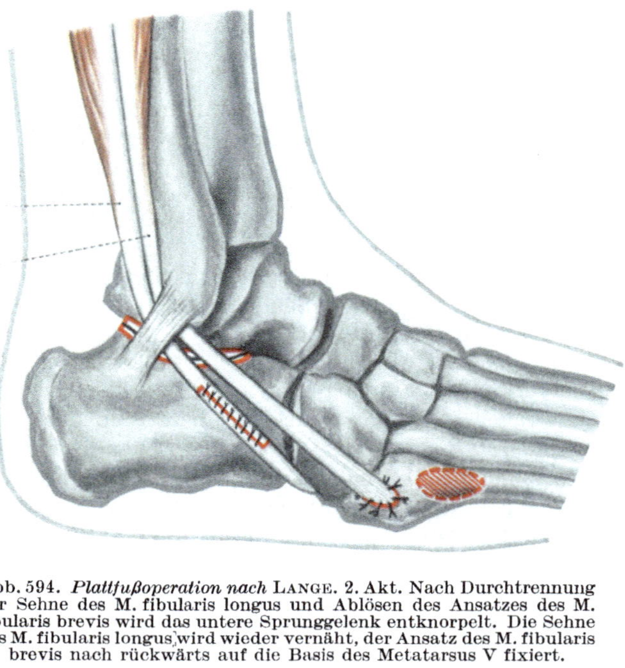

Abb. 594. *Plattfußoperation nach* Lange. 2. Akt. Nach Durchtrennung der Sehne des M. fibularis longus und Ablösen des Ansatzes des M. fibularis brevis wird das untere Sprunggelenk entknorpelt. Die Sehne des M. fibularis longus wird wieder vernäht, der Ansatz des M. fibularis brevis nach rückwärts auf die Basis des Metatarsus V fixiert.

Valgusstellung entfernt man bei der Entknorpelung zugleich einen entsprechend größeren Teil des Knochens. Damit die Gesamthöhe von Calcaneus und Talus nicht verringert wird, soll man allerdings auch hier sparsam sein. Besonders wichtig ist es, die arthrotischen Zacken am hinteren Rande des unteren Sprunggelenkes vollständig zu entfernen, die sonst ein Hindernis für die Adaptation der Knochenflächen darstellen würden (Abb. 593—597).

In vielen Fällen ist durch diesen Eingriff eine ausreichende Aufrichtung des gesamten Fußes zu erreichen. Nur in allerschwersten Fällen mit ganz durchgetretenem Fußgewölbe, bei denen der Taluskopf weit nach unten vorspringt, ist zur Korrektur des Plattfußes noch ein weiterer Eingriff erforderlich.

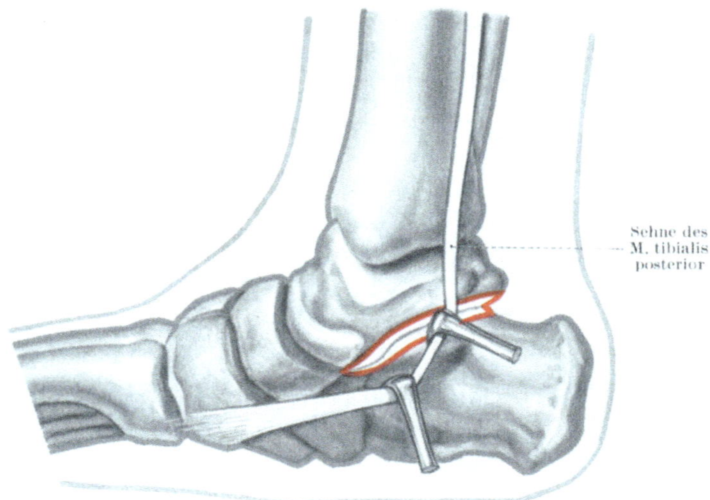

Abb. 595. *Plattfußoperation nach* LANGE. 3. Akt: Beim Eingehen auf das untere Sprunggelenk von tibial wird die Sehne des M. tibialis posterior geschont, der Zugang wird durch Verziehen der Sehne nach unten und hinten ermöglicht.

LANGE führt dann die bogenförmige Osteotomie im Talushals mit Herausnahme eines scheibenförmigen Knochenstückchens aus, ein Eingriff, der schon von LEXER empfohlen wurde (Abb. 596, 597). Die aus dem Talus entnommene Knochenscheibe wird zweckmäßig auf der Außenseite zwischen Calcaneus und Talus eingefügt.

Nach der Operation wird für 2 Wochen ein gepolsterter Gipsverband angelegt. Der Calcaneus wird in Mittelstellung, der Vorfuß in leichter Supination fixiert. Dann wird ein wenig gepolsterter Gipsverband angelegt, das Gewölbe gut herausmodelliert, der Vorfuß, vor allem das Metacarpale I, zurückgedreht. Nach weiteren 2 Wochen Gehgips in gleicher Stellung für 1 Monat, dann für $^1/_2$—1 Jahr Schieneneinlage.

Diese Behandlung wird vor allem im 3. Lebensjahrzehnt durchgeführt, manchmal schon bei 17- und 18jährigen. Vom 30. Jahr ab seien die arthrotischen Veränderungen so weit fortgeschritten, daß auch die Arthrodese in der vorderen Kammer des unteren Sprunggelenkes dazu genommen werden müsse.

Technik nach LOWMAN. Gleichfalls am Talus greift LOWMAN an. Er führt den Hautschnitt ebenfalls am inneren Knöchel beginnend nach distal mit einem leichten konvexen Bogen bis unter das Naviculare, von dort weiter gegen die Fußsohle hin bis zur Basis des 1. Mittelfußknochens. Die Fascie wird gradlinig eingeschnitten, so daß die Spitze des Naviculare und die Kante des Pfannenbandes sichtbar werden. Das Talonaviculargelenk wird über und in gleicher Richtung mit dem Gelenkspalt eröffnet und der mediale Anteil des Naviculare subperiostal freigelegt. Durch einen eigenen Hautschnitt wird die Achillessehne verlängert, so daß sich der hintere Anteil des Fersenbeines senken kann. Ein Keil mit Basis auf der medialen und plantaren Oberfläche wird aus dem Talonaviculargelenk entnommen, und zwar so groß, daß die Adduktion und das Herabdrücken des Vorfußes möglich wird und eine zufriedenstellende Fußwölbung zustande kommt. Durch einen eigenen kleinen Hautschnitt genau unterhalb des äußeren Knöchels werden, wenn notwendig, die Fibularissehnen durchtrennt. Als nächstes wird die Sehne des M. tibialis anterior über das rese-

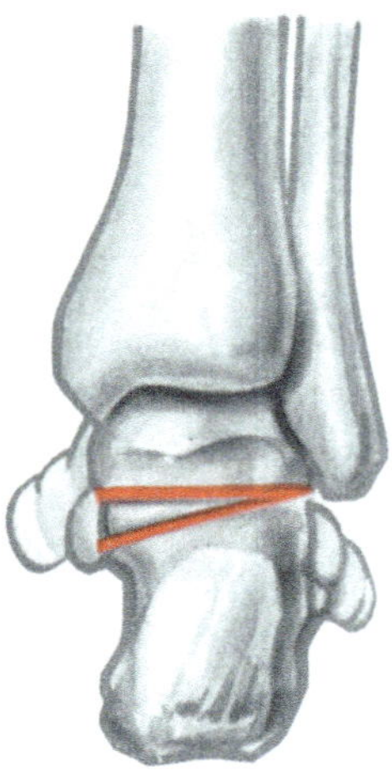

Abb. 596. *Plattfußoperation nach* Lange. Bei der Anfrischung des unteren Sprunggelenkes wird zur Korrektur der Valgusstellung reichlicher Material an der Innenseite entnommen.

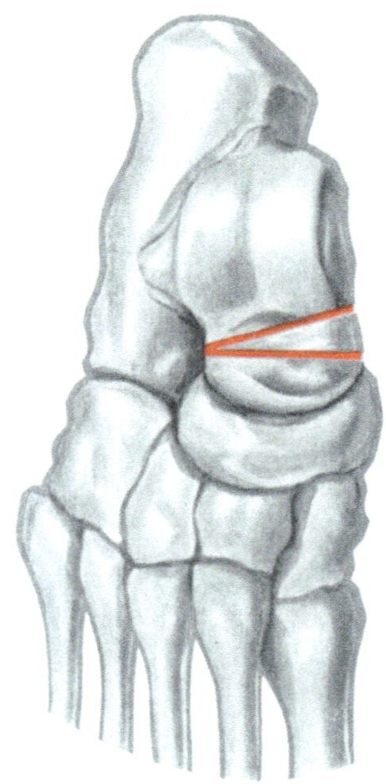

Abb. 597. *Plattfußoperation nach* Lange. Bei weit vorspringendem Taluskopf wird aus dem Talushals eine bogenförmige Keilosteotomie ausgeführt.

zierte Gelenk hinweg nach rückwärts verlagert. Ihr Ansatz bleibt unberührt. Auf diese Weise wird der Hauptzug der Sehne genau über die Kulmination der Fußwölbung gelegt. Ist es wünschenswert, so kann man die Sehne an ihrem Platze zwischen den angefrischten Enden des Talus und Naviculare durch eine Naht ans Pfannenband befestigen. Die Ränder des Pfannenbandes werden eingeschlagen und vernäht. Sie gewährleisten so die korrigierte Stellung.

In manchen Fällen empfiehlt es sich, die Sehne des M. fibularis longus durch die Sehnenscheide des M. tibialis anterior zu ziehen und sie gleichfalls am Pfannenband zu vernähen.

Zadek hat das Problem von einem ähnlichen mechanischen Gesichtspunkt aus angegangen. Die Korrektur der Valgusstellung der Ferse wird durch eine Arthrodese des Talocalcanealgelenkes mit Entfernung eines Knochenkeiles vorgenommen.

Der Schnitt wird hinter dem Talocalcanealgelenk und proximal längs der Sehne des M. tibialis posterior geführt. Diese wird aus ihrer Scheide gelöst und nach unten verzogen. Die Weichteile werden subperiostal zum Talocalcanealgelenk hin abgeschoben. Eine Verletzung des N. tibialis und der Gefäße wird bei einer Abtrennung dicht am Knochen vermieden. Ein Knochenkeil wird aus dem Talocalcanealgelenk entfernt, die Basis des Keiles soll nach medial gerichtet sein und genügend Breite haben, um eine Korrektur der Valgusstellung der Ferse zu ermöglichen.

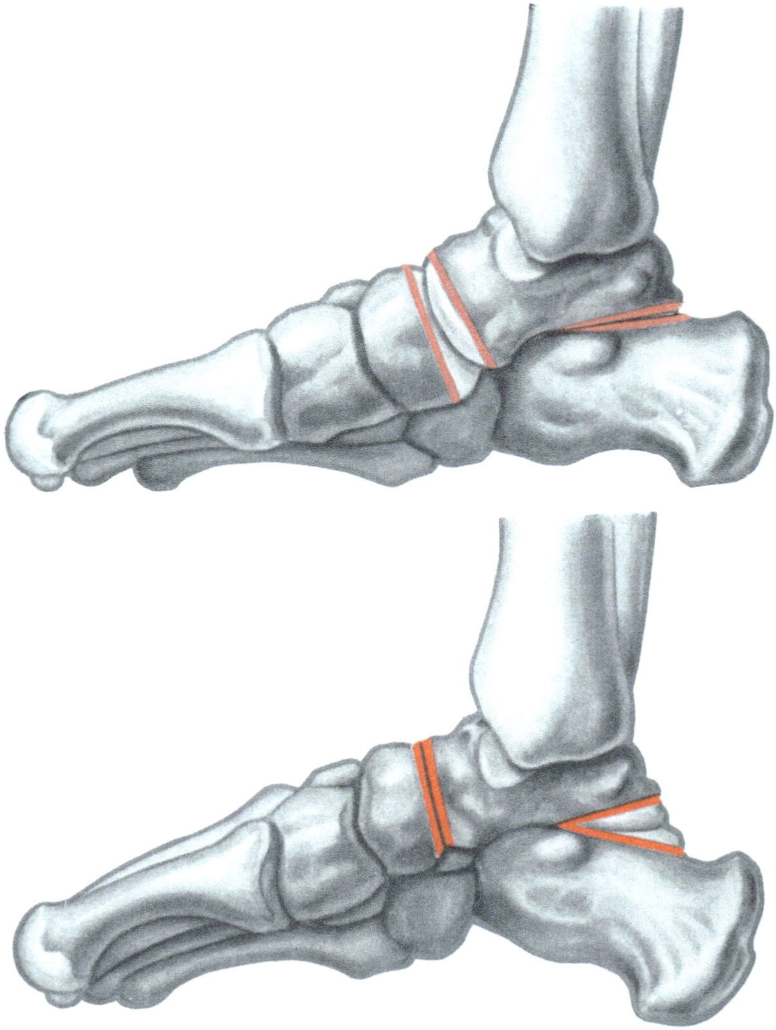

Abb. 598. *Plattfußoperation nach* HOFFMANN-KUHNT. Schematische Darstellung. Ein aus dem Talonaviculargelenk entnommener, hier rot umrandeter Keil wird von hinten in das Talocalcanealgelenk eingepflanzt. Dadurch wird eine steilere Stellung des Calcaneus erzielt.

Hier sei noch einmal das Verfahren von HOFFMANN-KUHNT erwähnt (s. oben S. 523), bei welchem außer einer Sehnenverpflanzung ein aus dem Talonaviculargelenk entnommener Keil von hinten in das Talocalcanealgelenk eingepflanzt wird. So wird die durch Keilentnahme erhöhte Fußwölbung mit der durch Keilverpflanzung erreichten steileren Stellung des Calcaneus vermehrt (Abb. 598).

Technik nach RASZEJA. Zur operativen Behandlung der schweren Plattfußdeformitäten gibt RASZEJA folgendes Verfahren an.

Zunächst wird am inneren Fußrand ein leicht nach unten konvexer Hautschnitt geführt, dessen Mitte auf die Prominenz des Naviculare zu liegen kommt. Das Kahnbein wird wegen des Ansatzes des M. tibialis posterior subperiostal an

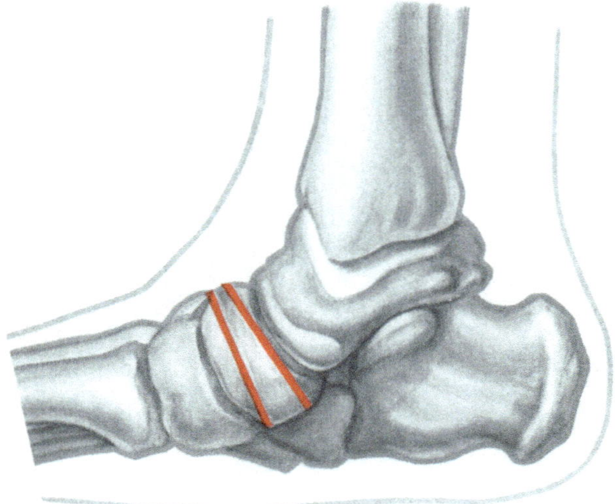

Abb. 599. *Plattfußoperation nach* RASZEJA. 1. Akt: Aus dem Talus wird ein Keil mit plantar-tibialer Basis entnommen.

seiner Unterfläche freigelegt. Mit einem flachen Meißel wird aus dem Naviculare ein nach außen und etwas nach unten offener Keil herausgemeißelt, dessen Basis 1 cm und dessen Länge ungefähr 3 cm beträgt.

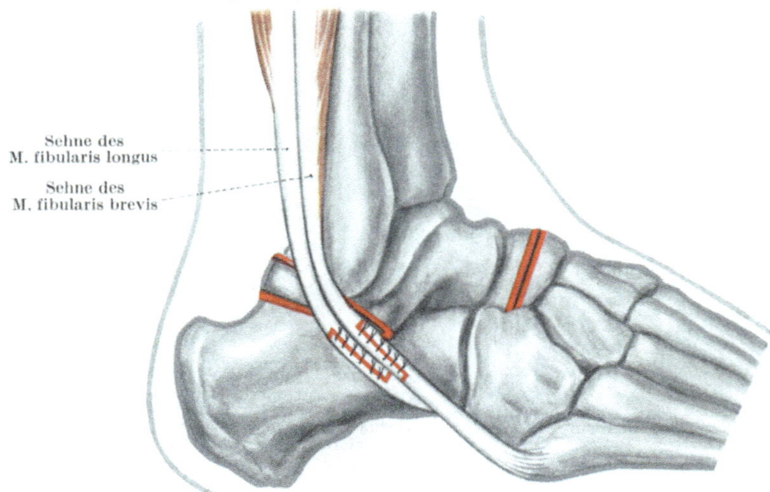

Abb. 600. *Plattfußoperation nach* RASZEJA. 2. Akt: Nach Z-förmiger Durchtrennung der Fibularissehnen wird der aus dem Naviculare gewonnene Keil in das hintere Sprunggelenk eingepflanzt, die Sehne wieder vernäht. Die Schnittflächen des Naviculare sind wieder in Berührung gebracht.

Sodann werden von einem Bogenschnitt, der zwei Finger breit oberhalb des äußeren Knöchels beginnt, ihn von hinten und unten umfaßt und leicht aufsteigend am CHOPARTschen Gelenk endet, die Fibularissehnen freigelegt und temporär Z-förmig durchschnitten. Daraufhin wird das hintere untere Sprunggelenk eröffnet und nach Durchtrennung der sich anspannenden Weichteile und Bänder teilweise aufgeklappt. Nun wird der Knorpelüberzug der Facies articularis posterior calcanei sowie die hintere Gelenkfläche des Fersenbeines entfernt. Der Sinus tarsi bleibt unberührt.

Weiterhin wird zwischen die des Knorpelüberzuges beraubten Gelenkflächen der vorher dem Innenrande des Fußes entnommene Knochenkeil eingefügt und somit der Gelenkspalt etwas zum Klaffen gebracht. Bisweilen ist eine Verkleinerung der Basis des Keiles notwendig, um eine allzu große Supination zu vermeiden. Eine Fixation des Knochenkeiles im Gelenkspalt erübrigt sich, da der Keil schon bei leichtem Druck gegen die Ferse ohne weiteres in der erstrebten Stellung verbleibt. Die Weichteile und die Fibularissehne werden unter entsprechender Spannung vernäht, dann die Operationswunde geschlossen.

Schließlich wird der Fuß in Supination und mäßiger Spitzfußstellung eingegipst, dabei wird eine Redression des Längsgewölbes angestrebt, um die Keilresektionsflächen im Naviculare in Berührung zu bringen (Abb. 599, 600).

Nach 4 Wochen wird ein neuer Gipsverband in verminderter Spitzfußstellung angelegt. Damit soll der Kranke gehen. Nach 8—12 Wochen wird der Gipsverband endgültig abgenommen, es sollen anschließend noch Einlagen getragen und physikalische Nachbehandlung durchgeführt werden.

Eingriffe an den Knochen mit Schonung der Gelenke (Abb. 601—310).

Vor allem Lexer, aber auch in neuester Zeit Campbell haben darauf hingewiesen, daß operative Maßnahmen zur Beseitigung des Plattfußleidens sehr leicht bewegungsmäßige Nachteile bringen können, wenn man die Gelenke ausschaltet. Es wurden deshalb operative Verfahren entwickelt, bei denen die Gelenke geschont und lediglich durch Keilresektionen aus dem Knochen eine Korrektur der Fehlform durchgeführt werden. Der Gedankengang des großen deutschen Wiederherstellungschirurgen ist sehr wohl begründet. Die Erhaltung der Gelenke ist fraglos ein Vorteil, solange sie funktionell leistungsfähig sind. Für hochgradig veränderte und schmerzhafte Gelenke ist natürlich die künstliche Versteifung vorzuziehen.

Die *Resektion aus dem Talushals* wird von M. Lange in Verbindung mit anderen operativen Maßnahmen durchgeführt (s. S. 521). Sie wird von Clark als selbständige Operation bei leichten Plattfußformen empfohlen.

Technik nach Clark. Der Schnitt wird vom äußeren Knöchel über das mittlere Keilbein geführt. Die Weichteile werden subperiostal abgeschoben, Kopf und Hals des Talus freigelegt und der Kopf zeitweilig durch Osteotomie des Talushalses entfernt. Um eine Korrektur der in Valgusstellung stehenden Ferse zu ermöglichen, wird ein Knochenkeil von genügender Breite medial und von unten her aus dem Talus entnommen. Der Knorpel auf der Calcaneusoberfläche darf nicht geschädigt werden. Ein weiterer Keil wird aus der medialen Fläche des resezierten Taluskopfes und -halses entnommen und der Rest des Taluskopfes in sein altes Bett wieder eingefügt.

Technik nach Perthes. Ein sorgfältig durchdachtes Verfahren zur Korrektur des Pes plano valgus wurde von Perthes angegeben. Der Fuß wird in Außenrotation gelagert. Der 5 cm lange Hautschnitt führt am inneren Fußrand über die Prominenz des Tuber ossis naviculare. Diese wird von Periost befreit. Von innen und unten her wird aus dem Naviculare ein Keil herausgemeißelt, dessen Länge dem schrägen Durchmesser dieses Knochens entspricht und dessen Basis 1 bis 1,5 cm breit sein soll. Die Wunde wird mit Hautklammern vorläufig geschlossen.

Ein zweiter Hautschnitt wird parallel dem äußeren Fußrande unter dem Knöchel beginnend geführt. Die Fibularissehnen werden freigelegt und beiseitegezogen, die Muskelfasern des kurzen Zehenstreckers werden stumpf auseinander gedrängt. Nachdem das vordere Calcaneusende subperiostal freigelegt ist, wird es 1 cm hinter dem Calcaneo-Cuboidgelenk linear quer durchmeißelt. Um die Fehlstellung ausgleichen zu können, werden die Fibularissehnen um 2—3 cm verlängert. Dann gelingt es, den abduzierten und dorsal flektierten Vorderfuß in Adduktion und Plantarflexion zu zwingen. Damit schließt sich auch der Osteotomiespalt am Naviculare. Jetzt soll der dem Naviculare entnommene Keil in den Osteotomiespalt am Cuboid eingefügt werden. Meist ist er zu groß, so daß er um etwa ein Viertel verkleinert werden muß. Mit Hammer und Stempel wird der Keil in sein neues Bett eingetrieben. Das abgelöste Periost schließt man innen und außen über den Osteotomiestellen, dann wird die Hautnaht ausgeführt (Abb. 601, 602, 603, 604).

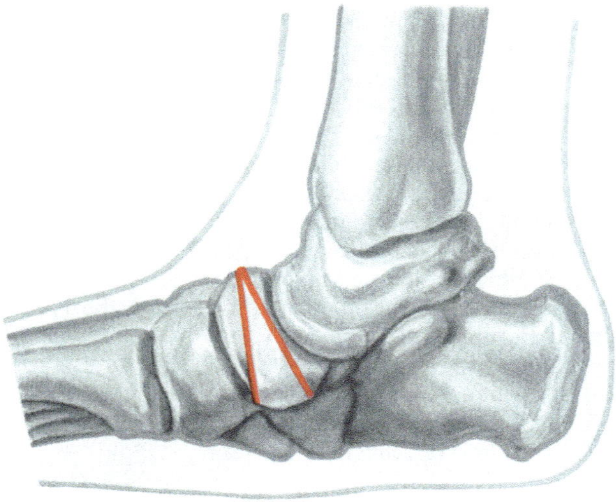

Abb. 601. *Plattfußoperation nach* Perthes. 1. Akt: Dem Os naviculare wird ein Keil mit plantarer Basis entnommen.

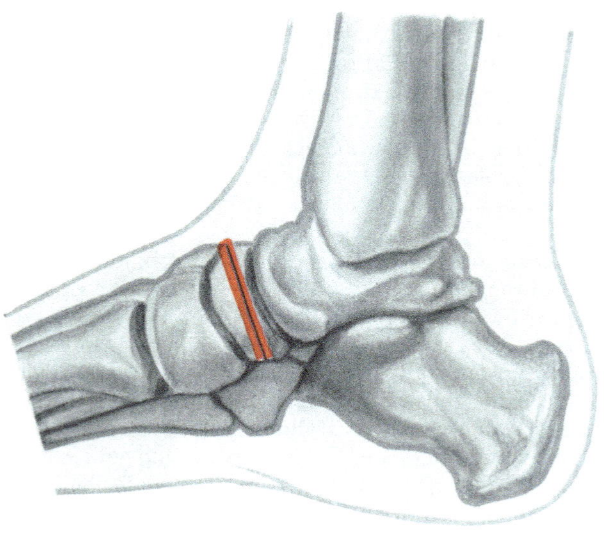

Abb. 602. *Plattfußoperation nach* Perthes. 2. Akt: Durch Aneinanderbringen der Schnittflächen läßt sich die Plattfußstellung weitgehend korrigieren.

Ein Unterschenkelgips wird für 4 Wochen angelegt, später Nachbehandlung.

Bei 48 auf diese Weise operierten Fällen wurde nach Baltisberger und Port in 58,33 % Beschwerdefreiheit erreicht, 29,17 % waren gebessert, 12,5 % nicht gebessert.

Lexer hält den verwandten Knochenkeil aus dem Naviculare für nicht genügend fest, da er aus Spongiosa besteht. Er hat einen Span aus der Tibia entnommen, aber später dieses Verfahren wieder ganz aufgegeben.

Technik nach Lexer. Wo sich der Plattfuß korrigieren läßt, ohne daß knöcherne Widerstände zu überwinden sind, kommen andere Verfahren in Frage.

Auch die LEXERsche Operation soll nur bei Plattfüßen von Erwachsenen durchgeführt werden, wenn der Plattfuß sekundäre Knochenveränderungen und dauernde Gelenkfehlstellungen aufweist und wenn die rein orthopädische (konservative) Korrektur keine Aussichten bietet.

Die Operation bezweckt die Umformung des veränderten und in verschiedener Weise krankhaft eingestellten Fußskeletes zur Wiederherstellung der möglichst normalen Fußform, während gleichzeitig Verkürzungen, Verlängerungen oder

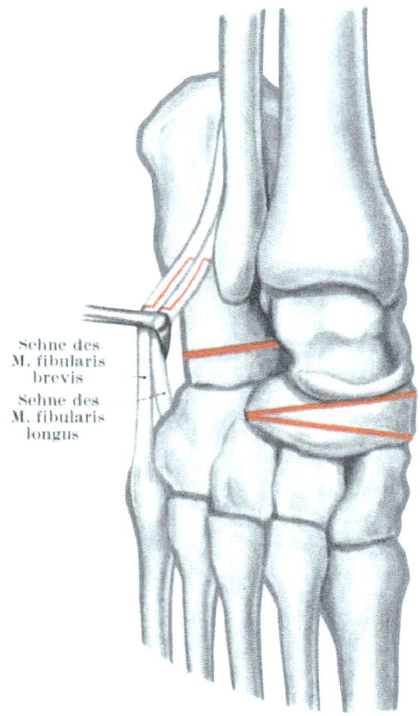

Abb. 603. *Plattfußoperation nach* PERTHES. 3. Akt. Nach Z-förmiger, temporärer Durchtrennung der Fibularissehnen Osteotomie im Calcaneus parallel dem Calcaneo-Cuboidgelenk.

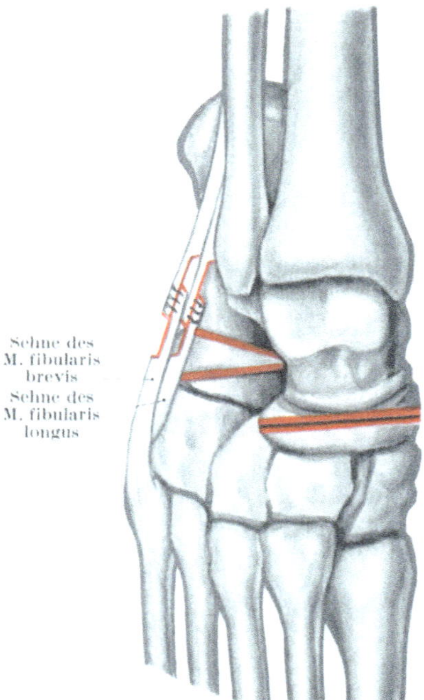

Abb. 604. *Plattfußoperation nach* PERTHES. 4. Akt. Der dem Naviculare entnommene Keil ist in den Calcaneus eingefügt. Die Plattfußkorrektur ist damit vollendet. Die Fibularissehnen sind verlängert zusammengenäht.

Verlagerungen bestimmten Sehnen zur Verbesserung der Funktion dienen. *Zu vermeiden ist jede Maßnahme, die Gelenke entfernt, schädigt oder verletzt.* Die richtige Form des Fußes in Versteifung bei Fortfall einzelner oder mehrerer Gelenke zu erhalten, ist nach LEXERs Ansicht beim Plattfuß kein erstrebenswertes Ziel, da die Funktion des Gewölbes im Gegensatz zum hochgradigen Klumpfuß erhalten werden kann.

Das Operationsverfahren von LEXER, das er aus den Erfahrungen von Jahrzehnten entwickelt hat, ist sehr kompliziert. Diesem Nachteil ist es wohl zuzuschreiben, daß es heute kaum mehr Anwendung findet. Es gehört jedoch als klassisches Verfahren in diese Operationslehre.

Die Operation wird in einer Sitzung vorgenommen. Zuerst wird von einem kleinen Längsschnitt, der drei bis vier Finger breit oberhalb des *äußeren Knöchels* auf die Fibula gelegt wird, das Periost von vorne und hinten abgehebelt und mit scharfem Meißel eine schrägstehende *Osteotomie* durchgeführt.

Dann wird an der Innenseite des Fußes ein zweiter Hautschnitt dicht über dem Knöchel beginnend über dessen Spitze hinweg in sanftem Bogen über den Talus und das Naviculare bis zum Cuneiforme I geführt. Haut und Fettgewebe werden so weit abgelöst, bis der ganze Knöchel und die Ausstrahlungen des Lig. deltoides freiliegen. Mit einem nach unten offenen Bogenschnitt wird das

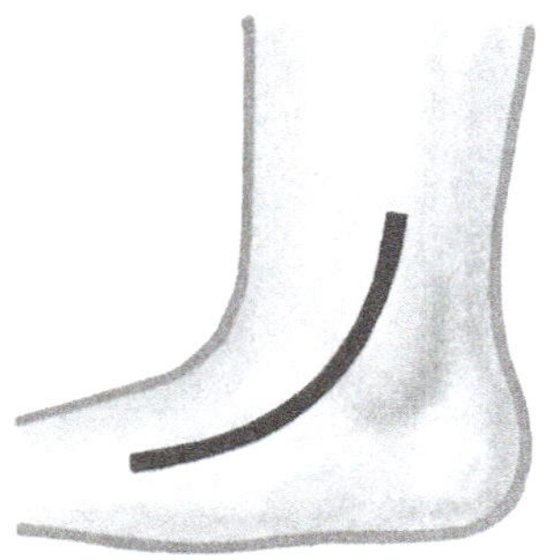

Abb. 605. *Plattfußoperation nach* LEXER. 1. Akt: Hautschnitt.

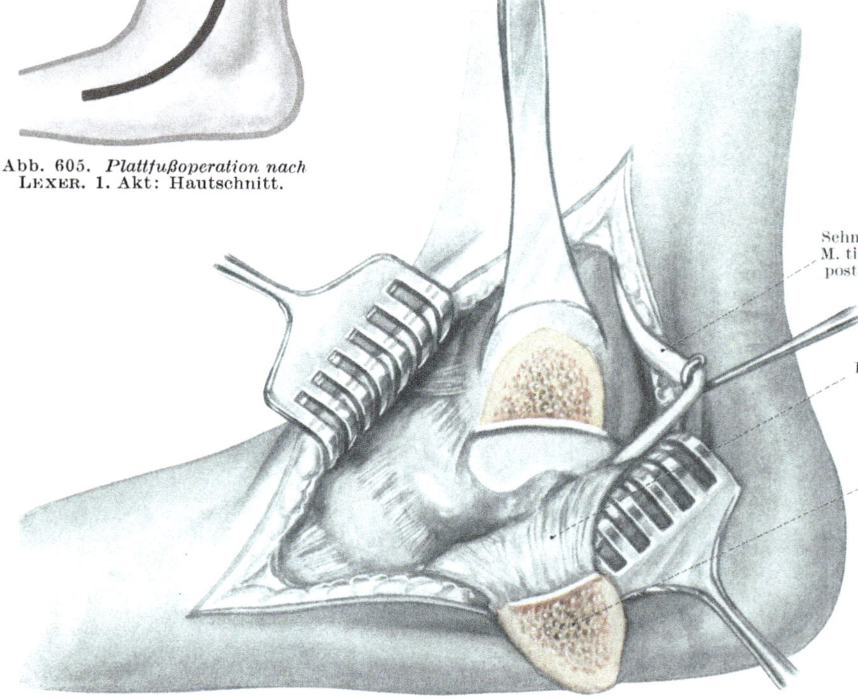

Abb. 606. *Plattfußoperation nach* LEXER. 2. Akt: Der tibiale Knöchel ist von oben her abgeschlagen und mit den Bändern nach unten geklappt. Tibial wird dem distalen Tibiaende eine Knochenscheibe entnommen.

Periost des Knöchels umschnitten. Von diesem Schnitt aus wird schräg von oben innen nach unten außen der *innere Knöchel* abgeschlagen. Der hintere Rand des Malleolus bleibt erhalten, um eine Luxation der später zu verkürzenden Sehne des M. tibialis posterior zu verhüten. Kleine Einschnitte am vorderen und hinteren Rande des Lig. deltoides genügen, um das Band mit dem daran haftenden Knöchel nach unten klappen zu können. Der Periostbogenschnitt über dem Knöchel wird nach vorne zu über den Talus und das Naviculare fortgesetzt, so daß man sämtliche Bänder und Kapseln der beiden Knochen vom inneren Fußrand ablösen und nach oben und unten auseinanderziehen kann. Dadurch liegt die Knochenoberfläche des Talus und des Naviculare frei.

Nun wird mit einem 3 cm breiten Hohlmeißel ein *halbmondförmiger Keil aus dem Talushals* entnommen, und zwar ausgiebiger als bei der gewöhnlichen Osteotomie. Die Basis des Keiles enthält die am Talus meist vorhandenen Knochenwucherungen mit ihren Periostanteilen. Diese bogenförmige Knochenwunde gestattet eine viel ausgiebigere Verlagerung des unterhalb der Durchtrennungsstelle gelegenen Fußabschnittes im Sinne der Supination als die einfache Keilosteotomie.

Die *keilförmige Resektion aus dem Naviculare* wird mit einem geraden Meißel wie gewöhnlich durchgeführt, wobei die Basis des Keiles nach innen und etwas

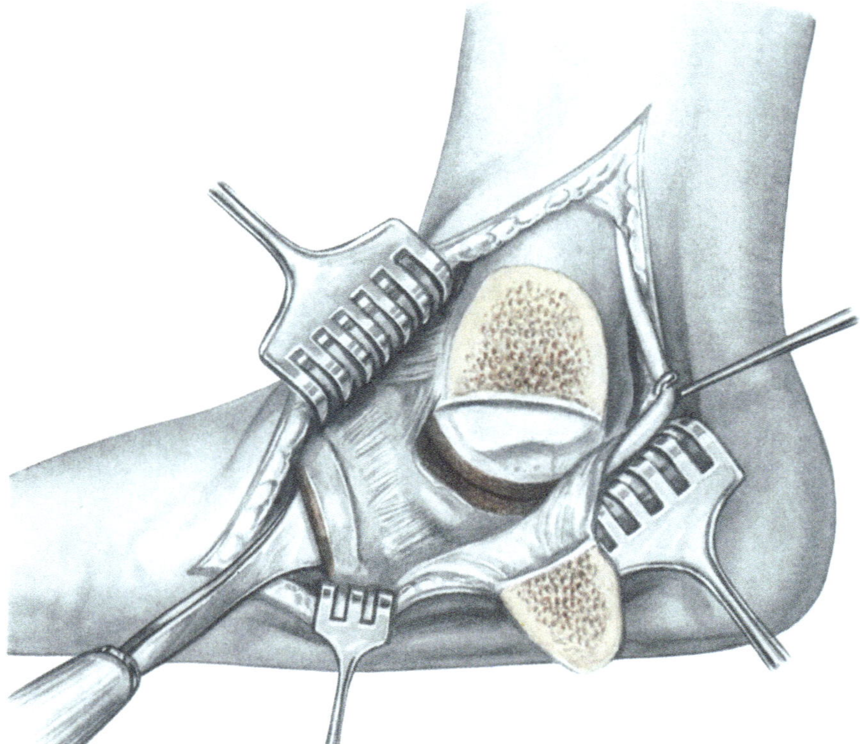

Abb. 607. *Plattfußoperation nach* Lexer. 3. Akt: Dem Talushals ist ein halbmondförmiger Knochenkeil entnommen, ein weiterer Keil wird aus dem Naviculare geschlagen.

nach unten gebildet wird. Der Erfolg dieser doppelten Keilosteotomie ist eine sehr wirksame Umstellung im Sinne der Adduktion des Fußes und der Herstellung eines guten Gewölbes.

Die vorangegangene knöchelbruchähnliche Osteotomie der Malleolen gestattet im Verein mit den Keilentnahmen, auch den hinteren Abschnitt des Fußes richtig zu stellen. Die Stellung der Ferse wird dadurch festgehalten, so daß der innere Knöchel samt seinem Bandapparat vor seine Abtrennungsfläche gesetzt wird. Dazu muß nochmals ein kräftiger Knochenkeil an der ursprünglichen Osteotomiestelle von der Tibia abgemeißelt werden. Auch der Periostüberzug ist zu entfernen, um spätere Knochenwucherungen zu vermeiden. Der Knöchel wird mit einem Nagel in seiner neuen Lage im vorderen oberen Teil der erheblich vergrößerten Knochenwundfläche unter starker Spannung des Lig. deltoides befestigt.

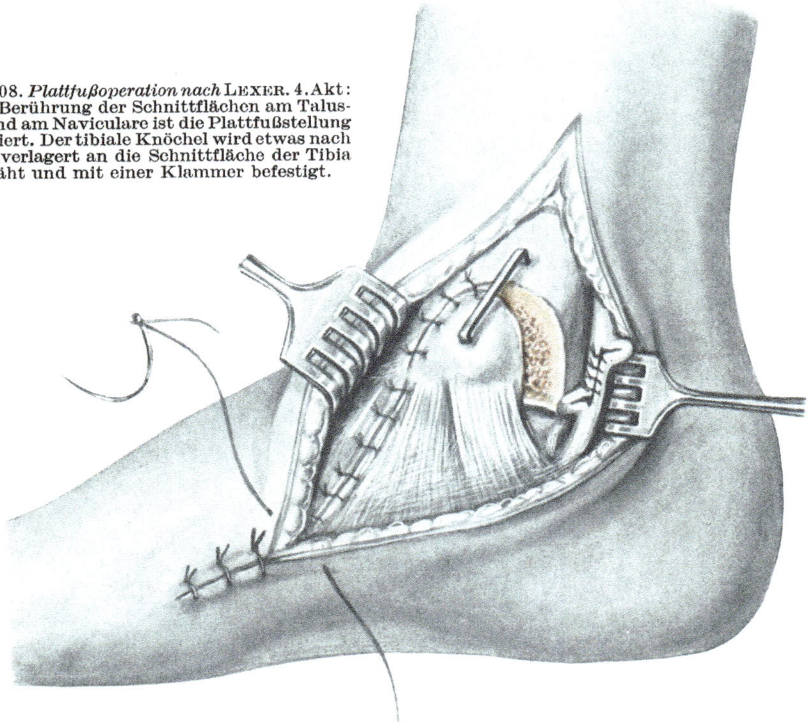

Abb. 608. *Plattfußoperation nach* LEXER. 4. Akt: Nach Berührung der Schnittflächen am Talushals und am Naviculare ist die Plattfußstellung korrigiert. Der tibiale Knöchel wird etwas nach vorne verlagert an die Schnittfläche der Tibia genäht und mit einer Klammer befestigt.

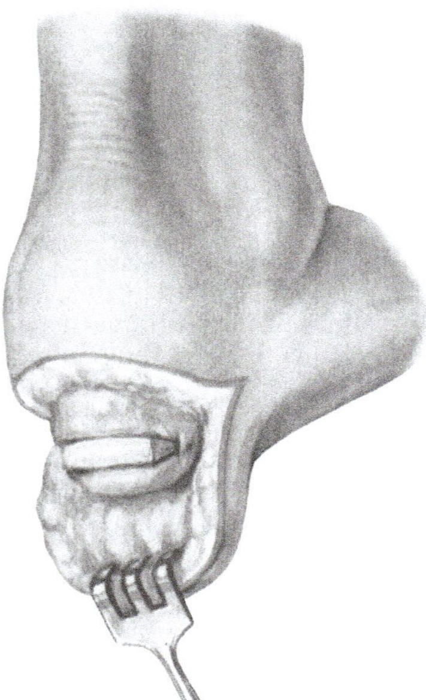

Die durch die Richtigstellung des Gewölbes stark verlängerte Sehne des M. tibialis posterior wird nach HÜBSCHER verkürzt (s. Allgemeiner Teil, S. 49). Das Lig. laciniatum wird darüber vernäht und die Haut geschlossen.

Als letzter Teil der Operation wird ein umgekehrt V-förmiger Hautschnitt an der Rückseite der Ferse gelegt, ein Hautfettlappen gebildet und unterhalb des Ansatzes der Achillessehne nach unten zu abgelöst. Etwa 1,5—2 cm oberhalb des nun freiliegenden Calcaneusrandes wird ein breiter Meißel angesetzt und die Tuberositas durch einen Meißelschlag beweglich gemacht. In den Spalt wird ein Knochenkeil eingefügt, am besten eignet sich der vor dem inneren Knöchel entnommene Keil. Nach Bedarf können zusätzlich auch die übrigen Knochenteile verwandt werden.

Abb. 609. *Plattfußoperation nach* LEXER. 5. Akt: Der Calcaneus ist durch einen fischmaulartigen Hautschnitt freigelegt, der dem tibialen Knöchel entnommene Keil wird in einen Spalt des Calcaneus eingebolzt.

Das Gewölbe wird durch die gespannte Sehne des M. tibialis posterior ebenso gehalten wie der Calcaneus durch die Verlagerung des Knöchels.

Für 3 Wochen wird ein Gipsverband angelegt, dann wird mit Massage und Bewegungsübungen begonnen (Abb. 603, 606, 607, 608, 609).

Eingriffe beim paralytischen Knickplattfuß.

Allgemeine Vorbemerkungen. Der paralytische Knickplattfuß entsteht durch Lähmung der Muskeln, die zur Aufrechterhaltung der Fußwölbung und zur Erhaltung der Supinationsstellung des Fußes notwendig sind. Vor allem bewirkt die Lähmung der *Mm. tibialis anterior und posterior* sowie die der *kurzen Sohlenmuskulatur* einen Verlust der Fußwölbung. Auch der Ausfall des *M. fibularis longus* wird als Ursache für deren Absinken angenommen. Diese gelähmten Muskeln können durch geeignete gesunde ersetzt werden.

Sind bei lange bestehenden Lähmungen schon Fixationen in den Fußgelenken oder Deformierungen der Knochen eingetreten, so müssen durch geeignete konservative oder operative Maßnahmen, die vorher beschrieben wurden, die Fehlstellungen vor der Sehnenverpflanzung ausgeglichen sein. Vor allem müssen Verkürzungen der Sehnen (Achilles- oder Fibularissehne) in geeigneter Weise durch Verlängerung beseitigt werden.

Beim paralytischen Plattfuß gilt es insbesonders, für die gelähmten Mm. tibialis anterior und posterior Ersatz zu schaffen. Je nachdem, ob nur einer oder beide Muskeln zusammen gelähmt sind, muß mehr oder weniger kraftspendendes Muskelmaterial zugeführt werden. Es muß einerseits der *gewölbehebende*, andererseits der *supinatorische* Ausfall ersetzt werden. Es ist deshalb günstig, pronierende Muskeln zur Verpflanzung zu verwenden, weil damit durch Schwächung der Antagonisten das Muskelgleichgewicht mit geringerer Kraft wiederhergestellt werden kann. Für den M. tibialis anterior kommen vor allem die Mm. fibularis brevis und tertius in Frage. Der M. fibularis longus wurde vielfach mit gutem Erfolg verwandt, es ist aber zu bedenken, daß er an sich schon im Sinne der Erhaltung des Quer- und Längsfußgewölbes wirkt, so daß man ihn doch besser unberührt lassen sollte. Mit gutem Erfolg wurden vielfach der M. hallucis longus und der M. extensor digitorum longus ganz oder teilweise als Ersatz genommen.

Für den M. tibialis posterior kann ein Teil des M. triceps surae verwandt werden. Es wird damit nicht die supinatorische Kraft, sondern die Wirkung des gelähmten Muskels auf die Fußwölbung ersetzt. Vor allem hat man mit gutem Erfolg auch hier die Sehne des M. fibularis longus verpflanzt. Wegen ihrer Länge kann sie ohne große Schwierigkeit dorsal vom Schien- und Wadenbein bis zum Naviculare geführt und dort eingesetzt werden. Freilich ist sie mit dem erwähnten Vorbehalt durchzuführen. Vielfach werden mit gutem Erfolg die Sehnen des M. flexor digitorum longus genommen.

Die Spendersehnen werden auf die Sehnen der gelähmten Muskeln übertragen, entweder durchtrennt oder aber auch in ihrer Kontinuität erhalten und nicht von den ursprünglichen Ansätzen abgelöst. Man kann sie an die Sehnenansätze oder auf die Knochen im Bereiche der Sehnenansätze verpflanzen oder auch unabhängig von den Insertionsstellen eine für die Funktion günstige Implantationsstelle am Knochen suchen.

Bei der *Sehnenverpflanzung* am paralytischen Plattfuß ist die Gefahr einer Überkorrektur ganz besonders groß. Auf die Möglichkeit der Umwandlung einer Valgusstellung in eine funktionell noch viel ungünstigere Varusstellung weist z. B. Fritz Lange hin. Regele berichtet über sechs Fälle nach typischen Sehnenverpflanzungen zur Behebung des paralytischen Plattfußes, die wegen einer später an diesem Fuß entstandenen Klumpfußstellung in seine Behandlung kamen. VULPIUS hingegen hält bei der Übertragung auch starker Kraftspender diese Gefahr beim M. tibialis anterior nicht für groß, weil bei der Belastung der Fuß an sich schon in eine Pronationsstellung gezwungen werde.

Man hat auch versucht, durch *Nerventransplantationen* dem gelähmten Muskel eine neue Innervation zu geben, vor allem haben sich STOFFEL, SPITZY und ERLACHER dieser Verfahren angenommen. Von diesem Vorgehen ist man jedoch meist wieder abgekommen, weil die Erfolge nicht ausreichend waren. Über die Technik der Nervenverpflanzung s. Allgemeiner Teil (S. 125).

Technik der Sehnenverpflanzung nach HASS. Die Sehne des M. fibularis brevis wird von HASS auf das Naviculare verpflanzt. Den M. fibularis longus verwendet er nicht, weil er diesen zur Spannung der queren Fußwölbung für unentbehrlich hält.

Über das Os naviculare wird ein 4 cm langer Schnitt nach oben zu gelegt. Das Periost des Kahnbeines wird gespalten und in zwei Lefzen auseinandergelegt. Zwischenhinein wird eine Rinne zur Aufnahme der Sehne ausgemeißelt. Dann wird subcutan in Richtung auf die Fibularissehnen ein Kanal gebohrt.

Dem Verlauf der Fibularissehnen entsprechend wird ein weiterer 5 cm langer Schnitt in Längsrichtung über den äußeren Knöchel geführt, ein weiterer Hautschnitt am äußeren Fußrand unterhalb des Knöchels bis zur Basis des Metatarsale V. Die Fascie wird im Bereiche des *oberen* Schnittes eröffnet. Es liegt hier die Sehne des M. fibularis longus vor, die nach hinten verzogen wird. Damit wird die Sehne des M. fibularis brevis frei, die im Bereiche der unteren Wunde knapp an ihrem Ansatz an der Tuberositas des Os metatarsale V abgelöst und zur oberen Wunde herausgezogen wird. Mit einer Sehnenzange, die von der Wunde am Naviculare aus durch den subcutanen Kanal geführt ist, wird sie gefaßt und durchgezogen. Das Ende dieser Sehne wird in der Knochenrinne des Kahnbeines unter dem Periost fest vernäht. Dabei wird der Fuß in starker Supination gehalten.

Nach Verschluß der übrigen Hautwunden wird für 8 Wochen ein Gipsverband in überkorrigierter Stellung angelegt.

Technik nach HOHMANN. Vor jeder Sehnenverpflanzung ist eine etwaige Kontraktur in der üblichen Weise zu beseitigen. Zur Aufrichtung des Calcaneus ist meist die Verlängerung der Achillessehne durch Tenotomie notwendig. Zum Ausgleich der Pronationskontraktur läßt sich die Durchtrennung der lateralen Knochenbänder oft nicht umgehen. Läßt sich das manuelle Redressement noch nicht durchführen, so wird eine Keilosteotomie aus dem Talonaviculargelenk vorgenommen.

Erst wenn durch diese oder ähnliche Maßnahmen eine Beseitigung der Deformität erreicht worden ist, wendet man sich den Muskelverpflanzungen zu. Der gelähmte M. tibialis anterior wird durch den gesunden M. extensor digitorum longus ersetzt. Um die Zehen am Absinken zu verhindern, werden die peripheren Sehnenenden des M. extensor digitorum longus einzeln an die Muskelbäuche des M. extensor digitorum brevis geheftet.

HOHMANN verwendet den M. extensor hallucis longus nicht mehr zum Ersatz des M. tibialis anterior, da er nicht zum Heben des Fußes ausreicht.

Ist der M. tibialis posterior gelähmt, so wird seine Sehne mit der des M. flexor digitorum longus verbunden.

In jedem Falle schwerer Kontraktur eines Lähmungsplattfußes führt HOHMANN die subtalare Arthrodese durch.

DELITALA verwendet als einzige Maßnahme die Sehnenverpflanzung des M. extensor hallucis longus auf das Metatarsale I, wenn der M. tibialis anterior gelähmt ist. Bei Patienten über 12 Jahren führt er in schweren Fällen auch von plantar-tibial eine Keilosteotomie des Talonaviculargelenkes oder der Gelenke der CHOPARTschen Linie sowie die subtalare Arthrodese durch.

Technik nach VULPIUS. Bei Lähmungen der Mm. tibialis anterior und posterior und bei guter Funktion des M. extensor digitorum longus gibt VULPIUS folgendes Verfahren an:

Zunächst wird gegebenenfalls schon in einer vorhergehenden Sitzung ein energisches Redressement des Fußes vorgenommen. Der Fuß wird in Dorsalflexion, Supination und Adduktion gehalten, ein vorderer medialer und lateraler Hautschnitt geführt. Vom M. extensor digitorum longus wird die sehnige Partie, das sind die Anteile für die 2., 3. und 4. Zehe mit den dazugehörigen Muskelfasern, abgespalten. Diese werden durch einen distal angelegten Schnitt des M. tibialis anterior gezogen und mit seiner Sehne fest vernäht. Die peripheren Sehnenstümpfe fixiert man an dem intakten Muskelanteil unter geringer Spannung durch Naht. Desgleichen wird der M. extensor hallucis abgeschnitten und durch ein etwas mehr proximal gelegtes Knopfloch des M. tibialis anterior gezogen und vernäht. Das periphere Ende des M. extensor hallucis longus wird an den stehengebliebenen Teil des M. extensor digitorum longus gehängt. Zum Ersatz für den gelähmten M. tibialis posterior wird die Sehne des M. fibularis longus am äußeren Knöchel abgeschnitten und weit nach oben mobilisiert. Sein peripheres Ende wird nicht versorgt. Dann bohrt man von der medialen Wunde her mit einer Kornzange schräg nach oben und lateral zwischen Tibia und M. triceps surae einen Kanal. Man hält sich dabei knapp hinter der Fibula und löst die Fascie von ihr ab. Wenn der Kanal weit genug ist, wird die abgetrennte Sehne mit der Kornzange erfaßt und abwärts in die mediale Wunde geleitet. Hier wird sie durch ein Knopfloch des gelähmten M. tibialis posterior gezogen und in starker Supination des Fußes vernäht.

CODIVILLA verwendet den M. extensor hallucis longus als Ersatz für den M. tibialis anterior und befestigt ihn am Periost des Cuneiforme I. Für den Ersatz des M. tibialis posterior wird ähnlich wie von VULPIUS die Sehne des M. tibialis longus hinter Fibula und Tibia vorbeigezogen, ihr Ende aber am Naviculare befestigt.

BIESALSKI nimmt für den M. tibialis anterior den M. extensor hallucis longus und als Pronator den M. fibularis longus. Die Sehne des M. extensor hallucis longus verpflanzt er auf den Ansatz der Sehne des M. tibialis anterior, der M. fibularis longus wird in das Naviculare eingesetzt. In anderen Fällen nimmt er den M. extensor digitorum communis. Er verlagert dessen Sehnen entweder subcutan oder durch die Scheide des M. tibialis anterior und befestigt sie an ihrer Insertionsstelle. Den M. tibialis posterior ersetzt er durch den M. flexor digitorum longus und verlagert auch dabei die Spendersehne in die Sehnenscheide des Empfängermuskels.

FRITZ LANGE hat die besten Erfolge dadurch erreicht, daß er eine seidene Sehne vom M. extensor digitorum longus zum inneren Fußrand ausgespannt hat und den M. fibularis longus auf die Innenfläche des Calcaneus verpflanzte. Ist der M. tibialis posterior allein gelähmt und sind die Mm. fibulares nicht besonders kräftig, so empfiehlt FRITZ LANGE, eine seidene Sehne vom M. gastrocnemius zur inneren Fläche des Calcaneus zu legen. Sind die Mm. fibulares stark, so sei es besser, den M. fibularis longus abzulösen, zwischen M. gastrocnemius und Knochen nach hinten und innen zu führen und mit der Innenfläche des Calcaneus zu vernähen.

v. BAEYER tritt für die Translokation der Sehnen, ohne sie von ihrem Ansatz zu lösen, ein. Er will damit den Nachteilen der üblichen Sehnenverpflanzungen entgehen. Den fehlenden M. tibialis anterior ersetzt er durch Translokation der Sehne des M. extensor hallucis longus, indem er diese, ohne sie abzutrennen, in eine plantare Rinne im Naviculare einlegt und vernäht.

Wilhelm beschreibt ein Operationsverfahren bei paralytischem Knickplattfuß, bei welchem die Tibialisgruppe gelähmt ist: Von einem äußeren Bogenschnitt aus wird die Sehne des M. fibularis brevis weit freigelegt, sodann von einem medialen Bogenschnitt die Sehne des M. tibialis posterior hinter dem medialen Knöchel isoliert. Hierdurch verlagert er die Fibularissehne nach medial, indem er sie hinter dem Knochen herumführt. Sie wird bei Supinationsstellung des Fußes am Kahnbein mit Seide fixiert. Die freigelegte Sehne des gelähmten M. tibialis posterior bettet man in eine Knochenrinne des inneren Knöchels ein. Ein Teil der Sehne des Großzehenstreckers wird abgespalten und als Kraftspender auf die Sehne des gelähmten M. tibialis anterior fixiert.

ζ) Eingriffe beim Spreizfuß.

Indikation. Der Spreizfuß, das Absinken der queren Fußwölbung entwickelt sich meist zusammen mit dem Absinken der Längswölbung des Fußes, also dem Plattfuß, gelegentlich auch mit dem Hohlfuß. Oft treffen wir ihn in Verbindung mit der Hallux valgus-Deformität. Hier ist es vor allem das Metatarsale I, das sich in Adduktionsstellung befindet und sich von den übrigen Mittelfußknochen abspreizt. Der Spreizfuß wird aber auch als selbständiges Leiden beobachtet.

Die Spreizung der Metatarsalia bedingt eine Verbreiterung des Vorfußes. Bei Belastung wird der Bandapparat überdehnt und es treten Druckstellen an der lateralen und medialen Fußkante auf. Zudem führt der unphysiologische Druck der Metatarsalköpfchen gegen den Boden meist zu einer schmerzhaften Schwielenbildung über dem Fußballen. Es ist daher erklärlich, daß der Spreizfuß erhebliche Beschwerden verursachen kann.

Es soll hervorgehoben werden, daß keinesfalls jeder Spreizfuß einer Behandlung, geschweige denn einer operativen Behandlung bedarf. Vielmehr ist diese Deformität außerordentlich verbreitet und man stellt den Spreizfuß häufig als Zufallsbefund fest, ohne daß irgendwelche Klagen des Patienten vorliegen.

In Fällen stärkerer Beschwerden und insbesondere bei schmerzhafter Schwielenbildung sind in der Regel konservative orthopädische Maßnahmen und Hilfsmittel angezeigt. *Die operative orthopädische Korrektur bleibt also nur Einzelfällen vorbehalten.*

Eingriffe an den Weichteilen (Abb. 610, 611).

Ist der Spreizfuß vorwiegend durch Überdehnung des Bandapparates bedingt, so wird die Fascienplastik von Goebells empfohlen.

Technik nach Goebells. Davon ausgehend, daß die einfachste Therapie beim bänderschwachen Spreizfuß das Anlegen von Heftpflasterstreifen sei, die die abgesunkene quere Fußwölbung wiederherstellen, hat Göbell eine gleich wirkende operative Korrektur des Spreizfußes ausgeführt, wobei mit einem Fascienstreifen die einander näher gebrachten Köpfchen des Metatarsale I und V verbunden werden (Abb. 610).

Gegebenenfalls wird die Korrektur eines gleichzeitig bestehenden Hallux valgus in gleicher Sitzung ausgeführt.

Bei bestehendem Hallux valgus wird zunächst medial am Köpfchen des Metatarsale I durch einen queren elyptischen Schnitt der Clavus und der darunterliegende Schleimbeutel exstirpiert. Dann wird der Schnitt allmählich in der Längsrichtung nach proximal und distal verlängert, das Gelenk eröffnet und die Grundphalanx luxiert, so daß ihre Basis sichtbar wird. Sie wird abgetragen und ein Stückchen frei transplantiertes Fett vom Oberschenkel in das Gelenk gelegt. Sodann werden die medialen Gelenkbänder vernäht.

Nun wird mit einem Öhrmeißel ein Kanal durch das periphere Ende des Metatarsale I gebildet, durch den das eine Ende des am Oberschenkel entnommenen Fascienstreifens hindurchgezogen und vernäht wird. Mit einer Kornzange wird nunmehr in Richtung zum Köpfchen des Metatarsale V ein subcutaner Tunnel gebohrt und an der Kleinzehenseite ein 2 cm langer Hautschnitt über der Kornzange geführt. Es folgt das Anlegen eines kleinen Knochenkanals mit dem Öhrmeißel durch das Köpfchen des Metatarsale V. Das

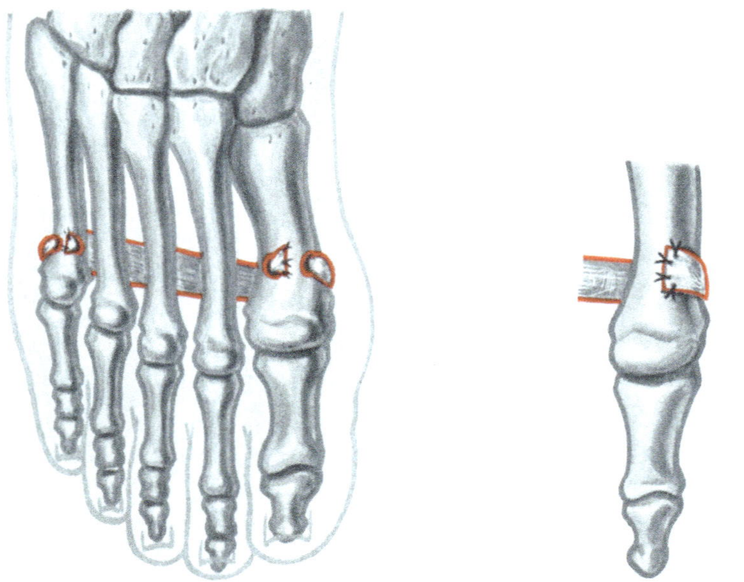

Abb. 610. *Spreizfußoperation nach* GOEBELLS. Zur Wiederherstellung der queren Fußwölbung wird ein Fascienstreifen plantar vom Köpfchen des Metatarsus I zu dem des Metatarsus V gezogen und unter Spannung seiner Enden durch Bohrlöcher oder subperistal befestigt.

andere Ende des Fascienstreifens zieht man nun unter dem M. abductor digiti quinti durch den Tunnel und den Knochenkanal im Metatarsale V und vernäht es mit dem Periost. Die Operation wird durch Hautnaht abgeschlossen.

Die Enden des Fascienstreifens können auch unter Verzicht auf Bohrlöcher mehr dorsal direkt durch Periostnähte befestigt werden, der Streifen ist dann teilweise um den Knochen herumgeschlagen.

Die Erfolge dieser Operation seien ausgezeichnet. Dies wird auch von anderen bestätigt. Die quere Fußwölbung sei wiederhergestellt und bleibe erhalten.

DEBRUNNER hat die gleiche freie Fascientransplantation bei Hallux valgus und Spreizfuß zusammen mit der LUDLOFFschen Operation ausgeführt.

Technik nach M. LANGE. Die Vernähung der Extensoren an den Mittelfußknochen mit plastischer Verlängerung der Strecksehnen wird bei lockeren Hohlspreizfüßen mittleren Grades angewandt. Sie entspricht der von SCHERB angegebenen Operation für die Behandlung des Klauenhohlfußes, bei der eine Fixation der Sehne des M. extensor hallucis longus am 1. Mittelfußknochen durchgeführt wird.

Die Strecksehne wird von zwei Längsschnitten freigelegt, die zwischen dem 2. und 3. und dem 4. Mittelfußknochen verlaufen und in Höhe des Metatarsalköpfchens durchtrennt. Unmittelbar hinter dem Köpfchen wird ein querer oberflächlicher Knochenkanal mit einem Drillbohrer geschaffen, durch den die Seidenfäden, die an dem proximalen Sehnenende befestigt sind, gezogen und unter Anspannen der Extensorensehnen verknotet werden. Die Zehen werden nunmehr ge-

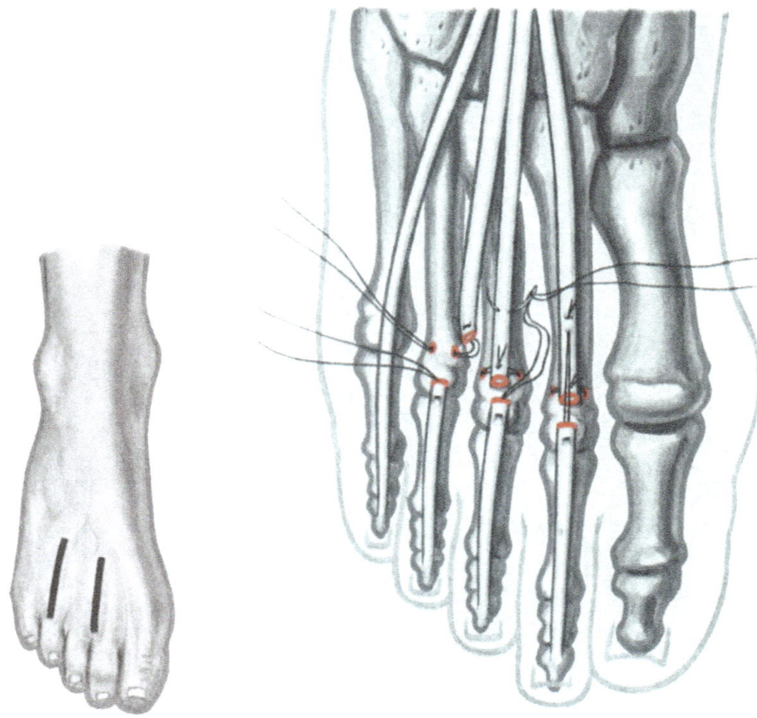

Abb. 611. *Spreizfußoperation nach* M. LANGE. Hautschnitt. Die Sehnen der langen Zehenstrecker werden in Höhe der Metatarsalgelenke durchtrennt, ihre proximalen Enden durch Bohrlöcher an den Köpfchen der Metatarsalen befestigt. Die distalen Sehnenenden werden mit Seidenfäden proximal der Durchtrennungsstelle an den zentralen Stümpfen befestigt.

streckt und der distale Sehnenstumpf mittels feiner Seidenfäden etwa 2 cm oberhalb des proximalen Stumpfes mit der Strecksehne spannungslos vernäht (Abb. 611).

Für 4 Wochen Gipsverband zur Ruhigstellung mit Korrektur des Quergewölbes.

Eingriffe an den Knochen (Abb. 612, 613, 614).

Technik nach Hohmann. Der einfachste Eingriff beim Spreizfuß, insbesondere wenn er mit einer Varusstellung der Kleinzehe verbunden ist, ist von Hohmann angegeben. Von einem Schnitt, der entlang der äußeren Fußkante über das Köpfchen des Metatarsale V führt, wird dieses freigelegt und der 5. Mittelfußknochen etwa 1 cm proximal quer durchtrennt. Die Kleinzehe läßt sich nun leicht geradestellen an und den vierten Strahl adaptieren. Die lateralen Weichteile, Kapsel, Bänder und der M. abductor digiti quinti, werden durch Raffung verkürzt. Zusätzlich kann auch der Muskel mit dem distalen Skeletanteil noch unter Spannung vernäht werden, um ein Rezidiv zu verhüten (Abb. 612).

Nach der Operation werden Heftpflasterzug und Fußgips angelegt.

Technik nach Mau und Imhäuser. Das Verfahren wurde zur Beseitigung des *contracten Spreizfußes* angegeben. Wir folgen den Angaben der Autoren, da bei der Durchführung die technischen Einzelheiten eine entscheidende Rolle spielen.

In Blutleere wird ein 3—4 cm langer Längsschnitt über die Mitte des Fußrückens in der Gegend der Basis des Metatarsale IV gelegt. Die A. dorsalis pedis ist zu schonen. Die Sehnen der langen Zehenbeuger werden nach beiden Seiten

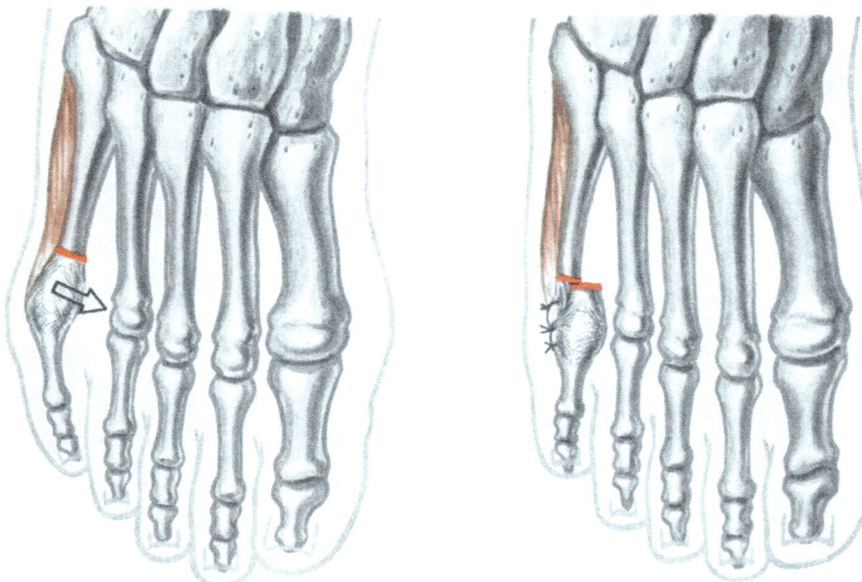

Abb. 612. *Spreizfußoperation nach* Hohmann. Der Metatarsus V wird knapp proximal von seinem Köpfchen quer durchtrennt, das Köpfchen wird nach innen gedrückt und die lateralen Weichteile gerafft.

verzogen. Man geht durch den Bauch der kurzen Zehenbeuger hindurch und legt — das Periost beiseite schiebend — die Basis des zu resezierenden Metatarsale frei. Mit zwei Elevatorien geht man in die benachbarten Intermetatarsalräume ein, um die Basis der Mittelfußknochen von unten her zu unterstützen. Mit einem dünnen Bohrer (Handbohrer) wird an der Dorsalfläche der Basis das zu resezierende Knochenstück proximal und distal durch zwei bis vier Bohrlöcher abgegrenzt. Die Länge des zu resezierenden Stückes hängt von der Prominenz des Metatarsalköpfchens ab. Im allgemeinen werden 0,5—1 cm entfernt. Mit einem scharfen Lexer-Meißel wird zunächst gradlinig die distale Osteotomie durchgeführt. Mit den Elevatorien wird Gegenhalt gegeben. Die Knochen sind hier tief und enthalten reichlich Spongiosa. Durch die Bohrlöcher soll Splitterung verhindert werden. Dann wird in der proximalen Bohrlochreihe ein trapezförmiges Knochenstück herausgeschlagen. Man muß auf glatte Meißelflächen achten, damit die Knochenenden gut aneinanderpassen. Nun wird 0,5 cm distal und proximal der Osteotomieflächen ein kleines Bohrloch durch die dorsale Corticalis gelegt. Die Knochen werden aneinandergeschoben und mit Catgutnähten durch die Bohrlöcher fixiert. Die Fäden sollen erst geknüpft werden, wenn die Resektionen an den Mittelfußknochen vollendet sind (Abb. 613).

Meist wird der 2., 3. und 4., aber auch der 2. und 3. oder der 3. und 4. Mittelfußknochen, manchmal nur ein einzelner gekürzt. Die stark vorspringenden Metatarsalköpfchen ziehen sich zurück, die quere Fußwölbung wird wiederhergestellt. In der Regel läßt sich durch redressierende Bewegungen die Überstreckung der Zehen beseitigen, andernfalls muß später eine Hammerzehenoperation durchgeführt werden.

Bei gleichzeitigem Hallux valgus wird eine Zweidrittelresektion der Grundphalanx nach BRANDES mit Abmeißelung der Exostose vorgenommen.

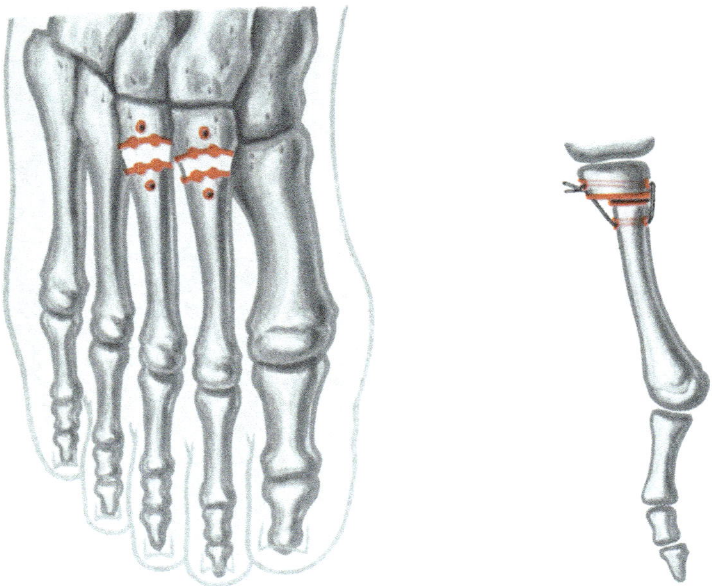

Abb. 613. *Spreizfußoperation nach* MAU-IMHÄUSER. An der Basis der überlangen Metatarsalknochen II und III wird eine Verkürzungsosteotomie durchgeführt, die resezierten Enden mit einer Drahtschlinge zusammengehalten.

Nach der Operation wird ein gepolsterter Liegegips angelegt, der bis in die Kniekehle reichen soll. An der Sohle modelliert man das wiederhergestellte Quergewölbe gut an. Die Zehen werden in Normallage gehalten. Am 7. oder 8. Tage wird der Gips in Schale geschnitten, am 18. oder 21. Tage wird ein leicht gepolsterter Gehgips für weitere 3—4 Wochen gegeben.

M. LANGE erkennt zwar das Bedürfnis für eine Operation des schwer contracten Spreizfußes und die zufriedenstellenden Endresultate des eben beschriebenen Verfahrens an, zieht aber die Metatarsalköpfchenresektion der basalen Metatarsalosteotomie vor, da durch die letztere die Beseitigung der Hammerzehenstellung nicht möglich und außerdem die Behandlung sehr langwierig sei. Er bevorzugt in schweren Fällen die Resektion der Metatarsalköpfchen mit gleichzeitiger Verlängerung der Strecksehne.

Technik nach M. LANGE. Von zwei dorsal geführten Schnitten wird die Strecksehne freigelegt und Z-förmig durchtrennt. Es folgt die Resektion des besonders stark vorspringenden Metatarsalköpfchens unter dem Schutz einer untergeschobenen KOCHER-Sonde (Abb. 614). Ein korrigierender Fußgips wird für 2 bis 3 Wochen angelegt. Sorgfältige krankengymnastische Nachbehandlung und Spreizfußeinlage mit orthopädischem Schuh.

Das Verfahren hat den Vorzug der einfachen Durchführbarkeit und wird auch von anderen Autoren angewandt und empfohlen.

Weitere Verfahren für die mit dem Spreizfuß meist verbundenen Zehendeformitäten (Hallux valgus, Klauenzehe, Klauenzehen-Hohlfuß) werden in den entsprechenden Abschnitten besprochen.

e) Eingriffe bei Fehlformen der Zehen.

α) Eingriffe beim Hallux valgus (Abb. 615).

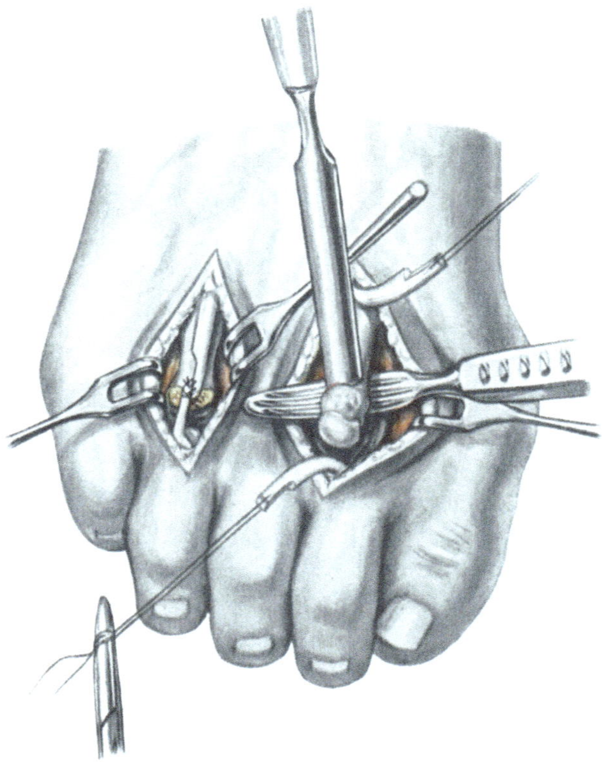

Abb. 614. *Operation des contracten Spreizfußes nach* M. LANGE. Nach Z-förmiger Durchtrennung der Strecksehnen werden die Köpfchen der überlangen Metatarsalknochen reseziert. Die Strecksehne wird verlängert.

Allgemeine Vorbemerkungen[1]. Nach allgemeiner Ansicht ist der Hallux valgus vorwiegend als eine Belastungsdeformität anzusehen. Er ist meist mit einem Knickplattfuß und Spreizfuß verbunden. Beim Knickplattfuß tritt eine gegenseitige Verdrehung des Rück- und Vorfußes in dem Sinne ein, daß der Rückfuß in Pronationsstellung, der Vorfuß durch die Last des Körpers und den Gegendruck des Bodens in eine supinatorische Aufbiegung gerät, die sich am stärksten am ersten Strahl bemerkbar macht. Daraus folgt eine Abflachung des vorderen Quergewölbes und eine Dehnung der Bandverbindungen, durch die wieder eine starke Abduktion des ersten Mittelfußknochens und die Verbreiterung des Vorfußes bedingt ist. Als weitere Folge tritt eine Lockerung der Bandverbindungen mit dem Metatarsale II und eine Überdehnung der Gelenkkapsel im ersten Metatarsophalangealgelenk ein.

[1] Über die Begriffe *Adduktion und Abduktion der Zehen* bestehen im Schrifttum keine einheitlichen Auffassungen, je nachdem, ob die Stellung auf die Medianebene des Körpers oder des Fußes bezogen wird. So wird der Hallux valgus vielfach unter Zugrundelegung der ersteren als „Hallux abductus“ bezeichnet. Hierdurch gerät man aber in Widerspruch zu der anatomischen Nomenklatur der Muskeln. Der M. abductor hallucis setzt tibial-, der M. adductor hallucis fibularwärts der Großzehe an. Unseres Erachtens muß aber die anatomische Bezeichnung der ausgeübten Funktion entsprechen, wenn nicht völlige Verwirrung entstehen soll. Wir legen im folgenden diesen Gesichtspunkt zugrunde und beziehen die Bewegungen der Zehen auf die Medianlinie des Fußes, während wir in den früheren Abschnitten die Bewegungen des Beines und Fußes aus den gleichen Überlegungen auf die Medianlinie des Körpers bezogen haben.

Durch Überwiegen der adduzierenden Muskulatur, der kein gleichwertiger Abductor entspricht, gerät die Großzehe in eine *zunehmende Adduktion.*

Die weitere Entwicklung wird dadurch gekennzeichnet, daß das Großzehengrundgelenk in eine Subluxationsstellung gerät und das Grundglied immer mehr auf den fibularen Abschnitt des ersten Metatarsalköpfchens rückt, während dessen tibialer Teil durch die zunehmende Adduktionsstellung außer Berührung mit dem Zehengrundglied gerät und als sog. „Exostose" immer mehr in Erscheinung tritt. Zwischen dieser „Exostose" und der Haut ist ein Schleimbeutel eingelagert.

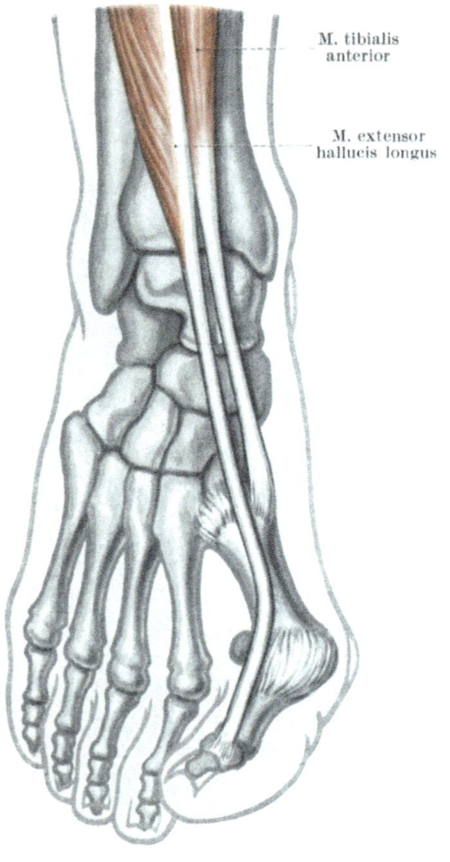

Abb. 615. *Anatomische Verhältnisse beim Hallux valgus.* Der Metatarsus I ist stark adduziert und etwas nach außen gekreiselt. Die große Zehe ist in starke Adduktionsstellung gezogen. Die nach lateral verschobene Sehne des M. extensor hallucis longus unterstützt diese Fehlstellung. Das Köpfchen des Metatarsale I steht in leichter Subluxationsstellung, das unter dem Köpfchen des Metatarsale I liegende Sesambein ist in den Interdigitalraum nach lateral verschoben.

Bei Fehlen orthopädischer Maßnahmen und weiterer Belastung nimmt die Störung des Muskelgleichgewichtes weiter zu. Besonders der schwache M. abductor hallucis, der von der tibialen Fläche des Tuber calcanei entspringt und an der tibialen Seite des Grundgliedes ansetzt, verliert seine Funktion. Beim normalen Fuß wirkt er als Spanner der Gelenkkapsel und hält gleichzeitig mit den Adductoren zusammen das vordere Querfußgewölbe aufrecht. Beim Knickplattfuß nähert er sich der Sohle und wird überdehnt, so daß er schließlich mit den Adductoren und kurzen Beugern zusammen selbst zum Adductor wird. Dazu tritt eine zunehmende Lateralverschiebung der langen Strecken und Beuger der Großzehe einschließlich der Sesambeine, von denen das fibulare oft zwischen Metatarsale I und II feststellbar ist.

Diese Ansicht Hohmanns über die Entstehung des Hallux valgus als Belastungsfolge hat sich heute weitgehend durchgesetzt, wenn auch in Einzelheiten die Meinungen der Autoren auseinandergehen (Scherb, Erlacher, Matheis, v. Dittrich).

Die Veränderung der anatomischen Verhältnisse beim Hallux valgus sind aus der Abb. 615 zu ersehen.

Die Indikation zur operativen Behandlung des Hallux valgus ergibt sich im wesentlichen aus dem Umfang der Beschwerden und dem Versagen konservativer Maßnahmen. Schmerzen werden in erster Linie durch den Stiefeldruck, durch entzündliche Hauterscheinungen und durch Entzündungen des Schleimbeutels und des Gelenkes hervorgerufen. Es treten noch Beschwerden hinzu, die durch die Verlagerung der Großzehe selbst bedingt werden. Geraten die übrigen Zehen nicht ebenfalls in Adduktionsstellung, so kommt es zur Überkreuzung der 1. und 2. Zehe, Druckstellen treten auf, Clavus- und Hammerzehenbildung werden beobachtet.

In leichteren und mittelschweren Fällen ist eine gründliche, über längere Zeit durchgeführte konservativ-orthopädische Behandlung angezeigt. Führt diese nicht zur Beseitigung der Beschwerden oder handelt es sich um hochgradige Fehlformen, so ist der operative Eingriff berechtigt, in vielen Fällen sogar notwendig.

Beobachtet man die sehr große Zahl der Verfahren, die zur Behandlung des Hallux valgus angegeben worden sind, hinsichtlich ihres praktischen Wertes, so bleiben verhältnismäßig wenige übrig. *Einen für alle Formen des Hallux valgus geeigneten Eingriff, d. h. für die leichten und die schweren, für die schmerzhaften und entzündlichen Formen, gibt es nicht.* Daher muß in jedem Falle das zweckmäßige Verfahren angewandt werden.

Der einfachste Eingriff bei leichten Fällen ist die *Abtragung der Exostose mit dem Meißel.* Sie genügt dann, wenn weiterhin passendes Schuhwerk getragen wird und die orthopädischen Maßnahmen gegen eine weitere Entwicklung der Belastungsdeformität angewandt werden. Wird die Exostose abgetragen, so muß in der Regel auch der Schleimbeutel entfernt werden. Auf Grund einer Arbeit von WYMER wurde zeitweise vor der Eröffnung des Schleimbeutels gewarnt, da bei einer bakteriologischen Untersuchung in der Schleimbeutelflüssigkeit bei allen Fällen Staphylokokken nachgewiesen wurden. Waren diese Beobachtungen richtig, so mußte tatsächlich mit einer Infektion jeder Wunde gerechnet werden. Dies wäre besonders gefährlich, wenn das Großzehengrundgelenk eröffnet werden muß. Zudem hat PAYR in seinen Untersuchungen zeigen können, daß der Schleimbeutel mit diesem Gelenk in feinster Verbindung steht. Nachuntersuchungen der WYMERschen Befunde von PICK und WÜLFING haben jedoch ergeben, daß tatsächlich auch in den schweren Fällen von Hallux valgus keine Staphylokokken nachgewiesen werden konnten. Da aber auch unter den Fällen dieser beiden Autoren nicht ganz selten Wundrandnekrosen und vereinzelt auch Infektionen beobachtet wurden, so mußte dafür eine andere Ursache herangezogen werden. Sie ist zweifellos durch die schlecht ernährte Haut des Hallux valgus gegeben. Äußerlich ist dies erkennbar an der Zartheit, Glätte, Spannung und Rötung der Haut. Sie ist nur halb so dick wie unter normalen Verhältnissen, weist nur wenig elastische Fasern auf und ist von perivasculären lymphocytären Elementen durchsetzt. *Es ist daher die unbedingte Forderung zu stellen, die Haut bei jedem Eingriff möglichst vorsichtig zu behandeln.* HERZ empfiehlt, nur die nötigen Schnitte zu machen, keine Zerrung und Spannung der Haut durch Nähte herbeizuführen, besonders aber auch einschneidende und abschnürende Nähte zu vermeiden. Es sollen keine fortlaufenden Nähte gelegt werden, um hierdurch die Spannung nicht noch zu erhöhen.

Diese sehr wichtigen Hinweise müssen bei allen Eingriffen am Hallux valgus berücksichtigt werden.

Eingriffe an den Muskeln und Sehnen (Abb. 616—618).

Die Eingriffe an den Muskeln und Sehnen beruhen auf dem Gedanken, die oben geschilderte Störung des Muskelgleichgewichtes zu beseitigen. Zu diesem Zwecke wurden hauptsächlich Muskel- und Sehnenverpflanzungen durchgeführt.

DELBET hat schon 1896 die lateral abgeglittene lange Extensorensehne in eine aus den dorsalen Band- und Periostlappen gebildete Scheide verlagert und dadurch die Zehe in Abduktionsstellung gebracht.

Fuld hat zugleich mit der Abmeißelung der Exostose die Sehne des M. abductor an der tibialen Seite der Grundphalanx befestigt.

Chlumsky nahm nach Abtragung des Schleimbeutels und der Exostose eine gewaltsame Zurechtstellung der Großzehe vor und erreichte dadurch eine Dehnung sowohl der Mm. adductor und flexor hallucis brevis als auch des M. extensor hallucis longus. Diese Muskeln werden nach tibial verschoben und dort mit starken Nähten am Knochen befestigt. Die Grundphalanx wird durch einige Nähte mit dem Metatarsusköpfchen verbunden.

Hass empfahl 1925 die Lorenzsche Methode. Es wird dabei die Sehne des M. flexor hallucis brevis durchschnitten, die des M. extensor hallucis longus zugleich nach tibial mit der Sehnenscheide verlagert und am Periost an der Innenseite des Metatarsale I festgenäht.

Scherb legt von einem Bogenschnitt vom Interphalangealgelenk bis zum Os cuneiforme I die mediale Seite frei und löst den M. abductor hallucis an seinem Ansatz ab. Dann werden die nun freiliegenden Sehnen der Mm. flexor hallucis longus und extensor hallucis longus tibialwärts luxiert, bis sie sich etwa an der Grenze des ersten und zweiten Drittels des Metatarsale I zur gegenseitigen Berührung bringen lassen. Den abgelösten M. abductor hallucis longus schlingt man um die beiden langen Sehnen herum und näht ihn dann zwischen den beiden nach ausgiebiger Stellungsverbesserung der Großzehe an deren medialen Gelenkkapsel fest.

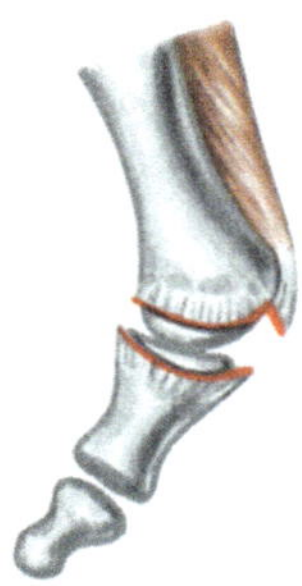

Abb. 616. *Operative Korrektur des Hallux valgus nach* Schede. Die Gelenkkapsel ist mit dem Ansatz des M. abductor hallucis durchtrennt.

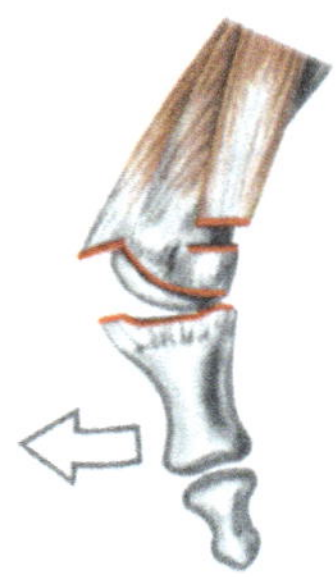

Abb. 617. *Operative Korrektur des Hallux valgus nach* Schede. Ansicht von plantar. Der laterale Kopf des M. flexor hallucis brevis ist vom lateralen Sesambein abgelöst.

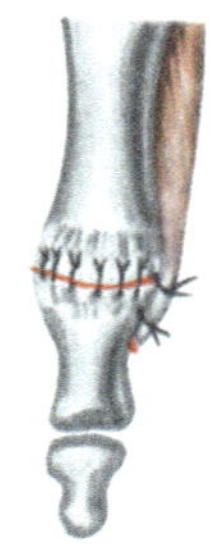

Abb. 618. *Operative Korrektur des Hallux valgus nach* Schede. Die Kapsel ist gerafft und genäht, der M. abductor hallucis gerafft.

Schede hat von einem S-förmigen Hautschnitt, der von der seitlichen Mitte des Metatarsale I über den Rücken in die erste Zwischenzehenfalte verläuft, zunächst das Grundgelenk an dieser Stelle eröffnet. Ein Tenotom durchdringt die laterale Kapsel dieses Gelenkes peripherwärts hart am Knochen bleibend und trennt den M. abductor hallucis ab. Dann löst er den lateralen Kopf des M. flexor brevis vom lateralen Sesambein. Besteht kein Widerstand mehr gegen die Zurückverlagerung der Zehe, so wird die tibiale Seite der überdehnten Kapsel und die Sehne des M. abductor gerafft (Abb. 616, 617, 618).

Erlacher schneidet den M. abductor peripher ab, führt ihn unter den Mm. flexor brevis und abductor durch und näht ihn dann auf der medialen Seite des Metatarsale I fest. Der M. abductor wird etwas nach dorsal verlagert.

Nach Balogh beginnt der Weichteilschnitt am inneren Sohlenrand hinter der Exostose und zieht auf den Fußrücken bis zur Sehne des M. extensor hallucis longus. Die Exostose wird abgemeißelt, aber zunächst in dem Weichteillappen belassen, der mit distaler Basis gebildet wird. Die Mm. adductor und flexor hallucis brevis werden an ihrem Ansatz abgeschnitten und unter dem M. abductor auf die mediale Seite des gewaltsam adduzierten Metatarsale I geführt und proximal das Capitulum am Periost fest vernäht. Die Großzehe wird zurückverlagert, die Sesambeine an ihrer richtigen Stelle befestigt. Die Sehne des

M. abductor wird abgeschnitten und an der in die Wunde hineingezogenen Sehne des M. extensor hallucis longus angenäht. Nun entfernt man die Exostose und den Schleimbeutel und schließt mit der Hautnaht.

Eine Sehnenoperation führt KRUKENBERG nur dann aus, wenn das Röntgenbild ein normales Grundgelenk ergeben hat. Er löst die Mm. adductor und flexor hallucis brevis zusammen mit dem lateralen Sesambein von der Unterlage ab. Dann umsticht er mit einem starken Seidenfaden das Sesambein, zieht damit Sesambein und die daran ansetzenden Muskeln medial und schlingt den Seidenfaden um die Sehne des M. extensor hallucis longus. Dadurch werden alle diese Gebilde an die mediale Seite des Metatarsale I gelagert und dadurch alle zu Adductoren des Metatarsale I und zum Abductor der Zehe. Der M. flexor hallucis brevis wird durchtrennt. Die lange Strecksehne wird noch durch einige Nähte der medialen Seite der Grundphalanx genähert.

Die Sehnenoperationen beim Hallux valgus haben in vielen Fällen nicht zum Ziel geführt. Daher bevorzugt man heute, den Eingriff an den Sehnen mit dem Eingriff an der Kapsel oder auch am Knochen zu verbinden.

Eingriffe an den Sehnen und an der Gelenkkapsel.

PAYR hat bei leichten Fällen, abgesehen von der Ausschneidung des lateralen geschrumpften Kapselabschnittes, eine Sehnenverlängerung des M. extensor hallucis longus vorgenommen.

WYMER entfernt von einem Längsschnitt aus den Schleimbeutel und die Exostose. Die Sehne des M. extensor hallucis longus wird verlängert und nach Zurechtstellung der Großzehe der Längsschnitt durch die Kapsel und das Seitenband quer vernäht.

HERZBERG hat die Kapsel mit einem Rest der daran gebliebenen Exostose zur Spannung und zur Zurechtstellung der großen Zehe benutzt. Nach Abmeißelung des oberflächlichen Teiles der Exostose, die in einem distal gestielten Lappen bleibt, wird die ganze Exostose, ohne dabei das Gelenk zu sehr zu verschmälern, abgemeißelt. Dann wird eine Rinne in die tibiale Seite des Metatarsale I geschlagen, in die der Rest der Exostose mit distalem Stiel unter Spannung eingehakt werden kann.

RATH hat einen ausgedehnten Eingriff an den Sehnen ausgeführt. Von einem Schnitt über den Rücken der Großzehe, der das Metatarsophalangealgelenk freilegt und eröffnet, wird zunächst die Sehne des M. extensor hallucis longus an ihrem Ansatz abgelöst. Dann werden ein Stück aus der Gelenkkapsel und die Sesambeine entfernt. Die Sehne des M. flexor hallucis longus durchtrennt man ebenfalls an ihrem Ansatz. Darauf werden der Schleimbeutel und die Exostose abgetragen und die Gelenkfläche, ohne den Knorpel zu verletzen, passend zugerichtet. Läßt sich die Zehe nun gerade richten, so wird die Sehne des M. flexor hallucis longus seitlich am Periost der Grundphalanx festgenäht, während die Sehne des M. extensor hallucis longus ebenfalls seitlich, aber etwas mehr dorsalwärts befestigt wird.

Eingriffe an den Sehnen und Knochen.

Die Eingriffe an den Sehnen und Knochen sollen gemeinsam besprochen werden, da Knochenoperationen allein bei den neueren Verfahren kaum mehr durchgeführt werden. Sie werden vielmehr heutzutage wohl durchweg kombiniert. In welchem Ausmaße dies geschieht, hängt weitgehend von dem jeweiligen Falle ab, jedoch erscheint eine getrennte Darstellung der Sehnen- und Knochenoperationen nicht sachlich berechtigt.

Verkürzung des ersten Strahles (Abb. 619—621).

Beim Hallux valgus bietet die Verkürzung des ersten Strahles zweifellos die Möglichkeit einer Gradrichtung der Großzehe bei gleichzeitiger Entspannung der Sehne des langen Großzehenstreckers und der übrigen Sehnen und Muskeln die infolge der Fehlstellung der Großzehe mehr oder weniger aus ihrer Richtung verlagert wurden.

Diese Verkürzung ist zur grundlegenden Idee einer größeren Anzahl auch heute noch angewandter Verfahren geworden, wobei die Resektion teils im Metatarsale I, teils in der Grundphalanx, teils im Bereiche des Gelenkes vorgenommen wird.

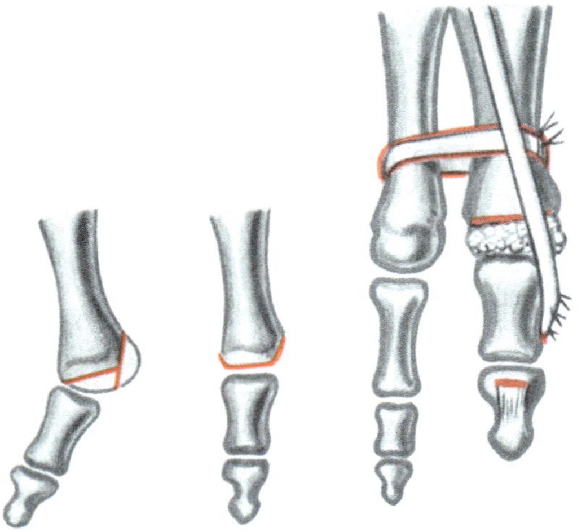

Abb. 619. *Operative Korrektur des Hallux valgus nach* Lexer. Die Exostose und die Gelenkfläche des Metatarsalköpfchens I werden abgetragen, zur Wiederherstellung des Großzehengrundgelenkes wird ein Fettlappen eingelagert. Die an ihrem Ansatz abgelöste Sehne des M. extensor hallucis longus wird lateral an der Grundphalanx fixiert. Das Os metatarsale I wird mit einer Fascienschlinge aus seiner Adduktionsstellung dem Metatarsale II genähert.

Die Entfernung des ganzen Köpfchens des Metatarsale I geht auf Hueter zurück. Auch Mayo ist ähnlich vorgegangen. Trotz vielfach geäußerter Bedenken ist das Verfahren bis in die neuere Zeit mit einigen kleineren Abänderungen weiter geübt worden.

So entfernte Kruimel nicht das ganze Köpfchen wie Hueter, sondern nur einen Teil und richtete den Rest so zu, daß Grundphalanx und Metatarsale gut aneinanderstehen. Er läßt vom medialen Rande des Köpfchens einen Teil stehen, so daß die Großzehe nicht mehr in Adduktionsstellung geraten kann.

Bade empfiehlt in seiner ausführlichen Monographie, nach Freilegung und Abmeißelung des Metatarsalköpfchens am Diaphysenansatz die Sehne des M. abductor hallucis und seinen Muskelbauch nach Glättung des Stumpfes freizulegen. Die überschüssigen Teile der Gelenkkapsel werden entfernt, nachdem die Großzehe gerade gerichtet ist. Dann näht er in einer Raffnaht die Kapselanteile und die Sehne des M. abductor hallucis so zusammen, daß die Zehe in guter Stellung stehenbleibt. Eine Überstreckung des distalen Abschnittes der Grundphalanx oder eine Drehung des Endgliedes um seine Längsachse müssen vermieden werden.

Auch Lexer hat eine Korrektur des Mittelfußköpfchens vorgenommen. Er hat es allerdings nicht völlig entfernt, sondern nur mit Messer und Fräse unter Opferung des Knorpels abgerundet und verkürzt, bis die Zehe sich gerade stellen ließ.

Bei schweren Fällen hat er außer dieser Abrundung des Köpfchens eine Verpflanzung der Strecksehne oder des Ansatzes der Abductorsehne auf die tibiale Seite der Grundphalanx durchgeführt und zusätzlich noch eine Umschlingung des ersten und zweiten Metatarsale durch ein Sehnenstück, das mit einer Dechamps-Nadel um die beiden Knochen herumgeführt wurde, durchgeführt. Als Transplantat verwandte er die von zwei kleinen Hautschnitten aus freigelegte und entfernte Sehne des M. extensor digiti quinti. Fettgewebe hat er nur eingelagert, wenn er beide Gelenkflächen anfrischen oder die Basis der Grundphalanx mit entfernen mußte (Abb. 619).

Zweifellos mit Recht wurde jedoch vielfach eingewandt, daß durch die Entfernung des ersten Metatarsalköpfchens dem Fuß eine der Hauptstützen genommen werde (Réverdin, Riedel, Schede). Dadurch trete eine übermäßige Belastung der übrigen Metatarsalköpfchen ein, die zu schweren Gangstörungen Veranlassung geben könne.

Riedel hat den Vorschlag gemacht, die Verkürzung des Strahles nicht durch die Entfernung des Metatarsalköpfchens, sondern durch die Resektion der Basis der Grundphalanx herbeizuführen. Später ist er allerdings von diesem

Verfahren wieder abgekommen und hat die Keilresektion aus dem Mittelfußknochen nach RÉVERDIN geübt.

Dagegen hat BRANDES den ursprünglichen Gedanken RIEDELs aufgenommen und zu einem Verfahren entwickelt, das heute wohl allgemein als das bevorzugte gilt. Als er im Jahre 1929 dafür eintrat, hatte er schon 100 Fälle seit 1925 nach diesem Verfahren operiert. Er hat mit der Entfernung von zwei Dritteln der Grundphalanx die besten Erfahrungen gemacht. Sie sind von zahlreichen Chirurgen seitdem bestätigt worden. *Wir selbst verwenden das Verfahren seit vielen Jahren vorwiegend und sind mit ihm sehr zufrieden.* Es ist für weitaus die meisten Fälle, auch schwierigste, geeignet, technisch einfach und gegebenenfalls in lokaler Betäubung ausführbar. Die Heilung bedarf keines langen Zeitraumes

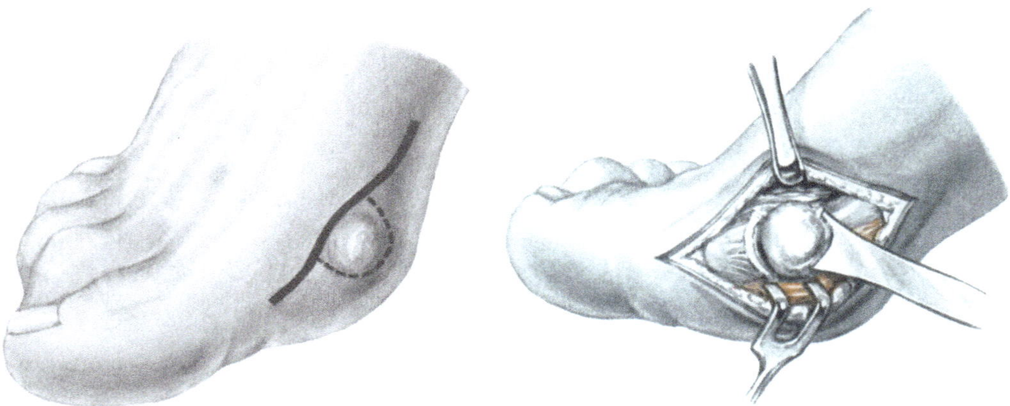

Abb. 620. *Operative Korrektur des Hallux valgus nach* BRANDES. Der Hautschnitt liegt an der lateralen Fußkante, die Schwiele wird bogenförmig excidiert. Das Großzehengrundgelenk wird eröffnet und die Exostose abgemeißelt.

im Gegensatz zu den in der Nachbehandlung langwierigen Osteotomien und Keilresektionen. Der Kranke bedarf nach der Operation auch keines besonderen orthopädischen Schuhwerkes, worauf bereits HAAS aufmerksam gemacht hat. Jeder gut sitzende Schuh genügt.

Technik nach BRANDES. Das ganze Operationsgebiet wird mit 0,5%iger Novocain-Suprareninlösung umspritzt, wobei darauf zu achten ist, daß wegen der gelegentlich drohenden Nekrosegefahr nur die gerade notwendigen Mengen um das Metatarsalköpfchen, Gelenk und Grundphalanx gespritzt werden. Wir selbst bevorzugen die Allgemeinnarkose.

Der seitliche Längsschnitt umkreist bogenförmig mit leicht dorsal konvexem Bogen die „Exostose". Nach Freilegung der Sehnenscheide des M. extensor hallucis longus, die nicht eröffnet werden darf, vielmehr im ganzen leicht nach lateral verlagert wird, eröffnet man das Grundgelenk. Der Schleimbeutel wird gleichzeitig eröffnet und das äußere Blatt mit der Haut abgelöst, während das Innenblatt zunächst auf der Exostose zurückbleibt, kleinere Schleimbeutel können ganz erhalten werden. Ist die „Exostose" rings umschnitten, so wird sie mit einem Meißelschlag in der immer deutlich sichtbaren Gelenkfurche abgetrennt. Nun eröffnet man das Gelenk weiter und legt die Grundphalanx distal frei, ohne das Periost abzuhebeln. Sie läßt sich dann mit zwei Raspatorien aus der Wunde heraushebeln und an der Grenze vom mittleren zum distalen Drittel mit der LISTONschen oder LUERschen Zange Schritt für Schritt durchschneiden, um eine Splitterung zu vermeiden. Die Sehne des M. flexor hallucis longus muß selbstverständlich geschont werden.

Setzt man nun einen Einzinkerhaken in die distale Wundfläche des proximalen Teiles der Grundphalanx, so läßt sie sich ohne Schwierigkeiten von distal her zum Gelenk hin mit dem Resektionsmesser auslösen. Man kann auch zunächst die Basis der Grundphalanx tibialwärts luxieren und nun die Grundphalanx selbst, ohne das Periost von ihr abzulösen, von proximal her durch ein Elevatorium oder einen Einzinkerhaken aus der Wunde herausziehen. Hat man etwa die Grenze zwischen dem mittleren und distalen Drittel erreicht, so wird der Knochen auf die oben beschriebene Weise hier durchtrennt.

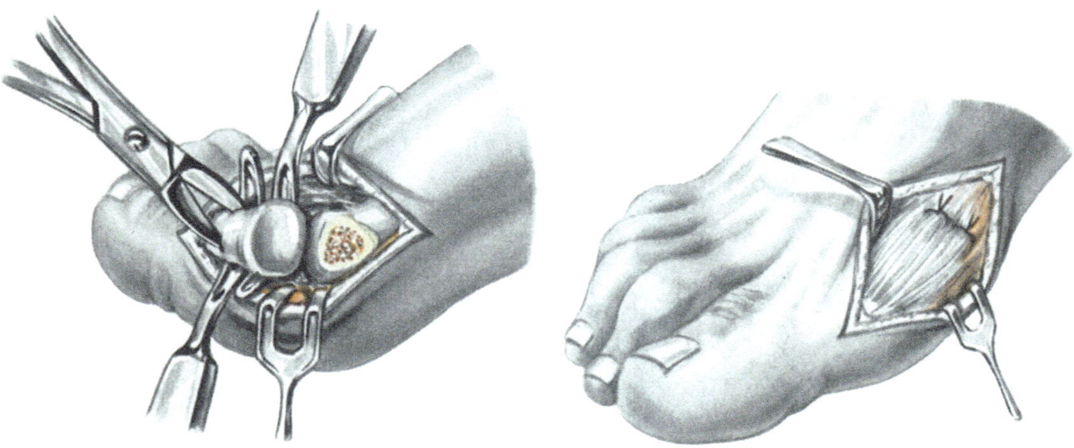

Abb. 621. *Operative Korrektur des Hallux valgus nach* BRANDES. Die Basis der Grundphalanx wird reseziert. Die Fehlstellung korrigiert und der entstandene Defekt durch Weichteile gedeckt.

Die distale Fläche der Grundphalanx wird mit der LUERschen Zange geglättet und etwaige Osteophytenbildungen am Köpfchen des Metatarsale I werden entfernt. Nach genauer Blutstillung kann man mit den vorhandenen Weichteilen klaffende Gelenkabschnitte decken und vernähen (Abb. 620, 621).

Der Verband erfolgt in leichter Plantarflexion der Großzehe, um die Entstehung schnürender Hautfalten zu vermeiden. Am besten empfiehlt sich eine der ganzen Fußsohle und den Zehen gut angepaßte Gipsschiene. Nach spätestens 14 Tagen können die Kranken aufstehen. Der Mittelfuß soll für die erste Zeit der Belastung noch durch einige Zinkleimbindengänge zusammengefaßt werden, während eine Einlage für Spreiz- und Senkfuß angefertigt wird.

Keilresektion (Abb. 622).

RÉVERDIN machte keine guten Erfahrungen mit der Köpfchenresektion nach HUETER. Er erreichte die Verkürzung des ersten Strahles und die gleichzeitige Zurechtstellung der Großzehe durch eine Keilresektion aus dem Metatarsale I. Von einem Bogenschnitt an der Innenseite des Metatarsophalangealgelenkes I entfernte er die Exostose mit dem Meißel. Dann schnitt er über dem ersten Metatarsalknochen unmittelbar hinter dem Köpfchen mit einem scharfen Meißel einen Keil mit lateraler Basis heraus. Nach Geraderichtung der Zehe wurde durch eine Periostnaht der Knochenwinkel für die Dauer ausgeglichen. Die Verlaufsrichtung des ersten Strahles wird besser als bei dem HUETERschen Verfahren wieder hergestellt.

Die Keilresektion wurde von KESZLY durch einen Eingriff an den Sehnen unterstützt. Er entfernt einen Keil mit lateraler Basis hinter dem Köpfchen aus dem Metatarsale I, zweigt einen Teil der Sehne des M. extensor hallucis longus durch eine Längsspaltung ab und näht den so gewonnenen Sehnenzipfel an der tibialen Seite der Grundphalanx an das Periost an.

KOMZA war mit den Eingriffen nach SCHEDE, RÉVERDIN u. a. nicht zufrieden, da es häufig Rückfälle gab. Er hat daher den Eingriff abgeändert. Nach geringgradiger Abtrennung der Exostose entfernte er einen schmalen Keil mit lateraler Basis in schräger Richtung aus dem Metatarsale I. Er berichtet über sehr gute Erfolge.

BRENNER entnahm den Keil dem Os cuneiforme I mit lateraler Basis. Er war der erste, der damit eine Stellungsverbesserung des ganzen Metatarsale im Sinne der Adduktion erreichte.

Dasselbe erstrebte SORREL durch die Entfernung eines Keiles aus der Basis des Metatarsale I, und zwar mit lateraler Basis.

FREYKA entfernte ebenfalls einen Keil aus der Basis des Metatarsale I, Rückfälle sind nach seiner Ansicht nach dem Eingriff unmöglich.

HAGENTORN hat den M. abductor hallucis vom medialen Sesambein und der Basis der Grundphalanx abgelöst und am Köpfchen der Phalanx fest vernäht. In schweren Fällen kam er mit diesem Eingriff nicht aus und fügte infolgedessen eine keilförmige Resektion des ersten Metatarsale hinzu.

ALBRECHT hat die Sehne des M. extensor hallucis longus gespalten, nachdem er die Exostose abgetragen und das Köpfchen unter Schonung des Knorpels geformt hatte. Die mediale Hälfte der Sehne hat er in eine besonders angelegte Rinne im Metatarsale I gelegt und mit dem Periost vernäht. Bei sehr starkem Hallux valgus entnimmt er einen Keil mit lateraler Basis aus dem Os cuneiforme und Metatarsale I. Mit dem Keil wird zugleich das Gelenk entfernt.

Von MAUCLAIRE stammt folgendes Verfahren: Nach Abtragung der Exostose, Verlängerung der Sehne des M. extensor hallucis longus und Formung des Köpfchens löst er beide Köpfe des M. adductor hallucis vom lateralen Sesambein ab und befestigt den M. hallucis brevis mit den beiden anderen Sehnen an der Basis des Köpfchens des Metatarsale I. Wenn nötig, werden aus dem ersten Mittelfußknochen ein oder zwei Keile reseziert. Schließlich entfernte er die Basis der ersten Phalanx und legt in das Gelenk einen frei überpflanzten Fett-Bindegewebslappen ein. Volle Belastung darf erst nach 5 Wochen erfolgen.

NIEDERECKER vermeidet Verstümmelungen des Großzehengrundgelenkes. Das Gelenk wird von einem seitlichen Schnitt freigelegt und von deformierenden Teilen befreit. Dann wird hinter der Gelenkfläche des Mittelfußknochens zur Verkürzung und Geradestellung ein Keil entnommen. Das Gelenk wird verschlossen und gerafft. Zum Abschluß wird der M. abductor hallucis longus wieder nach HOHMANN am Grundglied befestigt.

HACKENBROCH schlägt *zwei Keilosteotomien* am Metatarsale vor, ähnlich wie das von LOISSON empfohlen wurde. Die erste Osteotomie wird hinter dem Köpfchen vorgenommen, die zweite an der Basis. Grundbedingung sind scharfe Messer und Meißel, damit keine Splitterung auftritt. Durch die Teilung des Metatarsus in drei Teile wird auch *die falsche Drehung des Metatarsus in seiner Längsachse* beseitigt. Die Exostose wird vorher entfernt, Sehnenverpflanzungen sind nicht nötig.

Bei dem Verfahren von HOHMANN bildet ebenfalls eine Osteotomie des Os metatarsale I die Grundlage. Er durchmeißelt das Os metatarsale I lineär, in schweren Fällen aber keilförmig oder gar trapezförmig unmittelbar hinter dem Köpfchen mit der Basis des Keiles auf der fibularen Seite. Er geht also *extraartikulär* vor. Durch diese Osteotomie wird die Adduktion und die laterale Subluxation beseitigt.

Gleichzeitig führt er eine Kapsel- und Sehnenplastik durch. Er erstrebt mit seinem Eingriff folgende Ziele: 1. Die Beseitigung der Schiefstellung der Großzehe und der übrigen Zehen, welche ebenfalls lateral abgewichen sind; 2. die Wiederanlehnung des abgespaltenen Os metatarsale, wodurch der sog. Ballen verschwindet; 3. die Wiederherstellung des Muskelgleichgewichtes am Fuß; 4. die Beseitigung des Spreizfußes; 5. die Korrektur des Pes valgus.

Er lehnt infolgedessen alle verstümmelnden Verfahren ab und wendet sich gegen die ausschließliche Abmeißelung der Exostose, da er dies als ungenügend betrachtet. Es werde durch sie nur ein Symptom beseitigt und auch das Gelenk eröffnet. Dies sei nicht gleichgültig, weil der Schleimbeutel und das meist mit ihm in Zusammenhang stehende Gelenk oft als infiziert gelten müsse. Die Zahl der immer wieder neu angekündigten Osteotomien beweist, daß kein Verfahren ganz erfolgreich gewesen ist.

Technik nach Hohmann. Im einzelnen geht Hohmann folgendermaßen vor: In örtlicher Betäubung mit besonders guter Infiltration der Ballengegend wird ein leicht bogenförmiger Schnitt am inneren Fußrand von der Mitte des Grundgliedes der Großzehe bis zur Basis des Metatarsale I gelegt, der etwa an der unteren Begrenzung des vorspringenden Ballens vorbeiführt. Vom M. abductor hallucis wird die Haut vorsichtig abgelöst. Die Haut des oberen Wund-

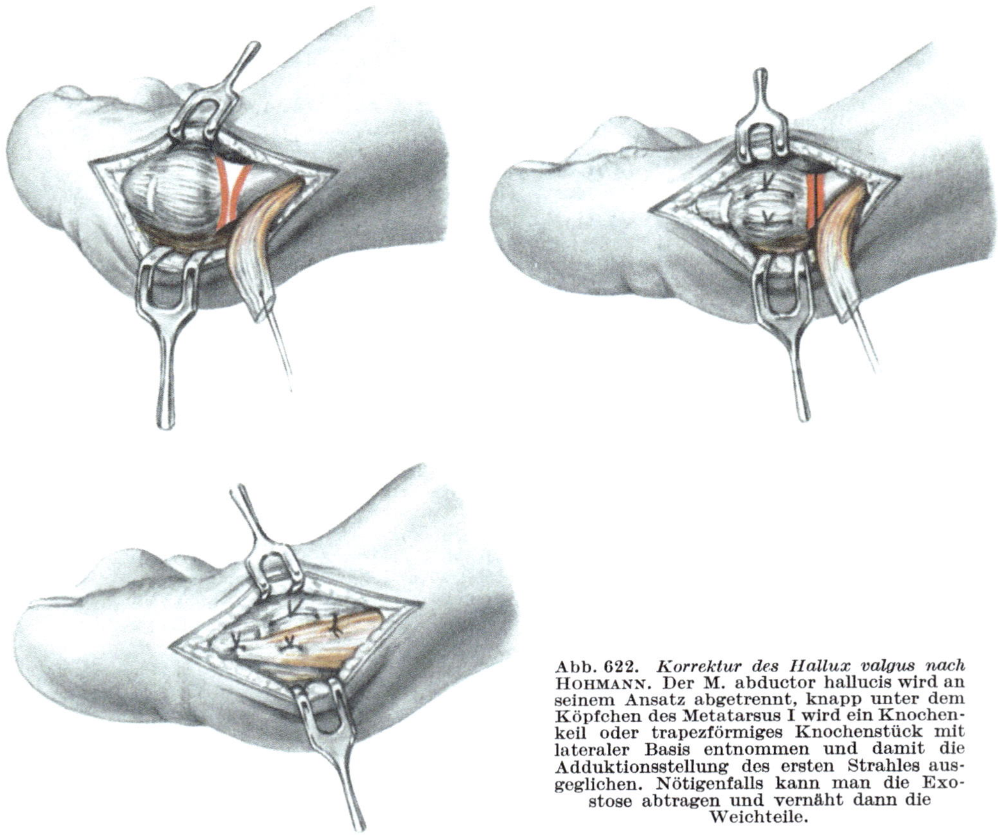

Abb. 622. *Korrektur des Hallux valgus nach* Hohmann. Der M. abductor hallucis wird an seinem Ansatz abgetrennt, knapp unter dem Köpfchen des Metatarsus I wird ein Knochenkeil oder trapezförmiges Knochenstück mit lateraler Basis entnommen und damit die Adduktionsstellung des ersten Strahles ausgeglichen. Nötigenfalls kann man die Exostose abtragen und vernäht dann die Weichteile.

randes wird nicht weiter von der Unterlage getrennt, um sie nicht in der Ernährung zu stören. Die Sehne des M. abductor hallucis trennt man nun vorsichtig von der Gelenkkapsel, ohne sie zu verletzen und schneidet sie an ihrem Ansatz an der Basis des Großzehengrundgliedes ab. Der Muskel wird unter vorsichtigem Fassen, am besten Anschlingen der Sehne mit einem Seidenfaden, abgeschoben und vom M. flexor hallucis brevis halb scharf, halb stumpf abgetrennt. Den Muskelbauch isoliert man bis zur Basis des Metacarpale I, um ihn dann später entsprechend verlagern zu können. Unter dem Schutz eines besonders stark gekrümmten Elevatoriums, das unmittelbar hinter dem Köpfchen um den Hals des Metatarsale I herumgeführt wird, schlägt man mit einem scharfen Lexerschen Meißel je nachdem einen Keil oder ein Trapez aus dem Knochen heraus. Die Basis des Keiles ist 0,5—1,5 cm breit. Man hat damit das Maß der Verkürzung des Metatarsale I bestimmt (Abb. 622).

Läßt sich nach der Keilresektion die Großzehe mühelos gerade richten, so ist die Keilbasis breit genug. Das Köpfchen muß sich leicht auf das Os metatarsale I aufsetzen lassen. Ist die Basis des Keiles zu breit, so tritt eine zu starke Verschiebung ein, die auch nicht günstig ist.

Gleichzeitig mit der erreichten Reposition des Köpfchens lagern sich auch die Sesambeine und der ganze basale Muskelmantel wieder unter dasselbe. Man kann diese gleichzeitige Stellungsverbesserung der Sesambeine auch im Röntgenbild nachweisen. Entstehen Schwierigkeiten bei der Reposition, so liegt das meist an der Verwachsung der Kapsel samt Sesambeinen mit der abgestoßenen und unregelmäßig gestalteten, oft vom Knorpel freien Unterlage des Köpfchens. Diese Verwachsungen müssen dann unter Umständen scharf gelöst werden, um die Reposition vollständig zu machen. Bleibt trotz guter Reposition noch ein starker Knochenvorsprung, wie das bei stark arthrotisch verunstalteten und vergrößertem Köpfchen vorkommt, so kann man diesen Vorsprung abschlagen, nachdem man die Gelenkkapsel lappenförmig, mit distal gerichteter Basis des Lappens abgelöst hat. Um diese Stellung zu sichern, wird die Kapsel gespannt. Während die Zehe in richtiger Stellung festgehalten wird, legt man zwei starke Catgutfäden, einen mehr plantar, einen mehr dorsal durch Kapsel und Schleimbeutel einerseits und durch das Periost des Metatarsale I andererseits oder an die es bedeckenden Weichteile. Durch das Knüpfen dieser Fäden wird dann die Großzehe in ihrer Lage gehalten. Der M. abductor hallucis wird auch mit einem Catgutfaden an der medialen Seite der Gelenkkapsel, und zwar an ihrem unteren Abschnitt, befestigt. Ebenso fixiert man das Sehnenende mit Catgut. Von der etwas überschüssigen angrenzenden Haut wird nichts entfernt, um Hautrandnekrosen zu vermeiden. Der Schleimbeutel bleibt unberührt.

Ist der M. abductor hallucis stark nach der plantaren Seite verlagert, so kann man den Muskelbauch noch mit einer feinen Naht an das Os metatarsale I anheften.

Waren die Zehen zwei bis vier nach lateral abgedrängt, so werden sie zurechtgestellt und eine etwa gleichzeitig bestehende Hammerzehe gerade gerichtet, aber niemals entfernt. Ist eine gleichzeitige Abspreizung des Os metatarsale V am lateralen Fußrand vorhanden, so führt HOHMANN seine Spreizfußoperation durch (s. S. 537, Abb. 612).

Dieses von HOHMANN *angegebene Verfahren erfreut sich heute neben der Zweidrittelresektion der Grundphalanx von* BRANDES *der größten Beliebtheit.*

Das Verfahren von BRANDES *hat praktisch die größere Bedeutung, da es auch bei schwersten Fällen mit hochgradiger arthrotischer Veränderung des Grundgelenkes den unseres Erachtens einfachsten und erfolgversprechendsten Eingriff darstellt. Demgegenüber ist die* HOHMANN*sche Operation vor allem dann geeignet, wenn das Großzehengrundgelenk selbst noch keine krankhaften Veränderungen aufweist.*

Schrägosteotomien und ihre Abänderungsverfahren (Abb. 623).

Die Schrägosteotomie ist zuerst von LUDLOFF empfohlen worden. Sie wird am ersten Metatarsale ausgeführt. Durch die schräg frontal ausgeführte Osteotomie wird das Metatarsale in zwei Teile geteilt. Der distale Abschnitt gleitet nach dorsal, so daß die Großzehe sofort in die richtige Stellung gebracht werden kann. LUDLOFF führt den Eingriff folgendermaßen aus: An der Innenseite des Fußes reicht der Hautschnitt etwa von der Mitte der Grundphalanx bis zum Os cuneiforme I. Nach sparsamer Ablösung der Haut soll der Schleimbeutel möglichst uneröffnet nach distal abgeschoben werden. Die nun freiliegende Exostose wird bis zu dem von erhaltenem Knorpel überzogenen lateralen Gelenkabschnitt abgemeißelt. Nun kann das Periost über dem Metatarsus eingeschnitten und so weit abgezogen werden, daß die Durchtrennung vorgenommen werden kann. Die Schnittfläche verläuft schräg frontal von proximal oben nach distal unten. Die Durchtrennung wurde mit der elektrischen Kreissäge ausgeführt. Der distale Abschnitt des Metatarsale gleitet nun auf der schiefen Ebene sofort schräg nach oben und erlaubt die sofortige Reposition der Großzehe. Stehen die Knochenenden zu weit vor, so werden sie mit einer LUERschen Zange verkleinert. Der Periostmantel läßt sich nun durch einige feine Nähte wieder verschließen und die Gelenkkapsel und der Schleimbeutel möglichst weit proximal mit dem Periost des Metatarsale durch Naht vereinigen. Zur Ruhigstellung wird der Fuß auf einer zurechtgeschnittenen Pappschiene befestigt. Die Großzehe muß dadurch in der richtigen Stellung gehalten werden, während zwischen die 1. und 2. Zehe und die innere Fußwölbung ein Polsterkeil eingelegt wird (Abb. 623).

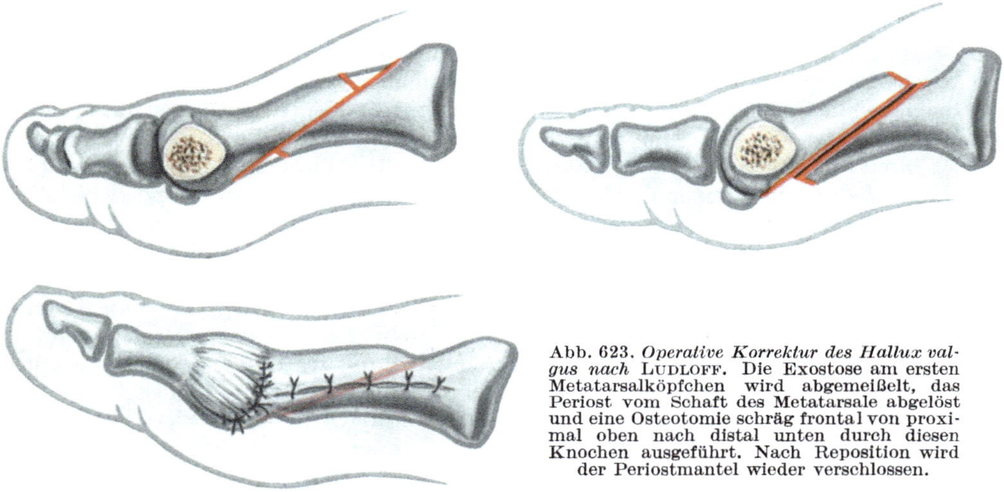

Abb. 623. *Operative Korrektur des Hallux valgus nach* LUDLOFF. Die Exostose am ersten Metatarsalköpfchen wird abgemeißelt, das Periost vom Schaft des Metatarsale abgelöst und eine Osteotomie schräg frontal von proximal oben nach distal unten durch diesen Knochen ausgeführt. Nach Reposition wird der Periostmantel wieder verschlossen.

Wir selbst haben diese Operation in früheren Jahren wiederholt durchgeführt, mit wechselndem Erfolg. Die größte Gefahr liegt im Abrutschen der beiden Teile des Mittelfußknochens, der größte Nachteil in der sehr lange dauernden Ruhigstellung. Wir haben daher das Verfahren ganz zugunsten der im vorigen Abschnitt beschriebenen aufgegeben.

Trotzdem hat die LUDLOFFsche Operation viele Anhänger gefunden und wird auch heute noch von manchen Orthopäden nach dem Originalverfahren oder einer der beschriebenen Modifikationen durchgeführt.

So entfernt MAUCLAIRE den Schleimbeutel, schlägt die Exostose ab und führt eine schräge Osteotomie aus, die sowohl das Köpfchen des Metatarsale I als auch die Phalanx durchtrennt. Die Richtung des Schnittes ist von innen nach außen und von hinten nach vorn. Er löst aber auch Sehnen und Kapsel von ihrem Sesambein ab.

Auch SIMON tritt für die LUDLOFFsche Operation ein, sie erfüllt nach seiner Ansicht am besten die sieben Forderungen der Behandlung des Hallux valgus. Ebenso sprechen sich EITNER und ALLENBACH für die Methode nach LUDLOFF aus.

CHLUMSKY macht ebenfalls eine schräge Osteotomie, hat aber den LUDLOFFschen Eingriff etwas abgeändert. Bei leichten Fällen begnügt er sich mit der Entfernung des Schleimbeutels und der Exostose, dehnt durch Luxation der Großzehe nach medial die gespannten Muskeln und Sehnen und befestigt sie in dieser neuen Stellung am Knochen. Ebenso wird auch die Grundphalanx mit einigen Raffnähten auf der Innenseite in Abduktionsstellung gebracht. Bei starker Dislokation wird das Metatarsale I in der Richtung von unten lateral nach oben medial durchtrennt. Das Köpfchen bleibt unberührt. Das Grundglied wird durch

Raffung der Kapsel am Metatarsus befestigt und gelegentlich auch die Sehne des M. extensor hallucis longus in die Naht hineingenommen. Nach 14—16 Tagen darf der Patient wieder herumgehen.

MEYER empfiehlt ein Z-förmiges Durchsägen des ersten Metatarsale mit der GIGLI-Säge. Das distale Fragment wird proximalwärts und nach medial in den Zwischenknochenraum vorgeschoben. Um die Knochen in dieser Stellung zu erhalten, werden sie durch einen Catgutfaden zusammengebunden. Der M. extensor hallucis longus wird Z-förmig in einer zweiten Sitzung verlängert und der M. extensor hallucis brevis durchtrennt. Die Achse wird durch diesen Eingriff allerdings nicht verändert.

EICK führte ebenfalls eine Osteotomie des ersten Metatarsale aus. Etwa 2 cm vom Gelenkspalt entfernt durchtrennt er den Knochen mit dem LEXERschen Meißel. Von dem durchgezogenen Schaft des ersten Metatarsale werden 1—1,5 cm Knochen ringsherum mit der LUERschen Zange entfernt, so daß nur an der Rückseite ein spitz zulaufender Knochensporn von der ursprünglichen Länge bestehenbleibt. Dieser Sporn wird in die Markhöhle des abgeklemmten Köpfchens eingekeilt. Exostose und Schleimbeutel bleiben unberührt. Zum Schluß wird das Periost genäht und die Sehne des M. extensor hallucis wird unter starker Spannung am Periost des Köpfchens durch Naht befestigt. Dadurch wird das distale Fragment in den Sporn gepreßt und das Muskelgleichgewicht wiederhergestellt. Gipsverband nach guter Polsterung. Das Quergewölbe wird dabei besonders herausgearbeitet und ein Wattepolster zwischen der 1. und der 2. Zehe eingefügt. Man kann auch eine Schiene eingipsen, in der die Kuppe der 1. Zehe durch einen Heftpflasterstreifen nach medial gezogen wird. Der Verband soll 2—3 Wochen liegen und später eine Einlage getragen werden.

Gelenkplastiken.

Trotz der Warnung RIEDELs und vieler anderer Orthopäden ist merkwürdigerweise der HUETERsche Eingriff der Resektion des Metatarsalköpfchen bis in die neueste Zeit geübt worden. Dies hat seinen Grund wohl zum Teil darin, daß die weit überwiegende Anzahl der Kranken mit Hallux valgus gleichzeitig einen hochgradigen Plattfuß hat, bei dem die Entfernung des Metatarsalköpfchens sich weniger stark auswirkt als beim normal gewölbten Fuß. Abgesehen davon, trug wohl zur weiteren Verbreitung dieses Verfahrens die Empfehlung von MAYO bei. Allerdings hat dieser eine Abänderung eingeführt, die zumindest die Ankylosierung des Gelenkes zu verhindern vermag, nachdem er nach Abtragung des Köpfchens einen Weichteillappen in das neue Gelenk interponierte, wie es auch LEXER durch freie Fettüberpflanzung durchführte.

LORENZ, STAHNKE und ULLMANN haben etwa das gleiche Verfahren angewandt wie MAYO. Sie legen großen Wert darauf, die Haut durch zwei elliptische Schnitte, die senkrecht zum Metatarsale I verlaufen und am Dorsum und an der Planta zusammentreffen, zu entfernen und so den Schleimbeutel freizulegen. Dann wird ein proximal gestielter seitlicher Lappen aus den Weichteilen gebildet, der an der Gelenkkapsel beginnt, den Schleimbeutel einschließt und mit einem Stück Periost des Metatarsus abgelöst wird. Dieser Stiellappen wird zunächst zurückgeklappt, dann das Köpfchen des Metatarsus reseziert und der Stumpf mit dem Schleimbeutel-Periostlappen bedeckt. Nach LORENZ braucht man den Lappen nicht in der Gelenkwunde festzunähen. Er wird vielmehr durch mehrere Achternähte, die zunächst durch den vorderen Hautwundrand, dann durch die Umschlagfalte des in das Gelenk eingelegten Schleimbeutel-Periostlappens hindurch gehen, dann zurückgeführt werden durch den vorderen Kapselwundrand und schließlich am hinteren Hautwundrand ausgestochen werden. Mehrere solcher Nähte halten den Lappen in seiner Lage fest und ziehen gleichzeitig den tibialen Kapselrand und damit die Grundphalanx in die gewünschte Abduktionsstellung. Nur wenn der Schleimbeutel entzündlich verändert, besonders wenn er vereitert ist, muß ein anderes Gewebe in das Gelenk eingelegt werden. Die Resektion soll nach STAHNKE so ausgedehnt sein, daß das neue Gelenk etwa 1 cm klafft. Die Hautwunde wird von manchen genäht, von anderen nicht.

Edenhuizen verwandte zur Interposition des Gelenkes einen frei transplantierten Lappen aus der Fascia lata. In einem anderen Falle schälte er das Köpfchen nur ab und legte einen Muskellappen aus der Fußsohle ein.

β) Eingriffe bei der Hammerzehe.

Allgemeine Vorbemerkungen. Unter Hammerzehen verstehen wir eine häufige Verbildung der Zehen, bei welcher die Zehengrundgelenke in starker Dorsal-, die übrigen Zehengelenke in starker Plantarflexion stehen. Über dem proximalen Zehengelenk bildet sich durch den Schuhdruck ein Clavus, darunter ein Schleimbeutel. Oft finden wir ein Hühnerauge auch an der Zehenspitze. Am häufigsten ist die 2. Zehe von diesem Leiden betroffen. Auch der stark abduzierte Hallux valgus kann die 2. Zehe nach oben zu verdrängen. In diesem Falle ist der Hallux valgus als Grundleiden zu behandeln. Vor allem in Verbindung mit dem Plattfuß als Hammerzehenplattfuß und mit dem Hohlfuß als Klauenhohlfuß oder Klauenballenfuß wird das Leiden beobachtet. Auch in diesen Fällen erheischt das Grundleiden entsprechende Behandlung.

Indikation. Diese Zehendeformität verursacht vor allem durch Druck auf die Hühneraugen heftige Schmerzen, so daß Wohlbefinden und Leistungsfähigkeit stark beeinträchtigt sein können.

Nur in ganz leichten Fällen reichen konservative Maßnahmen aus. Wenn die Deformität weiter fortgeschritten ist, sind fast immer operative Maßnahmen empfehlenswert.

Auch hier hat man versucht, durch Eingriffe an den Weichteilen, den Sehnen, Bändern und Gelenkkapseln oder durch Eingriffe an den Knochen die Fehlform zu beseitigen und die Zehen gerade zu richten. Die Eingriffe an ersteren bezweckten vor allem eine Verlängerung der verkürzten Weichteile. Andererseits werden durch eine Verkürzung der Knochen die Weichteilspannungen und Beugekontrakturen der Gelenke beseitigt.

Die früher vielfach empfohlene Amputation von Zehen, die heute gelegentlich noch angewandt wird, rottet zwar im einfachsten Verfahren die Hammerzehe aus, es besteht jedoch die Gefahr, daß bei Weiterbestehen der ursächlichen Bedingungen die benachbarten Zehen sich zu Hammerzehen entwickeln. Es müßte dann eine Zehe nach der anderen abgesetzt werden. *Die Zehen sind jedoch keine überflüssigen Anhangsgebilde, sondern für die Funktion des Fußes beim Gehen von großer Wichtigkeit.* Auf die Gefahr der kritiklosen Zehenexartikulationen hat vor allem Hohmann hingewiesen. Es lohnt sich, die allerdings etwas mühsameren Verfahren zur Beseitigung der Hammerzehendeformität unter Erhaltung der Zehen anzuwenden.

Eingriffe an den Weichteilen (Abb. 624, 625).

Offene Durchtrennung der plantaren Weichteile. Petersen durchtrennt an der *Beugeseite* die Haut über dem ersten Interphalangealgelenk quer, dann die Beugesehne und schließlich die Gelenkkapsel, bis die Zehe vollständig geradegestellt werden kann. Die Gelenkknorpel treten dann frei zutage, die Hautwunde klafft etwa 2 cm weit. Nach 3 Wochen sind die Wunden per secundam völlig verheilt.

Subcutane Tenotomie. Spitzy empfiehlt die subcutane Durchtrennung der *Beugesehne* im proximalen Phalangealgelenk, die der *Strecksehne* über dem Metatarsophalangealgelenk. Immer sei es notwendig, auch die verkürzte Kapsel quer zu durchschneiden. Die redressierte Zehe wird für 14 Tage auf ein Filzschienchen fixiert. Ein ausgezeichnetes funktionelles Resultat sei durch dieses Verfahren sichergestellt.

Auch HASS empfiehlt, allerdings nur in leichten Fällen, die schräge Tenotomie, die subcutan in Lokalanaesthesie durchgeführt werden soll. Von zwei Einstichöffnungen am Dorsum und an der Planta wird das Tenotom eingeführt und zunächst die Flexor-, dann die Extensorsehne unter entsprechender Spannung durchschnitten. Hierauf wird die Zehe gründlich redressiert und ein Heftpflasterverband angelegt. Dieser wird alle 8 Tage erneuert und insgesamt 4 Wochen belassen.

Bei hochgradiger Hammerzehendeformität sei die Tenotomie jedoch ganz nutzlos, da sich die Zehen nach Entfernung des Heftpflasterverbandes bald wieder zusammenziehen.

Durchtrennung der Seitenbänder. PAYR und SCHLÄPFER empfehlen die Durchtrennung der nach plantar verschobenen Seitenbänder des proximalen Phalangealgelenkes von einem schraubenförmigen Schnitt von der Beugeseite aus. Die

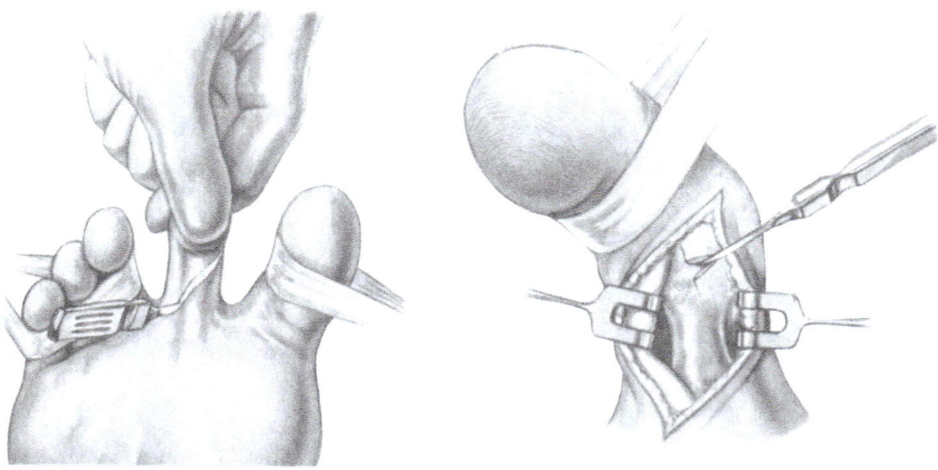

Abb. 624. *Operation zur Beseitigung der Hammerzehe nach* PAYR-SCHLÄPFER. Schraubenförmiger Hautschnitt an der Beugeseite der 2. Zehe, die nach plantar verschobenen Seitenbänder werden durchtrennt. Danach gelingt meistens das Redressement. Sonst kann man zusätzlich die contracte Gelenkkapsel an der Plantarseite durchschneiden.

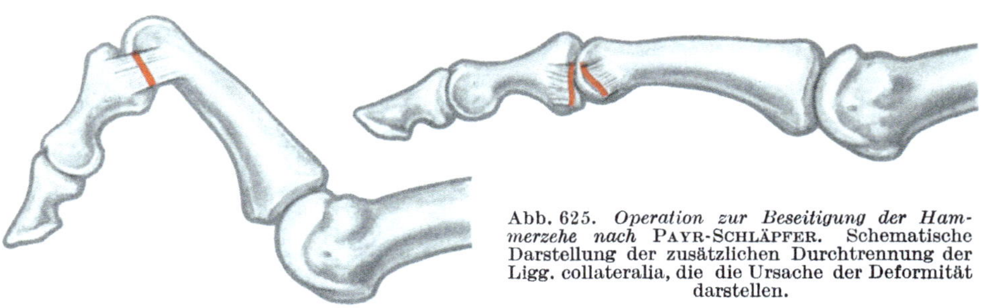

Abb. 625. *Operation zur Beseitigung der Hammerzehe nach* PAYR-SCHLÄPFER. Schematische Darstellung der zusätzlichen Durchtrennung der Ligg. collateralia, die die Ursache der Deformität darstellen.

Beugeseite des ersten Interphalangealgelenkes wird durch den Schnitt breit freigelegt. Mittels scharfer Haken wird die Hautwunde auseinandergehalten. Unter seitlicher Verziehung der Zehenbeugesehnen werden die contracten, plantar verschobenen Ligg. collateralia, die Ursache der Deformität beiderseits, durchtrennt. Alsdann gelingt das Redressement leicht. Nur in seltenen Fällen muß die contracte Gelenkkapsel auf der Plantarseite eingeschnitten werden. Eine einzige, gut adaptierte Hautnaht beschließt die Operation. Die Zehe wird für 8 Tage auf einer Holzschiene in Streckstellung fixiert (Abb. 624, 625).

Wichtig ist, daß die plantarwärts verlagerten Seitenbänder völlig durchschnitten werden.

Nur in veralteten Fällen mit stark deformierten Gelenken und sekundär schwer kontrahierten Beugesehnen genügt das Verfahren nicht, vielmehr müssen die Beugesehnen Z-förmig zusätzlich verlängert werden. Resektionen der Gelenkenden bei Hammerzehe waren nach Angabe von SCHLÄPFER nicht nötig.

Eingriffe an den Knochen (Abb. 626—631).

Resektion der Basis der Grundphalangen. Die Operation wurde von GOCHT in Blutleere ausgeführt. Es wird ein querer Bogenschnitt auf der Planta über der Mitte der Grundphalangen gesetzt. Ein Assistent hält die Zehen in möglichst extremer Hyperextension im Grundgelenk. Die Beugesehnen werden freigelegt und nach medial verzogen. Das Periost an den Diaphysen der Grundphalangen

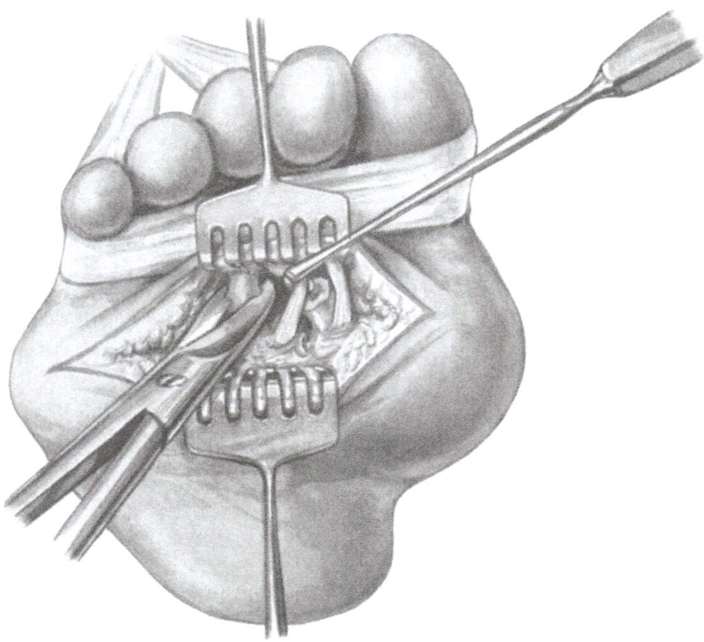

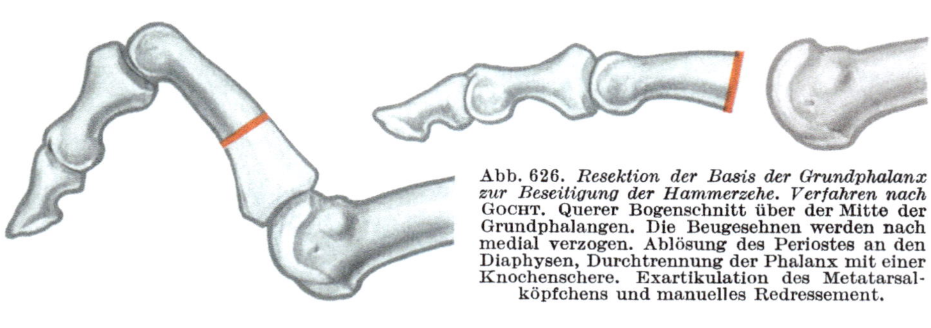

Abb. 626. *Resektion der Basis der Grundphalanx zur Beseitigung der Hammerzehe. Verfahren nach* GOCHT. Querer Bogenschnitt über der Mitte der Grundphalangen. Die Beugesehnen werden nach medial verzogen. Ablösung des Periostes an den Diaphysen, Durchtrennung der Phalanx mit einer Knochenschere. Exartikulation des Metatarsalköpfchens und manuelles Redressement.

wird losgelöst und die Phalanx mit einer Knochenschere durchtrennt. Das proximale Stück der Phalanx mit dem zugehörigen Gelenkteil wird herausgewälzt und aus der Gelenkverbindung mit dem Metatarsalköpfchen durch einige Scherenschläge gelöst. Die Beugekontraktur im proximalen Phalangealgelenk wird manuell redressiert. Das gelingt ohne besondere Mühe. Jetzt wird versucht, die Hammerzehenstellung auszugleichen. Sollte dies nicht zufriedenstellend gelingen, wird der Diaphysenrest der Grundphalanx noch weiter reseziert, bis die Zehe widerstandslos gerade gerichtet werden kann.

Auf einer Holzschiene mit einem Stärkeverband wird die korrigierte Zehe ruhiggestellt. Zehn Tage nach der Operation darf der Kranke aufstehen.

Der Hautschnitt auf der Fußsohle vermeidet störende Narben auf dem Zehenrücken. Bei starken und empfindlichen Gehschwielen unter den Metatarsalköpfchen schließt GOCHT in vereinzelten Fällen, wenn die Sohle geringe Fettpolster aufweist, noch eine Aufrichtung der Köpfchen in gleicher Sitzung an Abb. 626).

Resektion der Köpfchen der Grundphalanx und Verkürzung der Strecksehne. HOHMANN empfiehlt dieses Verfahren bei Hammerzehen mittleren Grades. In Lokalanaesthesie wird von einem 2 cm langen, dorsalen Schnitt über der Prominenz die Strecksehne freigelegt, in der Mitte gespalten und mit kleinen Häkchen auseinandergezogen. Mit einer Knochenschere wird das Köpfchen der Grundphalanx abgezwickt und aus seiner Gelenkverbindung mit der zweiten Phalanx gelöst. Dort wird der Knorpel entfernt, um eine festere Verbindung zwischen beiden Phalangen zu erhalten. Nach der Entfernung des Köpfchens läßt sich die Zehe ohne Schwierigkeiten gerade richten. Die Stellung muß nun erhalten bleiben. Das erreicht man durch eine Raffnaht der Strecksehne.

Um die Spannung beider Hälften der Sehne ganz gleichmäßig zu gestalten und die Zehe nicht schief zu ziehen, wählt HOHMANN folgende Nadelführung: Er sticht die Nadel am zentralen Ende von innen her durch eine Sehnenhälfte, alsdann geht er noch einmal quer oder schräg durch die Sehne hindurch, um Halt zu gewinnen. Von hier zieht er den Faden schräg nach der anderen Sehnenhälfte nach vorne zum peripheren Sehnenende. Dieses wird quer durchstochen und nun der Faden wieder auf gleiche Weise zum zentralen Teil zurückgeführt, indem der erste Faden schräg überkreuzt wird. Beim Anziehen der Fäden und Verknüpfen streckt sich die Sehne. Eine spätere Überstreckung durch zu starkes Anziehen des Fadens muß vermieden werden.

Wenn dorsal ein großer Hautüberschuß vorhanden ist, trägt man diesen ab, doch so, daß nicht eine Naht von vier Hautzipfeln entsteht, welche langsamer heilt. Man nimmt besser den Hautteil auf der einen Seite mehr zentral, auf der anderen mehr peripher keilförmig heraus und verzieht die Haut entsprechend.

In gleicher Weise korrigiert HOHMANN die Krallenstellung des Zehenendgliedes, wo er das distale Ende der zweiten Phalange reseziert (Abb. 627).

Resektion und Arthrodese des ersten Phalangealgelenkes. CAMPBELL legt über dem proximalen Zehengelenk einen 2,5 cm langen Längsschnitt. Die Extensorensehne wird zurückgezogen, das Gelenk dargestellt, die Basis der Mittelphalanx und das Köpfchen der Grundphalanx abgetragen. Es wird genügend viel Knochen reseziert, um die Deformität korrigieren zu können und eine Verbindung der Knochenoberflächen zu ermöglichen. Die Fixation ist relativ einfach durch einen KIRSCHNER-Draht zu erreichen, der in gleicher Weise wie bei einer Marknagelung eingeführt wird. Die Spitze des Drahtes wird nach distal durch die angefrischten Knochenflächen des proximalen Knochenendes der Mittelphalanx, dann durch die Endphalanx und durch die Zehenspitze herausgebohrt.

Sodann wird der Bohrer am anderen Ende des Drahtes befestigt, die angefrischten Flächen der Grund- und Mittelphalanx werden aneinandergebracht und der

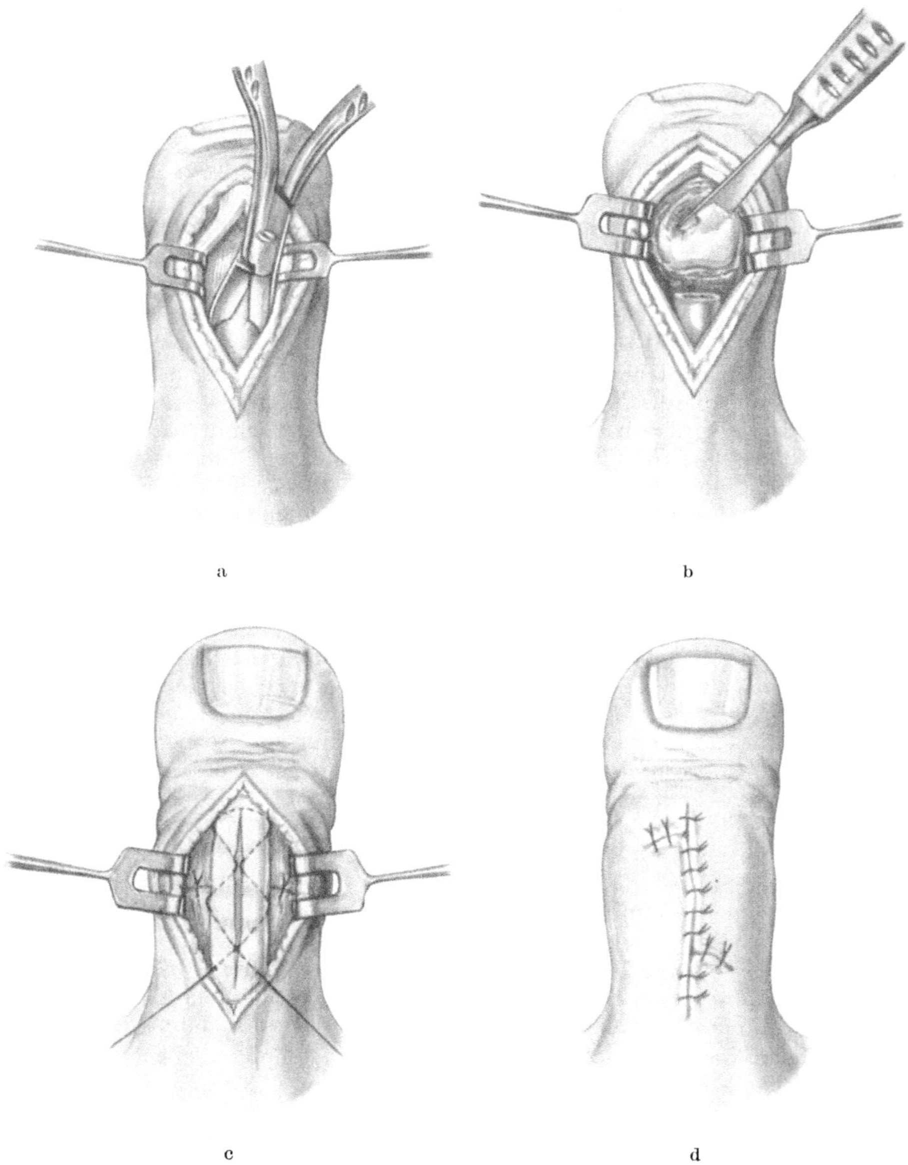

Abb. 627 a—d. *Operative Beseitigung der Hammerzehe. Verfahren nach* HOHMANN. a Resektion des Köpfchens der Grundphalanx. b Entknorpelung der Gelenkfläche des zweiten Strahles. c Raffung der längsgespaltenen Strecksehnen. d Hautnaht nach Exstirpation der überschüssigen Haut.

Draht nach proximal in die Grundphalanx gebohrt, um das Gelenk zu fixieren. Der überflüssig die Zehenspitzen überragende Draht wird bis auf 0,5 cm abgezwickt. Das Gelenk kann in gestreckter Stellung versteifen. Das Drahtende wird mit Kollodium überzogen. Ist zusätzliche Ruhigstellung erwünscht, so kann die Zehe mit einem Heftpflaster an einer Nachbarzehe fixiert werden. Der Draht bleibt 4 Wochen liegen, dann wird er gezogen. Vorher ist eine Belastung nicht erlaubt (Abb. 628).

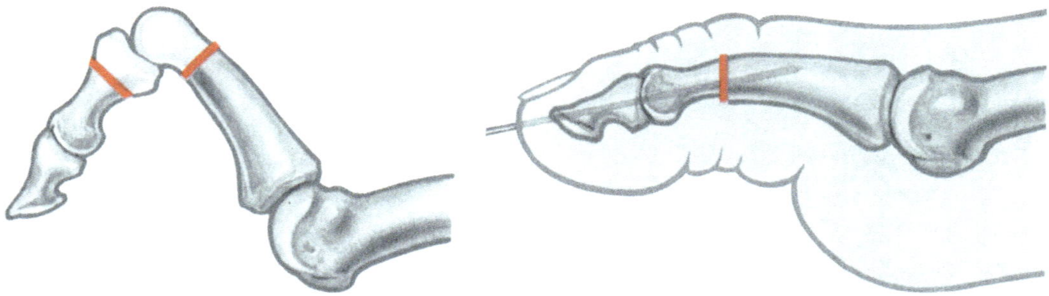

Abb. 628. *Korrektur der Hammerzehe. Verfahren nach* CAMPBELL. Resektion des ersten Phalangealgelenkes mit anschließender Arthrodese und Fixierung durch einen KIRSCHNER-Draht.

Osteoplastisches Verfahren. Das osteoplastische Verfahren von YOUNG weicht geringfügig von dem soeben beschriebenen ab. Nach der Freilegung wird das Ende der Grundphalanx zu einem Conus geformt, ein Teil der dorsalen Corticalis soll stehenbleiben, um die Festigkeit des Knochens zu erhalten. Mit einem Bohrer und einem schmalen Hohlmeißel wird in die Basis der Mittelphalanx eine Höhlung von passender Größe geformt, um das umgebildete Ende der Grundphalanx aufnehmen zu können. Die Enden beider Knochen werden ineinandergesteckt (Abb. 629).

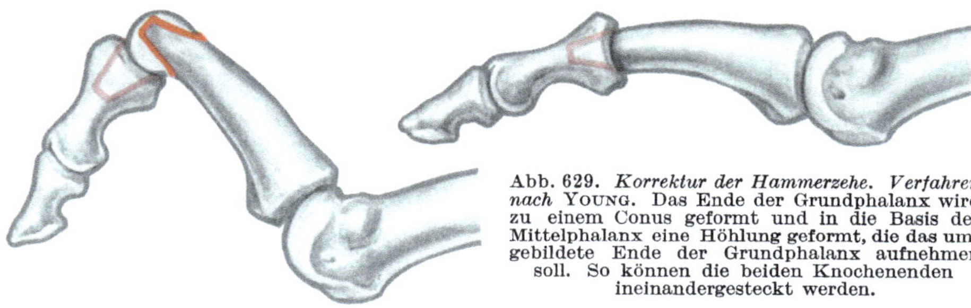

Abb. 629. *Korrektur der Hammerzehe. Verfahren nach* YOUNG. Das Ende der Grundphalanx wird zu einem Conus geformt und in die Basis der Mittelphalanx eine Höhlung geformt, die das umgebildete Ende der Grundphalanx aufnehmen soll. So können die beiden Knochenenden ineinandergesteckt werden.

Umpflanzung des Interphalangealgelenkes. Die Operation wurde von NIENY angegeben und von HELLER modifiziert. Durch einen halbkreisförmigen Schnitt wird der Clavus samt Schleimbeutel über dem proximalen Phalangealgelenk entfernt. Von den Winkeln des Hautdefektes aus wird der Schnitt beiderseits auf den Kanten bis über die Hälfte des Grundgliedes verlängert. Die Strecksehne wird über der Mitte der Phalanx isoliert, durchtrennt und distal bis zum Ansatz der Gelenkkapsel zurückgeschlagen. Das Gelenk wird nicht eröffnet. Die Diaphyse der Phalanx wird zum Schutz der Beugesehnen subperiostal mit einem schmalen Elevatorium unterfahren. Dicht proximal der Gelenkkapsel wird das Köpfchen des Grundgliedes mit einem Bohrer von 4—4,5 mm Durchmesser bis nahe an die Corticalis der Plantarseite angebohrt. Dann durchtrennt man die Phalanx dicht proximal vom Bohrloch am besten mit einer Kreissäge und spitzt das proximale Fragment mit einer LISTONschen Zange zu. Nun werden End- und Mittelglied gestreckt, so daß man das zugespitzte Diaphysenende in das Bohrloch hineinpressen kann. Damit ist das proximale Zehengelenk um 90° gedreht und die Zehe gestreckt. Zum Abschluß wird die Strecksehne ent-

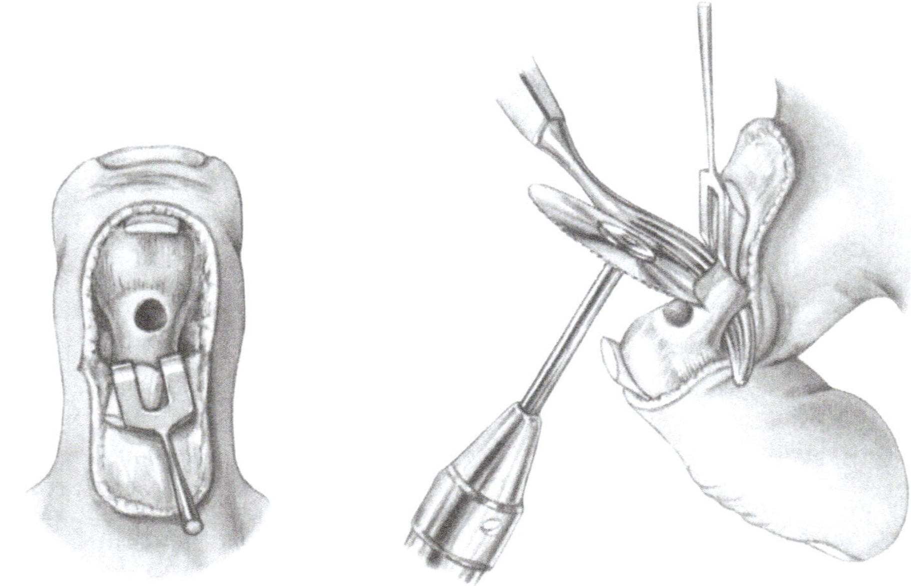

Abb. 630. *Korrektur der Hammerzehe. Verfahren nach* NIENY, *modifiziert nach* HELLER. Das Köpfchen des Grundgliedes wird proximal der Gelenkkapsel mit einem Bohrer bis nahe an die Corticalis der Plantarseite durchbohrt. Mit einer Säge wird die Phalanx proximal vom Bohrloch durchtrennt.

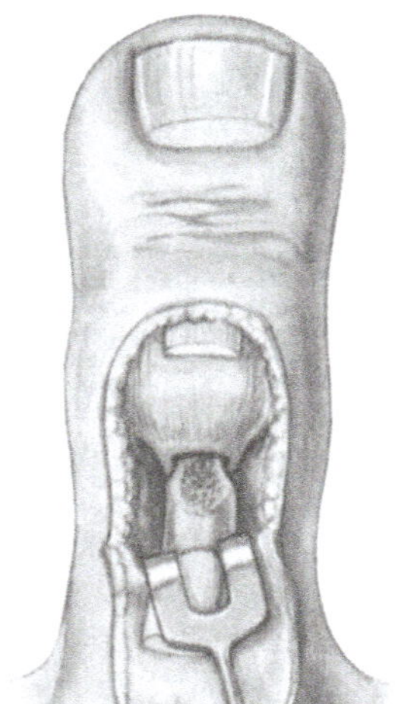

sprechend verkürzt und die Haut mit Catgut vernäht. Nach 2 Wochen sei die knöcherne Heilung so fest, daß keine Verschiebung zu befürchten sei. Nach 3 Wochen wird mit Gehübungen begonnen. NIENY hat bei der Operation das Gelenk eröffnet, HELLER hat es geschlossen erhalten, um eine Ankylose zu vermeiden (Abb. 630, 631).

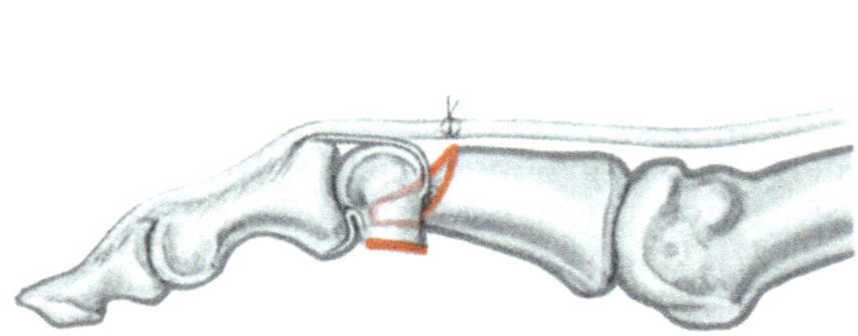

Abb. 631. *Korrektur der Hammerzehe. Verfahren nach* NIENY, *modifiziert nach* HELLER. Das mit einer LISTONschen Zange zugespitzte Fragment wird bei gestreckter Zehe in das Bohrloch eingepreßt, danach die Strecksehne vernäht. Rechts: Schematische Darstellung des Endzustandes.

γ) Eingriffe beim Digitus quintus superductus (Abb. 632, 633).

Allgemeine Vorbemerkungen. Eine Sonderstellung bei der Hammerzehendeformität nimmt die Kleinzehe ein. Ganz besonders ist diese Zehe dem seitlichen Druck des Schuhwerkes ausgesetzt und weist schon aus diesem Grunde häufiger als die anderen Zehen Hammerzehenbildungen auf. Nicht selten wird sie dabei über die 4. Zehe als Digitus quintus superductus geschoben. Diese Art der Deformierung wird auch als angeborene Fehlstellung beobachtet.

Indikation. Ist die Fehlform hochgradig, so sind Druckstellen und entzündliche Hautveränderungen unvermeidlich. Die Operation ist dann angezeigt, wenn orthopädische Maßnahmen keine Besserung gewährleisten.

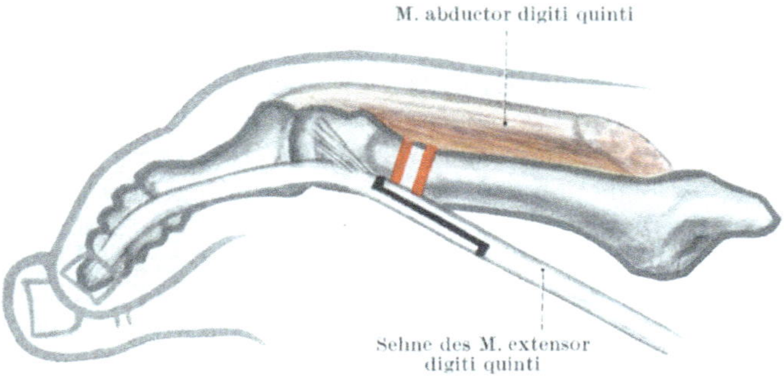

Abb. 632. *Operative Korrektur des Digitus quintus nach* HOHMANN. Quere Osteotomie am Hals des Os metatarsale V wie bei der Spreizfußoperation.

Bei der operativen Korrektur muß beachtet werden, daß die 5. Zehe vielfach deutliche Rückbildungserscheinungen zeigt. Dies macht sich dadurch bemerkbar, daß der M. flexor digitorum brevis in vielen Fällen für den fünften Strahl nur einen ganz geringen Anteil liefert. Auch die Phalangen, vor allem die der End-, aber auch der Mittelglieder sind häufig rückgebildet. Oft sind die Zehengelenke, vor allem die distalen, ankylosiert. Auch diese Veränderungen werden als Ursache

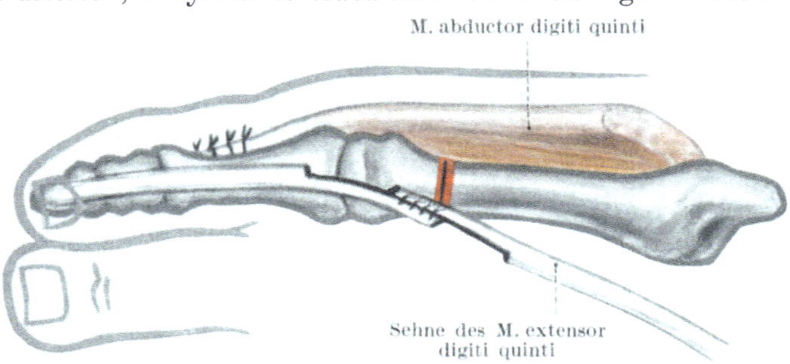

Abb. 633. *Operative Korrektur des Digitus quintus nach* HOHMANN. Nach Verlängerung der Strecksehne wird die Sehne des M. abductor digiti quinti unter Spannung seitlich außen an der Zehe angenäht.

für die verhältnismäßig häufige Krallenbildung der 5. Zehe angenommen. Bei der Operation ist mit wesentlich kleineren und auch weniger klaren Verhältnissen als an den anderen Zehen zu rechnen.

Trotzdem ist gerade an der 5. Zehe die Amputation abzulehnen. Nach kurzdauernder Besserung der Beschwerden werden die gleichen Veränderungen bald an der 4. Zehe beobachtet. Außerdem besteht die Gefahr, daß durch die Ablösung der Muskelansätze vom Kleinzehengrundgelenk die Bindung des Metatarsale V lockerer wird, das Metatarsalköpfchen stärker abspreizt und durch die Schwächung der queren Verbindungen im Vorfuß sich ein Spreizfuß entwickelt.

Es ist also wie bei Verbildungen der übrigen Zehen die Amputation auch der Kleinzehe zu vermeiden und die etwas mühsamere operative Geradestellung auszuführen.

Technik nach Hohmann. Die gebräuchlichste Operationsmethode hat Hohmann angegeben. Seitlicher Längsschnitt. Da man wegen der Subluxationsstellung im Grundgelenk mit der einfachen *Strecksehnenverlängerung* oft nicht auskommt, kann es nötig werden, nach der Verlängerung die *quere Osteotomie* am Halse des Os metatarsale V wie bei der Spreizfußoperation auszuführen. Danach wird die lateral liegende Sehne des M. abductor digiti quinti unter Anspannung seitlich außen an der Zehe angenäht, um einen Gegenzug gegen die dorsal-medial gerichtete Neigung der Zehe zu geben (Abb. 632, 633).

Mit diesem Verfahren ist es Hohmann gelungen, jeden Digitus quintus superductus gerade zu stellen.

Technik nach Niederecker. Ähnlich geht Niederecker vor. Er verzichtet jedoch auf die Osteotomie und auf die Z-förmige Verlängerung des langen Zehenstreckers. Vielmehr durchtrennt er die lange Strecksehne hinter ihrem Ansatz und zieht sie knapp hinter dem Köpfchen durch den 5. Mittelfußknochen. Hierdurch erreicht er eine Besserung der Spreizfußkomponente. Den distalen Stumpf der langen Strecksehne vernäht er mit der Sehne des abgelösten M. abductor digiti quinti. Hierdurch wird die Zehe nach außen gezogen.

δ) Eingriffe bei Klauen- oder Krallenzehen.

Allgemeine Vorbemerkungen. Klauen- oder Krallenzehen treten in der Regel in Verbindung mit anderen Fußdeformitäten auf, wie etwa beim Hohlfuß als *Klauenhohlfuß* oder beim Plattfuß als *Krallzehenplattfuß*. Es handelt sich meist um eine echte oder relative Verkürzung der Zehenstrecksehnen. Bei Lähmungen der übrigen dorsal flektierenden Muskeln kann diese Fehlstellung der Zehen dadurch auftreten, daß die erhaltenen Zehenstrecker durch stärkeren Zug an den Zehen die ausgefallenen, für den Fuß synergetisch wirkenden Muskeln auszugleichen trachten und durch ihren für diese Funktion unphysiologischen Ansatz die Verformung der Zehen verursachen.

Indikation. Die Klauenzehenstellung, vor allem bei Beteiligung der großen Zehe, stört die Sicherheit beim Gehen und Stehen und ist beim Abrollen hinderlich. Die operative Beseitigung der Fehlform kann beim Versagen orthopädisch konservativer Maßnahmen zur Beseitigung der Beschwerden notwendig werden.

Schon in Verbindung mit anderen Operationsmethoden haben wir die Korrektur von Klauenzehen gebracht. Es mögen aber noch einige eigene, nur für diese Fehlstellung angegebene Operationsverfahren erwähnt werden.

Technik nach Campbell. Für die 2.—5. Zehe hat Campbell ein Operationsverfahren angegeben.

Die Haut zwischen dem 2. und 3. Metatarsale wird in einer Länge von 3,5 bis 5 cm eingeschnitten. Der Schnitt beginnt distal in Höhe der Zehengrundgelenke. Die Haut wird nach medial verzogen und die lange Strecksehne der 2. Zehe durch einen langen schrägen Schnitt oder Z-förmig durchtrennt. Die Kapsel des Zehengrundgelenkes wird dargestellt und dorsal völlig entfernt. Nun wird das Gelenk mit Kraft in eine überkorrigierte Plantarflexion gebracht. Durch Verziehen des Schnittes nach lateral kann die gleiche Korrektur an der 3. Zehe vorgenommen werden.

Ein zweiter Schnitt von gleicher Länge wird nun zwischen dem 4. und 5. Metatarsalknochen gelegt. Die Strecksehnen dieser Zehen werden verlängert und die Gelenkkapsel dorsal abgetragen. Es wird kein Versuch gemacht, die Sehnen zu nähen, sie sind genügend einander genähert, um sich wieder vereinigen zu können. Die resultierende Funktion ist ausreichend.

Technik nach HOFFMANN. Bei schweren arthritischen Veränderungen empfiehlt HOFFMANN die Resektion der Metatarsalköpfchen. Theoretisch bedeutet die Entfernung der Köpfchen der Mittelfußknochen eine wesentliche Schädigung der gewichttragenden Sohlenfläche, so daß grundsätzliche Bedenken gegen dieses Verfahren berechtigt sind. HOFFMANN betont jedoch, daß praktisch seine Ergebnisse beim Bestehen hochgradiger Gelenkveränderungen befriedigend gewesen seien.

Die dorsalen Kapselanteile werden nach Verlängerung der Strecksehnen abgetragen. Das Köpfchen des Metatarsale II wird von seinen Weichteilen entblößt, mit einer Zange gefaßt und herausgelöst. Dies wird beim 3., 4. und 5. Mittelfußknochen wiederholt. Die Beugekontraktur der Interphalangealgelenke wird durch subcutane Tenotomie der Beugesehnen mit einer darauffolgenden gewaltsamen Streckung der Gelenke beseitigt. Genügt das nicht, so wird ein querer Schnitt dorsal über die Interphalangealgelenke gelegt und die Basis der Mittelphalanx sowie das Köpfchen der proximalen Phalanx reseziert.

ε) Eingriffe bei Klauenzehendeformität der Großzehe (Abb. 634—638).

Technik nach JONES. Der Hautschnitt wird entlang der Außenseite der Extensorsehne der Großzehe, knapp distal vom Interphalangealgelenk, 5 cm nach proximal zum Zehengrundgelenk hin geführt. Die Sehne des M. extensor hallucis longus wird freigelegt und in Höhe des Zehengelenkes durchtrennt. Dann wird

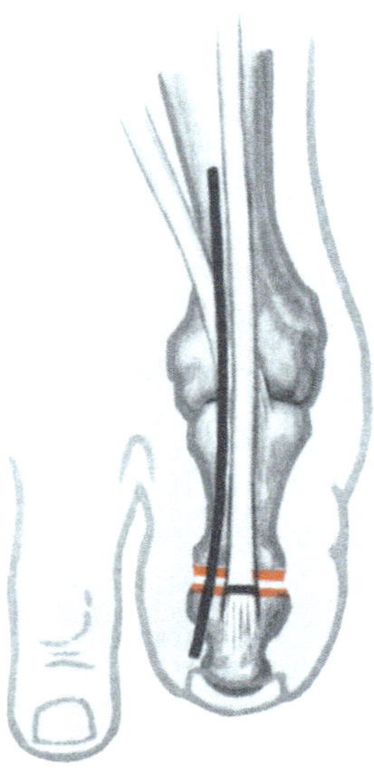

Abb. 634. *Korrektur der Klauenzehendeformität nach* JONES. 1. Akt. Hautschnitt. Durchtrennung der Sehnen des M. extensor hallucis longus. Resektion im Interphalangealgelenk.

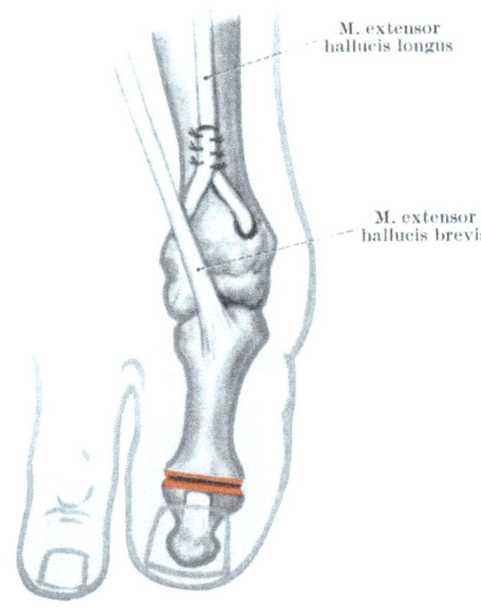

Abb. 635. *Korrektur der Klauenzehendeformität nach* JONES. 2. Akt. Durch das Köpfchen des metatarsale L wird von außen oben nach innen unten ein Kanal gebohrt. Durch diesen wird das freie Sehnenende des m. extensor hallucis longus gezogen und bei Dorsalflexion des Fußes in sich vernäht.

durch das Köpfchen des Metatarsale I von außen oben nach innen unten ein Kanal gebohrt, durch den das freie Sehnenende gezogen und bei Dorsalflexion des Fußes in sich selbst vernäht wird. Am Interphalangealgelenk der Großzehe wird eine *Arthrodese* empfohlen. Die Beugestellung dieses Gelenkes kann nicht allein durch eine Tenodese des distalen Sehnenendes am Grundglied gehalten werden. Zusätzlich zur Resektion der Gelenkfläche kann man nebenbei gewonnene Knochenstückchen vom Schaft des Metatarsale oder von anderen Stellen her in das angefrischte Gelenk einfügen. Das distale Ende der durchtrennten Sehne wird an das Periost der Grundphalanx oder an die kurze Strecksehne angenäht (Abb. 634, 635).

O'DONOGHUE und STAUFFER haben einen KIRSCHNER-Draht in Längsrichtung von der Zehenspitze durch den Knochen des Endgliedes und das entknorpelte Gelenk weit in die Grundphalanx hineingebohrt. Der Draht wird knapp außerhalb der Hautoberfläche abgezwickt und kann liegenbleiben, bis die Verschmelzung der Gelenkflächen röntgenologisch sichergestellt ist. Dieses Verfahren haben wir selbst auch mit Erfolg angewandt.

Technik nach WAGNER. Der Hautschnitt liegt gleichfalls längs der Sehne des M. extensor hallucis longus und trennt diese so weit distal wie möglich ab.

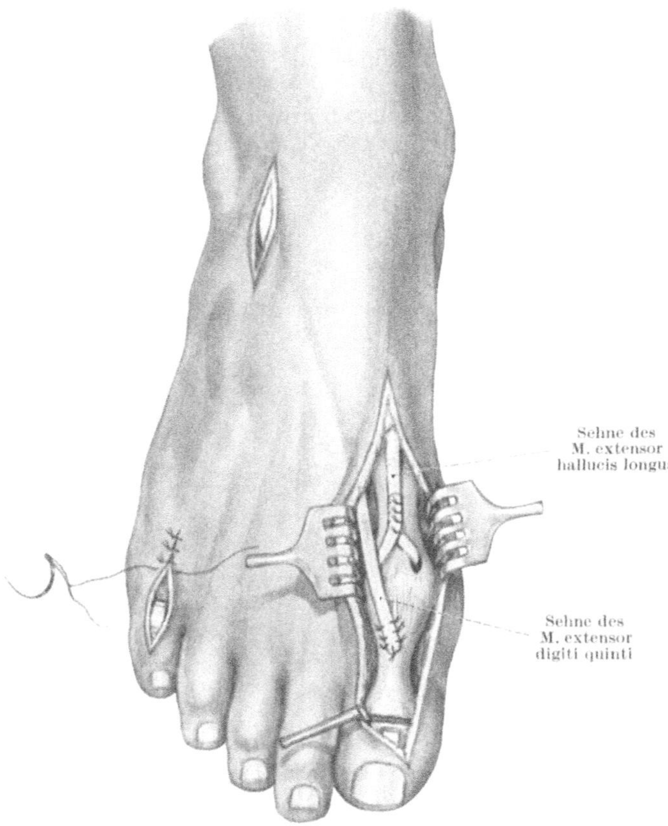

Abb. 636. *Korrektur der Klauenzehendeformität nach* WAGNER. Freilegung der Sehne des M. extensor hallucis longus. Diese Sehne wird so weit distal wie möglich durchtrennt. Keilarthrodese des Zehengelenkes. Die Sehne wird durch ein 0,5 cm proximal von der Gelenkfläche des Metatarsalköpfchens angelegtes Bohrloch gezogen und in sich vernäht. Freilegung der Strecksehne der 5. Zehe, Durchtrennung und Herausführen der Sehne knapp unter dem Kreuzband. Sie wird subcutan zum ersten Schnitt herausgeleitet und dorsal auf die Grundphalanx der ersten Zehe genäht.

Im Zehengelenk wird eine Keilarthrodese zum Ausgleich der Beugekontraktur ausgeführt. Dann wird durch ein gut 0,5 cm proximal von der Gelenkfläche des Metatarsalköpfchens angelegtes Bohrloch die Sehne durchgezogen und in sich vernäht.

Durch einen zweiten Schnitt wird die Strecksehne der 5. Zehe von ihrem Ansatz abgelöst und durch einen dritten kleinen Schnitt knapp unter dem Kreuzband in Höhe des Knöchelgelenkes herausgezogen. Sie wird subcutan zum ersten Schnitt geführt und dorsal auf der Grundphalanx der 1. Zehe durch Naht fixiert (Abb. 636).

Technik nach Dickson und Diveley. Für die Klauenzehendeformierung *am ersten Strahl* haben Dickson und Diveley ein Verfahren angegeben, welches nicht nur die Deformierung beseitigen, sondern die Kraft des M. extensor hallucis longus bei der Dorsalflexion des Fußes verstärken soll.

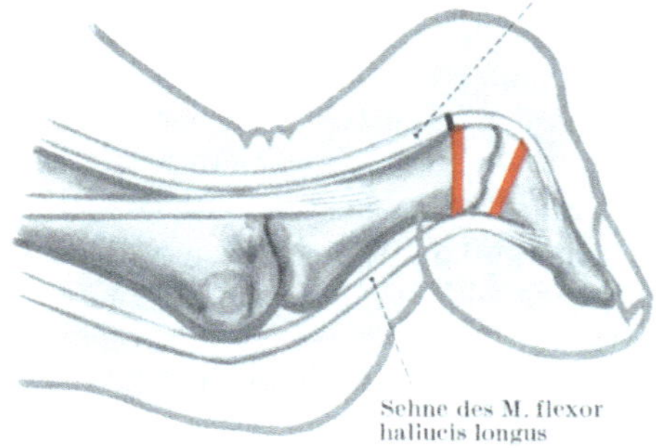

Abb. 637. *Korrektur der Klauenzehendeformität nach* Dickson *und* Diveley. 1. Akt. Durch einen kleinen Schnitt an der Innenseite wird das Phalangealgelenk freigelegt und die Gelenkflächen weitgehend reseziert. Der kurze distale Stumpf der Extensorsehne wird an die Weichteile an der Dorsalseite der Grundphalanx angenäht.

Die Sehne des M. flexor hallucis longus wird von einem Schnitt, der entlang der medialen Seite des ersten Metatarsalköpfchens geführt ist, freigelegt. Die Sehne wird knapp proximal vom Köpfchen mit einer Zange gefaßt und unter Spannung gesetzt, um das Metatarsophalangeal- und das Interphalangealgelenk scharf zu beugen. Einen zweiten Schnitt führt man entlang der Sehne des M. extensor hallucis longus von der Basis des Metatarsale I zur Großzehe hin. Die Sehne wird isoliert und knapp proximal vom Interphalangealgelenk durchschnitten. Dann wird ein Tunnel durch die Weichteile an der Innenseite des Metatarsale I bis hinten an das Köpfchen gebohrt und das proximale Ende der Extensorsehne durch den Tunnel zur Unterfläche des Fußes gezogen. Die Sehne wird unter starker Spannung mit Seidennähten an der gespannten Flexorsehne befestigt.

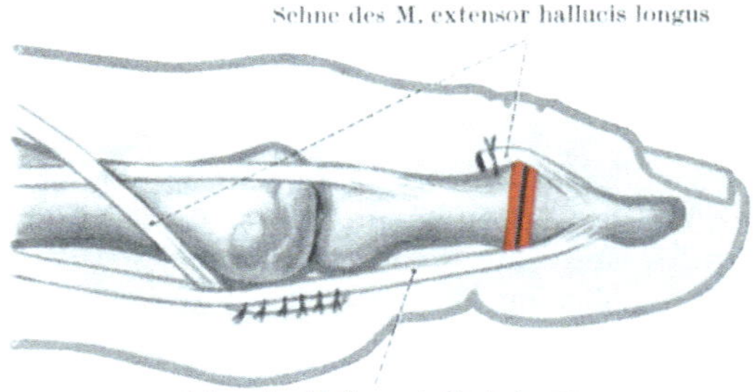

Abb. 638. *Korrektur der Klauenzehendeformität nach* Dickson *und* Diveley. 2. Akt. Freilegung und Anspannung der Sehne des M. flexor hallucis longus. Freilegung der Sehne des M. extensor hallucis longus. Diese Sehne wird isoliert und proximal vom Interphalangealgelenk durchtrennt. Durch einen Weichteiltunnel wird die Extensorsehne zur Unterfläche des Fußes gezogen und hier unter starker Spannung an der Flexorsehne befestigt.

Endlich werden durch einen dritten kleinen Schnitt an der Innenseite des Phalangealgelenkes oder durch eine Verlängerung des zweiten Schnittes die Gelenkflächen ausreichend reseziert, um eine Arthrodese dieses Gelenkes in Mittelstellung ausführen zu können. Der kurze distale Stumpf der Extensorsehne wird an die Weichteile der Dorsalseite der Grundphalanx angenäht, um damit eine dichte Berührung der angefrischten Knochenflächen zu erreichen.

Nach der Operation wird das Zehengrundgelenk mit einem Gipsverband oder einer Metallschiene gebeugt und das Zehengelenk gestreckt gehalten. Nach Heilung der Wunde beginnt man schonend mit physikalischer Therapie und Übungsbehandlung, um die verpflanzten Muskeln zu kräftigen.

Die Operation sollte erfahrenen Chirurgen vorbehalten bleiben. Die Belastung wird schrittweise 3 Wochen nach der Operation mit Einlagen wieder aufgenommen (Abb. 637, 638).

ζ) **Eingriffe beim Hallux rigidus** (Abb. 639).

Allgemeine Vorbemerkungen. Der Hallux rigidus wird gekennzeichnet durch eine zunehmende und schmerzhafte Einschränkung der Dorsalflexion. Das Leiden tritt am häufigsten im Entwicklungsalter auf und befällt vor allem solche Jugendliche, die aus beruflichen Gründen besonders viel stehen oder laufen müssen. Zunächst ist nur die Dorsalflexion im Großzehengrundgelenk stark eingeschränkt, im ausgebildeten Zustand wird auch die Plantarflexion unmöglich. Die Großzehe bleibt dann in leichter Beugekontraktur stehen, unter Umständen mit einer plantaren Subluxation der Grundphalanx. Arthrotische Veränderungen sind die Folge.

Indikation. In leichteren Fällen genügt eine konservative Behandlung. Liegen zugleich andere Fehlformen des Fußes vor, so soll man diese zunächst ausgleichen. Verursacht jedoch der Hallux rigidus starke Schmerzen beim Abrollen des Fußes und wird, wie gewöhnlich, über starke Beschwerden geklagt, entwickeln sich durch Druck auf die arthrotischen Randwucherungen Schleimbeutelentzündungen, so kann nur die operative Korrektur das Leiden beseitigen.

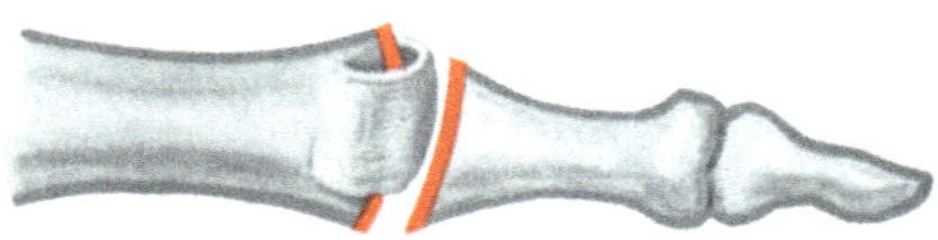

Abb. 639. *Operative Korrektur des Hallux rigidus nach* Campbell. Medialer Hautschnitt am Metatarsalgelenk I. U-förmige Umschneidung der subcutanen Weichteile. Nach Luxierung des Gelenkes werden die Basis der Grundphalanx und das Metatarsalköpfchen zu einer konkaven bzw. einer konvexen Fläche geformt. Danach wird der Weichteillappen zwischen die Knochenflächen gelagert und lateral an der Gelenkkapsel fixiert.

Technik nach Campbell. Eine Arthroplastik wird von Campbell empfohlen. Der Hautschnitt wird medial am Metatarsalgelenk I gelegt. Die subcutanen Weichteile werden U-förmig umschnitten, so daß ein distal an der Zehe gestielter Weichteillappen entsteht. Das Gelenk wird luxiert, sodann mit einer Knochenzange und Feile die Basis der Grundphalanx und das Metatarsalköpfchen zu einer konkaven bzw. konvexen Gelenkfläche geformt. Der Lappen wird zwischen beide gelagert und durch zwei Catgutnähte lateral an der Gelenkkapsel fixiert. Gelegentlich kann an der Medialseite des Gelenkes ein gestielter Lappen nicht gewonnen werden. In diesem Falle wird ein freies Fascientransplantat aus dem Oberschenkel der Gegenseite entnommen und in das Gelenk gedoppelt eingelegt, so daß alle Gelenkflächen völlig gedeckt sind (Abb. 639).

Technik nach Hohmann. Auf die Zwischenlagerung von Weichteilen in den Gelenkspalt verzichtet Hohmann. Das Zehengrundgelenk wird von dorsal her eröffnet und der quere Randwulst mit einem flachen Hohlmeißel abgeschlagen, der Knochen mit einer Knochenschere geglättet. Dann werden die spitz zulaufenden Gelenkränder des Grundgliedes nach Ablösung der Kapselverwachsungen abgekniffen und festgestellt, ob die Dorsalflexion noch behindert ist.

Für diesen Fall geht Hohmann nach dem Vorbild von Payr-Kleinschmidt vor. Die Sohlenhaut wird beiseite gezogen und *bei Schonung der beiden unter der Plantaraponeurose gelegenen Äste des N. plantaris digitorum communis* die Sehnenscheide des M. flexor hallucis longus gespalten. Diese Spaltung erfolgt also zwischen den beiden Sesambeinen. Die Sehne wird sodann mit einem stumpfen Haken zur Seite gezogen. Darauf werden unmittelbar distal von den Sesambeinen die beiden Endsehnen des M. flexor hallucis brevis durchschnitten, worauf die Dorsalflexion der Großzehe meist frei wird. Genügt diese Sehnendurchtrennung zur ausreichenden Dorsalflexion immer noch nicht, *so muß noch das fibröse Zwischenstück zwischen den Sesambeinen, die basale Kapselplatte, durchtrennt werden.*

Nach Naht der dorsalen Kapselwunde, des Unterhautgewebes und der Haut wird die Großzehe in *größtmöglicher Dorsalflexion* auf einer Gipsschiene für etwa 2 Wochen bei Bettruhe fixiert. Dann kann der Patient mit einem Zinkleimverband, der von den Zehengrundgelenken bis zur Mitte der Wade reicht, mit einer orthopädischen Einlage gehen. Das Gelenk soll aktiv und passiv bewegt werden.

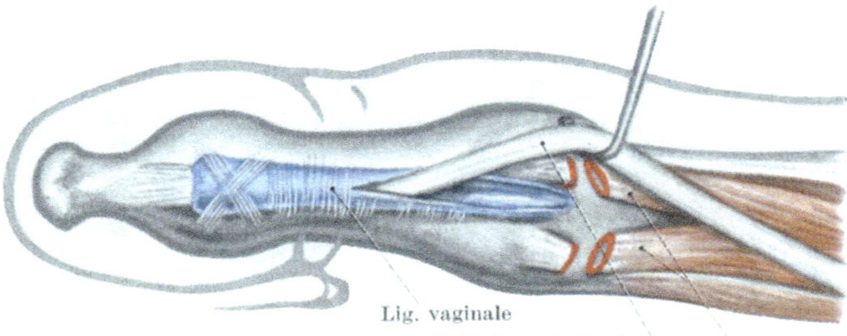

Abb. 640. *Korrektur des Hallux rigidus nach* HOHMANN. Unter Schonung der Äste des N. plantaris digitorum communis wird die Sehnenscheide des M. flexor hallucis longus zwischen den beiden Sesambeinen gespalten. Die Endsehnen des M. flexor hallucis brevis werden distal von den Sesambeinen durchtrennt. Genügt zur ausreichenden Dorsalflexion diese Sehnendurchtrennung nicht, so muß noch die basale Kapselplatte durchtrennt werden.

Die Erfolge mit dieser modellierenden Operation waren bei den noch nicht zu weit fortgeschrittenen Fällen gute, aber bei hochgradiger Deformierung des Gelenkes nicht genügend. Erneute Schrumpfung der Gelenkweichteile führte zur Verengerung des Gelenkspaltes und neuer Hemmung der Dorsalflexion. HOHMANN ist deshalb bei allen fortgeschrittenen Fällen zur *Resektion des proximalen Teiles des Grundgliedes* übergegangen (Abb. 640).

Technik nach SCHANZ. Beim *Hallux flexus*, einer Endstufe des Hallux rigidus mit starker Behinderung der Abrollbewegung des Fußes, hat SCHANZ eine dorsale Keilosteotomie aus der Großzehengrundphalanx vorgenommen und die Großzehe dadurch gerade gestellt, ohne an den Gelenken etwas zu verändern (Abb. 641).

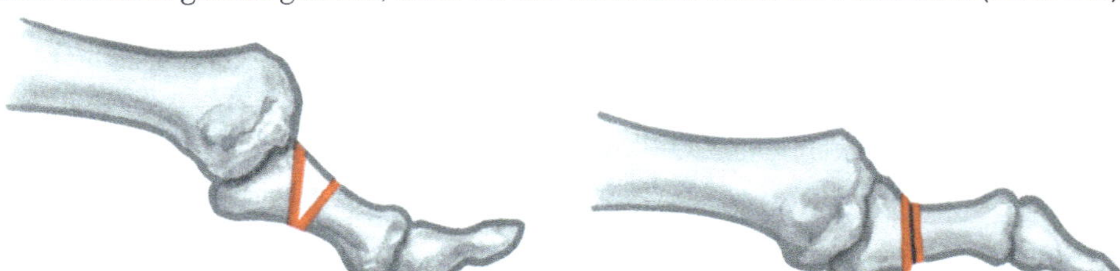

Abb. 641. *Korrektur des Hallux flexus nach* SCHANZ. Dorsale Keilosteotomie aus der Großzehengrundphalanx und Gradstellung der Großzehe, ohne an den Gelenken selbst etwas zu ändern.

Nach der Operation konnte sehr bald auf Einlagen und Verbände verzichtet werden, die Erfolge waren gut.

Technik nach HASS. Von HASS wird der Hallux flexus als eine Folge des Plattfußes und der dorsal flektierenden Stellung des Metatarsale I aufgefaßt. Der Behandlung des Plattfußes gehöre daher das Primat. In leichten Fällen gelinge es hierdurch, die Flexionsstellung zu beheben. In schweren Fällen mit druckschmerzhafter Exostose und Gelenkveränderungen solle operiert werden. Er reseziert das Köpfchen des Metatarsale I, das ohnehin für die Belastung nicht mehr in Frage käme, und schlägt einen Weichteillappen wie bei der MAYOschen Hallux valgus-Operation (s. S. 544) in den Gelenkspalt ein (Abb. 642).

M. Lange bezeichnet die *Zweidrittelresektion der Grundphalange* als die Operation der Wahl für die Behandlung des Hallux rigidus. Sie sei allen anderen Operationsverfahren, wie der Resektion des Großzehengrundgelenkes mit anschließender Ankylose oder der modellierenden Gelenkoperation mit Entfernung der Randwülste, Excidieren der plantaren Kapselanteile und Durchtrennung der verkürzten Beugesehnen weit überlegen.

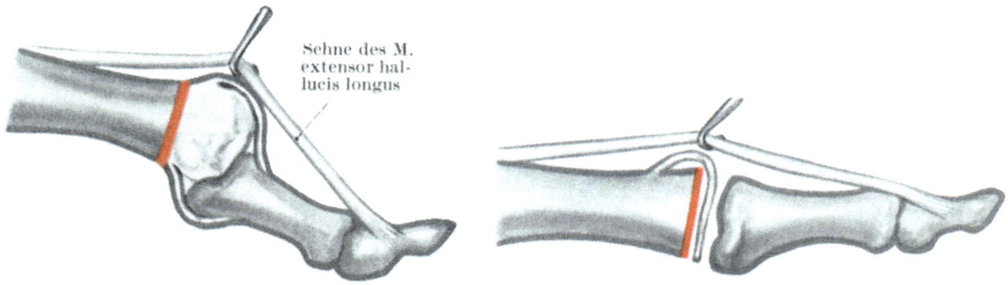

Abb. 642. *Korrektur des Hallux flexus nach* Hass. Nach Resektion des Köpfchens des Metatarsale I wird ein dorsaler Weichteillappen in den Gelenkspalt eingeschlagen.

Die Technik der Operation ist die gleiche wie bei der Brandesschen Operation des Hallux valgus, nur mit dem Unterschied, daß keine mediale Exostose abgetragen wird. Das Entscheidende sei die Entfernung der dorsalen Randwulstbildungen.

Literatur.

Albrecht: Zur Pathologie und Therapie des Hallux valgus. Russki Wratsch. **1** (1911). — Allenbach: Le traitement de hallux valgus par l'ostéotomie. Rev. d'Orthop. **30**. — Alsberg: Zur Operation des Hallux valgus. Zbl. Chir. **42**, 2302 (1924).

Bade: Zur Technik der Arthrodesenoperation. Z. orthop. Chir. **22** (1908). ~ Der Hallux valgus. Zbl. Orthop. **71**, Beil.-H. (1940). — Baeyer, v.: Zur Behandlung des Metatarsalschmerzes. Münch. med. Wschr. **1909**, 39. ~ Translokalisation von Sehnen. Zbl. Chir. **58**, 3140 (1931). — Balogh: Entstehung und Operation des Hallux valgus. Zbl. Chir. **25**, 1553 (1928). — Baltisberger: Über die modellierende Osteotomie nach Perthes. Bruns' Beitr. **143**, 584 (1928). — Basler: Hallux valgus und seine Vermeidung. Münch. med. Wschr. **1937**, 34. — Bayer: Eine Vereinfachung der plastischen Achillotomie. Zbl. Chir. **28**, 37 (1901). ~ Ein osteoplastischer Chopart. Zbl. Chir. **35**, 887 (1908). — Bauer: Die operative Verlagerung der Knöchelgabel und ihre Anwendung. Z. Orthop. **64**, 335 (1935). — Bessel-Hagen: Ätiologie und Pathologie des Klumpfußes. Heidelberg 1889. — Biesalski: Ergebnisse und Erfahrungen mit der physiologischen Sehnenverpflanzung. Verh. dtsch. orthop. Ges. **17**, 30 (1922). — Biesalski-Meyer: Die physiologische Sehnenverpflanzung. In Vulpius u. Stoffel, Orthopädische Operationslehre. Stuttgart: Ferdinand Enke 1920. — Bohne: Eine Anschlagarthrodese des unteren Sprunggelenkes. Zbl. Chir. **60**, 2670 (1933). — Bouvier: Über die Arthrodese des Sprunggelenkes und der Tarsalgelenke. Arch. orthop. Unfall-Chir. **24**, 48 (1927). — Brandes: Die Zweidrittelresektion der Grundphalanx bei Hallux valgus. Zbl. Chir. **38**, 2434 (1929). ~ Zur operativen Therapie des Hallux valgus. Verh. dtsch. orthop. Ges. **24**, 428 (1929). ~ Diskussion zu Krukenberg. Zbl. Chir. **29**, 1785 (1932). ~ Resultate der Fußarthrodese nach Lorthior im Röntgenbild. Arch. klin. Chir. **177**, 101 (1933). — Bragard: Hallux valgus, konservative oder operative Behandlung. Verh. dtsch. orthop. Ges. **1926**. ~ Verletzungen der Achillessehne und ihre Heilung. Zbl. Chir. **68**, 26 (1941). — Breitenfelder: Zur operativen Behandlung des Knickplattfußes. Chirurg **24**, 311 (1953). — Broca: Indications générales du traitement dans le pied bot varus-équin congenitales. Rev. mens. malad. enfance **30** (1931). — Brockman: Congenital club-foot. London: John Wright, Ltd. 1930. — Bromeis: Unsere Erfahrungen mit der Hallux valgus-Operation nach Schede. Chirurg **10**, 465 (1931). — Brschosowski: Zur Arthrodese des Talocruralgelenkes. Nov. chir. Arch. (russ.) **1926**, 141. — v. Bruns: Klinische Erfahrungen bei der künstlichen Blutlehre. Arch. klin. Chir. **19**, 644 (1916). — Bürkle de la Camp: Die Gefahren der gewaltsamen Umformung des Klumpfußes. Münch. med. Wschr. **1927**, 974. — Bugy: Über die Radikaloperation des Hallux valgus. Chirurg **5**, 137 (1935). — Bundschuh: Beiträge zur Stoffelschen Operation zur Beseitigung spastischer Lähmungen. Bruns' Beitr. **86**, 378 (1913).

CAMERA: L'artrorisi posteriore del l'articolazione tibioastragalica nella cura de l'equinismo spastico_e contratturale Chir. Org. Movim. **10**, 49 (1925). — CAMPBELL: Surgery of paralysis. Memph. Med. Monthly **33**, 481 (1913). ~ Subperiostal osteotomy of the os calcis for pes calcaneus. Surg. etc. **20**, 231 (1915). ~ An operation for correction of drop-foot. J. Bone Surg. **5**, 815 (1923). ~ An operation for correction of hammer-toe and claw-toe. J. Bone Surg. **20**, 415 (1938). ~ Operative orthopedics, 2. Aufl. 1949. St. Louis: C. V. Mosby Comp. 1949. — CHAMPIONNIÈRE: Traitement du pied bot par l'ablation de la totalité des os du tarse sans immobilisation in apparail orthopédique. Trente et un observations. Présentation d'un malade opéré il-y-a un an. Bull. Acad. Méd. Paris **1902**, Nr 4. — CHAPCHAL: Zur operativen Behandlung des Hallux valgus. Z. orthop. Chir. **73**, 47 (1942). — CLARK: A rebalancing operation for pronated feet. J. Bone Surg. **13**, 867 (1931). — CODIVILLA: Meine Erfahrungen mit der Sehnenverpflanzung. Z. orthop. Chir. **12**, 17 (1903). ~ Surra cura del piede equino varo congenito. Arch. di Ortop. **23**, 245 (1906). — COENEN: Splitterarthrodese des Fußes. Zbl. Chir. **60**, 2216 (1933). — COLE: The treatment of claw-foot. J. Bone Surg. **22**, 895 (1940). — CONTAGYRIS: Die frühzeitige operative Behandlung des Säuglingsklumpfußes. Verh. dtsch. orthop. Ges. **29**, 252 (1934). ~ Die Arthrorise bei paralytischem Spitzfuß und Equino-varus. Verh. dtsch. Ges. Orthop. **30**, 337 (1935). — CRAMER: Vorstellung nach STOFFEL operierter Kinder. Zbl. Chir. **41**, 280 (1914).

DAUBENSPECK: Korrektur des Klauenhohlfußes durch Fixation der langen Zehenbeuger an den Grundphalangen. Z. Orthop. **74**, 291 (1943). — DEBRUNNER: Über die Funktion des M. adductor hallucis und die Beziehung zum Hallux valgus und Plattfuß. Arch. f. Orthop. **18**, 1943 (1920). ~ Zur Behandlungsweise des Hallux valgus. Fortschr. Therap. **1930**, 409. ~ Der angeborene Klumpfuß. Stuttgart: Ferdinand Enke 1936. — DELBET: Hallux valgus bilatéral traité par la résection semiarticulaire et la vaginoplastic artificielle. Rev. d'Orthop. **1896**, Nr 1. ~ Bull. Soc. chir. Paris **22**, 181. — DELITALA: Die poliomyelitischen Knickplattfüße. Erg. Orth. (40. Kongr.bd.) **1953**. — DENGLER: DEUTSCHLÄNDERsche Mittelfußerkrankung nach Hallux valgus-Operation. Dtsch. Z. Chir. **237**, 529 (1932). — DEUTSCHLÄNDER: Über eine eigenartige Mittelfußerkrankung. Zbl. Chir. **39**, (1921). — DICKSON and DIVELEY: Operation for correction of mild claw foot. The result of infantile paralysis. J. Amer. Med. Assoc. **87**, 1275 (1926). — DITTRICH, v.: Zur Behandlung des paralytischen Hackenhohlfußes. Arch. orthop. Unfall-Chir. **20**, 365 (1922). ~ Über die Entstehungsursache des Hallux valgus. Arch. orthop. Unfall-Chir. **21**, 1 (1922). ~ Zur Frage der Talusexstirpation beim Klumpfuß. Arch. klin. Chir. **132**, 332 (1924). — DREESMANN: Die Behandlung des Klumpfußes. Zbl. Chir. **39**, 1747 (1912). ~ Hallux valgus und Metatarsus varus. Med. Klin. **1928**, 1740. — DUNN: Stabilizing operation in the treatment of paralytic deformities of the foot. Proc. Roy. Soc. Med. (Sect. Orthop.) **15**, 15 (1922).

EDENHUIZEN: Operation des Hallux valgus. Zbl. Chir. **1**, 18 (1913). — EHALT: Zur Arthrodese der Arthrosen. Med. Klin. **1951**, 985. — EICK: Beitrag zur operativen Behandlung des Hallux valgus. Zbl. Chir. **6**, 326 (1931). — EITNER: Erfahrungen über die Behandlung des Hallux valgus. Wien. med. Wschr. **1920**, 37, 38. — ENGELMANN: Über den Vorfußschmerz. Fortschr. Röntgenstr. **28**, 311 (1921). — ERLACHER: Entstehung und Operation des Hallux valgus. Zbl. Chir. **16**, 977 (1928).

FINCK: Zur Klumpfußbehandlung. Slg klin. Vortr., N. F. **1900**, Nr 285. — FORNI u. GIORDANI: Verh. dtsch. orthop. Ges. **40**, 123 (1953). — FRÄNKEL: Zur Operation LUDLOFFS bei Hallux valgus und Klauenhohlfuß. Zbl. Chir. **47**, 1745 (1922). — FREYKA: Operative Therapie des Hallux valgus. Čas. lék. česk. **1933**, Nr 46/47. — FRIEDLAND: Unsere Modifikation der Arthrodese der Fußwurzel. Arch. orthop. Unfall-Chir. **27**, 240 (1929). — FRISCH, v.: Die GLEICHsche Operation und ihre Bedeutung in der Therapie des Plattfußes. Arch. klin. Chir. **87**, 324 (1908). — FRÖHLICH: Heilergebnisse von Hallux valgus-Operationen. Arch. f. Orthop. **39**, 624 (1939). — FROSCH: Z. Orthop. **64**, 301 (1935). — FRÜND: LITTLEsche Krankheit, nach STOFFEL operiert. Dtsch. med. Wschr. **1915**, 211. — FULD: Transplantation of the abd. hall. tendon in the surgical treatment of hallux valgus. Surg. etc. **23**, 5 (1916).

GARCEAU: Anterior tibial tendon transposition in recurrent congenital club-foot. J. Bone Surg. **22**, 932 (1940). — GAUGELE: Eine Klumpfußoperation. Zbl. Chir. **19**, 455 (1921). ~ Der Hohlfuß und verwandte Fußverbildungen. Zbl. Chir. **51**, 1788 (1924). — GEBHARDT-SCHULZE: Zur Gelenkmobilisierung. Z. Orthop. **75**, 98 (1945). — GILL: An operation to make a posterior bone block at the ankle to limit foot-drop. J. Bone Surg. **15**, 160 (1933). — GLEICH: Beitrag zur operativen Plattfußbehandlung. Arch. klin. Chir. **46**, 358 (1893). — GOCHT: Lehrbuch der orthopädischen Chirurgie. Stuttgart: Ferdinand Enke 1921. — GOCHT-DEBRUNNER: Orthopädische Therapie. Leipzig: F. C. W. Vogel 1925. — GOEBELLS: Über autoplastische freie Fascienüberpflanzung und Aponeurosentransplantation nach KIRSCHNER. Arch. klin. Chir. **146**, 462 (1927). — GRADEYEVITCH: De l'astragulèctomie dans le traitement de la tumeur blanche tibio-tarsienne. Rev. d'Orthop. **13**, 209 (1926). — GÜNTHER: Die Lehre von den blutigen Operationen am menschlichen Körper. Leipzig 1859.

HACKENBROCH: Zur Arthrodese des Fußgelenkes mittels temporärer Talusexstirpation. Arch. orthop. Chir. **22**, 298 (1923). ~ Der Hohlfuß. Erg. Chir. **17**, 457 (1924). ~ Zum Entstehungsmechanismus des Hohlfußes. Arch. orthop. Unfall-Chir. **24**, 14 (1926). ~ Beziehungen zwischen Länge und Dicke der Mittelfußknochen bei normaler und pathologischer Statik des Fußes. Arch. f. Orthop. **25**, 440 (1927). ~ Erfahrungen mit der hinteren Anschlagsperre des Fußgelenkes. Z. orthop. Chir. **64**, 323 (1936). ~ Arthrodese oder Arthrorise. Münch. med. Wschr. **1936**, 170. — v. HACKER: Über Sehnenverlängerung und die Verwendung eines dreistufigen Treppenabschnittes. Arch. orthop. Unfall-Chir. **2**, 279 (1904). — HAGENTORN: Die wahren Ursachen der Entwicklung des Hallux valgus und eine neue physiologische Operationsmethode desselben. Goorem. chir. **2**, 789 (1938). — HANAUER: Die Amputation nach PIROGOFF. Arch. orthop. Unfall-Chir. **22**, 418 (1924). — HANAUSEK: Arthrodese des Sprunggelenkes. Rozhl. Chir. a Gynaek. (tschech.) **6**, 269 (1921). — HASS: Welche von den zahlreichen Operationsmethoden beim Hallux valgus sollen wir anwenden? Zbl. Chir. **59**, 1561 (1932). ~ Konservative und chirurgische Orthopädie. Wien: Springer 1934. ~ Operationsresultate beim Hallux valgus. Wien. klin. Wschr. **1937**, 50. ~ Erfahrungen mit der STOFFELschen Operation zur Beseitigung des Spitzfußes bei der LITTLEschen Erkrankung. Z. Orthop. **67**, 157 (1938). — HATT: The central bone graft in joint arthrodesis. J. Bone Surg. **23**, 393 (1940). — HAWLEY: A contribution to the fate of bone grafts. Amer. J. Orthop. Surg. **29** (1916). — HEIDRICH: Referat auf der 8. Tagung der Südostdeutschen Chirurgenvereinigung. Zbl. Chir. **51**, 1187 (1924). — HELFERICH: Über die Zulässigkeit der CHOPARTschen Operation. Bruns' Beitr. **39**, 732 (1899). — HELLER: Über die Operation der Hammerzehe. Chirurg **4**, 613 (1932). — HERZ: Die Heilung der Operationswunden beim Hallux valgus. Zbl. Chir. **48**, 3021 (1928). — HERZBERG: Zur operativen Therapie des Hallux valgus. Arch. klin. Chir. **2**, 124 (1924); **1**, 129 (1924). — HILGENFELD: Brauchbarmachung ungünstiger CHOPART-Stümpfe durch einen neuartigen beweglichen Fußstumpf. Zbl. Chir. **72**, 143 (1947). — HOFFA: Lehrbuch der orthopädischen Chirurgie. Stuttgart: Ferdinand Enke 1925. — HOFFMAN: An operation for severe grades of contractes clawed toes. Amer. J. Orthop. Surg. **9**, 441 (1911). — HOFFMANN-KUHNT: Arthrodesenoperation an der unteren Extremität. Arch. orthop. Unfall-Chir. **44**, 208 (1949). ~ Der Tibialis anterior beim Plattfuß und beim Hohlfuß. Z. Orthop. **79**, 519 (1950). — HOHMANN: Über die Behandlung des Klumpfußes, insbesondere über die transversale Keilosteotomie des Calcaneus bei schweren und rezidivierenden Klumpfüßen und deformierten Plattfüßen. Münch. med. Wschr. **1923**, 1170. ~ Über Hallux valgus und Spreizfuß, ihre Entstehung und physiologische Behandlung. Arch. orthop. Chir. **21** (1923). ~ Zur Hallux valgus-Operation. Zbl. Chir. **51**, 230 (1924). ~ Der Hallux valgus und die übrigen Zehenverkrümmungen. Erg. Chir. **18**, 308 (1925). ~ Zur operativen Plattfußbehandlung. Chirurg **3**, 593 (1931). ~ Über ein Verfahren zur Behandlung des Spreizfußes. Zbl. Chir. **49**, 186 (1933). ~ Über den Spreizfuß. Verh. dtsch. orthop. Ges. **28**, 199 (1933). ~ Zur operativen Technik der Arthrodese des sog. unteren Sprunggelenkes. Z. Orthop. **74**, 135 (1943). ~ Fuß und Bein, 4. Aufl. München: J. F. Bergmann 1948. — HOCKE: An operation for stabilizing paralytic feet. J. Orthop. Surg. **3**, 494 (1921). ~ An operation for the correction of extremely relaxed flat-feet. J. Bone Surg. **13**, 773 (1931). — HÜBSCHER: Zit. nach VULPIUS und STOFFEL, Orthopädische Operationslehre, S. 81. Stuttgart: Ferdinand Enke 1920. — HUETER: Klinik der Gelenkkrankheiten, 2. Aufl. Leipzig 1877.

JOHANNSON: Ersatz des Os metatarsale I durch Umdrehungsplastik. Zbl. Chir. **50**, 1800 (1923). — JONES: The soldier's foot and the treatment of common deformities of the foot, part II: Claw Foot. Brit. Med. J. **1916**, 749. — JUNGMANN: Die Operation des angeborenen Klumpfußes nach WULLSTEIN. Arch. orthop. Unfall-Chir. **23**, 237 (1923).

KALMUS: Beitrag zur Entstehung des Hallux valgus. Arch. f. Orthop. **30**, 84 (1931). — KAREWSKI: Die Arthrodese im Fußgelenk. Zbl. Chir. **12**, 593 (1895). ~ Über Arthrodese des Fußes bei Paralyse. Zbl. Chir. **12**, 833 (1895). — KESZLY: Eine neue Modifikation der operativen Behandlung des Hallux valgus. Zbl. Chir. **1**, 91 (1923). — KIDNER: The prehallux in its relation to flat-foot. J. Bone Surg. **11**, 831 (1929). — KIRCHNER: Über das Wesen der sog. Fußgeschwulst. München: J. F. Bergmann 1898. — KIRSCH: Bemerkungen zur STOFFELschen Operation mit Krankenvorstellungen. Zbl. Chir. **49**, 1680 (1922). — KIRSCHNER: Allgemeine und spezielle chirurgische Operationslehre. Berlin: Springer 1927. — KITE: Zit. nach CAMPBELL, Operative Orthopedics, 2. Aufl. S. 1324. London: Musby 1949. — KLAPP: Die dorsoplantare Aufklappung zur Ankylosierung zahlreicher Gelenke des Fußes. Z. Chir. **151**, 145 (1919). — KLEINSCHMIDT: Die typische Beugekontraktur der Großzehe nach langer Ruhigstellung. Arch. Orthop. Unfallheilk. **18** (1920). — KOCHER: Chirurgische Operationslehre, 5. Aufl. Jena: Gustav Fischer 1907. — KOCHS-SÜCHTELN: Die Arthrodese bei der Kinderlähmung. Z. Orthop. **30**, 352 (1935). — KÖHLER: Der Hallux valgus und die LUDLOFFsche Operation. Chirurg **1931**, Nr 10, 461. — KÖLLICKER: Beitrag zur STOFFELschen Operation. Zbl. Chir. **40**, 1372 (1913). — KOHL: Zusätzliches zur Frage des Hallux valgus und seiner Verhütung. Münch. med. Wschr. **1937**, Nr 42. — KOHLHAAS: Eine neue Indikation zur osteoplastischen Fußgelenksresektion nach MIKULICZ. Bruns' Beitr. **41**, 892

(1892). — KORNEW: Eine neue Methode der Arthrodese des Sprunggelenkes mittels Rippentransplantation. Zbl. Chir. **1924**, 1457. — KOSINSKI: Erwiderung auf den Aufsatz des Herrn Dozenten P. G. KORNEW, Eine neue Methode der Arthrodese des Sprunggelenkes mittels Rippentransplantation. Zbl. Chir. **51**, 2540 (1924). — KREUZ: Die Hammerzehe und ihre Operation nach GOCHT. Arch. orthop. Unfall-Chir. **21**, 459 (1923). — KRUIMEL: Beitrag zur operativen Behandlung des Hallux valgus. Zbl. Chir. **1**, 8 (1931). — KRUKENBERG: Über operative Behandlung des Hallux valgus. 20. Orthopäden-Kongr. Hannover.

LACKNER: Über Hohlfußbehandlung. Arch. orthop. Unfall-Chir. **20**, 286 (1922). — LÄWEN: Arthrodese bei der Kinderlähmung. Z. Orthop. **64**, 257 (1935). — LAMBRINUDI: New operation on drop-foot. Brit. J. Surg. **15**, 193 (1927). — LANDERER: Medianer Fersenschnitt. Zbl. Chir. **23**, 857 (1896). — LANGE, FRITZ: Zur Behandlung des Klumpfußes. Arch. orthop. Chir. **6**, 232 (1908). ~ Diskussion über die STOFFELsche Operation. Verh. dtsch. orthop. Ges. **1921**. ~ Z. orthop. Chir. **30**, 50 (1912). ~ Lehrbuch der Orthopädie, 3. Aufl. Jena: Gustav Fischer 1928. ~ Die epidemische Kinderlähmung. München: J. F. Lehmann 1930. — LANGE, M.: Die Arthrodese des hinteren unteren Sprunggelenkes zur Behandlung schwerer Fußverbildungen, insbesondere des Platt- und Klumpfußes. Chirurg **6**, 569 (1934). ~ Die blutige Behandlung des Klumpfußes. Verh. dtsch. orthop. Ges. **29**, 222 (1934). ~ Sehnenverpflanzung und Arthrodese. Z. Orthop. **64**, 100 (1935). ~ Zur Frage der Arthrorise bei der Behandlung von poliomyelitischen Fußverbildungen. Münch. med. Wschr. **1936**, 351. ~ Orthopädisch-chirurgische Operationslehre. München: J. F. Bergmann 1951. — LAUENSTEIN: Zur OGSTONschen Operation des rebellischen Klumpfußes. Zbl. Chir. **1903**, 1058. — LEHMANN: Die peripheren Nervenoperationen bei spastischen Lähmungen. Erg. Chir. **16**, 577 (1923). — LENGGENHAGER: Eine neue Operationsmethode zur Behandlung des Hallux valgus. Chirurg **1935**, 19, 689. — LEXER: Operation des Hallux valgus. Münch. med. Wschr. **1917**, 1146. ~ Über das normale und pathologische Ergehen der Knochentransplantate. Acta chir. scand. (Stockh.) **56**, 164. ~ Die Verwendung der freien Knochenplastik nebst Versuchen über Gelenkversteifung und Gelenktransplantation. Arch. klin. Chir. **86**, 939 (1908). ~ Operative Umformung bei Fehlformen des Fußes. Dtsch. Z. Chir. **220**, 7 (1929). — LE FORT: Amputation ostéoplastique du pied. Bull. méd. **1882**, 553. — LINDEMANN: Teilresektion der Großzehengrundphalange beim Hallux valgus. Chirurg **56**, 2441 (1929). ~ Muskelbefunde und ihre Bedeutung bei angeborenem Klumpfuß. Verh. dtsch. orthop. Ges. **29**, 158 (1934). ~ Die Behandlung kindlichen Klumpfußes späterer Jahre und des Klumpfußrecidives. Z. Orthop. **29**, 158 (1934). — LINHART: Kompendium der chirurgischen Operationslehre. Wien: Braun-Müller 1874. — LINIGER: Die Endformen der Amputationsstümpfe. Zbl. Chir. **47**, 693 (1920). — LÖFFLER: Zur Frage der Spitzfußbeseitigung und zur Verhütung von Recidiven durch Rotationsosteotomie beim kindlichen angeborenen Klumpfuß. Arch. klin. Chir. **134**, 456 (1925). ~ Ein neues Verfahren medialer Gelenkbandplastik am Fuß. Zbl. Chir. **58**, 1362 (1931). — LOISSON: Note sur le traitement chirurgical du hallux valgus d'apres l'étude radiographique de la déformation. Bull. Soc. chir. Paris **27**, 528. — LORENZ: Zur operativen Therapie des Hallux valgus, der Hammerzehe und unerträglicher Clavi. Wien. med. Wschr. **1929**, 713. — LORTHIOR: Huit cas d'arthrodése du pied avec exstirpation temporaire d'astragle. J. Chir. et Ann. Soc. belge Chir. **1911**, 184. — LOWMAN: An operative method for correction of certain forms of flat-foot. J. Amer. Med. Assoc. **81**, 1500 (1923). — LUDLOFF: Hallux valgus-Operation. Zbl. Chir. **40**, 306 (1913). ~ Die Beseitigung des Hallux valgus. Arch. klin. Chir. **110**, 346 (1918). ~ Die Rolle des Tibialis posterior bei der Entstehung und Behandlung des Klump- und Plattfußes. Zbl. Chir. **51**, 848 (1924). ~ Zur Hallux valgus-Frage. Verh. dtsch. orthop. Ges. **20**, 340. — LUSANNA: Nuova resezione osteoplastica minima per la equenizzazione del piede, negli eccessivi accorciamenti del arto. Arch. di Ortop. **41**, 3 (1925).

MAKAI: Zur Technik der Arthrodese des Fußgelenkes. Zbl. Chir. **50**, 1089 (1923). — MARQUARDT: Zur Technik der Arthrodese des oberen Sprunggelenkes. Z. Orthop. **80**, 477 (1950). — MATHEIS: Eine ätiologische Operation des Hallux valgus. Vorläufige Mitteilung. Zbl. Chir. **46**, 3 (1925). ~ Die Entstehung und ursächliche Behandlung des Hallux valgus. Z. orthop. Chir. **48** (1927). — MAU: Der Hallux valgus-Komplex. Med. Klin. **1938**, 1317. ~ Referat auf der 51. Tagg der Dtsch. Ges. für Chir., Berlin 1925. Ref. Zbl. Chir. **23**, 274 (1927). ~ Der Klumpfuß. Erg. Chir. **20**, 361 (1927). — MAU u. IMHÄUSER: Eine Operation des kontrakten Spreizfußes. Z. Orthop. **70**, 77 (1940). — MAUCLAIRE: Der Hallux valgus. Rev. de Chir. **1933**, 661. — MAXEN: Verh. dtsch. orthop. Ges. 81, 309 (1952). — MAYO: The surgical treatment of bunion. Ann. Surg. **1908**. — MCAUSLAND: Subtalare Arthrodese. Arch. Surg. **18**, 624 (1924). ~ Astralgectomy in paralytic feet. Ann. Surg. **80**, 861 (1924). — MERTENS: Zur Frage der Amputation bei infizierten Kriegsverletzungen. Bruns' Beitr. **103**, 604 (1916). — MEURER: Pararticuläre Spanarthrodese bei Tuberkulose des Talocruralgelenkes. Z. Orthop. **67**, 275 (1938). — MEYER, E.: Zur Behandlung des Hallux valgus. Arch. orthop. Unfall-Chir. **20**, H. 2, 318. — MEYER, M.: Eine neue Modifikation der Hallux valgus-Operation. Zbl. Chir. **52**, 2365 (1926). — MICULICZ, v.: Eine neue osteoplastische Resektionsmethode am Fuß. Arch. klin. Chir. **26**, 494 (1881). — MILLER: A plastic flat-foot-operation. J. Bone Surg. **9**, 84 (1927). ~ Zur Erstbehandlung des angeborenen Säuglingsklumpfußes. Z. Orthop. **79**, 552 (1950). — MOMBURG: Zu der eigenartigen Mittelfußerkrankung DEUTSCHLÄNDERS. Zbl. Chir. **1925**, 12. — MÜLLER: Sehnentransplantation und Verhalten der Sehnen bei Plattfuß. Zbl. Chir. **30**, 40 (1903). ~ Experimentelle Untersuchungen über extraarticuläre Knochenüberbrückungen von Gelenken. Bruns' Beitr. **124**, 315 (1921). ~ Die Insuffizienzerkrankungen des Mittelfußes. Bruns' Beitr. **133**, 5452 (1925). — MURRAY: Treatment of Hallux valgus and rigidus. Brit. Med. J. **1936**, 193, 11.

NEFF: Ergebnisse der LUDLOFFschen Schrägosteotomie beim Hallux valgus. Chirurg **21**, 808 (1937). — NICOLADONI: Nachtrag zum Pes calcaneus und zur Transplantation der Peronealsehnen. Arch. klin. Chir. **27**, 660 (1882). ~ Über die Bedeutung des M. tibialis posterior und die Sohlenmuskulatur für den Plattfuß. Dtsch. Z. Chir. **67**, 348 (1903). — NIEDERECKER: Operationsverfahren zur Behandlung des Plattfußes. Chirurg **4**, 182 (1932). ~ Endresultate bei Knickplattfußbehandlung mit Transferierung des Tibialis anticus an Hand eines umfangreichen Materials. Z. Orthop. **30**, 440 (1935). ~ Beiträge zur Entstehung des Plattfußes auf Grund von Muskelanomalien an Hand eines größeren Operationsmaterials. Z. Orthop. **79**, 499 (1950). ~ Tätigkeitsbericht der Orthopädischen Klinik König-Ludwig-Haus Würzburg 1952. — NIENY: Disk.-Bemerk. auf der 25. Tagg der Ver.igg Nordwestdtsch. Chirurgen 1923 in Hamburg. — NILSONNE: Über Sehnentransplantation beim paralytischen Hackenfuß. Acta chir. scand. (Stockh.) **67**, 573. — NOVÉ JOSSERAND: Arthrorise of the foot. J. Bone Surg. **10**, 261 (1928).

O'DONOGHUE and STAUFFER: An improved operative method for obtaining bony fusion of the great toe. Surg. etc. **76**, 498 (1943). — OEDER: Der Hallux valgus und seine Behandlung. Med. Welt **1928**, Nr 18, 28. — OEHLECKER: Die Verwendung des Fersenbeines und der Kniescheibe zur sekundären Stumpfdeckung nach Amputation wegen Eiterung. Zbl. Chir. **42**, 473 (1915). — OETTINGEN, v.: Die Behandlung des angeborenen Klumpfußes beim Säugling. Berl. klin. Wschr. **1902**, Nr 26—28. — OGSTON: On flat-foot and its cure by operation. Brit. Med. J. **1884**, 110. ~ A new principle of curing club-foot. Brit. Med. J. **1902**, 1524. — OMBRÉDANNE: Les arthrodèses du pied. Rev. d'Orthop. 8, 515—576 (1921). ~ Progrès méd. **48**, 536 (1921).

PASQUIER: Quelques mots en sujet de l'amputation de PIROGOFF modifé. Bull. Soc. chir. **1883**, 202. — PAVLIK: Die konservative und operative Behandlung des Plattfußes. Slov. Sborn. ortop. (tschech.) **115** (1938). — PAYR: Pathologie und Therapie des Hallux valgus. Wien: Braun-Müller 1894. ~ Erweiterung der Anzeigenstellung zur blutigen Mobilisierung versteifter Gelenke. Zbl. Chir. **1919**, 746. ~ Hallux valgus und Konstitutionspathologie. Zbl. Chir. **40**, 2289 (1925). ~ Zur Hallux valgus-Operation. Zbl. Chir. **41**, 2292 (1925). ~ Therapie primärer und sekundärer Arthritis deformans, Konstitutionspathologie der Gelenke. Bruns' Beitr. **136**, 260 (1926). — PERTHES: Über modellierende Osteotomie bei Plattfüßen mit schwerer Knochendeformität. Zbl. Chir. **40**, 548 (1913). — PETERSEN: Zur operativen Behandlung verkürzter Zehen. Arch. klin. Chir. **37**, 678 (1888). — PETRI: Zur Behandlung der Vorfußdeformitäten. Z. Orthop. **70**, 343 (1940). — PHELPS: Trans. of the Medical Soc. of the State of New York 1881. New York Medical Report 1890. — PHELPS and MOLLIER: The treatment of double talipes equinovarus. Med. Rec. **1881**. — PICK: Nachuntersuchungen über das Ergebnis operativer Behandlung des Hallux valgus. Arch. orthop. Unfall-Chir. **24**, 251 (1926). ~ Zur Frage der Infektiosität der Schleimbeutel beim Hallux valgus. Zbl. Chir. **1927**, Nr 2, 492. — PITZEN: Das vordere Fußgewölbe. Verh. dtsch. orthop. Ges. **1933**. ~ Über die operative Versteifung der großen Beingelenke. Chirurg **24**, 22 (1953). — PORT: Zur operativen Arthrodese des Talocalcanealgelenkes bei Klumpfuß. Dtsch. Z. Chir. **215**, 208 (1929). — PRIOLEAU: Allongement du tendon d'achille par dedoublement et suture immédiate des deux bouts, dans un cas pied bot équin paralytique. Arch. prov. de Chir. **3**, 652. Ref. in Zbl. Chir. **12**, 1206 (1895). — PUTTI: Rapporti statici fra piede e ginocchio nell arto paralitico. Chir. Org. Movim. **6**, 125 (1922).

RASCHENBURG: Erfahrungen mit der STOFFELschen Operation zur Beseitigung des Spitzfußes bei spastischer cerebraler Hemiplegie. Z. Orthop. **66**, 377 (1937). ~ Erfahrungen mit der STOFFELschen Operation zur Beseitigung des Spitzfußes bei LITTLEscher Krankheit. Z. Orthop. **67**, 157 (1937). — RASZEJA: Zur operativen Behandlung des schweren Plattfußes. Zbl. Chir. **65**, 2268 (1938). — RATH: Ein Beitrag zur operativen Behandlung des Hallux valgus. Z. orthop. Chir. **18**, H. 3/4. — RAVEN: Zur Operation des Hallux valgus. Zbl. Chir. **19**, 1174 (1929). — REGELE: Über Mißerfolge mit Sehnenverpflanzungen bei der Behandlung des paralytischen Plattfußes. Arch. orthop. Unfall-Chir. **35**, 544 (1935). — REHN: Zit. nach GOTTESLEBEN. Arch. klin. Chir. **147**, 137 (1927). — REICHARD: Zur Behandlung des angeborenen Klumpfußes. Wien. klin. Rdsch. **1903**, 19. ~ Zbl. Chir. **30**, 1073 (1903). — RÉVERDIN: Anatomie et opération du Hallux valgus. Sitzg Genfer Med. Ges. vom 4. Mai 1881. ~ Trans. of the Internat. Médical Congress, London 1881. — RICHTER: Kann man die Hallux valgus-Operation empfehlen? Dtsch. med. Wschr. **1949**, 430. — RIEDEL: Zur operativen

Behandlung des Hallux valgus. Verh. dtsch. orthop. Ges. **7** (1908). ~ Arch. klin. Chir. **88**, 565 (1909). — RYERSON: Arthrodesing operations on the foot. J. Bone Surg. **5**, 453 (1923).

SAMTER: Über Arthrodese im Fußgelenk. Zbl. Chir. **12**, 497 (1895). — SCHANZ: Von Stümpfen und Prothesen. Arch. klin. Chir. **109**, 738 (1918). ~ Praktische Orthopädie. Berlin: Springer 1928. ~ Zur Operation des Hallux valgus. Zbl. ges. Chir. **4**, 209 (1929). — SCHEDE: Hallux valgus. Verh. dtsch. orthop. Ges. **18**, 40 (1923). ~ Über Sehnenkontrakturen als Folge der Fußsenkung. Zbl. orthop. Chir. **46**, 41 (1926). ~ Bemerkungen zu den Arbeiten von BALOG und ERLACHER über Entstehung und Operation des Hallux valgus. Zbl. Chir. **25**, 1554 (1928). — SCHEEL: Beobachtungen bei der Behandlung des angeborenen Klumpfußes. Z. Orthop. **79**, 546 (1950). — SCHEPELMANN: Zur Arthrodese des Knie- und Sprunggelenkes. Klin. Wschr. **1924**, 1538. — SCHERB: Die transossäre Extensorenfixation beim Klauenhohlfuß. Klin. Wschr. **1924**, 787. ~ Zur Ursache, Entstehungsweise und Behandlung des Hallux valgus. Schweiz. med. Wschr. **1925**, Nr 40. — SCHLÄPFER: Die Hammerzehe. Z. Chir. **147**, 395 (1918). — SCHMIEDEN: Grundsätzliches zur Chirurgie der Kriegsverletzungen der Gelenke. Dtsch. Mil.arzt **6**, 505 (1941). — SCHÖNLEBE: Beitrag zur Kurzstumpfgestaltung bei Amputationen im Bereiche der Fußwurzel. Chirurg **24**, 361 (1953). — SCHRICK: Zur Technik der Arthrodese. Z. Orthop. **64**, 313 (1935). — SCHULZE: Zur Arthrodese des Fußes. Zbl. Chir. **40**, 1853 (1913). — SCHULZE-GOCHT: Beitrag zur Hohlfußbehandlung. Arch. orthop. Unfall-Chir. **24**, 19 (1927). ~ Zur operativen Plattfußbehandlung. Arch. orthop. Unfall-Chir. **32**, 24 (1927). — SHERMAN: The operative treatment of pes clavus. Amer. J. Orthop. Surg. **2**, 374 (1904/05). — SIMON: LUDLOFFsche Methode beim Hallux valgus. Beitr. klin. Chir. **111**. — SORREL: Un cas de hallux valgus bilatéral traité par ostéotomie cuneiforme externe de la base du Ier métatarsien. Bull. Soc. anat. Paris **1922**, H. 4. — SPITZY: Chirurgie und Orthopädie im Kindesalter. In Handbuch der Kinderheilkunde, 2. Aufl., Bd. 5. Leipzig: F. C. W. Vogel 1915. ~ Über Arthrodese des Fußgelenkes. Z. orthop. Chir. **40**, 574 (1921). ~ Muskuläre Arthrodese der Sprunggelenke. Z. orthop. Chir. **61**, 247 (1934). — STAHNKE: Die MAYO-HUTERsche Operation des Hallux valgus. Zbl. Chir. **35**, 2095 (1933). — STEINDLER: Stripping operation of the Os calcis. J. Orthop. Surg. **2**, 8 (1920). — STEINDLER-SMITH: Spurs of the Os calcis. Surg. etc. **66**, 663 (1938). — STICH: Über Veränderungen am Fußskelet nach Talusexstirpation. Bruns' Beitr. **47**, 531 (1905). — STOFFEL: Eine neue Operation zur Beseitigung der spastischen Lähmungen. Münch. med. Wschr. **1911**, 2493. ~ Die Technik meiner Operation zur Beseitigung spastischer Lähmungen. Verh. dtsch. orthop. Ges. **11**, 1 (1912). — STRACKER: Hallux valgus. Wien. klin. Wschr. **1929**, 624. — STRAUB: Arthrodesis of the ankle. Surg. etc. **44**, 676 (1927). — STUCKE: Der Fersenschmerz. Stuttgart: Georg Thieme 1956. — SYME: Observation and clinical Surg. Edinburgh 1861.

TAUBER: Eine neue Methode der osteoplastischen Amputation des Unterschenkels. Arch. klin. Chir. **134**, 287 (1925). — THOMSEN: Zur Technik der Weiterbehandlung nach Hallux valgus-Operationen. Z. Orthop. **69**, 236 (1939). — TIERNY: Traitement de l'ortail en marteau. Rev. d'Orthop. **13**, 445 (1926). — TILLMANNS: Lehrbuch der speziellen Chirurgie, 7. Aufl. Leipzig: Veit & Co. 1901. — TIMMER: Operative und konservative Behandlung des Hallux valgus. Zbl. Chir. **34**, 2123 (1928). — TOSETTI: Temporäre Talusexstirpation. Zbl. Chir. **49**, 925 (1922). — TREMMERT: Zur Kritik und Kasuistik der sog. CHOPARTschen Operation. Arch. klin. Chir. **9**, 1 (1867). — TRENDELENBURG: Über Plattfußoperationen. Verh. der Dtsch. Ges. für Chir. Arch. klin. Chir. **39**, 751 (1889).

ULLMANN, E.: Über die Behandlung des Hallux valgus mittels Sehnenplastik. Wien. med. Wschr. **1894**, Nr 49. — ULLMANN, H. G.: Die chirurgische Behandlung des Hallux valgus. Dtsch. Z. Chir. **241**, 455.

VERBRUGGE: Hallux valgus. Bull. sog. belge. Orthop. **1933**. — VERTH, ZUR: Zweckmäßige Amputationsstellen an den unteren Gliedmaßen. Münch. med. Wschr. **1923**, 298. — VULPIUS: Die Behandlung des Klumpfußes. Arch. orthop. Unfall-Chir. **1**, 374 (1903). ~ Über die Sehnenverlängerung und das Rutschenlassen. Münch. med. Wschr. **1914**, 710. ~ Keine quere Tenotomie mehr. Münch. med. Wschr. **1919**, 416. ~ Die Bewertung der Arthrodesenoperation. Verh. der Dtsch. Orthop. Ges. Z. Orthop. **17**, 85 (1923). — VULPIUS u. STOFFEL: Orthopädische Operationslehre, 2. Aufl. Stuttgart: Ferdinand Enke 1920.

WAGNER: The operative correction of extreme flexion contraction of the great toe. J. Bone Surg. **16**, 914 (1934). — WAHREN: Über die Korrektur der Tibiatorsion bei congenitalem Klumpfuß. Acta chir. scand. (Stockh.) **67**, 928. — WEIL: Die Arthrodese und Arthrorise. Erg. Chir. **24**, 385 (1931). — WERESCHTSCHINSKI: Zit. bei BRSCHOSOWSKI: Zur Arthrodese des talocruralen Gelenkes. Nov. chir. Arch. (russ.) **1926**, 141. — WHITMAN: Astragalectomy and backward displacement of the foot. J. Bone Surg. **4**, 266 (1922). ~ The modified loop operation for the relief of paralytic equinovalgus. J. Bone Surg. **13**, 122 (1931). — WILHELM: Ein einfaches Operationsverfahren beim Hallux valgus. Zbl. Chir. **42**, 2424 (1934). ~ Die Vorzüge der Tenodese gegenüber der Arthrodese. Verh. dtsch. orthop. Ges. **30**, 305 (1935). ~ Die Vorzüge der Arthrodese gegenüber der Tenodese. Arch. orthop. Unfall-Chir. **64**, 303

(1935). — WILLARD, DE FOREST: Club foot; Astragalectomy for relapsed and inveterated cases. Internat. Clin., Ser. 12, 3. — WILMS: Operative Behandlung des Plattfußes und des Klumpfußes. Dtsch. med. Wschr. **1913**, 1032. — WITTEK: Zur Technik der Arthrodese des oberen Sprunggelenkes. Zbl. Chir. **36**, 593 (1909). — WÜLFING: Die Heilung der Operationswunden beim Hallux valgus. Zbl. Chir. **21**, 1289 (1928). — WYMER: Beitrag zur operativen Behandlung des Hallux valgus. Zbl. Chir. **2**, 2474 (1924).

YOUNG: Zit. nach CAMPBELL, Operative orthopedics, S. 1537. St. Louis: C. V. Mosby Comp. 1949.

ZADEK: Arthrodesis for the relief of pain in rigid flat-foot. J. Bone Surg. **17**, 453 (1935). — ZAHN: Bewertung der funktionell schlechten Resultate bei der Osteotomiemethode des Metatarsus I beim Hallux valgus. Z. f. Orthop. **62** (1935). — ZIMMERMANN: Die Bedeutung des CHOPARTschen Gelenkes für die Dorsal- und Plantarflexion bei Versteifungen des oberen Sprunggelenkes. Z. Orthop. **66**, 20 (1937).

11. Ersatzoperationen zur Wiederherstellung der Funktion.

Allgemeine Indikation. Bezüglich der allgemeinen Indikationserwägungen wird auf den Allgemeinen Teil (s. S. 119ff.) und auf den entsprechenden Abschnitt bei der oberen Extremität (s. S. 584ff.) hingewiesen. *Die biologischen Verhältnisse an der unteren Extremität sind von denen, die wir bei der oberen Extremität kennengelernt haben, allerdings wesentlich verschieden.* Dies zu berücksichtigen ist bei Muskeltransplantationen für den Erfolg wesentlich.

An der oberen Extremität führt die Verpflanzung eines gesunden auf einen gelähmten Muskel immer zu einem Erfolg, wenn die Auswahl des Kraftspenders und die Technik der operativen Durchführung einwandfrei sind. Es hat dies seinen Grund darin, daß an der oberen Extremität kein Automatismus besteht.

Demgegenüber erfolgt der Gebrauch des Beines, bei dem der Bewegungsvorgang weitgehend automatisch abläuft, durch ein reflektorisch bedingtes Spiel der Antagonisten. Die Verpflanzung eines Antagonisten auf einen gelähmten Muskel kann daher wirkungslos sein, da die Muskelkontraktion ausbleibt.

Diese grundsätzlichen Überlegungen sind zwar gewissen Einschränkungen unterworfen, bilden jedoch die Grundlage des Operationsplanes.

Das häufigste Indikationsgebiet für Ersatzoperationen gelähmter Muskeln ist fraglos *die Poliomyelitis*. Aber auch traumatisch bedingte Lähmungen kommen in Einzelfällen für Muskelverpflanzungen in Frage.

Es läßt sich nicht umgehen, in dieser Operationslehre über eine größere Anzahl von Möglichkeiten zu berichten, da es gerade auf diesem Gebiete keine Standardverfahren gibt, sondern die Entscheidung über den zu wählenden Kraftspender ausschließlich von den zur Verfügung stehenden, funktionell leistungsfähigen Muskeln abhängt. Es ist daher, insbesondere bei dem stark wechselnden Bild der poliomyelitischen Lähmungen, kein Fall dem anderen ohne weiteres gleichzusetzen.

a) Eingriffe bei Lähmung des M. iliopsoas (Abb. 643).

Indikation. Durch die Lähmung des M. iliopsoas fällt der wichtigste Beuger des Hüftgelenkes funktionell aus. Dies bedeutet eine starke Beeinträchtigung des Kranken, da die Standfestigkeit des Beines leidet und das Bein beim Gehen nicht aktiv vorwärts geschwungen werden kann. Allerdings bleibt selbst bei schweren Lähmungen häufig ein Rest von Beugefähigkeit erhalten, sei es im M. tensor fasciae latae oder in einem anderen Beuger (F. LANGE).

Ersatz durch den M. obliquus abdominis externus. Das Verfahren ist von SAMTER angegeben. Die Voraussetzung für den Erfolg ist, daß Gefäß- und Nervenversorgung des kraftspendenden Muskels nicht beeinträchtigt sind. Durch einen medial und etwas caudal der Spina ilica beginnenden und über die Mitte des Leistenbandes leicht bogenförmig bis etwa handbreit unterhalb desselben verlaufenden Hautschnitt wird die Aponeurose des M. obliquus abdominis externus und die angrenzende Insertion dieses Muskels an der Crista ilica freigelegt, der Muskel subperiostal von der Crista gelöst und der Ablösungsschnitt zungenförmig nach innen und oben durch die Aponeurose geführt. Auf diese Weise wird eine aponeurotisch-periostale Sehne des Muskels gebildet. Der durch die Lappenbildung entstandene Defekt der Aponeurose läßt sich durch Naht wieder vereinigen. Caudal der Leistenbeuge wird sodann nach Durchtrennung der Fascia lata in der Richtung des Hautschnittes zunächst die A. femoralis freigelegt, darauf wird der N. femoralis höher oben zwischen den beiden Teilen des M. iliopsoas isoliert. Beide werden nach innen verzogen. Über einer Sonde wird der gesamte M. iliopsoas möglichst weit kranial dicht unterhalb des horizontalen Schambeinastes durchtrennt (Abb. 643).

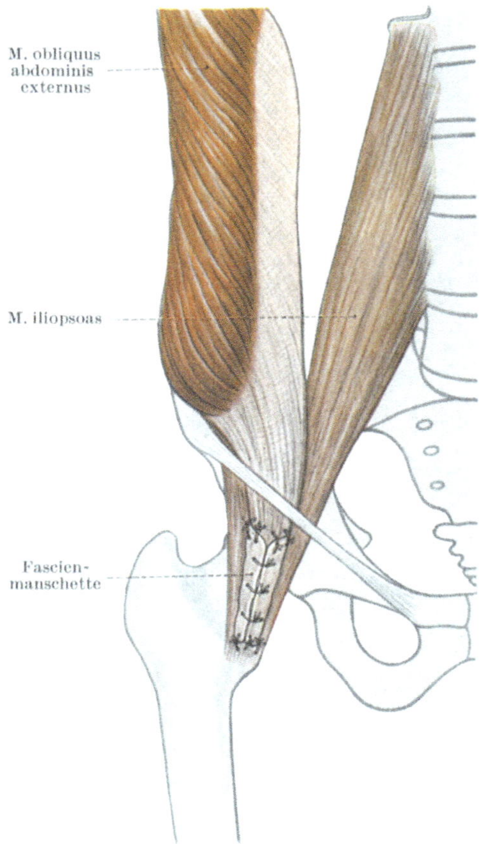

Abb. 643. *Lähmung des M. iliopsoas. Ersatz durch den M. obliquus abdominis externus. Verfahren nach* SAMTER. Die Aponeurose des M. obliquus abdominis externus und die Insertion an der Crista ilica werden freigelegt, der Muskel subperiostal abgelöst und nach innen und oben durch die Aponeurose geführt. So bildet man eine aponeurotisch-periostale Sehne des Muskels. In Richtung des Hautschnittes werden sodann caudal vom Leistenband die A. und der N. femoralis freigelegt und nach innen verzogen. Aus der Fascia lata wird ein großer Streifen entnommen und durch ihn eine Verbindung der neugebildeten Obliquussehne mit dem Ansatz des Iliopsoas hergestellt.

Nun wird in der von KIRSCHNER empfohlenen Weise aus der Fascia lata ein entsprechend großer Lappen herausgeschnitten und durch ihn eine Verbindung zwischen der neugebildeten Obliquussehne und den distalen Iliopsoasstümpfen hergestellt.

Die Ruhigstellung des Hüftgelenkes erfolgt in Beugestellung für $2^1/_2$ Wochen.

Ersatz durch den M. vastus externus. F. LANGE hat wiederholt durch Verwendung eines kräftigen M. vastus externus ein sehr gutes Resultat erzielt. Der Muskel wird an seinem Ursprung, ähnlich wie bei der Glutäalplastik (s. S. 575, Abb. 646) abgelöst, mit einer Seidensehne versehen und die Seide an der Spina ilica befestigt.

b) Eingriffe bei Lähmung des M. glutaeus maximus (Abb. 644, 645).

Indikation. Der M. glutaeus maximus ist der wichtigste Strecker des Hüftgelenkes. Der aufrechte Gang ist von seiner Funktion weitgehend abhängig. Die Wiederherstellung seiner Funktion ist daher operativ notwendig. Allerdings muß darauf hingewiesen werden, daß es einen vollen Ersatz für die Kraft des M. glutaeus maximus nicht gibt. *Trotzdem bedeutet auch ein teilweises Wieder-*

gewinnen der Streckfähigkeit einen erheblichen Vorteil für die Gehsicherheit des Kranken.

Ersatz durch den M. obliquus abdominis externus. Das von KRUKENBERG angegebene Verfahren ist *außerordentlich eingreifend.* Es verlangt die Mobili-

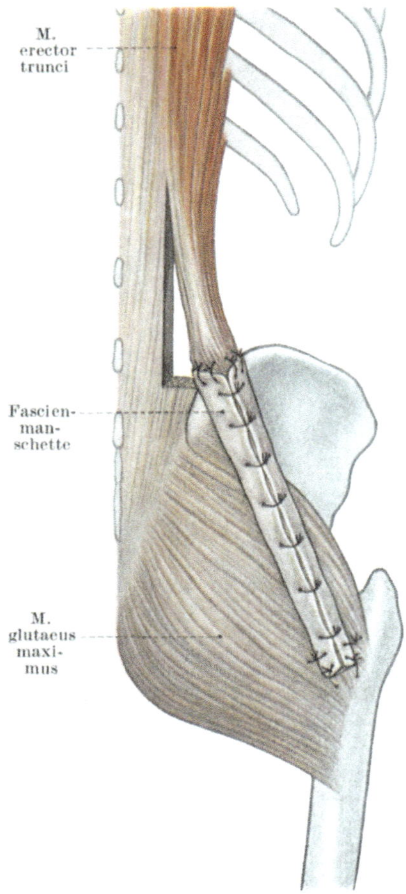

Abb. 644. *Lähmung des M. glutaeus maximus. Ersatz durch den M. erector trunci. Verfahren nach* F. LANGE. Durch einen Längsschnitt entlang der Lendenwirbelsäule wird der Muskel freigelegt. Es wird hier ein 8 cm langes Muskelbündel ausgelöst und an einer Seidensehne subcutan bis zu einem Bohrloch in Höhe des Trochanter minor geführt und dort verknotet. M. LANGE hat dieses Verfahren, wie in der Abbildung dargestellt, umgewandelt und an Stelle der Seidenfäden eine Fascienmanschette verwandt. Das technische Vorgehen ist sonst das gleiche.

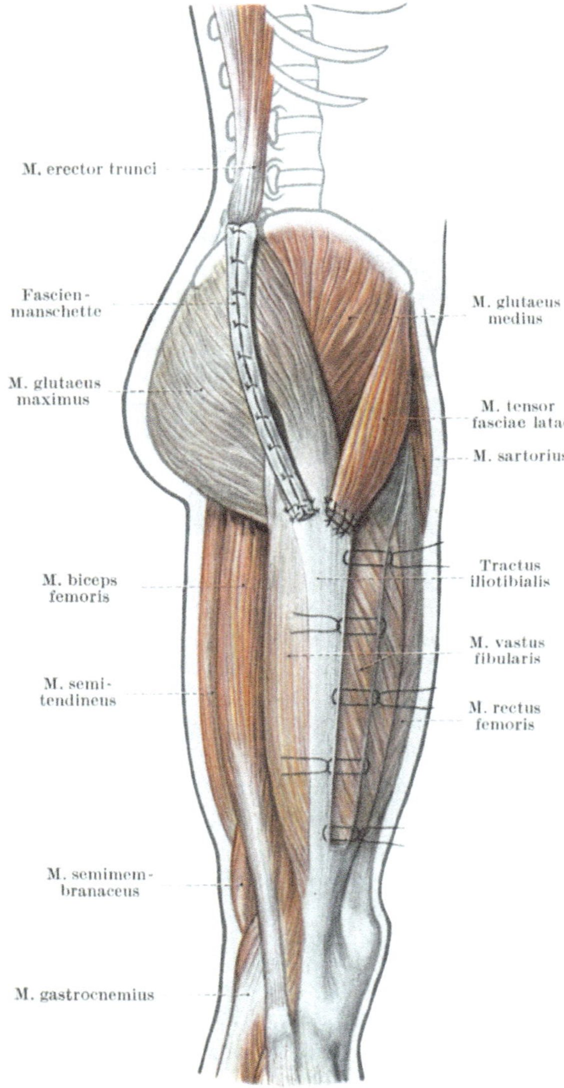

Abb. 645. *Lähmung des M. glutaeus maximus und medius. Ersatz durch den M. erector trunci und den M. tensor fasciae latae nach* OBER. Freilegung des M. erector trunci wieoben. Es wird aus diesem Muskel ein Zügel herausgeschnitten, an dem eine frei transplantierte Fascienmanschette befestigt wird. Diese wird bis in die Gegend des Trochanter major verlagert und auf dem Ansatz des M. glutaeus maximus befestigt. Gleichzeitig wird der M. tensor fasciae latae in seinem muskulären Abschnitt durchtrennt, nach hinten verlagert und ebenfalls auf den M. glutaeus maximus aufgenäht.

sierung des gesamten M. obliquus abdominis externus und bedeutet daher eine erhebliche Schwächung der Bauchdecken, ohne die Funktion des gewaltigen Hüftstreckers auch nur annähernd ersetzen zu können.

Der M. obliquus abdominis externus wird bis zu seinem Ursprung hinauf nach hinten umgerollt und vernäht, so daß ein großer Muskelkegel aus ihm gebildet wird. Mit einer Kornzange wird von einem über dem Trochanter gelegenen Schnitt aus der Muskel bis hinter die Trochantergegend hindurchgezogen, so daß die Muskelrolle einen senkrechten Verlauf erhält. Sie wird am Ansatz des M. glutaeus maximus durch Naht befestigt.

Der Angriffswinkel des Kraftspenders ist in diesem Falle zweifellos nicht günstig.

Ersatz durch den M. erector trunci. F. LANGE hat den M. erector trunci verwandt. Der Muskel wird durch einen 8—10 cm langen Längsschnitt freigelegt, der entlang der unteren Lendenwirbelsäule verläuft. Oberhalb des Darmbeinkammes wird aus dem Muskel ein ein bis zwei Finger starkes und 6—8 cm langes Muskelbündel ausgelöst und an einer Seidensehne subcutan bis zu einem Bohrloch in der Höhe des Trochanter minor geführt und dort verknotet.

Das Bein wird für 6 Wochen in Überstreckung eingegipst und noch für weitere 3—4 Monate in einer Becken-Oberschenkel-Gipshülle in Überstreckung fixiert.

M. LANGE verwendet statt des Seidenzügels einen Fascienstreifen (Abb. 644).

Ähnlich geht OBER vor. Der Hautschnitt verläuft wie bei F. LANGE parallel der Wirbelsäule. Aus dem M. erector trunci wird ein Streifen herausgeschnitten, an dem ein Fascienzügel aus der Fascia lata befestigt wird. Dieser wird subcutan bis in die Gegend des Ansatzes des M. glutaeus maximus hindurchgeführt und dort befestigt (Abb. 644).

Ist zugleich der *M. glutaeus medius* gelähmt, so wird gleichzeitig der M. tensor fasciae latae auf dem Trochanter fixiert, um auch die Abduktion zu ermöglichen (Abb. 645).

c) Eingriffe bei Lähmung der Mm. glutaeus medius und minimus (Abb. 646—650).

Indikation. Die kleinen Glutäen haben eine vielfache Funktion. Gemeinsam ist ihnen die Abduktion. Zudem beugt der vordere und streckt der hintere Anteil. Ihre Lähmung bedeutet eine wesentliche Behinderung des Gehens im Sinne des „*Watschelganges*". Ihr operativer Ersatz soll daher angestrebt werden.

Ersatz durch den M. obliquus abdominis externus. Auch für die Lähmung der kleinen Glutäen hat SAMTER den M. obliquus abdominis externus verwandt. Der Hautschnitt verläuft vom Trochanter aufwärts bis über den Darmbeinkamm und biegt dann nach unten um, bis er etwas medial von der Spina ilica endet. Zusammen mit einer Knorpel-Knochenleiste der Crista ilica wird der Ansatz des M. obliquus abdominis externus lateral von der Spina ilica abgelöst und über die Crista nach abwärts gezogen. Nun wird aus dem Trochanter major ein rechteckiger, 1 cm breiter, 4 cm langer Periostlappen mit dünner Corticalisunterfütterung ausgeschnitten, über seine obere Basis nach oben geklappt und mit der neugebildeten Sehne des M. obliquus abdominis externus in leichter Abduktionsstellung durch Catgutnähte straff vereinigt.

Die Ruhigstellung erfolgt für etwa 2 Wochen in leichter Abduktionsstellung.

Ersatz aus dem M. vastus lateralis. Steht der M. vastus lateralis zur Verfügung, so ist das Verfahren von F. LANGE dem vorherigen vorzuziehen.

Der Muskel wird an seinem Ursprung abgelöst und mit der Crista ilica in Verbindung gebracht, indem sein oberes Ende mit starken Seidenfäden durchflochten und fächerförmig an dem Periost bzw. dem Knochen befestigt wird.

Der verpflanzte Muskel erhält erst auf diese Weise die für seine neue Funktion physiologische Angriffsstelle.

Ersatz aus dem M. latissimus dorsi. F. Lange führt einen 10 cm langen Längsschnitt, der in der Gegend des 12. Brustwirbels beginnt, seitlich neben

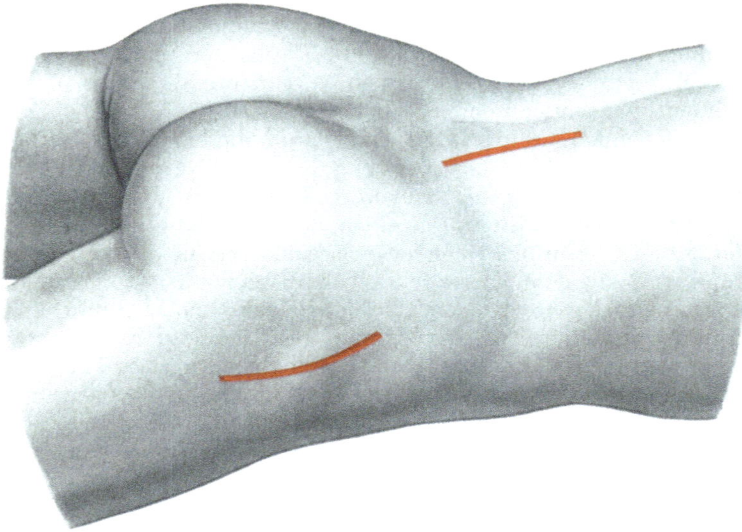

Abb. 646. *Lähmung der Mm. glutaeus medius und minimus. Ersatz durch den M. erector trunci. Verfahren nach* F. Lange. 1. Akt. Hautschnitt. Der erste Hautschnitt verläuft parallel zur Lendenwirbelsäule in Höhe der Querfortsätze, der zweite verläuft bogenförmig über das Trochantermassiv.

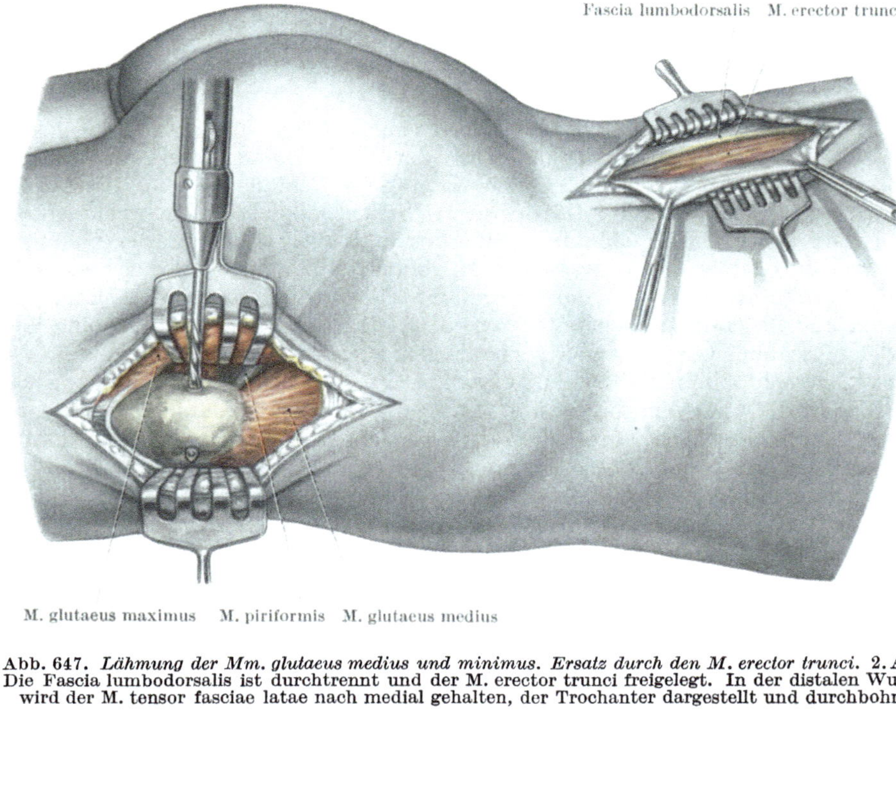

Abb. 647. *Lähmung der Mm. glutaeus medius und minimus. Ersatz durch den M. erector trunci.* 2. Akt. Die Fascia lumbodorsalis ist durchtrennt und der M. erector trunci freigelegt. In der distalen Wunde wird der M. tensor fasciae latae nach medial gehalten, der Trochanter dargestellt und durchbohrt.

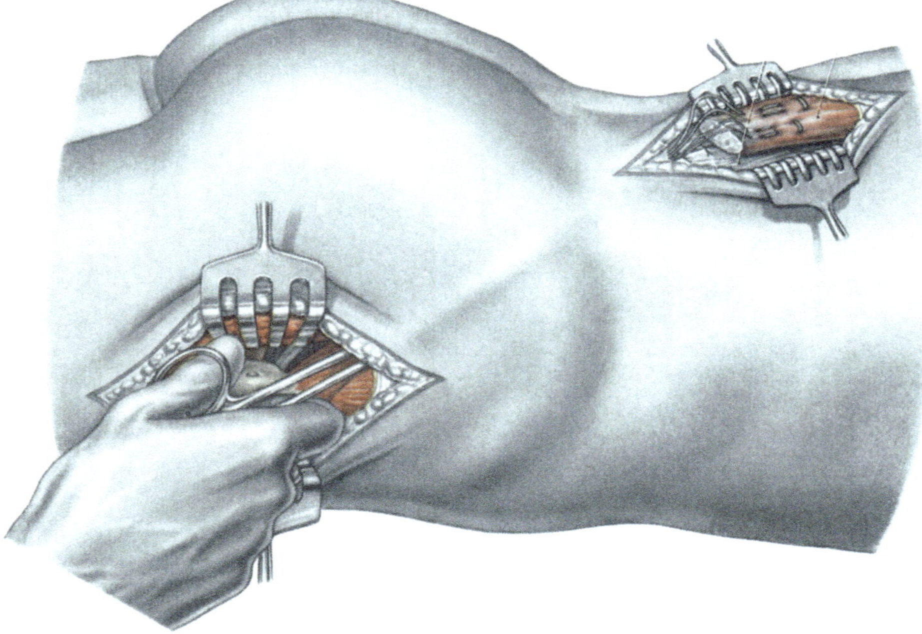

Abb. 648. *Lähmung der Mm. glutaeus medius und minimus. Ersatz durch den M. erector trunci.* 3. Akt. Der M. erector trunci ist abgetrennt, an dem Stumpf sind kräftige Seidenzügel befestigt. Mit einer großen Kornzange werden die Seidenzügel subcutan in die distale Wunde gezogen.

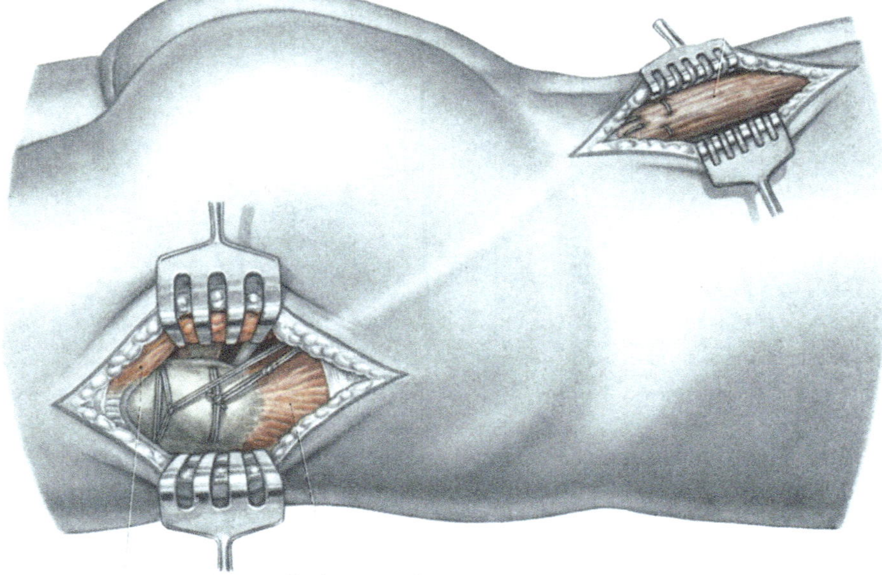

Abb. 649. *Lähmung der Mm. glutaeus medius und minimus. Ersatz durch den M. erector trunci.* 4. Akt. Die Seidenfäden sind durch die Bohrkanäle gezogen und in sich fest verknotet. Danach schichtweiser Wundverschluß.

der Lendenwirbelsäule. Das mittlere Drittel des M. latissimus dorsi wird freigelegt, von der Wirbelsäule abgelöst und stumpf vom oberen und unteren Drittel isoliert. Sodann wird eine seidene Sehne an ihm fixiert, über die Dornfortsätze hinweg zum Trochanter major der anderen Seite geführt und hier befestigt.

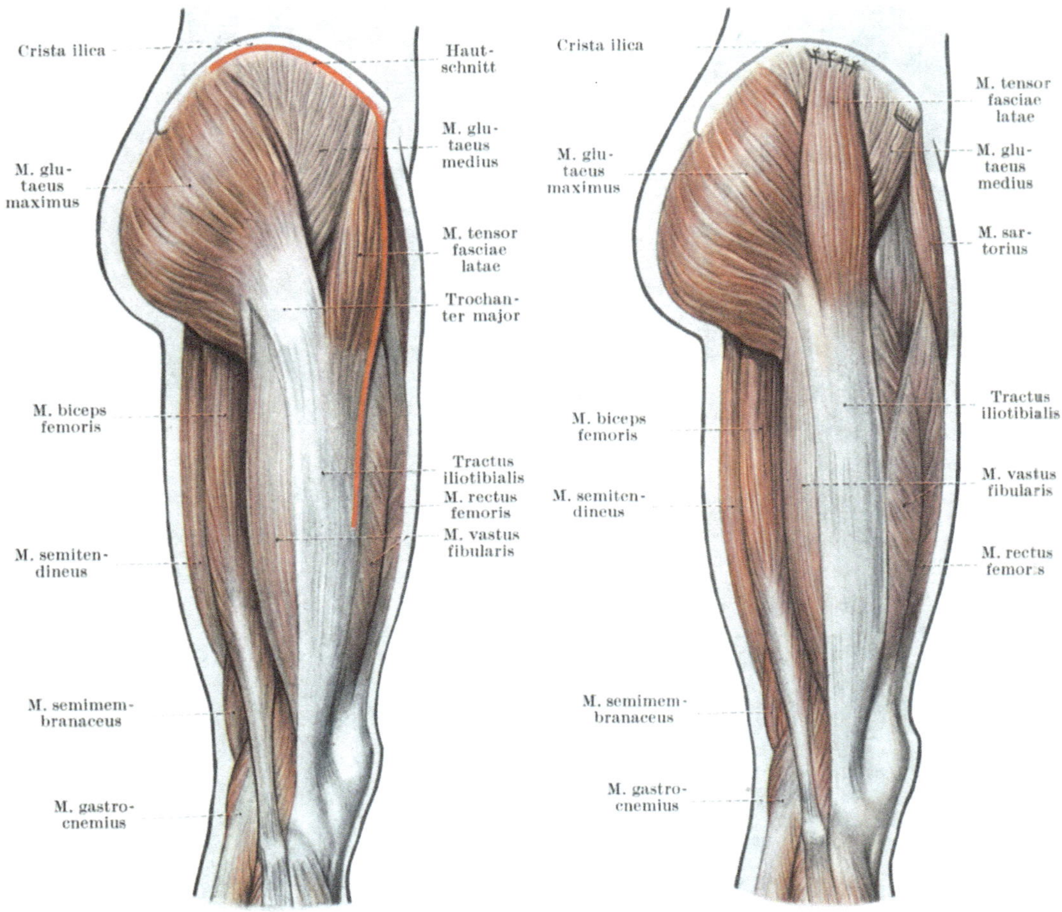

Abb. 650. *Lähmung der Mm. glutaeus medius und minimus. Ersatz durch den M. tensor fasciae latae. Verfahren nach* LEGG. Bogenförmiger Hautschnitt entlang dem Darmbeinkamm, an der Spina biegt dieser Schnitt senkrecht nach distal um und endet an der Außenseite des Oberschenkels im mittleren Drittel. Der M. tensor fasciae latae wird freipräpariert, sein Ursprung mit einer dünnen Knochenlamelle vom vorderen Teil der Crista ilica abgetrennt und nach rückwärts verlagert.

Ersatz aus dem M. erector trunci. Gleichfalls von F. LANGE stammt ein Verfahren, das den M. erector trunci als Kraftspender verwendet. Die Abb. 646 bis 649 zeigen deutlich den Hergang der Operation.

Ersatz aus dem M. tensor fasciae latae. LEGG führt einen großen Schnitt entlang dem Darmbeinkamm bis zur Spina und von dieser abwärts bis über die Mitte des Oberschenkels hinaus. Der M. tensor fasciae latae wird aus seiner Umgebung gelöst, sein Ursprung mit einer dünnen Knochenscheibe vom vorderen Teil der Crista ilica abgetrennt und nach rückwärts verlagert (Abb. 650).

d) Eingriffe bei Lähmung des M. quadriceps (Abb. 651—660).

Indikation. Der M. quadriceps ist als Strecker des Kniegelenkes zum Halt beim Stehen und zum Vorschwingen des Unterschenkels beim Gehen für die Funktion des Beines unentbehrlich. Fällt er durch Lähmung aus, so wird sein Ersatz durch Muskelverpflanzung dringend erforderlich. Selbst wenn das Gehen

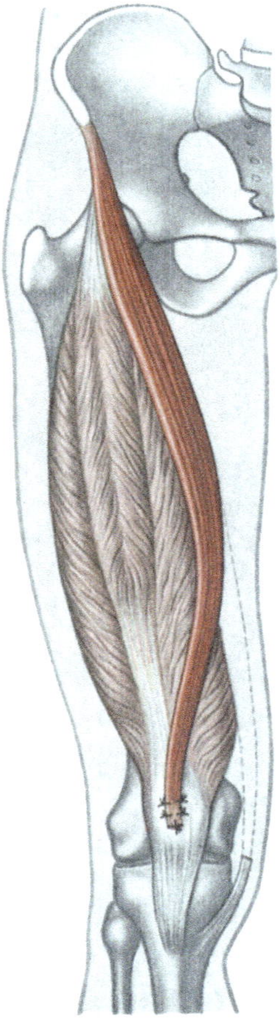

Abb. 651. *Lähmung des M. quadriceps. Ersatz durch den M. sartorius. Verfahren nach* F. LANGE. Der M. sartorius wird in seinem sehnigen Anteil durchtrennt, nach medial verlagert und durch Einzelnähte auf der Patella fixiert.

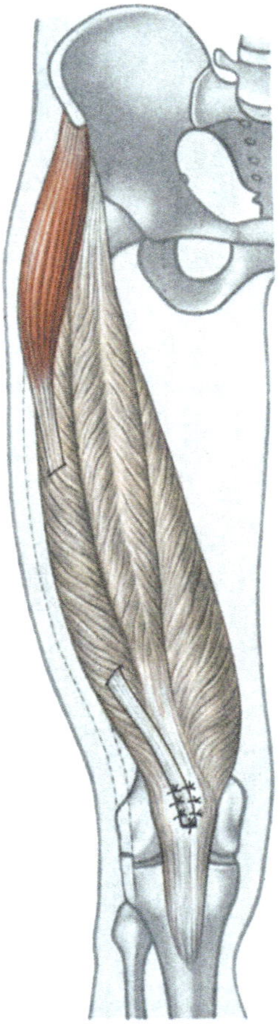

Abb. 652. *Lähmung des M. quadriceps. Ersatz durch den M. tensor fasciae latae. Verfahren nach* SPITZY. Aus dem Tractus iliotibialis wird in Fortsetzung des M. tensor fasciae latae ein Zügel geschnitten, am Kniegelenk durchtrennt und durch den M. vastus fibularis hindurchgezogen und am oberen Umfange der Kniescheibe auf die Quadricepssehne aufgesteppt.

bei unbehinderter Hüftbewegung durch Vorwerfen des Unterschenkels automatisch wie bei einer Prothese möglich wird, sollte man auf einen plastischen Ersatz nicht verzichten.

Der Ersatz aus dem M. sartorius ist operativ einfach zu bewerkstelligen. Der Muskel wird kurz vor seinem Ansatz abgetrennt und auf der Patella fixiert. Die Ergebnisse sind zunächst gut. F. LANGE weist darauf hin, daß er nach dieser von ihm vielfach vorgenommenen Operation häufig ein Schlottergelenk im Sinne des Genu valgum habe entstehen sehen, da der M. sartorius der einzige

Muskel ist, welcher zur Verhütung des X-Beines durch die Spannung der inneren Fascie etwas beitragen kann. Er kommt daher auf Grund seiner Erfahrungen dazu, vor Ablösung des M. sartorius an der Tibia zu warnen, beläßt ihn vielmehr in seiner Lage, hängt aber an die Grenze vom unteren zum mittleren Drittel

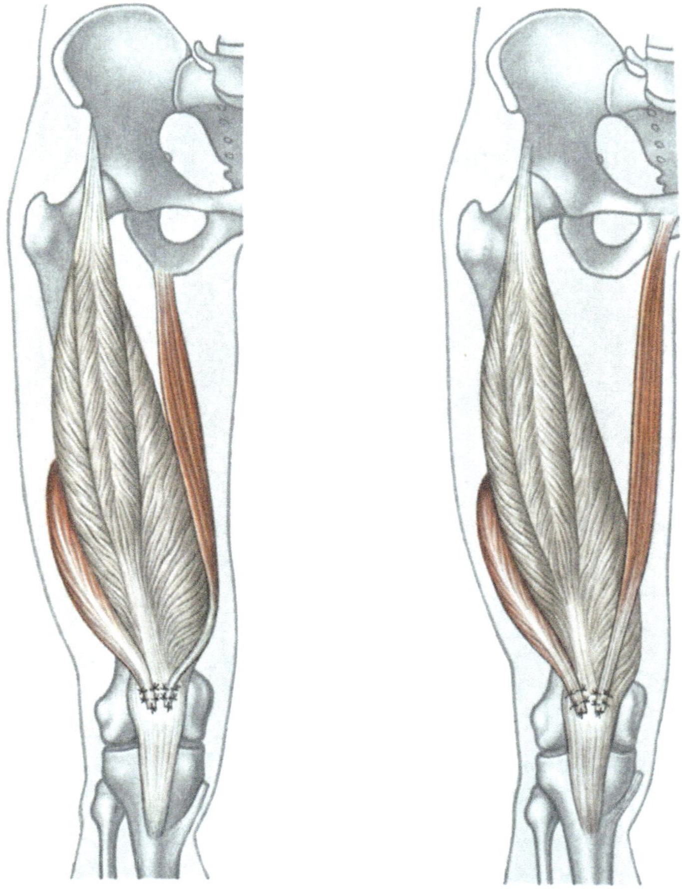

a b

Abb. 653 a u. b. *Lähmung des M. quadriceps.* a Ersatz durch den M. biceps und M. semitendineus. Die beiden Muskeln sind an ihrem sehnigen Anteil durchtrennt, werden nach medial verlagert und auf das Kniescheibenband genäht. b Ersatz durch den M. biceps und den M. gracilis. Durchtrennung beider Muskeln im sehnigen Anteil. Verlagerung und Fixierung auf das Kniescheibenband.

eine seidene Sehne an den Muskel an, so daß er ihn zugleich als Bandsicherung erhält, ihn gleichzeitig aber zum Kniestrecker macht. In dieser Form empfiehlt er das Verfahren (Abb. 651).

Ersatz durch den M. tensor fasciae latae. Dieselben Bedenken äußert F. Lange gegen die Verwendung des M. tensor fasciae latae, da er ein Beschützer des fibularen Seitenbandes sei. Ist er aus Mangel an anderem Material gezwungen, den M. tensor fasciae latae als Ersatzmuskel zu verwenden, so nimmt er nur die vordere Hälfte.

Empfohlen wird die Verwendung des M. tensor fasciae latae von Spitzy (Abb. 652), der einen breiten Zügel aus dem Tractus iliotibialis herauslöst und kurz vor dem Ansatz durchschneidet. Dieser Fascienzügel wird durch einen Schlitz in der Fascia lata sowie durch die gelähmte Muskulatur des M. vastus fibularis hindurchgezogen und am oberen Umfange der Kniescheibe auf die Quadriceps-

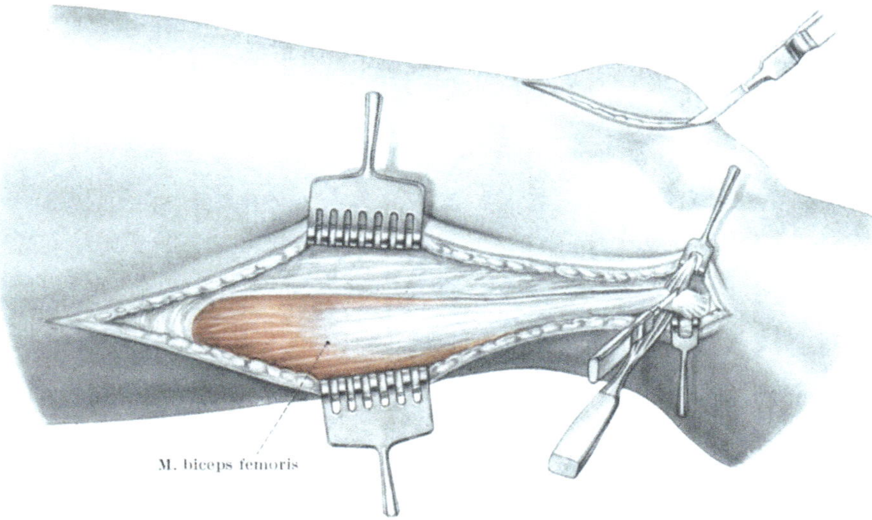

Abb. 654. *Lähmung des M. quadriceps. Ersatz durch den M. biceps und M. semitendineus. Verfahren nach* GOCHT. 1. Akt. Ausgedehnter Hautschnitt an der fibularen Seite des Oberschenkels. Darstellung der Sehne des M. biceps femoris. Sie wird kurz vor ihrem Ansatz über einer KOCHER-Sonde durchtrennt.

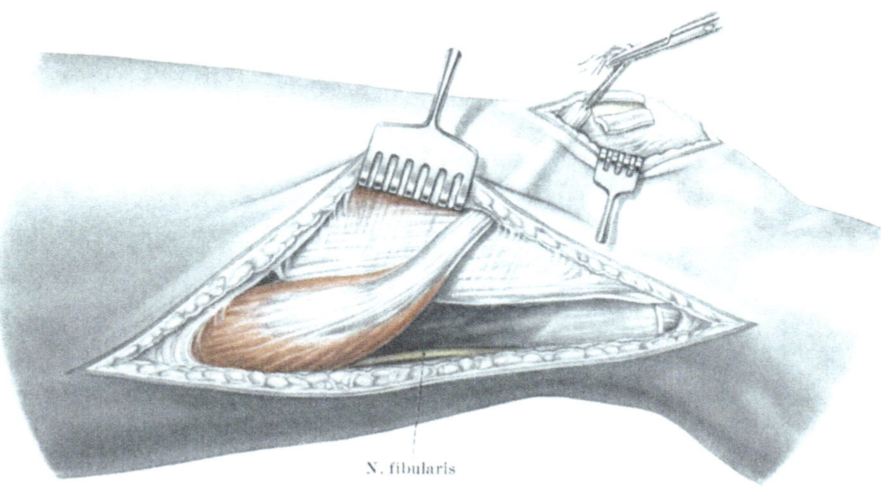

Abb. 655. *Lähmung des M. quadriceps. Ersatz durch den M. biceps und M. semitendineus. Verfahren nach* GOCHT. 2. Akt. Die Patella ist von einem lateralen Bogenschnitt freigelegt, der Kapselapparat kranial von der Kniescheibe gespalten. Die Bicepsehne wird durch einen subcutanen Tunnel zur Kniescheibe geführt.

sehne aufgeheftet. Durch diese Fixierung des Kraftspenders wird ein Hin- und Hergleiten vermieden. Über gute Ergebnisse wird berichtet.

Ersatz durch den M. biceps und M. semitendineus oder M. gracilis. Dieses Verfahren wird heute am meisten empfohlen. Ausgehend von der Überlegung, daß es durch einen einseitig wirkenden Kraftspender zu einer seitlichen Verziehung der Kniescheibe und sogar zur Patellarluxation kommen kann (SCHWARTZMANN und CREGO), treten heute die meisten Orthopäden für eine doppelte Plastik

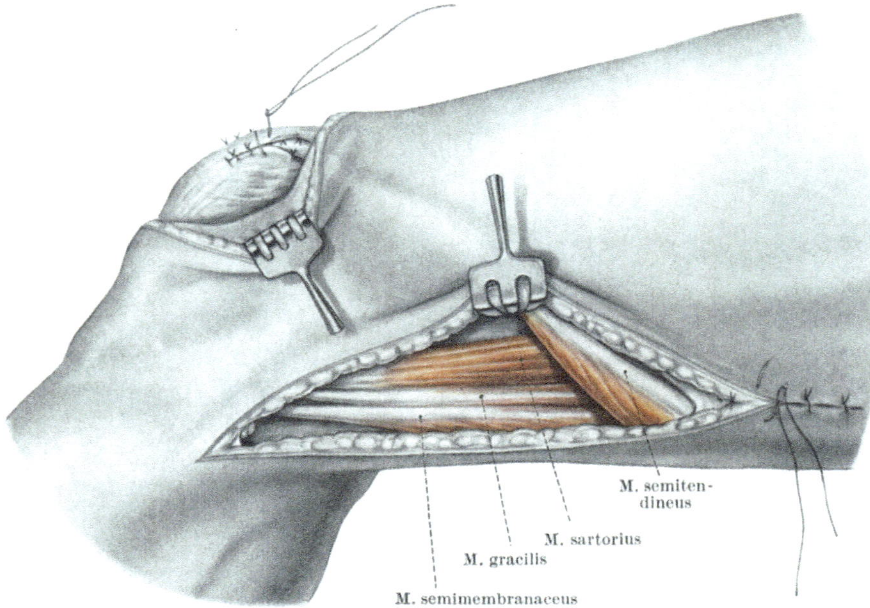

Abb. 656. *Lähmung des M. quadriceps. Ersatz durch den M. biceps und M. semitendineus. Verfahren nach* GOCHT. 3. Akt. Großer Längsschnitt an der tibialen Seite des Oberschenkels und des Kniegelenkes. Die Sehne des M. semitendineus ist kurz vor ihrem Ansatz durchtrennt, sie wird durch einen subcutanen Kanal zur Kniescheibe gezogen und hier in den gespaltenen Kapselapparat gesenkt und vernäht.

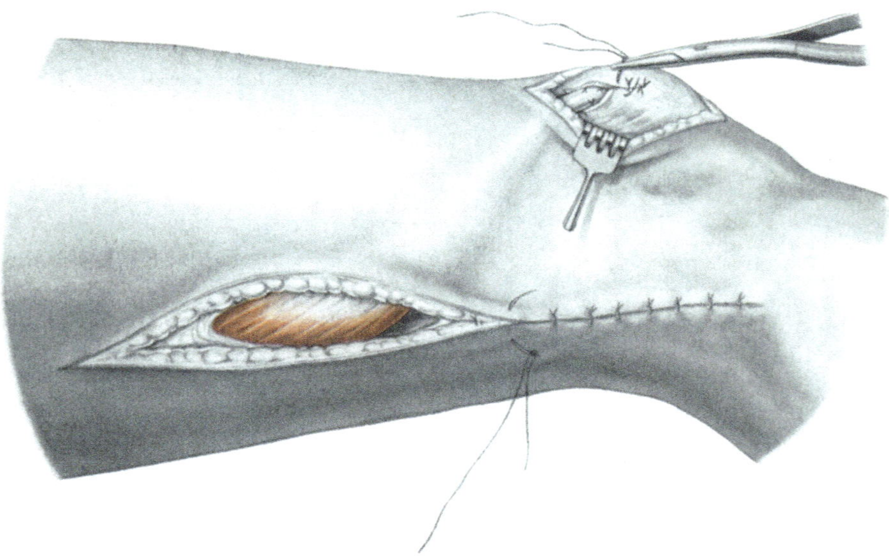

Abb. 657. *Lähmung des M. quadriceps. Ersatz durch den M. biceps und M. semitendineus. Verfahren nach* GOCHT. 4. Akt. Die Bicepssehne ist in den gespaltenen Kapselapparat versenkt und wird hier durch Einzelnähte fest fixiert. Die Kapsel wird darüber geschlossen und die Hautwunde vernäht.

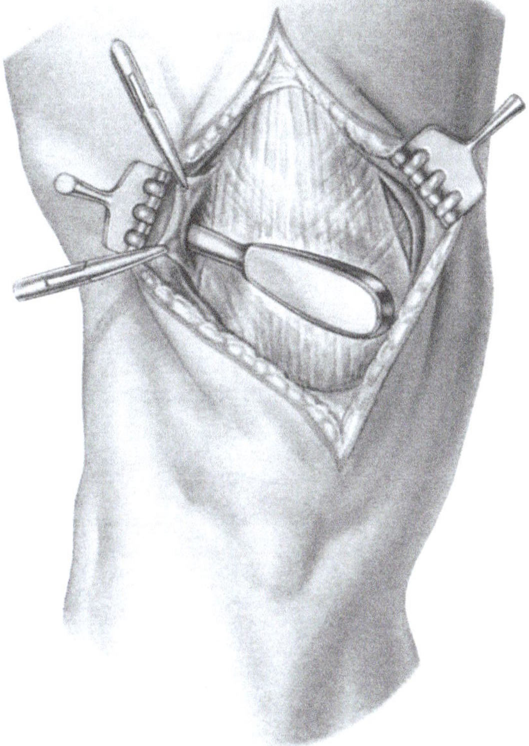

Abb. 658. *Lähmung des M. quadriceps. Ersatz durch den M. biceps und M. semitendineus. Verfahren nach* Biesalski-Meyer. 1. Akt. Leicht bogenförmiger Hautschnitt an der tibialen Seite der Patella. Die Hautränder werden mit scharfen Haken zurückgehalten und die Fascie mit einem gebogenen Elevatorium durchbohrt.

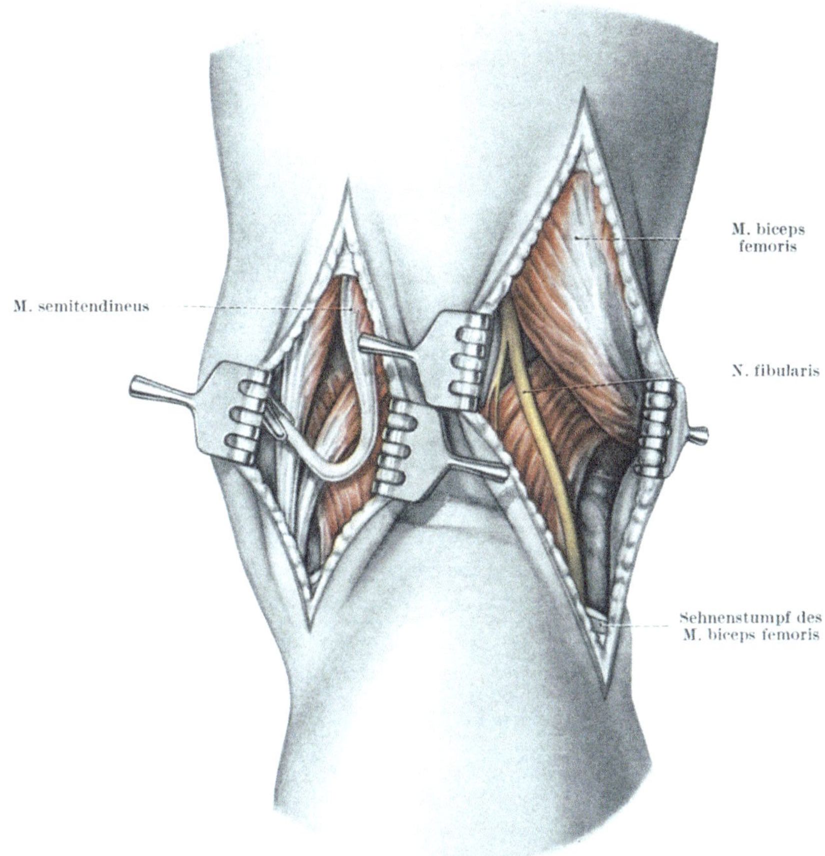

Abb. 659. *Lähmung des M. quadriceps. Ersatz durch den M. biceps und M. semitendineus. Verfahren nach* Biesalski-Meyer. 2. Akt. Die Mm. biceps femoris und semitendineus werden durch zwei Längsschnitte in der Kniekehle freigelegt und kurz vor ihrem Ansatz durchtrennt.

ein und vermeiden einseitige Ersatzplastiken. Man verwendet dabei vor allem auf der fibularen Seite den M. biceps, auf der tibialen Seite den M. semitendineus oder den M. gracilis. *Die Verpflanzung aller Kniebeuger ist nicht erlaubt, da ein Genu recurvatum die sichere Folge wäre.*

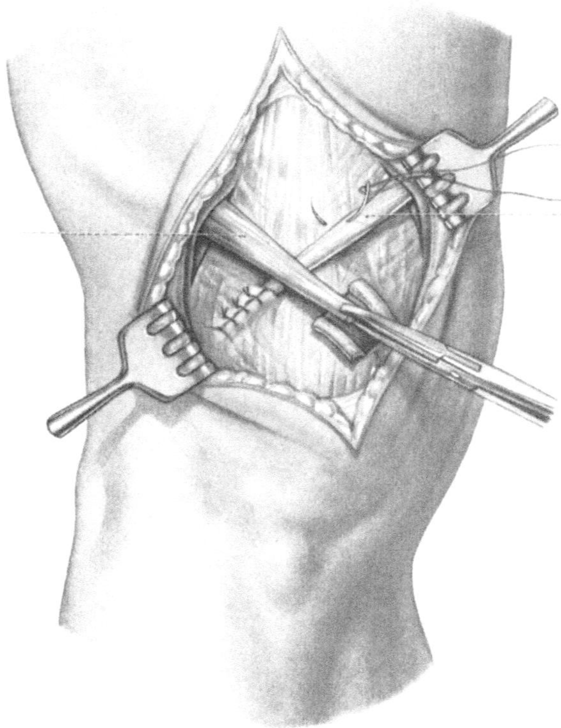

Abb. 660. *Lähmung des M. quadriceps. Ersatz durch den M. biceps und M. semitendineus. Verfahren nach* BIESALSKI-MEYER. 3. Akt. Die Sehnen der beiden freigelegten Muskeln werden durch den gebildeten Kanal mit einer Kornzange nach ventral gezogen. Über der Patella gekreuzt und an den beiden unteren Seiten der Kniescheibe subperiostal verankert.

Das Verfahren der Doppelplastik wird in verschiedenen Formen durchgeführt. HOHMANN verwendet beispielsweise das Caput breve musculi bicipitis und den M. sartorius. Den kurzen Bicepskopf führt er durch einen Schlitz in der Quadricepssehne zur Kniescheibe, wo er fixiert wird.

Zwei typische Operationsverfahren dieser Art zeigen die Abb. 654—660.

e) Eingriffe bei isolierten Lähmungen der Nn. ischiadicus, tibialis und fibularis.

Die Lähmungen der Nn. tibialis und fibularis führen durch Ausfall der von ihnen versorgten Unterschenkelmuskulatur zu Fehlstellungen des Fußes. Die für sie in Frage kommenden Ersatzoperationen sind daher eingehend bei den Fehlformen des Fußes beschrieben worden.

Die Lähmung des Stammes des N. ischiadicus kann durch Ersatz nicht ausgeglichen werden. Hier kommen nur Ausschaltungen von Gelenken (Arthrodesen, Tenodesen) in Frage.

Literatur.

BAEYER, v.: Die Wirkung der Muskeln auf die menschlichen Gliederketten in Theorie und Praxis. Z. orthop. Chir. **46**, 1 (1925). — BARON: Über Sartoriusverdoppelung. Zbl. Chir. **28**, 37 (1901). — BENNETT: Quadricepsverlängerung. J. Bone Surg. **20**, 279 (1919). — BENTZON: Myoplasty on the glutaeus maximus. Acta orthop. scand. (København.) **1**, 310 (1930). — BIESALSKI: Orthopädische Behandlung der Nervenkrankheiten. Lehrbuch der Orthopädie von LANGE, 2. Aufl. Jena: Gustav Fischer 1922.

DEBRUNNER: Die Behandlung der Quadricepslähmung. Z. Orthop. **70**, 164 (1940). — DEUTSCHLÄNDER: Quadricepsverlängerung. 11. Orthopädie-Kongr. 1912.

ERLACHER: Nervenoperationen. Zbl. Chir. **41**, 15 (1917). ~ Die Technik des orthopädischen Eingriffes. Wien: Springer 1928. ~ Die operative Behandlung der Folgezustände nach Poliomyelitis. Mitt. Ärzte Steierm. **71**, 18 (1934).

FÖRSTER: Spastische Lähmungen. Erg. Chir. **2**, 146 (1911).

GALLIE: Tendon fixation. Amer. J. Surg. **35**, 268 (1921). — GOCHT: Orthopädische Therapie. Leipzig: F. C. W. Vogel 1925.

HASS: Neue Gesichtspunkte zur Arthroplastik. 20. Orthopädie-Kongr. 1925. ~ Konservative und operative Orthopädie. Wien: Springer 1934. — HOFFA: Lehrbuch der orthopädischen Chirurgie, 5. Aufl. Stuttgart: Ferdinand Enke 1905. — HOHMANN: Die operative Behandlung der Kontrakturen und Ankylosen. Münch. med. Wschr. **1918**, 533. ~ Fuß und Bein. München: J. F. Bergmann 1949.

KIRSCHNER: Fascienplastik. Beitr. klin. Chir. **86**, 1 (1920). ~ Künstliche Verlängerung. Beitr. klin. Chir. **100**, 329 (1927). — KLEINSCHMIDT: Sehnenauswechselung bei Lähmungen. Zbl. Chir. **51**, 12 (1932). — KREUSCHER: The substitution of the erector spinae for paralyzed glutaeal muscles. J. Bone Surg. **40**, 593 (1925). — KRUKENBERG: Über Verwendung der Bauchmuskulatur in der orthopädischen Chirurgie. Z. orthop. Chir. **42**, 178 (1922).

LANGE, FRITZ: Sehnenverpflanzungen. Erg. Chir. **2**, 1 (1911). ~ Der plastische Ersatz des M. glutaeus medius und minimus. Z. orthop. Chir. **17**, 272 (1912). ~ Lehrbuch der Orthopädie, 2. Aufl. Jena: Gustav Fischer 1922. ~ Auto- und Alloplastik in der orthopädischen Chirurgie. 20. Orthopädie-Kongr. 1925. ~ Die Fernleitung bei Lähmung der Glutaeen. Acta chir. scand. (Stockh.) **6**, 527 (1930). ~ Die epidemische Kinderlähmung. München: J. F. Lehmann 1930. — LANGE, MAX: Orthopädisch-chirurgische Operationslehre. München: J. F. Bergmann 1951. — LEGG: Tensor fasciae-Plastik. J. Amer. Med. Assoc. 1934. — LEXER: Freie Transplantationen, Bd. I. Stuttgart: Ferdinand Enke 1919. ~ Wiederherstellungschirurgie. Leipzig: Johann Ambrosius Barth 1920. — LÖFFLER: Lähmungsoperation. Zbl. Chir. **49**, 47 (1919).

MAYER: Lähmungsoperationen. Amer. J. Surg. **38**, 12 (1924). — MEYER-BIESALSKI: Die physiologische Sehnenverpflanzung. In VULPIUS u. STOFFEL, Orthopädische Operationslehre. Stuttgart: Ferdinand Enke 1920.

NICOLADONI: Sehnenplastik. Arch. klin. Chir. **26**, 27 (1921). — NILSONNE: Plastic operation in paralysis of the glutaeus medius. Acta orthop. scand. (København.) **4**, 53 (1933). — NOVÉ-JOSSERAND: Transplantations du tenseur du fascia lata pour une paralysie du quadriceps. Lyon chir. **31**, 204 (1934).

OBER: Tendon transplantation in the lower extremity. New England J. Med. **209**, 52 (1933). — OMBRÉDANNE: Chirurgie infantile. Paris: Masson & Cie. 1923.

PITZEN: Lähmungsoperationen. 21. Orthopädie-Kongr. 1927. — PUTTI: Lähmungsoperationen. Chir. Org. Movin. **6**, 2 (1920).

SAMTER: Muskel- und Sehnenplastik. Zbl. Chir. **44**, 33 (1917). ~ Operativer Ersatz gelähmter Hüftmuskeln durch den Obliquus externus. Zbl. Chir. **44**, 737 (1917). — SCHWARTZMANN and CREGO: Hamstring-tendon transplantation for the relief of quadriceps femoris. J. Bone Surg. **30**, 541 (1948). — SILFVERSKIÖLD: Quadricepsplastik. 16. Orthopädie-Kongr. 1921. — SOUTTER: Spinamuskeln. Boston Med. Surg. **1914**. — SPITZY: Ziele der Nervenplastik. 10. Orthopädie-Kongr. 1910. ~ Neue operative Wege in der orthopädischen Chirurgie. Wien. med. Wschr. **1924**, 27. ~ Die operative Behandlung der schlaffen poliomyelitischen Lähmungen. Wien. klin. Wschr. **1925**, 396. ~ Natürliche und künstliche Bandmuskelbildung. Z. orthop. Chir. **46**, 111 (1925). — STOFFEL: Muskel- und Sehnenplastik. In Dtsch. Orth., Bd. 4. Stuttgart: Ferdinand Enke 1921. — STRACKER: Alloplastik bei Lähmungen. 20. Orthopädie-Kongr. 1925.

VULPIUS u. STOFFEL: Orthopädische Operationslehre, 3. Aufl. Stuttgart: Ferdinand Enke 1924.

THIEFFRY: Die Poliomyelitis. Bern: Huber 1953.

Namenverzeichnis.

Die *kursiv* gesetzten Seitenzahlen beziehen sich auf die Literatur.

Sachverzeichnis.

Die *kursiv* gedruckten Zahlen bezeichnen die Seitenhinweise zu den Abbildungen, die römischen Ziffern den Bandteil.

GPSR Compliance

The European Union's (EU) General Product Safety Regulation (GPSR) is a set of rules that requires consumer products to be safe and our obligations to ensure this.

If you have any concerns about our products, you can contact us on ProductSafety@springernature.com

In case Publisher is established outside the EU, the EU authorized representative is:

Springer Nature Customer Service Center GmbH
Europaplatz 3
69115 Heidelberg, Germany

Batch number: 10704763

Printed by Printforce, the Netherlands